biology
and
the future
of man

I.S.B.N. 2.7042.0093.9

biology
and
the future
of man

universities of Paris
1976

Edited by Charles Galpérine
(University of Lille III)
Secretary general of the Conference

Distributed by McGraw Hill :
Paris, New York, London, Saint-Louis, San Fran-
cisco, Dusseldorf, Johannesburg, Kuala Lumpur,
Mexico, Montreal, New Delhi, Panama, Rio of
Janeiro, Singapore, Sidney, Toronto.

EDISCIENCE   1976

CONTENTS

PREFACE by Robert Mallet, Chancellor of the Universities of Paris, President of the Committee of Organization of the Conference.

INTRODUCTION by Charles Galpérine, Secretary general of the Conference.

SPONSORING COMMITTEE AND ORGANIZING COMMITTEE

I – THEMES

PREFACE

A year after the Conference « Biology and the future of Man », its deliberations are beginning to materialize. Now gathered into a simple volume, the talks and discussions are taking on a rather different, though not new, shape from what we witnessed during the proceedings. With their interaction, the key points of the debate are emerging. What was once lacking in coherence and scope is now drawing nearer to the original. Although the sheer number of topics raised during the session might have led to fears of superficial treatment, in fact they provide a wealth of united thinking, an incitement to go further and more deeply into the questions raised.

The role which we hoped this Conference would play seems to have been fulfilled. We had never expected the personalities involved, despite the level of distinction which characterizes them, to be able in a few short hours to throw their light in a spectacular fashion on the problems tackled nor to propose miraculous solutions on the spot. Our objective was merely to instigate a scholarly scientific reflection at a time when man's consciousness is more than ever before experiencing anguish with regard to his future and is seeking to strike a balance between his present powers and his future obligations.

The first point I made in my introduction to the Conference and which cannot be emphasized enough in this presentation of its achievements is that in view of the fact : « *That Science today has reached an unparallelled stage of development and depth of investigation, man is questioning not only his FUTURE but the whole course of his future DEVELOPMENT. There is a new question to be answered about man, not simply «What will he be ? » but « What are his possibilities, What should he be ? ». The Universities of Paris are taking this opportunity to invite you to join them, in order to seek the answers to some of these questions. This Conference does not pretend that it can answer them. But it can throw a modest light on the data, actualize the discussions and perhaps encourage those concerned to look in the same direction, towards joint action. At the same time it enables us to hope that from this success will be born an ardent desire to pursue the endeavour in a series of sessions, perhaps even in an Universal Movement of Scientific Responsibility. »*

The Conference is over and it resulted in the desire of those present to continue its work in some permanent form. Such a movement would fulfil this aim. As a conclusion, a birth certificate announcing a child brought into the world, we have reprinted at the end of this volume the resolutions proposed by the founding Committee and ratified by the full Assembly. They are accompanied by the constitution of the International Foundation for the Universal Movement for Scientific Responsibility set up in Geneva in December 1974 which has its headquarters in Paris.

It is our ambition to establish on the initiative of, and around, our mother association, various branches at national level whose offshoots will be grafted on to the international trunk so as to constitute across the world a fraternal network of goodwill able to keep in check any growth liable to harm the rising sap of harmonious development.

Robert Mallet

INTRODUCTION

When Rector Robert Mallet gathered the Presidents of the Paris Universities to propose the convening of a world conference on the theme : *Biology and the Future of Man,* the guideline was defined as follows : "New Powers of Science, New Duties of Man". The project consisted in inviting for a few days, within the precincts of the Sorbonne, from the 18 to 24 september 1974, some representative figures from the scientific and medical world, so that they might work together and attempt to define, in their own eyes and before the human community at large, what could be their responsibility as men possessing scientific knowledge and engaged in scientific practice.

It appeared at once that the future of man in its broadest sense, was partly involved in the practice of contemporary science and medicine. In what foreseeable directions ? What particularly sensitive areas might scientific data and technical possibilities elucidate ? How then could one exercise an enlightened responsibility ? Before whom ? Towards which powers that be ? To what ends ?

The choice of biology and medicine, through the sequence, or even the overlapping of questions, showed clearly that the context would be a priviledged domain, which permitted evidencing current transformations, acute situations for the individual conscience, and new opportunities as well. This same context would suggest advice of moderation and caution. Setting the boundaries of different areas, and, within those boundaries, narrowing down the issues, was left, as it should be, to the initiative of those who represented their peers within the organizing committee.

This task was carried out on the basis of precise data and concrete situations, which permitted a statement of implications of ethical, social or political choices that scientific or medical knowledge compels us to raise, while it affords no answers and justifies no decisions. If the conference, to a certain extent, may have appeared to be a success to its participants, it was due, not so much to the novelty of the questions presented, as to the imperative urgency felt by the scientists and the physicians.

If we look at the sequence of these issues, we can notice that the three themes retained by the medical committee : *organ transplants, therapeutic experiments on man, and biochemical foundations of behaviour,* all met, in the course of their presentation, with ethical implications introduced by daily medical practice and by today's state of knowledge and research. To approach biology as a meeting point of questions concerning the relationship between the being and his environment when the being happens to be man, led necessarily to chapters dealing with the effects of environmental changes and alterations This was the field of the committee on ecology, who inquired into the findings of eco-toxicology and its warnings, who divided its activity between the consequences of industrialization, the preservation of marine balances, the role of science in the possible increase of agricultural yields. And thus demography was inevitably drawn in, and furthermore problems in genetics of populations had to be approached with their implications. The reader will find, in the papers and discussions themselves, the reasons which prompted the committee on *genetics and demography* to favour a particular approach : Why variability as the main theme in human genetics ? Why the aging of populations and the course of life as the central thinking theme about demographic revolution ?

What we should like to stress here is that it has seemed impossible to us not to reserve a place to these issues as a whole, bound as we are, at the same time by the unity and diversity of the problems, with the deliberate risk of not stopping before their number.

The last committee, *"Quality of life, dignity of death"* brought the meeting to a conclusion by stressing three questions, where the weight of decision was perhaps heaviest. These were : orientation and control of human procreation, social and medical responsibilities towards the handicapped, and finally : How can the physician recognize a dying man's right to his own death ? and, more generally, how can the dignity of death be preserved to day ?

The organizing committee appealed to all those in different regions of the world who wished and were able to join us, in view of their abilities, experiences and concern. The diversity of situations and cultures afforded contrasting contributions, differentiated evidence presented in fields of common preoccupations. The sessions of the twelve round tables were held in succession for four days, in the Grand Amphitheatre of the Sorbonne, in the presence of all the participants, who were able to intervene, within the limits imposed by time. By such exchanges, disciplines and viewpoints intermingled. How did physicians and scientists express their awareness of their own responsibility ? The reader of these proceedings will find that the participants strove to define clearly which questions belonged to the scientific domain, i.e. to the field of substantiated knowledge, and which questions originated in illusory hopes, administrative or bureaucratic norms.

Hence as stressed by Pr. H. Péquignot, a first responsibility, that of a watchful critical function designed to inform public opinions and governments. Then, the obligation to clearly separate what is possible from a still remote hope, finally to distinguish between this hope and what belongs to "science-fiction". But when we deal with what is possible, as Pr. F. Jacob reminded us, *"the decision does not rest only with the scientists but with wider and more diversified groups. The responsibility of the scientist may be only partial. He gives his opinion as a citizen, but it is not up to him alone to make decisions... »* The area where he has sole responsibility is that of interpreting experiments and estimating non-measurable risks of new techniques.

« The final conclusion rested with Pr. Canguilhem, who defined the truly general topic of the conference : The theme "New powers of science, new duties of man" became in fact "New duties of scientists in the exercise of their power". Do biologists and physicians think of themselves, in their way, as men of power ? And if they recognize their own powers, are they willing to exercise them ? With what other powers are they willing to cooperate ?... »

Such an ambitious enterprise could only be a first attempt, intended to fit into a series of contributions or encounters, which have sought similar aims around the world. Attempting a coordination of these efforts and pursuing, in smaller and differently composed groups, what has been proposed here, going deeper into what was touched upon, all this is the task awaiting those who are willing to continue the reflexion and action inspired by these sessions.

The proceedings reproduce the bulk of the discussions up-dated. Introduction reports are followed by debates. A summary accompanies each session. Final reports synthesize the questions and conclude the various proceedings.

There remains the duty and pleasure to thank all those who made these sessions possible : Rector R. Mallet who initiated the project, Rector J. Dehaussy who advised generously, the presidents of the Paris Universities, the members of the organizing committee, who held many meetings and gave instintedly of their time and concern. We are far from forgetting the scientists who, since the project originated, have notified their adhesion and given their opinions even though they could not join us, particularly Professors P. Berg and Cavalli-Sforza (Stanford University), E. Mayr and M. Meselson (Harvard University), S.E. Luria (M.I.T.) ; Doctor Gaylin from the Hastings Center for Life Studies. We would fail in our duty if we did not express our gratitude towards Pr. André Cournand for his welcome and the very active interest he showed for our project and its future ; towards Mrs. M.P. Herzog, Director of the human rights division at U.N.E.S.C.O. for her warm participation. We must thank particularly the secretarial team : Mrs Monique Miannay who took care with grace and devotion of the correspondence, the preparation of the conference as well as the Proceedings. She was assisted by Mesdames Yvette Aglietti, Annie Caron, Geneviève Cresp, Jeanine Gibert, Mireille Munch and Hélène Tavares. Our greatest thanks go also to Mrs. Jacqueline Buet (external relations) ; to Mrs. Jeanne Ducours and Mrs. Michèle Zemmal (Mr. Rector Mallet's private secretary's office) ; to Mrs. Arlette Mouha (press and documentation) ; Mr. René Cauet, principal private secretary to Mr. Rector Mallet, Mr. Jacques Lesieur, deputy general secretary of the Paris Rectorate as well as Mrs. Marie-Louise Scol, Mr. Robert Valette and Mr. Jack Dupuis. We are sure not to forget Mrs. Edith Audouin, head of the administrative division of the Chancellery, Messrs. André Fumoux, Administration inspector at the Ministry of Education, who was in charge of the administrative and financial organization of the conference, Pierre Garrigue, head of the International Affairs department at the Ministry of Education, Denis Miannay, Mrs Françoise de Bellomayre, Mr. Maurice Beutler (deputy general secretary of the A.U.P.E.L.F.).

And as for the setting up of the Proceedings, we cannot but express our gratitude towards Mr. Paul Declercq for the way he handled the difficult task of reading the proofs, Pr. Albert Jacquard and Pr. G. Fraser for their advice and friendly help, Mr. Sylvain Assouline for his excellent job as a translator, finally my wife for her contribution, her patient and more than valuable help.

Charles Galpérine.

comité de patronage
et
comité d'organisation

---

sponsoring committee
and
organizing committee

Comité de patronage
Sponsoring Committee

Colloque mondial
Biologie et Devenir de l'Homme

Comité d'organisation et d'accueil français
French Organizing and Reception Committee

Hélène AHRWEILER	Professeur à l'Université PANTHEON-SORBONNE
Michel ALLIOT	Président de l'Université PARIS VII
Raymond ARON	Professeur au Collège de France, Membre de l'Académie des Sciences morales et politiques
Jean BERNARD	Professeur à l'Université PARIS VII, Directeur de l'Institut de Recherche sur la Leucémie et les Maladies du Sang, Membre de l'Académie française, de l'Académie des Sciences et de l'Académie de Médecine
Georges CANGUILHEM	Professeur honoraire à la Sorbonne
Jacques DEHAUSSY	Recteur d'Académie, adjoint au Recteur de l'Académie de Paris
Alphonse DUPRONT	Président de l'Université PARIS-SORBONNE
Jean FREZAL	Président de l'Université René DESCARTES
Roger GAUTHERET	Professeur à l'Université Pierre et Marie CURIE, Membre de l'Académie des Sciences
André HERPIN	Président de l'Université Pierre et Marie CURIE
François JACOB	Professeur au Collège de France, Chef du Département de Biologie moléculaire de l'Institut Pasteur, Prix Nobel
Maurice-Marie JANOT	Professeur à l'Université René DESCARTES, Membre de l'Académie des Sciences et de l'Académie de Médecine
Robert MALLET	Recteur de l'Académie, Chancelier des Universités de Paris, Président du Comité
Maurice MAROIS	Professeur à l'Université Pierre et Marie CURIE, Président du Conseil d'Administration de l'Institut de la Vie
Jacques MONOD	Professeur honoraire au Collège de France, Directeur de l'Institut Pasteur, Prix Nobel
Henri PEQUIGNOT	Professeur à l'Université René DESCARTES
Jean-Pierre SOULIER	Professeur à l'Université René DESCARTES, Directeur général du Centre national de Transfusion sanguine
Charles GALPERINE	Université Lille-III, Secrétaire général du Colloque.
André FUMOUX	Inspecteur de l'Administration de l'Education nationale, administration du Colloque.

thèmes

themes

interventions et équilibres

---

interventions and balance

les transplantations d'organes

organ transplantation

Président du débat :
Priscilla Kincaid-Smith

Vice-Président :
Jean Hamburger

Rapporteur :
Michael Woodruff

Secrétaire :
Béatrice Descamps

Participants :
Henri Badaro
Paul Bordet
Alexis M. Chernukh
Lars Erik Gelin
John P. Merrill
Tamfum Muyembe
Erik Thorsby
Anja Tiilikainen

Priscilla Kincaid-Smith. – Ladies and gentlemen, it is a great honour for me to be asked to act as the moderator for this first session at this very significant gathering.

Some of you may wonder why this first session should be devoted to such a specific and narrow topic as organ transplantation ; and although I was not in any way connected with the organization or selection of topics for this meeting, nonetheless organ transplantation fits very well into the general theme of the meeting, namely new powers of science which create new duties for man.

The branch of science which those of us in this panel represent is of course medical science, mainly ; and the people around this table look after some thousands of patients, (we like to think of them as normal human beings) to whom new life has been given by the transplantation of an organ from another human being.

Some of these people have survived for a decade and more with this new organ. And we meet here this afternoon to discuss with you not the medical problems related to organ transplantation but the general issues, particularly moral and ethical issues, which have arisen from this new power of science.

We around this table are well aware of the problems which this new method of treatment has created. We, being trained mainly as doctors, are not always able to solve the problems. But I think the theme of this meeting perhaps is that we must accept at least in part this new responsibility and perhaps try to share it with the rest of you from other disciplines and hopefully to produce together some answers to the questions which will be raised.

My first task as moderator is to introduce the panel.

Professor Hamburger, on my right, who is assisting as the co-moderator, is one of the true pioneers in the area of clinical transplantation ; and in addition to having pioneered its clinical application, has also been responsible for a lot of basic research in the area of transplantation immunology.

Sir Michael Woodruff, on my left, from Great Britain, is a surgeon who modestly describes himself as a surgeon who had to take an interest in immunology, because when transplantation commenced in man, the immunologists predicted that it was impossible, and this interest which he took in immunology led to the discovery of anti-lymphocyte serum, with its practical and theoretical applications to the field.

Professor John Merrill, from the United States, is the third name which I would automatically couple together with those of Professor Hamburger and Sir Michael Woodruff as one of the pioneers in the field of clinical transplantation, having been responsible with his team for the first transplants in twins, and also having contributed a great deal to the knowledge of transplantation immunology as well as to the field of nephrology.

I shall now take people in alphabetical order : Professor Badaro, from Lebanon is a surgeon from Beyruth ; Professor Bordet, from Belgium, an immunologist ; I am sure his name is known to you ; he is a former director of the Pasteur Institute ; Professor Chernukh from the U.S.S.R., is a pathologist, with an interest in the area of transplantation but a general pathologist ; he is Vice-President of the Academy of Science in Moscow : Professor Gelin, from Sweden, again a surgeon, a professor of surgery and of transplantation ; and I think there are few Professors of transplantation in the world ; he also possibly holds the distinction of having done more kidney transplants than any other surgeon ; Professor Muyembe, from Zaire, a professor of immunology and microbiology, who is not directly involved in transplantation, assisting us on the panel as someone who can perhaps look at transplantation from the outside but nonetheless with knowledge and skill ; Professor Tiilikainen, from Finland, a transplantation immunologist ; and Professor Thorsby from Norway also a transplantation immunologist, but who both have a great interest in the ethical and moral problems related to transplantation. And lastly Doctor Descamps who is acting as the secretary of this panel.

I now ask Sir Michael Woodruff to introduce the subject.

M. Woodruff. – Madame la Présidente, Monsieur le recteur, Monsieur le professeur Hamburger, Mesdames et Messieurs.

J'ai l'intention de présenter mon rapport introductif en anglais, et c'est bien ce que je ferai dans quelques instants. Je voudrais d'abord, cependant, vous adresser quelques mots en français, pour vous faire savoir combien je suis heureux de participer à ce congrès. S'il est vrai, comme l'a dit Monsieur Mallet – et qui peut en douter ? –, que la biologie est à la fois le point de départ et le lieu de confluence des connaissances et des recherches qui conditionnent les décisions vitales de l'homme, son importance pour le devenir de l'homme est incontestable. Mais, jusqu'ici, personne n'a pensé à organiser un colloque international et interdisciplinaire consacré à ce sujet. Je voudrais donc offrir mes félicitations les plus sincères à Monsieur Mallet et à ses collaborateurs pour avoir pris cette initiative. En même temps, je voudrais le remercier vivement de m'avoir invité à assister à cette réunion et formuler le souhait qu'elle soit le point de départ d'une grande action internationale permanente.

I would like to propose the following topics for discussion :

1. The concept of brain death and its relevance in relation to organ transplantation.

2. Should living donor kidneys be accepted ? If so, under what conditions.

3. The problem posed by the increasing cost of medical care for both industrialized and developing countries.

4. The relevance of expected quality of life as against mere survival in decisions concerning all forms of treatment, including transplantation.

My task, as I understand it, is limited to defining in a little more detail some of the questions which arise from a consideration of these topics ; it is for the rest of the panel to suggest the answers.

Brain Death.

It is a biological fact that organs removed from subjects in whom the diagnosis of death has been based on coma associated with gross irreversible cerebral damage, but whose circulation continues while respiration is artificially maintained, are in general much more likely to develop adequate function promptly than organs removed after respiration and circulation have ceased. In France and various other countries legislation has been introduced which enables doctors to remove organs when cerebral death has been diagnosed. In some countries, including the United Kingdom, this is not the case ; in consequence the success of renal transplantation is reduced, and successful cardiac transplantation seems almost impossible.

If a diagnosis of cerebral death is accepted the further question arises of whether or not it is desirable to move donors on respirators from the hospital in which they have been treated to another in which a potential organ recipient is waiting.

Living Donors.

A living donor of a kidney graft accepts two risks : (a) the risk of death or morbidity during or soon after the operation, and (b) the risk of injury, or of disease of a kind which may normally affect only one kidney, occurring in the remaining kidney. On the other hand, by using living donors the total number of kidneys available for transplantation is increased, and one can take advantage of the complete compatibility provided by an identical twin donor, and the relative compatibility provided by an HLA identical sibling other than an identical twin. A further advantage of kidneys from living donors, which is significant in countries where organs are not removed from cadavers on the basis of cerebral death, is that they are much less likely to have undergone ischaemic injury.

It would seem that all these factors must enter into any discussion of the circumstances under which the use of living donors is justified.

The Cost of Medical Care.

Advances in medicine often result in our being able to treat a wider range of patients but only at great cost in terms of both money and man-power. It may well be that no society spends as much on health care as it should, but it is also clear that the resources of even the most wealthy countries are limited. The general problem of priorities in the field of medical care thus arises, and we have to consider the special case of what proportion of their resources countries in various stages of industrial development might reasonably devote to organ transplantation.

Quality of Life.

Once again we have to consider a special case of a general problem, namely, the need to assess the results of treatment – and hence the justification for it – on the basis of the quality of life which may result as distinct from mere survival. In this context we need to extend the concept of "normal expectation" so that it may be applied to quality of life as well as its duration. It would seem as absurd, for example, to dismiss some form of treatment as worthless, because it fails to make someone aged 60 or 70 feel like someone in his twenties, as to dismiss it because it fails to enable the person of 60 or 70 to survive for another 50 years. On the other hand, if the normal expectation in terms both of quality of life and survival is low, the question of priorities discussed already may be of paramount importance.

Priscilla Kincaid-Smith. – Thank you, Sir Michael. If I can outline the plan for our discussions this afternoon, we plan to discuss first within the panel these various questions which Sir Michael has raised. But we would like to leave about half the time now remaining to us for questions from the rest of you.

If we come back to Sir Michael's points, and come to the consideration of death, due to total irreversible brain death, I might ask Professor Hamburger to enlarge upon the concept of the evolution of new ideas about what is death which have arisen from transplantation.

J. Hamburger. – Je crois que la transplantation évoque, à certains égards, une expérience que nous avons tous vue quand nous étions à l'école : une solution sursaturée dans laquelle on met un tout petit cristal microscopique et, brusquement, toute la solution se prend en cristaux. Je crois que la transplantation a eu un rôle révélateur analogue, qui a bouleversé une série de nos conceptions sur l'homme, sur sa vie, sur sa mort, sur ses maladies. Et je crois qu'il est bon, en effet, qu'on commence par discuter quelles idées nouvelles sont nées, vraiment bouleversantes, sur le concept même de la mort.

A la vérité, c'est une histoire qui avait commencé bien avant la transplantation et qui a évolué, dans une large mesure, indépendamment de la transplantation. Ici encore, celle-ci n'a joué qu'un rôle révélateur. Cette histoire a commencé le jour où l'on s'est aperçu, dans de nombreuses maladies aiguës graves, qu'on pouvait sauver le malade à la condition de remplacer, pendant quelques jours, son poumon par un respirateur artificiel, d'empêcher son cœur de s'arrêter par un stimulateur électrique, de remplacer son rein momentanément incapable de fonctionner par un rein artificiel, et ainsi de suite. Ces méthodes nouvelles ont permis de sauver d'innombrables hommes et femmes jeunes en danger et de les guérir complètement. Cet ensemble de techniques, que les Français appellent « réanimation médicale » et les Anglais "intensive care" aboutit le plus souvent à une guérison totale. Mais il y a quelques échecs et c'est à propos de ces échecs que les idées que nous avions sur la mort ont été complètement transformées.

La mort, en effet, en pareil cas, est pour ainsi dire cachée par l'usage des organes artificiels. Un certain nombre de malades conservent les apparences de la vie, parce qu'ils respirent grâce au respirateur artificiel, leur cœur bat parce qu'on l'excite régulièrement. Mais, en réalité, ces hommes sont morts si l'on considère que d'autres organes sont complètement détruits, liquéfiés, en voie de pourriture, de même que, dans la mort traditionnelle, par arrêt du cœur. Il est évident qu'en pareil cas, c'est seulement l'apparence de la vie. Et ce serait un véritable acharnement thérapeutique, inacceptable, immoral, que de continuer à faire battre ce cœur et à faire respirer artificiellement ces poumons chez ces hommes morts.

Ainsi il a fallu repenser la définition même de la mort. On a été amené, peu à peu, à considérer que l'événement essentiel de la mort, c'était la mort du cerveau ; que ces hommes au cerveau mort continuaient, certes, à avoir artificiellement des mouvements du cœur et de la respiration mais que leur cerveau liquéfié attestait que la mort avait fait son œuvre. D'où le concept, dont Sir Michael a parlé, de « mort cérébrale », définissant beaucoup plus exactement que les battements du cœur ou telle ou telle autre constante chimique le fait de savoir si un homme est vivant ou s'il est mort.

La transplantation, là-dedans, arrive de façon très secondaire. Simplement, une fois qu'on a défini ainsi la mort cérébrale, il a fallu prendre des précautions rigoureuses et multiples pour être absolument sûr que cette définition de la mort était appliquée et que, comme l'a rappelé Sir Michael, en aucun cas – c'est un point sur lequel le monde entier est d'accord – on ne prélève un organe avant que la mort cérébrale soit affirmée, confirmée, vérifiée par toute une série de moyens techniques sur lesquels je n'insisterai pas.

Je peux dire, je crois, après des années d'expérience, qu'au XIXᵉ siècle on a dû faire beaucoup plus d'erreurs sur le diagnostic de mort en s'appuyant sur l'arrêt du cœur qu'on n'en fait à l'heure actuelle, tant on prend de précautions aujourd'hui pour s'assurer de la réalité de la mort.

Mais vous voyez à quel point nous avons été profondément bouleversés par ces événements, puisque cela modifie la raison même pour laquelle se bat la médecine. Elle ne se bat pas seulement contre la mort d'un organe en particulier, d'un tissu ou d'une cellule du corps ; elle se bat désormais pour la survie d'un ensemble, défini essentiellement par la vie spirituelle, c'est-à-dire le cerveau. Elle se bat pour une certaine qualité de vie dont nous reparlerons, je crois, en traitant la quatrième question qu'a soulevée Sir Michael Woodruff.

Priscilla Kincaid-Smith. – Thank you, Professor Hamburger. Most of these topics we shall discuss freely among the panel members, but there are a few people who have indicated that they would like to speak, so I will ask now Professor John Merrill if he has some more comments to add to those of Professor Hamburger.

J.P. Merrill. – I would simply like to confirm what Professor Hamburger has said, speaking for the groups who are doing transplantation in the United States. We are convinced that brain death, as opposed to purely cardiac death, is an adequate criterion for removing an organ.

At least three panels on this subject in the United States have been constituted, and I have been member of two of them. They have been composed of theologians, philosophers, neurologists, surgeons and medical men. I think in each one of these instances, agreement was unanimous.

Furthermore, as Professor Hamburger mentioned, it is possible to verify this fact, and a series of almost 1 000 cases who met the very strict criteria for brain death have come to autopsy. And there was no question about the fact that the nervous tissue of the brain, the entire brain, could not have been regenerated.

The International Society of Transplantation has had a committee which met on this subject, and by a vote of 2 to 1, agreed that this was a correct application of the term "death", that is brain death.

So that I think that at least in the United States, we feel comfortable with this concept. We would agree that it must be very carefully monitored by men and by equipment, with particular skills. But once these conditions have been satisfied, I think none of us would hesitate to take a kidney from a person who, we are convinced, had no possibility for regenerating his nervous tissue.

I would like to add one more thing : the risk to the donor has been mentioned ; of course most of us believe that one must weigh the risk to the donor against the possible benefit to the recipient.

And here again, the risks to the donor can be quantified. Professor Hamburger has quoted statistics which indicate that the donor may undergo during or immediately after operation an increased risk of about .05 % and the chance of his decreased survival following operation is about .07 %.

We have translated this in our insurance company analyses into a statement touched upon by Sir Michael, in that the mortality risk to the healthy donor with one remaining kidney is therefore very similar to the motor vehicle accidental death risk of the U.S. male driver who drives less than 8 000 miles per year, certainly a risk, in spite of the fact that it is an additional risk, that most well motivated donors are willing to take.

We may touch later on upon the possible benefit to the recipient, which can be calculated from the now more than 18 000 transplants that have been done.

Knowing both these factors, I think the conscientious surgeon and physician can weigh the risk to the donor against the possible benefit to the recipient in the living donor case ; I think without any difficulty he can ascertain when the cadaver donor is dead and take the organ from this individual.

Priscilla Kincaid-Smith. – Thank you, Professor Merrill. We may return to the question of irreversible brain death. Professor Gelin has indicated that he wishes to comment.

L.E. Gelin. – I am anxious to emphasize that it is not a new concept of death we are discussing. It is exactly the same death of a person as ever previously stated. There is only one death of a person. What has changed however is the advancement of medicine and medical technology. And with this, the two previously accepted criteria of death do not hold any longer : neither cessation of respiration nor cardiac arrest can any more be used as the criteria of death, as early resuscitation with machinery with substitution of respiratory and cardiac functions prevent the death of a person when these vital functions are sufficiently and early substituted.

Therefore the only remaining criterion of death that still holds is the total and irreversible damage of the brain. The diagnosis of this total damage of the brain is in fact the lay way to recognize the moment of death, namely when he sees that the eyes lose their reactivity. The eye is part of the brain and therefore reflects the status of the brain.

This is usually an easy diagnosis and only in some very few cases it can require sophisticated diagnostic procedures to become established, namely in the patient under intensive care for an unknown cause of profound coma. Even under these conditions, safe methods are now available to establish the diagnosis of total irreversible brain damage.

This moment of death is now and has always been the only way in which a person loses his life. The impact of transplantation surgery to this problem is a demand on truth and a request of a clear definition of the moment of death, so that the diagnosis of death following this concept can be safely secured and accepted by mankind.

Priscilla Kincaid-Smith. – I will now ask if other members of the panel would like to contribute to this discussion on the topic of death and its definition in relation to transplantation.

A.M. Chernukh.– The experience in our country is that the physician is the central personage in the transplantation programme and especially in the relation donor –physician –recipient. To regulate this relation from the point of view of ethics in our legislation is very important.

In general, in the process of transplantation of vitally important organs, there arises, I think, two complexes of moral problems : related to donor and related to recipient.

The basis of the first complex is the exact and final state of death of the patient. And from the moral point of view, before death is stated, the patient should not be considered as a donor ; he is a patient, only a patient, for the physicians. It is only after death has been stated with the use of all modern means that the moral duty of the physician in respect of a given patient may be considered as fulfilled. Up to this moment, each physician must apply maximum efforts and talent for restoring the life of the patient. Only after the biological death of the brain, that is the death of a man as a person, is stated, the use of his organs as the unique means of life of another patient may be morally justified.

The moral complex of the problem of the recipient is connected with the final resolution of the question concerning the necessity of transplantation and determination of its time.

Thus the fundamental conditions of the performance of transplantation of vitally important organs are the following :

– Carefulness in taking the decision ;

– Competent control of preparation and performance of the operation, on the basis of modern scientific achievements ;

– The will of the patient or his parents ;

– Publicity ;

– Plenitude of juridical and moral responsibility ;

– Finally, a compliance with the moral and ethical principles and the moral laws common to men.

Priscilla Kincaid-Smith. – Thank you, Professor Chernukh. You have taken us from the consideration of the definition of death and the way in which transplantation has made us think anew about the definition of death, to the equally difficult question of the use of an organ from someone who is alive and the equal if not greater difficulty which enters into the question of the use of living donors.

I will ask Professor Thorsby if he would like to open the discussion on this point.

E. Thorsby. – The main question is : Should we use living donors at all for kidney transplantation ?

In order to answer this question, we must ask several new ones, one of which is : Is the outcome of kidney transplantation better – and much better – with living donors than with cadaveric donors ?

From the rules of transplantation immunology which Professor Woodruff mentioned briefly, there are four different categories of compatibility :

1. The identical twin combination, where donor and recipient are identical at all genetic loci ;

2. Donor and recipient are siblings who share the particular chromosomal region which determines the strongest barrier against successful transplantation in man (i.e., strong transplantation antigens) ;

3. Parent-to-child combinations which will be dominantly semi-identical at this particular chromosomal region ;

4. The completely unrelated combination which, because of a very high degree of polymorphism at the multiple loci of this particular chromosomal region, will differ most at this region.

The same four categories are apparent when we examine the results of clinical kidney transplantation.

First we have kidney transplantation between identical twins, where we do not see any rejection episodes. (Not infrequently, however, recurrence of the original disease which caused the kidney failure may be seen in the grafted kidney).

Secondly, in sibling combinations which are identical at the chromosomal region determining the strong transplantation antigens, close to 100 % long term kidney graft survival is obtained ; but in these donor-recipient combinations, the patients must be treated with drugs in order to inhibit the rejection mechanism (i.e., immunosuppressive drugs).

The third category constitutes the parent-to-child transplantations (or transplantations between siblings who are also semi-identical at the "strong" chromosomal region), where we will usually find approximately 80 % graft survival.

The fourth category is the unrelated combinations, where the one-year graft survival is approximately 50 % (– 60 %) in many centers ; while the long term graft survival seems to be less. Most important in these combinations is the fact that it does not seem to matter whether the donor is a *living* unrelated donor or is deceased, provided the kidneys are removed shortly (within minutes) after cessation of blood circulation through the kidneys.

Thus, the superior graft survival in the *living* donor situation is mainly confined to the living *related* and *compatible* combinations ; close relatives of the patient. To use living *unrelated* kidney donors does not presently seem to be justified.

The second important question is then : What are the risks for the living related donor of having one kidney removed ? This was briefly mentioned by Professor Merrill. As you have heard, the risks are very small indeed.

As an example ; in Norway insurance companies place these donors in the no-risk classification as is the case for other completely healthy individuals.

This very low risk on behalf of the living donor, and the increased chance for a successful outcome when transplantation is performed with a kidney from a compatible relative, must be considered when it is a question of helping relatives and other individuals in grave danger – also when taking into account the risks we all take, daily. Most of us will take great risks, spontaneously, in order to try to rescue an individual whose life is jeopardized by accidents such as drowning, fire, *etc.* The risks involved in these procedures may often be far greater than those involved in the donation of a kidney.

It seems to me, therefore, that we must give the relatives of a dying patient the chance of offering their help by donating one of their kidneys. We must, I feel, inform them of the increased success rate for transplantation of kidneys from compatible related donors, but also, of course, of the risks involved. We must give them a realistic basis for their own judgement as to whether the chance for a successful outcome matches the risk they would like to take for their child, brother, sister or parent.

On the other hand, if we, during this difficult confrontation, get the impression that the relatives are reluctant to take the risk, we should take their side in this decision and support it.

In conclusion, on the basis of the success rate of kidney transplantations with compatible related donors (i.e., kidney transplantation from identical twins, compatible siblings and parent-to-child combinations) and on the basis of the relatively small risks that are involved, I feel it is an obligation, for me as a doctor, to bring this information to potential related living donors for their own free decision. If not, we might be accused later on, should the patient die because of his disease while waiting for an available cadaveric kidney or because of rejection of a cadaveric kidney, of not having given the family the chance to help their relative in an optimal way.

Priscilla Kincaid-Smith. – Thank you, Professor Thorsby. The concept which living donors have created perhaps more than any other situation in medicine is that of an operation on one individual for the benefit of another.

In an adult who can appreciate all the problems concerned and who can make a careful judgement decision about this, perhaps it is one which is quite easy for us to accept and perhaps try and help them to guide them. However, quite a different situation arises in the case of a child. And as most of us have a bias towards kidneys, perhaps I can deliberately ask for some discussion in relation to bone marrow transplantation. And perhaps Professor Tiilikainen might open this discussion ?

Anja Tiilikainen. – May I first add that we cannot always decline an offer of a relative to donate his kidney, although our genetical experience would suggest that the compatibility between him and the recipient is poor and the clinical course of the latter will be doubtful. I mean those instances in which the prospective recipient cannot possibly wait much longer for a cadaver kidney and is a difficult case in the sense that compatibility tests will prevent the use of available kidneys.

If a relative then insists in his voluntary offer of a kidney, he should be given a chance of being a donor.

Then I would like to go into the experiences of recent years which have introduced us to another group of living donors who cannot be replaced by unrelated donors.

Among all transplantations, bone marrow transplantation has a special position, because at present we know hat the tissue of a living relative will do much better than any other. Bone marrow actually should not be transplanted unless donor and recipient are compatible for all the histocompatibility determinants we can identify.

This transplantation is most often performed on children who have immune deficiency diseases or are leukemic, and it follows that their donors, who are in most instances siblings, are young children as well.

This introduces another problem, because the donor himself cannot take the legal responsability of his actions, but his parents must decide for him. To save one child, they then have to expose another to a risk, however slight this risk may be.

L.E. Gelin. – The use of a living donor is in my mind a much more difficult ethical question than the use of deceased organ donors ; the justification of using a related living donor in transplantation depends on the superior long term results. As soon as the results with organ transplants from unrelated recently deceased persons will become equivalent to the related living donor transplantations, this justification ceases.

There is however a specific value in related living donor transplantation. Priscilla Kincaid-Smith mentioned the mother to child. The very strong bonds between a mother and a chronically ill child should, according to my mind, not lead to a refusal of a mother as a donor on other grounds than strict medical contra-indications, as the satisfaction of a successful kidney donation to a child is equal to her satisfaction at childbirth.

Priscilla Kincaid-Smith. – Thank you very much. Any other members of the panel wish to comment on this ?

These two problems that we have dealt with, namely the definition of death and the ethical problems created by using living people as donors and doing operations on people for the benefit of others, have perhaps created the greatest ethical problems for those of us who work in the field of organ transplantation.

We now come to something which perhaps should be relegated to a lower level of consideration, namely the costs of transplantation. But we cannot deal only with moral and ethical issues. We must also deal with practical issues, and costs of course are very practical issues, particularly when one is considering a limited amount of finance available for health care in a community, and how much of that should be allocated to expensive methods of treatment for a few people, and how much should be allocated to the treatment of most members of the community, perhaps in some sort of preventive methods.

I would like to put this matter before the panel now for their discussion.

L.E. Gelin. – Kidney transplantation was earlier described as a very expensive and luxurious treatment of a few individuals, young or at the peak of their career in life, but at the expense of other groups of patients. This treatment has now established itself as the cheapest way to treat the chronic uraemic patient, and we know today that for society, this treatment is very profitable, not only by a return of a fully rehabilitated patient, but also by a full repay, over taxes, for his cost during his illness, and also an overpay which covers the cost for his less successful fellow-patients who die or remain non-rehabilitated.

In other words, kidney transplantation is a profitable economic undertaking for society.

Priscilla Kincaid-Smith. – Thank you, Professor Gelin. Are there other members of the panel who would like to comment on the cost question ? The question of cost and efficiency seem to go together in modern discussion. In relation to this, it is perhaps worthy of comment that those countries which have made a deliberate attempt to use transplantation as the method of treatment of choice in renal failure are also the countries which have the most in terms of numbers per million of population which have been successfully treated. The Scandinavian countries and Switzerland are, I think, ahead of Australia, but only just.

J.P. Merrill. – I am afraid that in the United States, the Federal Government does not feel that the money which they have put into new provisions for care of all patients on the artificial kidney and for transplantation are going to be reimbursed to them in the form of taxes paid by rehabilitated patients. That may be in some years to come but certainly not in the immediate foreseeable future, just in our country.

I think that one must remember that in the cadaver patient, the two-year survival rate now is something less than 60 %. If such people were to die and then be removed from the rolls of those who must be maintained by Federal Health Insurance, this would be very bad for patients but perhaps good for the economy. Unfortunately, what can happen is that they are put back on chronic treatment with the artificial kidney, which in itself is a very expensive form of treatment. So the expense is a tremendous problem, at least in our country, and I certainly would agree with those who raise the question : could the money be better spent let us say in the eradication of tuberculosis or poliomyelitis or malaria in such countries where these diseases are real problems ?

Priscilla Kincaid-Smith. – Professor Muyembe, I wonder if you would be willing to comment about this in relation to the situation in Africa ?

T. Muyembe. – Merci beaucoup, Madame la Présidente.

Le problème de la transplantation d'organes ne se pose pas au Zaïre avec autant d'urgence qu'en Europe à cause, primo, de la prédominance de la pathologie infectieuse et parasitaire qui constitue la plus grande préoccupation des services de santé publique au Zaïre. La disparition du paludisme, de la trypanosomiase, de la rougeole est, pour nous, la priorité des priorités.

Secundo, à cause du concept même de la vie chez l'Africain, qui souhaite que l'homme naisse et meure en gardant l'intégrité de ses organes.

Tertio, à cause du coût trop élevé d'une opération de transplantation non seulement pour l'Etat qui supporte les frais d'hospitalisation pour 40 à 50 % de la population mais également pour le malade lui-même. Celui-ci est, en outre, appelé à vivre avec des mécanismes de défense peut-être amoindris dans un milieu riche en agressions microbiennes et parasitaires.

Cela ne veut pas dire que la transplantation d'organes ne constitue pas un mode thérapeutique important, capable, dans quelques années, d'amener à reconsidérer le concept africain de la mort. Nous pourrons alors, riches de l'expérience européenne, adapter les techniques de la transplantation à la médecine africaine. Je pense à la transplantation de la moelle osseuse chez les enfants atteints d'anémie à hématies falciformes.

Cela justifie sans doute la raison de notre présence à ce colloque.

Priscilla Kincaid-Smith. – Thank you, Professor Muyembe. May I ask now Professor Hamburger to finish the discussion on the question of cost of organ transplantation, and then we will move on to the last question after his remarks.

J. Hamburger. – Je crois, Madame la Présidente, que cette question du coût des transplantations est importante, parce que c'est tout le problème du coût de ce qu'on peut appeler la « médecine avancée ». Et il est clair – quelques-unes des questions qui commencent à s'accumuler sur votre bureau le montrent – que cette médecine de pointe est mise en accusation par certains. Elle est mise en accusation comme applicable à un nombre limité d'hommes, par rapport à tous ceux qui pourraient en être théoriquement justiciables. Par exemple, il y a 400 000 hommes dans le monde qui meurent chaque année d'insuffisance rénale chronique, parmi lesquels environ 20 000 en tout ont été traités par greffe du rein. Vous voyez combien il est facile de défendre l'idée que cette médecine et cette chirurgie de pointe se font, financièrement, aux dépens de crédits qui pourraient être utiles à la santé d'un nombre d'hommes beaucoup plus élevé sur l'ensemble du globe.

Eh bien, je crois que c'est là une erreur de raisonnement ou, plus exactement, une question mal posée.

Bien entendu, nous ne convaincrons jamais ceux qui, par principe, regrettent le temps où la médecine était impuissante à modifier le cours du destin et, par conséquent, ne soulevait aucun des problèmes de surpopulation, de vieillissement de la population et autres questions nées du fait qu'on empêche aujourd'hui de mourir des enfants ou des hommes jeunes qui eussent été inévitablement condamnés il y a quelques années. Cette attitude, c'est le refus pur et simple de l'intervention de la médecine ; je crois qu'elle va à l'encontre du désir de l'ensemble des hommes, qui n'ont pas envie de mourir à vingt ans.

Mais, si l'on excepte ceux qui adoptent cette attitude pour ne retenir que les objections relatives aux problèmes du coût de la médecine de pointe, je crois que l'erreur consiste à calculer seulement, dans le bénéfice d'une transplantation rénale par exemple, le prix de la vie d'un homme. Les quelques milliers d'hommes que la greffe du rein a sauvés ont apporté beaucoup plus que quelques milliers de vies préservées de la mort. Le bénéfice est beaucoup plus important que celui de ces vies sauvées. La transplantation rénale, comme toute la médecine de pointe, a apporté un bouleversement complet de nos connaissances sur le diagnostic, le traitement et la prévention des maladies.

L'exemple que voici illustre clairement cette notion. La maladie qui, plus que n'importe quelle autre, amène à la destruction des reins et justifie, par conséquent, maintes décisions de transplantation rénale, se nomme *glomérulonéphrite chronique*. Or, l'étude des cas transplantés et, en particulier, l'étude de la récidive quelquefois observée de cette maladie sur le greffon a étonnamment éclairé le problème des causes, des mécanismes et du traitement de cette maladie. Si bien que, par un singulier retour, ce sont les recherches sur la transplantation qui vont sans doute permettre de trouver le moyen de guérir, et même de prévenir, la maladie-même pour laquelle une transplantation était nécessaire. Des travaux sur les greffes sortiront les raisons de ne plus avoir besoin de ces greffes puisque la maladie aura été vaincue.

Et si nous trouvons, demain, le moyen d'éviter ces maladies de reins, vous voyez bien que nous les éviterons aussi bien au Zaïre qu'à New York, en Australie ou à Paris et que nous répondrons ainsi, grâce à ces recherches de pointe, au légitime souci de ne pas laisser se développer une sorte de nouvelle inégalité des hommes liée au coût des progrès de la médecine.

Bref, je crois que vouloir, comme trop d'économistes le suggèrent, choisir les priorités en fonction des seules exigences immédiates et du nombre d'hommes qui peuvent bénéficier sans attendre de l'argent dépensé, c'est raisonner à courte vue. Au contraire, la médecine de pointe, mise en accusation par certains, peut amener les révolutions les plus profondes, les plus efficaces et les plus faciles à appliquer au monde entier dans la prévention et le traitement de la maladie.

A.M. Chernukh. – Thank you, Professor Hamburger. It is a very good remark. I think it is a very good thing that patients don't pay for treatment, or for transplantation, as is the case in our country and in some other countries. This expense can be paid by some public health service. So there is no problem. Thank your for you remarks. They are very important. May I add that most scientists and physicians in my country believe that heart transplantation should not be performed before more progress has been made in rejection immunology. Until then, our research is rather oriented towards the preparation of "artificial hearts."

Priscilla Kincaid-Smith. – Thank you. We now move on to the last subject that has been elected for discussion and the one which the members of this panel have obviously found the most difficult to cope with : the question of quality of life. We find the quality of life question difficult to deal with mainly because it is so difficult to define. Who is to judge really on the quality of life of any individual ? As doctors, we try on the whole to carry out the wishes of our patients, to guide them. We all have been brought up also on the basis of "Thou shalt not strive to keep alive" particularly when there is no hope. But at the same time, it is very difficult to judge the question of quality of life, so much so that no member of this panel has in fact volunteered to open the discussion. So, I call for volunteers at this stage.

J.P. Merrill. – I have read an abstract submitted by the members of another panel, and since its views coincide with mine, I can feel free perhaps to express my views, although I would be a little hesitant since they are personal views.

I think that if a physician is well motivated and intelligent, he knows exactly what the chances for a useful happy life for his patient are. He knows exactly how potent are the medical skills he possesses to keep such a patient healthy and not just alive. I think that with the cooperation of the patient and the patient's family, it is in his own good judgement he can make such a decision on an individual basis. To attempt to define by legislation or even by sweeping definitions whether the quality of life for an Eskimo is good, and use that same definition for the quality of life for an apartment dweller in New York City or Paris I think cannot be done. I think it must be done on an individual basis, and I think it would be really a waste of our time to attempt to make a sweeping definition. It must be done in each individual case, taking into consideration, as a well motivated doctor, a reasonably intelligent position, his own wishes and those of the family.

Priscilla Kincaid-Smith. – Thank you. Do other members of the panel wish to comment on this question of quality of life ? It is obviously an important one which we should not try to avoid altogether, but I think we were all in agreement when we talked about this that it can only really be considered on the basis of the individual.

We all know of examples in this area. For example we had a blind diabetic patient father of five children, in a very happy family situation. Should one judge for that patient and turn him down on the basis of the extent of his diabetic disease, or give him the two or three years which we could offer him with a renal transplant, rather than offer this to somebody who perhaps does not wish to carry on ?

That is the sort of individual problem which we are thinking about.

Sir Michael ?

M. Woodruff. – May I just add one thing about this ? I think there are many lay people who have never met somebody who has had a kidney transplant ; even fewer who have met somebody who has had a heart transplant, yet they just don't believe that these can be normal people.

One of my patients came to visit my house, invited himself one day ; he went to the post-office in the village where we live to ask which was our house. And he told the lady in charge of the post-office that he was a patient of mine who had a kidney transplant. And she could not believe it, that such a person could walk in and appear like a normal individual. This is true even of heart transplant patients. I remember a few years ago being in a party in Paris, in the Musée de l'Homme, where there were four people who received heart transplants. I remember one particularly, the Père Boulogne ; when we arrived at the party, he had already been there some time, he was talking to people, talking to the press ; he was smoking, which doctors think is not a very good thing to do ; he was enjoying himself enormously. And unless somebody told you, nobody would believe that he was a person who had had a heart transplant.

I do think that it is important to emphasize this : that transplantation of a kidney and even of some other organs can restore life to virtually normal, not for ever but for a length of time which is very well worth while.

Priscilla Kincaid-Smith. – Thank you, Sir Michael. Is there any other comment from the panel ?

Anja Tiilikainen. – Unfortunately this has become a repulsive situation to a doctor, when he has to consider the need or the justification of transplantation taking into account the quality of life afterwards, because one of the ethical principles taught to him as a medical student was that he must do all he can to prolong life.

J.P. Merrill. – I think it is time we had a little cross argument and did not always agree ! And so I am going to disagree with the last speaker basically. Every surgeon I am sure would agree with me that we constantly face situations where we do not feel that it is our duty to prolong life ; that there is a time when life has come to its final phase and when the patient wants to end it there. And it is quite wrong to prolong life at all costs.

And the thing I would emphasize is that our attitude to the transplant patient is no different to patients which have any other kind of disease. But I don't agree that we should always prolong life at all costs. I think this would not be a good service to our patients.

Priscilla Kincaid-Smith. – We now come to the section in which we invite you to participate.

J. Hamburger. – Pour la première fois dans l'histoire de la médecine – la transplantation n'est qu'un exemple parmi bien d'autres –, nous avons eu le sentiment que, dans certaines situations très graves, nous avions à choisir entre deux attitudes : laisser l'homme mourir, ou l'empêcher de mourir mais avec la promesse d'une vie difficile.

Or, il est devenu tout à fait clair, dans l'esprit de la plupart des médecins – et je crois qu'il faut le dire hautement aux hommes qui, ici, ne sont pas médecins –, que ce n'est pas au médecin à prendre pareille décision ; que notre attitude est, dans l'ensemble, de laisser pleinement, chaque fois qu'il est possible, au malade, ainsi qu'à sa famille, la responsabilité de la décision.

Si bien que le devoir du médecin n'est pas, comme le ferait un dieu, de décider : *« Celui-là, je vais le sauver. »* Son devoir est – et ce n'est pas le moins difficile – de tenter de bien comprendre ce que veut le patient en danger. Nous avons tous vu des hommes qui voulaient vivre malgré un handicap que n'acceptent pas d'autres hommes ; et nous avons vu aussi des malades qui souhaitaient qu'on ne poursuive pas un traitement pénible, bien que l'arrêt du traitement signifiât la mort.

Ainsi la nouvelle difficulté de la médecine naît de la prise de conscience par le médecin qu'il n'a pas à tout décider lui-même mais bien à se mettre de son mieux au service de la liberté de choix et de décision du malade. Mais celui-ci n'est pas toujours – et c'est bien la difficulté – en possession de la totalité de ses moyens de décision, d'où d'innombrables cas où le médecin se sent en définitive très seul pour orienter son traitement dans le sens qu'il juge être celui que le malade lui-même eût souhaité.

Priscilla Kincaid-Smith. – Thank you, Professor Hamburger, for expressing very well our views on the quality of life.

We would now invite you to participate through your questions, and we have a large number of these. Professor Hamburger is sorting them out.

J. Hamburger. – Quelques-uns des papiers reçus à notre table critiquent l'organisation générale du congrès : je pense qu'il ne nous appartient pas d'y répondre.

D'autres mettent en question le principe même de la médecine, exprimant en substance : *« Pourquoi ne pas laisser la nature faire son œuvre de mort par le truchement de la maladie, puisque, de toute façon, la mort finira bien par l'emporter ? Pourquoi tant se battre contre des événements naturels ? »* Il est clair que ces questions débordent largement le sujet de cette table ronde. Voulez-vous, Madame la Présidente, que nous abordions d'abord les questions portant plus spécifiquement sur le sujet lui-même du débat que nous avons eu aujourd'hui ?

En premier lieu, une série de questions porte sur la mort du cerveau. Le docteur Nédey soulève un problème qui peut se résumer ainsi : ne devrait-on pas dire « mort du cerveau tout entier » au lieu de dire « mort du cerveau »

E. Thorsby. – Neither do I like the term « brain death » nor do I like the term "total brain death". I would suggest that we take the full consequence of what some of the panel members mentioned earlier in our round-table discussion, namely that brain death is *death*. But in this instance, the death is caused by complete ans irreversible brain damage. In other words, I do not think we should use the term "brain death" at all. To reduce the risk of misunderstanding, we should instead say that the patient is dead because of complete and irreversible brain damage.

Priscilla Kincaid-Smith. – Thank you. I think that answers the question very well.

J. Hamburger. – D'autres questions sont apparentées à celle-là. Le professeur Lhermitte souhaiterait que nous nous accordions sur les deux points suivants :

1. La mort cérébrale ne correspond pas à une lésion mais à une *destruction* du cerveau,

2. Le diagnostic de la mort repose non seulement sur les critères cliniques mais sur l'absence de toute activité biologique du cerveau.

Priscilla Kincaid-Smith. – I am sorry. Have you answered the question ?

• **J. Hamburger.** – Je crois que le professeur Thorsby a, en tout cas, donné la réponse. Ce n'est pas le cerveau qui est mort, c'est le malade qui est mort parce que le cerveau est endommagé de façon irréversible.

J.P. Merrill. – I would like to stress to the questioner that the series of criteria that were drawn up by one of the commissions in the United States on which I served took in very careful account the biological and not just the clinical criteria. And I would agree that this is extremely important. But it certainly has been done.

A.M. Chernukh. – Biological death of brain, this is death in general, death of personality. So, it is not local injury, because local injury is a neurological condition. It is brain death and death of this man as a person. That is our opinion.

Priscilla Kincaid-Smith. – Are we agreed on death due to total destruction of the brain ?

We will take the next question.

This is anonymous : To what extent (severity and incidence) donors of organs, especially twins and relatives, 1. present serious personality and psychological problems ; 2. are changed in their quality of living ?

I think this is an important question and one which members of this panel could very well answer.

J.P. Merrill. – At the beginning, when we first did transplants, we were extremely concerned with this problem and all of our donors were very carefully screened by at least one and usually two competent psychiatrists who rendered their opinion in writing.

However it soon became evident that as we gained more experience with these people, and we perhaps having lived with them much more closely, we could evaluate whether or not they had personality disorders motivating giving a kidney better than could the psychiatrist.

Nevertheless they still were carefully screened for this. If there was any evidence of the fact or we felt that they were being pressured into doing this – and believe me, if an identical donor knows that his brother will die if he does not give a kidney, that is indeed a form of pressure, whether you say anything else to him or not – if we detect any reluctance on their part, what we do is what many other members of the panel do : we simply say that there is a biologic reason, *"your typing or some biologic phenomenon which will not allow you to give your kidney even though we very much appreciate your desire to do so".*

So we do not feel that there have been any major psychological disturbances.

I may just take a second to tell you about one of our most successful recipients who was given a transplant by her brother. Her brother had not seen her for twenty years, but as a child he had hated her and been very mean to her. And he felt by giving her a kidney, he could compensate for all the guilt he felt over the past twenty years. He gave her a kidney, it functioned very well, his guilt was relieved, and both of them lived happily for some time.

So, whether or not you call this a personality disorder, the outcome was certainly a happy one to both donor and recipient.

Priscilla Kincaid-Smith.– Thank you. I shall take questions from Alan Longhurst, Leonard Cain, Kathy Gribbin and the most difficult of all from our friend Louis Lasagna, all relating to the same sort of problem.

I will read you the last of these :

"The preeminence of the brain in determining life or death assumes that a human organism unable to feel or think has an existence whose quality of life is so low as to be inhuman. What of the others however ? The patient who can see and hear and think but who has lost all voluntary movement and speech, who is to judge whether such a patient who is with non-functioning kidneys has a quality of life sufficient to justify renal transplantation or even chronic dialysis ? Can this question be answered without consideration of society's resources and priorities ?"

I read you this question, because it is the most difficult of all, to stress how difficult it can be to·decide.

Would one of the panel members volunteer to try and answer this difficult question ?

L.E. Gelin.– I think it is the relation between the doctor and the patient which will decide which way to go. As I earlier mentioned, we have to be quite frank with all the risks and possibilities, and again the patient and the family will, despite all, be the deciders, not the doctor.

Priscilla Kincaid-Smith. – Thank you. It is a very difficult question for us to answer, but we can only answer it in the individual case, as we have said.

M. Woodruff.– It is really two questions asked there. One is relating to the patient and the other is relating to the resources of science. These are quite different questions.

When a patient comes along, whether with renal failure or whatever is the matter with him, the doctor asks himself what is in the best interest of this patient. And this is the only question you ask, I think. This is why it is certainly our practice in our group (not perhaps in all groups) in Edinburgh to be not in any way selective of patients with transplantation, in terms of how old they are and this kind of thing ; we take patients as they come and we treat them as seems best in the interest of the patient. And as I see it that is the only possible basis on which to practise medicine in any field of medical practice.

Priscilla Kincaid-Smith.– Thank you. I think it is probably true to say that most of the people sitting round this table represent groups who luckily don't have to make this uncomfortable choice between patients. But nonetheless we cannot entirely avoid the issue which has been raised in the question.

L.E. Gelin.– Who has the responsibility when we have a method to suggest to the patient but not the resources ? During the building up of our system, we made the choice of transplantation as the method of choice for treatment of terminal uraemia, in order to meet the quantitative need of our country. However, we did not have that organisation built up at that time, therefore all patients had to be transplanted at a very high risk because of lack of dialysis facilities. And of course many patients waiting for the transplant died of uraemia because they could not be dialysed. Who was responsible for that death ? We made our best efforts but we just could not achieve that goal, to transplant all patients in due time.

I think that we have to work together with the politicians in order to really put a balance between the quantitative need for the treatment and the general needs of the society.

Today in Sweden, we have a control of the quantative treatment of uraemia; this does not mean that the quality is satisfying.

Priscilla Kincaid-Smith.– Thank you. This problem has turned most of us into politicians to some extent ; whether we wish to be politically involved or not, we have had to put pressure on the powers.

This to some extent leads on to the next question that Professor Hamburger will read.

J. Hamburger.– Le professeur Dausset demande : « *Est-ce que le congrès ne devrait pas alerter les gouvernements sur les risques d'une quelconque forme de commercialisation des organes provenant de donneurs vivants, et même de cadavres, et proposer des mesures pour lutter contre ce risque ? »* M'est-il permis de dire, qu'en effet, la vente d'organes humains me semble profondément inacceptable et, pourtant, nous savons que, dans le monde, quelques incidents de ce genre se sont déjà produits.

Priscilla Kincaid-Smith.– Do the panel members wish to comment ? I am sure that all would be in agreement with that statement.

J.P. Merrill.– I do believe we are all in agreement with that statement, but at least in the United States, this would stop at the hospital, or if it went any further at the medical society level. In order to sell one's organ to a recipient, one must have a surgeon and a physician to perform that task. If that were done in our country, he would be censured by the hospital, and if by any chance it got by the hospital committee, the local medical society would take care of it.

This problem has come up and the medical societies have taken the position that the profession should police itself rather than have it done by a legislative body. To my knowledge, this has not been done in the United States, at least in the last ten years, using that philosophy as a preventive.

J. Hamburger.– Une série de questions concerne les greffes de moelle. L'une est du professeur Jean Bernard, demandant si l'on a le droit de se satisfaire de la seule autorisation des parents pour prélever la moelle osseuse d'un mineur.

Priscilla Kincaid-Smith.– Which member of the panel would like to discuss this difficult question : Do we have the right to decide for a child ?

L.E. Gelin.– I don't think anyone but the child can make the decision, but the parents might give their support for the decision, depending of course how old the child is. The parents' support is absolutely needed of course, but only the child can make the decision.

Priscilla Kincaid-Smith.– Yes, the difficulty is the age limit. And it applies of course not only to the really young children who are considered for bone marrow transplants, but it applies to the recipients of kidney transplants, where the parents obviously want to keep the child alive. Does the child really want to stay alive with dialysis and transplantation which, to the child at least, might present more problems than it does to the parent ?

But I think that there are perhaps two separate issues. I don't think anybody is willing to take up the challenge ?

M. Woodruff.– It seems to me that parents have to make decisions of vital importance regarding their children. And the younger the child, the more responsibility falls on the parents because the child is unable to understand the issues involved. And I don't think you can formulate a general rule. But parents cannot escape responsibility about this.

In the specific case that Professor Bernard has raised, where it may be the only chance of helping the patient depends on using bone marrow from a sibling who happens to be 5 years old or something like that, I should have thought; and where the risk of the procedure to the donor is extremely small, I personally would say it would be reasonable for the parents to make the decision in that regard.

But I would like to know what Professor Hamburger himself thinks about that.

Anja Tiilikainen.– I would like to tell you that in our country, a board of specialists have submitted a suggestion for legislation or other kind of regulations to the National Board of Health, concerning the minors and people who are legally irresponsible being imprisoned and so forth.

In this suggestion, we recommend that the National Board of Health ought to sanction the decision made by parents or other guardians for this operation.

J.P. Merrill.– I can tell you of one legal precedent which has been used at least six times that I know of and certainly has the weight of law behind it although perhaps not the weight of reason. The argument goes like this : if the judge can be persuaded that the only way in which, there is a reasonable chance of saving the recipient's life, and a very small risk to the donor, he can legally rule, if the psychiatrist agrees, that to fail to allow the child to save his identical twin's life or perhaps his well-matched sibling's life would be to injure him psychiatrically at a later age.

Most of us don't think this is reasonable, but this is established law in a good many States and has at least six legally binding decisions behind it as a precedent.

Priscilla Kincaid-Smith.– Thank you. Well, we are treading on dangerous ground, as someone remarked, in the absence of lawyers, at least around this table.

We have one more specific question which I might ask Professor Merrill to deal with very briefly, and then we will go on to the more general questions :

One of the technical questions came from Professor Galperine : what is the future of artificial organs ?

J.P. Merrill.– That is obviously a very large question. I think that eventually, and certainly within the next fifteen years, the implantable heart will be a reality in situations which require it, but there are not many situations which require it.

Small and easily carried artificial kidneys I think will also be a reality. And at the present time, even without these small portable apparatuses, we have made arrangements for patients to live in other countries, to travel around the world, and go from station to station, being treated with artificial kidneys.

I think that there are going to be people who will not be suitable for transplantation, for one reason or another. And certainly even now a useful life in young individuals can be maintained by artificial kidneys. Patients can be treated at home with artificial kidneys. I am sure that in ten years it is going to be easier, cheaper, much more convenient and much more satisfactory.

Priscilla Kincaid-Smith.– We now pass on to some more general questions.

From G. Eichhorn : "It has been stated that it is desirable for the doctor to leave it up to the patient to decide whether or not he is to continue to live under more difficult circumstances than before, or whether he is to die. Is the doctor usually able to define the anticipated quality of life well enough for the patient to make an intelligent decision ?"

J. Hamburger.– C'est, en effet, une question très importante que de savoir si on peut toujours expliquer au malade quelle est la qualité de la vie qu'il aura après le traitement considéré, par exemple après une transplantation rénale, afin qu'il puisse décider lui-même. Cela est vrai aussi du rein artificiel et de bien d'autres traitements. Il ne faut pas cacher que c'est souvent difficile.

C'est difficile, d'abord parce que, si nous sommes en général capables de prévoir la qualité de la vie que l'on peut espérer, le degré de « réhabilitation », comme disent nos amis de langue anglaise, nous pouvons, de temps en temps, commettre des erreurs ; dans quelque cinq pour cent des cas, nous sommes trop pessimistes ou trop optimistes et nous voyons l'évolution ultérieure démentir nos prévisions.

D'autre part, la difficulté est de présenter les données scientifiques à un malade qui, bien souvent, n'a pas, et c'est naturel, les réactions d'un homme normal. Un de nos amis, de Washington, raconte l'histoire d'un homme urémique qui refusait le traitement mais à qui le traitement fut quasiment imposé par le médecin. Quelques semaines plus tard, le malade prononçait une phrase qui devait devenir célèbre parmi les néphrologues : *« Comme vous avez eu raison de ne pas m'écouter, docteur, et de me traiter ; ce n'était pas moi qui parlais, c'était mon urémie. »*

Il n'est donc pas toujours facile de communiquer au patient les informations nécessaires pour qu'il prenne une décision libre et véridique ; non seulement nous ne connaissons pas toujours complètement nous-mêmes ces informations mais, en plus, même si nous les connaissions parfaitement, il serait souvent malaisé de les présenter au malade dans des conditions satisfaisantes, car la personnalité du malade n'est pas forcément normale, je veux dire n'est pas celle qu'il aura le jour où il sera guéri, sa personnalité vraie et fondamentale.

Priscilla Kincaid-Smith.– We will take another question : "Who shall determine the allocation of scarce medical resources such as transplantable hearts, and the formulation of medical priorities. How shall these allocations be made ?".

I think that is an important question. Would some member of the panel like to comment on it ?

J.P. Merrill.– If no one else cares to, I will attempt to express the views of a good many of us in our country, that is : there is no way in which this can be done except by some central agency, in our case the Federal Government.

The way in which we have chosen to do it has been to set up a kind of health insurance which will make certain that everybody, no matter what is his economic, social status or whatever, has these forms of treatment made available to him, providing that he and the physician choose to take advantage of it.

The problem of allocation in the sense of distribution, which may be what the question was talking about, is a formidable one, and we have no major solution to this, no actual solution. And I don't know the answer to that. It is a very difficult one I think in every country.

I would like to make one very technical point though, perhaps because I am a kidney specialist and that is that the demand for artificial hearts and even for heart transplants is much less than I think the average lay audience recognizes. There are very few forms of heart disease that require artificial hearts. There are other forms of surgery for heart disease which are very acceptable and which take care of the overwhelming majority of kinds of acquired or congenital heart disease, and that which requires heart transplantation or a totally artificial heart is the exception rather than the rule in heart disease.

Priscilla Kincaid-Smith.– Thank you, Professor Merrill. Would other people on the panel like to comment on this point ?

Perhaps one of the major things which kidney transplantation has accomplished is to make the treatment of irreversible renal failure at least available to most people in the sorts of countries which we are representing. But there are other questions in the area of allocation of course that are more difficult.

Do you have another important question which you think we should try and answer ?

J. Hamburger.– Je crois qu'on peut s'arrêter là, mais j'aimerais vous demander la permission de faire une remarque générale probablement valable pour d'autres tables rondes que la nôtre.

Nous avons, autour de cette table, des hommes qui viennent des Etats-Unis, d'Australie, d'Union soviétique, de Suède, de France, du Zaïre. Ces hommes se connaissent, beaucoup d'entre eux s'appellent par leur prénom, ils se voient souvent. Et j'aurais voulu que beaucoup d'entre vous assistent à la séance préparatoire de ce matin pour voir à quel point des hommes, qui travaillent sur un même problème dans des pays très différents, arrivent à un complet degré d'accord et à une incomparable qualité de discussion. Alors que, si souvent, nous sommes gênés, sur le plan international, par le désaccord entre les pays, il me semble qu'une des choses que la science, et, en particulier, la médecine, peut apporter, c'est un modèle de vraie coordination internationale, fondée souvent sur l'amitié et, au-delà de l'amitié, sur une même intelligence des problèmes au travers d'une discipline commune.

Peut-être est-ce là une leçon qui déborde le domaine technique dont nous nous occupons.

Priscilla Kincaid-Smith.– Thank you, Professor Hamburger for those important remarks. Professor Gelin, have you something particularly interesting to say ?

L.E. Gelin.– Yes. One impact of transplantation has been not only to communicate intellectually internationally, but also in a daily practical exchange programme with the problems, between France, and Scandinavia and Great Britain and the other countries in Europe. And I think that is the first time practical medical internationalism really has become organized and accomplished on a full scale.

Priscilla Kincaid-Smith.– Thank you. That is an important practical demonstration of international collaboration. Unfortunately we are too far away to participate.

I would like to thank all the members of the panel for their help both in preparing this session this morning and for their participation this afternoon, and also all the rest of you for your questions. I am sorry that there was not a chance for us to answer all of them.

I would also on behalf of the panel like to offer our thanks to the organizing committee for bringing us here to discuss these important questions. We all hope that something permanent and lasting will come out of these meetings on an international basis to repay the committee for their generosity.

RÉSUMÉ

Sir Michael Woodruff, chargé d'introduire le débat, a très clairement exposé les quatre principaux thèmes qui seraient abordés. Nous les reprendrons successivement en dégageant les problèmes urgents qui ont été soulevés et les conclusions auxquelles les différents orateurs ont abouti.

1.- Le concept de « mort cérébrale ».

Tous les participants à cette table ronde ont souligné que, dans tous les pays du monde, le prélèvement d'organes de cadavre n'était jamais effectué avant des contrôles remarquablement rigoureux de la réalité de la mort. Cette notion est d'autant plus importante que les progrès de la médecine ont contraint de reconsidérer la définition même de la mort. Un homme dont le cœur s'est arrêté, seul critère de la mort il y a quelques années, peut aujourd'hui fort bien être ramené à la vie. A l'inverse, on peut maintenir une vie apparente avec respirateur artificiel, stimulateur cardiaque et rein artificiel chez un sujet dont le cerveau est détruit de façon complète, irréversible, et est en quelque sorte liquéfiié. Ce sont ces faits qui ont conduit au concept de mort cérébrale.

Des progrès considérables ont permis de reconnaître de façon certaine, par des éléments cliniques et biologiques rigoureux, cette mort neurologique et donnent aujourd'hui une grande sécurité pour éviter toute erreur d'appréciation sur le diagnostic de mort.

En France et dans plusieurs pays, un règlement a été établi qui autorise les médecins à effectuer des prélèvements d'organes lorsque la mort cérébrale est constatée et certifiée par l'équipe qui soigne le malade, équipe qui doit être totalement distincte de celle qui effectuera éventuellement un prélèvement d'organe.

2.- Le don volontaire d'organe d'un sujet vivant.

Pour la première fois dans l'histoire de la médecine, le problème s'est posé de savoir si l'on pouvait accepter d'un homme sain le don volontaire d'un organe comme le rein. Le risque encouru par un donneur vivant est très faible mais n'est pas nul (environ 0,05 p. 100). D'un autre côté, divers orateurs ont rappelé que, dans maintes autres circonstances, on acceptait et même on admirait qu'un homme prenne quelques risques pour sauver son prochain. Dans la pratique, ce problème si difficile est heureusement en passe d'être résolu du fait que, dans tous les pays du monde, on parvient à faire de plus en plus de greffes de reins de cadavre et de moins en moins de greffes à partir de donneurs vivants. De nombreux groupes réservent cette dernière méthode aux cas où le donneur est si proche immunologiquement du receveur que la réussite de l'intervention est quasi certaine.

3.- Les aspects financiers et économiques.

C'est le problème très général des priorités. Faut-il payer des interventions coûteuses réservées à quelques-uns ou réserver ce budget à des actions de médecine préventive portant sur de vastes populations ?

Quel est le prix « acceptable » de la vie d'un homme ? Divers orateurs ont montré que le problème ainsi énoncé est mal posé. Sur les quelques 400 000 hommes qui meurent d'insuffisance rénale chaque année, il n'y en a guère que 15 000 à 20 000 qui ont pu être épargnés par une greffe de rein. Mais de l'observation de ces cas sont nés des progrès considérables dans la connaissance de l'homme et de ses maladies. Ainsi, c'est peut-être des recherches sur la greffe de rein que sont en train de naître les moyens de guérir et même de prévenir la principale des maladies rénales, responsable de la destruction des reins, la glomérulonéphrite chronique. Si bien que le bénéfice de ces travaux sur la transplantation sera peut-être pour le monde entier la suppression de la maladie même qui poussait à chercher des moyens de traitement aussi complexes et coûteux. Ainsi en va-t-il de toute la « médecine de pointe » dont les retombées pratiques sont imprévisibles et souvent d'une portée bénéfique incalculable.

4.- L'importance de la qualité de la vie obtenue par tel ou tel traitement et l'influence de ce concept sur l'attitude du médecin.

Les orateurs ont clairement exposé que la médecine n'avait pas pour but la prolongation artificielle d'une vie parvenue à son terme normal. Bien au contraire, la mission du médecin est non seulement d'empêcher la mort accidentelle et prématurée mais même d'obtenir une qualité de survie acceptable. Ce principe unanimement posé, il n'en reste pas moins que les problèmes de décision peuvent être fort difficiles dans certains cas. Il n'appartient pas au médecin d'imposer sa décision, son rôle est d'informer le patient, de s'efforcer de répondre à son désir, son concept de la vie et de la mort, son ardeur à vivre au besoin même une vie diminuée ou, au contraire, son refus d'accepter une certaine forme de survie. Mais il est clair que l'information par le médecin et la décision par le malade peuvent être d'autant plus ardues qu'un homme diminué par sa maladie n'est plus lui-même et, dans quelque cas, a pu regretter, une fois guéri, les réticences qu'il avait mises à accepter tel ou tel traitement.

En concluant ce bref rapport, nous aimerions suggérer que l'exemple d'une telle coopération internationale dans ce débat, contrastant avec les difficultés d'entente en d'autres domaines et en d'autres lieux, pourrait à certains égards servir de modèle : les mécanismes d'une telle entente et d'une telle compréhension entre des savants venus de contrées et d'horizons politiques les plus divers mériteraient d'être étudiés pour voir dans quelle mesure ils pourraient être appliqués à d'autres problèmes de coopération internationale.

Béatrice Descamps.

SUMMARY

The first panel of the first symposium on "Biology and the future of man" dealt with organ transplantation ; Professor Priscilla Kincaid-Smith (Melbourne University) chaired the meeting ; Professor Jean Hamburger was vice-chairman.

In an introductory statement, Sir Michael Woodruff (Edinburgh) suggested four main topics for discussion.

1.- The concept of "brain death".

Panel members underlined that organ removal was never carried out before death had been verified with the greatest care. This notion is all the more important because medical advances have led to a reconsideration of the very definition of death. A man whose heart has stopped beating would have been considered as dead a few years ago but can sometimes be brought back to life with modern means. This kind of observation led to the concept that "brain death", defined as total and irreversible brain destruction – one could say liquefaction – gives the safest definition of death. This neurological death can be diagnosed nowadays with a high degree of security, using a series of new techniques which have suppressed any risk of error. In France and in many other countries present regulations allow the physician to remove an organ when brain death has been certified by the doctors in charge of the patient – this team being completely distinct from the one in charge of the organ removal.

2.– Should living donors be accepted ?

For the first time in the history of medicine, the problem was raised to know whether the voluntary gift of an organ, like the kidney – should be accepted from a living healthy man. The risk for the living donor is extremely limited, but still it exists (approximately 0,05 %). On the other hand several speakers underlined the fact that in many other circumstances, a man could take a risk in order to save another human being and that this is accepted and even admired. Fortunately, this delicate problem is being alleviated since cadaver kidney transplantations are more and more successful so that living donors are less and less necessary. In many countries, living donor kidneys are used only in those cases where donor and recipient are immunologically so close that the outcome of the operation will almost certainly be successful.

3.– The financial and economic problems raised by such treatment in various countries.

This is the general problem of priorities. Should we incur the expenses of costly operations benefiting only a few, or should we rather allocate this money to prophylactic medicine benefiting a much larger number of people ?

What is the "acceptable" price of a human life ? Several speakers declared that the problem was not properly stated in these terms. Out of some four hundred thousand men dying each year of chronic uraemia only fifteen to twenty thousands have been grafted. But considerable advances in the understanding of man and his diseases have resulted from this research in an apparently limited field. For example, work on renal transplantation is in the process of elucidating the main renal disease responsible for kidney destruction, i.e., chronic glomerulonephritis. The possibility of curing and even preventing this disease throughout the world will perhaps result from the treatment of a few patients with these costly and complex methods.

This is true of the whole of "advanced medicine" the consequences of which are impredictable and can be highly beneficial for the whole world.

4.– The importance of the quality of life obtained by any given treatment and the influence of this concept on the attitude of the physician.

The speakers have clearly stated that the aim of medicine was not the artificial prolongation of life when it has reached its normal termination. On the contrary, the task of the physician is to prevent premature or accidental death and more precisely obtain an acceptable survival quality. However, granted this principle, decision making may remain very difficult in some cases. The physician's rôle is not to impose his decision, but it is to inform the patient and to try to meet his wishes, taking into full consideration the patient's concept of life and death, his will to live even a diminished life, or conversely his reluctance to accept certain forms of survival. It is clear however that it may be very difficult for the physician to inform the patient and for the patient to make his choice because a man with advanced disease is no longer himself. It has even occured in some cases that a patient once cured was unable to understand why he had hesitated in accepting the treatment.

The whole discussion gave an excellent example of international cooperation and understanding ; this is in contrast with the difficulties encountered in other international fields. It could be very useful to study the mechanisms which made possible such a perfect cooperation and understanding between scientists coming from countries so far apart politically and economically.

problèmes posés par les essais thérapeutiques chez l'homme

problems posed by therapeutic experimentation on man

Président du débat :
Carlos Chagas

Vice-Présidents :
Paul Milliez et Pierre Royer

Rapporteur :
Carlos Chagas

Secrétaires :
Joël Ménard, Pierre Corvol

Participants :
Julian de Ajuriaguerra
Cesare Bartorelli
Moulai Benmiloud
Emmanuel Eben-Moussi
Jacques Genest
Franz Gross
Howard Hiatt
Frederick Hofmann
Maurice Marie Janot
Louis Lasagna
Kalman C. Mezey
Alexandre Minkowski
Izzat Moureden
Georges Ungar
Herman Villarréal

RAPPORT INTRODUCTIF

Bien qu'on ait pu dire que la thérapeutique clinique a été toujours une expérimentation sur l'homme, les problèmes qui se posent actuellement au sujet des essais réalisés chez les êtres humains sont d'un tout autre ordre et exigent une réflexion très ample. Celle-ci nous amènera à poser des questions qui surpassent de loin le simple aspect technique du problème. Quelques-unes atteindront peut-être la validité du principe hippocratique. Cette réflexion comportera des éléments moraux, éthiques et scientifiques ; elle est nécessaire parce que des raisons d'inquiétude se présentent. Le monde passe par une phase de changements profonds. C'est un truisme que je répète seulement pour fixer des points de repère.

A côté du développement scientifique, dont nous sommes tous orgueilleux et qui a transformé complètement la médecine et la thérapeutique au cours de ces dernières années, nous ne pouvons pas nous empêcher de méditer sur ce qui se passe en relation à l'homme dans le contexte de la vie contemporaine. Nous passons d'une phase anthropocentrique à une phase qu'on pourrait appeler, sous certains points de vue, d'anthropophagique.

Cette évolution entraîne une perte de respect de la vie humaine. Elle a été d'abord le résultat du fait que l'homme a reconnu qu'il était partie intégrante de la nature, avec laquelle il avait joué jusqu'à présent, selon la formule de Von Neumann, un jeu de *« somme algébrique nulle »*, dans une fausse interprétation de la pensée baconienne. Il l'a fait à son propre détriment. La nature ne doit plus être son fief, mais sa partenaire, et, dorénavant, le jeu qui s'impose à lui c'est celui de la *« somme algébrique non nulle »*.

D'autre part, il est la victime de la poussée de la pensée existentialiste moderne, qui tend à anéantir sa personnalité et en fait le jeu des circonstances quotidiennes. L'homme *« en situation »* devient un *« existant »* et non plus un *« être »*. Il ne s'impose plus. Sa vie, il la traverse en équilibre *« sur un fil d'archal »*, simple figurant dans le cirque qu'est la société ·de consommation. En plus, la pression du collectivisme substitue à l'image de l'homme-individu, sur laquelle repose l'hippocratisme, celle de l'homme collectif, auquel sont destinés les bénéfices de l'évolution matérielle de nos jours et, tant mieux, ceux de la recherche médicale.

Donnée statistique, l'homme collectif ne correspond pas à l'idée du bonheur, au progrès intérieur et à la réussite spirituelle qui sont au fond le désir immanent à chaque être humain. Si la voiture spatiale réjouit l'homme collectif, c'est la greffe du cœur qui touche plus l'homme-individu, lequel pense qu'il peut en profiter.

Nous sommes dans un moment de notre évolution où nous n'avons pas encore compris l'accumulation des nuages qui se présentent à l'horizon. La simple idée qu'un groupe de scientifiques de très haute qualité proposant récemment un moratorium pour certaines recherches – ce qui a été fait par des généticiens qui travaillent sur les mutations bactériennes – nous aurait paru inconcevable il y a cinq ans à peine. C'est le reflet d'un état d'angoisse et d'inquiétude sur le futur de l'homme, qui entraîne la création d'un nouveau complexe faustien chez ceux qui se considèrent privilégiés grâce au pouvoir, à la fortune ou à leur intelligence. L'anthropophagie intellectuelle rend toute l'expérimentation chez l'homme plus audacieuse, plus arbitraire, plus aventureuse et, dans un avenir pas très lointain, plus attirée à apporter la fragmentation de l'homme et à l'offrir en proie à des doctrines philosophiques, des *credos* politiques ou, simplement, du pouvoir sous ses formes diverses.

Pour les essais thérapeutiques chez l'homme, se posent davantage de questions, de doutes, d'encouragements et de critiques qui portent sur l'expérimentation humaine. Leur connaissance et leur possible éclaircissement sont une tâche qui nous incombe.

Le sujet que j'aborde a été très judicieusement discuté à maintes reprises. Je ne vous cite que la table ronde réalisée par le Conseil international des Organisations des Sciences médicales, en 1967, comme étant une première approximation en termes modernes du thème dont l'étude est difficile et chaque jour plus controversée.

Quelques-uns d'entre nous, les plus âgés, sont trop près encore des expériences réalisées sur les êtres humains *"in anima coacta"* dans les camps de concentration, pour qu'une inquiétude ne nous envahisse pas. L'anxiété ressentie ne s'est pas encore tue et nous n'avons peut-être pas la perspective historique qui permet d'éliminer les préjugés. Ainsi la peur peut obscurcir notre jugement parce que nous nous sentons dans un moment où nous craignons de revoir les jours où les préceptes éthiques étaient négligés. Nos collègues plus jeunes n'ont pas subi la profonde impression et le bouleversement qu'ont causés aux plus anciens les révélations du procès de Nuremberg ; mais, en revanche, leur jugement peut être obscurci par leur tendance à aller trop loin dans l'esprit de compétition qui caractérise la recherche moderne.

Néanmoins, un *consensus* général existe : le progrès de la médecine et de la recherche médicale, dont dépend la solution des problèmes pathologiques, ne peut plus être entrepris et accompli sans que se fassent des expériences *"in anima nobile"* et que l'homme soit protégé contre les initiatives inutiles.

Bénéfice et danger des essais thérapeutiques chez l'homme sont deux facettes d'un même bloc. Ils doivent être considérés ensemble dans la discussion de notre thème.

La première question que nous nous posons est de savoir comment nous pouvons conserver notre respect pour l'intégrité de l'homme, voire sa propre dignité, sans nuire au développement des sciences médicales.

Encadrés dans le contexte de la recherche médicale, les essais thérapeutiques doivent suivre les règles qui la conditionnent. La vraie recherche médicale, en employant les méthodes les plus précises, celles de la nouvelle technologie biomédicale qui lui permettent d'obtenir les données nécessaires et en suivant les normes éthiques préalablement établies, doit, à une certaine phase de son développement, expérimenter sur l'homme. Elle conduit aux essais pré-cliniques, voire expérimentaux, pour que l'usage thérapeutique puisse s'ensuivre.

La norme essentielle détermine qu'on doit épuiser toutes les ressources que l'on peut obtenir *"in anima vili"* en essayant surtout de trouver des animaux « modèles » pour l'homme avant de passer aux essais réalisés sur les êtres humains. On peut obtenir ces « modèles », soit par l'intermède de la pathologie comparée, soit par l'étude de la métabolisation du produit introduit chez les animaux de choix. Ce dernier cas, d'ailleurs, ne peut être obtenu que par des approximations successives, dont la réussite est douteuse.

Le « modèle » quelquefois n'a pu être trouvé à ce jour ; c'est le cas pour certains cancers, des viroses, et pour l'hanséniose. D'autres fois, il se révèle trop coûteux : ainsi les singes anthropoïdes, qui servent comme « modèles » les plus proches pour la bilharziose. Mais il y a le cas où les essais pré-cliniques ne peuvent se faire que chez l'homme lui-même, pour les médicaments psycho-pharmacologiques par exemple. Les avances récentes dans l'étude du comportement animal ne pourront pas résoudre les difficultés.

L'étude des essais pré-cliniques montre toutes les difficultés que l'on rencontre pour étendre à l'homme les résultats obtenus chez les animaux. Il y a d'abord la différence de sensibilité à certains médicaments, qui existe entre celle qui est observée chez les espèces animales et celle observée chez l'homme. Cette différence existe d'ailleurs pour la même substance dans des espèces animales très proches, et quelquefois dans des races diverses de la même espèce. Elle existe, il est bien clair, entre les êtres humains eux-mêmes.

L'expérimentation avec les substances médicamenteuses indique que nous avons une assez grande méconnaissance du destin d'un médicament dans l'organisme. Peut-être Orchita fut-il le premier à démontrer d'une façon précise cet aspect. En utilisant des substances radioactives, il a démontré que les glycosides se diffusent dans l'organisme et se fixent dans les structures où son action n'est pas attendue ou désirée. C'est le cas des curares radioactifs, que j'ai moi-même expérimentés, et qui s'éparpillent dans tout l'organisme en se fixant d'une façon très pondérable dans les tissus cartilagineux, voire loin des plaques motrices où s'exerce leur activité spécifique. Quel est, à vrai dire, le résultat de cette diffusion ? On ne peut pas le savoir *a priori.*

De toute façon, l'extrapolation à l'homme des expériences réalisées chez les animaux présente des difficultés quelquefois insurmontables, bien que cet aspect du problème ait été fréquemment *surestimé.* C'est là une investigation dont nous aurons à débattre mais, dès à présent, elle montre l'incertitude qui dépasse les bases scientifiques dont je vous ai parlé mais qui ne doit pas nous décourager. Elle ne fait que souligner le besoin des expériences chez l'homme.

Une nouvelle source d'inquiétude et de souci est née au fur et à mesure que nos renseignements sur les problèmes des mutations chimiques et de l'action des médicaments sur l'embryogenèse augmentaient. Cette constatation nous impose d'admettre que, sans la base la plus rassurante, comprenant le plus grand éventail de recherches, on ne doit pas étendre à l'homme les résultats obtenus chez les animaux.

L'application à l'homme des résultats obtenus avec les animaux d'expérience doit être précédée par le développement des essais où des techniques cytogénétiques doivent occuper une large place. D'autre part, des études de l'affinité spécifique des médicaments pour les récepteurs cellulaires et leur constitution doivent être l'objet d'une recherche constante, pour perfectionner l'action spécifique de chaque drogue et ainsi diminuer les doses d'action, en évitant des effets indésirables.

Un effort très important se développe maintenant pour la reconnaissance des caractéristiques chimiques des récepteurs cellulaires, bien que nous soyons très loin de pouvoir obtenir encore une réponse définitive à ces investigations. Mais seule la détermination de la spécificité moléculaire entre médicament et récepteur peut diminuer les risques qui existent encore.

Un doute scientifique se pose encore au sujet de l'essai pré-clinique. Est-ce qu'il doit porter sur le malade ou sur l'être humain normal ? La réponse ne peut pas être sûre. Bien que la question ne soit pas tranchée, on peut dire que les expériences effectuées sur le malade non seulement nous donnent une image plus fidèle du sort du médicament mais on doit espérer aussi qu'elles apportent une amélioration de son état, condition considérée comme indispensable à l'expérimentation sur l'homme. C'est pourquoi le cas fréquent de l'utilisation des malades incurables suscite des critiques. On a essayé, par exemple, des drogues sur les cancéreux, sans que l'expérimentation n'ait d'autre valeur que potentielle pour leur propre cas. Gelhorn s'élève contre ces essais qu'on ne peut appeler des essais pré-cliniques, dans l'acception que l'on donne généralement à ce mot.

La conclusion qu'on peut tirer des simples commentaires faits montre que si l'idéal est de faire précéder les essais pré-cliniques par des expériences *"in anima vili",* et de baser le passage à l'expérimentation humaine sur le plus grand nombre de données expérimentales, il y a des cas où cette transposition est impossible et où il faut carrément travailler avec l'individu humain. Mais alors, comment protéger l'être humain d'une utilisation abusive et parfois dénuée d'intérêt ?

C'est le Code de Nuremberg qui, depuis 1947, règle l'expérimentation chez l'homme. Je me permets de ne pas entrer dans tous les détails de ce Décalogue ; ils sont suffisamment connus. Il a été confirmé par la Déclaration d'Helsinki, en 1964, qui reprend les termes du Décalogue de Nuremberg et les étend à la recherche clinique non thérapeutique, en adaptant sous certains angles le Code de Nuremberg aux conditions de la recherche médicale plus moderne. Ce que le Décalogue prétend établir, ainsi que la Déclaration d'Helsinki, c'est le principe de l'inviolabilité de la condition humaine, quel que soit le déroulement de la vie de l'être considéré.

La désapprobation de cette idée peut avoir les plus graves conséquences pour les systèmes démocratiques. L'affirmation en question est contestée par beaucoup de chercheurs, pour des raisons d'ordre philosophique dont je vous ai parlé.

Je me permets de répéter ici le premier acticle du Code de Nuremberg : *« Le consentement volontaire de l'individu est absolument essentiel. »* Il affirme encore que le sujet soumis à l'expérience *« doit être capable légalement de donner son consentement, absolument libre de toute pression, force, duperie, fraude, violence, maîtrise et de n'importe quelle autre forme de contrainte ou de coercition ; il doit avoir une connaissance et une compréhension suffisantes des éléments qui constituent l'expérience afin qu'il puisse prendre une décision en connaissance de cause ».*

« Cela exige qu'avant son acquiescement, l'individu connaisse la nature et l'objectif de l'expérience ; les méthodes et les moyens par lesquels elle sera conduite ; les hasards et les inconvénients qu'on peut en attendre ; et les effets sur sa santé et sur sa personne qui peuvent résulter de l'expérimentation. »

Ce premier article suscite des difficultés. A la plus simple objection, on peut répondre que le consentement d'un enfant ou d'un malade mental peut être remplacé par celui des personnes responsables de celui-ci ou de celui-là. Mais il y a d'autres questions au sujet du consentement qui méritent aussi notre attention et sur lesquelles je reviendrai.

De même pour ce qui se réfère à l'obtention du consentement, lequel, selon le Code, doit être obtenu *« par l'individu qui commence, dirige et réalise l'expérimentation ».* Discutons d'abord le consentement, parce que, quelle que soit la position prise, il me semble que l'intervention sur l'homme devra toujours être subordonnée à son consentement, de même qu'elle ne pourra se faire que dans des conditions scientifiquement étudiées – soit au point de vue théorique, soit au point de vue expérimental –, en obéissant d'ailleurs au second paragraphe du Décalogue qui affirme : *« L'expérience doit être faite de telle façon qu'elle produise des résultats importants pour le bien de la société, impossibles à obtenir par d'autres méthodes ou moyens d'étude et sans être de nature hasardeuse ou inutile. »*

Consentement, pierre de touche de tous les problèmes.

Le Code exige qu'on demande au préalable le consentement aux êtres humains qui servent à l'expérimentation, appelés, à bon ou mauvais escient, des « volontaires ». Mais quelle est en définitive la vraie signification de ce terme « volontaire » ? Le seul individu à qui le mot s'applique sans restrictions est celui qui réalise l'expérience sur lui-même.

Ordinairement, le consentement est obtenu par rétribution, en faveurs ou en espèces, par information ou par conviction. Celui des expérimentateurs qui opèrent sur eux-mêmes est certes le consentement par conviction, mais cela est aussi le cas des individus ou des personnes qui, spontanément, se présentent pour rendre service à l'humanité. Ce sont des cas rares où des doutes ne surgissent pas.

Mais essayons d'abord d'analyser le cas de rétribution par faveur spéciale. C'est principalement celui des prisonniers. Il est évident que, dans la grande majorité des cas, il s'agit d'un consentement « imposé ». Il peut être défendu par l'idée que l'expérience va bénéficier à beaucoup de gens. Mais combien d'abus n'ont-ils pas été commis par ce moyen ? Je me demande si ce type de consentement aura lieu quand nos sociétés auront compris l'horreur actuelle de nos systèmes pénitentiaires.

A vrai dire, actuellement, n'importe quelle concession – pour aussi bénigne qu'elle soit – faite à un prisonnier est un grain de lumière. Cette espèce de consentement ne cessera d'être imposée que le jour où notre société comprendra la lourde tâche de responsabilité qu'elle assume dans la ségrégation avilissante, primitive, antihumaine, antisociale, antipsychologique que représentent nos prisons actuelles !

Je propose de rechercher si les résultats obtenus par cette méthode, qui d'ailleurs me paraissent trop minces, justifient ce qui est au fond une coercition. Peut-être sa seule justification est-elle le bonheur passager qu'elle donne aux « volontaires ».

La rétribution en espèces ne correspond pas, à vrai dire, à un vrai consentement. C'est au fond l'exploitation de la pauvreté, utilisée le plus abusivement.

L'obtention du consentement par information détaillée et objective est celle qui correspond à la situation idéale. Néanmoins, elle est difficile à obtenir d'une façon authentique. Si nous considérons le problème de plus près, nous verrons immédiatement que l'information peut très facilement se transformer en « persuasion ». Même dans les cas plus favorables – et je ne veux traiter ici que ceux de l'expérimentateur de bonne foi –, il faut savoir que la relation médecin-expérimentateur / patient établit toujours une interaction très importante, très apparente, surtout dans le cas des malades souffrant d'affections d'ordre psychique ou de maladies psychosomatiques, mais son influence peut s'exercer aussi dans le cas d'affections purement organiques.

L'influence qu'exerce le médecin-expérimentateur sur le malade dépend de beaucoup de facteurs difficiles à définir mais se transforme souvent en « fixation », ce qui permettra au chercheur d'agir à sa guise.

Nous ne pouvons pas oublier que certains médecins-expérimentateurs, convaincus soit de l'importance de leurs recherches, soit de leurs propres qualités scientifiques, fréquemment poussés par leur croyance en leur propre intuition – et quelquefois fascinés par le délire de réussite – oublient que le malade est un être humain. Ils peuvent inconsciemment obtenir par la force de leur propre conviction le consentement, en employant des arguments dont le côté fallacieux leur échappe.

Est-ce qu'on peut donc concevoir que le consentement, tel qu'il est requis par le Décalogue de Nuremberg, soit la seule responsabilité de l'individu qui conduit l'expérience ? Et cette responsabilité ne peut-elle être déléguée ?

A mon avis, avant que n'importe quelle recherche clinique soit entreprise, elle doit être préalablement discutée et analysée méthodiquement par des chercheurs qui la comprennent et n'y soient pas sentimentalement compromis. Cette analyse permettrait au chercheur de conduire plus aisément ses travaux parce qu'il saura que, dans ce cas, le consentement qu'il obtiendra d'un « volontaire » sera moins dû à l'influence de ses propres idées et à son propre gré. Elle permettra aussi de défendre l'« homme animal d'expérience » car il est difficile d'admettre qu'un malade, auquel on va faire un essai pré-clinique, puisse vraiment comprendre tout le mécanisme et les conséquences de ce qu'on va entreprendre chez lui.

Les conclusions qu'on peut tirer de cet abrégé ne sont pas très encourageantes. Le Décalogue n'a jamais empêché la réalisation d'essais mal conduits ou abusifs ; quelques-uns de ses articles ne couvrent même pas les conditions expérimentales telles que les cas des essais de vaccinations sur des échantillons d'une population où l'on s'arroge le droit de laisser un autre échantillon subir l'infection pour mieux obéir à une méthodologie conventionnelle.

La formation des comités éthiques proposés fréquemment, et déjà mis en place dans un certain nombre de centres de recherches, peut donner lieu, par le jeu des personnalités, à des abus coercitifs de l'activité scientifique. L'imposition des règles est toujours difficile ; elles impliquent une diminution de liberté de la recherche – qui, à mon avis, ne peut-être proposée que par un conseil de pairs – et peuvent amener, par la mauvaise interprétation des mots, à des recours en justice.

Les essais thérapeutiques sont, à vrai dire, un art, parce qu'ils doivent se baser sur un jugement de valeur que le chercheur ne peut pas improviser.

En m'appuyant sur Montesquieu, dont la pensée est encore vraie, je cite : *« Lorsqu'on veut changer les vices et les manières, il ne faut pas les changer par les lois, cela paraîtrait trop tyrannique ; il vaut mieux les changer par d'autres mœurs et d'autres manières. »* Ce qui répond bien à la pensée de Montaigne : *« Il ne faut pas faire par des lois ce qu'on peut faire par les mœurs. »*

Au fond, les lois qui ne correspondent pas à la coutume sont de rare profit.

En d'autres termes, un code éthique ne sera obéi que quand il y aura une attitude générale de compréhension de ce qui signifie pour l'avenir l'atteinte à la dignité de l'homme. C'est seulement en imprimant dans l'esprit de chaque futur chercheur, à l'époque même de sa préparation, une règle de conduite morale, qu'on réussira à éviter les excès que l'avancement de la science, l'orgueil professionnel, le manque d'humilité et l'irrévérence pour la personne humaine ne feront qu'augmenter.

Nous avons vu au commencement que notre civilisation tend à déshumaniser l'homme. Espérons que les essais thérapeutiques n'y contribueront pas parce que l'homme – et beaucoup le négligent – est un ensemble émergentiel, où le tout est plus grand que les pièces qui le composent ; bien que juxtaposées, le changement d'une seule d'entre elles peut déranger définitivement cet ensemble.

Si nos positions à l'égard de la recherche *"in anima nobile"* doivent être modifiées, parce que nous savons que le progrès de la science moderne l'exige, qu'il ne peut pas être paralysé et qu'il contribue au bien-être de l'humanité, l'état actuel du problème doit nous faire repenser certaines conventions. La question qui se pose réellement est celle de savoir si les principes qu'ont inspirés jusqu'à nos jours l'expérimentation chez l'homme doivent être conservés. Ils ont toujours obéi à un concept : celui du respect de la vie humaine, depuis sa conception jusqu'à la mort, quelle que soit la façon dont cette vie se déroule. Aurons-nous le courage de nous y tenir dans un monde où le matériel prédomine sur le spirituel et où l'économisme oublie l'homme ?

Pour ma part, je souscris à ceux pour lesquels le respect de la vie humaine est la base même de toute éthique expérimentale.

Carlos Chagas.

C. Chagas. – Mesdames, Messieurs, j'aimerais d'abord remercier les organisateurs de ce Colloque extrêmement important pour l'honneur qui m'est fait d'être invité et de présider cette table ronde. Et j'aimerais aussi féliciter les organisateurs pour la façon dont se réalisent les travaux et pour la généreuse hospitalité que nous recevons.

J'ai présenté un exposé introductif à ce thème que j'espère être en mesure de résumer en quelques minutes.

Je suis parti d'une proposition que je pense être acceptable pour les scientifiques et les médecins ici présents : c'est que nous ne pouvons pas négliger les bienfaits des progrès de la médecine et de la recherche médicale et que, pour poursuivre ces progrès, il est indispensable de faire des recherches sur l'homme, *"in anima nobili"*.

J'aimerais d'abord présenter la raison scientifique qui nous mène à cette position, qui est trop évidente pour que je m'arrête longtemps sur ce sujet, et aussi présenter toute l'anxiété, les difficultés, l'angoisse même, je dirai, que cette proposition soulève.

Du point de vue scientifique, je crois qu'il y a deux choses à signaler et nous avons vu, hier, qu'elles ont été abordées soit indirectement, soit directement, dans les deux tables rondes qui se sont déroulées.

Il y a d'abord le problème fondamental du passage de l'expérience sur l'animal à l'expérience sur l'homme. Nous savons tous que ce problème est un problème très délicat et, pour beaucoup de maladies, le modèle animal qui est l'idéal pour la recherche n'existe pas. Je me réfère, par exemple, au cancer, à certaines viroses et à l'hanséniose. Il y a d'autres cas où le modèle existe, ou presque, mais où il est terriblement coûteux. C'est le cas, par exemple, de singes anthropoïdes pour la bilharziose.

Mais il y a aussi, il faut le dire, notre ignorance sur beaucoup d'éléments de base qui caractérisent les essais thérapeutiques chez l'homme. Nous savons très peu de choses de la diffusion d'un médicament dans l'organisme et nous commençons maintenant juste à percevoir les relations médicament-récepteur dont la spécificité est une assurance pour nous permettre de passer de l'animal à l'homme.

D'autre part, du point de vue humain, il y a des problèmes à considérer. Comme je le signale dans mon rapport, la situation de l'homme, dans notre civilisation, voire dans notre culture, est passée d'un concept anthropocentrique à un concept que j'appellerai anthropophagique. Le mot est peut-être un peu fort mais, à mon avis, il est très acceptable.

Pour ce passage, beaucoup de facteurs ont joué. Sans aucun doute, la guerre. D'autre part, l'homme a pris conscience qu'il était une partie de la nature, qu'il devait jouer avec la nature non plus le jeu de la somme algébrique nulle dont nous parle Von Neumann mais un jeu plus compliqué, le jeu de la somme algébrique non nulle. Au lieu d'être le propriétaire, au lieu que la nature soit son fief, il est très clair que l'homme a compris que la nature doit être sa partenaire.

De plus, nous avons la question très importante de la pensée existentialiste : l'homme n'est plus un être, il est un existant. *« L'homme en situation* – et je cite ici Sacha Guitry – *traverse le monde en équilibre sur un fil d'archal. »* Evidemment, il est un figurant dans ce cirque qu'est la civilisation de consommation.

Or, cela diminue beaucoup le respect envers la vie humaine et c'est ce respect envers la vie humaine qui est à la base de toute possibilité d'intervention expérimentale sur l'homme.

Etant donné les difficultés que nous rencontrons et la nécessité d'avoir des conditions nécessaires au développement de la recherche, la question initiale qui se pose est de savoir comment défendre l'homme sans empêcher l'évolution de la science. D'ailleurs, ce n'est pas un cas propre aux essais thérapeutiques, c'est d'une façon générale le cas de toute l'évolution de la science.

Nous avons été guidés jusqu'à présent par le Code de Nuremberg. Evidemment, dans cette assemblée, il y en a quelques-uns, comme moi-même, qui sont encore ahuris, bouleversés par les expériences faites dans les camps de concentration. Les plus jeunes, peut-être, n'ont pas senti cela, n'ont pas été bouleversés et, quelquefois, si nous avons tendance à réagir contre certaines expériences à cause de nos souvenirs, les plus jeunes ont peut-être tendance à aller trop loin dans l'esprit de compétition qui caractérise la recherche moderne.

J'ai beaucoup de doutes, dans le monde actuel, sur l'avantage présenté par la permanence du Code de Nuremberg et même la Déclaration d'Helsinki. Il y a, je crois, certaines positions qui doivent être modifiées. J'ignore si les principes doivent l'être, mais je crois qu'il est très facile de faire une différence entre principes et positions.

Evidemment, j'aimerais qu'on aborde au moins deux aspects du Code de Nuremberg. Le premier, c'est le consentement et, le deuxième, l'utilité d'une expérience, non pas utilité au point de vue économique mais au point de vue humain, au point de vue réel, au point de vue connaissance scientifique.

Hier, nous avons discuté ici de la question du consentement et nous savons que le consentement est la pierre de touche de l'expérimentation chez l'homme. Comme vous l'avez bien compris, je place le problème des essais thérapeutiques chez l'homme dans le cadre général de l'expérimentation *"in anima nobili"*.

Qu'est-ce, à vrai dire, qu'un consentement ? Et, d'autre part, comment obtenir ce consentement ?

On parle beaucoup de volontaires. A mon avis, le seul vrai volontaire c'est l'expérimentateur qui expérimente sur lui-même. Les expériences chez les prisonniers relèvent d'un consentement qu'on pourrait presque dire imposé. La situation de nos prisons, dans le monde entier, antihumaine, antisociale, antipsychologique, est telle que n'importe quel grain de liberté, de faveur qu'on donne à un individu est suffisant pour qu'il se présente comme volontaire.

Je pense que je passerai sans commentaire sur la rétribution en espèces. J'en ai vu suffisamment pour me convaincre que c'est l'exploitation de l'homme par l'homme.

Et nous arrivons donc au consentement consenti, c'est-à-dire celui qui est obtenu par la persuasion. Là, je pense qu'une chose très importante doit être discutée. Nous connaissons tous la relation entre un médecin chercheur et même un médecin quelconque et son patient ; il y a l'établissement d'un lien, presque dans un sens unique, qui crée vraiment une dépendance intellectuelle qui permet très facilement à un chercheur d'imposer ses idées – je ne parle que des chercheurs de bonne foi – et qui ne peut pas ne pas reconnaître la validité de ses arguments.

Et je pose donc une question : est-ce que, selon le Code de Nuremberg, le consentement doit être obtenu exclusivement par celui qui conduit la recherche ? Je crois qu'ici nous devons admettre qu'aucune recherche chez l'homme ne peut être réalisée par la volonté seule d'un chercheur ou d'une équipe, mais que cela doit être d'abord discuté par un comité de pairs, par un séminaire auquel participent aussi des spécialistes qui ne sont pas directement intéressés à la recherche, qui ne prennent pas part à la recherche.

Il y a un autre point très important qui a été fixé par le docteur Gelhorn une ou deux fois au sujet des cancéreux. C'est une question qui est présentée d'une façon assez claire dans le Code de Nuremberg mais qui, à mon avis, doit être encore plus explicitée : c'est qu'une expérience ne doit pas être faite chez l'homme sans qu'il y ait vraiment un profit pour sa santé et pour la santé collective. Je crois que des expériences inutiles – et j'en ai vu beaucoup – doivent être complètement rejetées. Parce qu'il ne faut pas oublier que nous vivons un moment très difficile aussi pour la science : la science est mise en question par beaucoup de gens, par des humanistes ; il y a certains penseurs qui conduisent la jeunesse dans un mouvement d'antiscientifisme très net, et il y a même cette chose assez curieuse, que je ne veux pas critiquer et dont je ne veux pas faire l'éloge : c'est le fait qu'il y a des scientifiques qui commencent à douter de la science elle-même. Je cite deux cas. Il y a, par exemple, celui d'un groupe de très éminents scientifiques qui proposent un moratorium des recherches qu'ils conduisent parce qu'ils ont peur de leurs conséquences ; ce sont des généticiens microbiologistes d'une très grande valeur. Cela me rappelle, d'ailleurs, une intervention de l'évêque anglican de Ripon après la guerre, lorsqu'il a proposé que, pendant dix ans, on ferme les laboratoires de chimie, de biologie, de physique-chimie-biologie pour le bien-être de l'humanité. Plus récemment encore, l'un des plus éminents scientifiques que je connaisse a donné sa démission du Comparative Neurologic Board, du comité directeur, parce qu'on avait fait des expériences avec des électrodes implantées sur des singes sans anesthésier les singes, dans des conditions qui étaient douloureuses pour les singes et, surtout, comme il le signale très bien, parce que l'expérience était absolument inutile pour l'avancement de la connaissance.

C'est donc qu'il y a vraiment des raisons de craindre et le besoin d'une prise des responsabilités.

Je termine en disant que peut-être mon intervention initiale, qui désire seulement ouvrir le débat, n'est pas très encourageante.

J. Genest. – Merci, professeur Chagas.

Le groupe, hier, dans ses discussions, a restreint le problème aux essais thérapeutiques des nouveaux médicaments, quoique les principes soient en grande partie les mêmes en ce qui concerne les essais thérapeutiques de radiations, de nouveaux procédés chirurgicaux et autres.

Nous avons laissé de côté le coût des drogues, leurs abus, tant de la part des malades que de la part des médecins qui les prescrivent trop souvent pour compenser une certaine anxiété, et nous nous sommes limités à certains problèmes précis qui seront discutés en détail par chacun des membres du groupe.

Tous sont unanimes à reconnaître que l'expérimentation des nouvelles drogues chez les animaux ne donne qu'une information partielle de leur toxicité et de leurs effets et que l'expérimentation humaine est essentielle. Tous sont aussi unanimes dans leur conviction qu'aucune loi, qu'aucun règlement ne peut se substituer à la conscience de l'investigateur ou du clinicien pharmacologue qui se base sur le vieux principe, toujours vrai, de ne pas faire à autrui ce que l'on ne se ferait pas à soi-même et de ne pas soumettre son prochain à des drogues qu'on ne serait pas prêt à prendre soi-même.

Et les problèmes plus particuliers auxquels nous entendons consacrer la discussion ont trait aux questions suivantes :

– Quelle est la part prise par l'industrie pharmaceutique pour minimiser les dangers des essais thérapeutiques ?

– Quel est le rôle des gouvernements ?

– L'obtention d'un consentement éclairé et libre du patient est-il toujours nécessaire ?

– Comment doit-on envisager l'utilisation des prisonniers, de sujets de pays sous-développés comme sujets-contrôles ?

– Quelles sont les meilleures procédures pour les essais thérapeutiques chez les nouveau-nés, chez les enfants, chez les malades mentaux ?

– Les essais à double issue sont-ils toujours nécessaires ou, dans bien des cas, les essais à issue simple sont-ils suffisants ?

– Est-il nécessaire, pour une société transnationale, d'établir les critères minimaux de protocoles d'essais thérapeutiques, de même que des critères d'efficacité des nouveaux médicaments pour tous les pays ?

A ce point, j'aimerais faire appel au professeur Mezey, pharmacologue clinique aux Etats-Unis, qui est, depuis longtemps, au fait de la production des nouveaux médicaments et de leur mise à l'essai sur l'humain.

K. C. Mezey. – In an ideal world, science would pursue its course isolated from politics and insulated against the winds of public opinion. But such a world implies selflessness and god-like wisdom on the part of scientists. Since these two qualities are as rare among scientists as they are among common mortals, the public – quite rightly – has come to insist upon accountability.

This is all to the good.

The problem arises when two sets of values conflict. The question of the experimental use of drugs in man typifies a moral concern that has now become very much a public concern. The extremes of the dilemma are well illustrated by two quotations. The first is from a scientific immortal, Claude Bernard : *« Il est bien certain que pour les questions d'application immédiate à la pratique médicale, les expériences faites sur l'homme sont toujours les plus concluantes. »* (*"It is safe to say that for immediate application to medical practice, experiments carried out on man are always the most conclusive."*)

At the opposite extreme, a sharp critique of some aspects of drug testing, the writer Jessica Mitford, attributes these words indirectly to an American scientist : *"Criminals in our penitentiaries are fine experimental material – much cheaper than chimpanzees."*

Obviously, a quotation as cynical as this is newsworthy because it panders to deep-seated public suspicion. It also calls attention to the problem that we all confront. Progress in drug therapy is not possible without risk. Yet in today's climate, it is particularly difficult to persuade the public that this price for progress is not too high. The real paradox is that drug testing is both necessarily immoral and a moral necessity.

The question – and it has always been the question – is how can one weigh risk against benefit when neither can be known with certainty in advance. As never before, experience and judgment are the prime requisites for an investigator. These are qualities that defy exact definition by regulatory authorities, although – of course – judicious regulation is absolutely necessary. Any regulation, however, can quickly become oppressive and counterproductive, unless there is conviction by the medical profession and the public that the highest ethical standards are being observed in drug testing. This is why I attach so much importance to the meeting that we are having today.

When Claude Bernard addressed himself to the question of drug testing in man, investigators such as Schmiedeberg and Bucheim had established experimental pharmacology as a scientific discipline. Its well conceived purpose was to explore in experimental animals the possible therapeutic virtues and also the toxic effects of potentially useful drugs, prior to their use in man. In effect, the application of this concept marked the end of therapeutic empiricism, offering the hope that information gathered through animal work would be transferable to man.

Bernard's message, in its most basic form, was that animal experimentation has its limits. Analogy, when carried too far, becomes deception. A cat pressing on a lever is not a human being. Nor can a careful tracing of a dog's blood pressure tell you with certainty what the agent under investigation will do in man.

With a century of careful work behind us, the gap has narrowed between observed effects in animals and the application of this knowledge to human physiology and medicine. Yet animal evidence can never be more than suggestive. It is a pharmacological truism that different species of animals react differently to various agents and metabolize them differently. Also, the majority of disease conditions responsive to medical therapy in man do not exist spontaneously in animals and cannot be produced experimentally. Reasonably good information can be obtained from animal studies in such categories as anti-infectious agents ; hormones, and, to some degree, with cardiovascular drugs. But a great need exists for suitable animal models in the fields of degenerative and metabolic diseases, auto-immune diseases, psychic alterations and many others.

To the degree that we are concerned about testing new chemical and biological agents in man, we should be equally concerned about developing more indicative tests in animals. Automatic chemical analysis and computerized recording and classification of data have vastly expanded the parameters of such testing, just as they have with clinical evaluations. Yet as we evolve more potent agents, we must continue to evolve better animal experiments that produce more significant results. I would point out with admiration that progress in pharmacology – the science of testing drugs in animals – has been remarkable in recent years. The public should be aware of this, because it directly relates to drug safety. Yet with every new medicine, at one point in its development, the moment arrives when it must be tried on man for the first time. This inevitably is a moment fraught with uncertainty.

At this juncture, the moral dilemma faced by the investigator differs fundamentally from the simplicistic concerns that often characterize public debate on this question. He cannot share society's visceral aversion to the concept of experimentation in man because he knows that there is no real alternative. He must make a judgment – and often a very difficult judgment – on the basis of presumptive evidence that an untried compound may be more useful than harmful to a patient, and may be a valuable drug for tomorrow. For him, the questions are : Are the preliminary studies sufficient ? Is this the patient ? Is this the time ?

Such work, carefully done, obviously qualifies as *"experimentation"* in man. Yet it is the polar opposite of some of the horrors that have been committed in the name of science. To allow prisoners to suffer unnecessarily the progressive destruction of syphilis, as was done over many years in an American prison, is cruel. It is just as abhorrent to a legitimate clinical investigator as it is to the families of the victims. The pursuit of knowledge, of itself, cannot justify dangerous or potentially harmful experimentation in man. Such experimentation is legitimate only when it offers the prospect of better therapy.

But who is to say which experiments are genuinely in the best interest of present and future patients, and which are not ? Even with the invaluable safeguards of government regulations and peer review, the last bulwark of protection for the patient is the investigator's competence and his conscience.

In 1946, in a paper presented to the First Interamerican Congress of Medicine, I objected to the procedure recommended by the United States Pharmacopoea XII for testing the therapeutic potential of liver extracts in severely ill human beings. I was informed by official sources that this sort of testing could only be carried out by *"... paying the patient for the privilege of treatment"*. And I quote my comment to this procedure : *"I believe that buying a human being for experimenting is somewhat worse than certain forms of slavery."*

In the three decades since then, we have witnessed awesome examples of human experimentation in which ill-conceived scientific curiosity led to serious life-threatening situations and even death. I cannot justify, for instance, the trials in which one group of patients with rheumatic fever were administered a placebo while a second group received benzathine penicillin G, which had already proved to be effective against this disease.

Equally reproachable was the study of the comparative rates of typhoid fever relapse in patients treated with chloramphenicol compared with patients in which *"symptomatic"* treatment was given.

These are just a few examples of too many objectionable published clinical trials. In contrast to these are a host of trials which are fully justifiable, for example, in their use of placebos. I refer to, among others, the clinical evaluation of psychotherapeutic agents and to the more recent cooperative study by VA scientists on the effectiveness of anti-hypertensive therapy.

The VA study produced the very first evidence that effective anti-hypertensive treatment can, indeed, diminish the incidence of stroke and cardiac failure in hypertensive patients. Here again, the placebo administered group suffered the consequences of not receiving effective medication. But the consequent overall benefit to mankind amply justified this trial.

Obviously, governments as well as investigators must address themselves to the question of safety. One of the most welcome consequences of the Helsinki 'Declaration is that biomedical research in man can be carried out only with the informed consent of the participating individuals. Before starting any experiment in man – including, of course, clinical trials with a drug – the principal investigator must disclose to the patient and to healthy subjects pertinent information about the experiment. He must describe the results to be expected and the foreseeable inconveniences or hazards.

At first glance, this requirement appears relatively simple to comply with. Yet often, a question arises whether particular subjects can really understand the objectives and the inherent hazards involved. It is hard for a layman to comprehend the meaning of potential risks such as agranulocytosis or other blood dyscrasias, chromosomal changes or the triggering of autoimmune phenomena. Moreover, it can be inappropriate to overwhelm a subject with an endless list of potential risks which could stimulate either anxiety or apathy when the likelihood of such risks is subminimal. Suggestion itself can influence an individual's reaction to an experiment, and – in the case of a drug trial – the fate of the new therapeutic agent being investigated.

This argument can be taken one step further. Some physicians consider it unethical to inflict serious psychic trauma upon a patient by telling him of all possible hazards in a drug trial, and then justifying such disclosures by explaining to the patient the gravity of his condition. In short, while we can endorse the concept of informed consent, its application sometimes presents problems. There should be some mechanism for outside review and reprieve, if the patient's best interest is not served by disclosure.

An important safeguard for subjects of biomedical research is the peer review committee. One precursor, dating from 1949, was that of the Department of Hospitals of New York City. At that time, the Department made it mandatory that all proposals for clinical or biomedical research in human subjects be reviewed and approved by a committee of the medical board of the hospital involved. As with current peer review committees, this practice protects subjects in various ways. It assures that consent requirements are met and that the experimental design is adequate and appropriate. A formal peer review is now required by the United States Food and Drug Administration for institutional investigations by associated physicians.

Membership of present-day review committees tends to go beyond physicians specialized in particular areas of research to include persons with diverse backgrounds, such as lawyers, clergymen and other laymen. Since social responsibility is the watchword of the day, heterogeneous committees are probably inevitable and unquestionably useful. But they do represent a side step from the idealized concept that physicians, by virtue of their knowledge and ethics, should be the sole custodians of medical policy.

I shall not linger over the thorny questions surrounding the choice of experimental subjects, except to make two observations. Both pertain to early work in healthy subjects such as is done to observe effects and establish guidelines for a drug's use. Unlike a sick person, for whom the experiment represents hope, the healthy volunteer acts for reasons best known to himself. Many authors have found a rather high incidence of psychic maladjustment among such individuals. This is not to disparage the selflessness of volunteers who participate for valid reasons. It is merely a reminder that the motive of the volunteer can be a factor in the experiment.

Nowhere is this more true than with prison populations. How much reliability can be attached to subjective data reported by an individual who believes – rightly or wrongly – that participation may make him eligible for special favours or even payment ? How great is the temptation for a prisoner to exaggerate or to minimize side effects, depending upon his wish to go on with or abandon the experiment ? How great is the risk of influencing other inmates in their reporting of side effects ? Such considerations do not preclude the use of prisoners. They do impose upon the investigator a special dimension of prudence. Moreover, with prison and military populations, the investigator must satisfy himself that participants are really volunteers and not the victims of direct or indirect coercion.

Such actions as the recent ban on fetal research in the United States illustrate the temper of the times. Large sectors of the public see nothing inconsistent in outlawing such research or passing antivivisectionist legislation while insisting upon greater safety in drug therapy. Such attitudes, regardless of their social merits, reflect deep anti-intellectual and anti-scientific currents.

The appeal by a group of eminent American scientists for a moratorium on certain types of genetic-modification research falls into a different category. This represents science policing itself, pointing out hazards that must be dealt with before a line of scientific inquiry can be pursued with safety.

The public has every right to insist upon reasonable care and prudence in drug testing and other forms of human experimentation. But excessive insistence upon safety could quickly become counterproductive. New therapy can only be evolved with trials, and trials will always carry with them some element of risk. The vital point is to make sure that the risk element is recognized and accepted by all involved, and by the public. When investigators have the respect and confidence of their peers and of the medical community, the problem tends to solve itself. I would point out, however, that the *"publish-or-perish"* ethic that spawns investigations is incompatible with good science or good medicine, and it is to be deplored.

In a world of changing moral values, respect for human life remains a constant. Protecting life and health is a solemn obligation. The improvement of our ability to protect life and health is inseparably linked to human experimentation.

J. Genest. – Merci, professeur Mezey. Nous aurons une autre présentation majeure de la part du professeur Lasagna et, ensuite, je demanderai aux membres du groupe de limiter leurs commentaires à un maximum de trois minutes pour permettre à l'auditoire de pouvoir participer à la discussion.

L. Lasagna. – The public in developed countries tends to be primarily concerned about the toxic effects of therapeutic medicaments, and secondarily about the possibility of ethical shortcomings in human experimentation. In developing countries, I suspect that there is a primary emphasis on being healed of disease by drugs.

This situation in a sense is the pharmacologic analogue of cultural attitudes towards food : among the wealthy, there is concern about obesity and the harm of overconsumption ; among the poor, slimness is often an indicator of poverty and malnutrition. The analogy can be carried further : in a highly developed society, there are individuals who eat inadequately in the midst of plenty, just as patients inadequately treated with drugs may live side by side with people who are overmedicated.

I should like to submit that all societies need to concern themselves with the following :

– Development of better drugs ;

– The proper use of the drugs we already have ;

– The avoidance of needless toxicity ;

– The ethical conduct of drug evaluation.

Let me take these up one at a time.

1. The need to refurbish our therapeutic armamentarium. The pharmaceutical revolution of the last quarter of century has lulled us into a state of smug satisfaction. It is easy, in this age of miracle drugs, to forget how blunt many of these arrows in our pharmacologic quiver really are. Where are for example the pharmacologic cures for most cancers, for cerebrovascular disease or for arthritis ?

Perhaps the answer to our crippling and killing major diseases lies in prevention rather than cure, but until the day when we have no cancer, heart disease, apoplexy, viral illness or arthritis, we need to provide comfort and ease to the best of our ability and at a minimal economic and somatic cost.

In my view the public should be more concerned about the drugs it does not have than about harm from the ones currently available.

2. The proper use of the drugs we do have. With all the talk of the overmedicated society, bathroom cupboards, at least in America, are full of drugs prescribed, bought, but not taken. Our hypertensives are for the most part undiagnosed, untreated or poorly treated. And our venereal disease rate increases in part because of failure of patients to seek treatment.

Yesterday we heard a suggestion, superficially quite reasonable, that a Prime Minister should not require even a minor tranquillizer nor even drink alcohol until his working day is over, although how the ghost of Winston Churchill must have chuckled to hear that; a man, whose day was quite long and who must have had a considerable blood alcohol level during much of it !

There is a belief widely held in some quarters that too many people are taking psychotropic drugs. Yet the best U.S. surveys – which show our psychotropic drug consumption to be about average as far as Western lands are concerned – indicate that millions of people with significant mental distress are not on drugs, and indeed fear them, raising the possibility of significant undermedication.

My own surveys suggest that most insomniacs do not take hypnotic drugs, even sporadically.

Nor do the critics of drug usage suggest viable alternatives to most drug treatment. It is all very well to say that if the world were set right, many of the ills of its people would disappear, but most patients cannot wait for the second coming of the Lord (for one thing they are not likely to live that long !). Nor do I know of convincing evidence that not taking drugs would result in a more successful solution of personal, interpersonal or national problems.

It is sometimes said that doctors would not have to prescribe so many drugs if they *"only took more time"* with their patients. But where is the evidence first of all that doctors can take more time with their patients and secondly on how effective doctors would be if they tried to be psychiatrist-priests ? Where is the dose-response curve and what does it show for a doctor's time ? Is even one hour a week of a doctor's listening and advice in fact better than a sedative tablet taken as needed during the week by the patient at times of stress ? I don't know what the answer to this is, but I submit the data are not as yet available.

3. The avoidance of avoidable toxicity. A serious skin reaction or anaphylactic shock from penicillin is an unfortunate occurrence in any patient, but one may run the risk of such toxicity with justification when treating lobar pneumococcal pneumonia in someone with no previous indication of penicillin allergy, whereas these reactions would be medically and ethically intolerable in someone who received penicillin for a non-responsive disease (such as viral hepatitis).

In my hospital, very few admissions are due to drug toxicity, and the great majority of those that are, are not occasioned by drugs that should not have been prescribed. All active drugs can harm someone, even when used impeccably. There is an irreducible minimum that will always have to be paid for the benefits obtained from drugs. Our task, as I see it, is to approach that minimum.

Finally, the public deserves to know that it is being dealt with honestly when experimental drugs are used. It should not expect doctors to predict what they cannot or to guarantee what will happen – and they cannot so guarantee. But patients deserve to know when clinical investigation is going on, should have the right to refuse to participate as subjects without suffering poor medical care for such refusal, and should know that they have the right to withdraw from a study at any time, despite having agreed to participate for its duration.

In the future, I submit that the public will also demand a greater supervision of modalities of therapy other than drug. The day will soon be past when surgeons anywhere are free to experiment with new operations without approval of institutional review committees. And the same is true, I am sure – or will be true for new schedules of radiotherapy.

Two kinds of surveys, I believe, are urgently needed :

– A cataloguing of the ethical philosophies of different countries in their approach to human experimentation ;

– A cataloguing of the philosophies of different countries in regard to what constitutes valid and significant evidence that a drug deserves to be made available to the public.

It may be impossible to agree on universal or transnational ethical or scientific standards. But at the very least, we may be forced by such surveys to re-examine our current assumptions. I prefer to believe that a drug that has been shown by acceptable modern criteria to be effective in France, or Zaire, or Russia, or Brazil, or India should also be effective for similar patients in the United States, and I consider it an indefensible, inane, irresponsible and unethical waste for each country to re-prove the already proven for each new drug, whether we are talking about animal data or human data.

I realize that some encouraging – if halting – steps were taken in this direction by the European Economic Community in 1965, but further progress has not, to my knowledge, been forthcoming.

Must we wait another decade for the world to take such reasonable measures as the standardization of scientific evidence on new treatments and the prompt delivery of useful new drugs to the sick of all countries ?

Finally I hope that in these matters physicians will take the lead. In the United States at least, the respect accorded to the physician is very high ; it is almost unmatched by any other professional or working group. The respect accorded to politicians in the United States on the other hand is almost at the bottom of the list. Therefore I consider it anomalous for the public to put its faith in the politicians when it might have the option of putting it in the hands of the physicians. Thank you.

J. Genest. – Merci, professeur Lasagna.

Le prochain membre du groupe à intervenir est le professeur Gross, de Heidelberg, et je voudrais vous demander à nouveau de ne pas dépasser trois minutes chacun, à partir de maintenant, s'il vous plaît.

F. Gross. – The topic we discuss this morning is *"problems posed by therapeutic tests on man"*. It was already evident from what Professor Lasagna said that, under this heading, we should consider not only drug testing, but also other types of treatment, other possibilities of applying therapy to a patient, for example therapy by surgery, therapy by radiation, or therapy by physical methods, exercise, bed rest. All these treatments have also to be examined ; they have their benefits and their dangers.

Referring to drug treatment, I think we should not exaggerate the dangers of drug testing nor, in particular, the dangers during the clinical trials phase. We have to realize that the phase of clinical evaluation of a new drug is often the safest phase in the whole life span of that drug, because generally, during this phase, only experts or those who know how to handle new drugs are responsible for administering the preparation, and therefore this phase is by far not so dangerous as is often thought, especially by the public, who is influenced by sensational reports in the lay press.

We have to be aware of another fact : that each treatment is an experiment, and that therapeutics and methods of treatment are often not accepted all over the world. For instance, there are differences of medical opinions, of the choice of drugs, and of treatment schemes. High blood pressure is differently treated in Britain and in Germany, countries that are not far away from each other. Antirheumatic therapy also differs in various countries, not to speak of dermatological disorders, which vary widely in their treatments. But also the treatment of a disease like diabetes is different. Certainly, insulin is used all over the world in severe diabetes, but the use of biguanids or sulphaureas or the treatment by diet only, this is a matter of discussion and debate. Similarly, the use of anticoagulants in the prevention of relapse of heart attacks is not generally accepted worldwide. Therefore we have to make clear and we have to acknowledge that treatment by drugs has always an experimental character.

I should like to bring up another point, namely the testing of already available drugs or established drugs for new indications.

Drugs that have been marketed for some time may be used or may be proved to be effective in indications or in diseases in which they have not been given before. Examples are diphenylhydantoin, which has been given as an anticonvulsant for more than twenty years and was then found to have an antiarrhythinic activity and is useful in heart irregularities ; or the antimalaria drug chloroquin, which is today also given as an antirheumatic. I could quote many other examples demonstrating that drug testing or the testing of available therapeutics goes on after the introduction of a new drug.

I should like to close by saying that the danger of drugs, like the danger of any treatment, depends to a major degree upon the quality of the doctor.

J. Genest. – Merci, professeur Gross.

Il y a un point qui a été soulevé, qui est extrêmement important. Il a trait aux essais thérapeutiques chez les enfants et les nouveau-nés. Le professeur Royer, professeur de pédiatrie au centre universitaire hospitalier de Necker-Enfants-Malades, s'attaquera à ce point précis.

P. Royer. – Le problème des essais thérapeutiques chez l'enfant, chez les mineurs en général, est un problème particulier pour deux raisons.

L'une des raisons est une raison scientifique. En effet, si, comme on l'a dit déjà, l'expérimentation sur l'animal ne pouvait pas être transposée avec une sécurité absolue à l'adulte humain, nous savons également que tout essai thérapeutique pratiqué chez un adulte ne peut pas permettre de tirer des conclusions certaines sur ce qui allait se passer, en particulier chez le nouveau-né et, bien entendu, chez le fœtus.

On peut dire que la pharmacologie du nouveau-né, la pharmacologie néonatale, est encore incomplètement connue, bien que de grands progrès aient été effectués dans les dernières années et que la pharmacologie du fœtus est, elle, encore extrêmement mal connue dans l'espèce humaine et que ses bases scientifiques sont encore très insuffisantes par rapport à ce qu'on connaît chez l'adulte.

L'autre problème particulier est le problème légal concernant la notion de consentement. Les législations, dans la plupart des pays, sont telles qu'un mineur ne peut pas donner son consentement à une expérimentation sur lui-même et que les parents ne peuvent pas donner le consentement à ce qu'une expérience soit faite chez un enfant mineur. Par conséquent, en s'en tenant aux positions restrictives exprimées à Nuremberg, à Helsinki, etc., il n'y a pas de solution à l'obtention du consentement chez un sujet mineur. Et, si l'on s'en tient à cette position restrictive et légale, il n'y a pas de possibilité d'effectuer des essais thérapeutiques chez les enfants mineurs. En conséquence, comme, malgré tout, il faut être réaliste, on s'est échappé peu à peu de ces contraintes législatives, et les comportements qui président à ces essais thérapeutiques chez les enfants mineurs sont exprimés en termes essentiellement éthiques.

Dans les dernières années, à ma connaissance, au moins onze réunions mondiales ont eu lieu concernant les essais thérapeutiques chez l'enfant et une série d'articles ont été publiés pour préciser la position des pédiatres et des pharmacologistes.

Je vous les résume :

1. – Il est admis qu'il convient d'effectuer des essais préalables sur l'animal en développe-

ment, qu'il s'agisse de fœtus ou d'animaux nouveau-nés dans la période post-natale. Il s'agit aussi d'effectuer des essais préalables chez l'homme adulte.

Ces deux essais préalables permettent de cerner ce que l'on peut espérer observer chez le nouveau-né et chez le fœtus humain.

2. – Il convient également, en tout cas, comme on l'a déjà dit aujourd'hui, que l'essai effectué réponde à un protocole précis permettant des conclusions scientifiques et qu'il ne soit pas *a priori* inutile.

3. – On se trouve ensuite dans deux situations.

Ou bien le nouveau-né soumis à l'essai doit en tirer un bénéfice personnel d'une façon très probable ; la décision de faire l'essai paraît *a priori* justifiée. Ou bien le sujet n'en tirera pas de bénéfice personnel, ou cela est très douteux et, alors, plusieurs conditions doivent être réunies. Tout d'abord, la chance d'acquérir des connaissances nouvelles pour la communauté humaine doit être importante. Le risque apprécié *a priori* pour le sujet soumis à l'essai doit être nul ou presque nul. Enfin l'acquiescement des parents ou de l'enfant lui-même si sa maturité est suffisante doit être obtenu même si, dans un pays considéré, cet acquiescement n'a pas de valeur légale.

Quels sont les contrôles ? Deux types de contrôles ont été proposés comme, d'ailleurs, pour l'adulte. Le premier est la mise en place de comités d'éthique médicale au niveau des universités ou des organismes de recherche, qui interviennent avant l'essai thérapeutique et peuvent exprimer l'avis de collègues, médecins et pharmacologues ou de personnalités morales. Le second survient après l'essai et il est déterminé par les comités de rédaction des journaux qui ont à sélectionner les articles à publier. Là, un problème se pose pour l'enfant comme pour l'adulte : devant un article faisant état d'un travail qui, éthiquement, est inacceptable, faut-il l'accepter ? Si on le refuse, le travail est méconnu et il y a un risque qu'il soit refait inutilement et avec de nouveaux dangers. S'il est, au contraire, publié, avec des réserves du comité de rédaction sur sa valeur éthique, la situation peut être close.

En conclusion, il m'apparaît que, pour ce qui concerne le thème général du Colloque, c'est-à-dire le Devenir de l'Homme, les essais thérapeutiques, pour ce qui concerne le nouveau-né et le fœtus, me paraissent un sujet beaucoup moins redoutable et important que les excès thérapeutiques. Je voulais terminer sur cette réflexion que le Devenir de l'Homme peut être plus modifié par la non-réalisation de certains essais thérapeutiques, qui visent à limiter l'usage des drogues, que par des restrictions trop grandes portées à la pratique de ces essais.

J. Genest. – Merci, professeur Royer. Je vais maintenant donner la parole au professeur Bartorelli, de Milan.

C. Bartorelli. – Je désire dire quelque chose sur les problèmes juridiques, déontologiques et éthiques de l'expérimentation des médicaments. Je pense que tous ces problèmes sont actuellement et seront toujours des principes inviolables dans l'exercice de la médecine et pas susceptibles de changements en face de l'apparition de nouvelles méthodes.

D'autre part, l'exercice même de la médecine est considéré chez nous, par le rapport entre le patient et le médecin, en soi-même comme une expérimentation. Chaque patient est traité par le médecin avec un esprit d'observation et c'est logique ; c'est seulement un cas particulier quand on a envie de faire une expérimentation pour introduire de nouveaux médicaments en passant de l'observation en laboratoire à l'observation chimique et pharmacologique sur l'animal à l'homme. Il y dans ce cas des aspects juridiques.

Le premier aspect juridique, c'est la tutelle de l'intégrité physique de l'homme. Et, à côté de cet aspect, je pense qu'il y en a un autre, qui est un aspect contractuel, qui concerne le rapport plus étroit entre le médecin et le patient. C'est-à-dire que le patient va chez le médecin et il s'établit ainsi un rapport qui oblige le médecin ce que les juristes appellent l'obligation de moyens, c'est-à-dire le pouvoir qu'a le médecin à l'égard du malade d'employer tous les moyens nécessaires pour une guérison possible. C'est une obligation qui ne comporte pas, naturellement, la guérison en soi-même mais tous les moyens qui peuvent être utiles pour obtenir cette guérison.

Et, sur le terrain contractuel, il faut que le médecin démontre avoir fait usage de tous les moyens qui sont reconnus efficaces et utiles pour déterminer le traitement.

Or, il est très facile d'affirmer ce principe mais il est beaucoup plus difficile de le rendre d'actualité. Il est plus facile de faire une loi que de l'appliquer correctement. C'est pour cela que le problème devient un problème de conscience du médecin.

D'autre part, il y a d'autres problèmes qui sont des problèmes déontologiques, et il n'est pas suffisant d'observer toutes les lois qu'on est tenu d'observer. Ce serait trop facile et trop périlleux ; il faut faire quelque chose en plus.

C'est pour cela que, fondamentalement, je dois dire que l'expérimentation des médicaments est un fait de conscience, c'est-à-dire qu'en premier lieu il y a toujours et seulement l'intérêt concret du malade.

J. Genest. – Merci, professeur Bartorelli, pour votre intervention sur l'importance de la conscience professionnelle des investigateurs.

Je crois que le professeur Villarréal a un commentaire à ajouter à ce que vous venez de dire.

H. Villarréal. – I should like to comment on the ethical aspects of therapeutic experimentation on man.

First, let me refer to the necessity for experimentation or the performance of clinical research on humans. It is true that we are able to reproduce many pathological pictures in experimental models ; but it is also true that it is not possible to extrapolate some aspects of these animal experiments to man. Such is the case with arterial hypertension. There are also some other diseases of man that cannot yet be reproduced in animals. That is the reason we have used what has been called the *"animals of necessity"*, or human beings in clinical investigation.

In the past, some of the publicity given to clinical research has ended in scandals. The thalidomide catastrophe in Germany and the use of human beings as guinea pigs that gave rise to the Nuremberg Code are good examples. Also, in New York State, not long ago, several geriatric patients were injected with cancer cells without their consent.

As has been already said by Professor Chagas in his introductory remarks, the informed voluntary consent of the human subject is of real importance. But of equal importance is the correct balance between the risk and the benefit obtained by the patient during the experiment.

The informed consent and the proper risk/benefit relationship must be considered by the researcher.

If the risk/benefit relationship inclines to the benefit of the patient, the quality of the work may be poor. On the other hand, if the imbalance tends to risk, the piece of work may be of good quality but the patient may be in danger.

In my country, where research ethics are not properly taught at the medical school, this problem is handled in research institutions by a committee that reviews the protocols periodically.

J. Genest. – Je donne la parole au professeur Eben-Moussi, de l'université de Yaoundé.

E. Eben-Moussi. – Il est vrai que les essais thérapeutiques sur l'homme posent de douloureux problèmes dès qu'il s'agit de s'attaquer à des êtres adultes incapables d'exprimer leur consentement, ou amenés à exprimer un consentement dirigé, sous le prétexte de la recherche de l'intérêt général, surtout quand le risque n'a pas été suffisamment pesé.

On l'a bien vu à l'occasion des essais avec les contraceptifs oraux sur des populations plus ou moins déshéritées, comme les femmes portoricaines ou mexicaines. Dieu merci, la conception que le Noir africain se fait du respect de la vie est telle que de semblables essais eussent été probablement impossibles dans nos pays en voie de développement, d'autant que chez ceux-ci l'explosion démographique n'est pas spécialement redoutée en raison, entre autres choses, de l'importance de la mortalité infantile.

Donc, nous ne pensons pas que les chercheurs soient tentés aujourd'hui de voir dans ces populations un matériel facile d'expérimentation, sous le simple prétexte qu'elles seraient sous-développées, tant il est vrai qu'aujourd'hui tout le monde devrait s'accorder sur le principe du respect de la vie humaine dès qu'elle existe et où qu'elle existe.

Quand bien même nous nous placerions dans une situation de retard socio-économique, il reste que le problème nous paraît être celui de la diffusion des connaissances techniques et des réflexions éthiques concernant les essais thérapeutiques sur l'homme.

En effet, on a l'impression, à entendre certains, que les essais thérapeutiques sur l'homme seraient un vieux problème connu et admis par tous alors que sa codification internationale date seulement de dix à vingt ans.

De même certains parlent des essais thérapeutiques sur l'homme comme si le problème ne préoccupait que la communauté scientifique médicale, appelée par ses compétences à déterminer, il est vrai, fortement les autres.

Certains parlent des essais thérapeutiques sur l'homme comme de l'un des plus douloureux problèmes par lequel le médicament est susceptible d'affecter le devenir de l'homme, alors qu'ils ne représentent qu'un des volets, un des maillons de cette calamité iatrogène qui tend à faire du médicament, aujourd'hui, la meilleure et la pire des choses.

Car le médicament est susceptible d'influer sur le devenir de l'homme – il ne semble pas superflu de le rappeler ici – par les essais thérapeutiques certes, mais encore plus dangereusement peut-être par les erreurs, les excès, les abus thérapeutiques, voire l'usage prolongé qu'on peut faire de certains, sources parfois de fâcheuses pharmacothésaurismoses ou sources de retentissements difficilement appréciables ou encore imprévisibles dans l'état actuel de nos moyens d'investigation.

Quoi qu'il en soit, il nous semble qu'en marge d'un problème de réflexion philosophique et morale tel que celui posé par les essais thérapeutiques sur l'homme, en marge du problème technique, il nous semble qu'il y a là un problème d'éveil de conscience :

– Conscience des médecins, dont on peut déplorer qu'ils ne soient pas toujours informés sur les médicaments (les notions de pharmacocinétique, pharmacovigilance, pharmacogénétique, pharmacodépendance leur paraissent encore trop souvent académiques !). Les médecins ne sont même pas tous acquis au principe et à la méthodologie de ces essais, quoi qu'en pensent certains, de sorte que l'on découvre parfois, dans nos pays, des médecins qui se hasardent à des essais sur l'homme de plantes médicinales qui seraient réputées efficaces contre telle ou telle affection, au mépris, ou, plus grave encore, dans l'ignorance des règles internationalement admises en la matière, notamment le développement au maximum des essais sur les animaux et le passage indispensable par le stade de la pharmacologie clinique.

Conscience et information des médecins (qui doivent toujours savoir toute leur responsabilité engagée), des hommes de science en général, des responsables au niveau des Etats, mais aussi parallèlement et surtout :

– Eveil de la conscience humaine individuelle dont on a dit qu'elle devait être justement éclairée, sécurisée et libre :

a. Pour éviter un outrage à la dignité de l'être sous le masque fallacieux du progrès scientifique ;

b. Pour éclairer l'homme sur l'opportunité, la légitimation autant que le coût de l'opération, mais aussi,

c. Pour faire en sorte que la communauté scientifique, fût-elle internationale, ne soit pas seule concernée par un sujet qui intéresse avant tout l'homme en tant qu'individu.

– En sorte que les différents courants de pensée, les différentes classes sociales (et non plus seulement les plus défavorisées de salles communes d'un hôpital...), les différentes races, les différentes zones écologiques doivent être l'objet même des essais, autant qu'ils doivent être appelés à réfléchir sur les nouveaux devoirs et les nouvelles responsabilités de l'homme.

– Eveil enfin des consciences nationales, notamment dans nos pays en voie de développement (qu'on sait préoccupés par d'autres priorités et qui devraient pourtant ici avoir les moyens d'apporter leur contribution),

– Ou, mieux, éveil des consciences transnationales, moins pour l'acceptation légale de l'essai (qu'on ne saurait enfermer dans une réglementation trop précise, vague ou restrictive) que pour l'acceptation morale commune du saut dans l'inconnu.

Il y a là, pensons-nous, un concept fondamental d'humanisme scientifique à partir d'une réflexion sur le Devenir de l'Homme face aux nouveaux pouvoirs de la science.

J. Genest. – Merci, professeur Eben-Moussi. Je donne la parole au professeur Benmiloud, directeur du Centre de la Lutte contre le Cancer à Alger.

M. Benmiloud. – Je ne crois pas qu'il soit utile de revenir sur tous les problèmes posés par l'expérimentation et qui ont été amplement exposés par les orateurs qui m'ont précédé.

Je voudrais simplement reprendre un point et faire une proposition pratique.

Puisque les conditions socio-économiques différentes dans chaque pays ne permettent pas d'établir un code international rigide qui peut rester très souvent lettre morte, est-ce que nous ne pourrions pas revenir à ce qui nous est à tous commun ? Je veux dire la transaction médecin-malade et, à mon avis, la décision d'un essai thérapeutique n'est que le prolongement de cette situation habituelle avec sa part : diagnostic et thérapeutique.

Toutefois, dans ce cas, le diagnostic est compliqué par des facteurs objectifs et subjectifs supplémentaires qui rendent le choix thérapeutique parfois très difficile. Peut-être serait-il utile d'appliquer ici des méthodes que l'on utilise souvent en cas de diagnostic difficile, c'est-à-dire, à partir des problèmes posés, dresser une liste des critères que l'on pourrait classer et noter et cela permettrait, dans chaque situation, de dégager un indice global qui séparerait les expérimentations nettement désirables de celles qu'il faudrait rejeter.

A titre d'exemple, on pourrait faire un classement très simple séparant les critères en critères favorables majeurs tels que consentement d'un malade conscient, conditions techniques de surveillance parfaites, médicaments déjà utilisés auparavant chez l'homme, avis d'un comité scientifique de pairs, des critères favorables mineurs – expérimentation animale et *in vitro* d'un médicament nouveau très favorable, médicament d'une famille chimique connue – ou des critères défavorables majeurs – conditions techniques de surveillance insuffisantes, médicament non spécifique pour le patient, malades incapables de donner leur avis – et, enfin, des critères défavorables mineurs tels qu'une maladie qui est curable par d'autres médicaments.

Chacun de ces critères serait ainsi intégré dans une décision qui prendrait en compte tous les éléments. Une approche de ce type, bien qu'elle paraisse simpliste, aurait l'avantage de constituer un cadre de référence souple qui permettrait au médecin de mieux évaluer personnellement ce qu'il veut entreprendre, de mieux convaincre ses collègues ou collaborateurs, de mieux convaincre le malade sur des bases sinon complètement objectives du moins mieux quantifiées, de mieux enseigner aux étudiants ce qui constituera l'une des bases de leur pratique future.

Et cela permettrait aussi à un comité transnational, composé de spécialistes hautement qualifiés, de mettre à la portée des médecins de tous pays un outil de travail qui les dégagerait d'une législation souvent bureaucratique et paralysante et les mettrait à l'abri de critiques parfois justifiées quant à leur probité.

J. Genest. – Merci, professeur Benmiloud. Maintenant, dans le cadre des discussions que nous avons entrevues, une question vient de Sir Michael Woodruff, et je demanderai au professeur Milliez d'y répondre.

Voici cette question : Est-ce que l'on pourrait discuter du problème posé par le fait que, dans un grand nombre d'essais thérapeutiques, il y a des moments où l'on a suffisamment de preuves en faveur d'un type de traitement et que le chercheur pourra décider que c'est ce traitement-là qu'il faut absolument appliquer au malade, et ce en l'absence encore de données statistiques suffisantes ?

P. Milliez. – Je pense, en effet, qu'en l'absence de statistiques suffisantes, on peut être conduit à utiliser un médicament nouveau lorsque ce médicament a des chances d'être efficace pour une maladie sévère. Mais il faut avoir au préalable toujours une expérimentation animale qui a été longuement poursuivie avant de se lancer dans les thérapeutiques nouvelles pour des maladies curables.

J. Genest. – Merci. Maintenant, j'aimerais faire appel au professeur Moureden, de Damas.

I. Moureden. – Permettez-moi de traiter certains points en rapport avec le sujet qui fait l'objet de notre débat autour de cette table ronde sur « Les essais thérapeutiques chez l'homme ».

Je voudrais, en premier lieu, attirer l'attention sur le fait que des médicaments, vendus dans plusieurs pays, y compris le nôtre (Syrie), parce qu'ils sont bon marché, ne sont souvent même pas utilisés dans leur pays d'origine pour diverses raisons. Ce médicament doit être, à mon avis, soumis non seulement à un contrôle régional mais également à un contrôle international, car nous entendons de temps à autre l'Organisation mondiale de la Santé lancer des appels pour l'interdiction de tel ou tel médicament considéré comme nocif. Citons à titre d'exemple le « Tolbotamide ». Le devoir impose donc un contrôle international et sérieux de tout médicament, qu'il soit cher ou bon marché, avant de le mettre en usage, et cela pour éviter les effets qui peuvent être nuisibles, qui peuvent ravager un pays étranger, alors que les malades du pays d'origine n'emploient pas le médicament et sont par conséquent à l'abri de ses effets nocifs.

Je crois donc que nous devons lancer un pressant appel à tous les pays où l'on fabrique des médicaments, pour multiplier les contrôles, avant de lancer ces médicaments chez eux ou ailleurs.

Il y a également un autre sujet très intéressant, que j'aimerais traiter ici, c'est le cas de certaines matières, considérées naguère comme médicaments très utiles mais qui, malheureusement, sont en fait des drogues toxiques, leur nocivité atteint le système nerveux central et périphérique et touche parfois la majorité des organes de l'homme. Je cite entre autres, l'héroïne, la cocaïne, le hachisch (marijuana), l'acide lysergique (L.S.D.) et le kat du Yémen. Ajoutons également la morphine, qui a été applaudie lors de sa découverte parce qu'elle résolvait beaucoup de problèmes de douleurs atroces, comme dans certains cas de coliques viscérales, d'infarctus ou de cancers inopérables, mais beaucoup de malades, et même des personnes saines, sont tombés malheureusement dans le piège de l'accoutumance et sont devenus morphinomanes, soit de leur propre faute, soit par celle de mauvais médecins, et ont tout perdu, à la fois, santé, situation et argent.

Il est profondément douloureux de voir l'héroïne et la cocaïne, deux médicaments calmants et anesthésiques, mal utilisés, conduisant à une intoxication chronique se manifestant par des hallucinations et des illusions et amenant à l'état d'accoutumance et à des lésions locales et générales. Quant au hachisch, du *cannabis indica,* il est devenu actuellement, disons-le avec dégoût et amertume, la drogue la plus répandue dans le monde entier, faisant des victimes parmi les jeunes et même les tout jeunes ; son trafic de contrebande rapporte des milliards à ses auteurs.

Il est profondément douloureux aussi de voir, au Yémen, célèbre jadis par son délicieux café, arracher les arbres pour replanter le *kat* parce qu'on croit que les revenus tirés sont supérieurs ; cela est peut-être vrai mais les effets hallucinogènes des feuilles de *kat* ressemblent, dans une certaine mesure, aux effets immédiats ou après accoutumance du hachisch.

Qu'il nous soit permis ici de formuler le souhait que les responsables actuels du Yémen prennent les mesures qui s'imposent pour refaire le chemin en sens inverse pour remplacer le *kat* par le café.

Un dernier point que je voudrais bien mentionner, c'est l'effort fourni par les travaux scientifiques des savants en génétique, qui tendent à agir sur les gènes afin de modifier le terrain héréditaire de certaines maladies, tels que le diabète sucré, maladie pénible, tenace et répandue dans le monde entier.

J'ai la ferme conviction qu'ils arriveront, tôt ou tard, à leur but. Ces savants sont dignes de notre respect et je saisis cette occasion pour m'incliner devant leurs efforts.

J. Genest. – Merci. Une question qui, je pense, recoupe ce que le professeur Hofmann va peut-être nous dire maintenant. Il s'agit d'une question tout à fait essentielle : faudrait-il absolument, lorsque c'est possible, que, lorsqu'on pratique une expérience sur un être humain, l'expérimentateur soit inclus dans le groupe de l'expérimentation ?

F. Hofmann. – There was general agreement within our group yesterday that there would never be a therapeutic test that was completely free of risk, because by definition, a test, a trial, an experiment is an exploration of the unknown.

What then are the obligations of the physician investigator as he devises a human trial, test or experiment ? What are his responsibilities to medical science and to the human subjects who will participate in his test ?

Very obviously his proposal must be an acceptable one scientifically. It must carry with it the promise of providing scientific evidence of substance.

This is a problem, for in the United States as in Mexico, the ordinary medical education does not equip our graduates with the skills and the experience needed to conduct sound scientific trials.

Whether one should, as a matter of course in any experiment in which healthy subjects are used, include the experimenter himself, I think has to be a matter of individual decision. I feel strongly that there is no unique merit to the participation of the experimenter in the trial itself.

My position would be to give freedom to the investigator to decide for himself or herself whether they will participate in the drug trial, and I assume this is strictly in the context of a drug trial. By and large, I could see no objection to their participating in a single trial if they wanted to. If a busy investigator participated in all of his studies, he would, however, expose himself to many drugs in the course of a year, which is inherently an unattractive prospect and one not to be recommended for anyone.

The second important consideration is that the proposed test or trial be ethically acceptable, which includes, but is not restricted to the matter of a satisfactory balance between the anticipated benefits and the anticipated risks.

The question I want to consider principally this morning is : who should have the ultimate responsibility for deciding whether a proposed test is scientifically acceptable and ethically satisfactory ?

Historically, the position has been that the competence and conscience of the individual investigator will provide the needed assurance that the test will be scientifically acceptable and will be ethically acceptable.

Previous speakers have alluded to instances where this has proved not to be the case, although in my belief, on most occasions we can depend upon our colleagues to be scientifically competent and to be ethically scrupulous. But there have been exceptions to the rule, and to protect the subjects, the concept of review and approval by one's colleagues before the proposal is undertaken has been accepted in the United States, as it has in Mexico and perhaps in other countries.

By and large, this is a satisfactory system, although in recent years the Government has encouraged — as only a Government can which is in a position to give money and can say yes or no to requests for money – has encouraged us to incorporate additional points of view in the review committee by bringing in clergymen, lawyers, philosophers and members of the general public who have no profession in particular. If these people are carefully selected, they can make meaningful additions, I think, to our understanding of the problem, and of the risks in particular.

The latest proposal that we find ourselves confronted by in the United States concerns three special populations of potential subjects of therapeutic trials.

The first is pregnant women. The second category is prisoners, and the third is mentally disabled patients residing in institutions.

For the protection of these three groups, the Government proposes that special consent committees be instituted, who would have the responsibility to oversee the actual conduct of the trial, to observe the selection of the subjects to make sure that satisfactorily informed consent was obtained, to be something of an *"Ombudsman"* for the subjects, and lastly to have the power to require a subject to withdraw from the trial, whether the subject wants to or not, if in the opinion of the consent committee, the subject is at undue risk.

The composition of the consent committee is described very vaguely in the Government proposals. It seems clear that there should be a number of people who do not participate in human investigation on the consent committee, including those who have no formal affiliation with the institution in which the trial is being conducted.

The success of this system, as in any system designed to remove as many of the risks as possible from human investigation, will depend greatly on the nature of the people selected.

J. Genest. – Au sujet des essais thérapeutiques chez les malades mentaux, j'aimerais demander à monsieur de Ajuriaguerra de nous faire part de ses commentaires.

A. de Ajuriaguerra. – Il nous semble qu'il faut étudier séparément le problème du consentement chez les sujets normaux et chez les sujets atteints de troubles mentaux. Le consentement chez les sujets normaux dépend de la personnalité du sujet, plus ou moins conscient, plus ou moins suggestible, et de la personnalité de celui qui propose l'expérience, en fait, des relations intersubjectives entre l'expérimentateur et l'expérimenté. Il faut savoir que ce qui est dit n'est pas nécessairement compris. C'est souvent dans le flou du dialogue qu'on obtient plus ou moins consciemment certains consentements et que, parfois, utilisant la relation transférentielle entre celui qui sait, sujet actif, et celui qui a confiance d'une manière passive, on peut exercer un viol de la conscience par des moyens psychologiques.

Il est important de savoir si un malade mental est capable ou non de comprendre ce qu'on lui propose. Je crois que c'est à tort que l'on considère toujours les malades mentaux comme des mineurs. Un malade mental n'est ni toujours ni tout le temps incapable de raisonnement et de logique, ni incapable d'avoir un entretien, un dialogue avec quelqu'un qui va lui proposer un traitement. Cela dépend évidemment du niveau de vigilance et du niveau de raisonnement du sujet. Il est évident que le consentement réel sera tout à fait différent si l'on s'adresse à un sujet présentant une démence ou une arriération profonde que si l'on s'adresse à un sujet névrotique. Dans le premier groupe de cas, le consentement du sujet n'est évidemment pas valable. Lorsqu'il s'agit de sujets névrotiques, nous devons indiquer aux malades le risque qu'ils courent aussi bien avec les médicaments qu'avec certains types de psychothérapie car, en fait, ces essais thérapeutiques peuvent modifier la personnalité du sujet face à des attitudes sociales dans lesquelles il n'est pas le seul concerné. Il est de notre devoir de lui indiquer notre but, ce que nous espérons obtenir et les modifications possibles qui peuvent survenir au cours de l'action thérapeutique. Dans tous ces essais, on doit tenir compte du contexte social dans lequel l'individu vit. Dans de nombreux cas, nous ne pouvons pas tenir compte du consentement des membres de la famille car, parfois, celle-ci fait partie intégrante du syndrome que présente le malade.

La plupart des décisions sont fondées sur un mode de *consensus* plutôt que sur un mode de consentement vrai.

Le problème en psychiatrie ne se pose pas seulement sur le plan de l'action médicamenteuse. Des problèmes éthiques particuliers ont été posés par la lobotomie qui, produisant une lésion irréversible, entraîne une dégradation de la personne pour le moins transitoire, ainsi que par la modification produite par l'excitation de certaines zones cérébrales au moyen d'électrodes implantées afin de modifier le comportement du sujet. Delgado, dans son livre intitulé *Conditionnement de l'esprit et liberté de l'homme*, riche en apports physiopsychologiques, se sentant concerné, discute très longuement ces problèmes. En effet, on pourrait se demander jusqu'à quel point ce type d'expérimentation ne pourrait pas être utilisé à grande échelle chez les sujets normaux, faisant de ceux-ci de véritables robots dépendant de l'expérimentateur. Dans certains cas, les bienfaits de la connaissance peuvent devenir des maléfices.

Pour terminer, tout psychiatre doit élever une protestation contre la facilité avec laquelle certains scientifiques utilisent comme sujets d'expérience les malades mentaux, et en particulier les arriérés mentaux. Et si certaines personnes se sentent déculpabilisées lorsqu'elles essaient des nouvelles thérapeutiques sur ces sujets, c'est parce qu'elles portent un jugement ségrégatif d'animalité chez ce type de malade, ce qui est irrecevable et inadmissible pour un psychiatre.

J. Genest. – Merci. Le peu de temps qui reste à la disposition du groupe me force à demander aux autres membres d'être extrêmement brefs.

Je demanderai au professeur Minkowski de nous faire part de son expérience des essais thérapeutiques sur les fœtus.

A. Minkowski. – Tout d'abord, je voudrais rappeler qu'il a été dit – et c'est très important – que chaque traitement constitue, en quelque sorte, un essai thérapeutique et qu'on ne peut pas savoir ce qui va se passer, même si les essais préalables ont été plus ou moins bien faits.

Je rappelle quelques faits précis.

Tout médicament réputé inutile ne doit pas être donné à une femme enceinte puisque, dans la plupart des cas, on ne connaît pas ses effets sur le fœtus.

Je rappelle à cet égard, que notre collègue Charlotte Katz, professeur de pharmacologie pédiatrique à Buffalo, nous a dit qu'aux Etats-Unis, la consommation moyenne de médicaments inutiles par femme enceinte – je dis bien inutiles – est de quatre à cinq pendant la grossesse.

On a parlé de la thalidomide. Il ne faut pas oublier que, dans l'expérimentation animale, il faut se servir de nombreuses espèces animales puisque, dans le cas de la thalidomide, le rat ne s'est pas montré un animal satisfaisant. Cela n'est pas toujours fait.

Je voudrais rappeler qu'en ce moment un essai thérapeutique humain a une certaine gravité, c'est l'utilisation, chez la femme enceinte, de la cortisone. Celle-ci accélère chez l'animal l'apparition du surfactant pulmonaire ; par conséquent empêcherait théoriquement un nouveau-né prématuré de faire une détresse respiratoire par membrane hyaline. Ces essais thérapeutiques ont été faits chez des femmes enceintes sans résultats statistiquement valables. Nos collègues britanniques et nous-mêmes à Port-Royal avons décidé de ne pas tenter ce traitement. En effet, il s'agissait de donner, sans preuves certaines, des doses de 100 à 200 mg de cortisone pendant une semaine à une femme enceinte ; je n'ai pas besoin de vous dire tous les effets nocifs qui peuvent en résulter.

J'ajouterai encore que, dans le but de faire dégonfler les femmes enceintes, il est courant de donner des diurétiques qui peuvent tuer le fœtus par hypocaliémie.

Et, enfin, bien qu'il ne s'agisse pas d'essais thérapeutiques, je voulais vous dire l'extraordinaire liberté dont jouissent certaines grandes maisons pharmaceutiques, et je voudrais en citer une aux Etats-Unis – je n'hésite pas à le faire – qui est la Dow Chimical Company ; les herbicides – qui sont, d'ailleurs, utilisés maintenant dans certaines régions de France et qui ont été largement utilisés aux Etats-Unis et encore plus largement au Viêtnam – sont réputés, d'après un rapport du National Institute of Wealth, comme donnant 100 % de malformations chez l'animal, en particulier le 2/4 D et le 2/4,5 T. Ils ont été pendant très longtemps, malheureusement, utilisés sans qu'on puisse agir car ils étaient qualifiés de *potentiellement dangereux*. Je pense que cette dénomination est importante : à partir du moment où une drogue est considérée comme potentiellement dangereuse, elle doit disparaître.

J. Genest. – Merci, professeur Minkowski. Nous allons terminer par un mot du professeur Janot.

M.M. Janot. – Parlant en dernier lieu, qu'il me soit permis de formuler quelques souhaits : nécessité d'une information médico-pharmaceutique aussi complète et sincère que possible, dégageant bien les indications déductibles des essais préliminaires, c'est-à-dire de l'analyse, de la pharmacologie, de la toxicologie aiguë et, à long terme, les contre-indications rencontrées ou prévisibles déduites, pour ces dernières, du dossier clinique. C'est si vrai que, parfois, se révèlent, au bout d'un certain temps d'utilisation, des effets indésirables. Cela arrive en particulier dans l'utilisation des médicaments à action retard.

Cette sécurité thérapeutique a été évoquée à l'O.M.S. depuis 1962 et a conduit à la pharmacovigilance.

En mars 1974, le Comité des Ministres du Conseil de l'Europe a adopté une résolution concernant dix Etats européens pour procéder sans délai à des échanges d'informations. Lorsque ces actions indésirables se produisent, le médecin, ou toute personne qui en a connaissance, doit, sous le secret professionnel, les révéler à des centres nationaux, ou même privés, de *pharmacovigilance*. Ces centres doivent alerter sans tarder les instances gouvernementales, qui décideront de la limitation de l'emploi ou du retrait du médicament. Je pense que, dans les recommandations que nous pourrions faire, on pourrait souhaiter que, dans tous les pays, existent ces centres nationaux ou privés de pharmacovigilance.

Et, en terminant, Monsieur le Président, je désirerais aussi défendre les créateurs de médicaments ; nous avons assez longuement accusé. Car il faut bien reconnaître, c'est d'ailleurs l'évidence, que, dans l'état actuel de la thérapeutique, il est préférable, pour celui que l'on désire protéger ou guérir, d'utiliser des médicaments que de l'en priver.

J. Genest. – Merci, Monsieur Janot. Cela termine les rapports du groupe sur les essais thérapeutiques.

Je tiens à remercier tous les participants.

Il y a sûrement une conclusion majeure qui découle de cette session : c'est que, dans le sujet que nous avons discuté, le Devenir de l'Homme dépend du respect profond que doit avoir l'investigateur pour la personne humaine soumise aux essais thérapeutiques.

RÉSUMÉ

Le retentissement éventuel des essais thérapeutiques sur le devenir de l'homme ne représente en fait qu'une partie des problèmes soulevés par le maniement de la thérapeutique chez l'homme. Comme l'ont souligné le professeur Royer et le professeur Lasagna, l'excès thérapeutique aura certainement plus d'effets sur le devenir de l'homme que l'essai thérapeutique. En outre, le cadre de l'essai thérapeutique est souvent restreint à l'utilisation des médicaments, alors qu'il concernerait également d'autres types de traitements chirurgicaux ou radiothérapiques.

Dans son essence, l'essai thérapeutique ne s'éloigne pas fondamentalement de la pratique médicale. Toute consultation se termine en effet par une thérapeutique qui, pour chaque patient, est un véritable essai, compte tenu de la possibilité d'effets secondaires imprévisibles et susceptibles de survenir inopinément chez tout individu traité. L'essai thérapeutique réglé diffère cependant de la pratique médicale courante par le fait qu'il doit constituer un recueil scientifique des données et que, de ce fait, il a sa méthodologie propre.

Le professeur Lasagna, le professeur Hiatt, le professeur Mezey ont démontré que l'essai thérapeutique chez l'homme est nécessaire. Certaines maladies sont actuellement incurables. Toute thérapeutique susceptible d'agir sur ces maladies mortelles doit être essayée. Beaucoup d'autres maladies sont traitées mais les traitements en sont imparfaits. Toute arme thérapeutique nouvelle est la bienvenue. L'essai de nouveaux médicaments est donc nécessaire pour le bien-être de l'homme. Or ces essais ne peuvent être menés uniquement chez l'animal. Certaines maladies sont le propre de l'homme et les modèles expérimentaux disponibles ne sont que très imparfaits. D'autre part, démontrer l'efficacité d'un médicament dans une ou plusieurs espèces animales, prouver l'absence de toxicité dans une ou plusieurs espèces animales ne suffit jamais à garantir que les résultats seront les mêmes chez l'homme. L'essai thérapeutique chez l'homme est donc une étape indispensable à une amélioration éventuelle de la condition humaine.

La nécessité de l'essai thérapeutique étant admise, en quoi peut-il être dangereux pour l'homme ? L'expérimentateur attend de l'observation soigneuse de quelques individus des résultats bénéfiques pour des populations. Afin d'obtenir ce renseignement, ne risque-t-il pas de menacer l'intégrité d'un individu dans l'espoir de rendre service à la communauté ? Comme l'a dit le professeur Chagas, l'homme tend souvent à n'être plus considéré que comme un figurant dans la société de consommation. Le respect de la vie humaine diminue partout dans le monde. Comment alors défendre l'individu sans pourtant empêcher l'évolution de la science ?

Les progrès techniques sont une première garantie. Avant d'être appliquée à l'homme, toute molécule nouvelle doit passer par une série de tests de plus en plus approfondis et de plus en plus nombreux. Cet effort énorme de l'industrie pharmaceutique que représentait le professeur Mezey augmente la sécurité des essais thérapeutiques. Elle ne peut pas néanmoins en éliminer tous les risques.

La certitude de l'utilité probable d'un essai thérapeutique pour le cas précis d'un individu malade est la deuxième garantie nécessaire. On ne doit plus voir des fautes telles que celles qui avaient consisté à comparer pénicilline et placebo dans des affections où avait antérieurement été démontrée la nécessité absolue de la pénicillinothérapie.

La troisième garantie enfin est le consentement informé du malade. Le malade doit être informé du risque couru et des bénéfices attendus pour lui et pour les autres. Cette notion a été analysée et critiquée par tous les participants du Colloque, à la suite du professeur Villarréal. Le médecin responsable d'un essai n'est jamais parfaitement informé lui-même puisque le travail de laboratoire effectué au préalable ne peut prévoir certains risques. A plus forte raison le malade n'est jamais complètement informé puisqu'il ne peut avoir toutes les connaissances nécessaires pour apprécier exactement les bénéfices attendus pour lui et les risques courus par lui. Si l'information du malade est toujours incomplète, son consentement est d'autre part toujours discutable. Dans le colloque entre le médecin et le malade, la présentation du problème par le médecin est difficilement objective, et le respect, l'admiration ou la confiance du malade pour son médecin nuisent à l'objectivité de son consentement. Interrogé *a posteriori,* tel ou tel sujet informé, volontaire et consentant, peut juger avoir en fait été très incomplètement informé (professeur Hiatt).

Le sujet volontaire est lui aussi suspect. Sa motivation réelle devrait être précisée, le profil psychologique qui le fait se soumettre à une nuisance éventuelle en fait un cas discutable.

L'utilisation des condamnés à des peines de prison pour les essais thérapeutiques a été faite dans certains pays (Etats-Unis, Brésil) et est regrettable. Lorsque le prisonnier dit être volontaire, sa motivation doit être analysée, volonté de rachat par exemple.

L'administration d'un médicament à un sujet malade mais souffrant d'un trouble théoriquement sans rapport avec le médicament étudié est scientifiquement douteuse, car des interférences entre maladie et médicament sont toujours possibles.

L'expérimentateur lui-même pourrait parfois être utilisé. Mais s'il est partie prenante dans la question scientifique débattue, il peut être un mauvais juge (le professeur Gross a rappelé l'exemple des chimistes testant sur eux-mêmes la testostérone nouvellement synthétisée). De plus, il peut servir à la définition de paramètres biologiques normaux mais ne peut être utilisé pour apprécier les effets bénéfiques d'une molécule dans une maladie dont il ne souffre pas.

Devant toutes ces difficultés, comment va se juger l'équilibre existant entre l'effet bénéfique escompté chez le sujet étudié, le risque couru par ce sujet, les renseignements espérés pour la communauté humaine ? Le professeur Genest a mis en valeur le rôle essentiel de la conscience de l'investigateur : accepterait-il pour lui-même l'essai thérapeutique qu'il se propose de réaliser sur autrui ?

Tous les participants se sont ralliés à cette idée fondamentale. Mais la conscience d'un individu, partie prenante du travail en cours, est-elle une garantie suffisante ? Le professeur Hofmann, le professeur Hiatt, le professeur Mezey, le professeur Lasagna ont insisté sur l'utilité de commissions réunissant dans l'université, dans l'hôpital, dans l'institut de recherches, des médecins de différentes disciplines, des représentants de professions extra-médicales : juristes, philosophes, ecclésiastiques. Le rôle de ces commissions, qui fonctionnent à New York par exemple depuis 1949, est d'apprécier le protocole d'un essai thérapeutique dans son contenu scientifique et dans son respect de la personne humaine.

Des problèmes particuliers sont posés par le nouveau-né et l'enfant. Le professeur Royer a rappelé que l'enfant ne peut pas donner un consentement informé et que les parents n'ont pas la possibilité légale de le faire à sa place. Ce qui ne se résout pas en termes de légalité peut se résoudre en termes d'éthique.

Il faut tenir compte éventuellement des données déjà recueillies chez l'adulte. Le protocole doit être précis. Si un bénéfice personnel est probable, le problème est minimisé. Si le bénéfice personnel est douteux, il faut vérifier que le risque couru est raisonnablement voisin de zéro, que l'apport attendu pour la communauté est réel, enfin que l'acquiescement moral des parents est obtenu. Comme pour l'adulte, un contrôle exercé par des commissions est souhaitable. Les éditeurs des revues médicales ont également une responsabilité. Ils peuvent refuser de publier un essai thérapeutique estimé dangereux mais, dans ce cas, il risque d'être refait ultérieurement. Ils peuvent le publier en l'accompagnant de critiques afin d'en éviter la répétition.

Le professeur Minkowski a analysé les risques particuliers des essais thérapeutiques et même de la thérapeutique en général chez les femmes enceintes. Ainsi, un essai de fortes doses de cortisone prescrites pendant une semaine pour prévenir la « *maladie des membranes hyalines* » a-t-il été récemment refusé, compte tenu des risques de la corticothérapie à fortes doses pour un bénéfice incertain. Les risques inhérents à l'utilisation abusive des médicaments chez la femme enceinte et à la présence de toxiques dans son environnement, par exemple les herbicides, ont été exposés.

Le professeur Ajuriaguerra et le professeur Ungar ont exposé le cas particulier des malades psychiatriques. Le dialogue est en fait possible avec ces patients dans certaines limites. Réciproquement, les gens normaux peuvent ne pas être aptes à comprendre et être soumis à une sorte de viol de conscience. L'utilisation des malades psychiatriques pour l'essai de médicaments ne concernant pas leur maladie est à proscrire définitivement. Dans le cadre d'un essai thérapeutique en milieu psychiatrique, l'accord de la famille peut ne pas résoudre réellement le problème posé, car elle peut être partie intégrante de la maladie (exemple les familles des alcooliques).

Le professeur Milliez a plusieurs fois insisté sur la nécessité d'envisager la place des essais thérapeutiques de façon différente selon les pays où ils sont réalisés. Le respect absolu de l'homme doit être la règle universelle mais le mode de raisonnement utilisé dans les pays développés doit aboutir à aider le développement des pays moins favorisés.

Le professeur Eben-Moussi a insisté sur la nécessité d'un éveil des consciences dans les pays en voie de développement. Il faut convaincre d'abord les médecins et le gouvernement que l'essai thérapeutique est une partie importante de l'exercice médical, que ses techniques sont une condition de progrès. Appliqué avec rigueur à certaines recettes médicales, utilisant par exemple des plantes médicinales, l'essai thérapeutique peut enrichir la médecine. A l'inverse, l'empirisme de certaines tentatives thérapeutiques ne fait qu'exposer les individus à de graves dangers. Une acceptation morale commune de l'essai thérapeutique doit donc être suscitée dans de nombreux pays en voie de développement.

Le professeur Benmiloud reconnaît qu'un code international rigide ne peut être établi. Mais il souhaite que des consignes générales puissent être données, distinguant des critères favorables majeurs et mineurs, et des critères défavorables majeurs et mineurs.

Le professeur Moureden a analysé les difficultés financières et les problèmes d'organisation soulevés par certains essais thérapeutiques dans les pays en voie de développement.

Le professeur Milliez a rappelé le caractère transnational des institutions qui pourraient être créées à la suite de ces discussions. Il faudrait aboutir en effet à aider les médecins et les malades dans les différents pays, mais cette aide ne peut être établie à travers des lois ou par l'intermédiaire des gouvernements. Il y a trop de différences entre les législations en vigueur dans chaque pays et les tentatives d'harmonisation progressent le plus souvent lentement. L'Europe, souligne le professeur Gross, est un exemple de cette lenteur. Le professeur Lasagna rappelle que lorsque l'efficacité d'un traitement a été démontrée dans un pays, elle a toutes chances d'être retrouvée dans les autres pays. Lorsqu'un protocole strict et lourd a permis des conclusions, elles peuvent être utilisées dans d'autres pays moins bien organisés (par exemple, le traitement des leucémies, professeur Pavlosky). Le professeur Janot a néanmoins rappelé que la législation française, qui oblige à faire de nouveaux essais pharmacologiques, toxicologiques et chimiques, a permis plusieurs fois des observations qui n'avaient pas été faites dans d'autres pays.

Après l'essai thérapeutique à court terme, reste entier le problème des effets toxiques à long terme des médicaments. La pharmacovigilance est en voie d'organisation dans certains pays, sur les traces des réalisations anglaises. Cette surveillance à long terme des traitements est une nécessité rappelée par le professeur Bartorelli. Certes, l'essai thérapeutique peut menacer l'individu si l'on se laisse enfermer dans une opposition entre l'intérêt de la collectivité des malades d'un côté, et l'intérêt d'un malade donné de l'autre. Mais cette erreur peut être évitée. Quel est alors le plus grand danger pour le devenir de l'homme ? L'utilisation dans un centre spécialisé d'un seul médicament prescrit après discussion sous une surveillance médicale lourde à quelques individus ? Ou l'utilisation à grande échelle, sans contrôles répétés et stricts de médicaments associés de façon fortuite et non raisonnée aux autres facteurs de nuisance de l'environnement, médicamenteux, chimiques, physiques ?

Le professeur Milliez et le professeur Chagas ont conclu en souhaitant la création d'une institution transnationale permettant une réflexion commune sur les relations unissant les participants de l'essai thérapeutique, l'industrie pharmaceutique et le gouvernement. D'une telle institution ne peuvent naître des lois que promulguerait tel ou tel gouvernement mais la contribution des médecins à la défense de l'individu dans les sociétés modernes pourrait y trouver une possibilité d'expression de valeur universelle.

Joël Ménard et Pierre Corvol.

SUMMARY

The eventual repercussion of therapeutic trials on man's future represents in fact only part of the problems raised by the handling of therapy on man. As was stressed by Professor Royer and Professor Lasagna, therapeutic excess will probably have more effect on man's future than therapeutic trials. Besides, the framework of the therapeutic trial is often reduced to the use of medicine, when it should also concern other types of surgical or X-ray therapy treatments.

In its essence, the therapeutic trial is not basically far from medical practice. As a matter of fact, any consultation ends with a therapy which, for each patient, is a real trial, if we take into account the possibility of unforeseeable secondary effects liable to appear unexpectedly in any treated individual. The regulated therapeutic trial differs however from current medical practice in that it must constitute a scientific compilation of data and, consequently, has its own methodology.

Professor Lasagna, Professor Hiatt, Professor Mezey have demonstrated that the therapeutic trial on man is necessary. Certain diseases are at present incurable. Any therapy liable to have an action on these lethal diseases must be tried. Many other diseases are treated, but they are treated imperfectly. Any new therapeutic weapon is welcome. The trial of new medicine is therefore necessary for man's well-being. Now, these trials cannot be conducted only on animals. Certain diseases are man's own and the available experimental models are far from being perfect. On the other hand, to prove the efficiency of a medicine on one or several animal species, is never sufficient to guarantee that the results will be the same on man. The therapeutic trial on man therefore constitutes an indispensable step towards an eventual improvement of the human condition.

The necessity of therapeutic trial being admitted, in what respect can the latter be dangerous to man ? The experimenter, from the careful observation of a few individuals, expects results that will be profitable to populations. In order to obtain this information, is there not a risk that he will threaten an individual's integrity in the hope of serving the community ? As Professor Chagas said, man often tends to be considered as no more than an extra in our consumer society. The respect for human life is diminishing everywhere in the world. How are we then to defend the individual without at the same time stopping the evolution of science?

Technical progress is a first guarantee. Before it is applied to man, any new molecule must go through a series of tests which grow more and more thorough and numerous. This enormous effort on the part of the pharmaceutic industry which was represented by Professor Mezey, increases the security of therapeutic trials. It can nevertheless not eliminate all risks from it.

The certainty of the probable utility of a therapeutic trial for the precise case of a sick individual is the second necessary guarantee. We must no longer witness mistakes such as those which had consisted in comparing penicillin and placebo in ailments where the absolute necessity of penicillinotherapy had been demonstrated beforehand.

Finally, the third guarantee is the patient's informed consent. The patient must be informed of the risk taken and of the benefits expected for him and for the others. This notion was analysed and criticized by all the conference participants, following Professor Villareal. The doctor responsible for a trial is never perfectly informed himself since the laboratory work done beforehand cannot forecast certain risks. All the more, the patient is never completely informed since he cannot have all the knowledge needed to exactly appreciate the profits expected for him and the risks taken by him. If the patient's information is always incomplete, on the other hand, his assent is always unquestionable. In the conversation between doctor and patient, the way the problem is presented by the doctor is not easily objective, and, the patient's respect, admiration or trust towards his doctor are an obstacle to the objectivity of his consent. Interrogated afterwards, some subject, informed, voluntary and willing, may believe he has in fact been very incompletely informed (Professor Hiatt).

The volunteering subject is also suspect. His real motivation should be specified, the psychological profile which pushes him towards an eventual nuisance makes him a questionable case.

In certain countries (United States, Brazil,) prison inmates have been used and this is regrettable. When the prisoner claims he is a volunteer, his motivation must be analysed ; will of atonement, for instance.

The administering of a medicine to a sick subject but who is suffering from an ailment theoretically unconnected with the studied medicine, is scientifically dubious because interferences between a disease and a medicine are always possible.

It may be the case that the experimenter himself is sometimes used. But if he is a payee in the debated scientific issue, he may be a bad judge (Professor Gross has recalled the example of chemists testing on themselves the newly synthesized testosterone). Moreover, he may be useful for the definition of normal biological parameters, but cannot be utilized to judge the profitable effects of a molecule in a disease he does not suffer from.

Before all these difficulties, how are we to judge the balance existing between the profitable effect expected in the studied subject, the risk run by this subject, the information we hope to gather for the human community ? Professor Genest has shown the essential part played by the investigator's conscience : would be accept for himself the therapeutic trial he proposes to conduct on someone else ?

All the participants have joined this basic idea. But is the conscience of an individual who is part of the work in progress a sufficient guarantee ? Professor Hoffman, Professor Hiatt, Professor Mezey and Professor Lasagna have insisted upon the usefulness of committees gathering in the University, in the Hospital or in the Research Institute, doctors of various disciplines, and representatives of extra-medical professions : jurists, philosophers, clergymen. The role of these committees, which have been working in New York, for example since 1949, is to give an appreciation on the protocol of a therapeutic trial in its scientific content and in its respect of the human being.

Particular problems are posed by the infant and the child. Professor Royer has recalled that the child cannot give a well-informed assent and that the parents have no legal possibility of doing so in his place. That which is not solved in legal terms can be solved in ethical terms.

Eventually, the data already gathered on the adult person must be taken into account. The protocol must be accurate. If a personal gain is probable, the problem is minimized. If the personal gain is doubtful, one must make sure the risk run is reasonably close to zero, the expected yield to the community is real and finally the parents' moral assent is obtained. As it is done for the grown-up, a control supervised by committees is desirable. The publishers of medical journals also have a responsibility. They may refuse to publish a therapeutic trial which is judged dangerous, but in that case there is a risk of it being done again later. They can publish it along with their criticisms in order to avoid its repetition.

Professor Minkowski has analyzed the particular risks of therapeutic trials and even of therapy in general on pregnant women. Thus, a trial of large doses of cortisone prescribed for one week in order to prevent the "disease of the hyaline membranes" was recently rejected because of the risks in large dose corticotherapy offer by an uncertain gain. The risks inherent in the abusive use of medicine on the pregnant woman and the presence of poisons in her environment, for example weed-killers, were presented.

Professor Ajuriaguerra and Professor Ungar have talked about the particular case of psychiatric patients. A dialogue is in fact possible with these patients within certain limits. Reciprocally, normal people may not be apt to comprehend and be submitted to a kind of rape of the conscience. The use of psychiatric patients to test medicine having nothing to do with their malady is to be definitively proscribed. Within the framework of a therapeutic trial in a psychiatric environment, the family's agreement may not really solve the problem, for this family may be an integral part of the disease (example of the alcoholics' families).

Professor Milliez has insisted several times upon the necessity of considering the position of therapeutic trials in a different way depending on the countries where they are conducted. The absolute respect of man must be the universal rule, but the mode of reasoning used in developed countries must lead to help the development of less favoured countries.

Professor Eben Moussi has insisted upon the necessity of an awakening of the consciences in the developing countries. First, the doctors and the government must be convinced that the therapeutic trial is an important part of medical practice, that its technics are a condition to progress. Applied with strictness to certain medical recipes, using medicinal plants for example, the therapeutic trial is in a position to enrich medicine. Inversely, the empiricism of certain therapeutic attempts only exposes the individuals to serious dangers. A common moral acceptance of the therapeutic trial must therefore be provoked in many developing countries.

Professor Ben Miloud recognizes that a rigid international code cannot be established. But he wishes that general instructions may be given, distinguishing major and minor favourable criteria, and major and minor unfavourable criteria.

Professor Moureden has analyzed the financial difficulties and the organization problems raised by some therapeutic trials in the developing countries.

Professor Milliez has recalled the transnational nature of the institutions that could be created following these discussions. As a matter of fact, we should result in helping the doctors and patients in the various countries, but this help cannot be established through laws or the intermediary of governments. There are too many differences between the legislations in force in each country, and the attempts at harmonization very often progress slowly. Europe, stresses Professor Gross, is an illustration of this slowness. Professor Lasagna has recalled that when the efficiency of a treatment has been proved in one country, it has every chance of being found in the other countries. When a strict and heavy handed procedure has made conclusions possible, these may be utilized in other, less well organized, countries (for instance, the treatment of leukemias, Professor Pavlovsky). Professor Janot has nevertheless recalled that the French legislation which makes it compulsory to conduct new pharmaceutical, toxicological and chemical tests, has on several occasions, permitted observations which had not been made in other countries.

After the short term therapeutic trial, the problem of long term toxic effects of medicine remains total. Pharmacovigilance is in the process of organization in some countries following the steps of English realizations. This long term surveillance is a necessity recalled by Professor Bartorelli. Certainly, the trial therapeutic may threaten the individual if we confine ourselves in an opposition between the interest of the community of patients on one side and the interest of a given patient on the other side. But this mistake can be avoided. What is then the greatest danger for man's future ? The prescription in a specialized centre of one medicine only, prescribed after debate under a medical surveillance heavy on some individuals ? Or the large scale use, without repeated and strict controls, of medicines associated in a fortuitous and unreasoned way to the other factors, medicinal, chemical and physical of the environmental nuisance ?

Professor Milliez and Professor Chagas have concluded by wishing the creation of a transnational Institution permitting a common reflection on the relations uniting the participants of the therapeutic trial : the patient and his community, the doctor and the scientist, the pharmaceutical industry and the government. From such an institution laws that such or such a government would promulgate could not be born, but the doctors' contribution to the defense of the individual in modern societies could find there a possiblity of expression having an universal value.

fondements biologiques
des comportements

biological foundations of behaviour

Président du débat :
Alfred Freedman

Vice-Président :
François Lhermitte

Rapporteur :
Daniel Bovet

Secrétaire :
Yves Agid

Participants :
Mouni Al Bitar
Theodosius Dobzhansky
Friedrich Jung
Pierre Karli
Seymour Kety
Gerald Klerman
Paul Mandel
Pierre Pichot

A. Freedman. – Ladies and gentlemen, it is my privilege to call this round table *"Biology and Behaviour"* to order.

It takes immense courage to attempt to look at the future. We are living through turbulent times and one is certainly dismayed by the problems of coping with the shattering impact of economic, social and political developments, struggles for power, as well as struggles in regard to the distribution of resources, the many consequences that one can anticipate from these issues.

The problems of man's behaviour undoubtedly will emerge as crucial factors in the future.

What is the relationship between behaviour and biology ? It is to this very important topic that the group which is assembled here will address itself. Are biology and behaviour juxtaposed to each other ? Are they unrelated or can they be synthetized ? This is a very complex question.

What is the status of our knowledge of the basis of behaviour and the application of this knowledge ? What will happen in the future ? What is the impact of developments of society and our social institutions upon man's behaviour ?

Behaviour will be discussed in its relationship to the various other topics which are discussed in the symposia : demography, the quality of life, the confrontation with death, ethics, morality and others ? All these are interwoven and interdigitate with each other and behaviour.

F. Lhermitte. – Les travaux de cette table ronde se dérouleront de la façon suivante :

Le professeur Bovet a bien voulu se charger d'un rapport introductif sur l'ensemble de toutes les orientations contenues dans le thème de ce rapport, c'est-à-dire les fondements biologiques des comportements. Après, les participants présenteront un exposé sur l'un des sujets contenus dans le rapport du professeur Bovet. Après la quatrième présentation, une discussion interviendra entre les participants de la table ronde. Nous espérons qu'elle suscitera chez vous un certain nombre de réactions et, par voie de conséquence, des questions.

D. Bovet. – Le sujet même du Colloque auquel nous avons été invités à participer illustre les termes du singulier contraste existant entre l'ampleur prise par les recherches conduites dans le domaine des sciences du comportement et la volonté et l'espoir de voir bénéficier l'homme lui-même des progrès réalisés dans ce vaste et nouveau domaine de la biologie.

Thorndike (1911), il y a soixante ans, s'étonnait que tant d'attention ait été portée à la santé du corps et si peu à la santé et à l'équilibre de l'esprit. Nous sommes en droit de penser que son jugement serait aujourd'hui moins sévère. La période contemporaine restera dans l'histoire des sciences biologiques comme celle qui a vu s'opérer la synthèse des données recueillies par l'éthologie et la psychologie animale ; elle demeurera aussi et surtout celle des premières études interdisciplinaires sur le cerveau, celle au cours de laquelle les méthodes de la neuroanatomie, de la neurophysiologie et de la neurochimie ont permis d'affronter l'analyse des bases organiques du comportement.

Définition de la psychobiologie.

La psychobiologie a pour objet, dans le cadre des sciences naturelles, l'étude du comportement animal et humain. Dans son acception la plus rigoureuse, elle s'identifie avec la « psychologie animale » et la « psychologie comparée ». Son domaine s'articule selon cinq lignes principales :

1. – Domaine de la zoologie et de l'éthologie ;

2. – Domaine de la neurobiologie, de la neurochimie et de la psychopharmacologie ;

3. – Domaine des études sur l'apprentissage et la mémoire ;

4. – Domaine de la sociologie animale ;

5. – Domaine de la psychogénétique.

Dans la cadre des sciences biologiques, la psychobiologie a acquis ses lettres de créance dans la mesure où, à l'instar des sciences physiques et naturelles, elle procède dans la voie d'une approche réductionniste et organiciste et par l'avantage qu'elle retire d'une double approche ontogénétique et psychogénétique.

Logiquement et en principe, comme l'a écrit A. Bergmann (1953), le réductionnisme physiologique s'inscrit essentiellement dans les limites des rapports d'interdépendance qui constituent les systèmes de causalité.

En ce qui concerne plus particulièrement les vertébrés et les mammifères, l'analyse du comportement sera poursuivie en étroite relation avec celle de la structure du système nerveux périphérique et central et du degré d'encéphalisation de l'espèce.

Il est important à ce point de souligner que les relations que l'on est tenté d'établir entre des formes de comportement observées chez des espèces qui appartiennent à des groupes différents ne seront tenues pour valables que dans la mesure seulement où elles apparaissent et s'insèrent sur des structures anatomiques homologues et relèvent effectivement de mécanismes physiologiques comparables. C'est dans ce sens que les rapprochements que l'on peut être tenté de faire et qui, effectivement, se rencontrent trop fréquemment dans la littérature entre le comportement, l'intelligence ou la vie sociale des insectes et des primates, par exemple, apparaissent assez peu pertinents.

L'anatomie du comportement – Les engrammes du code génétique et de la mémoire.

L'orientation moniste et mécaniciste de la pensée psychobiologique implique l'existence des bases matérielles du comportement et de structures sous-jacentes : les engrammes mnémoniques.

La mémoire du comportement revêt deux formes distinctes : la première, la mémoire génétique, est innée ; elle est morphogénétiquement déterminée, correspond aux comportements instinctifs et apparaît en dehors de toute expérience individuelle. La deuxième, la mémoire proprement dite ou mémoire transactionnelle, est essentiellement liée au processus de l'apprentissage individuel ; elle suppose une action adaptative avec choix et prémonition qui, dans ses formes les plus évoluées, correspond au processus fondamental de l'intelligence.

Les formes innées, réflexes ou instinctives du comportement, représentent chez les vertébrés une forme de conduite primitive et relativement élémentaire par rapport au comportement conditionné résultant d'un apprentissage. De ce fait, le code génétique est susceptible de nous éclairer et, jusqu'à un certain point, de servir de modèle, dans la formulation d'hypothèses concernant la nature de l'engramme mnémonique. Les données concernant l'existence d'un engramme mnésique codé au niveau moléculaire se sont précisées à la suite des découvertes qui ont permis d'établir le rôle des acides nucléiques dans la transmission mendélienne.

Sur la base des analogies existant entre les processus innés et acquis, Halstedt (1951) a le premier formulé l'hypothèse concernant le rôle possible de l'A.R.N. dans le mécanisme de la mémoire transactionnelle.

A la question de savoir quelle est la nature de l'engramme mnésique, les physiologistes ont jusqu'ici principalement répondu en recourant à des connexions synaptiques et à des systèmes réverbérants, les biochimistes ont émis l'hypothèse que le courant d'influx pourrait induire des modifications spécifiques de la structure d'un constituant cellulaire.

Un modèle neurophysiologique de la mémoire fondé sur un double mécanisme et reposant pendant sa phase initiale sur la constitution de circuits ou réseaux neuroniques et, durant sa deuxième phase, sur un codage moléculaire, a été suggéré par Hebb (1949), Gerard (1950) et Young (1966) et est aujourd'hui généralement accepté.

Il est remarquable que ce modèle rende compte d'une manière satisfaisante de plusieurs données concernant la psychobiologie de l'apprentissage : capacité de la mémoire immédiate, processus de consolidation et d'interférence, amnésies rétrogrades provoquées par l'électro-choc, effet de l'administration de médicaments dans la période immédiatement successive à l'apprentissage.

En fait, si nos connaissances sont extrêmement limitées en ce qui concerne le mode selon lequel l'information se trouve emmagasinée et mise en réserve au niveau du système nerveux central, des résultats importants ont néanmoins été obtenus pour ce qui est des structures et des mécanismes intéressés dans la conduction et la transformation des données.

L'étude des rapports entre les comportements innés et acquis.

Le concept relatif à l'existence d'un équivalent physiologique du comportement et la dualité des traces génétiques et transactionnelles portent à reconsidérer, sur une base objective, la classique distinction entre comportement instinctif et apprentissage, le dilemme-hérédité milieu – « *nature – nurture* » – des auteurs anglo-saxons.

Loin de représenter un faux problème, l'étude des rapports entre l'inné et l'acquis constitue chez les mammifères une approche extrêmement suggestive à l'étude de nombreuses formes de comportement. Nous nous bornerons à rappeler l'importance des concepts d'empreinte *("imprinting")* et d'expérience précoce, les observations sur les situations conflictuelles dans le domaine encore en pleine évolution des névroses expérimentales, les observations concernant les différentes sensibilités des deux types de comportement aux agents pharmacologiques (chlorpromazine, L.S.D.) et, finalement, les suggestives observations concernant le rôle des motivations sensorielles et d'une activité explorative instinctive dans la genèse des comportements d'apprentissage topographique.

Des illustrations particulièrement importantes du rôle joué respectivement par les facteurs innés et acquis ont été apportées au cours de l'étude des comportements agressifs (Karli, 1972) et alimentaires.

La prévision du comportement individuel.

Définir la psychologie en général, et plus particulièrement la psychobiologie en tant que « science du comportement », nécessite un examen attentif du concept.

Le comportement correspond au mode d'être et d'agir commun à l'espèce ou propre à l'individu. Il est constitué par l'ensemble des activités des organes effecteurs, les contractions musculaires et les sécrétions glandulaires constamment contrôlées par le système nerveux central et le système endocrinien.

Considérant le comportement comme « objet d'étude », on a pu noter qu'il n'existe en principe aucun secteur de la connaissance qui puisse nous être davantage familier. Et, néanmoins, la simple observation et la description du comportement de l'animal et de l'homme constituent par elles-mêmes des arguments difficiles, elles posent des problèmes méthodologiques complexes dans la mesure où l'on cherche à en définir et à en classer les formes multiples et à réaliser un contrôle objectif s'étendant à une période de temps suffisamment prolongée.

Les critères adoptés peuvent être descriptifs (comportement locomoteur ou statique), fonctionnels (nutrition) ou interprétatifs, en correspondance avec les mécanismes physiologiques intéressés.

Selon leur degré de généralité on distingue : a) des critères génériques facilement identifiables : présence à l'intérieur ou à l'extérieur du nid ou du gîte, et, chez l'homme, heures de travail et temps libre ; b) des blocs de comportements complexes souvent isolés en relation avec leur rôle fonctionnel : consommation alimentaire ; c) réactions élémentaires représentées par une réponse motrice, par exemple, dans le cas d'une simple réponse réflexe ou conditionnée telle que la contraction palpébrale.

Alors qu'une approche statistique permet d'établir un bilan global ou un profil d'activité caractéristique d'une espèce, l'analyse apparaît plus complexe lorsqu'elle s'attache à l'étude du comportement individuel et qu'elle comporte un élément de prévision, au cours d'une période et dans des circonstances fixées par l'expérimentateur.

Le fait que les résultats n'aient pas toujours correspondu à l'attente de l'observateur se trouve illustré par la plaisante « loi du comportement animal » imaginée par les étudiants de Harvard à l'époque où triomphait le *"behaviourism"* (Scott 1958) :

« Lorsqu'une stimulation est appliquée d'une manière répétée, dans des conditions où les facteurs du milieu sont rigoureusement contrôlés, l'animal réagit exactement selon son bon plaisir. »

La formule exprime le sens de frustration du chercheur en présence de résultats expérimentaux difficiles sinon impossibles à prévoir.

Selon un concept volontairement schématique, l'on peut indiquer que les deux principales lignes directrices de recherche sur le comportement animal des cinquante premières années de ce siècle correspondent à divers procédés pour rompre le cercle d'indétermination qu'illustre bien la loi de Harvard.

La contribution des éthologistes porte essentiellement sur les comportements instinctifs innés et stéréotypés des vertébrés inférieurs : poissons et oiseaux. Et rien en fait ne paraît plus exactement prévisible que les réponses de l'épinoche aux stimuli clefs qui déclenchent le comportement de combat.

L'apport des écoles qui ont principalement marqué dans le domaine du conditionnement classique et du conditionnement opérant porte sur deux aspects d'une association particulièrement réussie entre stimulus et réponse. Dans la classique technique de la « cage de Skinner » dans laquelle l'animal affamé est conditionné à presser sur un levier pour obtenir sa nourriture, l'intérêt de l'expérience correspond au nombre et à la régularité des réponses fournies par l'animal, suivant un rythme correspondant au programme établi par l'expérimentateur et exactement prévisible.

L'analyse génétique.

Une seconde et importante approche du problème de la variabilité des comportements individuels nous est fournie par l'analyse génétique du comportement. Le concept de ce que Medawar a appelé « le caractère unique » de l'individu s'est progressivement imposé aux biologistes au cours des dernières décennies.

L'observation selon laquelle, à l'instar des humains, les animaux de la même espèce peuvent manifester des comportements très divers avait été formulée par Yerkes (1907) et par Tyron (1934). A la suite de ces auteurs l'expérimentation réalisée sur les animaux de laboratoire dans le domaine de la génétique du comportement (Bagg, 1916 ; Vicari, 1929 ; Tolman, 1924, 1932) a suivi deux lignes parallèles : la première basée sur les épreuves de sélection, la seconde reposant sur l'isolement de lignées consanguines (*"inbred strains"*). L'on est redevable à Scott et Fredrickson (1951), à Fuller et Thompson (1960) et à Mc Learn (1962, 1967) d'avoir établi que les souches consanguines de souris différaient aussi nettement par les aspects de leur comportement que par leur morphologie. L'ensemble des résultats obtenus illustre le double intérêt qui s'attache à l'étude des souches consanguines : a) l'homogénéité du comportement des animaux appartenant à la même ligne génétiquement pure et b) la variété au contraire révélée par l'étude du comportement d'animaux de la même espèce appartenant à des souches consanguines distinctes.

L'expérimentation sur les rongeurs a permis de mettre en évidence les effets de différents types d'altérations systématiques de l'environnement qui s'exerce en particulier sur le niveau global de l'activité spontanée, l'activité explorative et certains comportements agressifs et émotifs.

Des premières recherches, dont plusieurs méritaient d'être reprises, se dégage l'effet particulièrement significatif et durable de l'expérience précoce, en particulier celui des traitements subis au cours des périodes pré et postnatales : déséquilibres alimentaires, traitements pharmacologiques, contrôle du nombre des animaux composant la portée, adoption, manipulation ("handling") (Denenberg, 1969 ; Bovet-Nitti, 1968).

La variété des types de réponses relevés par l'étude des comportements d'animaux appartenant à des souches "inbred" différentes constitue également un vaste domaine ouvert à l'expérimentation.

Les résultats les plus significatifs ont été recueillis dans le domaine de la vigilance et du comportement émotif (correspondant aux tests de l'"open field", de l'activité spontanée et explorative), du comportement sexuel et social, des préférences manifestées pour l'alcool et pour les stupéfiants, de la sensibilité aux médicaments psychotropes et aux agents convulsifs (Green, 1966 ; Mc Learn, 1968). La signification des facteurs héréditaires apparaît particulièrement nette dans le domaine des aptitudes que présentent les différentes souches au cours des épreuves d'apprentissage (test du labyrinthe et de la réaction de fuite dans la cage bipartite), de sorte qu'il apparaît que la capacité de l'animal à subir les effets de l'environnement est elle-même largement dépendante des processus héréditaires. (Bovet, Bovet-Nitti, Oliverio, 1969).

La disponibilité de plus de trois cents mutants et l'identification du caryotype en correspondance avec l'établissement de la carte chromosomique des vingt chromosomes de la souris (Green, 1972) permet aujourd'hui d'aborder la recherche des corrélations existant entre les caractéristiques comportementales des diverses lignées et les différences phénotypiques, d'importantes variations ont été en fait observées en ce qui concerne le poids et le volume des différentes structures cérébrales (Wimer et al., 1971), le niveau de la teneur des médiateurs cholinergiques et adrénergiques des différents centres (Ebel, Hermetet et Mandel, 1973 ; Eleftheriou, 1971) et le tracé électro-encéphalographique (Valatx, Bugat, Jouvet, 1972). Les résultats recueillis permettent déjà une approche génétique du problème fondamental que représente l'étude des mécanismes d'expression du génotype (Oliverio, 1974).

De l'animal à l'homme.

L'une des raisons d'être de l'investigation sur le comportement animal pourrait être, comme le suggérait Claparède (1913), « de faire bénéficier l'homme des succès remportés dans l'étude des animaux ».

L'expérimentation animale présente, dans le domaine de la psychologie, deux avantages essentiels par rapport aux recherches cliniques ; le premier est représenté par la possibilité d'un contrôle total et effectif de l'environnement, le second par la possibilité d'un contrôle génétique également rigoureux.

Sans nul doute nos souris et nos rats d'expérience ont-ils mauvaise presse et on leur reproche à juste titre le fait que leur niveau d'intégration est relativement bas ; aux yeux du biologiste, ils présentent la particularité étonnante de correspondre à un stade intermédiaire de l'encéphalisation où les éléments innés et acquis du comportement s'équilibrent.

A la question de savoir dans quelle mesure l'étude du comportement animal sera susceptible d'application en psychologie humaine, un certain nombre de faits ont déjà répondu. La significatlon clinique en est apparue dans des domaines aussi différents que le sont celui du comportement dans la première enfance, de l'étiopathologie des maladies mentales ou de la thérapie chimique des affections psychiatriques.

La psychologie de l'enfance a fait sienne un certain nombre de résultats qu'il est possible de rattacher au concept général de l'empreinte, dont l'importance est bien connue chez les oiseaux. Les classiques expériences réalisées chez le macaque nouveau-né constituent la tentative la plus suggestive d'analyse des rapports mère-enfant et les expériences où la « peur » est provoquée par l'apparition d'une figure étrangère se sont montrées également suggestives chez l'animal et chez le nourrisson.

C'est encore aux méthodes les plus classiques de la psychologie comparée qu'ont fait appel les pharmacologistes chaque fois qu'il s'est agi de réaliser au laboratoire le *"screening"* de médicaments psychotropes : neuroleptiques, ataraxiques ou antidépresseurs.

Dans de nombreux domaines, les recherches ont été menées parallèlement chez l'animal et chez l'homme : c'est le cas de l'étude du sommeil paradoxal et du rêve, de la physiopathologie de l'émotivité, des localisations cérébrales. Les investigations actuellement en cours sur les troubles endrocriniens ou ceux du métabolisme des catécholamines et des hydroxytryptamines, ou encore sur l'étiologie de la schizophrénie se révèlent singulièrement suggestives.

La psychogénétique est elle-même redevable à la génétique médicale pour ses contributions fondamentales : anomalies chromosomiques, lésions biochimiques, étude du comportement des jumeaux.

Dans chacun de ces domaines, les recherches physiologiques et cliniques apparaissent à tel point imbriquées qu'il n'est pas toujours facile d'en fixer le point de départ, l'origine expérimentale ou clinique. Au point de vue conceptuel, d'aucuns se sont effrayés des dangers que peuvent représenter les progrès des sciences du comportement. J'avoue ne pas parvenir à les prendre au sérieux. Les premiers pas dans la « manipulation » de notre prochain n'ont été guidés ni par un psychologue ni par un psychiatre. Le racisme nazi de Rosenberg avait bien d'autres précédents et bien d'autres origines que la psychologie différentielle, fût-elle simpliste, de Galton. Tout compte fait, l'hôpital est encore préférable pour le schizophrène au bûcher de l'Inquisition et le traitement par les neuroleptiques à la douche glacée ou aux coups de verge.

Mai 1968 m'a en quelque sorte rassuré : l'humanité ne court guère le risque de provoquer la fin de la termitière.

Une meilleure et plus objective connaissance de la biologie du comportement nous permettra d'affronter sous un angle nouveau les graves problèmes qui déchirent la société contemporaine : dans le domaine de la population, de l'industrialisation, de l'urbanisation, de la famille, de la criminalité, de la santé, de l'inégalité sociale et raciale et des problèmes religieux.

Le respect dû aux jeunes, la contestation féminine, le mythe des races, le contrôle des naissances et le concept de normalité et de responsabilité individuelle représentent autant de questions qui méritent d'être reconsidérées à la lumière d'une conception objective de l'homme.

Dans chacun de ces domaines, l'élaboration d'une nouvelle éthique et d'une politique réellement sociale devra s'accompagner d'une formulation critique d'un certain nombre de concepts biologiques dont nous avons souligné l'importance : concept d'empreinte, concept de la variabilité individuelle et du caractère unique de l'individu, prise de conscience de la contrainte que représente le conditionnement social, un cadre global de mécanismes par lesquels l'environnement intervient sur le développement de la personnalité.

Autant et plus encore que dans le domaine de la psychologie appliquée, l'importance et la signification profonde de l'orientation actuelle de la psychobiologie me paraît appartenir au domaine de la philosophie de la vie. L'épanouissement de nos connaissances en ce qui concerne le comportement animal – ce terme étant pris dans son acception la plus large – a conduit les biologistes à s'intéresser à un certain nombre de problèmes longtemps considérés comme l'apanage de la philosophie et de la théologie : l'illusion dualiste, la confrontation de l'homme et de l'animal, l'affrontement avec la maladie et la mort.

Vingt-quatre siècles après Socrate, l'homme n'a acquis qu'une assez maigre connaissance de lui-même. Un siècle après Darwin, l'idée que le premier homme est sorti de la cuisse de Jupiter et la première femme de la côte d'Adam ne l'éclairent guère plus que la fable du péché originel et le cauchemar ou le songe d'une assez improbable résurrection.

L'image que nous pouvons aujourd'hui nous faire de notre mentalité est désormais inséparable des structures révélées par les premières acquisitions de l'expérimentation psychophysiologique. Les données dès à présent en apparaissent singulièrement suggestives :

— La coexistence et les interférences entre mémoires génétique et transactionnelle ;

— La superposition du cerveau reptilien paléo-encéphalique et du cerveau mammalien néo-encéphalique coiffant les structures spino-médullaires ;

— Le concept des trois états de vigilance (veille, sommeil et sommeil paradoxal) ;

— Les hypothèses concernant les fonctions distinctes dévolues aux deux hémisphères cérébraux.

Les concepts classiques de la dualité de l'âme humaine sont largement dépassés. Freud lui-même, songeant au péril d'une représentation antiscientifique de l'univers, a affirmé le caractère unique du Vrai, en refusant d'admettre qu'il pût exister une quelconque vérité philosophique ou religieuse *« dans laquelle la science n'eût rien à voir ».*

Et de même qu'il n'existe pas deux vérités, il n'existe pas non plus deux cultures. Le vrai problème ne réside pas dans la prétendue « dualité » de la culture mais dans la nécessité de redresser une culture bancale et de protester contre une inculture satisfaite d'elle-même.

Le biologiste qui se penche sur l'étude du comportement animal reste émerveillé par la richesse du domaine déjà exploré et par l'importance et la variété des voies qui restent ouvertes à son investigation.

En concluant ce bref rapport, je pense que mon impression dominante est celle de la surprise en constatant qu'une approche strictement mécaniste de l'étude des fonctions cérébrales, bien loin de nous porter à une vision arbitrairement limitée et simplifiée de l'esprit humain, a remis en question les grands problèmes de la psychologie en en faisant apparaître les nouvelles dimensions.

A. Freedman. – Thank you, Professor Bovet for your stimulating and global approach to the problems of biology and behaviour. I certainly think you have given guidelines and made a number of important statements ranging from your commitment to a monist interpretation in problems of memory, the various approaches of analysing behaviour in the animal models ; then you have brought it forward to the relationship between animal experimentation and man, indicating certain values and applications that the animal experience may give ; and then asserting the very great need for a review of many crucial social issues and the great importance of animal psychology ; and lastly indicating the need for a very broad approach to the very complex problems of behaviour.

We shall now move on towards individual presentations by the members of the panel who will address themselves either to aspects of Professor Bovet's presentation or to some other areas to expand in the presentation we have heard.

Professor Dobzhansky, of Davis University, will now present his statement on basic genetic factors in the behaviour of the animal species.

Th. Dobzhansky. – It is most certain that every person whom we meet is different from every person met before, even so-called identical twins are not really identical.

The question is raised : are the differences between people like differences between individuals of any other animal species, hereditary or environmental ?

This formulation of the question is fallacious because every characteristic which we may study, morphological, physiological or psychological, always has in it both genetic and environmental components.

The most important thing I can do here is to try to bring in some clarity in the basic concept of what is meant by a hereditary or genetic difference.

To say that a given character is hereditary does not mean that this character is irreversibly determined and is not subject to modification by the environmental agents. With respect to behaviour characters, this is more true than with respect to others, because behaviour in general and human behaviour in particular, have been set by natural selection during the evolutionary process in such a way that they are plastic, sensitive, modifiable by environmental agencies.

In the case of man, this should be particularly clear and particularly important. Man is a creator and creature of his culture. The most important quality for a human being is the ability to accept training and instruction. This is a necessary part of the process of socialization or acculturation of the human being in preparation for his occupying a place in his society.

Here I would like to emphasize a difference between the human species and animal species. In some animal species, particularly domesticated ones, the behaviour is selected for a given purpose ; a race-horse has a nervous structure which would make it totally unfit to serve as a draft-horse, and a draft-horse would win no races. Man, on the contrary, is selected for educability.

As you are all familiar, this problem of genetic causation of differences between human beings has produced a highly emotionally charged reaction in probably all countries, particularly in the country from which I am coming. Let me then repeat again and emphasize : heredity of behaviour is not fate, it is conditioning. People are not determined to be good or to be bad. People are determined to be able to become good or bad, depending on their environment.

And further, a particularly strong emotional reaction is produced by the assertion of some people that in a statistical average sense, some groups of people on the average show a higher or a lower degree of some psychological characteristic, that which is measured by the so-called I.Q., intelligence quotients or any others.

In this respect, it is fundamental to remember that the inter-group differences, the differences between the group averages are extremely small, are of a smaller order of magnitude than differences between individuals within each group. In other words, an individual of group A who by some criteria is rated as most intelligent will certainly be more intelligent than the average for any other group, and vice versa. The lower individual score, while it may be lower than the mean for the group, will always be of a different order ; that is to say the mean score will be higher than the lowest individual score for any group.

Let me then conclude by re-emphasizing what I have already stated : the genetics of behaviour, particularly human behaviour, is not rigid determination, but rather a conditioning, with which an individual enters his lifetime.

A. Freedman. – Thank you, Professor Dobzhansky for your stimulating presentation of the basic concepts of genetics and behaviour.

Professor Dobzhansky has really addressed himself to a number of crucial issues. One of the vexing questions in many countries is that of the heredity of intelligence ; and he has certainly pointed out some concepts that will be very important in approach to this rather difficult topic.

Moving along rather logically in this presentation from the fundamental characteristics, Professor Paul Mandel, who is director of the Centre of Neurochemistry in Strasbourg will discuss basic biochemistry of memory and of learning.

P. Mandel. – La perte de la mémoire avec l'âge préoccupe beaucoup de gens. Une bonne mémoire est souvent un facteur fondamental de réussite dans notre société ; c'est à travers les événements mémorisés ou imprimés que l'individu s'adapte à d'autres êtres humains et l'importance de cette adaptation va croissant. Autant d'observations pour expliquer le désir de connaître les mécanismes de la mémorisation et les enthousiasmes qui sont à l'origine des conclusions hâtives concernant les bases moléculaires de la mémoire.

Les progrès considérables de la neurophysiologie et de la biologie moléculaire ont évidemment conduit à la recherche d'une base organiciste de la mémoire. Ce concept est aisément suggéré par les pertes de mémoire consécutives à des lésions limitées du cerveau, à des chocs électriques ou à l'administration de certaines drogues dont on ne peut concevoir l'effet sur l'immatériel.

Le modèle neurophysiologique général admis, comme vient de le rappeler M. Bovet, propose une phase initiale de constitution de circuits neuronaux et une deuxième phase de codage moléculaire. Ainsi s'est-on orienté vers la recherche d'un répondant moléculaire, d'un engramme mnémonique, qui assure le stockage et la restitution des informations.

Malheureusement, les recherches sur les bases moléculaires de la mémoire ont été victimes d'une confusion entre la mémoire génétique incluse dans les macromolécules d'acide désoxyribonucléique qui détermine la structure spécifique d'un individu, sans rien oublier, et la mémoire transactionnelle qui stocke les informations exogènes.

Curieusement, certains auteurs allant trop vite en besogne ont rapporté, chez des animaux, surtout des rongeurs, un accroissement de l'acide ribonucléique ou de la synthèse d'acide ribonucléique dans certaines cellules nerveuses au cours de l'apprentissage et du conditionnement. On est même allé jusqu'à injecter de l'acide ribonucléique à des personnes âgées pour améliorer leur mémoire. L'effet « thérapeutique » des fortes doses d'acide ribonucléique injectées pourrait s'expliquer par vasodilatation secondaire. L'A.R.N. injecté ne peut traverser la barrière hémoencéphalique. Il est dégradé essentiellement dans le foie, libérant des mononucléotides, lesquels déphosphorylés fournissent des nucléosides. Un de ces nucléosides, l'adénosine, est un vasodilatateur puissant susceptible à la rigueur d'améliorer les performances en favorisant la circulation cérabrale.

Les observations expérimentales concernant le rôle éventuel de l'A.R.N. dans les phénomènes de mémorisation appellent de sérieuses critiques.

La première :

Chaque cellule nerveuse produit 3 000 à 4 000 molécules d'A.R.N. différentes ; si l'apprentissage ou la mémorisation se traduit par une production d'un nouvel A.R.N., comme cela a été postulé, les techniques disponibles ne permettent absolument pas de le détecter. En fait, progressivement, on a trouvé les erreurs dont les expériences étaient entachées.

La deuxième :

Toutes les expériences d'apprentissage s'accompagnent d'un stress et tout stress provoque une stimulation globale de la biosynthèse d'acide ribonucléique du cerveau ; il ne s'agit pas d'un effet spécifique sur la mémoire.

Enfin, il faut que, pour le nouvel A.R.N. synthétisé à la suite d'une mémorisation, existe une matrice dans l'acide désoxyribonucléique de l'individu ; cela veut dire qu' *a priori* toutes les informations que l'on va recueillir – noms de personnes rencontrées, numéros de téléphone, *etc.* – sont inscrites dans notre matériel génétique et, par voie de conséquence, dans le matériel génétique de nos ascendants, ce qui est évidemment absurde.

Ainsi l'on peut conclure qu'à l'heure actuelle il n'existe aucune expérience valable en faveur d'un rôle de l'acide ribonucléique comme engramme de la mémoire et de nombreux arguments plaident contre cette hypothèse.

En recherchant un candidat valable pour le stockage de la mémoire, on pense évidemment aux protéines ou glycoprotéines. En vérité, ces macromolécules peuvent, de par leur structure, offrir un nombre de variantes quasi infini répondant au nombre infini d'informations à retenir. De plus, des changements conformationnels sont compatibles avec les délais et la souplesse qu'exige un engramme de mémoire.

Cette perspective a tout d'abord inspiré des expériences de transfert de mémoire. En injectant à des animaux naïfs des broyats ou extraits de cerveau d'animaux qui ont appris une tâche, certains auteurs croyaient avoir transféré la mémoire de cette tâche. Malheureusement, de nombreux laboratoires étaient incapables de reproduire ces expériences. D'ailleurs, les erreurs commises ont été progressivement mises en évidence.

Il en est de même pour les expériences qui attribueraient à une protéine spécifique du cerveau le rôle d'engramme.

Ainsi les expériences très élaborées qui ont abouti à l'isolement de petites molécules protéiques, telle la scotophobine qui conférerait à l'animal la mémoire d'une tâche définie, n'ont pu être reproduites dans de nombreux laboratoires très compétents. L'interprétation des expériences réussies devrait, je pense, être révisée.

Il n'en reste pas moins qu'un ensemble de faits bien observés paraît démontrer que l'intégrité de la synthèse protéique du cerveau est nécessaire pour qu'une mémorisation stable puisse avoir lieu. Des substances qui bloquent spécifiquement la synthèse protéique perturbent l'établissement d'une mémoire de long terme.

On a tenté de rapprocher les mécanismes moléculaires de la mémoire et ceux d'un autre type de mémoire cellulaire répondant à une influence extérieure : la production d'anticorps. Malheureusement, les hypothèses formulées s'appliquent difficilement au fonctionnement du cerveau.

Devant la difficulté de dégager, dans les expériences d'apprentissage, le mécanisme moléculaire qui les commande, d'autres voies de recherche ont été abordées.

Les résultats de l'analyse génétique du comportement, en particulier la mise en évidence, chez des souches consanguines de souris, des différences nettes et reproductibles, ont ouvert une nouvelle voie pour l'étude des bases moléculaires de la mémorisation et de l'apprentissage.

On peut, en effet, rechercher les corrélats biochimiques des différences dans l'aptitude à l'apprentissage avec des animaux qui n'ont pas subi les stress du conditionnement, qui sont élevés et maintenus dans des conditions aussi superposables que possible.

En s'inspirant des résultats de l'analyse génétique du comportement obtenus par M. Bovet, nous avons entrepris l'étude des corrélats biochimiques de l'aptitude à l'apprentissage chez diverses souches de souris.

Je retiendrai seulement des résultats concernant les médiateurs chimiques de l'influx nerveux. Comme, malheureusement, la présentation concernant les médiateurs nous manquera, il m'appartient de résumer très brièvement de quoi il s'agit.

Les médiateurs ou transmetteurs sont des petites molécules libérées au niveau des petites terminaisons nerveuses et sont responsables du transfert de l'information d'un circuit neuronal à un autre ou qui déclenchent l'action d'un effecteur, par exemple la contraction d'un muscle.

Certaines de ces molécules sont responsables de l'état de veille ou sommeil. D'autres règlent l'état du tonus musculaire. Certaines communiquent au muscle la contraction ; d'autres inhibent l'activité des neurones responsables de diverses fonctions.

La connaissance des mécanismes de synthèse ou de dégradation de ces médiateurs permet d'influencer, à l'aide d'agents chimiques, leur concentration dans divers sites du cerveau et de modifier ou de rapprocher de la normale certains comportements humains.

L'étude des médiateurs dans des zones bien définies du cerveau de diverses souches de souris se distinguant par leur aptitude à l'apprentissage a permis de mettre en évidence des différences nettes et reproductibles. De plus, le croisement entre des souches ayant un niveau de performances élevé et des souches ayant de mauvaises performances fournit des animaux chez lesquels on note un parallélisme entre le comportement et les corrélats biochimiques constatés chez la souche parentale, dont le descendant a hérité le comportement. Il importe de souligner que cela a été obtenu pour des zones du cerveau qui sont précisément présumées intervenir dans l'intégration de certaines fonctions jouant un rôle fondamental dans les comportements.

Ainsi, à la différence des conditions d'étude du comportement chez l'homme, où nous n'avons ni souche consanguine ni environnement rigoureusement standardisé, on peut, chez les souches consanguines de souris, mettre en évidence des corrélats biochimiques déterminés génétiquement qui évoluent parallèlement et qui apparaissent parallèlement à leur niveau de performances.

Cela n'exclut pas de loin les effets de l'environnement. Rappelons les expériences de Rosenzweig qui a montré, il y a de nombreuses années, que, suivant l'environnement dans lequel on place des petits rongeurs, on observe des modifications morphologiques et biochimiques sensibles au niveau du système nerveux central. Nous avons étudié également certains corrélats biochimiques du système nerveux chez des souches consanguines de rats élevés tantôt dans un environnement standard, c'est-à-dire simplement dans une cage, tantôt dans un environnement psychosocial dit riche, c'est-à-dire une cage avec des jouets dans laquelle le nombre d'afférences était évidemment beaucoup plus élevé. Nous avons constaté des modifications reproductibles hautement significatives de certains corrélats biochimiques au niveau de certaines zones du système nerveux central.

Ainsi, qu'il s'agisse de facteurs héréditaires ou d'effets d'environnement, on trouve des répercussions à l'échelle moléculaire qui peuvent, dans une certaine mesure du moins, expliquer les différences de comportement.

Les macromolécules interviennent sans doute par des mécanismes que l'on ignore encore dans le phénomène de mémorisation. Les médiateurs y participent, par des mécanismes que l'on commence à peine à entrevoir. Mais le chemin qui reste à parcourir est encore très long : nous manquons en effet de beaucoup de données fondamentales sur les mécanismes élémentaires du fonctionnement du cerveau. Il y a tout lieu de penser qu'avec les progrès des connaissances de ces mécanismes élémentaires, nous pourrons également avancer dans nos connaissances sur les bases moléculaires de la mémoire, de l'apprentissage et du comportement.

A. Freedman. – Thank you, Professor Mandel, for delineating for us the biological basis of a very fundamental psychological process, two processes : that of learning and that of memory, and also having accepted the additional task of talking about neuro-transmitters.

Now, we move to the biological basis of a somewhat more complex aspect of behaviour, which will be presented by Professor Pierre Karli of the Neurochemical Institute in Strasbourg, who will speak to us about aggressive behaviour.

P. Karli. – Messieurs, que nous apprennent les données de la biologie du comportement dans le domaine de l'agressivité, de la violence, dans la perspective qui nous intéresse ici, celle du devenir de l'Homme ?

Je n'ai pas la prétention de pouvoir répondre pleinement, en l'espace de quelques minutes, à une question aussi vaste et aussi complexe ; mais je voudrais en dégager deux aspects très généraux qui me paraissent essentiels et qui sont complémentaires.

1. – Si des facteurs génétiques contrôlent étroitement le développement, largement préprogrammé, du répertoire comportemental de tout organisme vivant, l'utilisation qui est faite par l'organisme des différents éléments de ce répertoire dépend, dans une large mesure, des

interactions avec l'environnement. Et c'est chez les mammifères supérieurs, et singulièrement dans l'espèce humaine, que cette plasticité du développement comportemental est la plus grande.

Mais, même chez des espèces situées au bas de l'échelle des mammifères (à savoir les petits rongeurs de laboratoire), on constate les faits suivants, pour n'en citer que deux :

– On peut obtenir par sélection génétique des souches de souris agressives et des souches de souris non agressives. Mais on peut ensuite abolir, ou même inverser, ces caractéristiques comportementales d'origine génétique, en manipulant les conditions de l'environnement, et plus précisément en contrôlant les conséquences qui découlent, pour l'animal, de toute conduite agressive ;

– Par des lésions cérébrales qui augmentent la réactivité émotionnelle ou qui réduisent les facultés d'adaptation émotionnelle, on peut faire apparaître chez le rat une agressivité marquée à l'égard des congénères ou à l'égard d'une autre espèce, par exemple la souris. Mais là encore, l'évolution post-opératoire du comportement dépend souvent des conditions de l'environnement social dans lequel on place les animaux opérés.

2. – Dans de nombreux cas, les conduites agressives ne sont d'aucune façon l'expression d'une quelconque agressivité innée mais elles ont une signification d'ordre instrumental ; elles constituent l'instrument que l'organisme a appris à mettre en œuvre ;

– Soit pour obtenir quelque chose qu'il recherche, quelque chose de plaisant, de gratifiant ;

– Soit pour mettre un terme à quelque chose à quoi il cherche à échapper, quelque chose de déplaisant, de stressant, de frustrant.

Trois faits expérimentaux parmi beaucoup d'autres :

– On choisit deux rats pour leur placidité, pour l'absence de toute agressivité spontanée. On leur implante une électrode dans l'aire hypothalamique latérale, dans le système dit de récompense, de « plaisir ». Chaque fois qu'un animal présente une velléité d'agression, on le « récompense » en stimulant le système de renforcement positif de plaisir. Et on développe ainsi chez les animaux une agressivité de plus en plus marquée, car cette dernière est devenue « payante » ;

– On apprend à un rat à obtenir une friandise en appuyant par exemple cinq fois sur un levier, et cet apprentissage est vite réalisé. A un moment donné, la friandise n'est plus délivrée lorsque le rat appuie sur le levier ; et on apprend à l'animal que ce levier ne fournit à nouveau la friandise qu'à partir du moment où il aura violemment agressé un congénère, à l'égard duquel il ne présentait jusque-là aucune agressivité spontanée. Le rat apprend très rapidement à agresser son congénère pour obtenir ce qu'il recherche, c'est-à-dire que le levier lui fournit à nouveau la friandise désirée ;

– En stimulant électriquement certaines régions du cerveau, on peut créer chez le rat une expérience affective déplaisante, aversive. Si une souris se trouve près de lui à ce moment-là, il l'agresse et la tue. Mais si on donne au rat la possibilité d'arrêter la stimulation en appuyant simplement sur un levier, le rat apprend très vite à le faire et, dès lors, il n'agresse plus la souris lorsqu'on met la stimulation en route.

Certes, des facteurs génétiques contrôlent le développement de la réactivité émotionnelle et celui des facultés d'adaptation émotionnelle et sociale. Certes, nous pouvons modifier l'expression de ces facteurs génétiques, si nous estimons devoir le faire, en mettant en œuvre les moyens que nous donnent actuellement la psychopharmacologie et la psychochirurgie. Mais les situations stressantes, frustrantes et agressogènes, c'est nous qui les créons. Et la valeur instrumentale des conduites agressives, c'est encore nous qui en donnons journellement l'exemple.

Ne demandons donc pas à la biologie de nous fournir quelque remède-miracle contre le déferlement de la violence. Et surtout ne demandons pas à la biologie de nous fournir quelque bouc-émissaire commode (par exemple, quelque chromosome surnuméraire) qui permette de nous donner bonne conscience à bon compte.

Quitte à énoncer une évidence des plus banales, il faut répéter avec force qu'il nous appartient de faire un choix fondamental : ou bien un monde plus fraternel où règne un peu plus de chaleur humaine, ou alors la jungle où sévit la loi du plus fort. Mais, de grâce, laissons là l'hypocrisie trop courante qui consiste à réclamer à cor et à cri ce monde plus fraternel tout en pratiquant intensément, avec plus ou moins de cynisme ou d'inconscience, la loi de la jungle. Dans ce domaine, comme dans beaucoup d'autres, le Devenir de l'Homme sera ce que nous aurons la lucidité et la volonté de le faire.

A. Freedman.– Thank you, Professor Karli. We shall now move on to complete this phase of the presentation with a continuation of the aspects we have been studying. Professor Seymour Kety from Boston, U.S.A., will discuss certain aspects of behavioural genetics.

S. Kety.– Thank you, Professor Freedman. Because of the limitations of time, we can only briefly examine what is known about the role of genetic factors in some aspects of human behaviour. I find it interesting that we see much there to support the comments which were made by Professor Bovet and Professor Dobzhansky.

We can begin to rank the behavioural traits or the human disorders regarding which there is genetic evidence.

If we start with those where the evidence is clearest that genetic factors account for a very large proportion of the variance, we find specific disorders where the mode of transmission seems to be quite clear, and where specific enzymatic defects have been discovered ; and as examples of that, we might cite phenylketonuria or homocystinuria. There are a large number of these metabolic errors which are associated with disturbances in mental or nervous functions.

We can then move down the scale and identify disorders in which the mode of transmission seems to be fairly clear and compatible with a clear genetic mode, but where the enzymatic defect has not yet been clearly established.

One example of that is Huntington's chorea, where the dominant monogenic mode of transmission seems to be quite clear, although at the present time we have mere hypotheses of what the enzymatic defect may be.

Suppose we move now to disorders of higher nervous activity, disorders of cognition and of affect. We come then into the area of the major mental illnesses, schizophrenia or manic-depressive and other affective disorders.

What is the state of the evidence at the present time for the operation of genetic factors in these serious mental illnesses ?

In the case of schizophrenia, there have been studies on adopted populations. My colleagues and I have been carrying out such a study for ten years on a total national sample of adopted individuals numbering nearly 15 000, in whom we have identified 74 who can be agreed upon as schizophrenic.

We have then been able to trace their biological and adoptive relatives, with suitable controls. What we have found, in every kind of break down which we have made in that sample and with different means of ascertainment, including hospital records and exhaustive interviews, is a significant concentration of schizophrenia in the biological relatives of the schizophrenics, but not in their adoptive relatives and not in the biological relatives of the controls.

Thus, I think the evidence is clearer than it has been for the operation of genetic factors to a significant extent in the transmission of schizophrenia.

The best evidence which we have is found among the biological paternal half-siblings, of which we have a substantial number and who do not share the same uterus or the same early mothering with the schizophrenic index case. Among these there is also a high concentration of schizophrenia, but only in those who are related to the schizophrenics. These have only a father in common, and are related in no other way. They do not even know of the existence of their adopted half-sibling, with whom they did not share any environmental influences including *in utero* and neonatal environments.

In the case of the affective disorders, there has always been evidence from twins of a concordance rate that is higher in monozygotic twins than dizygotic twins, but that kind of evidence has often been susceptible to alternative explanations.

Recently there has been an emphasis upon the possibility that manic-depressive psychosis exhibits a sex-linkage. There have been a number of studies which indicate a low incidence of father to son transmission of manic-depressive psychosis, which is compatible with an X-linked characteristic. There are other studies in which the trait appears to be associated with other X-linked characteristics when they exist such as colour-blindness or an X-linked blood group.

Although, in the case of the major mental illnesses, the evidence is good that genetic factors operate significantly in a high proportion, the homogeneity of these illnesses and the mode of transmission has not been established.

When we come to some of the other mental disorders such as the personality disorders or psycho-neuroses, the evidence for the operation of genetic factors is less compelling and explains much less of the variance.

Finally, when we come to normal intellectual quality or intelligence, we find that there has been much heat but little light, in terms of the quality of the evidence, the control of variables, and the ability of the evidence to rule out alternative hypotheses.

At the present time, I think one can say that there is evidence which suggests, as one would have predicted, that genetic factors account for a substantial amount of the variance in human intelligence, but also evidence that environmental factors are of probably equal importance. Nor am I aware of compelling evidence that the genes associated with intelligence are also associated with any racial characteristics.

We find genetic factors to operate in disorders of structure, or in disorders of the chemical machinery of the brain. But in those areas where man is unique ; in the storage of information and the utilization of stored experience to guide behaviour, we find the genetic factors are much less important. They may affect the storage capacity or the efficiency of the storage mechanisms, but the quality of the content depends on life-experience.

It is important, in considering the social implications of neuro and psycho-biology to recognize this distinction between the mechanisms which encode, process, store and utilize information, and the information itself. There will some day be a biochemistry or a biophysics of memory but not of memories. Where these biological processes are impaired by disease, one might expect that continued research may lead to their restoration, but only rarely will means be found to improve upon normal functions.

It may be useful to examine the social implications of present neurobiological knowledge and that which may accrue in the foreseeable future, in the light of the discontinuity which exists between the biological mechanisms of the brain and the information it contains. If that information is stored in the complex interaction of billions of neurones, it is obvious that the neuronal structure of a decision or of a voluntary act is vastly more complicated than the amino-acid sequence of any protein, and its reconstitution on synthesis in neurobiological terms equally remote.

Those who are enthusiastic about the possibility or concerned about the hazards of human *"cloning"* or other types of genetic manipulation in man must surely recognize that in the case of the brain and behaviour, what will emerge from even the most successful of such attempts will be an organism similar in potential, but also similar in sophistication to that of the newborn. The amelioration of behaviour disordered by disease and inappropriate to the life experience of the individual may increasingly be achieved by physical or chemical correction of the machinery of the brain. But that does not necessarily indicate a corresponding danger that other aspects of behaviour will be manipulated in the foreseeable future with comparable tools.

Most of the meaningful behaviour of man is determined not by the machinery of the brain but by the values, motivations, thoughts and prejudices which are based upon the experience and the education of the individual. No drug I can think of can add new information to that store, and no possible placement of electrodes can create the necessary circuits. Those who have wanted to control human behaviour in the past have not waited for drugs or electrical stimulation or genetic engineering, but have found it disconcertingly effective to manipulate education, information, rewards and punishment to suit their aims.

I would venture to say that the greatest technological contribution to the control of human behaviour was made over 500 years ago in the invention of the printing press. In modern times, comparable achievements will be found in the development of radio and television.

Manipulation of the brain by biological techniques would involve such drastic invasions of the privacy, the integrity and the rights of the individual that in their application, behavioural control would have been accomplished even if the electrodes carried no current and if the pills were placebos.

The biological sciences are beginning to provide understanding of the machinery of the mind as well as of the body and where it is defective to improve it. While we wait with impatience or with concern for the identification of a new bio-chemical process or the development of a new drug or technique which will improve or control our minds, the intellectual development of each individual, like his risk of illness or of death, is constantly being influenced and largely determined by fairly commonplace, understandable and modifiable processes that affect where and how he is born, under what conditions he develops, what he is fed and taught and what physical, chemical and intellectual components he finds in his lifelong environment.

A. Freedman.– Thank you, Professor Kety. The several presentations we have heard, the emphasis on the complexities of behaviour and the many factors that enter into it give us caution as regards any easy assumptions that might be made. We have had many illuminating ideas presented.

Unfortunately, with the passage of time, I feel we must forego a discussion period now but adjourn it to the end of the presentations. And although I am sure there are many issues raised in the minds of our panel as well as the audience, let me move on to the second group of papers.

The next presentation is by Professor Jung, of Berlin, on psychopharmacology, who also discusses questions of regulation and social approach.

F. Jung.– Monsieur le Président, mes chers collègues,

Je voudrais reprendre, si vous le voulez bien, ce que nous a dit le professeur Mandel et reprendre également les idées énoncées par le professeur Kety.

Quant aux fondements biologiques des composés de psychotropes, je crois qu'il faut, là, montrer quels sont les résultats biochimiques concernant les substances de transmetteurs et, à mon avis, il faut parler à la fois d'expériences que l'on peut appliquer, que l'on peut faire passer de l'animal à l'homme, mais uniquement dans certaines conditions. En effet, ne l'oublions pas, l'homme est un animal social. La base sociale, pour un être humain qui est un être social, a été particulièrement bien éclairée dans sa complexité par le professeur Kety et, cette complexité, jamais nous ne pourrons la résumer à un modèle quantitatif ; il est impossible de la réduire à un modèle quantitatif. Et, bien sûr, pour la psychopharmacologie ou pour une socio-pharmacologie qui risque de surgir dans l'avenir, cela suscite des problèmes particulièrement épineux.

Tout d'abord, nous avons eu la révolution scientifique et technique et il y a eu aussi une révolution sociale. Il s'agit là d'un processus qui, sans aucun doute, intéresse chacun d'entre nous. Ces deux types de révolution ont modifié nos conditions de vie et nos travaux de façon considérable et, avec cette nouvelle forme de neurophysiologie, nous ne nous sommes peut-être pas adaptés à ces modifications. Dans l'ensemble de notre environnement se produisent donc des mutations et cela, dans notre vie, nous confronte à ce que j'appellerai une évolution biologique qui est tout à fait différente de ce qu'elle avait été jusqu'à maintenant par le passé et à laquelle nous répondons d'une façon qui n'est peut-être pas adéquate.

Je crois qu'il s'agit là d'un fait qui est assez comparable à ce qu'a évoqué mon collègue ici présent, lorsqu'il a parlé du comportement social des souris agressives. Lorsque, par exemple, des êtres humains ou des animaux se retrouvent dans des conditions qui sont pratiquement insupportables, c'est le cas.

Dans le domaine de la psychopharmacologie, nous avons un certain nombre de moyens qui permettent de corriger ces effets : par exemple, de lutter contre le stress, contre les situations stressantes. Mais ce que je voudrais dire c'est que nous ne pensons pas suffisamment, nous ne réfléchissons pas suffisamment aux conséquences que peuvent avoir ces manipulations dans le domaine social.

Et je voudrais dire la chose suivante. De même que la douleur, dans le domaine somatique, est une frustration, la mauvaise conscience, le stress ne sont, en fait, que des symptômes qui sont symptomatiques d'un malaise au niveau de notre société. On peut, bien sûr, lutter contre certains symptômes avec différentes drogues psychotropes mais, en fait, si le phénomène ne se produit plus, le mal reste et, même s'il se produit une modification, les réactions d'adaptation peuvent devenir encore pires qu'elles ne sont. Et dans tous les pays industrialisés, je pense qu'il s'agit là d'un danger qui est non négligeable. Nous faisons des études sur tout un ensemble de problèmes mais je pense qu'il s'agit là d'un danger social pour la société. Il faut adopter là un point de vue critique au niveau de la société, et je pense donc qu'un ministre des Affaires étrangères, par exemple, qui serait traité par ce type de drogues psychotropes, serait tout aussi dangereux que n'importe quel criminel.

Il y a un deuxième aspect que je voudrais souligner. Notre comportement est déterminé, dans une large mesure, par les informations que nous acquérons déjà au niveau périnatal sous la forme d'empreintes par exemple, sous le sens du concept employé par le professeur Lorenz, sous la forme de modifications nerveuses centrales et, plus tard, sous la forme de l'éducation, de l'instruction, *etc.* Et je pense que cela a fait l'objet de trop peu d'études. Nous n'avons pas étudié suffisamment la façon dont des psychotropes agissent lorsque, au cours de ce processus - car il s'agit là d'un processus biochimique -, des drogues psychotropes sont administrées. Il faudrait voir quels sont les changements qui interviennent : par exemple, en ce qui concerne les œstrogènes, notamment dans la période périnatale chez les rats. Je pense que l'œstrogène, en fait, peut avoir une incidence très importante sur le comportement sexuel lorsqu'un rat, par exemple, reçoit des œstrogènes peu avant la mise bas, il tend à avoir un comportement homosexuel, par exemple, et cela tient peut-être à ce que la mère, peu avant l'accouchement, a reçu des œstrogènes.

D'autre part, sur une époque assez prolongée au cours de la vie d'un homme, un certain nombre d'empreintes se produisent et je pense qu'il faudrait alors faire preuve d'une certaine prévention, qu'il faudrait adopter une attitude préventive.

D'une façon générale, je pense que l'influence de ces psychotropes n'est étudiée que dans leurs effets immédiats et, sur la base de ce processus, je pense qu'il s'agit là d'un élément qui peut influer sur le devenir de l'homme, sur le futur de l'homme. J'ai le sentiment qu'on voit ici se façonner un horizon qui est comparable à celui que façonnait, par exemple,

Huxley dans *le Meilleur des mondes.* Je pense qu'il s'agit là d'une très lourde responsabilité parce que c'est nous qui avons développé, mis au point ces différentes méthodes, ces différents moyens qui jouent un rôle dans la médecine.

Bien sûr, il ne faut pas voir l'avenir en noir, jouer les Cassandre, mais je crois qu'il faut veiller à ce que nous développions une coopération active au niveau des différents organismes pour définir un certain nombre de règlements sur l'utilisation de ces produits, de ces psychotropes, afin de limiter l'utilisation de ces drogues, afin que cette utilisation soit réservée aux spécialistes et non pas au profane, que l'on ne puisse pas acheter ces drogues dans n'importe quelle pharmacie sans aucune autorisation car il s'ensuivrait, en fait, des effets extrêmement nocifs pour l'ensemble de la société.

Il s'agit donc là d'assumer une responsabilité qui est particulièrement lourde mais que nous devons prendre en charge.

A. Freedman.– Thank you, Professor Jung, for your most interesting presentation.

Now we shall move on to another aspect of psychopharmacology : the future psychopharmacology, presented by Professor Gerald Klerman, Boston, U.S.A.

G. Klerman.– Mankind has used substances with central nervous system action for all of recorded and pre-recorded history. The anthropologists tell us that almost every society known to them uses some potion, brew or ferment or plant extract for a lot of purposes : religious, medical, psychological, punitive and behaviour control.

Modern interest in these drugs began over 100 years ago with the discovery in Western Europe of the actions of drugs like cannabis, coca and the opiates, and the synthesis of morphine as part of the discovery of modern pharmacology.

Psychopharmacology as a scientific discipline began with two discoveries since World-War II, the discovery by Hofmann in Basel of the actions of L.S.D., and the therapeutic value of chlorpromazine, demonstrated in Paris by the group including Laborit, Delay, Deniker and Doctor Pichot with his associates, who have worked with many different neuroleptics.

The discovery of these new drugs, particularly the neuroleptics, has radically revolutionized clinical psychiatry and has changed the treatment not only of schizophrenia but also of depression, mania, anxiety states.

From the scientific point of view, the discovery of these drugs has stimulated a rapprochement between clinical psychiatry and neurobiology, and has brought about an acceleration of exchange between laboratory investigators in neurochemistry and neuropharmacology, not only with the students of abnormal behaviour, such as psychiatrists, but the students of normal behaviour.

Currently interest focusses on the central nervous system neurotransmitters, since most of the drugs which we now are involved in treatment have their action in part on the synthesis, storage, release, uptake or degradation of the monoamines, most of which are considered to be putative neurotransmitters. The most prominent here are dopamine, norepinephrine and serotonine.

For example, most of the current research on the possible biochemistry of schizophrenia starts from the actions of the neuroleptics on dopaminergic systems, and these dopaminergic actions have already been established as the mechanism for extrapyramidal effects, and the extrapyramidal effects while side-effects may provide a clue for dopaminergic antipsychotic actions, as proposed by Snyder, and others.

Similarly, in the affective disorders, especially manic-depressive illness, the most accepted heuristic hypothesis postulates for the action on norepinephrine and/or serotonines. We can speak of sophrinal and lithium in terms of their actions on central regulations of neurotransmitters.

These are immediate consequences of the new psychopharmacology. But looking to the future, let me make some predictions as to where we may be going in psychopharmacology.

First as regards therapeutics. As Doctor Kety has indicated, the prospects are that the major mental illnesses, schizophrenia and manic-depressive disease, which may account for as many as 1 to 3 % of the population in their prevalence (not an inconsiderable group in the population at large) most probably have a genetic basis and a biochemical mediation, and we look forward to a rational pharmacal therapy of these major mental disorders.

What the prospects are for the psychopharmacology of other disorders like psychopathy, or neurosis, or anxiety is beyond our ability to speculate at this time. But the indications would be that even disorders like phobia or depressive states of the mild neurotic sort, while based on experience, may be modified by biochemical means and pharmacologic agents.

Turning from therapeutics, I predict that pharmacology will extend its knowledge not only to abnormal disease states but to understanding the basic apparatus of normal mental functioning. As Bovet and Mandel have told us, memory, learning will become understood as biochemical phenomena, and perhaps enhanced by appropriate pharmacologic methods.

Similarly one can predict better knowledge of the basis of sexual drives, of appetite and also perhaps of aggression as Doctor Karli has indicated.

If we do develop drugs which can influence memory, learning, sex, food drives and aggression, they will have immense social consequences and will generate ethical and social debates as significant for the next generation as the current controversies over genetic manipulation or contraception. Perhaps Professor Pichot can illuminate our insight into this. Up to now, it is my conclusion that few scientists have come to grips with these issues as well as the novelists, particularly H.G. Wells or Aldous Huxley, and I would hope that a conference like this can stimulate us to build upon the novelists to a further understanding of the consequences for society of such drugs.

My third prediction is that we will see a broadening of the definition of mental illness and the extension of the scope of activities of psychiatry and mental health professions. And here I am pessimistic about the future of mankind in view of the trends of the population crisis. As urbanisation and industrialisation increase with the population expansion both in the developed and under-developed nations, we can predict unfortunately increases in anxiety, tension, guilt, depression, hostility and stress.

The well-known research on the consequences of deprivation and crowding in animals will unfortunately have their consequences in human behaviour, probably with even an increase in the aggressive behaviour that Doctor Karli has indicated.

The human evolutionary mechanisms for handling intense emotional discharges are limited in their capacity. These evolutionary mechanisms derived when mankind was living in small stable groups and hunting and gathering societies, and biological adaptation via new mutations and natural selection is apparently too slow to help us in the next 100 years, if the predictions are correct of the crisis facing our species through the success of the species and population growth.

Therefore man must rely on his social and cultural adaptation ; and the traditional social institutions for coping with stress and emotional discharge had been the extended family, religious myth and institutions, and local support groups such as the neighbourhood or the tribe. But as these supports become less available with urbanisation and secularisation and migration, we will be faced with crisis, as predicted, and increased emotional tension with inadequate coping mechanisms.

Doctor Karli indicated the danger of a reversion to the law of the jungle. I am as concerned as he is about the dangers of agressive drive, but I do not think the jungle is the appropriate metaphor : what aggressive behaviour exists in the jungle is the action of individual predators on each other. The fear that I have for mankind is that of group agressive behaviour, in which large group mechanisms control the rate at which the sweets are delivered not to your mice but to us ! And the two institutions which have evolved for the past two hundred years to deal with mankind's problems, namely the national State and the multinational cooperation, do not give me proofs, for our country, that they will reduce man's aggressive drive or provide emotional support.

In this context, my fourth prediction is a greater use of psychopharmocologic agents to assist individual men in coping with these types of emotional states. While I share Professor Jung's concern, my prediction is that there will be an increase in the use of drugs like alcohol, tobacco and cannabis. We have already evidence that in the past 15 years, drugs such as vallium, librium and meprobamate have the largest rate of increase of consumption compared to any other class of pharmacologic agents. And this rise in increase of consumption is occurring in every industrialized nation for which there is data.

And the prediction that I have is that there will be an increased seeking of drugs like vallium and librium and if anything there will be increased pressure upon the pharmaceutical industry to come up with equivalents, because the potential market is as large as the population of mankind.

Professor Jung is concerned about the social and moral consequences of such developments and proposes more governmental regulation. I am not as sure as he is that governmental regulation is the answer. But I do share his prediction that these drugs will be used increasingly by humans to deal with emotional states such as anxiety, tension, stress. It is ironic that these emotions come into play as man attempts to adapt to environmental threats to his own survival that are the consequence of his own creation.

This creates inherent dilemmas for us as biologists, but more so as human citizens.

A. Freedman.– It is pleasing to see our panelists addressing themselves not only to the crucial issues but trying to engage with the discussion of others. We will be hearing more of this as we go on with the discussion.

Now however, we will hear from Professor Pichot, of Paris, who will address himself to the topic of ethics and behavioural modification.

P. Pichot. – Le malaise que ressentent les psychiatres dans de nombreux pays devant les attaques auxquelles est soumise leur spécialité, dont on conteste même parfois jusqu'à la légitimité, oblige, si nous voulons envisager le futur, à se pencher sur les aspects éthiques d'une activité dont le but est la modification de comportements considérés comme pathologiques, afin d'en atténuer la déviance et d'aboutir, si possible, à restaurer ce qui est considéré comme la normalité.

Il convient tout d'abord de souligner, comme l'ont fait avant moi plusieurs participants à ce Colloque, qu'il est absolument artificiel d'envisager isolément aspects biologiques et psychologiques puisqu'une modification du milieu – par exemple sous la forme d'un apprentissage – va transformer la structure nerveuse et, par conséquent, les modes de réaction ultérieurs à l'environnement. Par là même, il aura des conséquences identiques à une action biologique directe – par exemple sous la forme de l'administration d'une drogue psychotrope ou d'une intervention psychochirurgicale.

D'autre part, dans le cadre du problème que je voulais évoquer, celui des rapports entre aspects éthiques et modification du comportement, c'est-à-dire, en définitive, de la responsabilité morale du psychiatre dans le cadre de la recherche et de l'action thérapeutique, se pose immédiatement la question des limites du domaine médical.

Si, en effet, personne ne conteste que le médecin ait le droit et le devoir de soigner un malade, on peut, à juste titre, lui reprocher de s'arroger un pouvoir dans un domaine qui n'est pas le sien. Je ne discuterai pas ici, en raison de la brièveté de mon intervention et de la complexité de l'arrière-plan du problème, de la position des antipsychiatres en ce qui concerne les psychoses. L'immense majorité des médecins psychiatres considère que le comportement psychotique, et plus particulièrement schizophrénique, est pathologique, et que notre devoir est d'utiliser les moyens thérapeutiques que nous estimons le mieux appropriés pour le réduire.

En revanche, il est une série de domaines beaucoup plus difficiles. Historiquement, la première mesure thérapeutique psychiatrique a consisté, au début du XIX⁰ siècle, à placer les malades mentaux dans des institutions particulières et à les y maintenir jusqu'à leur guérison. Ce type d'intervention avait une triple légitimation : la protection du malade, la protection de la société, et l'efficacité thérapeutique. Mais, de la sorte, le psychiatre se trouvait placé dans une position unique en médecine puisqu'il était le seul à pouvoir priver un malade de sa liberté et à le soigner contre sa volonté. Or il est certains des troubles du comportement devant lesquels on peut légitimement se poser la question de savoir dans quelle mesure la déviation, qui est essentiellement une inadaptation sociale, relève véritablement de la médecine ou plutôt de sanctions pénales, ou peut-être ni de l'une ni des autres. Les controverses actuelles montrent l'actualité du problème. Pour notre part, nous considérons que l'adhésion au modèle médical en psychiatrie, malgré toutes les attaques dont il est aujourd'hui l'objet, et la prudence dans les interventions dans des domaines non médicaux, doivent permettre d'obtenir un *consensus* pour résoudre une situation qui est extrêmement difficile.

Car si les limites à la privation de liberté, en tant que mesure thérapeutique, font déjà problème, la même question est aujourd'hui posée en ce qui concerne les interventions biologiques. L'électrochoc, la psychochirurgie, la chimiothérapie ont été et sont violemment contestés, au même titre, d'ailleurs, que des méthodes psychothérapiques telles que la thérapeutique comportementale ou *"behaviour therapy."*. Là encore, nous pensons que, dans la mesure où le sujet dont on veut modifier le comportement est un malade, dans celle où le médecin a pesé soigneusement les avantages et les inconvénients de la méthode, il est de notre droit et de notre devoir de l'employer. Mais il faut reconnaître qu'il est des domaines frontières où l'exercice de notre responsabilité est difficile. Certes, les accusations portées contre la recherche pharmacologique, accusée d'avoir mis à la disposition de l'homme de nouveaux aliments à sa soif toxicomaniaque, sont irrecevables. L'alcoolisme ou la consommation du tabac ont quantitativement une dangérosité pour la santé sans commune mesure avec celle des toxicomanies modernes, et il est trop facile à la société de trouver dans la condamnation de la recherche biologique un alibi à sa tolérance économiquement intéressée.

Mais, en revanche, en tant que médecins, nous devons nous interroger, avec le professeur Klerman, sur la légitimité des recherches et des prescriptions concernant les drogues telles les sédatifs de l'angoisse et les hypnotiques dont la consommation est souvent le fait de sujets dont le malaise n'appartient probablement pas au domaine médical.

Comme l'ont fait aussi bien le professeur Jung que le professeur Klerman, on peut reprendre l'utopie d'Aldous Huxley dans *Brave New World,* et se demander si le rôle des médecins est de devenir des fabricants et des distributeurs de soma, pour transformer les hommes en *epsilons* heureux. Ce sera peut-être – le professeur Klerman l'a dit – le problème éthique de notre spécialité dans les cinquante prochaines années.

Les problèmes éthiques fondamentaux qui se posent ne concernent qu'accessoirement les sujets malades. Certes, du fait que la maladie mentale grave prive le sujet qui en est atteint de son libre arbitre, le psychiatre se trouve dans une position particulière mais qui n'est pas fondamentalement différente de celle que rencontre celui qui soigne un jeune enfant ou un comateux. En outre, dans la mesure où les méthodes qu'il a à sa disposition sont susceptibles de modifier également des comportements dont la nature pathologique peut être à bon droit discutée, il est de son devoir de s'interroger sur les limites de l'exercice de son action. Les psychiatres – et, en cela, ils n'échappent pas à la loi commune – peuvent parfois être tentés par l'exercice de leur pouvoir. Mais celui-ci concerne un domaine, celui du comportement, où, plus que dans tout autre, se situent et se rejoignent la science et la morale.

C'est ce qui en fait la difficulté, mais qui nous dicte, en même temps, notre devoir.

A. Freedman. – Thank you, Professor Pichot, for your presentation.

Now, our vice-chairman Professor Lhermitte will address us on some applications of animal experimentation and other topics, including some ethical problems.

F. Lhermitte. – J'aimerais essayer de me poser trois questions d'ordre général quant aux fondements biologiques des comportements.

La première question est celle-ci : dans quelle mesure peut-on transposer à l'homme les connaissances que nous avons acquises sur l'animal ? Puisqu'il n'est pas concevable d'expérimenter sur l'homme dans le but de satisfaire une simple curiosité scientifique, il est évident que les recherches portent sur l'animal. Cette obligation a des forces, mais elle a aussi des limites. Le cerveau humain, chacun le sait, n'est pas un organe d'un genre nouveau. Dans sa structure, donc dans ses modalités fonctionnelles, il est analogue à celui du monde animal ; mais, du fait de l'apparition de structures nouvelles qui sont propres à l'homme, les différentes pièces constitutives du cerveau des animaux ne deviennent plus que des maillons dans des chaînes de systèmes comportant des ensembles et des sous-ensembles de neurones de plus en plus compliqués.

Il en résulte deux notions. En premier lieu, plus l'on s'approche des processus fondamentaux des activités nerveuses, plus il est facile ou plus il est permis d'y trouver des analogies entre l'animal et l'homme, peut-être même des similitudes : cela au niveau moléculaire, au niveau des constituants fondamentaux de la cellule nerveuse, et aussi au niveau de la transmission synoptique, qu'elle soit étudiée du point de vue électrologique ou sur ses bases biochimiques ; c'est déjà considérable. En second lieu, plus on étudie les systèmes fonctionnels complexes, même ceux de la motricité, ceux du recueil des informations, du traitement des informations sensorielles, *a fortiori* des conduites comportementales, de l'intelligence et de la vie affective, plus la transposition de l'animal à l'homme est difficile, c'est une question de bon sens. Et, pourtant, il faut se rappeler que ces systèmes propres aux animaux existent chez l'homme, même si ces systèmes se trouvent dominés par des structures nouvelles qui modulent et inhibent les formations nerveuses inférieures ; le comportement des animaux nous apporte l'image simplifiée des comportements humains.

A cet égard, les apports de la neurobiologie et de la psychobiologie sont considérables. Ils nous ont montré le rôle de certaines structures et de certaines formations nerveuses dans divers comportements ; ils nous ont indiqué la place respective de l'inné et de l'acquis ; le rôle de l'environnement en tant que facteur déterminant de changements moléculaires dans la structure des neurones ; enfin les bases biochimiques des acquisitions. Autant de connaissances qu'il n'est sûrement pas possible d'obtenir à partir du cerveau de l'homme.

La deuxième question que je voulais me poser est celle des problèmes de morale médicale ou d'éthique médicale engendrés par les traitements. Je ne veux pas à nouveau exposer la question de la chimiothérapie puisque le professeur Klerman et le professeur Pichot l'ont déjà évoquée. C'est vrai qu'il existe un dilemme qu'il est difficile de régler et qu'il renferme autant de possibilités d'espérance que de dangers et de craintes.

Je ne veux pas non plus insister sur toutes les thérapeutiques de modification du comportement par un programme préfabriqué d'environnement. Çela, tout de même, mérite qu'on s'y arrête un instant. En 1973, voilà ce qu'a écrit Mc Connel : *« Nous devons remodeler notre société de telle sorte que nous soyons entraînés dès notre naissance à vouloir agir comme la société désire que nous agissions. »* Il y a là, à mon sens, un mélange de naïveté car c'est vraiment négliger la part individuelle et génétique de chaque individu ; il y a assurément aussi une part de danger.

Je voudrais plutôt insister sur les problèmes éthiques de la psychochirurgie. La psychochirurgie remonte maintenant à bien longtemps : la lobotomie date d'avant la Seconde Guerre mondiale ; vers les années 1950, la psychochirurgie était vraiment délaissée et ses indications extrêmement limitées. Depuis ces dernières années, elle bénéficie d'un regain d'actualité. Pourquoi ? D'abord, par suite du progrès extraordinaire des connaissances sur la structure du cerveau des animaux. Ensuite, grâce au progrès technique, à savoir que, à côté des sections, des amputations de différentes parties du cerveau, on peut maintenant introduire des microélectrodes là où on veut détruire, stimuler, et cela pendant aussi longtemps que l'on veut. Bien plus, on peut perfectionner le système et adapter un ordinateur miniaturisé placé sous la peau et ayant en lui-même un programme tel que, recevant telle ou telle décharge d'une électrode implantée dans le cerveau, il adresse à ce cerveau un nouveau message, de telle sorte que le cerveau est à la fois un terminal périphérique et l'imprimante d'un petit ordinateur.

Or, ce renouveau d'actualité de la psychochirurgie a créé dans différents pays, en particulier aux Etats-Unis, un grand émoi. Des cris d'alarme ont été lancés depuis déjà plusieurs années et la plupart des organisations psychologiques des Etats-Unis se préoccupent de ces questions d'ordre éthique.

Pourquoi donc, tout d'un coup, cette inquiétude ? Il est assez facile de répondre. Il faut reconnaître que la démarche de la neurochirurgie en matière de psychochirurgie est une démarche délicate, que toute erreur est une erreur grave au nom de la liberté de l'individu et du respect que l'on doit à l'intégrité de sa vie mentale. Je connais ces erreurs : on a ainsi sectionné les hippocampes à la face interne des lobes temporaux, déterminant une amnésie totale et irréversible ; on a détruit les amygdales à la face interne des lobes temporaux, modifiant complètement le comportement affectif du sujet ; on a implanté des électrodes dans l'hippocampe pour le stimuler, dans l'hypothalamus pour détruire ou bien stimuler certaines formations, celle du plaisir par exemple, dans l'intention de désintoxiquer certains drogués. Et, quand on ajoute à cela que la population qui a subi ces interventions est composée de sujets qui sont souvent des enfants hyperactifs, anxieux, que bien souvent ces sujets ont été recherchés dans des hôpitaux psychiatriques, dans des orphelinats ou dans des prisons, on reconnaîtra volontiers que l'acceptation par le sujet d'une telle intervention n'est pas valide et que, parfois, elle est aux limites du chantage.

Il est donc vrai qu'il y a là une nouvelle éthique scientifique à créer. Il faut sûrement renforcer les exigences des connaissances théoriques avant de proposer des interventions chirurgicales qui reposent sur une assimilation trop simple de l'animal à l'homme ou qui reposent même sur de simples hypothèses théoriques. Malgré toutes ces réserves — et elles sont importantes –, je dois reconnaître qu'on ne doit pas condamner, dans son principe, la psychochirurgie. Tout réside dans les conditions selon lesquelles elle sera appliquée.

La troisième question que je me propose de me poser est la suivante : est-ce que les connaissances en matière de psychobiologie ne nous amènent pas à réviser le concept de l'homme dans l'univers ? Selon un humanisme traditionnel qui, d'ailleurs, n'est pas purement occidental, la conception de l'homme repose le plus souvent sur des doctrines et des idéologies qui sont fondées sur la psychologie traditionnelle (ou bien sur son expansion quelque peu plus moderne qu'est la psychanalyse), sur la métaphysique, sur les religions, voire sur la politique. Il n'y a guère de place pour la biologie, c'est-à-dire pour la connaissance objective du cerveau, du développement de ses systèmes fonctionnels en relation réciproque avec l'environnement.

Il me paraît nécessaire d'inverser le poids de ces facteurs. L'homme est un élément de la nature ; en tant que tel, son étude est abordable scientifiquement ; en tant que tel, il doit être compris comme un composé biologique dont la personnalité dépend des mécanismes biologiques de son cerveau. Le cerveau de l'homme, à la naissance, est une puissance potentielle, sa destinée est de s'autoconstruire. En grande partie libéré de la prison du code génétique, il rencontre d'autres prisons : celles qui dépendent des différents milieux dans lesquels il est placé et des différentes expériences qu'il vit. C'est là où il faut faire porter l'effort. On peut sûrement modifier l'environnement ; on peut sans doute essayer de s'approcher de l'objectif suprême qui serait d'obtenir une certaine plénitude de l'homme et non pas aller vers le rêve ou le cauchemar d'un surhomme.

Je ne sais pas si l'homme de demain sera plus libre ou plus enchaîné que celui d'aujourd'hui, mais je suis bien assuré que les connaissances biologiques fondamentales, loin de nous effrayer, sont nécessaires et rassurantes pour comprendre l'homme. Et, mises à part les bavures qui sont le corollaire de toute action, je crois que, comme depuis toujours, la connaissance de la nature entraîne, avec elle, le respect de la nature.

A. Freedman. – Thank you, Professor Lhermitte. We have heard a very rich presentation of members of the panel. It had been my assignment to try to bring this to an end by discussing biology and the future of psychiatry.

Without biology, psychiatry has no future. Particularly if you define biology as that branch of knowledge which treats of living organisms. In its broadest sense, it thus includes zoology, botany, physiology, morphology, genetics, embryology and allied sciences. Put another way, biology is the science of organisms, an inquiry into the nature, continuance and evolution of life. In Herbert Spencer's classification of the general concrete sciences, biology occupies a central place with its foundation in chemistry and physics and leading on to psychology and sociology. Biology and normal or abnormal behaviour are inextricably interwoven.

However, to emphasize the central role of biology in behaviour is not to negate or minimize the social, environmental or experiential contributions. Emphasizing a distinction between biological factors on the one hand and the psycho-social on the other, is to establish a false dichotomy. It is a sad and irrational return to the Greek distinction of mind and body or medieval notions of the separation of the soul and the body. It is curious that this dichotomy should return at the present time, since in the earlier part of the century it largely disappeared from philosophical discourse.

In his *Human Knowledge, Its Scope and Meaning*, Bertrand Russell emphasizes that the mind-body dilemma is nothing but a linguistic misconstruct, *"mental"* and *"physical"* being merely different words and languages in describing the same phenomenon. Schools of thought which are anti-intellectual, anti-scientific and anti-psychiatric – collectively they may be termed irrationalist – seek to split asunder mind and body. The irrational position in regard to the field of psychiatry can be summed up in the notion that human behaviour cannot be investigated by scientific means, but can only be explained by arcane metaphysical experiences and beliefs. Thus, in accordance with the ancient mind-body dichotomy, they distinguish between the cerebral and the emotional, the conscious and the intuitive, or the empirical and the rhapsodic. To understand behaviour, the irrationalists declare that cerebral, conscious or empirical approaches are irrelevant and misleading. True reality, they assert, can only be determined by subjective, emotional, intuitive or rhapsodic revelations. The irrationalists have been able to convince large sections of the population, including many professionals and persons from all parts of the ideological spectrum, of the validity of their approach and the failure of the scientific approach.

Thus, the trend of the times, as well as logic, compel all those who are dedicated to comprehending and helping those who are mentally ill to synthesize the biological variables with the social, experiential and environmental ones and to resist any model which tends to separate them. These variables are intimately related ; they are two sides of the same coin. New models which will be developed must recognize that all experience, or absence of experience, has its biological representation in the central nervous system. That is to say : experience molds structure. Lack of experience – deprivation – leads to failure of development of synaptic junction and, thus, also molds structure.

A formulation of one possible new model might emerge from the following considerations. Unfortunate, unpleasant, or emotion-laden experiences, stored as memories and accumulated, will produce defects in perception of experience, construction of thought, imagination or phantasy so that memories of past experiences and immediate stimulus-bound representations are combined in a manner that causes fear, anxiety, depression, rage or other distress for the individual.

Another class of disorders with a similar end-point may develop because of defects in the machinery of the brain so that the combination of memories, phantasies and stream of thought result in behaviour that is consistently abnormal or inappropriate. One can conceive of certain parts of the brain being over-excitable, or under-active, so that the content of thought or affect is biased in either direction ; or feed-back mechanisms are not properly exercised so that emotional consequences of mental experience cause difficulty. Thus, we see a dual model of mental disorder delineated. One aspect describes psychiatric abnormalities arising from proper functioning of the brain processing abnormal material ; while the other aspect describes malfunction of the brain machinery processing normal material. Actual clinical cases may well be a combination of these two aspects.

This model indicates the future direction for research and conceptualization. Future research must intensify its efforts to develop a biology of learning, a biology of memory, a biology of phantasy and imagination. Mental phenomena are produced by the brain and, therefore, particular neurophysiological and neuropsychological observations are related to subjective experience. To be of help to the psychiatrist who treats mental illness, future research must delineate in depth the basic processes involved in the development of mental illness. I am referring here again to memory, learning and affective state. We know a good deal about information storage, coding and retrieval, but there is a gap beyond this. How do the cells, that are fired by a stimulus, generate the subjective experience which is caused by the impact of stimuli upon the organism ?

The search must move beyond stimulus-bound experience. In the future, attention must be turned to thinking, to imagination, even to phantasy. Moving beyond stimulus-bound experience, future researchers will be able to explain how thought, imagination and phantasy consist of releasing a reflection of awareness of stimuli in the absence of such stimuli, of relating events into combinations different from those that are conventionally experienced, of distorting stimuli from the forms in which they normally impinge upon us. It is on the basis of such work that a science of normal and abnormal behaviour will be developed that can advance our knowledge and lead to improved therapeutic intervention. Future models will synthesize psychosocial experience with biology, since each is a reflection or another aspect of the other.

These new and complex models will have to incorporate advances in many fields, including genetics, development, neurophysiology, neurochemistry, psychodynamics, sociology and anthropology. In the future, one will be able to parcel out the contribution of various factors, rather than be preoccupied with one factor in any particular clinical state. Thus, one cannot be exclusively concerned with the genetic component when considering the vulnerability of individuals to bipolar manic-depressive disorder or schizophrenia. Genetics is only one of the etiological components, although a very important one. But consideration must also be given to the ecological, developmental, learning, internal environment, and neurophysiological components. Historically, even in recent years, one sees a waxing and waning of the importance attributed to any one factor, but little attempt has been made to bring them together in one holistic model. Thus, it is the *interaction* of all these components which is crucial to the investigation of a mental disorder.

Dramatic and unanticipated developments are certain to occur as all the important factors contributing to behaviour are interdigitated in holistic theories. Then we will be able to determine in a rational fashion how various physiologic, pharmacologic and psychologic modalities may alter behaviour ; or how altering behaviour can modify physiology and metabolism.

Our future ability to influence learning, memory and the affective state also must lead us to serious concern for the social consequences. Those very methods of altering behaviour which will be most useful therapeutically may conceivably be used in dangerous ways by those who have no regard for humanity. This is a burden all scientists bear. But we must anticipate in order to avoid the misuse of our discoveries.

To sum up, the immediate task is to develop a model that synthesizes psychosocial experience with biology in the comprehension of normal and abnormal behaviour. This will make possible intensified research in many fields, including neurochemistry, neurophysiology, genetics, development and psychology, and their application to the clinical state in a fashion heretofore not possible. With new models, new interrelationships and ramifications will become evident. Man's behaviour is the most complex field that challenges mankind. Now that space exploration is well under way, one can safely predict that between now and the year 2000 the most startling advances will be made in the fields of normal and abnormal behaviour. Undoubtedly, this development will lead to the fullest comprehension of mental illness and its treatment.

However, there are limitations in the future development, and this has been emphasized by our speakers. We must have a certain amount of humility in regard to what we may do. It can be summed up in the thought that the work of 1 000 psychiatrists for 1 000 years might clearly be undone by one individual or one group of individuals in power, in one minute.

We will now open the floor for discussion by the members of our panel in regard to each other's discussion and then hopefully turn to some of the questions that have been submitted.

F. Lhermitte. – Je voudrais présenter une remarque et discuter un deuxième point.

La première remarque s'attache à l'un des sujets du rapport introductif. Le professeur Bovet a insisté sur l'importance des motivations sensorielles dans les comportements et même dans la construction ou l'élaboration de la personnalité. Il est fondamental de souligner l'importance de ces informations sensorielles. Il y a là une nécessité biologique pour que le cerveau élabore ses montages ; c'est une nécessité pour le cerveau d'être « alimenté » en nouvelles informations.

Cela, d'ailleurs, me rappelle une phrase du grand psychologue J. Piaget : « *Plus un enfant voit et entend, plus il a envie de voir et d'entendre.* » Ce qui est parfaitement vrai. Et quand on réfléchit aux expériences d'isolement sensoriel chez les hommes, avec toutes les désorganisations de l'esprit, les hallucinations, les aberrations de l'intelligence que cet isolement provoque, il est clair que l'esprit humain, pour maintenir son équilibre normal, doit être sans cesse en rapport avec les informations extérieures qu'il reçoit pour les organes des sens.

Je voudrais maintenant poser une question à M. Mandel. J'ai trouvé que vous étiez bien sévère pour l'hypothèse selon laquelle les événements que nous vivons seraient mémorisés par le code génétique ou par un code voisin. Je ne suis pas un expérimentaliste, donc je ne suis pas à même de critiquer les expériences sur lesquelles cette doctrine se fonde. Mais je peux tout de même en discuter le bien-fondé théorique.

Du point de vue théorique, il y a deux remarques qui me semblent s'imposer. D'un côté, le système A.D.N. – A.R.N., ou un système voisin, n'est pas aussi rigide qu'on le dit. L'immunité acquise fait bien intervenir un système de ce type. De plus, les virus oncogènes ont la possibilité de coder l'A.D.N. en modifiant l'A.R.N. Le code génétique peut donc être marqué par une information nouvelle.

D'un autre côté, si l'on se place du point de vue du neurologue et du neurophysiologiste, quelle différence y a-t-il, pour le cerveau, entre un comportement inné et un comportement acquis ? Je n'en vois pas de fondamentale. Lorsque j'essaie de comprendre ce que peuvent être les patterns comportementaux du cerveau d'une abeille lorsqu'elle construit sa ruche, d'une araignée lorsqu'elle tisse sa toile et des oiseaux lorsqu'ils réalisent leurs migrations en fonction des étoiles, je ne vois pas de différence, pour le cerveau, entre de tels comportements innés et d'autres comportements qui sont le résultat d'apprentissages.

Je suis dès lors tenté de penser qu'il existe une similitude dans les systèmes de codage des uns et des autres.

A. Freedman. – Professor Bovet, do you wish to answer the first part of Professor Lhermitte's question, and then Professor Mandel will answer the second part.

D. Bovet. – Les motivations sensorielles ont une importance fondamentale et je pense que c'est une des raisons pour lesquelles la psychologie animale est intéressante actuellement : c'est qu'elle est en mesure d'apprécier, de mesurer et de suivre l'effet de ces motivations sensorielles.

M. Mandel a fait allusion aux expériences de Rosenzweig et, là aussi, on voit l'effet des stimulations du milieu ambiant se traduire en une augmentation de l'épaisseur du cerveau ou en des modifications chimiques et morphologiques du cerveau.

A ce propos, je voudrais mettre la question sur un plan un peu plus dangereux et demander jusqu'à quel point l'effet de ces médicaments psychotropes qui sont si sévèrement jugés par certains d'entre nous n'entre pas, justement, dans cette possibilité de l'individu de modifier sa tonalité affective, de recréer – non pas dans le monde extérieur parce que c'est souvent difficile pour des raisons pratiques – dans son milieu intérieur, d'enrichir sa personnalité.

Dans ce sens, je voudrais être un peu plus libéral que ne l'ont été certains des rapporteurs, et je me demande si le médicament psychotrope en particulier n'est pas un élément de notre culture et si le médecin a le droit de le refuser parce qu'enfin, de ma culture, je reçois le stress de la vie urbaine, la fatigue, le bruit, la difficulté de rejoindre la tranquillité de la nature ; je pense que de ma culture aussi, au XXᵉ siècle, je dois recevoir la possibilité de diminuer mon tonus selon des mécanismes qui, comme l'a montré le professeur Klerman, sont physiologiques parce que le médicament n'intervient finalement que pour modifier des niveaux de médiateurs chimiques physiologiques ou pour modifier les transmissions synoptiques qui sont fondamentalement modifiables.

Et c'est en partant de cette remarque de M. Lhermitte que je voudrais me demander si, réellement, il est aussi important que ça de mettre entièrement sous le contrôle d'une personne extérieure, d'une autorité extérieure – médecin ou pharmacien – l'usage des médicaments. Et je pense que, dans l'avenir – puisque nous parlons de l'avenir –, il serait mieux de faire une éducation du public et d'apprendre à chacun d'user avec prudence et avec sagesse des médicaments qu'il a à sa disposition. Et un certain nombre d'expériences récentes, en particulier dans les toxicomanies, ont montré que le public averti des dangers d'une substance psychotrope, des différents hallucinogènes, sait parfaitement régler son activité.

A. Freedman. – Professor Mandel, perhaps you would like to add a few remarks ?

P. Mandel. – Dans notre discussion, nous étions gênés par l'insuffisance de nos connaissances du fonctionnement du système nerveux, en retard par rapport à l'urgence des réponses aux questions posées par les maladies mentales et par les besoins de la neuropharmacologie. Ainsi a-t-on des problèmes compliqués à résoudre et on ne dispose pas des éléments fondamentaux pour les aborder, je dirai même souvent pour les poser en termes clairs. Anticiper et insister sur les inconvénients de la neuropharmacologie ou de certaines thérapeutiques psychiatriques avant de connaître, dans ses détails, le fonctionnement du cerveau, est simplement prématuré.

En ce qui concerne les deux questions précises : pourquoi ne pas accepter l'hypothèse du code génétique intervenant dans la mémoire, je dirai que cette hypothèse, jusqu'à présent, n'a pas pu se défendre et n'a pas pu fournir des éléments expérimentaux objectifs de sa validité. Le jour où des expériences valables nous seront communiquées, on les acceptera bien entendu. Toutefois, nos connaissances actuelles de biologie moléculaire rendent cette hypothèse peu probable. Je pense également que les exemples qu'on cite par comparaison, la production des mutations et, surtout, la formation d'anticorps, sont pour le moins hasardeux. On cherche dans ce cas à expliquer un phénomène dont on ignore le mécanisme : la mémoire, par un autre phénomène qu'on ignore également, qui est le mode de production des anticorps.

Il me paraît donc plus prudent de s'abstenir dans ce domaine et de ne pas donner l'impression que l'on sait quelque chose alors qu'on ne le sait pas encore.

Deuxième question : y a-t-il des différences entre les bases biologiques du comportement inné et du comportement acquis ? Je dirai que l'environnement peut produire, chez l'individu, des variations moléculaires biochimiques biologiques que l'on observe également quand on compare les caractères innés des individus. Mais il n'en reste pas moins que, dans la situation précise d'animaux de souche consanguine, situés exactement dans les mêmes conditions – ce qui est loin de ce qui se passe chez l'homme –, la différence innée se traduit quand même par une différence dans le niveau réactionnel à l'environnement.

F. Lhermitte. – Ce n'était pas la question que je vous avais posée. Je pensais qu'il n'y avait pas de différence de nature entre les patterns, donc la mise en activité d'une multitude de neurones, selon qu'il s'agit d'un comportement inné ou d'un comportement acquis.

P. Mandel. – Là-dessus nous sommes d'accord. Les voies métaboliques ne sont pas différentes.

A. Freedman. – Professor Klerman, do you have a question ?

G. Klerman. – A brief comment : with regard to access to psychotropic drugs, two of our distinguished members of the round table have taken very opposite positions. Professor Bovet says that he feels one should have the right to free access without any intermediary. I would point out to him that with the three main psychotropic drugs, he has that right : tobacco, caffeine, alcohol, and probably cannabis.

Professor Jung is concerned about the social consequences of these drugs and advocates greater governmental intervention between the individual and access to drugs yet to be synthesised. Here, we have a major difference in social philosophy.

A. Freedman. – Thank you. I may call on Doctor Jung to answer, and also he may incorporate a question that was submitted by Professor Louis Lasagna : *« Doctor Jung says that if a Prime Minister feels a need for a sedative or a tranquillizer, he is less dangerous if he does not take the treatment. Does he feel the same way about whisky and soda ? Should this be a prerequisite for all politicians for validating their votes or their decisions ! »*

F. Jung. – Un Premier Ministre qui est malade et qui a mal à la tête devrait peut-être partir en vacances.

Cela dit, s'il ne peut pas partir en vacances, peut-être faudrait-il qu'il prenne un whisky. Nous aussi, d'ailleurs, nous devrions, ce soir, prendre un whisky.

Les décisions à prendre par un Premier Ministre et par un conducteur de voiture dans le trafic ne sont pas si critiques qu'il faille immédiatement avoir recours à la pharmacopée.

Il me semble que l'on ne peut pas résoudre les problèmes dans les conditions de vie actuelle de telle manière qu'on interdise entièrement la psychopharmacopée. Comment résoudre ce problème ? Il faut modifier les conditions sociales dans lesquelles nous vivons. Nous ne sommes pas seulement des êtres biologiques qui ne font que suivre certaines lois ; nous disposons aussi de la raison qui devrait nous permettre de corriger les conditions dans lesquelles nous vivons de telle manière que nous n'ayons pas besoin de la psychopharmacopée.

A. Freedman. – It is most gratifying that there has been so much interest and discussion and I am sure we probably could go on for the entire evening.

I have many questions that have been submitted. I think, Professor Kety, you have one, and then I am afraid we will have to conclude.

S. Kety. – There are two questions. One as to why I did not mention behavioural disorders associated with chromosomal defects. I would list them among the most definitely established of the genetic factors. I did not mention them because I was simply citing examples.

I have a very penetrating question from Doctor Motulsky who wants to know about the evidence based on adoption studies regarding genetic factors in alcoholism and particularly in criminal behaviour.

These were studies based upon our research in schizophrenia among an adopted population, but applied by other workers to problems of their interest. The genetic factors in alcoholism which were found by Goodwin and his associates were fewer than one would have imagined. The most definite of these was a tendency to chronic alcoholism which was found in the biological rather than the adoptive relatives of alcoholics.

Criminal behaviour is much more complicated. When one talks about criminal behaviour, one is not talking about a simple illness or even a trait. One is talking about anything that gets one in trouble with the law. Schizophrenics will have difficulties with the law because of their bizarre behaviour. Psychopaths will have difficultles with the law. So this is a very heterogeneous collection of traits and circumstances and disabilities which end up in the chance that the individual will be detected by the law. And what was found was a certain tendency for these to occur more in the biological relatives than the adoptive relatives of individuals with a history of criminal acts.

A. Freedman – I wish to thank all members of the panel for their participation and the members of the audience for their patience. It is always encouraging to end a session with a lot of questions unanswered and enthusiasm for pursuing it. I hope at some occasion we will be able to go further into these crucial questions. Thank you all.

RESUME

Cette table ronde était présidée par le professeur Freedman avec le professeur Lhermitte comme Vice-Président et le professeur Bovet comme rapporteur. Elle comprenait aussi les professeurs Al Bitar, E. Jung, Th. Dobzhansky, P. Karli, S. Kety, G. Klerman, P. Mandel et P. Pichot.

Après le rapport introductif, présenté par le professeur Bovet, les divers participants ont repris certains points de ce rapport pour les développer de façon critique. Le thème de cette table ronde ressortissait à une nouvelle discipline la neuro– et psychobiologie qui se trouve au carrefour de multiples disciplines. De fait, les divers participants appartenaient à des disciplines variées : neurophysiologie, psychophysiologie chez l'animal et chez l'homme, neurochimie, psychopharmacologie, psychiatrie et neurologie.

Trois directions principales se sont dégagées des exposés.

1.– Interprétation des comportements de l'homme à partir de connaissances scientifiques chez l'animal.

Tous les participants se sont accordés sur l'importance des enseignements que l'étude objective des comportements et l'étude biologique du cerveau des animaux apportaient sur la compréhension des comportements de l'homme ; avec cependant des limites qui tiennent aux différences des capacités fonctionnelles qui existent entre le cerveau de l'homme et ceux du règne animal, qui tiennent aussi à ce que le phénomène social prend chez l'homme des dimensions considérables.

Parmi les différents sujets exposés, il faut principalement retenir ce qui touche les rapports entre l'inné et l'acquis. Chez l'animal, il existe une relative unicité génétique des individus selon les espèces ; de plus, il est possible d'étudier l'action d'un facteur déterminé de l'environnement, ce qui permet une analyse rigoureuse de la réaction comportementale. A partir de modèles reproductibles, il est possible d'étudier les facteurs naturels de l'environnement qui aboutissent au comportement social de l'animal. Un exemple vaut d'être cité, celui des conduites agressives : le cerveau ne renferme pas de pulsions agressives proprement dites mais seulement des mécanismes nerveux qui, s'ils sont sollicités par des facteurs extérieurs de l'environnement, peuvent sous-tendre l'élaboration des comportements d'agressivité.

Chez l'homme, personne ne nie l'existence de facteurs génétiques et celle des acquisitions en fonction des conditions d'existence. On ne connaît pas de façon précise quel est le poids des facteurs génétiques, même pour des activités que l'on peut mesurer comme celles de l'intelligence. Il faut souligner, en revanche, l'importance et la complexité des facteurs de l'environnement qui conjuguent leurs effets pour créer la personnalité de l'individu (milieu social, expériences affectives, éducation, action didactique ou non). A sa naissance, le cerveau humain est une puissance potentielle. Sa destinée est de s'autoconstruire et cela en fonction justement des conditions de l'environnement, d'où l'importance de l'organisation sociale de l'éducation, de la pédagogie, *etc.* Peut-on aller plus loin dans la connaissance des fondements biologiques et des acquisitions ? Expérimentalement, il est déjà démontré que les facteurs de l'environnement provoquent des modifications moléculaires dans les neurones, mais on ne sait pas encore quelles sont les bases biochimiques de la mémoire et des acquisitions. Jusqu'à maintenant, l'interprétation du code génétique est une hypothèse plus séduisante que solide et qui n'a pas reçu de démonstration.

2.- *Avenir de la psychiatrie.*

Sans la biologie, la psychiatrie n'a pas d'avenir. Elle occupe une place centrale sur des bases chimiques et physiques la conduisant à la psychologie et à la sociologie. Vouloir faire la distinction entre les facteurs biologiques, d'une part, et les facteurs psychosociaux, d'autre part, c'est établir une fausse dichotomie.

Les écoles de pensée qui sont anti-intellectuelles, antiscientifiques et antipsychiatriques sont irrationnelles car elles distinguent l'esprit et le cerveau alors que ceux-ci sont les deux aspects d'une même unité.

En pathologie mentale il faut établir la synthèse des variables biologiques, d'un côté, et de celles tenant au milieu social, aux expériences et à l'environnement, de l'autre. Il faut ensuite repousser tout modèle qui tendrait à les séparer les unes des autres. Tous les nouveaux modèles doivent impliquer que toute expérience (ou l'absence d'expérience) ait une représentation biologique dans le système nerveux central. Des expériences néfastes ou nocives ou désagréables conduisent à une accumulation de traces mnésiques qui produisent les anomalies dans la perception de l'expérience, dans la construction de la pensée, de l'imagination et des fantasmes. Il convient aussi de distinguer les états de pathologie mentale selon qu'ils sont la conséquence des facteurs de l'environnement sur un cerveau biologiquement normal ou selon qu'ils sont directement liés à une anomalie biochimique de certains systèmes du cerveau.

Les recherches futures devront porter principalement sur la biologie de l'apprentissage, de la mémoire et même de l'imagination. Il est clair que des progrès en ce domaine introduisent de multiples disciplines : la génétique, le développement ontogénique, la neurophysiologie, la neurochimie, la pharmacologie, la psychodynamique, la sociologie et l'anthropologie. Dans l'avenir, on devrait se préoccuper de la contribution respective de ces facteurs variés plutôt que de l'étude d'un seul facteur dans un état mental particulier. A cet égard, le facteur génétique est seulement l'une des composantes étiologiques, même s'il a une grande importance. Il ne doit pas minimiser le rôle des autres facteurs. C'est l'interaction de toutes ces composantes qui constitue l'investigation cruciale d'un trouble mental.

3.- *Considérations éthiques.*

Le développement des connaissances biologiques et des moyens d'action sur le cerveau ont à l'évidence des conséquences sur l'individu et sur la société. D'un côté, celles-ci constituent un bienfait en ce sens que ces moyens d'action peuvent contribuer au progrès de la qualité de l'homme et de ses conditions d'existence. D'un autre côté, elles contiennent de réels dangers, en ce sens qu'elles peuvent conduire à la manipulation des comportements humains : des programmes environnementaux ont été établis pour déterminer tel ou tel comportement ; les drogues psychotropes modifient la personnalité ; la psychochirurgie, en détruisant certaines aires ou certaines formations corticales ou sous-corticales, désorganise de façon irréversible l'activité nerveuse de certains systèmes tels qu'ils s'étaient élaborés au cours de la vie. Sans nul doute, il faut souligner l'importance de ce problème et réfléchir à une nouvelle éthique fondée sur la morale médicale traditionnelle mais adaptée aux moyens d'action actuels. De toute façon, le médecin ne se trouve pas en face d'une alternative : son devoir est de guérir ou du moins de soulager des patients et ses décisions thérapeutiques doivent se fonder avec rigueur sur des faits scientifiquement indiscutables.

En bref, le comportement humain est abordable scientifiquement. La personne humaine est le résultat de l'activité des mécanismes biologiques du cerveau. Dans sa genèse, le rôle de l'environnement est déterminant.

Yves Agid.

SUMMARY

This panel was chaired by Professor Freedman ; Professor Lhermitte was Vice-Chairman and Professor Bovet rapporteur MM Al Bitar, F. Jung, Th. Dobzhansky, P. Karli, S. Kety, G. Klerman, P. Mandel and P. Pichot were on the panel.

The panel members took up and developed in a critical way some points of the introductory report presented by Professor Bovet. The theme of the discussion was neuro and psychobiology, a new discipline at the cross-roads of various other fields : neurophysiology; neurochemistry, psychopharmacology, psychiatry and neurology. Three main topics were discussed.

1. *Interpretation of human behaviour based on scientific knowledge of animals.*

All participants agreed on the importance of objective studies on animal behaviour and on the biology of the animal brain for understanding human behaviour ; this is nevertheless subject to certain limits given the differences in functional capacities between human and animal brains and the considerable importance of social phenomena on man.

Among the various subjects discussed, we should mention particularly the relationship between the inborn and the acquired. In the animal realm there is a relative genetic unity of individuals within the various species ; furthermore it is possible to study the action of a given environmental factor, which allows a rigorous analysis of behavioural reaction, with reproducible models it is possible to study the natural factors of the environment which lead to social behaviour in animals. We should mention an example : aggressive behaviour where there are no real aggressive predispositions in the brain, but only nervous mechanisms which, if excited by external environmental factors, can provoke aggressive behaviour.

In the case of human beings, nobody can deny that both genetic factors and acquisitions exist as a function of living conditions. The influence of genetic factors is not known very precisely even for activities which can be measured – like intelligence. However, one should underline the importance and the complexity of the environmental factors which contribute together to the creation of individual personality (social background, affective experiences, education, didactic or non-didactic action). A birth, the human brain is a potential power. Its fulfillment is dependent upon the conditions of the environment ; hence the importance of social organization, education, pedagogy, etc...

Is it possible to go further in the knowledge of biological foundations and of acquisitions ? It has already been shown experimentally that environmental factors provoke molecular modifications in the neurons, but we do not know yet the biochemical basis of memory and of acquisitions. So far, the interpretation of the genetic code is a more attractive than sound assumption and it has not yet been proved.

2. *The future of psychiatry.*

Without biology, psychiatry has no future. Biology has a central position ; it is a bridge between physics and chemistry on the one hand psychology and sociology on the other. To make a distinction between biological factors and psychosocial factors would be to establish an erroneous dichotomy. The anti-intellectual, anti-scientific and anti-psychiatric schools of thought are irrational because they make a distinction between the mind and the brain whereas they are two aspects of the same entity.

In mental pathology a synthesis must be made between biological variables and those variables which pertain to social background, experiences, and the environment. Any model tending to separate them should be abandoned. All new models must imply that any experience or lack of experience should have a biological representation in the central nervous system. Negative and unpleasant experiences lead to an accumulation of "mnesic", imprints which provoke anomalies in the perception of experience, the elaboration of thoughts, imagination and phantasms.

In mental pathology, a distinction should be made between cases which are the consequence of environmental factors acting on a biologically normal brain and those directly linked with a bio-chemical anomaly of some systems of the brain.

Future research should focus mainly on the biology of learning, memory, and even imagination. It is clear that developments in this field involve many disciplines : genetics, ontogenic development, neurophysiology, neurochemistry, pharmacology, psychodynamics, sociology and anthropology. In the future, attention should be paid to the respective contributions of these various factors rather than to the study of a single factor in a given mental state.

In this connection, the genetic factor is only one of the aetiological components, even if it has a great importance. It should not minimize the importance of other factors. The interaction of all these components must be incorporated in investigation of a mental disorder.

3. *Ethical considerations.*

It is obvious that the development of knowledge in biology and the means of action on the brain have consequences to man and society. On the one hand this is positive because these means can contribute to the improvement of the quality of man and his living conditions. On the other hand, this implies a real danger : these methods can lead to the manipulation of human behaviour : environmental programs have been developed in order to determine a given behaviour ; psychotropic drugs modify the personality ; psycho-surgery in destroying some cortical or sub-cortical formations disorganizes in an irreversible way the nervous activity of some systems as they had developed themselves in the course of life. Without any doubt, the importance of this problem must be underlined and we should think of a new ethic based on the traditional medical ethics but adapted to modern modes of action. In any case, the physician does not face an alternative : his duty is to cure, or at least to alleviate the patient's sufferings, and his therapeutical decisions must be rigourously founded on proved scientific facts.

To sum up, human behaviour can be studied scientifically. The human person is the result of the activity of the biological mechanisms of the brain. In its genesis, the role of environment is a determining factor.

écotoxicologie
et protection de l'environnement

ecotoxicology
and protection of the environment

Président du débat :
Richard T. Williams

Vice-Président :
René Truhaut

Rapporteurs :
Richard T. Williams et René Truhaut

Secrétaire :
Jean-Michel Jouany

Participants :
Saïd Al-Affar
Maurice Aubert
Alfred Balachowsky
Edouard Bonnefous
Alexis M. Chernukh
J.L. Dols
Gunther Eichhorn
Samuel Epstein
Roger Gautheret
M.S. Ghilarov
Friedrich Jung
Brice Lalonde
J. Lloyd Monkman
Jean-Marie Pérès
François Ramade
Granville Sewell
Heinrich Westphal
Bruno Yaron

R.T. Williams.– Ladies and gentlemen, shall we begin this session on ecotoxicology ? I shall ask Professor Truhaut to assist me. The point about this report is this : what I have done is to put down a list of points which could be discussed. But of course members of the round table can bring up other matters, because I am pretty sure that this list is far from complete in this report.

There occur in our environment a very large number of chemical substances which are normally regarded as foreign to living organisms. These include organic molecules of a wide range of chemical structures, often referred to as xenobiotics, and metals, especially heavy metals. Many of these substances are toxic to living organisms and it is the study of these and their impact on the life sector of the environment which comprises the field now referred to as "Ecotoxicology".

Types of chemicals in the environment.

The types of chemicals which occur in the environment can be separated into two main groups.

1.– Chemicals occurring naturally in food and water;

2.– Synthetic chemicals which are put into the environment deliberately.

There are an enormous number of xenobiotic compounds occurring naturally in food. For example, fresh orange juice is reported to contain 40 and an infusion of coffee over 200. Many of the xenobiotics occurring in food are toxic and it is claimed that they have produced greater known injury to man than all the synthetic chemicals which now occur in the environment. They include substances which may act as carcinogens, goitrogens, œstragens, teratogens, mutagens, haemolytic agents, antigens, antienzymes, antivitamins, lathyrogens, stimulants, pressor amines and depressants. There is no doubt that most of the toxicants which occur naturally in food have yet to be identified.

The number of synthetic compounds used by man tends to increase especially in the more sophisticated countries of the world. They are used in medicine, agriculture and industry and include drugs for health, cosmetics for beauty, detergents for hygiene, contraceptives for population control, pesticides in agriculture and in the control of vectors of disease, and chemical additives for food preparation and preservation. Some groups of these chemicals can be very large, as for example artificial flavours for which there is a choice of nearly 2 000 compounds.

Routes of contact between chemicals and organisms.

The contact between toxicants which occur naturally in food and organisms is unavoidable until it becomes clear what the foods contain and, if they contain toxic agents, the extent to which these toxicants occur. Random examples of such toxicants are aflatoxin in peanuts, nitrites and nitrates in water, a suspected teratogen in blighted potatoes and erucic acid in rapeseed.

The contact between organisms and synthetic chemicals can be either intentional or accidental. The compounds which get into the body because of their deliberate use include drugs, cosmetics, contraceptive pills and food additives. Those which enter the body accidentally in food, drink or air include contaminants of food during processing, packaging, storage and transport and environmental pollutants such as pesticides, agricultural chemicals, industrial vapours and motor car exhaust fumes. Such contaminants have made a substantial contribution to food-borne illness.

The response of the organism to xenobiotics.

Broadly, the organism can respond to foreign compounds in two ways. First it can get rid of them by metabolism and excretion and perhaps we can call this process "detoxication". Secondly, the organism can succumb to their toxic effects in various ways such as acute poisoning - a short term effect - or develop cancer - a long term effect - and we can call this process "toxication". The survival of the organism in a toxic environment is therefore a matter of detoxication versus toxication.

When a foreign compound enters the organism it can undergo three possible fates. In the first place it can be metabolized by enzymes into excretable transformation products. This appears to be the fate of the majority of xenobiotics and the organism is extremely versatile in this respect since it can metabolize a vast variety of different chemical structures. In the second place, the compound may change spontaneously to other products without the intervention of enzymes, because it meets either the right physical conditions such as pH for decomposition or molecules, simple or complex, with which it can react spontaneously. Such compounds can be dangerous, examples being thalidomide which decomposes spontaneously at physiological pH values and alkylating agents which may react with macromolecules such as D.N.A. Thirdly, the xenobiotic may be unchanged by the body being resistant to enzymic metabolism and chemically stable in the physiological environment. Such compounds can be harmless if they are rapidly eliminated, as in the case of saccharin, but they can be dangerous if their elimination is slow as in the case of methylmercury and some of the highly chlorinated organic compounds such as P.C.B.'s.

Toxicity and metabolism.

A xenobiotic compound can be dangerous if : 1. it is inherently toxic, 2. it is converted into toxic agents by metabolism, 3. its toxicity is initiated or increased by other compounds and 4. its metabolic detoxication is slow or does not occur. All these situations can occur with environmental chemicals.

Compounds which are inherently toxic, e.g. cyanide, should be avoided where possible. The organism can probably detoxicate these compounds provided the dose is small, and their danger depends on the amount in which they occur in a given environment.

Although the metabolic processes of the body tend in general to detoxicate foreign compounds, situations often occur in which metabolism by tissues or gut microflora converts a relatively innocuous compound into a toxic agent. Many chemical carcinogens, for example, require metabolic activation in the body to form active products which induce cancer. There is much evidence now available which suggests that aromatic hydrocarbons are converted enzymically into epoxides, aromatic amines into hydroxylamines, and nitrosamines and carbon tetrachloride into reactive electrophilic agents which are toxic.

It is also known that one xenobiotic can affect the metabolism of another and therefore its toxicity. If a non-toxic compound A is converted by enzymic metabolism into a toxic metabolite B then the toxicity of A can be increased if another compound C stimulates the enzyme converting A to B. Similarly, if a toxic compound D is metabolized to a non-toxic metabolite, E, the toxicity of D can be increased if another compound F inhibits the enzyme converting D to E. These situations must occur frequently in the environment with the vast number of both natural and artificial xenobiotics which occur in it, but we are probably unaware of most of these interactions.

The toxicity situations which we are now most aware of are those involving persistent synthetic chemicals. These are compounds which are slowly metabolized, e.g. D.D.T. or are not metabolized at all by living organisms. They raise the question of biodegradability. Compounds which are not easily destroyed somewhere in the environment should not be used and should be chemically modified so that they become biodegradable without losing their technological or pesticidal properties.

Summary of points.

Recognition of toxic chemicals occurring naturally in the environment.

Recognition of synthetic chemicals in the environment.

Knowledge of their levels in various sectors of the environment.

Recognition of their effects (acute toxicity, carcinogenicity, mutagenicity, teratogenicity) in different organisms under varying conditions.

The identification of new chemicals appearing in the environment.

The interaction of environmental chemicals with one another to produce toxic products.

The chemical modification of existing persistent chemicals to increase their biodegradability.

Consideration of benefits versus risks.

Development of organisms for degrading persistent chemicals.

Methods of protection of the environment in our present state of knowledge of what it contains.

To sum up I can add the following comments to my report : first of all the recognition of the types of toxic chemicals in the environment. Some of these can occur naturally or we can put them into the environment as synthetic chemicals. We have to know at what levels these compounds occur in the environment, recognize their effects, and also identify any new chemicals that come into the environment.

There is another point too : chemicals may interact to produce toxicity. This is an area which we hardly know anything about. Of course, we know a lot about these interactions in drug metabolism but very little about interactions in the environment.

The other thing is we have the problem of persistent chemicals in the environment, and there should be research to see if we can modify these chemicals to make them more biodegradable without losing their technological properties.

The other possibility with persistent chemicals is that organisms could be developed to degrade them. This is a possibility which must be looked into in the future.

There is another question which I have not mentioned in the report : this is the possibility of human adaptation to chemicals in the environment. But of course it may take maybe two or three centuries to see any adaptation to chemicals if at all. We know that micro-organisms get resistant to drugs, and we know that insects get resistant to insecticides. Is it not possible that human beings will gradually get resistant to higher levels of chemicals in the environment ?

This is all I want to say. We may now listen to comments from the members of the round table. The vice-chairman will give an introduction before we go to members of the round table.

R. Truhaut.– En introduction à notre exposé, il nous paraît nécessaire à la compréhension des problèmes dont nous allons traiter, de façon forcément sommaire dans le temps qui nous est imparti, de procéder à un certain nombre de définitions que nous envisagerons dans l'ordre suivant :

– Ecologie ;

– Pollution ;

– Toxicologie ;

– Ecotoxicologie.

Ecologie.

L'écologie (du grec *oikos* = maison) est la discipline scientifique qui étudie les rapports entre les organismes vivants et le milieu environnant.

Le terme, qui signifie littéralement *« science de l'habitat »*, a été créé par Haeckel en 1866, dans son ouvrage *Generelle Morphologie der Organismen.*

Une définition plus élaborée est celle figurant dans le *Précis d'Ecologie* de Dajoz paru en 1970 : *« L'écologie est la science qui étudie les conditions d'existence des êtres vivants et les interactions de toute nature qui existent entre ces êtres et leur milieu. »*

Cette science jeune, dont l'essor véritable a débuté vers 1930, représente une discipline typiquement pluridisciplinaire puisqu'elle s'occupe des végétaux, des animaux et des micro-organismes, qu'ils soient terrestres ou aquatiques et, dans ce dernier cas, qu'ils vivent dans les eaux douces ou dans les eaux marines. Sa particularité est de s'occuper des problèmes biologiques au niveau non des espèces ou des individus isolés, comme c'est le cas, par exemple, pour l'anatomie et la physiologie, mais à celui des populations, des groupements d'espèces ou écosystèmes qui constituent la biosphère.

Pollution.

Dans un rapport du Conseil de l'Europe, publié en 1967, la définition suivante a été donnée en ce qui concerne la pollution de l'air :

« Il y a pollution de l'air lorsque la présence dans ce milieu d'une substance étrangère ou une variation importante dans la proportion de ses constituants est susceptible d'entraîner un effet nuisible ou de provoquer une gêne, compte tenu des connaissances scientifiques du moment. »

Cette définition nous paraît pouvoir être étendue à la pollution des autres parties de l'environnement :

– Sols ;

– Eaux douces ;

– Eaux marines ;

– Biota (biomes) ;

– Chaînes alimentaires,

à propos desquelles une attention doit être accordée aux effets nocifs pouvant résulter non seulement de l'introduction de substances étrangères, dites xénobiotiques, mais encore de variations de composition, telles que, par exemple, la perturbation des équilibres entre les divers éléments minéraux conduisant très souvent à des effets antagonistes, parmi lesquels peuvent être cités, entre autres, ceux existant entre le zinc et le cadmium, le molybdène et le cuivre ou le sélénium et le mercure [1].

Sans entrer dans les détails, il nous semble opportun de souligner que, avec l'accroissement des pollutions résultant de l'industrialisation et de la diffusion d'emploi des produits chimiques dans les divers domaines de l'activité humaine qui caractérise notre époque, que l'on peut vraiment qualifier d'ère chimique, les problèmes posés aux spécialistes de la science des pollutions, dite molysmologie, sont devenus de plus en plus multiples et complexes.

---

1. *Trace Elements in Human Nutrition ;* Organisation mondiale de la Santé ; série des rapports techniques ; 1973 ; n° 532.

Toxicologie.

La toxicologie est la discipline qui étudie les substances toxiques ou poisons, c'est-à-dire les substances qui provoquent des altérations ou des perturbations des fonctions de l'organisme conduisant à des effets nocifs dont le plus grave est, de toute évidence, la mort de l'organisme en question. Pour une définition plus élaborée, nous nous permettons de renvoyer les lecteurs à une conférence générale sur la toxicologie que nous avons donnée à l'occasion du 92e congrès de l'Association française pour l'Avancement des Sciences (Saint-Etienne, juillet 1973) et qui a été publiée dans la revue *Science* en 1974 ; *V ;* N° 2.

Ecotoxicologie.

L'écotoxicologie est la branche de la toxicologie qui étudie les effets toxiques provoqués par les substances naturelles ou les polluants d'origine synthétique sur l'ensemble des organismes vivants, animaux ou végétaux, terrestres ou aquatiques, constituant la biosphère.

A cet égard, il ne faut pas oublier que l'homme se trouve réellement au centre de cette dernière. Mais si la toxicologie humaine, c'est-à-dire l'étude des effets nocifs directs sur l'homme des agents exogènes ou xénobiotiques a donné lieu à de très nombreuses recherches coordonnées à l'échelon international par des organisations telles que l'Organisation mondiale de la Santé, l'écotoxicologie, en revanche, est encore à un stade embryonnaire.

Cependant, les effets nocifs sur les constituants des écosystèmes autres que l'homme ont, le plus souvent, de façon indirecte, un impact sur ce dernier. Nous mentionnerons, à titre d'exemples :

1. – La diminution des ressources alimentaires résultant, par exemple, des hécatombes de poissons sous l'influence du rejet dans les rivières ou les lacs d'eaux résiduaires chargées de polluants toxiques ou des dégâts causés aux cultures vivrières par des polluants atmosphériques, tels que les fumées fluorées ou les constituants du *smog* photochimique oxydant.

2. – Les effets indirects sur la productivité agricole, par suite d'agressions à l'égard d'organismes exerçant un rôle bénéfique en ce qui concerne cette dernière, tels que les abeilles vectrices du pollen ou les vers de terre et autres constituants de la pédofaune assurant l'aération des sols.

3. – La diminution de la production de sources de matières premières utiles, telles que, par exemple, les plantes textiles ou les cultures forestières.

4. – La toxicité conférée à certains constituants des chaînes alimentaires. La pollution des poissons, aussi bien des eaux douces que des eaux marines, par les dérivés du méthylmercure, ainsi que le passage dans le lait des mammifères de résidus divers, notamment de résidus de pesticides organochlorés liposolubles ou de métabolites actifs des aflatoxines constituent, à cet égard, des exemples spectaculaires. La présence de micropolluants organiques toxiques dans les eaux d'alimentation préparées à partir d'eaux de rivières polluées pourrait poser des problèmes du même ordre.

5. – Les perturbations des équilibres biologiques dans la nature, avec leurs conséquences néfastes sur les possibilités récréatives pour l'homme et, par suite, la qualité de la vie dans son ensemble.

Il faut rappeler, à cet égard, que, dans la Charte de l'Organisation mondiale de la Santé, cette dernière est définie *« non seulement comme une absence d'infirmités ou de maladies mais encore comme un état complet de bien-être physique, mental et social ».*

De ce point de vue d'ailleurs, la réalisation d'ambiances de grisaille par l'émission de fumées ou de poussières autour de certains complexes industriels pouvant non seulement affecter la qualité de la vie mais encore être à l'origine de malaises psychologiques et même de troubles physiques, tels que l'inappétence et une tendance accrue à la fatigabilité, doit être prise en considération. Mais il s'agit alors d'effets beaucoup plus directs.

Pour toutes ces raisons, le terme écotoxicologie est appliqué parfois, dans un sens plus restrictif que celui donné plus haut, à l'étude des effets indirects sur la santé et le bien-être de l'homme pouvant résulter des nuisances exercées par les polluants chimiques sur les divers organismes vivants autres que l'homme.

Il faut préciser ici que des effets nocifs sur certains constituants des écosystèmes peuvent résulter d'effets bénéfiques sur d'autres constituants. On peut citer, à cet égard, à titre d'exemple, les effets nocifs pouvant résulter, chez les poissons, de la stimulation de croissance de certaines plantes aquatiques, provoquées par certaines substances telles que les nitrates et les phosphates et conduisant à une diminution de la quantité d'oxygène dissous dans l'eau.

Il faut préciser également que les effets nocifs de certains agents chimiques sur certaines classes d'êtres vivants peuvent se révéler bénéfiques pour l'homme. Il en est ainsi, par exemple, des effets toxiques que manifestent les agents chimiques dits pesticides (insecticides, fongicides, herbicides, *etc.*) à l'égard des parasites et ravageurs des cultures, qui, si on les laisse proliférer, réduiraient de façon considérable nos ressources alimentaires, ce qui comporterait des conséquences tragiques à l'époque où l'augmentation démographique galopante à l'échelle mondiale pose le problème de la lutte contre la faim. Mais il ne faut pas oublier que, d'autre part, de tels agents ne possèdent qu'exceptionnellement une toxicité sélective face aux déprédateurs à détruire et peuvent ainsi exercer des effets nocifs sur d'autres catégories d'êtres vivants et notamment sur l'homme lui-même. Le choix des composés à mettre en œuvre et la fixation de leurs modalités d'application ne doivent pas, de ce fait, être effectuées sans que soient respectées des précautions rigoureuses basées sur des connaissances scientifiques adéquates.

Les problèmes d'écotoxicologie doivent, en conséquence, être étudiés dans un *contexte intégré*.

Après ces remarques préliminaires, nous envisagerons successivement, pour tenter de donner une idée générale claire de ces problèmes :

I. – L'entrée, la distribution et le sort des polluants chimiques dans l'environnement physique ;

II. – L'entrée et le sort des polluants chimiques dans les organismes vivants constituant les écosystèmes, avec considération particulière des mouvements à travers les chaînes alimentaires pouvant avoir un impact néfaste sur les diverses espèces vivantes et sur l'homme en particulier ;

III. – Des généralités sur les effets nocifs que peuvent provoquer, chez les constituants de la biosphère comprenant l'homme, les polluants chimiques de l'environnement ;

IV. – Dans une dernière partie, nous essaierons, à la lumière des notions dégagées, de brosser un tableau des perspectives et des prospectives de l'écotoxicologie.

I. – Entrée, distribution et sort des polluants dans l'environnement physique.

A. – Principales sources de pollution.

Il convient tout d'abord de rappeler les *principales sources de pollution*. Ne pouvant entrer dans les détails, nous nous bornerons à les énumérer :

1. – Foyers domestiques et industriels générateurs, entre autres, de gaz carbonique, d'anhydride sulfureux et d'imbrûlés, dont les particules de suies vectrices d'hydrocarbures aromatiques polycycliques.

2. – Effluents industriels, rejetés soit dans l'air, soit dans les eaux, dont la nature dépend des fabrications réalisées dans les usines à l'origine des émissions. Le nombre des polluants pouvant être ainsi rejeté est considérable et s'accroît de façon incessante avec les progrès spectaculaires des sciences chimiques et les applications des produits qu'elles permettent de fabriquer.

3. – Véhicules automobiles, terrestres ou aériens, utilisant comme carburants des essences de pétrole ou des huiles minérales et rejetant, entre autres, dans l'atmosphère, outre du gaz carbonique et de l'oxyde de carbone, des oxydes de l'azote, des produits de cracking et, éventuellement, des imbrûlés lourds, ainsi que des résidus de combustion d'additifs aux carburants, notamment des poussières de plomb minéral.

4. – Emploi pour toute une série d'usages de produits industriels, tels que, pour ne citer que quelques exemples, l'amiante, les polychlorobiphényles, les solvants divers. Notre alimentation elle-même n'a pas échappé au courant général et de nombreux agents chimiques, dits additifs, y sont, en nombre croissant, incorporés intentionnellement dans des buts divers (conservation, amélioration des qualités organoleptiques et de la présentation, coloration, etc.).

5. – Emploi de produits chimiques en agriculture, notamment des agents dits pesticides déjà mentionnés, auxquels s'ajoutent les additifs à l'alimentation animale et les engrais, en particulier ceux à base de nitrates.

6. – Emploi en nombre sans cesse croissant de produits à l'échelle ménagère et domestique, comprenant, entre autres, des produits d'entretien (solvants, détergents, etc.), des insecticides, des médicaments, des cosmétiques, des emballages en plastique, etc.

Ces diverses sources de pollution sont à l'origine du rejet en nombre croissant de polluants les plus divers dans l'environnement. Il faut bien reconnaître que nos connaissances dans ce domaine sont loin d'être suffisamment précises.

Il a bien fallu reconnaître le besoin urgent de procéder à un inventaire, objectif et précis, ce qui explique les efforts développés actuellement à l'échelon international, notamment au niveau de l'Organisation des Nations unies et d'organismes scientifiques internationaux, tels que le Scientific Committee on Problems of Environment (S.C.O.P.E.), récemment créé (1970) par l'International Council of Scientific Unions (I.C.S.U.), pour réaliser un enregistrement (International Registry), indispensable pour la programmation des actions à entreprendre pour lutter contre les effets nocifs de ces polluants dont nous parlerons plus loin et dont beaucoup sont suffisamment stables pour persister dans l'environnement aussi bien physique que vivant, et, par suite, s'y accumuler.

Selon un rapport présenté à un symposium international tenu en mars 1972 à Skoloster (Suède) [2], chaque année, quelque 250 000 nouveaux composés chimiques, parmi lesquels environ 500 sont commercialisés, s'ajoutent aux quelque deux millions déjà connus.

En plus des polluants artificiellement créés par l'homme, il ne faut pas manquer de mentionner ceux existant à l'état naturel, parmi lesquels, pour ne citer que quelques exemples spectaculaires, figurent les mycotoxines élaborées par certaines moisissures, notamment les redoutables aflatoxines, et les biotoxines, conférant à certains aliments d'origine marine (mollusques, crustacés et poissons) des potentialités toxiques et dont l'origine d'ailleurs est de plus en plus attribuée à une pollution du plancton marin.

B. – Entrée des polluants provenant de toutes ces sources dans l'environnement physique.

Ne pouvant entrer dans les détails, nous nous bornerons à mentionner les principales voies d'entrée.

Il y a tout d'abord le rejet dans l'air qui est évidemment prépondérant, non seulement pour les gaz et vapeurs mais encore pour les particules, surtout celles de taille suffisamment fine pour être dispersées sous forme d'aérosols transportables à grandes distances. Ces particules, en dehors de leurs potentialités toxiques propres, peuvent jouer un rôle très important, soit comme vecteurs (carriers) de gaz et vapeurs, soit comme supports de transformations catalytiques éventuellement génératrices de composés nocifs. Les polluants atmosphériques peuvent agir aussi bien sur les végétaux que sur les animaux. Ils sont, au moins dans le cas

2. Evaluation of genetic risks of environmental chemicals ; Ambio Special Report ; Royal Academy of Sciences ; Universitetsforlaget ; 1973 ; 3 ; 327.

des polluants particulaires, aptes à fournir des retombées qui viennent alors polluer la couche superficielle des *sols*, ainsi que les végétaux qui y croissent. Il en est ainsi, par exemple, pour de nombreux pesticides à usage agricole, pour les dérivés minéraux du fluor et pour les dérivés minéraux du plomb formés dans la combustion des composés organiques du plomb (plomb tétraéthyle et plomb tétraméthyle) présents dans les supercarburants.

L'éventualité d'effets sur la microflore et la microfaune des sols est en outre à considérer.

Il faut mentionner ici la possibilité qu'ont certains composés à faible tension de vapeur, tels que les insecticides organochlorés, de passer de la surface du sol dans l'atmosphère par codistillation avec l'eau des sols et des feuillages. Ils peuvent ensuite se condenser sur les particules colloïdales en suspension dans l'air et former des aérosols susceptibles d'être transportés à des distances considérables. C'est là un facteur susceptible de contribuer à la pollution marine par de tels composés et à expliquer, du fait de concentrations subséquentes, les taux relativement très élevés trouvés dans certains organismes marins.

Dans certains cas, ce sont des polluants de l'air qui peuvent venir se dissoudre dans les eaux de surface. C'est ainsi qu'a été incriminée, dans la raréfaction des populations piscicoles des lacs suédois, l'acidification résultant de leur contamination par l'anhydride sulfureux provenant d'émissions par des complexes industriels aussi éloignés que ceux de la région allemande de la Ruhr.

Le rejet dans les eaux de surfaces (ruisseaux, rivières et lacs) constitue également un mode d'entrée important des polluants dans l'environnement physique, qu'il s'agisse du rejet inconsidéré d'eaux résiduaires des usines ou, dans le cas des herbicides par exemple, de la dissolution ou de la mise en suspension des dépôts sur les sols par les eaux de ruissellement. Il peut en résulter des effets nocifs pour les écosystèmes aquatiques, et même pour l'homme, du fait, par exemple, de l'utilisation croissante des eaux de lacs ou de rivières pour la fabrication des eaux destinées à l'alimentation humaine avec la mise en œuvre de traitements, mécaniques, physiques ou chimiques, insuffisamment efficaces pour éliminer tous les polluants organiques.

Diverses investigations ont révélé la présence dans l'eau des grands fleuves traversant des régions industrialisées, d'un nombre considérable de polluants chimiques. Faisant appel au pouvoir de concentration de certains organismes, tels que les daphnies ou certaines algues, avec mise en œuvre subséquente de techniques physicochimiques fines d'identification (chromatographie en phase gazeuse, spectrométrie de masse, résonance magnétique nucléaire), Van Esch et ses collaborateurs [3], de la division de Pharmacologie et Toxicologie de l'Institut national de Santé publique des Pays-Bas, ont ainsi mis en évidence plus d'un millier de composés dans les eaux de l'embouchure du Rhin.

C. – Distribution et sort dans l'environnement physique.

Après avoir été émis dans l'environnement physique, les polluants sont soumis à toute une série de facteurs susceptibles d'influencer leur distribution. Divers facteurs météorologiques, tels que le vent, la pluie, le brouillard ou les inversions de température, jouent à cet égard un rôle trop classique pour que nous insistions [4]. Il nous paraît en revanche opportun de rappeler que, sous l'influence de certains facteurs, les polluants peuvent subir des transformations donnant naissance à de nouveaux composés. Un exemple spectaculaire est celui de la formation, à partir des constituants des gaz d'échappement des véhicules automobiles (imbrûlés organiques en présence d'oxydes d'azote), par réactions photochimiques sous l'influence des radiations solaires, des nitrates de peracyle irritants et phytotoxiques présents dans le « *smog* oxydant » de la région de Los Angeles [4].

3. VAN ESCH J. et coll. : Communication personnelle ; 1974.
4. TRUHAUT R. : *Sur les risques pouvant résulter de la pollution de l'air des villes et sur les moyens de lutte à mettre en œuvre* ; revue de l'A.P.P.A. ; 1962 ; *4* ; pp. 3-19 et 148-186.

Un autre exemple est l'oxydation, sous l'influence combinée des radiations et de certaines particules minérales à action catalytique, de l'anhydride sulfureux en anhydride sulfurique avec formation subséquente des aérosols d'acide sulfurique qui caractérisent le « smog acide ».

Dans les sols et dans les eaux, interviennent des microorganismes fongiques ou bactériens conduisant parfois à des biodégradations bénéfiques mais pouvant donner naissance, dans d'autres cas, à des composés plus toxiques que les molécules originelles. L'exemple de la méthylation du mercure par certaines espèces bactériennes présentes dans les boues aquatiques, avec contamination ultérieure des poissons à l'origine d'intoxications collectives telles que la maladie de la baie japonaise de Minamata, illustre bien une telle possibilité. Dans cette direction, beaucoup de recherches restent à faire.

Un autre aspect à prendre en considération est l'éventualité de réactions entre divers agents chimiques présents simultanément dans un milieu donné. Dans le cas des eaux, par exemple, la mise en œuvre de certains traitements chimiques dans un but d'assainissement ne peut-elle pas entraîner des modifications chimiques dont les conséquences ne soient pas forcément bénéfiques ? Le traitement au chlore d'eaux contenant des micropolluants organiques ne serait-il pas ainsi susceptible d'être à l'origine de la formation de dérivés organiques chlorés persistants possédant des potentialités toxiques ? A cet égard, nous savons bien que, sous l'influence d'un tel traitement, les eaux contenant des traces de composés phénoliques non perceptibles au goût peuvent acquérir, par suite de la formation de chlorophénols, des saveurs particulièrement désagréables. Dans ce cas, les molécules formées sont marquées par leurs caractères organoleptiques, mais il n'est pas interdit de penser que des molécules toxiques dépourvues d'un tel marquage constituant un signe d'alarme puissent également se former par de telles réactions de chloration.

II. – Entrée et devenir des polluants dans les organismes vivants constituant les écosystèmes.

A. – Concentrations.

Il faut tout d'abord souligner l'aptitude que possèdent certains constituants des écosystèmes de concentrer les polluants. Nous en avons déjà vu un exemple dans le cas des daphnies et de certaines algues qui, dans les recherches de Van Esch et ses collaborateurs, ont pu ainsi servir à mettre en évidence des polluants présents à l'état de traces dans l'eau du Rhin. De nombreux autres exemples peuvent être cités, notamment la concentration des métaux lourds et des organochlorés aromatiques dans la flore et surtout la faune marines. Ce pouvoir de concentration est particulièrement important si l'on songe au rôle du plancton pour la nutrition des animaux marins (mollusques, crustacés, poissons), dont certains, servant à l'alimentation de l'homme, peuvent acquérir ainsi des potentialités toxiques. On conçoit ainsi l'importance qui s'attache à l'étude des mouvements des polluants dans les chaînes alimentaires.

A côté des concentrations dans les organismes « in toto », un grand intérêt s'attache à l'étude des accumulations sélectives, au sein d'une espèce déterminée, dans certains organes ou tissus. On peut citer, à cet égard, l'accumulation des organohalogénés aromatiques au niveau des gonades des crustacés et des poissons et celle des métaux lourds, le cadmium et le mercure par exemple, au niveau du rein des mammifères. L'étude du rythme de défixation revêt de toute évidence une grande importance et tous les efforts doivent être faits pour tenter d'établir la demi-vie biologique des polluants à caractère persistant.

B. – Transformations métaboliques.

Les polluants, une fois qu'ils ont pénétré dans les organismes vivants, se trouvent au contact de systèmes enzymatiques qui peuvent leur faire subir des transformations métaboliques. Ces dernières, qui font appel à une série de processus biochimiques, peuvent être classées en deux catégories :

1. – Les transformations qui donnent naissance à des produits moins toxiques que les molécules dont ils dérivent et réalisent ainsi une détoxification de ces dernières. De telles transformations peuvent aller jusqu'à la destruction complète des composés xénobiotiques qui sont dits alors complètement biodégradables. A côté des systèmes enzymatiques présents dans les organismes animaux ou végétaux, interviennent ici très souvent des espèces bactériennes qui se rencontrent, par exemple, dans le tube digestif des mammifères ou, d'une façon plus générale, dans l'environnement général, notamment les sols et les eaux. La découverte et la mise en œuvre de tels organismes sont d'un grand intérêt pour la lutte contre les pollutions, la tendance actuelle étant, fort légitimement, de retenir, pour les applications diverses, des composés biodégradables dans l'environnement. Les microbiologistes ont dans cette direction un rôle considérable à jouer.

2. – Les transformations qui donnent naissance à des composés plus toxiques que les molécules dont ils dérivent et conditionnent ainsi la manifestation, qualitative et quantitative, de la toxicité.

On trouvera des développements à ce sujet dans l'exposé de Richard Williams. Nous avons déjà donné un exemple de telles transformations toxifiantes en mentionnant, à propos du devenir dans l'environnement physique, la méthylation du mercure minéral par certaines espèces bactériennes conduisant à la transformation de dérivés du méthylmercure, très stables et très toxiques (neurotoxicité marquée chez les mammifères supérieurs et surtout chez leurs embryons, en raison de leur aptitude à traverser le placenta). De nombreux cancérogènes et mutagènes nécessitent, pour l'acquisition de leur activité, des transformations métaboliques qui modifient les molécules initiales, d'abord en cancérogènes ou mutagènes proximaux, puis en cancérogènes ou mutagènes ultimes. Il en est ainsi, par exemple, des amines aromatiques qui, après avoir subi une hydroxylation au niveau du groupe amine, donnent naissance à des esters sulfuriques représentant les formes actives. De même, les nitrosamines doivent, pour manifester leur activité, être transformées en diazoalkannes qui conduisent à la production d'ions carboniums alcoylants. Les exemples pourraient être multipliés.

Quel que soit le type de transformations subies, un grand intérêt s'attache à la connaissance des facteurs d'environnement, notamment des facteurs chimiques, susceptibles soit de les inhiber, soit de les stimuler. Nous touchons là à l'immense domaine des inhibitions et des inductions enzymatiques dont la considération revêt, du fait de la multiplicité et de la complexité des pollutions de l'environnement, une très grande importance dans l'étude du devenir des polluants dans la biosphère.

Certaines molécules ne subissent pratiquement pas de transformations métaboliques ; si elles sont peu solubles dans l'eau et très solubles dans les lipides, elles ont alors tendance à s'accumuler dans les organismes vivants. Tel est le cas, par exemple, des organochlorés aromatiques (insecticides du type D.D.T., polychlorobiphényles) dont les taux dans certains organismes aquatiques peuvent, d'après un rapport de l'Agricultural Research Council du Royaume Uni [5], atteindre des valeurs dix mille fois supérieures à celles trouvées dans l'eau dans laquelle ils vivent.

Comme exemples de tels composés stables et persistants et, par suite, aptes à s'accumuler dans l'environnement aussi bien physique que vivant, il est opportun de mentionner des composés pouvant être présents comme impuretés dans les molécules donnant lieu à des applications. Il en est ainsi, par exemple, des polychloroparabenzodioxines et notamment de la tétrachloro 2.3.7.8. parabenzodioxine qui peut se former dans des conditions mal contrôlées de fabrication de l'acide trichloro 2.4.5. phénoxyacétique (2.4.5. T), utilisé en grande quantité comme herbicide et débroussaillant en agriculture. Anticipant sur la partie de cet exposé qui sera consacrée à la présentation de généralités sur les effets nocifs des polluants, il convient d'indiquer à cet instant qu'il s'agit là d'un composé possédant à la fois une toxicité aiguë très élevée, une très haute activité tératogène et une toxicité cumulative redoutable. Sa découverte

5. Agricultural Research Council (1970) ; *Third report of the Research Committee on Toxic chemicals ;* Londres, I.M.S.O.

a permis d'expliquer, entre autres, la nature, restée jusque-là mystérieurse, du *"chick edema factor"* qui avait donné lieu, dans le domaine de l'élevage, à de graves préoccupations. Cette remarque nous permet d'attirer l'attention sur l'importance qui s'attache à la considération de la présence d'impuretés dans les produits techniques livrés au commerce.

C. – Réactions avec les constituants chimiques des organismes.

Beaucoup d'exemples d'une telle éventualité peuvent être fournis. Dans certains cas, il en résulte une véritable détoxification. C'est ainsi que les crustacés concentrent l'arsenic minéral de l'eau de mer jusqu'à des taux qui seraient toxiques si le métalloïde n'était pas incorporé dans des combinaisons où il perd la plus grande partie de sa toxicité.

Pour illustrer ce point, rappelons que Coulson et ses collaborateurs [6], administrant de façon prolongée au rat des régimes enrichis en arsenic par addition, soit d'anhydride arsénieux, soit d'une quantité de crevettes apportant un taux équivalent d'arsenic, ont clairement démontré que, contrairement à celui présent sous forme d'anhydride arsénieux, l'arsenic des crevettes ne manifestait pratiquement pas d'aptitude à s'accumuler et à provoquer, par suite, des effets de toxicité à long terme. On peut en conclure que l'arsenic capté par les crevettes à partir du milieu marin est transformé métaboliquement en composés peu toxiques qui, au cours du passage dans le tractus digestif du rat, libèrent des dérivés arsenicaux solubles et rapidement éliminés par l'émonctoire rénal.

Mais il peut également se produire des réactions génératrices d'effets toxiques. Beaucoup de cancérogènes et de mutagènes, notamment ceux appartenant à la classe des agents alcoylants, doivent ainsi leur activité à des réactions au niveau moléculaire avec certains sites des macromolécules nucléiques. L'éventualité de telles réactions génératrices de lésions biochimiques causales ou formatrices de composés toxiques est à prendre en grande considération en ce qui concerne les constituants des chaînes alimentaires servant de base à la nourriture de l'homme. Sans entrer dans les détails, nous mentionnerons, parmi beaucoup d'autres exemples :

– La formation de nitrosamines cancérogènes et mutagènes, par réaction des nitrites, à pH acide, sur les amines secondaires et même les amines tertiaires présentes naturellement ou incorporées accidentellement dans les fractions comestibles des animaux ou des végétaux ;

– La formation de dichlorovinylcystéine, à potentialités toxiques à l'égard du rein ou de la moelle osseuse par réaction du trichloréthylène sur les restes de cystéine présents dans les protéines ;

– La formation de chlorhydrines toxiques, par réaction de l'oxyde d'éthylène sur les chlorures minéraux, dont la présence est pratiquement ubiquitaire dans les chaînes alimentaires.

L'aptitude que possèdent de nombreuses molécules de se combiner aux protéines peut également révéler une grande importance, qu'il s'agisse du mode et des mécanismes d'action de ces molécules, de leur transport, de leur accumulation ou, dans certains cas, du masquage de leur activité. L'absence de telle ou telle fraction protéique chez une espèce donnée peut ainsi expliquer des phénomènes de toxicité sélective. D'autre part, les différences d'affinité face aux protéines peuvent conditionner, en cas d'association entre polluants, des phénomènes de déplacement conduisant à la libération de molécules dont l'activité biologique peut alors se manifester. Certains phénomènes de synergie, dont nous parlerons plus loin, ont une telle origine. Certaines molécules endogènes à haute activité, des hormones par exemple, normalement liées aux protéines, peuvent également être déplacées par certains polluants et conduire ainsi à des déséquilibres générateurs de troubles pathologiques.

Il nous reste beaucoup à connaître dans ces diverses directions car notre ignorance est encore pratiquement totale en ce qui concerne le devenir et, pour parler plus précisément, la pharmacocinétique dans les écosystèmes de la plupart des polluants rejetés dans l'environnement. Il y a là un besoin urgent de recherche faisant appel à des modèles adéquats en ce qui concerne leur valeur de prédiction.

6. COULSON E.J., REMINGTON R.R. et LYNCK K.M. ; *J. of Nutrition ;* 1935 ; *10 ;* 255-270.

III. – Généralités sur les effets nocifs des polluants chimiques sur les constituants des écosystèmes comprenant l'homme.

Il s'impose, pour la compréhension des problèmes, de présenter, à ce point de notre exposé, quelques notions générales actuellement bien établies en toxicologie humaine, et dont l'application au domaine spécifique de l'écotoxicologie nous semble représenter une approche féconde. Ces notions concernent :

1. – Les diverses formes de toxicité ;

2. – L'influence de divers facteurs sur les manifestations de la toxicité ;

3. – L'importance qui s'attache à l'établissement de relations, qualitatives et surtout quantitatives, entre les doses et les effets, de manière à pouvoir établir des seuils de toxicité et, en conséquence, de limites admissibles.

Nous les développerons sommairement, en faisant, chaque fois que cela nous paraîtra opportun, référence à des problèmes plus spécialement écotoxicologiques.

A. – Les diverses formes de toxicité.

1. – Toxicité aiguë ou subaiguë. La première forme de toxicité à considérer est la *toxicité aiguë ou subaiguë,* c'est-à-dire, dans le cas des espèces animales celles résultant, dans l'immédiat ou après un court délai, de l'absorption, par la bouche, par la voie pulmonaire ou par pénétration à travers la peau et les muqueuses, en une seule ou en plusieurs fois très rapprochées, d'une dose suffisamment importante. Il en est ainsi, par exemple, à la suite de l'ingestion de nombreux produits ou de l'inhalation de gaz ou vapeurs, tels que l'oxyde de carbone, le chlore ou l'acide cyanhydrique. Les manifestations de cette forme de toxicité sont spectaculaires puisqu'elles peuvent même se traduire par une mort rapide. C'est la raison pour laquelle une opinion très répandue tend à considérer *les poisons comme des substances qui tuent violemment.* Sur le plan expérimental d'ailleurs, l'estimation de la toxicité aiguë par voie orale, par voie parentale ou par contact avec les téguments, d'une substance donnée, s'effectue couramment au laboratoire en déterminant les doses létales, notamment la dose létale 50, c'est-à-dire celle entraînant la mort de 50 % des animaux soumis à l'administration de la substance. Dans le cas de la pénétration par voie pulmonaire, qui caractérise les gaz et les vapeurs, on détermine des concentrations létales, et notamment des concentrations létales 50, dont la valeur dépend, en dehors du degré de toxicité de la substance, de la durée d'exposition qui doit toujours être indiquée. C'est sous une forme analogue qu'est exprimée la toxicité des substances en dissolution ou parfois en suspension dans l'eau pour les espèces aquatiques, notamment pour les poissons. Beaucoup de paramètres doivent alors être pris en considération pour programmer les épreuves à effectuer. C'est ainsi que, alors que les périodes d'exposition dans de tels essais varient en général de 24 à 96 heures, si le produit sous examen se décompose dans l'eau en quelques heures, des observations portant sur des périodes plus courtes sont nécessaires. En revanche, lorsque le produit est relativement stable dans l'eau, il convient d'effectuer des essais avec des doses plus faibles pendant des périodes d'exposition plus longues en les complétant par la mesure des résidus dans les organes ou tissus, de manière à déterminer les taux critiques et les taux létaux d'imprégnation de ces derniers. Les lecteurs intéressés pourront trouver dans la troisième édition d'un opuscule du Conseil de l'Europe consacré aux pesticides agricoles [7] des notions générales d'un grand intérêt, avec des références relatives à la méthodologie, en ce qui concerne la détermination de la toxicité des pesticides sur la vie sauvage (oiseaux, poissons, insectes utiles, *etc.*).

Qu'il s'agisse de doses ou de concentrations létales, leur valeur peut varier dans de très larges limites en fonction de l'espèce animale expérimentée, ainsi que de divers facteurs, notamment des conditions d'exposition.

7. *Les Pesticides agricoles ;* 3ᵉ édition ; 1973 ; Conseil de l'Europe ; Strasbourg.

2. – Toxicité à plus ou moins long terme par absorption répétée de petites doses. On ne saurait trop souligner que les effets toxiques ne résultent pas seulement de l'absorption, en un court espace de temps, de doses relativement fortes, mais aussi très souvent de l'absorption de doses même très minimes, en tout cas beaucoup trop faibles pour entraîner des effets de toxicité aiguë mais dont la répétition finit par provoquer des intoxications beaucoup plus insidieuses parce qu'apparaissant en général sans aucun signe d'alarme.

a. – *Cumulation de doses :* Tel est le cas, en particulier en ce qui concerne l'homme et les mammifères supérieurs, des *poisons dits cumulatifs,* parmi lesquels nous mentionnerons, entre autres, l'alcool méthylique, les hétérosides de la digitale, les dérivés minéraux de l'arsenic et du fluor, les métaux lourds (plomb, mercure, cadmium, thallium, *etc.*). Ces poisons sont retenus dans l'organisme à la faveur soit de propriétés physiques (solubilité dans les graisses [lipides] beaucoup plus élevée que dans les liquides aqueux, aptitude à l'absorption...), ou d'affinités chimiques (fixation sur tel ou tel constituant tissulaire ou cellulaire), ou encore par suite de leur action nocive sur le filtre rénal qui entrave leur élimination (métaux lourds).

L'absorption de petites doses, qui, si elles s'éliminaient normalement, serait sans conséquences discernables, provoque, au bout d'un certain temps permettant d'atteindre les seuils de concentration nocive au niveau des récepteurs, des troubles dont la symptomatologie est très variée : action sur la croissance, le comportement général, la composition chimique des humeurs, la structure histologique et les fonctions des différents organes (foie, rein, centre nerveux, moelle osseuse, glandes endocrines, *etc.*), la formule sanguine, l'aptitude à la reproduction, la durée de vie, *etc.*

On donne en général à ces formes d'intoxications le nom d'*intoxications chroniques.* C'est, à notre avis, une mauvaise dénomination car, comme nous le verrons, il n'est pas impossible qu'une lésion irréversible, et par conséquent chronique, puisse être la conséquence d'un phénomène initial de toxicité aiguë. C'est pourquoi il est préférable de parler de *toxicité à long terme.*

Un exemple significatif de toxicité à long terme est fourni par les dérivés minéraux du fluor. Si nous considérons le fluorure de sodium, alors qu'une dose dépassant largement le gramme est nécessaire pour provoquer, chez l'homme, une intoxication aiguë grave, il suffit, lorsqu'elles sont répétées, de doses journalières de quelques centigrammes pour provoquer une intoxication à long terme, dite *« fluorose »,* caractérisée par des lésions dentaires et osseuses et des phénomènes sévères de cachexie. C'est la raison pour laquelle la concentration d'ion fluor, dans les eaux d'alimentation, ne doit pas dépasser 1,5 mg par litre.

On peut citer également l'exemple de l'insecticide D.D.T., dont la DL 50 *per os,* chez le rat, se situe aux environs de 250 mg/kg. Or, l'administration au même animal, pendant sept ou huit mois, d'un régime renfermant seulement 5 mg/kg de l'insecticide, soit une absorption journalière ne dépassant pas 0,1 mg, provoque l'apparition de lésions hépatiques. De même, Kastli (1955) a observé une inhibition nette de la croissance et des accidents nerveux graves chez des veaux allaités par des vaches nourries avec des fourrages souillés de petites quantités de D.D.T.

Il faut bien souligner que, souvent, il n'existe pas de relation prévisible entre la toxicité aiguë et la toxicité cumulative à plus ou moins long terme. Un exemple très significatif est celui des isomères d'un autre insecticide organochloré, l'hexachlorocyclohexane. Si, en effet, du point de vue toxicité aiguë, l'isomère γ (lindane) est de beaucoup le plus toxique (DL 50 *per os* chez le rat de l'ordre de 125 mg/kg), c'est en revanche l'isomère β qui tient la tête du point de vue toxicité à long terme, par suite de sa rétention dans divers organes (rein, cerveau, foie) et les réserves lipidiques. Alors qu'il est pratiquement impossible de tuer un rat en lui administrant une dose unique de cet isomère (DL 50 de l'ordre de 6 000 mg/kg), il suffit de soumettre pendant huit à neuf mois le même animal à un régime n'en renfermant que 10 mg/kg pour provoquer une intoxication grave caractérisée, entre autres, par une atteinte sévère du foie (dégénérescence graisseuse, foyers de nécrose, altérations cytologiques diverses, *etc.*).

b. – Cumulation d'effets : Les substances douées d'action cancérogène apparaissent encore plus dangereuses. D'après les résultats obtenus par Druckrey et Kupfmuller (1949) chez le rat avec le paradiméthylaminoazobenzène, colorant azoïque producteur d'hépatomes, autrefois employé, au moins dans certains pays, pour la coloration des margarines (jaune de beurre), il semble qu'il faille admettre cette notion, *a priori* paradoxale, que les effets de chaque dose isolée s'ajoutent, pendant toute la vie des animaux d'expérience, quel que soit le jeu des éliminations et des dégradations métaboliques. Il y aurait non pas seulement cumulation de doses mais *sommation totale d'effets absolument irréversibles.* Cette théorie a été étendue aux autres poisons génotoxiques, et notamment aux composés présentant des effets mutagènes.

Les substances cancérogènes et mutagènes occuperaient ainsi une place à part parmi les agents de toxicité à long terme, car, dans leur cas, on ne pourrait fixer de doses-seuils, puisque, du fait de la persistance de l'effet, après élimination du produit, aucune dose, si minime soit-elle, ne serait sans danger, si elle est répétée et si un temps suffisamment long s'écoule pour lui permettre de manifester son activité. Diverses considérations ont cependant conduit à se demander si le concept d'irréversibilité absolue des effets ne présentait pas un caractère exagéré. Certaines observations, dans le domaine de la biologie moléculaire, font, par exemple, admettre la possibilité d'une réparation des lésions au niveau des macromolécules nucléiques qui conditionnent, en général, le développement de la prolifération maligne. Il s'agit là de problèmes très importants donnant lieu actuellement à des discussions d'un grand intérêt à l'échelon international et à des recherches activement poursuivies sur les relations entre les doses et les effets dans le cas des agents cancérogènes et/ou mutagènes, qu'ils soient physiques, comme les rayons X ou les radiations émises par les éléments radioactifs, ou chimiques [8].

Un autre problème préoccupant est la possibilité de manifestation d'effets cumulatifs à travers plusieurs générations, possibilité révélée par les résultats des expérimentations relatives à certains produits, ainsi que par certaines observations concernant des sujets humains, comme par exemple l'apparition, à l'âge de la puberté, de cancer du vagin, chez les filles nées de mères ayant subi, pendant leur grossesse, des traitements au diéthylstilboestrol. C'est la raison pour laquelle, dans les essais de toxicité à long terme, il est souhaitable, au moins dans le cas des espèces à vie courte (rat, souris, *etc.*), de prolonger l'expérimentation pendant toute la vie d'au moins deux générations d'animaux.

Ces notions ont une grande importance, en toxicologie humaine, en raison du grand nombre d'agents chimiques auxquels l'homme peut se trouver exposé dans les conditions de la vie moderne. A cet égard, une attention toute particulière doit être accordée à deux facteurs auxquels il est fatalement soumis, dès sa naissance, et dont l'action se continue, jour après jour, pendant toute la vie : l'air et l'alimentation. Dans le cas de cette dernière, nous avons déjà souligné l'importance qui s'attache, pour cette raison, à l'étude des mouvements des polluants chimiques dans les chaînes alimentaires.

Certains constituants des écosystèmes ont, ces dernières années, manifesté une sensibilité à des effets à long terme que l'on croyait jusqu'à une date récente pratiquement réservés aux espèces animales supérieures. Il en est ainsi, par exemple, des hépatomes provoqués chez la truite d'élevage par la distribution de nourriture contaminée par des aflatoxines, ainsi que des cancers du manteau qui se sont développés avec une grande fréquence chez les huîtres de certaines côtes australiennes ou californiennes. Le mode de nutrition de ces mollusques, comportant la filtration de quantités considérables d'eaux marines n'est peut-être pas sans rapport avec l'apparition des néoplasmes.

3. – Effets à plus ou moins long terme résultant de l'absorption d'une seule dose. Il faut bien souligner qu'en dehors des effets de toxicité aiguë ou subaiguë dans l'immédiat et des

8. *Evaluation de la cancérogénicité et la mutagénicité des produits chimiques ;* Organisation mondiale de la Santé ; série des rapports techniques ; 1974 ; n° 546.

effets de toxicité à plus moins long terme pouvant résulter de l'absorption répétée de petites doses, il existe des effets, également à plus ou moins long terme, pouvant résulter de l'absorption d'une dose unique.

A cet égard, au cours de ces dernières années, divers exemples de produits susceptibles de faire apparaître, dans ces conditions, des effets graves après une phase de latence plus ou moins prolongée et alors qu'ils ont disparu de l'organisme, ont été fournis. Il en est ainsi, par exemple, de l'herbicide *Paraquat,* dérivé du bipyridinium, qui, chez l'homme, plusieurs semaines après l'ingestion d'une certaine dose n'ayant entraîné que des troubles gastro-intestinaux mineurs, provoque une prolifération des fibroblastes au niveau des alvéoles pulmonaires pouvant entraîner la mort par inhibition de la diffusion de l'oxygène. Il en est ainsi également de *certains insecticides organophosphorés* doués d'une action neurotoxique retardée, se traduisant par des phénomènes de dégénérescence des axones des neurones du système nerveux central avec démyélinisation conduisant à des paralysies. Ce sont là, comme les a si bien dénommés John Bernes, des poisons qui frappent et s'en vont *(« poisons which hit and run").* Des recherches sont actuellement poursuivies pour essayer de découvrir les lésions biochimiques causales.

Dans certains cas, les effets d'une dose unique peuvent se manifester à très long terme. Il en est ainsi avec des cancérogènes comme les nitrosamines et substances apparentées (nitrosamides). C'est ainsi que l'administration à une rate gravide, au milieu de la période de gestation, de *méthylnitrosourée,* à une dose qui ne provoque aucun phénomène de toxicité apparent, chez cet animal, provoque, chez les descendants, lorsqu'ils ont atteint l'âge adulte, des cancers du cerveau (cancérogenèse transplacentaire).

4. – Formes spéciales de toxicité ; effets tératogènes et mutagènes. L'allusion qui vient d'être faite à une agression *"in utero"* montre l'intérêt qui s'attache à l'étude des effets embryotoxiques. Nous en reparlerons en considérant ultérieurement l'influence du stade d'évolution vitale sur la toxicité, ce qui nous amènera à examiner, entre autres effets embryotoxiques, les effets tératogènes qui constituent un type particulier d'effets toxiques.

Il faut également mentionner les *effets mutagènes,* c'est-à-dire la production de mutations, que peuvent provoquer certaines substances à propriétés génotoxiques. Leur révélation, au moins chez les mammifères supérieurs, est délicate et des travaux sont actuellement poursuivis, de façon très active, dans les laboratoires spécialisés, pour tenter d'établir une méthodologie expérimentale adéquate. D'autres effets très spéciaux doivent retenir l'attention, par exemple les effets immunosuppresseurs et ceux sur les fonctions de reproduction autres que les effets embryotoxiques. Leur mention nous permet d'attirer l'attention sur la multiplicité et la pluridisciplinarité des approches méthodologiques à mettre en œuvre dans l'évaluation toxicologique des polluants chimiques de l'environnement.

5. – Toxicité due à la répétition fréquente des agressions. Parmi les effets à plus ou moins long terme, il faut enfin mentionner ceux pouvant résulter d'agressions répétées, jour après jour, au niveau de tel ou tel organe, tissu ou système. Des lésions de caractère réversible n'ont ainsi pas le temps d'être réparées et finissent par devenir chroniques. Il en est ainsi, par exemple, dans le cas des pneumoconioses professionnelles chez l'homme. La bronchite chronique qu'engendre l'exposition répétée à l'action irritante pulmonaire de l'anhydride sulfureux, présent dans l'air de certaines cités industrielles, constitue également un exemple spectaculaire. Il n'est pas exclu qu'une telle forme de toxicité puisse se manifester également au niveau de constituants des écosystèmes mais, jusqu'à maintenant, on n'en connaît pas d'exemple.

B. – Influence de divers facteurs sur les manifestations de la toxicité.

De nombreux facteurs exercent une influence sur les manifestations, qualitatives et quantitatives, de la toxicité. Sans pouvoir nous étendre, nous examinerons sommairement quelques-uns d'entre eux choisis parmi les plus importants :

– Type d'espèces vivantes ;

– Stade d'évolution vitale ;

– Caractéristiques génétiques ;

– Etats pathologiques ;

– Association des polluants entre eux et avec d'autres facteurs.

1. – Influence du type de l'espèce vivante. Il est bien connu que, pour la majorité des agents chimiques, il existe de grandes variations de réceptivité à leurs effets toxiques en fonction de l'espèce vivante considérée. C'est là d'ailleurs l'une des grandes difficultés de l'évaluation des potentialités toxiques en toxicologie humaine, car l'extrapolation à l'homme des résultats obtenus dans l'expérimentation sur animaux de laboratoire comporte beaucoup d'incertitudes. C'est pour cette raison qu'une telle importance s'attache à compléter les résultats obtenus en toxicologie expérimentale par des observations sur des groupes humains exposés au cours, notamment, d'enquêtes épidémiologiques qui demandent, pour leur programmation, la mise en œuvre de critères objectifs pour l'étude des effets, tant cliniques que biologiques. De très nombreux exemples peuvent être cités montrant l'influence de l'espèce animale choisie, aussi bien sur l'orientation qualitative de la toxicité que sur son degré de sévérité.

Dans le cas de la toxicité aiguë, un exemple spectaculaire est celui de la pénicilline dont, par exemple, la DL 50 est, chez le cobaye, de l'ordre de 6 mg/kg de poids corporel, alors qu'elle atteint une valeur de l'ordre de 1 800 mg/kg de poids corporel chez la souris, soit une toxicité environ trois cents fois moindre. Un autre exemple est la résistance considérable d'un rongeur comme le hamster au D.D.T. à tel point qu'il est presque impossible de tuer cet animal par administration de l'insecticide.

Dans le cas de la toxicité à court terme, le phosphate de triocrésyle qui provoque, chez la poule, comme chez l'homme, des phénomènes de paralysie résultant de la dégénérescence centripète des axones des neurones, avec démyélinisation, est inactif à cet égard chez le singe rhésus, le rat et le lapin. De même, le thalidomide est tératogène chez le lapin et la souris, il est dépourvu d'une telle activité chez les souches de rats couramment utilisées dans les expérimentations de laboratoire, ce qui explique d'ailleurs que ce produit ait pu être commercialisé comme hypnotique et provoquer à la suite de son utilisation chez la femme enceinte, à une certaine époque dans certains pays, les accidents tragiques que l'on sait.

Dans le cas de la toxicité à long terme, l'absorption répétée de la β naphtylamine provoque l'apparition de cancers de la vessie chez le chien et chez l'homme, alors que cette amine aromatique est inactive à cet égard chez des espèces telles que le rat et le lapin. La souris, peu ou pas sensible à l'action cancérogène hépatique des aflatoxines, est, en revanche, très sensible à la production d'hépatomes par administration répétée de dérivés aromatiques chlorés, tels que le D.D.T. ou la dieldrine. De telles différences de réceptivité s'expliquent souvent par des différences dans les processus de transformation métabolique, en raison du rôle causal joué par certains métabolites dans la production des effets toxiques, mais ce n'est pas toujours vrai. C'est ainsi que, comme nous l'avons vu, le rat n'est pas réceptif à la production de phénomènes de paralysie par le phosphate de triocrésyle, alors qu'il métabolise ce composé selon un processus analogue à celui observé chez la poule qui, elle, est réceptive.

Dans le domaine de l'écotoxicologie, l'influence de l'espèce a une importance considérable et se traduit par des phénomènes de *toxicité sélective* sur tel ou tel constituant des écosystèmes.

Nous citerons, à cet égard, parmi de nombreux exemples, la haute sensibilité du chat et des poissons aux dérivés aromatiques chlorés, celle des algues et des étoiles de mer au cuivre, celle de la truite à la production d'hépatomes sous l'influence des aflatoxines, celle de certaines plantes ornementales comme le glaïeul ou de certaines espèces de conifères aux dérivés minéraux du fluor, et, en sens contraire, la résistance d'espèces comme les limaces et les escargots aux composés toxiques présents dans l'amanite phalloïde, ainsi que celle de la caille aux effets toxiques de la cicutine, l'alcaloïde de la ciguë, qui permet à cette espèce avicole de consommer sans dommage des fruits de cette ombellifère, cependant que sa chair acquiert une toxicité pour les consommateurs humains qu'ont matérialisée, au cours des âges, divers épisodes de « *caïlles empoisonneuses* » [9].

Il reste beaucoup à faire dans cette direction et notamment à révéler les mécanismes biochimiques qui conditionnent la réceptivité ou la résistance de tel ou tel constituant des écosystèmes terrestres ou aquatiques à tel ou tel effet toxique. Rares sont, dans l'état actuel de nos connaissances, les cas où le pourquoi des faits observés a pu être révélé. Il en est ainsi comme, par exemple, dans le cas de la résistance aux effets toxiques de l'oxyde de carbone des espèces animales à hémocyanine, tel que l'escargot, résistance qu'ont expliquée les études physicochimiques ayant mis en évidence la faible affinité du gaz pour le pigment cuivrique s'opposant à sa forte affinité pour les pigments sanguins du type hémoglobine. La compréhension de telles différences de sensibilité a une importance pratique considérable, étant donné les conséquences qu'elles peuvent avoir en ce qui concerne la perturbation, sous l'influence des polluants chimiques de l'environnement, des équilibres biologiques dans la nature. Nous citerons, à cet égard, l'influence nocive qu'exerce le D.D.T., très probablement par son produit de transformation métabolique, le D.D.E., sur la calcification des coquilles d'œufs d'oiseaux qui deviennent alors minces et fragiles. Ont été incriminées les inductions enzymatiques modificatrices de certains stéroïdes hormonaux essentiels et l'action inhibitrice sur l'anhydrase carbonique, mais beaucoup de recherches restent à faire pour être en mesure d'établir des conclusions sûres.

2. – Influence du stade de l'évolution vitale. Il s'agit là d'un facteur très important à propos duquel de longs développements seraient nécessaires. Nous nous bornerons à attirer l'attention sur la fréquence des hypersensibilités chez les formes embryonnaires et au cours des premiers stades de la vie.

a. – *Sensibilité des embryons à certains effets toxiques.* En toxicologie humaine, c'est maintenant une notion classique que le fœtus est particulièrement sensible à certaines agressions toxiques. L'histoire du thalidomide est, à cet égard, spectaculaire. Lorsque cet hypnotique à propriétés légèrement tranquillisantes fut lancé sur le marché en 1957, il était considéré, sur la base des résultats des expérimentations toxicologiques effectuées selon les normes classiques, comme le moins toxique de tous les hypnotiques connus. Et, cependant, absorbé par la femme enceinte, à la période de la gravidité où se forment les ébauches embryonnaires, c'est-à-dire au cours des premières semaines qui suivent la conception (23e au 40e jour), il provoque, chez le fœtus, des malformations anatomiques avec, comme conséquence, la naissance de bébés anormaux pouvant même avoir l'apparence de véritables monstres. L'étude de ces effets, dits tératogènes, a été, en conséquence, inclus dans le protocole d'expérimentation toxicologique de toute substance médicamenteuse. Il faut bien souligner que les effets tératogènes ne constituent qu'un exemple d'effets embryotoxiques, dont certains peuvent se manifester à long terme et même à très long terme. Nous avons déjà mentionné, à cet égard, la production à l'âge adulte, de cancers du cerveau, chez des rats issus de mères soumises, pendant leur gravidité, à une seule injection de nitrosométhylurée à très faible dose.

L'importance de la toxicologie prénatale dépasse de loin le domaine spécifique de la thérapeutique. Elle doit être prise, par exemple, en grande considération en ce qui concerne le domaine des expositions professionnelles, industrielles ou agricoles, où l'exclusion de la femme enceinte de certains travaux doit être recommandée. En écotoxicologie, cette importance n'est pas moindre, aussi bien pour l'homme du fait des pollutions chimiques des chaînes alimentaires que, à l'échelle beaucoup plus large, pour les divers constituants du monde animal.

b. – *Sensibilité des jeunes.* En toxicologie humaine à nouveau, il est bien connu que les nourrissons et les enfants en bas âge sont particulièrement sensibles à beaucoup de potentialités toxiques des agents chimiques. Cette hypersensibilité tient à divers facteurs, parmi les-

9. SERGENT E. : Arch. Inst. Pasteur d'Algérie ; 1941 ; *19 ;* 161-167.

quels il faut mentionner, en premier lieu, l'immaturité métabolique, et notamment les déficiences en enzymes de détoxification, en particulier au niveau des microsomes hépatiques, sans oublier que d'autres facteurs, tels que la sensibilité du système nerveux central et le manque de certaines fractions protéiques plasmatiques, peuvent jouer également un rôle important.

En écotoxicologie, l'éventualité d'agressions toxiques sur les premiers stades de la vie, notamment les formes larvaires, tels que l'alevin des poissons et les embryons des oiseaux, présente, de toute évidence, une très grande importance pour la propagation des espèces. Elle impose en conséquence, sur le plan toxicologique, des épreuves spécifiquement orientées.

3. – Influence des caractéristiques génétiques. Cette influence est déjà illustrée par celle de la nature de l'espèce vivante et, au sein d'une espèce donnée, de la souche, sur la réceptivité aux actions toxiques. Nous avons souligné les conséquences en ce qui concerne les difficultés d'extrapolation à l'homme des résultats obtenus en toxicologie expérimentale. En toxicologie humaine, on connaît depuis longtemps les différences de sensibilité en fonction de la race. C'est ainsi, par exemple, que les sujets de race jaune ou noire sont beaucoup moins sensibles que ceux de race blanche aux effets toxiques des dérivés nitrés des phénols. On connaît également, de longue date, l'existence de sensibilités individuelles à certains produits chimiques. C'est là la très ancienne notion d'idiosyncrasie ou intolérance congénitale se différenciant de celle d'allergie qui représente une intolérance acquise. Dans les trois dernières décennies, de nombreuses acquisitions ont été obtenues dans le domaine de la toxicogénétique (dite parfois chimiogénétique) qui complètent celles obtenues en pharmacogénétique. Ce sont des observations effectuées dans le domaine thérapeutique qui ont révélé le conditionnement par des déficiences génétiques de certaines hypersensibilités jusque-là inexpliquées. Pour ne citer qu'un exemple, la déficience des globules rouges de certains groupes humains en glucose.6.phosphate-déshydrogénase, une enzyme intervenant dans le catabolisme aérobie des glucides par la voie dite des pentoses, est la cause des accidents hémolytiques graves observés pendant la guerre du Pacifique chez les Noirs américains, à la suite de l'ingestion, à doses thérapeutiques, d'un composé antipaludique, la *primaquine.* Cette déficience explique des troubles du même ordre chez des travailleurs exposés à des produits industriels divers, et notamment aux dérivés aminés aromatiques. Elle explique enfin les intoxications, jusqu'alors incomprises, que provoque, chez certains groupes de populations du bassin méditerranéen, la consommation de la fève commune.

De telles influences génétiques ont certainement une grande importance en écotoxicologie mais, dans cette direction, nous en sommes encore aux balbutiements.

4. – Influence des états pathologiques. Elle a été clairement mise en évidence par les recherches effectuées en toxicologie humaine, qui ont montré que les déficiences de certains organes ou systèmes que ces états pathologiques entraînent pouvaient augmenter de façon marquée la réceptivité aux effets toxiques. Il en est ainsi, par exemple :

– Des déficiences hépatiques qui diminuent l'aptitude à la détoxification de nombreux toxiques ;

– Des déficiences rénales qui limitent les possibilités d'épuration ;

– De certaines déficiences des glandes endocrines, notamment de la thyroïde et de la corticosurrénale. Les déficiences thyroïdiennes sensibilisant ainsi aux effets toxiques des nitriles ;

– D'états de malnutrition.

A nouveau, dans ce domaine de recherches que l'on a qualifié de pathotoxicologie, tout pratiquement reste à faire en écotoxicologie.

5. – Influence de l'association des polluants entre eux ou avec divers facteurs. Il importe, à cet égard, de se souvenir que, dans les conditions de vie qui caractérisent actuellement la biosphère, les constituants des écosystèmes, y compris l'homme, ne sont pas exposés à un seul polluant mais à toute une série de polluants constituant une véritable soupe. Il peut, certes, en résulter des manifestations d'antagonisme, comme c'est le cas des divers dérivés soufrés

organiques à l'égard des effets de toxicité aiguë de l'ozone ou des vapeurs nitreuses chez les mammifères supérieurs, mais aussi des phénomènes de potentialisation ou *synergie*, dont les exemples sont nombreux. Il en est ainsi, par exemple, chez l'homme et les mammifères supérieurs :

– De l'association de certains pesticides entre eux, le malathion et l'E.P.N., par exemple ;

– De l'association de dérivés minéraux du fluor avec les oxydes ou les sels de béryllium ;

– De l'association de l'oxyde de carbone aux vapeurs nitreuses ou à l'hydrogène sulfuré ;

– De l'exposition simultanée à l'anhydride sulfureux ou à la fumée de tabac, d'une part, à l'amiante, d'autre part ;

– De l'association, au moins chez l'animal, des hydrocarbures aromatiques polycycliques à potentialité cancérogène avec certains solvants, tels que le *n* dodécane ;

– De l'association des pesticides à divers solvants ou à des agents dits surfactifs dans les formulations liquides employées en pulvérisations, *etc.*

Il y aurait, à cet égard, beaucoup à dire sur le rôle promoteur de divers composés face à l'activité d'agents chimiques à potentialité cancérogène. Nous ne pouvons y songer, dans le temps qui nous est imparti mais nous voudrions souligner que des synergies peuvent résulter non seulement de l'association entre eux de polluants véritables mais encore de l'association de certains polluants avec certains composés présents normalement dans l'environnement, par exemple dans les aliments. Un exemple vraiment spectaculaire à cet égard est celui de l'apparition d'accidents d'hypertension et même d'hémorragies cérébrales chez les consommateurs de fromages riches en tyramine qui avaient absorbé, au préalable, un médicament à effet psychotonique, la *tranylcypromine*, dont l'action inhibitrice sur la monoaminooxydase empêchait la destruction de l'amine sympathomimétique. Il y a là une direction de recherches restant presque totalement à explorer aussi bien en toxicologie humaine qu'en écotoxicologie. Comme dans beaucoup d'autres domaines, la toxicologie doit alors faire appel aux méthodes et aux données de la biochimie, sans lesquelles les mécanismes intimes de l'action des poisons, ces scalpels chimiques, comme les appelait Claude Bernard, ne pourraient être compris.

Dans ce type de recherches, les études sur les inductions et les inhibitions enzymatiques auxquelles nous avons déjà fait allusion présentent un intérêt considérable.

C.– Importance de l'établissement de relations entre les doses et les effets.

"Sola dosis fecit venenum" « *c'est seulement la dose qui fait le poison* », a écrit, il y a bien longtemps, Paracelse. De cette vérité découlent la règle d'or que constitue, en pharmacologie et en toxicologie, l'établissement des relations doses-effets, ainsi que le principe fondamental de prévention des nocivités et des intoxications, aussi bien en toxicologie humaine qu'en écotoxicologie : diminuer les doses susceptibles d'être absorbées par les êtres vivants exposés jusqu'à des valeurs situées au-dessous de celles représentant les seuils de toxicité. Dans certains cas d'ailleurs, les valeurs situées en-dessous des seuils de toxicité peuvent représenter des concentrations génératrices d'effets bénéfiques. Il en est ainsi pour certains oligoéléments tels que, par exemple, le sélénium, dont la carence se traduit, chez des espèces comme les bovidés ou les volailles, par des phénomènes pathologiques ou, encore, l'ion fluor, qui, à doses très minimes, se révèle essentiel à la constitution des tissus calcifiés (os et dents) auxquels il communique une solidité indispensable.

Les études sur les effets toxiques doivent donc, aussi bien en écotoxicologie qu'en toxicologie spécifiquement humaine, être non seulement qualitatives mais quantitatives, de manière à être en mesure de recommander des limites admissibles ou tolérables.

Bien qu'il reste encore énormément à faire, cette approche quantitative s'est révélée particulièrement féconde en toxicologie humaine, qu'il s'agisse des polluants de l'air ou des substances étrangères pouvant se rencontrer dans les aliments[10]. Elle doit être appliquée aux

10. TRUHAUT R. ; *Dangers de l'ère chimique* ; *Pure and Applied Chemistry* ; 1969 ; *18* ; nº 1-2 ; pp. 111-128.

recherches d'écotoxicologie, qui, jusqu'à maintenant, ont, pour leur grande majorité, été presque uniquement de caractère qualitatif. Sa mise en œuvre doit satisfaire, comme d'ailleurs toute méthodologie, à certains critères bien définis, parmi lesquels figure la détermination quantitative avec une spécificité et une précision suffisantes, des doses de polluants auxquels sont exposés les constituants des écosystèmes soumis aux investigations. Aucune conclusion valable ne saurait en effet être obtenue en ce qui concerne les relations doses-effets si le paramètre fondamental que constitue le degré d'exposition, c'est-à-dire l'un des deux termes de la relation que l'on cherche à établir, ne pouvait être mesuré avec exactitude. La conséquence en est la nécessité de disposer, dans les investigations écotoxicologiques, de méthodes adéquates pour les prélèvements et les analyses. Cet impératif impose une étroite collaboration entre les toxicologues et les écologistes d'une part, les spécialistes des sciences de l'analyse chimique d'autre part. Nous y reviendrons plus loin.

IV.– Perspectives et prospectives en écotoxicologie.

Comme en toxicologie humaine l'objectif ultime des recherches en écotoxicologie doit être l'établissement de mesures de protection contre les effets nocifs des polluants de l'environnement sur les divers constituants des écosystèmes. Dans ce but, comme, de toute évidence, on ne peut prévenir que les risques que l'on connaît, il s'impose tout d'abord de révéler les risques.

A cet égard, il ne saurait trop être souligné que nos informations, aussi bien qualitatives que quantitatives, sont extraordinairement limitées en ce qui concerne les effets des polluants de l'environnement, sur la plupart des constituants des écosystèmes. Celles disponibles concernent, en effet, seulement un certain nombre d'espèces et elles se bornent, pour leur grande majorité, à des résultats d'études de toxicité aiguë ou subaiguë. La lecture d'une très laborieuse compilation réalisée par les Laboratoires Battelle à Columbus (Ohio, Etats-Unis) pour l'Environmental Protection Agency des Etats-Unis est, à cet égard, édifiante. La multiplicité des problèmes à étudier impose une coordination des recherches à l'échelle mondiale, dans un contexte de coopération pluridisciplinaire impliquant la participation de spécialistes de toute une série de disciplines, notamment des diverses branches de l'écologie et de la toxicologie qui, jusqu'à maintenant, ont poursuivi leurs travaux sans procéder à des échanges de méthodes et de résultats cependant indispensables à une fécondation mutuelle.

Il est également indispensable que soient activement associés à ces travaux des spécialistes des sciences de l'analyse. Comment, en effet, ainsi que nous l'avons déjà souligné, établir des relations entre les doses et les effets, sans disposer de méthodes adéquates, par leur sensibilité et leur spécificité, pour mesurer les doses d'exposition ? Comment étudier le devenir d'un polluant dans l'environnement physique, son mouvement et celui de ses produits éventuels de dégradation à travers les écosystèmes, sans avoir à sa disposition des techniques fines d'identification et de dosage dans les milieux biologiques complexes que constituent les organismes vivants où les polluants et les produits de leurs éventuelles transformations métaboliques se trouvent, en général, considérablement dilués ? Comment établir les rythmes de défixation et les demi-vies biologiques de tel ou tel polluant ? Comment, en un mot, établir la pharmacocinétique du mouvement des polluants dans la biosphère sans disposer d'outils analytiques suffisamment précis ?

A notre avis, si l'on veut éviter que la situation alarmante découlant des pollutions chimiques de l'environnement ne se dégrade encore davantage, il est temps que les diverses catégories de spécialistes que nous avons mentionnées unissent leurs efforts pour programmer les recherches à effectuer en vue de lutter efficacement contre ces pollutions et de prévenir leurs effets sur la biosphère.

1.– Il faut tout d'abord, ainsi que nous l'avons déjà souligné, procéder à un inventaire des polluants susceptibles de pénétrer dans l'environnement, en rassemblant, autant que faire se peut, des données objectives sur les taux de production des divers composés chimiques dans les différents pays, sur la nature et les modalités de leurs emplois, sur les quantités susceptibles de se rencontrer dans les différentes parties de l'environnement : air, sols, eaux douces et marines, organismes végétaux ou animaux, terrestres ou aquatiques, et notamment ceux qui constituent les chaînes alimentaires ;

2.– Il faut ensuite procéder à un inventaire de nos connaissances sur les effets biologiques, et notamment sur les effets nocifs des polluants sur les divers organismes vivants, animaux comprenant l'homme, végétaux et microorganismes.

A cet égard, la constitution de banques de données, déjà entreprise à divers niveaux, nationaux ou internationaux, doit être fortement encouragée. De tels efforts doivent, pour être vraiment rentables, déboucher sur l'interprétation des données permettant d'établir des fiches adéquates d'évaluation écotoxicologique et de proposer, au moins à titre provisoire, des limites admissibles.

Dans la situation actuelle, l'accent doit être mis sur les lacunes de nos connaissances, notamment en ce qui concerne :

a.– Le devenir dans l'environnement physique et dans la biosphère, avec une attention particulière à accorder au degré de persistance et à d'éventuelles accumulations à certains niveaux ;

b.– Les éventuelles manifestations de toxicité sélective ;

c.– Les relations doses-effets, dont l'établissement est indispensable pour fixer des seuils de toxicité et, par suite, des limites admissibles dans les diverses parties de l'environnement, et notamment dans l'air, les eaux et les aliments ainsi que dans les organismes vivants. Dans le cas de ces derniers, les possibilités offertes en ce qui concerne la fixation des taux critiques de concentration dans les divers constituants, animaux ou végétaux, des écosystèmes, sont beaucoup plus favorables que dans le cas de l'homme, pour lequel, sauf dans les enquêtes *post mortem,* il est seulement possible de fixer les limites de concentrations dans les matières biologiques pouvant être prélevées, c'est-à-dire le sang, l'urine, l'air expiré, les réserves adipeuses et éventuellement les échantillons de tissus calcifiés (dents, os).

3.– Les lacunes de nos connaissances ayant été dégagées, il faut établir les plans de recherches à effectuer en vue de les combler.

a.– Le premier stade est l'établissement d'approches méthodologiques adéquates, qu'il s'agisse d'épreuves de routine (toxicité aiguë, subaiguë, à court terme et à long terme), ou d'épreuves orientées en profondeur pour l'exploration de tel ou tel système anatomique ou biochimique. Ces épreuves seront, comme en toxicologie humaine, typiquement pluridisciplinaires, car elles ne peuvent être vraiment fécondes qu'en faisant appel aux méthodes de toute une série de disciplines fondamentales : anatomie, histologie, physiologie, biochimie, immunochimie, biologie moléculaire, génétique, *etc.* Elles devront varier non seulement avec le type de toxicité à déceler mais encore avec la nature, l'habitat, le mode de vie et la physiologie des organismes vivants à examiner et avec les variations qui en résultent dans les conditions d'exposition, par exemple : voie digestive (aliments, eaux) ou pénétration à travers les téguments et muqueuses, y compris les muqueuses respiratoires (poumons, branchies, *etc.*), dans le cas des organismes animaux. De toute évidence, les protocoles expérimentaux doivent être adaptés en tenant compte de toute une série de paramètres. A cet égard, sans une étroite liaison entre les toxicologues et les écologistes, aucun résultat vraiment valable sur le plan pratique ne peut, à notre avis, être obtenu. Unissant leurs efforts, écologistes et toxicologues ne doivent pas oublier de porter leur attention sur les conséquences pouvant résulter, pour un écosystème dans son ensemble, des effets de tel ou tel polluant sur tel ou tel des constituants de cet écosystème. Pour cela, des modèles à valeur prédictive doivent être établis et les études au laboratoire complétées, autant que faire se peut, par des études à un niveau beaucoup plus vaste dans la nature même, en tenant compte des données fournies par l'analyse chimique dans les enquêtes de surveillance continue de l'environnement « *monitoring* » adéquatement programmées ;

b.– Les approches méthodologiques ayant été fixées de manière à permettre des interprétations adéquates, il faudra ensuite s'attaquer à l'étude des effets des principaux polluants et, pour ce faire, vu le nombre de ces derniers, établir des priorités reposant sur des critères sélectionnés sur des bases à la fois scientifiques et pragmatiques.

Parmi ces critères, figurent, selon nous :

1.– Les quantités émises dans l'environnement, dont la connaissance nécessite l'établissement à l'échelon international de l'inventaire précis dont nous avons antérieurement souligné le caractère indispensable ;

2.– Leur degré de persistance dans l'environnement ;

3.– Leur aptitude à s'accumuler, soit sous leur forme originelle, soit sous la forme de leurs produits de dégradation ou de métabolisme, dans tel ou tel constituant des écosystèmes, et notamment à tel ou tel niveau des chaînes alimentaires, avec possibilité d'impact sur la santé et le bien-être de l'homme ;

4.– La nature et la sévérité de leurs potentialités toxiques, une attention toute particulière devant être, selon nous, accordée aux polluants à effets génotoxiques (tératogènes, cancérogènes, mutagènes) et à ceux susceptibles d'affecter le comportement.

Il ne faut pas se dissimuler que la tâche à effectuer est immense, la conséquence étant qu'il faut s'y attaquer d'urgence.

La conclusion de cet exposé, forcément très incomplet, nous paraît évidente.

Si l'on veut vraiment protéger l'environnement contre les nuisances pouvant résulter de ses pollutions chimiques en nombre croissant, avec leurs conséquences en ce qui concerne les effets directs sur la santé de l'homme et l'impact qui en découle, aussi bien sur sa santé et sur son bien-être, du fait des effets sur les autres constituants des écosystèmes, il est temps, il est même urgent de promouvoir des recherches actives dans le domaine de l'écotoxicologie.

Pour cela, deux conditions au moins sont indispensables :

1.– Formation de spécialistes en écotoxicologie, nécessitant l'acquisition préliminaire d'une base adéquate de connaissances dans le domaine de l'écologie. Il en découle la nécessité de l'établissement et du maintien d'une liaison étroite, entre les divers spécialistes des disciplines écologiques ainsi qu'avec ceux des sciences de l'analyse chimique, dont le rôle est, comme nous l'avons souligné, irremplaçable, pour étudier, sur le double plan qualitatif et quantitatif, le sort des polluar ˙ dans l'environnement, et notamment dans les chaînes alimentaires, ainsi que leurs éventue effets nocifs sur les divers constituants de la biosphère dans un contexte intégré.

Il faut malheureusement bien souligner que nous sommes actuellement, au niveau mondial, dans une situation de pénurie sévère en ce qui concerne les spécialistes en écotoxicologie ;

2.– Création d'un nombre suffisant de centres de recherches bien équipés en personnel qualifié et en matériel et suffisamment aidés sur le plan financier pour aborder et poursuivre, de façon valable, l'étude du nombre considérable de problèmes qui sont à résoudre. Il y a là un devoir sacré pour les autorités gouvernementales des différents pays.

C'est là un programme à très long terme et, en raison de la multiplicité des problèmes à étudier, il s'impose de coordonner les recherches au plan international en assurant les liaisons actives indispensables entre les spécialistes des disciplines intéressées, notamment :

– La chimie ;

– Les sciences de l'analyse ;

– Les diverses branches de l'écologie ;

– La toxicologie avec ses multiples ramifications ;

– Et la microbiologie, en raison de l'intérêt qui s'attache à la découverte de microorganismes aptes à assurer la dégradation des composés rejetés dans l'environnement.

La prise de conscience, aux divers échelons nationaux et internationaux, des problèmes préoccupants que pose, pour le devenir de l'homme, la pollution de l'environnement, permet d'espérer que des actions seront entreprises qui donneront enfin, pour le bénéfice des générations futures, un sens véridique au slogan adopté en 1961 par la Conférence de l'Union internationale de Chimie pure et appliquée (I.U.P.A.C.) et du Congrès international tenu à New York à l'occasion de la célébration du 75ᵉ anniversaire de la fondation de la Société chimique américaine : *« Chemistry key to better living »*« La chimie, clef pour une existence meilleure »).

René Truhaut.

R.T. Williams.– Thank you, Professor Truhaut. Now we call on Professor Yaron.

B. Yaron. – A notre époque, il existe une antinomie entre le besoin constant d'augmenter la production agricole, augmentation qui repose sur l'introduction de produits chimiques dans l'environnement, et la notion de « pureté écologique ».

Je désirerais, à titre d'exemple, choisir un élément de notre environnement qui est à la fois un réservoir et un filtre pour les substances polluantes : le sol.

Je pose comme hypothèse que les substances chimiques doivent atteindre le sol. Qu'arrive-t-il alors ? Les substances agrochimiques peuvent soit rester dans le sol (absorption de surface), soit être transportées par l'air (volatilisation), ou par les plantes (translocation), ou par l'eau souterraine (dispersion hydrodynamique) ; enfin ces substances chimiques peuvent être dégradées par voie chimique, photochimique ou biologique.

Par quoi est régi le comportement complexe de ces substances chimiques ? *a)* Par les propriétés de la substance chimique elle-même, à l'état pur ou sous différentes formulations ; *b)* Par les propriétés des constituants des sols comme la matière organique, la quantité et la nature des argiles ; *c)* Par des conditions du milieu comme l'humidité du sol, sa température et la population biologique.

Pour illustrer les thèses exposées ci-dessus je désirerais choisir un pesticide du groupe des organochlorés : le parathion que notre équipe de recherche a choisi comme modèle pour l'étude des pesticides dont l'effet est bref.

On a constaté que la persistance du parathion dans le sol est affectée par : 1. Le type d'argile : kaolinite ou montmorillonite ; 2. La teneur en matière organique ; 3. L'humidité du sol.

En conclusion, on peut dire qu'un pesticide, généralement considéré comme non persistant, appliqué sur un sol organique, peut être persistant c'est-à-dire s'accumuler et devenir un péril pour l'équilibre biologique.

Cependant, le même pesticide appliqué sur un sol kaolinique, et sans matière organique, peut disparaître dans un temps relativement court.

Doit-on donc recommander l'élimination du parathion ? Non mais on doit l'appliquer en tenant compte de son comportement sur l'environnement.

Cet exemple nous montre que si l'on connaît les lois de l'interaction entre les produits chimiques et l'environnement, on peut les employer sans qu'ils présentent un danger pour l'équilibre biologique.

J'aimerais maintenant parler un peu du rôle du scientifique, du chercheur dans ce « siècle de l'écologie » par excellence.

Il est regrettable que les politiciens aient transformé l'écologie, et les chercheurs des sciences touchant à l'écologie, en gardiens de l'humanité, et aient parfois conduit ces scientifiques à lutter contre l'ordre établi, voire même contre le progrès scientifique. Les implications politiques de ce problème dans les pays industrialisés et en voie de développement ont contraint l'écologiste à une attitude contestataire.

En tant que chercheur, je ne puis admettre cette déchéance des sciences de l'environnement. On doit admettre que nous devons vivre avec les produits polluants ; le rôle de la communauté scientifique est de trouver le moyen de contrôler leur action sur l'environnement.

Permettez-moi de faire une diversion dans le domaine des arts afin de préciser le rôle de l'écologue. L'écologie des années 1970 peut-être assimilée au mouvement Dada. Les dadaïstes ont ébranlé les traditions académiques conservatives de l'art pictural et ont détruit ce qui, jusqu'alors, était considéré comme universellement valable. Les écologistes des années 1970 ont ébranlé la société en lui montrant les dangers du progrès. Le rôle des dadaïstes a été positif ; ils ont ouvert d'innombrables possibilités à l'art. Le rôle de l'écologiste, gardien contestataire, a été également positif. Mais on ne peut continuer sur cette position ; on doit se tourner vers une attitude active. Les progrès de la technique expérimentale et l'information mettent à la disposition de l'écologiste les moyens nécessaires pour trouver des solutions au maintien de l'équilibre écologique. On a besoin de produits dits polluants, on doit vivre avec eux ; mais pour vivre on doit les comprendre et les maîtriser.

En conclusion, j'aimerais souligner mon optimisme en ce qui concerne la capacité de la communauté scientifique à résoudre ce problème.

R.T. Williams. – Thank you, Professor Yaron. Now we call on Professor Epstein.

S. Epstein. – There is now little doubt that many chronic diseases, hitherto regarded as spontaneous, particularly cancer, are caused by environmental pollutants. This realization is heightened by the exponential increase in exposure of the general population to currently used and new synthetic chemicals – and their degradation products in air, water, and soil – which, in general, are inadequately characterized toxicologically and ecologically. These considerations apply with even greater emphasis to relatively uncontrolled occupational exposure to a wide range of known chemical carcinogens, in addition to thousands of other toxicologically uncharacterized or inadequately characterized synthetic chemicals.

Current toxicological techniques are relatively insensitive and limited in their ability to detect toxic agents, particularly carcinogens, teratogens and mutagens, individually and in various combinations or mixtures realistically reflecting low or ambient levels and patterns of environmental exposure. Similarly, it is generally considered that epidemiological techniques are unlikely to detect environmental pollutants, such as weak carcinogens, unless there are sharp differentials in exposure of the general population, as with cigarette smoking. For widely dispersed agents to which the population-at-large is generally and ubiquitously exposed, such as unintentional or accidental food additives, human experience is unlikely to provide any meaningful indication of safety or hazard. Similarly, it is not possible to develop valid inferences concerning the safety of occupational exposure to particular chemicals or mixtures of chemicals in the absence of an adequate population sample which has been adequately followed up for several decades.

Scientific considerations apart, there are critical deficiencies in legislative and regulatory approaches to environmental pollutants, including conflicts of interest in the generation and evaluation of data, restrictions on open access to data, and lack of qualified representation of a wide range of concerned viewpoints and interest in decision making processes.

1.– Introduction.

Although the term pollutant is often pejoratively restricted to synthetic industrial chemicals, there is a wide range of other chemical pollutants. These fit into four broad categories. The first group consists of natural chemicals in excess, such as nitrates and nitrites, which are normal dietary components. Additionally, these particular chemicals can interact with amines, natural dietary constituents, yielding nitrosamines, which may be carcinogenic, mutagenic and teratogenic at trace levels (Lijinsky and Epstein[1]). Natural fungal or plant toxins in crops comprise the second group of chemical pollutants, of which aflatoxins and cycasins are notable examples. The yields of these toxins can generally be influenced by technological factors, such as conditions of harvesting, storage and processing. The third group consists of complex organic and inorganic mixtures, such as community air and water pollutants and

1. LIJINSKY, W. and EPSTEIN, S.S., "Nitrosamines as Environmental Carcinogens." *Nature,* 225, 21 (1970).

occupational pollutants, such as coke tar pitch volatiles, which comprise a wide range of undefined as well as partially defined components. Finally, there is the group of synthetic chemicals-agricultural chemicals, notably pesticides and fertilizers ; food additives, which may be *intentional,* such as antioxidants and dyes, or *accidental,* such as pesticides, heavy metals and plasticizers ; fuel additives ; household chemicals, and industrial chemicals. Most of these chemicals are petroleum-based, petroleum now being the basic stock for synthesis of the great majority of all organic chemicals.

Pollutants may induce a wide range of adverse biological effects in man, which are generically and collectively termed toxicity. Acute or chronic toxicity *per se* may be expressed in fetal, neonatal, perinatal, childhood or adult life, in effects ranging from impairment of health and fitness to mortality. More specific manifestations of chronic toxicity include carcinogenicity, teratogenicity and mutagenicity. The possibility that chronic toxicity is also manifest in immunological impairment or in psycho-behavioural disorders has yet been barely explored. Some pollutants may induce one or more of these types of toxicity. Pollutants or their chemical precursors may also interact *"in vitro"* and *"in vivo"* to produce otherwise unanticipated synergistic toxicity. Synergistic effects can also result from interactions between particular pollutants and otherwise harmless and common environmental chemicals.

The need to use many synthetic industrial chemicals makes it essential to recognize and estimate the human and environmental hazards they pose and their societal acceptability with regard to the real or alleged matching benefits they confer. Hazards from a particular synthetic chemical, whether in consumer products or in the workplace, need not necessarily be accepted even when matching benefits appear high, as equally efficacious but nonhazardous alternatives are usually available. Imposition of a mandatory criterion of efficacy prior to the introduction of synthetic chemicals into commerce may well simplify such equations.

2.- Cause for concern.

There is now little doubt that many diseases hitherto regarded as spontaneous, including cancer, birth defects and mental deficiency are caused by environmental pollutants. This realization is heightened by the exponential increase in human exposure to new synthetic chemicals and their degradation and pyrolytic products in air, water and soil-which, in general, are inadequately characterized toxicologically and environmentally (Epstein[2]).

Recognition is now growing that the great majority of human cancers are probably due to chemical carcinogens in the general or working environments, and that they are hence ultimately preventable (Dunham and Bailar[3] ; Higginson [4]). There is also growing interest in the role of chemical carcinogens in activating oncogenic viruses. Epidemiological studies have revealed wide geographical variations in the incidence of cancer of various organs in the general population ; in some instances these studies have incriminated local environmental pollutants.

The first evidence that environmental pollutants may influence the genetic constitution of future populations resulted some four decades ago from the discovery that high energy radiation induces mutations. The subsequent development of nuclear energy added a new dimension and enhanced awareness of the problem of genetic hazards. Safeguards have been accordingly developed to minimize radiation exposure. Once radiation-induced mutagenesis was discovered, there were reasons to suspect that some chemicals would act similarly, but proof of this was delayed until World War II when mustard gas was shown to induce mutations in fruit flies. Many and varied types of chemicals have subsequently been shown to be mutagenic. The likelihood that some highly mutagenic chemicals may come into wide use, or indeed may already be in wide use, is now causing serious concern. No nation has yet, however, promulgated regulatory requirements for mutagenicity testing.

2. EPSTEIN, S.S., "Environmental Pathology : A Review." *Am. J. Path.,* 66, 352, (1972).
3. DUNHAM, L.J. and BAILAR, J.C., "World Maps of Cancer Mortality Rates and Frequency Ratios." *J. Nat. Cancer Inst.,* 41, 155 (1968).
4. HIGGINSON, J., "Present trends in Cancer Epidemiology", Proc. 8th Canadian Cancer Res. Conf., 1969.

There is also growing recognition of the importance of environmental pollutants in the causation of birth defects. National incidences of congenital malformations are unknown in the absence of comprehensive registries ; it has been variously estimated as ranging from 3 to 4 percent of total live births. Three major categories of human teratogens have so far been identified : viral infections, X-irradiation and chemicals, such as mercurials and thalidomide. Although the teratogenicity of various chemicals had been experimentally recognized for several decades, it was only after the thalidomide disaster of 1962 that legislative requirements for three-generation reproductive tests were established. A substantive body of data is now establishing clear relationships between exposure to a wide range of environmental and occupational pollutants and delayed neurotoxic effects, ranging from mild alterations in personality and behaviour to advanced dementia. Illustrative, are the effects of lead, which at exposure levels and body burdens considered to be relatively low induce disturbances in personality and neuro-muscular co-ordination in workers (Morgan and Repko[5] ; Seppalaninen [6]) and hyperkinesis and learning disorders in young children (Environmental Protection Agency[7]).

3.– Toxicity testing.

Pollutants to which humans are or may be exposed must be tested for acute and chronic toxicity *per se*, and also for the more specific effects of carcinogenicity, teratogenicity and mutagenicity. Toxicity testing must not be confined to the test agents *per se*, but should extend to their chemical and metabolic derivatives, pyrolytic and degradation products and contaminants. These considerations are further accentuated when the various derivatives or degradation products are of known toxicological or ecological consequence. Test agents must be administered acutely, subacutely and chronically to reflect the role of hepatic microsomal enzyme function in activation and detoxification. It may also be necessary to test for effects of concomitantly administered and otherwise nontoxic chemicals that may induce or inhibit microsomal enzyme function. Experiments must be designed to reflect the role of possible interactions between test agents – administered by any route – and between dietary factors and other chemicals, such as accidental and intentional food additives, drugs and air pollutants. Routes of test administration *inter alia* should reflect human exposure. While inhalation is the obvious route for testing of air pollutants, the importance of this route for other pollutants has been generally underestimated. Respiratory exposure is of particular human significance for pesticide aerosols and vapors, besides other aerosols. Surprisingly, there are virtually no data in the pesticide literature on chronic inhalation tests. Ideally and minimally, two mammalian species should be tested for toxicity *per se,* carcinogenicity, mutagenicity and teratogenicity. In certain circumstances when there is specific information that the rodent metabolism of the chemical pollutant in question is qualitatively markedly different from that in humans, other more appropriate species, such as pigs and subhuman primates, may also be tested. Reliance on small numbers of pigs or primates is no substitute for conventional rodent tests and may even mislead. In particular circumstances special considerations may dictate the use of less common species.

For carcinogenicity, teratogenicity and mutagenicity pollutants must be tested at higher levels than those of general human exposure ; irrespective of route of administration, maximally tolerated doses are recommended for this purpose as the highest dose in dose-response studies. Testing at high doses is essential to the attempt to reduce the gross insensitivity imposed on animal tests by the small size of samples routinely tested, such as fifty or so rats or mice *per* dose level *per* chemical, compared with the millions of humans at presumptive risk. To illustrate, assume that man is as sensitive to a particular carcinogen or teratogen as the rat or mouse ; assume further that this particular agent will produce cancer or teratogenic effects in 1/10,000 humans exposed. Then the chances of detecting this in groups of fifty rats or mice tested at ambient human exposure levels would be very low. Indeed, samples of

5. MORGAN, B. and REPKO, J.D., National Institute of Occupational Safety and Hygiene (N.I.O.S.H.) Contract Report, H.S.M.-99-72-123, 1974.
6. SEPPALAINEN, A.M., In, "Behavioral Toxicology : Early Detection Occupational Hazards", eds. C. Xintaras,   B.L. Johnson and I. de Groot, N.I.O.S.H., H.E.W., In Press, 1974.
7. "EPA's Position on the Health Implications of Airborne Lead", November 28, 1973.

10,000 rats or mice would be required to yield one cancer or teratogenic event, over and above any spontaneous occurrences ; for significance, perhaps 30,000 rodents would be needed (Epstein[2]). Of course, in any particular instance, humans may be less or more sensitive than rodents to the chemical in question ; there is consequently no valid basis for the prediction of the relative sensitivities of test animals and man. Apart from the gross insensitivity of animal test systems and the impossibility of gauging human sensitivity from animal tests, ample data on interactions between carcinogens further confirm that it is not possible to predict safe levels of carcinogens based on an arbitrary fraction of the lowest effective animal dose in a particular experimental situation. Such considerations underlie the 1958 Delaney Amendment (P.L. 85-929) to the Federal Food, Drug and Cosmetic Act, which imposes zero tolerances for carcinogenic food additives. The amendment states : *"... no additive shall be deemed to be safe if it is found, after tests which are appropriate for the evaluation of the safety of food additives, to induce cancer in man or animal."* The concept of zero exposure work standard has been accepted, but for only 14 occupational carcinogens, in regulations promulgated in the Federal Register on February 11, 1974. However, these regulations do not contain provisions to ensure effective implementation of the standards (Epstein[8]).

It must also be emphasized that testing at high dosages does not produce false positive carcinogenic results. There is no basis whatsoever for the frequent contention, particularly by industrial toxicologists and consultants, that all chemicals are carcinogenic, teratogenic, or mutagenic at high doses. To illustrate, in the recent Bionetics study, sponsored by the National Cancer Institute, about 140 pesticides were tested orally in mice of both sexes and strains at maximally tolerated doses from the first week of life until sacrifice at eighteen months ; less than 10 percent of these pesticides were found to be carcinogenic (Innes *et al*[9]).

4.– Monitoring and Epidemiological Surveillance.

Persistent chemicals, chemical and metabolic derivatives of less persistent chemicals and their reaction and pyrolytic products should be detected and monitored in the environment - air, water, soil and food - and in body fluids or tissues of plants, animals and man. Selectively, only those chemicals or degradation products with known or presumed toxicological relevance should be monitored. Even with well-planned and well-executed toxicologic testing, it is likely that unexpected adverse effects from pollutants will occur, reflecting the insensitivity or inappropriateness of the test systems. Epidemiological surveys of human and animal populations may provide *post hoc* information on geographical or temporal clusters of unusual types or frequencies of adverse effects – including cancer, birth defects, and mutations – after exposure to undetected or untested pollutants in the environment. Such surveys are complicated by the long interval which may elapse between exposure and subsequent adverse effects. This may be measured in decades for cancer and in generations for mutations.

Epidemiologic techniques serve to detect trends or fluctuations in mortality, morbidity or disease patterns. Provided that clear differentials in exposure levels to pollutants exist in the general population, epidemiology may then correlate particular toxic effects with particular pollutants ; the association between heavy cigarette smoking and lung cancer is a classic example of such a relationship. However, these relationships are more difficult to establish when exposure differentials are minimal, as with a food additive consumed at more or less similar levels by the general population. Additionally, logistic considerations, quite apart from inadequate current surveillance systems, may limit the utility of epidemiological approaches even when temporal or spatial clusters of adverse effects have developed. Disquietingly, no major known human teratogen – X-rays, German measles, mercury or thalidomide – has been epidemiologically identified, even in industrialized countries with good medical facilities.

8. EPSTEIN, S.S., Testimony before the U.S. House of Representatives Committee on Education and Labor, Select Subcommittee on Labor, April 25, 1974.
9. INNES, R. *et al.*, "Bioassay of Pesticides and Industrial Chemicals for Tumorigenicity in Mice : A Preliminary Note." *J. Nat. Cancer Inst.* 42, 1101 (1969).

5.- Contrast between environmental and occupational health standards.

A fundamental dichotomy, both scientific and moral, exists between current approaches to standard-setting for the working population and for the population-at-large (Epstein[8]). In spite of their major inadequacies, standards that have been developed for the protection of the population-at-large against adverse effects from exposure to a wide range of chemical pollutants and products are generally predicated on the availability of an adequate data base. Necessary information includes chemical composition of such products, labelling and disclosure of ingredient identity, and on the testing of such products in animals for acute and chronic toxic effects prior to their release into commerce. For agents producing acute and chronic toxicity *per se* in animals threshold or no-effect levels are determined and standards are then developed, generally, based on 100 - fold safety margins. Agents which induce carcinogenic effects in appropriate animal tests or which are known to be carcinogenic to man are generally banned from commerce, as no level of exposure can be considered safe.

These general requirements are in striking contrast to the situation for occupational health standards. Standards exist for only a small fraction, about 450, of chemicals to which workers are exposed. Illustratively, a *Toxic Substances* publication of the National Institute of Occupational Safety and Hygiene (N.I.O.S.H.) listed approximately 8,000 known chemicals used in industry in 1971 and approximately 25,000 in 1973 ; these figures clearly underestimate the numbers of chemicals to which occupational exposure can occur. Most Federal U.S. standards are based on approximately 450 threshold limit value (T.L.V.) standards developed by the industrially-oriented, if not dominated, American Conference of Government Industrial Hygienists (A.C.G.I.H.) ; these TLV standards are often referred to as "proprietary", reflecting their narrowly focused "trade" origin.

The concept of adequate safety margins is scarcely, if at all, reflected in occupational, in contrast with general environmental standards. This is well exemplified by reference to current occupational standards on lead, 150 µg/m3, in contrast with proposed general environmental standards in California, which are 100-fold lower (Epstein[8]). Furthermore, once occupational standards have been developed and promulgated there is currently no effective method for implementing them. The tacit reliance on voluntary compliance is in part, perforce, an expression of imposed fiscal, personnel, and grade ceilings in the Occupational Health and Safety Administration (O.S.H.A.), and in part an expression of the philosophy of the dual standard.

Finally, there are no current requirements for "pre-testing" or screening chemicals prior to their manufacture and use by industry, nor are there even general requirements for open disclosure of the identity of chemical agents to which workers are exposed. This is clearly contrary to the intent of the Occupational Safety and Health Act, effective April 28, 1971, which mandated the provision of a safe and healthy working environment. No such assurances can possibly be made in the absence of information as to the chemical nature and possible biological effects of these exposures. In the absence of "pre-testing", the worker is unwittingly used as an involuntary test subject, to whom test data are not made available, if indeed they are ever collected and analyzed. Recognition of adverse effects in retrospective epidemiological studies, is *post hoc*. These human experiments are unneccessary and amoral. Illustratively, the carcinogenic effects of bis-chloromethyl ether and vinyl chloride, and the neuropathic effects of organic solvents, such as methylbutylketone, could easily have been determined by simple and standard animal tests, rather than by human experimentation.

6.- Evaluation of the benefit-risk calculus.

Since World War II, there has been an exponential and, largely, unregulated increase in the numbers and quantities of synthetic organic chemicals manufactured and used in industrialized countries. The claimed needs to use increasing numbers of new synthetic chemicals makes it essential to recognize and critically evaluate carcinogenic and other human and environmental hazards with regard to the real or alleged matching benefits they confer. Such costing must be weighted by factors including the persistence and environmental mobility of the chemical, the size of the population exposed, and the reversibility of the adverse effect. Total national monetary costs in the U.S., both direct and indirect, from cancer are estimated to be approximately $ 15 billion annually (National Cancer Program[10]); these costs have hitherto been largely externalized or discounted. As the majority of human cancers, both in the general population and in occupational groups, are now considered to be due to chemical carcinogens and hence preventable, there should be clear economic, besides other, incentives to reduce the environmental and occupational burden of chemical carcinogens.

Carcinogenic hazards from a particular synthetic chemical need not necessarily be accepted even when matching benefits appear high, as equally efficacious but nonhazardous alternatives are usually available. The mandatory criterion of efficacy, once extended from therapeutic drugs to other synthetic chemicals, such as deliberate and accidental food additives and pesticides may well simplify such equations, especially for hazards from synthetic chemicals with no demonstrable benefits for the general population. The imposition of a requirement for broad social utility may even further simplify the benefit-hazard equation. Such concepts have been recently emphasized with regard to food additives by a leading industrial representative who recommended that additives be excluded from products unless they either significantly improve the quality or nutritive value of the food or lower its cost as well as being safe (Kendall[11]). Claims that occupational carcinogens serve industrially unique purposes, must be examined critically by economically disinterested experts with particular recognition of the attendant and generally externalized human costs and the lack of economic incentives to develop similarly efficacious and non-hazardous alternatives. In the absence of such alternatives, consideration must be directed to the possible banning of the manufacture and use of the carcinogen or to restrict its use to closed systems which are continuously monitored with instrumentation of maximal sensitivity, and with automated and visible read-outs.

Inherent in toxicological and regulatory philosophy and practice is lip service to the concept of balancing benefit, and benefit to the public not to industry, against risk, and risk to public health or environmental integrity and not economic risk to industry. If the chemical in question does not serve a broad socially and economically useful purpose for the general population, why introduce it and force the public-at-large to accept potential hazards without general matching benefits ? Such questions should be vigorously directed to carcinogenic, and otherwise hazardous, cosmetic food colouring agents, in particular, and to all food additives, in general. Claims have recently been made (Gehring *et al* [12]) that requirements for pretesting of chemicals prior to their introduction to commerce are acting as disincentives to industrial innovation. These claims have been particularly directed to the manufacture of pesticides (Naegele[13]). Apart from the fact that such claims are predicated on the legitimacy of externalizing public health hazards and costs, they do not bear critical scrutiny even from narrowly defined economic viewpoints. A telling critique of such claims has been expressed by a leading industry spokesman who stated that he – "emphatically (takes issue with the line of reasoning that) escalating regulatory demands have made the cost of research and development prohibitive, thus drying up any incentive to go develop new agricultural chemicals...

"... In the first place (argued Doctor Sutherland), new regulations imposed since the creating of E.P.A. affording better protection to fish and wild-life were overdue. More important is

10. *National Cancer Program.* "The Strategic Plan", D.H.E.W. Publicaion No. NIH 7.4-569, January, 1973.
11. KENDALL, D.M., "A Summary of Panel Recommendations", Report of a Panel on Food Safety to the White House Conference on Food Nutrition and Health, (19), 22 November, 1969.
12. GEHRING, P.J., ROWE, V.K., and McCOLLISTER, S.B. (Dow Chemical Co.), "Toxicology : Cost/Time", *Fd. Cosmet Toxicol.* 11, 1907 (1973).
13. NAEGELE, J. (Dow. Chemical Co.), Testimony to U.S., Congress, House, Committee on Agriculture, *Hearings on Federal Environmental Pesticide Control Act of 1971,* 92nd Congress, 1st session, Washington, D.C. : U.S. Gov. Printing Off., 1971.

the changing aspect of the market-place, particularly in the pesticide area. Growers now have available to them first-rate products... many of these are quite inexpensive. What the chemical people are really telling you is that while research costs continue to rise, to come with still better compounds costing no more than what's already being sold is a tough proposition... ; the companies with weak research organization, a shaky financial position, are dropping out. They would rather have F.D.A. and E.P.A. take the rap rather than acknowledge the overall problem" (Sutherland [14]). In any event, information in 1973 suggests that the profitability of pesticides and their development is again rising (Bennett [15]).

It has now become axiomatic that there are major defects in decision making processes in regulatory practices. It is clear that the democratic system of checks and balances is largely absent from current regulatory practice (Epstein [2]). Apart from limited *post hoc* recourse, the citizen, consumer and working person, and those who represent his or her interests, scientifically and legally, are virtually excluded from anticipatory involvement in decisions vitally affecting them. The concept of matching benefits against risk has been generally applied to maximise short-term benefits to industry, even though this may entail minimal benefits and maximal risk to the consumer. While such an approach is of course detrimental to the consumer, it is also often detrimental to the long-term interests of industry, which may suffer major economic dislocation when hazardous products, to which it has improperly developed major commitments, are belatedly banned from commerce. Such problems are in large measure attributable to crippling constraints which have developed and which still dominate the decision making process within regulatory agencies. Responsibility for these constraints must be shared with regulatory agencies, by the legislature, by the scientific community, and by citizens, consumers and workpersons who have not yet developed adequate mechanisms for protecting their own vital rights.

It is perhaps no coincidence that the attacks on the Delaney Amendment are mounting at a time when the food chemical industry is poised for a major expansion. The chemical industry predicts that sales of chemical additives are expected to grow from $ 485 million in 1970 to $ 750 million by 1980. In providing a framework for evaluating potential hazards of these additives, the Delaney Clause simply ratifies the prevailing expert opinion in the National Cancer Institute and in other professionally qualified groups that there is no practical method to determine safe dietary levels for a carcinogen (Saffiotti [16]; Epstein [17]). Changing the Delaney Clause to allow regulatory discretion to set tolerances for carcinogens is, therefore, not only scientifically inappropriate, but, administratively foolhardy.

Conflicts between crucial social goals, such as reduction in the incidence of human cancer due to environmental and occupational carcinogens, and powerful concentrated economic interests are often joined on supposedly scientific grounds. Illustrative, are the current U.S. cancellation hearings on Aldrin/Dieldrin which have largely focused on the significance of carcinogenicity tests in rodents as a basis for risk extrapolation to humans (Epstein [18]). Industry and its consultants, generally toxicologists without primary expertise in carcinogenesis and pathology, have at varying times advanced the following illustrative mythologies :

1.— The mouse hepatoma is not a true neoplasm but a regenerative nodule;

2.— Hepatomas induced by mice, illustratively by persistent organochlorine pesticides, are "compound-dependent" and will regress following cessation of test exposure;

14. SUTHERLAND, G.L. (American Cyanamid), "Agriculture Is Our Best Bargaining Tool", *Farm Chemicals*, 135, 44 (1972).
15. BENNETT, I. "Preface", *Pesticides Monitoring Journal*, 1 : no. 1, (June, 1967).
16. SAFFIOTTI, U.,"Comments on the Scientific Basic for the "Delaney Clause", *Preventive Med.* 2, 125 (1973).
17. EPSTEIN, S.S., "The Delaney Amendment", *Preventive Med.* 2, 140 (1973).
18. EPSTEIN, S.S., Testimony at Cancellation Hearings on Aldrin/Dieldrin (E.P.A. and E.D.F. vs. Shell), March, 1974.

3.- The mouse hepatoma is a benign neoplasm and agents inducing it should be classified as "tumorigens" and not carcinogens. It is thus argued that standard regulatory practices for carcinogens are inappropriate for "tumorigens";

4.- Transplantability of the mouse hepatoma does not necessarily establish its neoplastic nature;

5.- Dieldrin is a "species-specific" carcinogen for the mouse and the mouse is endowed with a unique hypersensitivity to chemical carcinogens. It is thus argued that data from mouse carcinogenicity tests have little or no human relevance;

6.- Human experience, based on 826 workers of whom only 35 had been followed-up for over a decade, has proved that Dieldrin is not carcinogenic to humans.

In fact, the published literature clearly establishes that Dieldrin is carcinogenic in several strains of mice, at the lowest dose yet tested, 0.1 ppm, producing metastasizing hepatocellular carcinomas in addition to a variety of neoplasms at other sites (Epstein [18]). Additionally, more limited studies clearly establish the carcinogenicity of Dieldrin in the rat, in which hepatocellular carcinomas in addition to carcinomas of other organs have been demonstrated. It must be emphasized that Dieldrin is highly stable and persistent, that human lipid levels range from 0.5 to 2.9 ppm, that tolerances for Dieldrin, petitioned by Shell, in various animal food products range from 0.1 to 0.3 ppm, and that on the basis of such petitions and existing tolerances on raw agricultural commodities, Dieldrin levels in a standard diet have been calculated to be 0.04 ppm.

It is our clear professional responsibility to expose the unscientific nature of the industrial mythology on toxicology, in general, and on carcinogenesis, in particular, typified in the Aldrin hearings. Embattled agencies, such as the Environmental Protection Agency, and public interests groups can not be expected to unaidedly bear the onerous burden of protecting the public health. Pressures on agencies can subvert implementation of standards and of the total regulatory process. This has been well recognized in statements such as the following : "It is the daily machine-gun like impact on both agency and its staff of industry that makes for industry orientation on the part of many honest and capable members, as well as agency staffs" (Landis [19]). Nevertheless, appropriate reforms in agency-industry relationships have yet to be developed. Reforms apart, it is clear that decisions on the use of toxic agents, such as carcinogenic chemicals in consumer products and in the workplace, must be made in the open political arena and on the basis of the evaluation of scientific data that is both expert and unbiased. Industry must be encouraged to avoid preoccupation with short-term economic interests and the development of premature commitments to products and processes which have not been adequately tested by competent and independent investigators. Such approaches will minimize or preclude the possibility of economic dislocation which would otherwise ensue when subsequent challenges necessitate the belated withdrawal of the product of process from commerce and the workplace. Such approaches also reflect recognition of the consonance of long-term industrial interests and broadly-based societal goals and values ✷.

R.T. Williams.- The next speaker I call upon is Doctor Eichhorn.

G. Eichhorn.- I am neither a toxicologist nor an ecologist. My work consists in the study of the function of metal ions in biological systems. This work brings one face to face with the dichotomy between the beneficial effects of metal ions and their harmful effects.

19. LANDIS, J., Report to President-elect Kennedy, 1960.

✷ Section 6 of this paper is largely based on an M.S. *"Environmental Determinants of Human Cancer.* Epstein, S.S. *"Cancer Res."* in press.

Metal ions have been much in the news as far as ecology is concerned. Probably metal ion effects have done as much to stimulate the public in its awareness of ecology as any other chemical substances.

What do we do then ? Do we get rid of metal ions ? Unfortunately we cannot get rid of them because they are essential. Many metal ions are required for biological processes. But when the same metal ions are present in excess, they cause harmful effects.

To illustrate : Cooper ions are extremely important for physiological processes. But at the same time, a well-known disease, Wilson's disease, results from the accumulation of excess copper in the body.

This same phenomenon, the harmful effect of an excess of metal, also exists at the molecular level. For example, many enzymatic reactions are activated by metal ions. They require the presence of metal ions. The metal ions are at the active site of the molecule. But the same metal ions in excess will inhibit the same enzymatic reaction, because the metal ions will place themselves on another part of the molecule, where they make it inactive by changing its proper configuration.

Toxic metals, which are generally those metals which are not essential, can displace the required metals from the active site. Or, on the other hand, they can also place themselves at other sites of the molecules and inactivate the enzymes.

Metal ions are required in virtually all of the processes that are involved in the transfer of genetic information within the cell. But again, the wrong metal ions present at certain steps of these genetic information processes will cause deleterious effects. And even the right metal ions in the wrong concentrations, in excess, will cause unwanted effects.

For example, in the translation of the genetic code, metal ions are required for the incorporation of the proper amino-acid in the right sequence into proteins. But the presence of an excess of these metal ions will cause the incorporation of the wrong amino-acid into the proteins.

The propagation of the genetic code within the cell requires the proper recognition of the complementary nucleotide bases, that is adenine must hydrogen bond to thymine, guanine must hydrogen bond to cytosine. In the presence of a low concentration of metal ions, this proper recognition occurs. But a high concentration of metal ions causes a failure of this recognition and such failure could result in improper replication (D.N.A. synthesis), improper R.N.A. synthesis, and improper protein synthesis.

A few other examples : metal ions of the wrong kind or in the wrong concentration can crosslink D.N.A. ; they can depolymerise R.N.A. molecules.

We know that many metal ions accumulate in the cells and in the tissues of the body with age. We do not know how any of the effects that I have just enumerated are important because we do not really know which of them are responsible for toxicology *"in vivo"*. Our knowledge is reasonably extensive about what metals do in the test-tube but is very meagre about what they do in a living organism.

For this reason, it is essential that we obtain much more information than we now have to correlate our understanding of the chemistry of the test-tube with what actually happens in a living system.

As little as we know about toxic effects in a living system, or as little as we understand them in any one living system, the problem becomes compounded when we consider the fact that the effects of metal ions in different species are again very different, that the difference between essential concentrations of elements and toxic concentrations varies from one organism to another.

I suggest therefore that we need much more study to make correlations between what the chemist knows and what is of physiological significance, and we have to be very careful in determining what we must remove because of its toxicity because the same things that are deleterious at one concentration are essential at another concentration. When levels of toxicity for substances have been established, however, we should make certain that such levels do not occur in the environment.

R.T. Williams.– Thank you, Doctor Eichhorn. I would like to call on Doctor Al-Affar to give his talk.

S. Al-Affar.– Je voudrais exposer quelques idées que je considère comme importantes sur les deux thèmes de ce colloque qui sont le Devenir de l'Homme et la protection de l'environnement.

En ce qui concerne le premier point, on sait que l'homme a effectué une grande étape dans le développement des ressources naturelles, il a découvert que le développement est une réaction dynamique entre l'homme et l'environnement.

Le problème donc n'est pas une action humanitaire ou une antiréaction écologique mais il est une réaction entre les deux qui va donner le bien et le mal. Je ne suis pas sûr, si je puis dire, que le problème soit le suivant : comment sera le développement idéal, ou comment peut-on augmenter ses bienfaits, et diminuer ses dangers ?

Comment peut-on diriger cette réaction vivante entre l'homme et la nature ou, plutôt, l'environnement, pour le bien de l'homme même dans son présent, dans son avenir, pour les générations actuelles et futures ?

Ce problème donc est l'un des problèmes du monde moderne ; il me semble que ce colloque, qui a pour but de traiter l'avenir de l'homme, a besoin de croire que l'humanité n'est qu'une réaction active entre l'individu et la société d'une part, et entre l'individu et l'environnement d'autre part, et que la science et la technologie lors de leur application pour augmenter la production en général au cours du temps, ont abouti à des résultats qui peuvent détruire l'environnement ou le milieu où l'homme vit surtout en ce qui concerne la mauvaise exploitation, la pollution de toutes ses formes. Il faut estimer les grands dangers dus à l'emploi de l'énergie nucléaire dans le domaine de l'industrie ; et il faut réfléchir aux troubles qui vont perturber les cycles biologiques dans la nature, surtout après la découverte du phénomène d'accumulation, très long en ce qui concerne les pesticides, et son action sur la santé de l'homme, de l'animal et de la plante. La conservation des cycles naturels est une chose importante où le genre humain est en train de se détruire. Ce problème ne concerne pas seulement les pays développés mais il est aussi celui des pays en voie de développement où l'explosion démographique et la construction des villes apparaissent trop vite.

L'utilisation du pouvoir de l'homme sur l'environnement où l'homme vit, et sa rencontre avec les données de la nature ont fini de mettre la première lettre dans le grand livre de l'humanité ; ainsi le pouvoir de l'homme s'est développé au point de soumettre la nature. Les sentiments des gens de sciences envers le devenir de l'homme et leur perception profonde du problème de son avenir sont bien apparus au cours de ce colloque, ce qui montre que les problèmes provoqués par la relation entre l'homme et l'environnement diffèrent d'une société à l'autre. De là, l'enseignement doit être l'axe autour duquel le mouvement de développement humain tourne parce que l'homme peut agir sur son environnement, peut le changer et s'y adapter grâce à l'enseignement.

Le deuxième point que je voudrais discuter devant cette assemblée, c'est la conservation de l'environnement. Il me semble que nous ne pouvons passer sous silence dans ce colloque les remarques suivantes :

Les problèmes écologiques et leurs relations avec les buts économiques et sociaux pour le groupe humain, à condition qu'un équilibre entre eux soit assuré.

L'homme moderne possède la science, la fortune, mais il n'est pas encore débarrassé de la pauvreté et de l'ignorance. Le pouvoir de l'homme a bien augmenté dans le sens de la destruction, et il a découvert les dangers de l'exploitation non dirigée et mal planifiée pour les ressources naturelles de la lithosphère, ce qui aboutit à des troubles dans les cycles naturels en général. Les pays développés ont des problèmes d'environnement mais ils ont la chance d'être en mesure de les traiter dans certaines limites. Mais chez les pays qui sont riches en ressources naturelles enfouies dans leurs terres, et qui n'ont pas une expérience technologique assez grande, le traitement des problèmes d'environnement sera assez difficile. Ainsi la coopération dans le cadre de l'humanité et le symbiotisme sont une affaire strictement nécessaire entre ces deux genres de pays, surtout dans le domaine de la planification concernant l'exploitation de leurs ressources naturelles. En conservant un équilibre convenable, profitant de l'expérience des pays développés et des fautes qu'ils ont commises quand ils ont exploité leurs ressources. Mais cette planification pour l'exploitation des ressources naturelles doit aussi répondre aux besoins des pays intéressés.

Cet équilibre est nécessaire pour atteindre le but principal des biologistes qui est la conservation de la vie, dont ces ressources sont sans doute les fondements principaux. On sait depuis longtemps que le but du paysan chinois, depuis 2 700 ans avant Jésus-Christ, a été la conservation du sol du bassin rouge qui ne pouvait assurer la subsistance que de 145 000 personnes, tandis qu'à l'heure actuelle il est en mesure de l'assurer pour 45 millions d'habitants.

Je crois que la protection de l'environnement est une affaire qui ne dépend pas seulement des lois qui règlent l'exploitation des ressources naturelles, végétales et animales ; mais elle est liée directement à l'enseignement au premier degré ; parce que l'enseignement seul a le pouvoir de faire progresser le comportement des individus avec ce qui est nécessaire à ce sujet. Le respect de la loi de la protection de l'environnement devient une chose normale et naturelle parce qu'il est né de la perception de l'homme sur ce sujet.

Ainsi le but de l'éducation dans le domaine de la conservation et de l'exploitation des ressources naturelles est la formation des valeurs, des perceptions et des directions nécessaires pour que l'individu comprenne et estime les relations complexes entre l'homme et sa civilisation, d'une part, et le milieu physicobiologique autour de lui, d'autre part.

Enfin, la nécessité d'établir un milieu humain qui respecte l'établissement d'un équilibre écologique, une direction économique pour les ressources naturelles et la domination des forces qui tendent à détruire la santé biologique et mentale est le devoir principal de ce colloque.

R.T. Williams.– Thank you, Doctor Al-Affar. Now we call on Professor Monkman.

J.L. Monkman.– I am a chemist ; I work for the Canadian Department of the Environment, which is a Federal Department. My activities, for the last 25 years, have been in the area of analytical chemistry, the measurement of contaminants in air, water and biological materials.

The work load has always been heavy and it continues to be heavy and, when you have an analytical service, there is always some difficulty in not being exploited.

So, having to provide analytical services and to provide numbers does not mean the end as far as I am concerned. I am interested, as I think I have said, in good numbers. I am not interested in bad numbers nor in wasting my time or that of my staff.

How do you obtain good numbers ? This is, in fact, not as easy as it may seem. There are various problems. These problems usually relate not to things ; nor to chemicals, nor to pollutants but to people, to organizations, to regulations etc . So, if one talks about the actual mechanics of air sampling and measurement, one can take samples in a discontinuous way in a so-called integrated sample. This can be taken by an engineer or a technician. It may be taken by someone who is really not too interested in the composition of the sample. Samples come to the laboratory and you do your best to achieve, from this sample, which may not have been well taken, a good number. This is not a very rewarding prospect. So, continually, you are faced with the desire to ensure that the samples you are analyzing have been well taken. This very often leads to difficulties between persons : the chemist says to the engineering technician "I do not like your sample, I will not analyze it". So there are errors associated with air sampling.

There are the errors associated with the actual analytical process in the laboratory. These errors, I submit, are of very different order of magnitude. If the error, inherent in taking a sample of air, is of the order of $\pm$ 10%, the analytical error is only 1%. The chemist may feel that he has been having his time for nothing, because his good 1% error is being diluted by the 10% error.

We have the black box. This is a North American syndrome, I think, most particularly ! It will invade Europe, if it has not already. I warn you that it may take over, as it has taken over in North America.

The black box may be of any color. But in whatever color, it is a danger because you have the situation that electronic or electrical signals are being displayed on an analog strip chart recorder, or they may be displayed digitally. In every case, you have a diffusion, a dilution, a dissemination of data from the actual detector and there is usually considerable distortion. This is not the kind of distortion to which Doctor Epstein referred. This is distortion which happens in the actual making of the measurement, so that one has to be a little apologetic if you feel that you have 40% extraneous electrical signals in the response which you are presenting as a measurement of SO_2. So I think you have to ask the question continuously and I think others should also ask this question : is an electrical measurement a measure of the thing in air with which we are concerned ? If we have a colometric detector, for example, which is devoted to the measurement of sulfur dioxide in air, this is very good, in principle, because it is based upon the use of Faraday's Law and this is physics and chemistry at its best.

So what happens, when the gas sample, which is taken by the black box, this continuous or semi-continuous measuring device, is drawn through a sampling head with various filters which remove some of the SO_2 before it gets to the detector ? The answer to that is obvious : with the automation of data, the desire to have electrical systems which will produce more and more quantities of data, there is an increasing lack of control of the data. By that I mean to say that considering the data which is turned out, whether it be stuttered out by the computer or whatever, the actual group who are running the survey are less and less in control of the validity of the data. How do they know that these particular numbers represent SO_2 ? Is the accuracy $\pm$ 100% ? Is there any precision at all ? These quantities are usually not discussed.

You have, in actual fact, in some of the data acquisition diagrams I have recently seen, a little box which is interposed between the detector or the sensor and the rest of the data system, called the signal conditioner. This, I submit, is a sign of the times and the dangerous condition into which we are getting. Why are we interested in the proliferation of data ? I believe it is one of these things : people become hypnotized by systems ; they become hypnotized by chromeplate and the possibility of having flashing lights. But if no one is able to digest the data, assuming the data is valid, where is the benefit ?

A recent data acquisition conference in Vermont was set up to discuss data acquisition in the monitoring of pollutants in the atmosphere as the conference theme. Before the conference was over, it became evident that perhaps the idea of taking data on a large scale and in very complicated ways, was not a good thing at all.

One of the statements made was, that, for a particular survey which was going to be undertaken, the calculation had been made that the data, when piled upon itself, in terms of a pile 8.5 x 11 inches in size, would be 3/4 of a mile high.

You can understand very clearly that if these data are good, that is one thing ; if they are bad it is another. But, regardless of that, is there a politician or legislator or an engineer or a scientist who is going to be able to look at the data ? Now we are going to have to have some sort of computer data system to evaluate that data !

We also have various myths, various concepts which circulate freely and perhaps are not always clearly understood. We have the annual mean as some kind of a standard or objective to which reference is constantly made. This may be related to measurements of SO_2 carried out daily over a period of 365 days in which the recorder pen is stopped at the left hand edge of the chart most of the time. So most of the values are zero or indistinguishable from zero or the limits of measurement of the system. So then we take these tremendous quantities of zeros and we average them with a few which are actual excursions of real magnitude. And we come up with a number which is meaningless !

I believe the medical men and those who know the most about consequences with respect to health are much more interested in the sudden excursions, the episodes, etc – So, with the annual mean, whether it may be done deliberately or not, who knows, you very carefully obscure these effects.

Unthinkingly, correlations also come to be used by all of us. We have determined a correlation. We like the character of the number, we say : *"This looks very good to me, so perhaps cadmium and hypertension are correlated."* That particular correlation I object to because I think that the analytical data, upon which the correlation is based, are incorrect. So, if we have analytical data which are bad, we should admit it. We should also endeavour to convince the other disciplines who may be using these data, not to use them. My reason for saying that the analytical data for cadmium are probably bad is, that in our own sad experience, we discovered that most of the cadmium we were measuring in the air, came from the cadmium plated utensils of one kind or another in the laboratory. After we made this discovery and eliminated this contamination, we were then able to measure cadmium in the air and we would then find that, with the exception of perhaps 5% of the samples taken, the value of cadmium in the air was zero.

So then we can go on from here and we can extrapolate and write an article and say that : *"Due to the consumption of zinc in the U.S.A. for a particular year and the hypertension shown in the records, there must be a cause and effect relationship between cadmium and hypertension."* But cadmium was not measured, we just looked at the zinc consumption.

You have the myth of comparability, that you can put one measurement system in place of another and have the two give results which can be integrated or interrelated. This is a myth.

You have the myth of the round robin, the myth that if you send many samples to many laboratories, everybody will get the same number and progress will be made.

You have the myth that if we make measurements we are controlling something. This becomes an end in itself. Surveys are set up, measurements are made, results are completed and no action is taken. This is somewhat similar to the Royal Commission approach.

We have historical problems. We have the deaths in London where sulfur dioxide was being measured but sulfuric acid was not. How do we know, in retrospect, that it was not the sulfuric acid that killed the people rather than the sulfur dioxide ?

I have mentioned the overuse of the black box. I have not mentioned the fact that there are toxic substances in the environment that should be measured and are not being measured.

R.T. Williams.– Thank you very much.

I call on the next speaker, Doctor Dols, for his comments.

J.L. Dols.– Mister Chairman, if I may make a few notes regarding Doctor Williams' excellent report, I shall confine myself to the point *"Consideration of benefits versus risks"*.

Before retiring from office I was cabinet advisor to the Minister of Agriculture and Fisheries and professor in the Science of Nutrition at the University of Amsterdam.

Apart from that I was also chairman of the Netherlands Nutrition Council, chairman of the Food Act Advisory Commission and a member of the Health Council.

In all my work I was closely involved in decision-making of the use of additives in foods. Consequently, I had an opportunity to look at both aspects of this problem, namely the scientific and the political one.

In the last years, I have profoundly studied the problem of the risk factors involved in food production. It appears to be a very complex problem ; it starts already with the production in the field, followed by harvesting, shipment, processing, storage, distribution and finally, domestic food preparation.

In all stages there are risk factors, which threaten the provision of wholesome foods and through that human health and the quality of life. Environmental pollutants and the use of food production aids may represent risks in plant-, livestock- and fish production. Food processing aids, unintentional contaminants, alterations in food, packaging residues, microbial spoilage, natural toxicants may lead to additional risks in subsequent stages of food supply. Food preparation at home may cause risks resulting in losses of essential nutrients or in the formation of carcinogens, e.g. by grilling meats.

The question is : what can be done to protect the consumer against all these risks.

As far as domestic food preparation is concerned, the authorities can try to help the housewife by teaching how to handle and prepare foods in order to prevent losses of nutrients and the formation of harmful substances. It is a matter of instruction and information. The same educational method can be used in teaching the farmers how to handle dangerous substances like pesticides in order to protect themselves and to avoid undesirable residues in foods. All other measures of the authorities need rules or regulations, it means legislation.

The particular assignment of the bodies mentioned before is to advise the legislative authorities, whereby the Nutrition Council and the Health Council deal more or less with the scientific aspects of these problems only ; the Advisory Commission of the Food Act includes in its reports also certain practical views and prepares in one form or another legislative drafts.

How is this done ? For this purpose use is made of general principles laid down in guidelines, also in use by international organizations like W.H.O. and F.A.O. But I am proud to state that our concept has been used already in 1953 in preparing international principles in a F.A.O./W.H.O. meeting. What are the requirements asked for in these guidelines ? Do they also take care of the consumers's interest ? And here I shall touch a point particularly made by Doctor Epstein.

The problem of using additives in food production and application of industrial processes that may change the composition and quality of foods is highly important to the Government being responsible for ensuring that the nation's food is safe and wholesome. On the other hand it is the constant endeavour of the food industry to stimulate sales by introducing foods with more and more attractive qualities. A suitable balance must be found between the two interests ; this will of necessity involve sometimes a compromise. We must, however, always ask for a justification. It means, that by using additives or applying a new industrial process there must always be proof that there exists a benefit for the producer and for the consumer as well. Such a justification may exist for the manufacturer if the use of the additive or process has substantial, technological, economic and psychological advances such as : maintenance or enhancement of the nutritive value, improvement of keeping quality or stability, enhancement of attractiveness or usefulness and technical and/or economic improvement of the production process. Next it must however be demonstrated that use is also in the best interest to the consumer. This interest may be a lower price of the product or a simplification of the domestic preparation e.g. precooked foods, convenient foods.

Another requirement concerns the safety. Safety, however, can only be proved by experiments. If there is no benefit, either for the producer or for the consumer, there is no need to carry out very expensive toxicological experiments. This is the reason why I mention this aspect in the last place. Safety evaluation of food additives, contaminants etc. is a very difficult problem. For this I may refer to the report of Professor Truhaut. I only want to stress here that absolute safety never can be guaranteed ; absolute safety does not exist ; one can not prove harmlesness ; what is proved is the fact that a certain dose of a substance under various conditions does not have a demonstrable toxic effect in the tested animals.

It means there is a gap between absolute safety and the practical certainty that injury will not result.It is the task of the authorities to narrow this gap as far as possible by suitable legislation. This legislation in the Netherlands is based on the recommendations of the already mentioned bodies, namely the Nutrition Council, the Health council and the Advisory Commission of the Food Act. Among the members of this last body are always representatives of the consumers organization. The decisions of these bodies are taken in a democratic way if necessary by voting. There is no room for manipulations by these scientists and I feel sorry that this term was used.

The final decision is always a political decision and belongs to the government and the parliament.

To conclude I would like to give an example of decision-making of a problem which was discussed for at least ten years. It concerns the fluoridizing of drinking water. A few days ago the Minister of Health and Environmental Hygiene decided to authorize the fluoridation after having received reports from the various bodies.The decision is taken in a democratic way, after hearing of all groups concerned. Last night I have seen in the newspapers that opposition in the parliament and in particular of the parties who support the government has caused the minister to withdraw the authorization. Therefore the question will again be brought under discussion.

Mister Chairman, this example clearly demonstrates that in a democratic country even the general public, through its elected parliament, has an important influence in the decision-making.

R.T. Williams.– Thank you, Doctor Dols. May we go right on to the next speaker who is Doctor Sewell.

G. Sewell.– Thank you, Mister Chairman. I am currently directing research on biological indicators for levels of heavy metals in the environment. From that vantage point, I will expand upon Doctor Epstein's eloquent comments of this morning by discussing the nature and extent of he scientist's responsibilities in influencing the future development and, particularly, the future use of manmade toxic substances. This responsibility rests upon three propositions :

1. The vulnerability of the biosphere, including man's environment, will certainly change and will probably increase because of (a) the development of new chemicals that are either toxic or can form toxic metabolites in the environment, (b) the overall world growth in the use of chemicals, and (c) demographic shifts, such as urbanization and changes in age structure. Institution of pollution controls has increased in recent years, but these controls are (a) selective and (b) based on incomplete criteria (dose-response) data, so the effect of controls will be to change the nature of exposure to toxic materials, but not necessarily reduce it.

2. The nature and degree of the spread of manmade toxic substances in the environment are dependent both upon the chemical characteristics of compounds and upon certain socio-economic factors, including the amount of chemicals produced, the legal controls that we place upon their distribution, and the marketing institutions that we use to place this product into use. One example of the last point is the use of chemical salesmen and agents in the United States to distribute chemical pesticides in farming areas. Salesmen offer a *"free"* service to evaluate pest problems and prescribe solutions, which naturally tend to utilize chemicals.

3. Scientists and technologists inherit a share in responsibilities for the use of the toxic substances in the environment. The scientist's role is not an abstract search for truth. He uses scarce resources, influences thinking and resource use by others, and, by his discoveries, generates social development in some directions while diverting it in others. How else can we explain, for example, the thousands who work on developing chemical pesticides, while only hundreds are allocated to development of biological controls ? A scientist is recruited and inherently influenced by his method and sources of funding. Furthermore, the scientist possesses a unique ability and knowledge to translate scientific information into orders of social risk and cost that are vital considerations in setting environmental standards.

If we accept that the scientist has responsibilities involving the use of toxic substances that may enter the environment, we can consider three directions these responsibilities can be carried :

1. The scientist has a responsibility to develop and disseminate information for policy makers and for the public concerning risks and benefits of substances under discussion. Scientists should distinguish between the evidence and interpretation ; that is, between (a) the objective information – as, for example, responses of test animals under described laboratory conditions – and (b) the interpretation – the extrapolation that we may expect similar effects upon humans or animals in the environment. The objective information is presumed reproducible and, therefore, a credible addition to scientific knowledge. Interpretation is subject to challenge by scientists and non-scientists alike, Combining the two indistinguishably often overextends scientific credibility to a point where scientific opinion is no longer effective.

2. The second responsibility is to provide choices for mankind. I am not as much concerned with identifying possibilities with available technologies or chemicals as with a development of those chemicals that are critically lacking. We are using certain materials simply because we do not yet have other substances. One outstanding example mentioned this morning is the use of present chemical contraceptives. These are still relatively crude pharmaceutical instruments, and yet we have not placed the scientific priorities sufficiently high to develop better alternatives. In pest control, we have not developed many of the biological controls we know are possible, but continue to rely on toxic chemicals. Other examples can be mentioned, such as development of new coal gasification processes or developments of safer solvents.

3. The third and probably most controversial point is the need for scientists to provide ethical interpretations and advocacy for positions they feel are morally correct but are entering into the subjective area. In other words, who is going to act as the conscience of science if it is not the scientist ? He has a responsibility beyond the laboratory to advise and argue that appropriate laws and regulations should be developped to insure that toxic chemicals are safely used.

This is a difficult task to perform. It has to be conducted within a socio-economic and political framework. It has to be done through organization. For instance, you are not going to have a scientist in a chemical company working on a chemical pesticide say : *"This is wrong. We should be developing more biological controls."* He cannot, since he is a captive of his funding and his political situation.

It is the responsibility of the broader spectrum of scientific opinion to say that, for the benefit of the people, we should focus efforts elsewhere. In the U. S., this was once the official function of the Office of Science and Technology. Now the National Science Foundation has the official responsibility though its vigor is open to question. What I am saying is that these functions should be more diffuse in the U. S. and elsewhere to encompass all responsible scientists through professional organizations and supra-professional organizations, and their efforts should have the support of the scientific community.

R.T. Williams.– Thank you, Doctor Sewell. I will now call on Doctor Westphal.

H. Westphal.– Je voudrais tout d'abord remercier les animateurs de ce Colloque de m'avoir invité aussi cordialement.

Nous avons ici évoqué un certain nombre de problèmes très spécifiques et je suis frappé par le fait que le thème général du Colloque, la Biologie et le Devenir de l'Homme, n'a pas été traité, à mon avis, dans son intégralité. Je crois, à mon sens, que l'on a choisi des thèmes spécifiques, trop limités, que l'on s'est trop étendu sur des détails plutôt que sur le problème général qui nous réunit, alors que nous aurions dû parler de l'intégralité, du tout que constitue ce problème de la Biologie et du Devenir de l'Homme. Hier, au cours de la discussion de notre groupe sur l'écologie, le professeur Gautheret nous l'a d'ailleurs montré d'une façon particulièrement intéressante et particulièrement brillante.

Si vous voulez bien, je ferai une citation qui nous vient d'Amérique, du professeur Harry B. Friedgood. Je crois qu'il aurait fallu placer ce Colloque sous l'égide de cette citation dans le programme présenté par Monsieur Mallet, recteur de l'Académie de Paris, chancelier des Universités, et c'est une idée que Monsieur Mallet précisément a soulignée.

« *Ce serait une erreur tragique, d'une portée historique considérable, que l'opinion publique ait l'impression que des études antipollution, qu'une législation antipollution donnent la réponse à la solution à toutes les difficultés, à tous les problèmes. Si important que soit le problème de la pollution atmosphérique, il ne constitue qu'une fraction des difficultés d'ordre écologique pour lesquelles il est nécessaire de trouver une solution afin que l'espèce humaine puisse être préservée d'une catastrophe politique, sociologique ainsi que biologique.*

« *Le système extrêmement complexe que la nature constitue n'est pas seulement l'accumulation de parties limitées prises les unes à côté des autres, n'est pas la sommation des particules ; c'est un ensemble et, par conséquent, il faudrait parler de la pollution de la biosphère contre laquelle on doit lutter de façon non pas seulement simultanée mais de façon coordonnée. Je pense que c'est là l'important, l'idée importante, la coordination.*

« *Il faudrait également parler de la pollution des relations humaines, de la pollution de la psychologie humaine. On ne peut pas considérer cette forme de pollution indépendamment de la pollution atmosphérique physique de l'eau, de l'atmosphère, de la terre,* etc. *Toutes ces formes de pollution sont différents aspects d'un même problème essentiel, problème qui en fait se résume au combat, à la lutte de la vie humaine.* »

J'arrête là ma citation, et je voudrais dire que je regrette que le professeur Lambo, de l'Organisation mondiale de la Santé, n'ait pas pris la parole sur ce problème, mais j'espère qu'il nous fera part de ses observations dans ce domaine. Je pense que cela pourrait nous donner une dimension morale, pourrait donner une dimension spirituelle à la discussion qui nous réunit.

C'est donc cette requête et ces observations que je voulais faire sur la base spirituelle sur laquelle devraient s'appuyer tous nos travaux, toutes nos discussions au sein de ce colloque. Si nous continuons à procéder de la façon dont nous l'avons fait jusqu'à maintenant, je pense qu'il faudrait ajouter cette dimension spirituelle.

R.T. Williams.– Thank you Doctor Westphal. I will now call on Doctor Lalonde.

B. Lalonde.– Je représente l'association les Amis de la Terre (Friends of the Earth). Cette association est présente dans une vingtaine de pays et représentée auprès des Nations unies, ce qui me permet d'ailleurs de dire que, conférence après conférence, cela fait un certain temps qu'on parle d'inventaire ou de plan de veille et que je suis un peu sceptique.

Le rapport du professeur Truhaut préconise également un inventaire des polluants, un inventaire de nos connaissances, la formation de plus en plus nombreuse et accélérée d'écotoxicologues, mais ces propositions me semblent contredites en même temps par l'apparition chaque année sur le marché de mille substances nouvelles et, compte tenu des effets synergiques des polluants, il est matériellement impossible de dresser un inventaire de ce genre.

J'ai l'impression qu'on touche là un peu aux limites d'un raisonnement scientifique, purement scientifique. Je crois que la communauté scientifique devrait plutôt proposer des procédures, *avant* que ces polluants soient émis. C'est ce dont parlait le professeur Epstein : comment est-ce que l'on peut évaluer les avantages et inconvénients, les coûts et les bénéfices des différents produits ?

A mon avis, s'il y a un principe que l'on doit respecter, c'est le suivant : lorsqu'on ne sait pas, on s'abstient. Il est vrai qu'on ne saura jamais tout car les laboratoires ne peuvent recréer les conditions des écosystèmes. Cela dit, c'est un choix qu'il faut faire.

Il me semble que les procédures que l'on doit proposer, que doit proposer la communauté scientifique c'est, par exemple, une législation identique à celle qui existe aux Etats-Unis, « The National Environmental Policy Act », cela n'existe pas en France, cela n'existe pas dans d'autres pays. On doit imposer que les travaux des firmes chimiques, des laboratoires pharmaceutiques soient connus à l'avance, que la composition d'un certain nombre de produits soit rendue publique, ce qui poserait quelques problèmes, en effet, à notre société.

Il me semble aussi que l'on doit définir qui a la charge de la preuve, vous en parliez tout à l'heure : est-ce que c'est le public qui doit prouver qu'un produit est dangereux ? Est-ce que ce sont les fabricants qui doivent prouver que ce produit n'est pas dangereux ? Avec évidemment la marge d'incertitudes que chacun des orateurs a soulignée.

Pour parvenir à proposer de telles procédures, plutôt qu'un inventaire général et exhaustif qu'on n'arrivera jamais à établir, la communauté scientifique doit être plus accessible au public. A de multiples occasions qui concernent aussi bien l'utilisation de pesticides que l'implantation des centrales nucléaires, il n'est pas possible au public d'établir des relations avec la communauté scientifique ou, du moins, c'est très très difficile.

Nous avons évoqué il y a deux jours, lors de la réunion plénière de notre commission, les formes prises aux Etats-Unis par le mouvement scientifique, les associations de scientifiques, *etc.* Il me semble que de telles associations devraient exister partout et pouvoir également ester en justice au nom de l'intérêt public. C'est dans cette direction qu'un réel travail devrait être fait.

Pour terminer, je voudrais signaler un point et attirer l'attention du professeur Truhaut sur l'importance d'une nouvelle catégorie de polluants pour laquelle il faudrait également non seulement qu'il y ait des écotoxicologues mais des radioécotoxicologues qui soient formés rapidement. Je veux parler des transuraniens et des radioisotopes que l'on connaît encore mal et qui sont de plus en plus nombreux dans la biosphère.

R.T. Williams.– Thank you, Doctor Lalonde. The next discussion is by Professor Ramade.

F. Ramade.– Monsieur le Président, nous souhaitons faire ici quelques réflexions sur le concept, très technocratique à nos yeux, du rapport bénéfice-risque.

L'évaluation de ce rapport se traduit en écotoxicologie par la notion de dose maximale sans effet à laquelle les biologistes s'efforcent aujourd'hui de substituer celle de dose maximale tolérable.

Nous insisterons avec force sur la façon extrêmement unidimensionnelle par laquelle chaque groupe d'experts définit, dans son domaine, ces doses.

Des comités mixtes, composés de personnalités de l'administration, de représentants de l'industrie et de la recherche scientifique – ces derniers sont d'ailleurs en général très minoritaires dans de tels groupes – définissent pour chaque type de polluants des doses maximales tolérables.

Ainsi en est-il de l'exposition aux radiations ionisantes, de l'exposition aux aéropolluants, de l'usage des produits chimiques en agriculture et nous pourrions faire une liste quasi exhaustive.

Nous n'insisterons pas ici sur l'aspect éthique très inquiétant que présente le fait de conférer à un petit groupe d'experts et de technocrates le pouvoir de décider de ce qu'ils considèrent comme bénéfique ou néfaste pour des millions d'individus. Ce qui nous inquiète le plus c'est une façon de procéder soulevant bien des questions angoissantes au strict point de vue scientifique.

L'organisation même des groupes d'experts qui définissent les doses maximales réputées tolérables présente de graves lacunes. Elle ne peut tenir compte non seulement des effets de synergisme, comme l'a souligné à juste titre le professeur Truhaut, mais encore des simples effets d'addition.

En réalité, nous ne sommes pas uniquement soumis soit à des pesticides, soit à des radiations ionisantes, soit à des pollutions de l'eau, *etc.* En fait, chaque habitant des pays industrialisés est exposé de façon simultanée par son alimentation à des résidus pesticides, à des additifs alimentaires, à des colorants, à des parfums, à des stabilisants, *etc.*

En outre, chacun d'eux inhale des gaz d'échappement carcinogènes des moteurs diesel, de l'anhydride sulfureux provenant de l'usage des fuels. Nous sommes tous exposés aux radiations ionisantes dues à la contamination par les radionucléides de l'environnement et surtout aux rayons X d'origine médicale, voire à ceux de nos simples postes de télévision.

Nous pourrions allonger cette liste. Mais ce que nous tenons à affirmer ici pour conclure, c'est notre conviction que la somme totale de ces doses individuelles de polluants réputées admissibles fait très certainement quelque chose qui ne l'est plus du tout.

Comme l'a dit le docteur Epstein, il ne faut pas chercher ailleurs l'explication de l'inquiétante croissance des maladies de dégénérescence dans les pays développés.

Si nos institutions continuent à se montrer en définitive aussi bienveillantes face aux multiples pollutions de la biosphère d'origine industrielle, nous arriverons très rapidement à neutraliser les immenses acquis de l'ère pastorienne dans le domaine de la santé publique.

R.T. Williams.– Thank you, Professor Ramade. I think we better go straight on to the next paper, which is by Professor Ghilarov.

M.S. Ghilarov.– Mister Chairman, the previous speakers of this symposium were concerned with psychology, but the questions which are related to the ecosystems have not been elucidated in the previous speeches. So that I hope it is of interest to elucidate the problem of the influence of pollution on various components of ecosystems.

This problem is very closely connected with the general problem of the intervention of man into the biosphere. This intervention began at the very beginning of human history, and we have very many examples where, with the deforestation and intensified grazing, territories previously very appropriate for human life became deserts.

But it is certainly only now that the influence of man on his environment and on the total biosphere has become so significant.

Our great Russian naturalist and humanist Vladimir Vernadski, who was the author of a book on the biosphere which was published here in Paris first in French, and thereafter in Russia in the Russian language, said during the last days of his activity that nowadays the biosphere becomes the noosphere, that human wisdom and human activity have become the main factor of the evolution on the globe surface.

There is certainly much in what he said about the influence of wisdom, but there are also many by-results of our activities which are not to be forgotten. Therefore it is of interest to see how we influence pollution with various poisonous substances which we put in the ecosystems which are part of the earth surface.

Till now, the most significant source of both primary and secondary activities remained the interaction of various organisms which maintain the circulation of various materials, and so on. Certainly it is in agriculture that the interest of man is greater, and it is of interest to see what will be done in such natural ecosystems by the influence of various poisons and pollutant substances.

It had been thought that such chlorinated insecticides as for instance D.D.T. are to be regarded as a panacea against all pests. But very soon it was apparent that first these compounds are not neutral for man, that man can suffer various pathological changes under the influence of these pesticides which would at first act quite neutral ; and thereafter it was proved also that the influence of these pesticides on the ecosystems is very bad.

The application of various insecticides in orchards proved that many primary pests disappeared but others, for instance spider-mites, became very numerous, not only because these insecticides destroyed their natural enemies, but also because they promoted the fertility of these mites.

It is also of great interest to see what is happening in the forests. I shall give some examples of the application of various insecticides and their results.

One of those was realized in the vicinity of Prokopievsk in Western Siberia, where in the forests there were ticks transmitting encephalitis. Against these ticks, it was necessary, near the towns, to organize chemical control. It had been organized and it has been proved that if one makes a chemical treatment only once every 4 years, (M.S. Ghilarov, J.B. Byzova, Lesnoie Khoziaistvo, N.10, pp. 58-59, 1961) it is possible to have a diminution of these ticks whereas various predatory useful insects as well as beneficial saprophagous invertebrates which are performing the litter into the humus restore their population after four years. Certainly it was found a quite good solution of the problem.

Another example, in oak forest in Central Russia in one forest there were hard outbreaks of gipsy moth. Against gipsy moth a treatment repeated many times with parathion was organized. It is very interesting that as this treatment had been organized on a large territory, not only caterpillars were killed but also their natural enemy, predatory ground beetle Calosoma sycophanthas which previously controlled the population density of this pest as well as other numerous entomophagous insects and there were no large enough untreated reservations of these beneficial insects to recolonize immediately forests treated with pesticides. Therefore there were repeated outbreaks of leaf damaging pests, and it became necessary to repeat regularly the chemical control. Many other harmless and useful insects have also practically disappeared for a long period

A third example : in a natural forest in Usbekhistan consisting of walnut -trees and apple-trees, a chemical control was organized to depress the activity of caterpillars of the apple ermine (hyponemeuta malinelle) moth. And the pest, which was not of very high significance, became more numerous because the insecticide killed their enemies. And it is also to point that some other beneficial soil insects and other invertebrates disappeared too, and as these woods are not very big, the soil under the treated vegetation was colonized by the millions of insects, etc. living in the adjacent already cultivated lands, so that the soil stratum of this eco-system changed. All said before proves that in various cases, the results may be different. It is not possible to predict all the results of such treatments, but one must study all the results of the experiments to draw some conclusions. Certainly the integrated control, when the chemical measures are concentrated on small territories and restricted to the time of their maximal effectiveness is of greater value in the development of chemical control than the treatment of large territories.

Then I would like to make two very small remarks.

1. The influence of various substances which are polluting air and water may be studied on the basis of the study of soil-fauna. The soil fauna is practically always the last remnant of the natural fauna in all lands. And it is possible, on the basis of study of changes of soil-fauna in different distances from the source of pollution, especially of air pollution to elucidate the degree of the influence on the territory of such pollution.

It has been proved in various territories, and also in special experiments for instance with SO_2, the source being placed in the centre of a field, and results of influence on soil microarthropods at various distances being appreciated.

2. It had been said by one of the members of this round table that there is a very great difference between marine pollution, which is of global effect and the terrestrial one, which is of local effect. It is not correct because for instance, it is well known that the DDT previousely applied for ducting of various field-crops and forest is to be found in the bodies of penguins in the Antarctic. So both problems are very closely connected.

R.T. Williams.– Thank you very much. We go straight on to Professor Aubert.

M. Aubert.– Je souhaiterais attirer l'attention sur certains aspects qui intéressent le problème de l'écotoxicologie dans le domaine de l'eau.

L'eau, en effet, a un comportement complètement différent de celui du sol et la diffusion à l'échelon planétaire de produits toxiques pose dans les mers des problèmes d'une autre nature que ceux que nous avons l'habitude de rencontrer sur les continents. On en a un exemple connu, qui vient d'ailleurs d'être rappelé, c'est celui de la diffusion de certains pesticides jusque dans l'océan Austral alors que les sources de contamination en sont bien éloignées ; là également, il faut penser qu'à côté de la diffusion par voie aquatique se fait également une diffusion par voie atmosphérique qui se conjugue à la première. Mais la très large diffusion des produits polluants à travers l'océan mondial est un problème particulier et l'écotoxicologie trouve dans ces questions les moyens de s'exprimer d'une manière très spécifique.

Il est bien évident qu'on doit considérer les phénomènes de toxicité directe et qu'en l'occurrence, il s'agit de seuils de toxicité auxquels peuvent accéder certains polluants ; il ne faut pas oublier qu'étant donné que l'océan mondial représente une source nutritionnelle importante pour l'humanité, ces phénomènes aboutissent à une perte en capital nutritionnel qui intéresse l'ensemble du monde.

D'autre part, il faut savoir que les corps qui sont rejetés dans ce milieu aquatique, qu'il soit dulçaquicole ou marin, évoluent dans leur composition chimique d'une manière souvent très rapide et peuvent être transformés soit vers des domaines d'hypertoxicité, soit d'hypotoxicité ; ces phénomènes de dégradation, généralement d'ordre biologique méritent d'être mesurés et la valeur de la biodégradation ou de la transformation des produits au sein du milieu aquatique représente un point que l'écotoxicologie doit aborder.

Enfin, il faut se rendre compte que, du fait de la composition biologique du milieu aquatique et marin en particulier, les phénomènes nutritionnels au sein de ce milieu aboutissent à la création de chaînes biologiques et que les phénomènes de transfert et de concentration peuvent se manifester d'une manière infiniment plus active que sur le milieu continental. Nous abordons là un troisième point que l'écotoxicologie, dans le domaine océanique, doit saisir pour tout à fait répondre aux questions que nous posons, c'est le danger pour la vie en général et pour la santé publique en particulier.

Enfin, nous voulons attirer l'attention sur un quatrième point qui est l'atteinte aux rapports écologiques existant entre les espèces. Les travaux actuels dans le domaine de l'écologie mettent en évidence l'importance des processus chimiques dans les rapports entre les espèces. Certaines substances qui sont sécrétées par certaines espèces, recueillies par d'autres, et que l'on appelle des « télémédiateurs chimiques », ont une action, de rapport écologique certain dans la mesure où elles véhiculent des messages qui contribuent à l'équilibre biologique de l'océan. Or, il est facile de démontrer (et des expérimentations maintenant nombreuses le prouvent), que ces télémédiateurs chimiques sont susceptibles d'être modifiés dans leur composition par divers polluants chimiques et le message biologique qu'ils transportent de se trouver dénaturé ; de ce fait, on risque d'aboutir à une quatrième action, qui est celle d'une dérive écologique du milieu aquatique et du milieu marin.

Vous voyez donc que là nous avons affaire à des processus bien spécifiques qu'on ne rencontre généralement pas sur le continent lui-même.

Alors je pense qu'il faudrait peut-être que nous fassions une démarche dans le sens de la méthodologie d'abord des problèmes, en établissant des critères standards et en répondant en bloc aux grandes questions qui se posent tant dans le domaine continental que dans le domaine écologique. C'est le seul moyen de rendre coopératives les recherches internationales sur des sujets aussi graves, qui menacent les ressources de l'humanité et impliquent des conséquences directes sur la vie en général et sur la santé de l'homme en particulier.

J.M. Jouany.– Je suis toxicologue de formation et je m'intéresse directement à l'écotoxicologie en essayant d'en enseigner certains aspects dans une faculté de l'Est de la France.

Cette écotoxicologie pose évidemment un grand nombre de problèmes de notre temps et oblige à faire un certain nombre de réflexions.

Par exemple, le premier problème peut être celui-ci : pourrait-on un jour retrouver des écologies anciennes, peut-on revenir en arrière ? Peut-on supprimer des facteurs de l'environnement qui nous gênent actuellement ? Et l'on s'aperçoit, comme presque à chaque fois, qu'on se heurte à de grands principes fondamentaux que les hommes ont pu dégager au long des temps. En effet, Carnot et Clausius nous disent : « *Plus un système est complexe, moins il a de chances de retrouver un de ses états antérieurs.* » De ce fait, il paraît peu probable que l'on puisse revenir à une « écologie » passée, il faudra en rechercher de nouvelles.

Mais alors il nous est nécessaire de comprendre les mécanismes fondamentaux mis en jeu dans les relations des espèces vivantes avec leurs environnements vivants et non vivants. Si l'écologie telle que nous la pratiquons actuellement a déjà apporté beaucoup de renseignements sous cet angle, pour le toxicologue le comportement de certaines espèces fournit également des signes d'alerte précieux, nous mettant sur la voie de dérèglements.

En écotoxicologie, on parle évidemment de toxiques, de nuisances, et je pense qu'il va falloir donner à ces mots des dimensions plus vastes : on pourrait dire, par exemple, que le *toxique* sera « *un facteur, de quelque nature qu'il soit, capable de mettre en péril l'équilibre entre un individu et son environnement* » alors que le médicament sera « *un facteur capable de rétablir un équilibre compromis* ». Ainsi, toxique et médicament peuvent être la même molécule mais pas du tout à la même dose et surtout pas dans la même *situation*. De plus, l'individu n'est pas forcément l'homme et l'écotoxicologue doit s'intéresser aux phénomènes toxiques à tous les niveaux de la vie.

En considérant alors ces toxiques, on s'aperçoit qu'ils se répandent dans l'*air*, l'*eau*, la *terre* et que c'est très souvent la raison du *feu* (c'est pour l'homme essentiellement la recherche et la production d'énergie) qui les y introduit. Toujours les quatre éléments !

D'ailleurs, l'homme paraît de nos jours responsable de l'apport de nombreux toxiques dans l'environnement. Les raisons qui l'y poussent appartiennent *a priori* à deux grandes catégories :

1.– L'homme lutte contre les autres espèces (pesticides), c'est la compétition classique ;

2.– L'homme à la recherche de meilleures conditions de vie (par l'énergie principalement) exerce des activités dont les retombées sont plus ou moins dangereuses à tous les niveaux.

Tout cela reste très « écologique ».

L'étude du fonctionnement des écosystèmes est très complexe mais peut se faire en plusieurs étapes : il faut d'abord, comme disent les Américains, voir l'*"ecological situation, ecological scene"* et en tirer un certain nombre d'enseignements ; puis on peut penser ensuite à des modèles expérimentaux qui vont permettre d'essayer de dégager quelques mécanismes sinon principes de fonctionnement ; il faut ensuite revenir à la scène écologique pour vérifier si le modèle de laboratoire est représentatif ou non. Ce va et vient entre modèle et réalité est nécessaire.

Un autre problème majeur se situe au niveau de la bonne connaissance du devenir des toxiques dans les chaînes alimentaires ; il semble urgent de vérifier les petites règles suivantes que l'on peut proposer *a priori* :

– Plus il y a de niveaux trophiques, plus un toxique stable peut se cumuler, plus il y a de danger ;

– Plus le toxique est dégradable en fournissant des métabolites inoffensifs, plus il y a de niveaux trophiques, moins c'est dangereux (détoxification) ;

– Plus le toxique est dégradable en fournissant des métabolites toxiques (toxification) plus il y a de niveaux, plus c'est dangereux, surtout si le métabolite est également cumulable

Après vérification de ces points pour plusieurs molécules, on pourrait arriver à concevoir un « *coefficient d'écotoxicité* » qui serait une relation entre la quantité de toxique manipulé e ses produits de transformation (l'analyste est alors prééminent) et l'étendue des dommages biologiques créés (c'est la part du biologiste).

Reste encore le contexte psychologique. Quand on fait de la pêche sous-marine et qu'un territoire est dépeuplé, on se rend très bien compte que cela n'est pas dû seulement au nombre d'individus tués mais aussi à la peur, cette dimension de la peur de l'espèce qui ne revient pas dans son habitat ; c'est beaucoup plus difficile à comptabiliser avec des chiffres.

Que connaît-on des réponses des écosystèmes aux agressions ? On sait mieux maintenant comment un organisme animal régule avec ses différents organes dans de telles situations. Sans vouloir faire d'analogies trop osées, on peut quand même se demander si un écosystème courtcircuite certains niveaux, s'il y a des circuits de rattrapage, comment est jouée la carte de l'adaptabilité, *etc.*

Et puis je pense toujours à la loi de Liebig, dite loi du maximum ; quand un facteur de croissance est présent dans un milieu, le nombre d'individus augmente mais, s'il y a trop ou trop peu de ce facteur, la croissance est faible voire inexistante ; il y a des valeurs minimales et maximales acceptables. On peut se dire que trop peu ou trop d'informations seront également une limite à la croissance de notre connaissance scientifique et que l'accumulation de données ne donnera pas forcément les solutions. D'un autre côté, si nous n'agissons pas, la nature agira d'elle-même, elle est sans doute quand même la plus forte et ce ne sera pas forcément dans le bon sens.

R.T. Williams.– That completes the comments of the round table. Now the meeting is thrown out to the floor.

E. Bonnefous.– C'est non seulement en tant que parlementaire français, mais surtout comme président de l'Association nationale et de la Fédération européenne de l'Environnement que je demande la parole.

Je veux d'ailleurs commencer par dire toute mon admiration pour le remarquable rapport du professeur Truhaut. Je crois qu'il a insisté sur beaucoup de points. Je me permettrai d'ajouter à ses interventions si pertinentes la nécessité de peut-être donner plus d'importance à la durée des expériences. Généralement les conclusions auxquelles on arrive sont faites sur des expériences trop brèves pour pouvoir affirmer qu'il n'y a pas de risque d'accidents. Un très grand maître de la pensée chirurgicale et médicale française, aujourd'hui décédé, le professeur Leriche, avait coutume de dire qu'avant de pouvoir conclure que quelque chose était sans influence sur le corps humain il lui fallait peut-être une dizaine d'années avant de pouvoir l'affirmer en toute connaissance de cause. Or, les expériences actuelles sont toujours trop brèves.

Deuxième observation : elle tient essentiellement à ce qui a été dit de façon très remarquable, je le dis franchement, par le professeur Sewell, et qui est si important pour les parlementaires appelés à prendre des responsabilités et qui passent, à tort d'ailleurs, pour pouvoir défendre en toute connaissance de cause la nature humaine, dépourvus qu'ils sont de ces moyens d'information scientifique.

Les scientifiques, notamment dans notre pays, et probablement dans un certain nombre d'autres, je n'emploie pas le mot d'« esclaves », sont obligés en effet de tenir compte du financement qui leur permet d'entretenir les laboratoires et leur conclusion, comme l'a dit le professeur Sewell, est toujours entâchée d'une certaine partialité.

Là nous nous trouvons à la limite de la science et de la politique dans le sens le plus large du terme. Aujourd'hui, les décisions scientifiques qui engagent durablement et peut-être dangereusement l'avenir de l'humanité sont prises, soit au niveau gouvernemental sans même que les parlements soient consultés, soit par les parlements sans que leur information soit suffisamment irréfutable. Je vais prendre un exemple immédiat dans mon pays.

On vient de prendre une décision capitale concernant la politique nucléaire française. C'est une décision qui n'a pas été soumise au parlement et, à la présidence de la Commission des Finances que j'exerce, nous avons essayé par tous les moyens, étant donné les sommes que cela représente, des dizaines et des dizaines de milliards, nous avons essayé d'avoir des garanties de caractère scientifique.

A qui nous sommes-nous adressés ? Nous nous sommes adressés à ceux qui ont la responsabilité de pratiquer cette politique nucléaire et je les cite, Electricité de France. C'est eux qui nous ont répondu et c'est eux qui nous ont donné les garanties. Or, ces garanties, en ce qui me concerne, je les conteste puisque, en effet, elles ne sont pas faites par un organisme suffisamment objectif et, en outre, les garanties que nous avons demandées, et d'ailleurs avec beaucoup de bonne foi, les scientifiques nous ont répondu que, sur certains points, ils étaient obligés de faire confiance aux découvertes d'avenir. Je vais citer deux cas :

Que fera-t-on des centrales nucléaires abandonnées, ce qui, comme vous le savez, est dans un espace de temps assez bref ? On ne le sait pas. Que fera-t-on en cas de sabotage ? On ne le sait pas. Que fera-t-on en cas d'accident ? Un avion tombe sur une centrale nucléaire, on ne le sait. Que fera-t-on en ce qui concerne le transport des déchets ? On fait confiance à l'habileté de ceux qui les transporteront pour qu'il n'y ait pas d'accident.

Voilà où nous en sommes dans un cas précis et nous sommes indirectement impliqués dans la responsabilité d'une décision que nous avons prise et que nous avons financée, ce qui est beaucoup plus grave, sans avoir les moyens absolus d'une vérification scientifique. Je pourrais continuer longtemps...

Je souhaite que de ce Colloque si intéressant sortent des décisions, une espèce de *haut conseil scientifique* qui imposerait à ceux qui engagent si profondément l'avenir de la nation, et qui, pour ce faire, exigent tant d'argent, soit les gouvernements, soit les parlements, de se trouver devant des garanties absolues, données par des scientifiques parfaitement objectifs, qui donc ne sont pas employés par ceux qui leur demandent des réponses aux conséquences incalculables.

R. Gautheret.– Je voudrais dire immédiatement, en réponse à la remarque du président Bonnefous, que l'ensemble de la commission d'écologie a considéré ce point et que je suis mandaté pour en parler lors du rapport de synthèse et émettre non pas simplement le vœu mais l'intention très pressante que les gouvernements veuillent bien dans toutes ces circonstances, consulter non pas des personnes peu informées mais des spécialistes de l'écologie.

A. Balachowsky.– Je prendrai la parole très rapidement, d'ailleurs simplement sur des réflexions générales. Je constate de façon très nette qu'au cours de ce colloque on a développé tous les phénomènes de toxicité, de pollution, qui peuvent exister dans l'environnement de l'homme. Mais il y a un problème quand même fondamental sur lequel je pense qu'on devra se pencher aussi, c'est la réaction de l'homme, c'est la réaction de ce que Grasset avait appelé « *l'extraordinaire résistance de la matière vivante* ».

Il est certain que nous vivons de plus en plus dans la pollution et que nous sommes condamnés absolument, de par notre civilisation, à vivre à l'avenir dans la pollution. Nous serons obligés, qu'on le veuille ou non, si nous voulons le développement industriel, si nous voulons le développement technique, nous serons obligés de vivre avec la pollution.

Or il serait quand même très intéressant de mieux connaître comment l'homme résiste à cette pollution car depuis que l'homme est l'homme, depuis l'homme des cavernes, l'homme vit dans une pollution et souvent dans une pollution pire que celle d'aujourd'hui. Imaginez ce qu'étaient les premiers habitants des cavernes, dans l'atmosphère confinée, dans la vermine, dans la saleté, dans la crasse et, à l'époque glaciaire par exemple, où ils ne sortaient pour ainsi dire pas, de quelle façon ils vivaient dans une atmosphère polluée.

Cette évolution s'est faite dans la pollution de l'homme en rapport avec sa civilisation, les cités du Moyen Age enfermées sur elles-mêmes dans leur crasse ont été également des facteurs de pollution indiscutables et partout, toujours, la nature humaine a survécu aux toxiques, elle a vaincu tous les facteurs de pollution pour continuer à augmenter d'une façon absolument inconsidérée.

A l'heure actuelle, l'humanité augmente dans une proportion fabuleuse, nous ne savons pas du tout quel sera l'avenir de cette humanité sur le plan des possibilités de nutrition et je crois, pour l'avenir, que ce sont ces facteurs-là qui seront peut-être plus limitatifs que les facteurs de pollution auxquels l'homme semble parfaitement résister.Quand vous êtes dans cette salle, quand vous sortez, vous êtes en pleine pollution, des gaz toxiques, de tout ce que vous voulez et, pourtant, vous résistez, vous vivez et il y en a qui vivent vieux ; s'il y en a qui vivent moins vieux, ce sont souvent des accidents et on ne peut pas en tenir compte dans une humanité dont la courbe de vie augmente de façon importante.

C'est par conséquent sur ces phénomènes d'immunité que je considère que l'on devrait se pencher davantage car il y a un facteur aussi certain, c'est que, si nous vivions dans un milieu sans pollution et dans un milieu stérile, nous serions rapidement condamnés aussi à la mort.

F. Jung.– J'ai tendance à penser que des discussions qui portent sur des questions de l'analyse ou de la toxicologie, et qui en définitive définissent et décrivent des détails, ne font que passer à côté des problèmes ; j'ai tendance à penser que les connaissances que nous possédons à l'heure actuelle sont suffisantes pour nous permettre de résoudre 90 % des problèmes qui se posent.

Ce qui compte, me semble-t-il, beaucoup plus, c'est de savoir que le monde que nous habitons, que les milieux aquatiques, le milieu atmosphérique, le sol sur lequel nous vivons sont une possession, une propriété qui nous est commune et dont nous avons la responsabilité conjointe et le devoir de l'utiliser au mieux pour la conserver intacte.

Nous avons la responsabilité de l'ensemble du globe et non pas simplement de chacun des sols nationaux ou propriétés individuelles de l'un ou de l'autre. C'est cela dont il s'agit et chacun, qui veut utiliser et exploiter ce bien, cette propriété, doit tenir compte de l'avenir de l'humanité et donner à cette humanité une compensation économique telle que chaque perturbation de la biosphère qu'il crée par l'exploitation du sol, de la mer ou de l'air, soit supérieure à l'effet nocif qu'il provoque.

Ainsi, pour donner un exemple, chaque kilo d'oxyde de soufre que l'on rejette dans l'air doit nous coûter plus cher que si l'on procédait à une élimination qui ne l'y rejette pas ; donc payer des compensations pour chaque effet nocif que l'on crée. Pour des produits chimiques, je suis convaincu que la charge de la preuve de l'innocuité des produits chimiques ne doit pas incomber à la société dans son ensemble, la charge de la preuve doit reposer sur celui qui développe le produit chimique, qui le produit et qui tire de cette production des avantages financiers, économiques et qui, par conséquent, est responsable de l'existence de ces produits.

Ce sur quoi je voudrais insister, c'est que ces problèmes, ce n'est pas nous biologistes qui, à nous seuls, pourront les résoudre, cela ne pourra se faire que dans une collaboration extrêmement étroite avec les hommes politiques et avec les économistes. Cela est vrai de l'Allemagne et je suis heureux d'avoir entendu tout à l'heure l'un des parlementaires français partager ces mêmes préoccupations.

Le Président donne la parole à un auditeur, M. Hervé.

H. Hervé.– Nous serons volontairement polémiques.

L'écotoxicologie est une science qui a besoin de la pollution et des toxiques pour vivre. L'écotoxicologie admet le toxique produit par l'industrie et diffusé par le commerce ; elle souhaite en supprimer les effets mais non en supprimer les causes parce que les causes lui permettent de vivre.

Supprimer les causes du toxique serait suicidaire pour elle ; les analyser et les contrôler vaguement, ce dont d'ailleurs elle n'a pas les moyens, lui permet de continuer à fonctionner et d'amener doucement cette société vers la crise.

Le rôle de la science serait pourtant de prévenir l'empoisonnement de la société ; ce devrait être aussi le rôle des hommes politiques responsables. Or, dans la situation actuelle, on constate qu'il y a au contraire collusion de la science, des hommes politiques, de l'industrie pour l'effet inverse.

R. Truhaut.– Monsieur Hervé, je voudrais vous remercier d'avoir pris la parole et je ne peux pas personnellement ne pas répondre. Je pense que vous m'y autorisez, professeur Williams.

Ce que je voudrais vous dire, pour donner un tour plus imagé à mon propos : vous avez parlé de l'écotoxicologie, vous avez parlé ensuite, de manière plus générale, de la collusion de la science, de la politique et de l'industrie. Je voulais vous dire qu'en tant qu'écotoxicologue et ayant vraiment été je crois le premier – le moi est haïssable mais je dois le dire et c'est ce qui m'autorise à répondre – à essayer de promouvoir ce que j'ai appelé l'« écotoxicologie », eh bien, en tant qu'écotoxicologue, je serais heureux qu'il n'y ait pas de problèmes pour l'écotoxicologue, ce que vous venez de dire tout à l'heure, et pour cela je suis prêt à marcher au supplice, non seulement dans un amphithéâtre mais dans une vaste enceinte où tous les jeunes comme vous viendraient assister à la mort du prétendu parasite des approches scientifiques et en mourant je leur dirai : *« Je suis heureux de mourir parce que maintenant j'espère que vous allez être dans un environnement pur et non pollué. »*

Cela veut dire que, véritablement, il y a deux philosophies qui s'opposent entre ce que vous avez dit et ce que je dis personnellement. La vérité est peut-être entre les deux, mais je ne crois pas que ni vous ni moi nous puissions parler avec une telle autorité que nous fassions croire à ceux qui nous écoutent, et spécialement aux jeunes – car nous sommes ici pour protéger les générations futures –, que nous détenons la vérité.

Mais vous avez été provocateur, je vous réponds avec toute ma sincérité, je vous le répète, je serais prêt à mourir pour qu'il n'y ait pas de pollution.

H. Hervé.– Je crains que le problème ne relève plus du sacrifice individuel, ou même de messie. Ce que les jeunes demandent, ce n'est pas d'assister à un holocauste, c'est d'avoir un droit de décision pour ce qui les concerne, en matière d'environnement comme en tout ce qui concerne leur existence.

Votre sacrifice, je n'en veux pas, je souhaite que vous continuiez à exister, mais que vos connaissances, vos compétences soient au service du public et non pas au service des responsables de la pollution.

R. Truhaut.– Je vous remercie et je donne maintenant la parole à Monsieur l'académicien Chernukh de l'Union soviétique.

A.M. Chernuckh.– Merci beaucoup Monsieur le Président de me donner l'occasion de dire quelques mots

C'est avec un grand intérêt que j'ai pu suivre l'exposé du professeur Truhaut et c'est aussi avec un grand intérêt que j'ai pu écouter les interventions des divers orateurs qui lui ont succédé.

Je voudrais dire ici que le problème qui nous occupe est extrêmement important pour l'ensemble des branches de la médecine et pour les différents spécialistes, qu'ils s'occupent de la biologie, de l'hygiène ou d'autres domaines.

Nous savons bien sûr que l'homme a réussi à améliorer l'environnement dans lequel il est amené à vivre, qu'il s'est entouré de mesures sanitaires, de mesures qui lui permettent d'améliorer son hygiène, mais que cela s'est accompagné, avec l'évolution de la société, d'un aggravement de la situation de son environnement dû justement à la pollution qu'il produisait.

Il est nécessaire de trouver des moyens qui nous permettront de réduire ce deuxième aspect, c'est-à-dire la pollution, et c'est là qu'intervient l'utilité de la science, et je veux dire qu'ici, à la lumière de ce que nous connaissons en Union soviétique, en ce qui concerne l'hygiène et les mesures sanitaires, celles-ci ont montré qu'il était possible de réduire d'une part la pollution, et d'en tirer des profits et d'améliorer certaines productions d'autre part.

Le concept d'écologie est complexe et il renferme des aspects d'une part sociologiques et, d'autre part, biologiques, et ce sont les aspects sociologiques qu'il est nécessaire de considérer. L'expérience accumulée dans les différents pays est extrêmement importante à cet égard et je veux dire qu'en Union soviétique la législation, le parlement et le Soviet suprême – je veux dire cela en rapport avec ce qui a été dit par monsieur Bonnefous –, le parlement, donc, a fait des lois d'après lesquelles on condamne les responsables de la pollution, et des lois qui prévoient la conservation de la nature et de ses ressources.

Il faut par la suite intensifier l'effort au niveau intergouvernemental et je veux dire que nous avons l'expérience d'une coopération très fructueuse entre notre pays et la France, notre pays et les Etats-Unis, sans parler, bien sûr, de la coopération qui a toujours été étroite entre notre pays et les autres pays socialistes.

Enfin, il est nécessaire aussi d'utiliser les voies internationales et je veux citer en particulier ici l'Organisation mondiale de la Santé ; en outre, à part l'analyse profonde des causes et des moyens de lutte contre la pollution, il nous faut aussi nous intéresser à la pratique et aux moyens concrets qui seront mis en œuvre.

R. Truhaut.– Je vous remercie très vivement mon cher collègue et je vais demander maintenant à Monsieur le professeur Pérès de venir nous faire part de ses remarques.

J.M. Pérès.– Je vous remercie Monsieur le Président. Je me bornerai à trois ou quatre remarques.

La première, c'est que je pense qu'il faut savoir gré au professeur Truhaut d'avoir insisté sur le problème des toxicités sublétales. Il nous est complètement égal de savoir qu'un animal, un végétal, meurt à telle concentration de tel polluant, parce qu'en général une telle concentration n'est atteinte qu'au voisinage immédiat de l'émissaire. Mais quand un être est soumis à des concentrations non létales, permanentes ou épisodiques, ou, en milieu marin pélagique par exemple, qu'il est passé dans une nappe polluée, il est très important de savoir si cet être a seulement « eu très peur » ou s'il a véritablement souffert dans sa physiologie, cela nous intéresse beaucoup.

Je dirai à monsieur Lalonde que je suis tout à fait d'accord avec lui sur l'inutilité relative du « *monitoring* ». Je crois que nous n'en sommes plus au moment où nous pouvons essayer de faire l'inventaire des facteurs de pollution. Il faut essayer de savoir quelles sont les conséquences d'une certaine pollution globale (ou, localement, particulière) sur les écosystèmes, en tout cas sur ceux qui nous intéressent et qu'ensuite le problème est plus de réglementation – surtout préventive – et de chimie industrielle.

Si l'on a besoin d'un produit pour tuer le puceron de telle culture, ou pour protéger l'homme de tel ou tel vecteur de maladie, il faut chercher un produit efficace, et, avant de l'utiliser, essayer de savoir comment il se détruit dans le milieu naturel. Nous faisons des essais de toxicité – aiguë et chronique – et là je donnerai raison à monsieur Hervé, j'estime que, quand un laboratoire est rétribué pour classer des détergents par ordre de décroissance de toxicité aiguë, et mon laboratoire fait des travaux de ce genre, il s'agit d'un travail pas absolument inutile mais qui devrait être complété.

Ensuite, je voudrais dire au docteur Jouany que ce qu'il a dit ouvrait le grand problème de l'influence des polluants, ou plutôt des facteurs de pollution en général – parce qu'on a beaucoup parlé de chimie mais qu'on n'a pas parlé de physique et pourtant il y a des polluants physiques ; en ce qui concerne les phénomènes de diversité et de stabilité, il n'y a pas de doute que l'homme agit toujours dans le sens de la diminution de la diversité de l'écosystème à partir du moment où il commence à les manipuler. En diminuant cette diversité, il accroît l'instabilité. Cela est vrai aussi d'ailleurs au point de vue social : réfléchissez aux conséquences des monocultures ou des mono-industries.

Enfin, je voudrais en terminant m'adresser à monsieur Hervé qui a mis en accusation la société et les écologistes. D'abord, je ne crois pas qu'il faille mettre en accusation la société ; l'altération de l'environnement ne date pas de notre société et elle est indépendante de la forme de cette société.

L'altération de notre environnement est essentiellement fonction de l'accroissement de la population car, depuis des siècles, on altère l'environnement. Comme l'a dit le docteur Ghilarov, on altère les sols par le surpâturage, l'*"overgrazing"* ; on altère le régime des cours d'eau en allant exploiter la terre jusqu'au bord même du cours d'eau en coupant tous les arbres qui étaient au bord de ce cours d'eau et qui le préservaient des réchauffements d'été, des ruissellements torrentiels, *etc.* et il est bien évident que le régime du cours d'eau est ainsi, souvent, profondément modifié.

J'ai pris exprès des exemples qui ne fussent pas marins de manière à ne point être accusé de ne parler que de ce que je connais le mieux. Ne parlons pas de l'écobuage, pratique bien connue des bergers corses, qui consiste à mettre le feu au maquis pour fertiliser le sol. Toutes ces pratiques là sont assez indépendantes de notre société.

Il est certain que nous sommes dans une société de profit et que c'est très regrettable, mais je crois que vous avez tort d'accuser les écologistes en général. Je peux vous dire que dans le cas d'un très grand complexe industriel que je connais, la puissance publique a mis le marché entre les mains des sociétés qui devaient construire leurs installations : ou vous vous soumettrez aux indications des écologistes, ou vous ne construirez pas. Je ne sais pas si cela marchera, je ne sais pas ce qu'il en sortira ; mais s'il n'en sort rien c'est que nous, écologistes, nous nous serons trompés, mais, en tout cas, nous nous serons trompés de bonne foi.

Je crois que, si l'homme n'a pris conscience que récemment du problème de l'altération de l'environnement, ce problème est beaucoup plus ancien que la conscience qu'il en a. Je crois aussi qu'il faut quand même faire confiance aux écologistes, faire confiance au bon sens humain et surtout que les écologistes, comme l'on dit en français, soient vigilants à l'égard de la puissance publique. Les écologistes doivent savoir insister suffisamment pour obtenir que soient adoptées les dispositions qui leur paraissent justes.

La prévention de la pollution ne peut être gratuite ; il en faut payer le prix, et je rappellerai encore un exemple, puisque la mer est ma préoccupation : le rejet de 1 300 000 tonnes par an de déchets de fabrication de l'alimentation à partir de la bauxite à 340 mètres de profondeur dans le cañon de Cassis a obligé la société Pechiney à de lourds investissements. Je pense que les écologistes peuvent être fiers d'être parvenus à ce résultat et que c'est là vraiment une mesure de préservation de l'environnement.

R. Truhaut. — Etant donné que nous sommes arrivés à la fin des interventions, cher Président je vous rends la présidence parce que vous avez à exprimer votre satisfaction, en tout cas la mienne.

R.T. Williams.– I was asked what do I think at the end of this meeting. I have got to a stage of confusion! There are so many aspects to this problem. But we must remember that pollution is not a new thing in the world. I think it was the year 1886, that was called the Year of the Great Stink in London because the river Thames was so polluted that Parliament could not meet!

The other thing that we have to remember is that there are very large number of foreign compounds which occur naturally in our food. The analysis of coffee gives over 200 compounds. This is what we drink every morning. Orange juice has a list of over 40 compounds ; this is fresh orange juice.

So that the body is accustomed to some extent to a chemical pollution and as I said earlier this morning, it is quite possible that we may adapt to a certain extent. But this could take quite a time. It may be that there are some people who are resistant to foreign substances and some who are not. In fact instances of this are already known. As I mentioned, in the case of insects, they adapt to insecticides, but, of course, their lives are short. Then there are bacteria which develop resistance to drugs which are to them foreign compounds. It is quite possible that the human beings will adapt to a higher level of chemical pollution. But one cannot be sure to what extent this can occur.

Is there anything that you want to say ?

S. Epstein.– Mister President, I would like to make one brief comment on this question of the differences between modern pollution and pollution which you, Sir, and various other speakers have addressed themselves to.

I would like to suggest that what we are dealing with now is a unique phenomenon which has never before been experienced in the history of mankind. We are not now primarily concerned with problems of natural chemicals and natural products to which man has been exposed since time immemorial. We are dealing with brand new synthetic chemicals, largely petrochemicals, of a type which is often persistent and non-degradable, and sometimes carcinogenic, mutagenic and teratogenic. We are also dealing with radio-active materials, transuranics that may have half-lives of thousands of years.

I am unaware of any evidence in the literature of the development of biological adaptation or tolerance towards chemical carcinogens. I am similarly unaware of any evidence of adaptation towards mutagenic or teratogenic chemicals.

I think it is highly misleading to suggest that we are dealing now with a continuing process that has gone on for thousands of years. We are dealing with a phenomenon that is threatening the existence of mankind, a phenomenon that has developed in the last thirty years because of the growth of the petrochemical industry. And I would strongly challenge anybody here this morning who has suggested that what we are dealing with now is something that mankind will adapt to substantiate this. To my mind, this is scientific nonsense

R. Truhaut. — La discussion ayant rebondi je dois donner la parole à quelqu'un qui croyait le débat terminé, il s'agit d'un auditeur : Monsieur Detton.

M. Detton.– Notre industrie sur le plan de l'énergie, sur le plan du travail et sur le plan de l'habitat est complétement cancéreuse. C'est exactement ce que quelques amis évoquaient ce matin et ce que sur le plan scientifique nous ne sommes pas suffisamment habitués à concevoir. Sur le plan scientifique, c'est notre industrie et ce sont nos techniques industrielles qui doivent complètement se transformer, la véritable révolution étant sur ce plan.

R. Truhaut.– Je vous remercie. Le dernier orateur inscrit est le professeur Monkman.

J.L. Monkman.– I think it was Descartes who said *"Cogito, ergo sum"*, I think, therefore I am.

Nowadays, I believe we should continue to think and that we should not be complacent. Complacency always concerns me ; I think that when we are complacent we are about to fall down the stairs and break our necks. I will give you an example which is historically correct, if rather negative.

For the lack of air pollution in Ireland, at the time of the potato blight, millions of people starved to death or emigrated to North America. This changed the population proportions in Canada and the United States because of the potato blight and the potatoes which would not grow. It was discovered, after all the damage had been done, when all the people had died or emigrated that the blight could have been cured. If we had put across the country of Ireland, a sufficient number of copper smelters, with copper pollution emitting from the stacks, then the potatoes would have been healthy and this disaster would not have occurred.

Let us go on to make a kind of prediction, which is of an ecological nature and which is, I think, scientifically correct, also somewhat inevitable. With Descartes, we must think about it. If we lose all our phosphates to the ocean in some kind of irretrievable form, then man will be forced to adapt. He will have to adapt, perhaps, into some sort of spherical form, without bones, because there will be no material for him to grow bones with. Thank you.

R. Truhaut.– Merci, monsieur Monkman. Monsieur le Président, il vous appartient maintenant de clôturer.

R.T. Williams.– It gives me great pleasure to thank the participants in this meeting, this morning. It has been very interesting and very controversial, because we have different points of view. But I think everybody is agreed that we have a problem on our hands and we hope we can write a report about it in the correct way.

Thank you very much.

RESUME

« *L'*Ecotoxicologie *est une nouvelle branche de la toxicologie qui étudie les effets des facteurs générateurs de phénomènes toxiques, de nuisances, principalement chimiques, sur les organismes vivants animaux, végétaux ou micro-organismes ; ces facteurs agissent sur la biosphère qui comprend les écosystèmes terrestres, aquatiques (rivières, lacs, mers, océans) et aériens.* »

L'homme occupe une position centrale au sein de ces écosystèmes et, depuis le début de son évolution, il a dû lutter soit contre certaines espèces entrant en compétition avec lui, soit pour tenter d'améliorer ses propres conditions de vie. Ce qui l'a conduit, depuis environ un siècle, à réaliser une industrialisation croissante, génératrice de pollutions de l'environnement. Ces dernières ont été à l'origine d'effets nocifs ou toxiques soit pour lui-même, soit pour certains constituants des écosystèmes avec un impact indirect sur sa santé et son bien-être.

La prise de conscience de ces faits est relativement récente et a conduit les organisateurs du Colloque mondial « Biologie et Devenir de l'Homme » à prévoir une table ronde sur l'écotoxicologie et la protection de l'environnement

L'approche pluridisciplinaire dans ce domaine est indispensable en réunissant *a priori* des spécialistes des sciences écologiques et des toxicologues. Il faut souligner le caractère également indispensable d'une coopération avec les spécialistes de l'analyse chimique notamment, qui ont à établir des principes adéquats d'échantillonnage, des méthodes sûres permettant de déterminer les degrés d'exposition mais aussi de suivre le devenir des polluants aussi bien dans l'environnement physique que dans les différents constituants des écosystèmes.

La création de centres de recherche dans les différents pays, bien équipés et financés, semble un devoir pour les gouvernements, de même que la formation d'écotoxicologistes. Leur tâche est d'abord d'élaborer des approches méthodologiques correctes en tenant compte des conditions de vie et de la physiologie des espèces ; puis, comme on ne peut étudier tous les polluants, de définir les urgences, sur la base de critères scientifiques et pragmatiques, notamment le caractère persistant et l'aptitude à l'accumulation de certains.

La participation des microbiologistes est également nécessaire, ne serait-ce qu'en raison du rôle que jouent les micro-organismes, bactériens ou fongiques, dans la biodégradation des composés dans l'environnement.

Parmi les notions à souligner, en ce qui concerne les effets nocifs, l'une des plus importantes est de savoir qu'en dehors des phénomènes de toxicité aiguë ou subaiguë, c'est-à-dire dans l'immédiat, une grande attention doit être accordée à la production d'effets insidieux de toxicité à long terme, résultant de l'exposition répétée à des doses très minimes de certains polluants chimiques. De tels effets résultent, entre autres, de l'aptitude à l'accumulation.

Une autre notion extrêmement importante est que, comme l'homme, les constituants des écosystèmes ne sont pas exposés à un polluant mais à une « soupe de polluants » dont l'association entre eux peut certes conduire à des antagonismes mais aussi très souvent à des synergies toxiques.

153

Il faut enfin attirer l'attention sur le fait que si certaines toxicités à long terme ne mettent que l'individu en péril (cancérogenèse, tératogenèse), d'autres portent sur la descendance (mutagenèse), comportant pour l'espèce elle-même de très graves dangers.

Il ne faut pas que l'écotoxicologie soit une science négativiste proposant des interdictions mais positiviste en recommandant des solutions.

La balance bénéfice-risque est fondamentale et on ne peut alors se dégager du contexte socio-économique.

Les pays en voie de développement n'ont pas toujours les moyens de régler leurs problèmes de pollution en raison de la limitation de leurs moyens et de leur moindre industrialisation. Le problème doit être traité sur un plan international sans distinctions particulières.

L'accent a été mis sur la responsabilité scientifique. Le scientifique doit évidemment effectuer les recherches nécessaires pour rassembler, en vue de la protection des populations, les informations adéquates sur la nocivité des polluants qu'il doit examiner. Il ne faut alors pas oublier qu'il est parfois facile de mettre en évidence la nocivité d'un composé mais que l'on ne peut jamais faire la preuve absolue de sa non-nocivité.

Le scientifique doit absolument connaître, pour donner ses avis, les facteurs socio-économiques. Il doit y avoir une relation étroite entre la communauté scientifique et les autorités chargées de prendre les décisions au niveau gouvernemental dans les différents pays. En outre, il a été estimé d'une très grande utilité d'informer objectivement et largement le public.

D'une manière générale, les participants à cette table ronde, à la discussion de laquelle ont activement pris part les auditeurs, a souligné l'urgence qui s'attache à promouvoir, dans le domaine de l'écotoxicologie, des recherches dont les résultats constitueront les bases d'une protection raisonnée de l'environnement.

Jean-Michel Jouany.

SUMMARY

" Ecotoxicology is a new branch of toxicology, studying the harmful effects, mainly chemical effects, of factors of toxic phenomena on living animals, vegetables, and micro-organisms. These factors affect the biosphere which includes the terrestrial ecosystems, water (rivers, lakes, seas, oceans) and air".

Man occupies the central position in these ecosystems and, ever since the beginning of his evolution, had to fight either against certain species competing with him, or to help himself improve his living conditions. This has led man, for the last century, to achieve a growing industrialization and environmental pollution. This development has had harmful effects on man and certain constituents of the ecosystems. It has had an indirect impact on his health and well-being.

The growing awareness of these facts is relatively recent and has led the Organizers of the World Conference "Biology and Future of Man" to provide a panel on Ecotoxicology and environmental protection.

In bringing together specialists in the ecology and toxicology spheres, it is necessary to have a disciplined approach. The need for cooperation amongst specialists should be emphasized, particularly in the chemical field, as they will have to establish adequate sampling principles, exact methods not only permitting the determination of the degree of exposure but also following the pollutants' future course in the environment and in the different constituents of the ecosystems.

The creation of well-equipped and well-financed research centers in different countries as well as the training of ecotoxicologists would seem to be a task for governments. Their object would be, primarily, to elaborate correct methodological approaches, taking into account the living conditions and the physiology of species. Then, as it is not possible to study all the pollutants, to define the priorities based on scientific and pragmatic criteria, e.g. persistent character and the aptitude of some pollutants.

The cooperation of microbiologists is equally necessary, since the bacterial and fungal micro-organisms play a fundamental role in the biodegradation of the environment's constituents.

It is very important to point out regarding harmful effects, quite apart from acute and subacute forms of toxicity, that in the near future, special attention must be given to the insidious effects of long-term toxicity, resulting from repeated exposure to very minimal dosages of some chemical pollutants. Such effects result, among other things, in the aptitude to accumulate.

Another extremely important idea is that, like man, the constituents of the ecosystems are not only exposed to a single type of pollutant but to many types of pollutants at once. The association of these pollutants can lead to antagonisms, but also, very frequently, to toxical synergies.

It must be pointed out that, if some long-term toxicities only endanger the individual (resulting in cancer or in monsters), others act on descendants (resulting in mutants), thus, endangering the species itself.

Ecotoxicology should not be a negative science leading to prohibitions but must be a positive science recommending solutions.

The equilibrium benefits-risks is fundamental, and the socio-economic context should not be put aside.

The developing countries can not always resolve their pollution problems as they are limited in their means and their industrialization. The problem should be treated on a world-wide non-differential basis.

Scientific responsibility has been emphasized. The scientist must undertake the research required to gather the necessary information on the harmfulness of the pollutants to be examined in order to protect the population. It is sometimes easy to prove a compound's harmfulness, but one can never absolutely prove its harmlessness.

In order to give his opinion, the scientist must know all the socio-economic factors involved.

A close cooperation must exist between the scientific community and the government authorities of the different countries.

Moreover, it has been considered that the public should be objectively and fully informed.

Generally speaking, the members of the Panel, and the audience, who played a very active part in the discussion, agreed in stressing the urgency of promoting research in the field of ecotoxicology. Only the results of such research could provide a solid basis for a rational protection of the environment.

recyclage des déchets et sauvegarde des cycles biologiques

recycling of waste products and safeguard of biological cycles

Président du débat :
Bruno Yaron

Vice-Président :
Maurice Aubert

Rapporteurs :
Maurice Aubert et Michel Cépède

Secrétaire de séance :
Michel Gauthier

Participants :
Saïd Al-Affar
Edouard Bonnefous
Gerardo Budowski
Roger Gautheret
Jean-Marie Pérès
Granville H. Sewell
Haïm Zaban

B. Yaron.– Je voudrais tout d'abord remercier les organisateurs du Colloque de m'avoir honoré en m'offrant la présidence de cette table ronde et remercier aussi les rapporteurs pour leur très intéressant travail.

Dans le petit fascicule que nous avons reçu, les organisateurs du Colloque ont noté que *« les déchets de l'activité humaine, particulièrement ceux de certaines industries, représentent des ponctions réalisées sur les cycles biologiques. Ces ponctions ne risquent-elles pas de bloquer le déroulement de certains cycles ? Quels sont les dangers et les remèdes possibles ? »*.

Cela doit être le sujet de notre discussion d'aujourd'hui. Les rapports préparés par les professeurs Aubert et Cépède abordent les problèmes de ce recyclage sur la terre et dans les milieux marins. Le recyclage des déchets peut être effectué par voie naturelle et sous l'influence de l'homme. Je crois que, dans le cadre des discussions que nous aurons ici, on doit insister sur cette influence de l'homme sur la solution du recyclage des déchets. C'est dans cette dernière direction que nous devons donner notre opinion et les discussions doivent se diriger dans cette voie.

Je passe tout de suite la parole au professeur Cépède.

M. Cépède.– L'avenir de l'humanité apparaît plus que jamais lié à la sauvegarde des cycles biologiques. Cet avenir serait menacé d'une part par l'épuisement des ressources naturelles et, d'autre part, par la pollution de l'environnement par les déchets de la vie et de l'activité humaines.

Le terme « épuisement » ne peut être pris que dans un sens relatif, dans un certain laps de temps, à certaines formes de richesses. Les « ressources naturelles » susceptibles d'épuisement sont des formes particulières des éléments, de leurs mélanges et combinaisons et non les éléments eux-mêmes ; on peut un jour manquer de minerai de fer, exploitable à bon compte, sans que la quantité de fer existante, sinon « disponible », ait varié. Ces formes particulières correspondent à ce que nous avons appelé (1944) des « stades valorisables » dans les transformations que la matière subit en parcourant des cycles qui, d'ailleurs, ne sont pas exclusivement biologiques. Les cycles seulement minéraux s'étendant toutefois, le plus souvent, sur des durées, à l'échelle par exemple des temps géologiques, hors de tout horizon économique.

En fait, il est possible d'avancer que ce qui fait la différence entre des éléments à un stade « valorisable » : c'est-à-dire constituant des richesses, et les mêmes éléments non « disponibles », c'est que l'énergie qu'il faudrait dépenser pour amener ces derniers au dit stade valorisable serait trop importante pour être mise en œuvre dans un certain contexte économique et compte tenu des technologies utilisables.

Tout se passe comme si la matière et ses éléments existaient en quantités immuables et que les différences constatées entre les formes prises par ladite matière étaient des différences d'énergie incorporée. Or, l'énergie disponible se dégrade et, par l'effet de cette dégradation de l'énergie dans un monde clos, un équilibre minéral s'établirait à la longue qui ne laisserait aucune chance à la vie, *a fortiori* à la survie d'une espèce telle que l'espèce humaine.

Mais si la planète peut être considérée aujourd'hui comme un monde fini, elle n'est pas pour autant un monde clos. La comparaison de notre Terre avec un vaisseau spatial est valable justement du fait qu'un tel engin reçoit de l'énergie extérieure qui permet de compenser les effets de l'entropie.

Il faut aussitôt souligner que dans la biosphère ce sont singulièrement les végétaux qui sont sur la terre les principaux utilisateurs de l'énergie extérieure par la photosynthèse dont nous commençons à progressivement mieux connaître les mécanismes. Si l'alimentation est, en première approximation : consommation d'énergie, de calories, la production végétale qui fournit, soit directement, soit indirectement notre alimentation, est le résultat de la photosynthèse. Un premier cycle biologique, très simplifié, peut être ainsi décrit : le cycle du carbone. Au cours du passage du carbone dans la biosphère, bien d'autres éléments sont entraînés qui sont non moins indispensables à la vie : azote, sels minéraux... Les substances minérales utilisées par les plantes, c'est-à-dire les sels, le gaz carbonique, et pour certaines l'azote gazeux, parcourent des cycles dont le passage par le végétal, voire dans la biosphère, n'est qu'un stade. Il en est de même pour l'eau, véhicule indispensable aux échanges entre l'hydrosphère, la biosphère et l'atmosphère.

Il faut distinguer les éléments et composés dont les cycles peuvent être maintenus dans l'atmosphère, l'hydrosphère et la biosphère : carbone, azote et eau, et ceux dont le passage par la lithosphère est si important que les réserves existantes dans celle-ci constituent l'essentiel de nos approvisionnements et qui apparaissent ainsi comme des ressources « non renouvelables ». Pour estimer l'importance de nos approvisionnements en carbone, azote et eau (oxygène et hydrogène), il faut calculer des durées du cycle de changement complet de l'atmosphère ou de l'hydrosphère. Tandis que pour des éléments tels que le phosphore ou la potasse, on peut être conduit à envisager combien de temps dureront les réserves des dépôts connus et estimés dans la lithosphère.

Les calculs présentés au IIᵉ Congrès mondial pour la Population (Belgrade, 1965) par K.M. Malin, après avoir constaté que la limite absolue que constituerait l'énergie reçue des rayonnements extérieurs ne saurait être atteinte, même avec le très faible rendement actuel de la photosynthèse, par les besoins de la production végétale assurant une alimentation satisfaisante à toute population humaine envisageable, lui permettaient de conclure que, pour le carbone, l'azote et l'eau ce ne sont pas non plus les besoins de la production des aliments par la photosynthèse qui peuvent épuiser les masses disponibles.

Pour le gaz carbonique, le problème de l'avenir semble devoir être plutôt d'accroître l'activité de la photosynthèse pour éviter des concentrations qui, pour favorables qu'elles soient aux plantes, peuvent devenir toxiques pour les animaux et en particulier pour l'homme. N'oublions pas qu'outre les réserves de l'atmosphère *« l'homme a la possibilité de mobiliser les réserves de carbone des produits anciens de la photosynthèse, des acides des carbonates, etc. »*.

Pour l'eau, *« compte tenu du fait que la période de rétention de l'eau dans n'importe quel organisme est très courte et que l'eau, après la destruction de la substance organique, retourne facilement dans l'hydrosphère, on peut prévoir que les ressources en eau ne limiteront pas la vie, même,* affirmait Malin, *s'il y a plus de 1 000 milliards d'hommes »*. Mais le problème est ailleurs ; il est dans les énormes gaspillages d'eau que les hommes font pour d'autres usages et qui, par la pollution, la rendent impropre à entretenir la vie. La solution est dans l'établissement de circuits biologiques aussi fermés que possible, permettant une stricte économie de l'eau, une meilleure utilisation des réserves disponibles. En tablant sur les disponibilités actuelles, estimées de 35 à 40 x 10¹² tonnes annuelles, si les 6 milliards d'hommes prévus dans un futur proche (avant l'an 2000) devaient consommer, tous usages confondus, les 2 000 tonnes par tête et par an des citoyens des Etats-Unis, leur consommation totale atteindrait environ le tiers des disponibilités. Sans que les besoins vitaux, singulièrement alimentaires, puissent être mis en question, l'eau est sans doute le facteur limitant le plus critique, le problème étant plus de pollution que d'épuisement véritable.

La même politique s'impose en matière d'engrais « chimiques » : en particulier de phosphates et de potasse ; pour produire la ration alimentaire de l'homme, on retire du sol environ 6 kg d'anhydride phosphorique et 13 kg de potasse ; mais pour compenser les pertes supplémentaires provenant du fait que : 1.– beaucoup de résidus végétaux ne retournent pas dans le sol ; 2.- il se produit dans le sol des combinaisons non assimilées par les plantes ; 3.- des éléments nutritifs sont emportés par les eaux et déversés dans les mers (K.M. Malin, *ibid.*) *« il faudrait utiliser environ le double de ces quantités ».*

En 1961, on a épandu dans le monde 10 millions de tonnes d'anhydride phosphorique et 8,6 millions de tonnes de potasse alors que les récoltes « retiraient » 15 milliards de tonnes de celles-là et 30 milliards de tonnes de celles-ci. C'est dire que si la consommation apparente que mesurent les statistiques, celle des seuls engrais achetés par l'agriculture, était seule en cause, la loi fameuse de restitution sur laquelle les chimistes du XIXe siècle ont voulu construire l'agronomie moderne ne serait elle-même pas respectée.

Nous savons que ces bilans sont faux mais ils nous avertissent que la substitution des engrais « chimiques » aux engrais « naturels », qu'ils devraient permettre de compléter, aboutirait à un appauvrissement en éléments fertilisants ou plus exactement à une dispersion desdits éléments. L'économie des engrais devrait donc rechercher la compensation et surtout la réduction des pertes à tous les stades du cycle ouvert que nous dominons, en vue de le refermer autant que possible. La fermeture complète du cycle ne pourra être obtenue que le jour où l'homme se mettra en mesure d'extraire les éléments dont il a besoin, de minerais dont la teneur ne dépasse pas celle des constituants majeurs de l'écorce terrestre ou des sels de la mer ; si, technologiquement, cela n'est pas impossible, économiquement ce n'est pas « rentable » tant que sera tolérée la « concurrence » que constitue le gaspillage des dépôts riches.

La situation, qu'il faut bien qualifier de dramatique, à laquelle l'humanité est aujourd'hui confrontée, provient du fait que, dans une économie de marché, l'entreprise « moderne » est celle qui gaspille les biens gratuits, exploite les sols et les richesses naturelles de façon « minière »... et que la fermeture des cycles biologiques apparaît de plus en plus coûteuse avec la rupture des relations traditionnelles entre la ville et la campagne. Il en est également ainsi pour l'azote... Cette ferme céréalière du Bassin parisien, qui n'a plus de bétail, à laquelle la ville, Paris et la banlieue, ne vend plus ni fumiers ni gadoues... et qui brûle ses chaumes... achète, certes, plus d'engrais chimiques azotés qu'autrefois mais son bilan azoté n'en est, peut-être, pas meilleur. En tout cas, ne bénéficiant pas de l'effet d'amendement des sources traditionnelles, ses terres changent de structure physique. Il n'est pas sûr que des attelages de chevaux pourraient encore y faire passer la charrue, le tracteur y est devenu indispensable. Il arrive qu'au cours d'un épandage, une partie des engrais (non retenue par le pouvoir absorbant) *« se retrouve dans les colatures... et comme c'est cette agriculture là qu'on appelle aujourd'hui intensive... « l'agriculture intensive » sera accusée d'engendrer la pollution ».*

Retenons déjà que pour limiter l'épuisement des richesses naturelles il convient de refermer autant que possible les cycles en maintenant les éléments indispensables dans la biosphère ou à proximité. C'est peut-être un des plus utiles résultats des expériences d'astronautique que la prise de conscience de l'importance des cycles biologiques : les projets de longs séjours dans les espaces interplanétaires obligent en effet à concevoir l'entretien de la vie humaine, en particulier l'alimentation en circuit parfaitement fermé.

En 1960, à Strasbourg, le père des fusées, Friedrich Oberth, posait le problème de la vie humaine au cours de tels voyages au professeur Pierre Chouard et aux autres biologistes, physiologistes et agronomes présents. Un hallucinant circuit fermé dont l'homme et les chlorelles constituaient les deux principaux maillons était alors imaginé. Les participants à ce débat, maîtres et étudiants, se sentaient emportés dans le domaine chimérique de la science-fiction.

A la même époque, aux Etats-Unis, le recyclage de l'eau à partir des urines des cosmonautes était également envisagé et, deux ans plus tard, un rapport concluait : *« Un homme en bon état de santé peut absorber l'eau récupérée des urines sans troubles graves. »* Ce qui paraît essentiel, c'est que, dans les deux cas, était construit un modèle ultra-simplifié de ce que devrait être une « économie » au sens aristotélicien du terme, bien oublié aujourd'hui, où le circuit production-consommation serait fermé et où les apports extérieurs – essentiellement énergétiques – permettraient non seulement de compenser les effets de l'entropie, ce qui suffit aux habitants du vaisseau spatial, mais, à l'échelle de la planète, d'entretenir l'expansion biologique.

La distinction physiocratique entre « produit brut » et « produit net », explicitée par Turgot dans son *Mémoire sur les mines et les carrières,* reprend toute son importance. Elle n'a pas été comprise et encore moins acceptée par les économistes postérieurs et pourtant Turgot avait montré que la mine, fruit à récolter une fois pour toutes, mettait bien à la disposition des hommes, par l'extraction, un « produit brut », tandis que la nature, par la *reproduction,* permettait de prélever à chaque récolte un « produit brut » qui pouvait – en supposant l'état final ayant reconstitué l'état initial – constituer un « produit net ». Le « produit net » physiocratique ne pouvant être fourni que par une reproduction biologique, c'est-à-dire une incorporation d'énergie extérieure.

Si l'homme « moderne » a eu besoin de se poser le problème des voyages interplanétaires pour prendre conscience de ce que ses problèmes de survie se posent en terme d'analyse des systèmes, singulièrement des cycles biologiques, c'est que l'illusion de l'abondance de richesses apparemment gratuites : le « concept d'infinité », dont parlait Stuart Chase (1936), a fait négliger les véritables productions tant qu'une appropriation apparaissait possible au moindre coût. Le vocabulaire des économistes du XIXe et du XXe siècle a entretenu la confusion : on y parle de « production minière » alors qu'il ne s'agit que d'extraction... de richesses accumulées, concentrées en certains lieux privilégiés, au cours des temps géologiques. Lorsqu'il est question de « production » halieutique c'est des quantités prélevées, voire débarquées, qu'il s'agit, et non du croît naturel des espèces pêchées qui est la seule « production véritable ». Comme pour la mine, on mesurera une prétendue « production », même lorsque le prélèvement met en péril la reproduction des espèces, qu'il s'agit en fait d'épuisement, c'est-à-dire de production négative !... Bien plus, le jeu des marchés fera augmenter la valeur de cette prétendue production, du fait même que l'épuisement en aura provoqué une plus grave pénurie.

Benjamin Franklin l'avait déjà remarqué : *« Nous ne connaissons pas la valeur de l'eau jusqu'à ce que le puits tarisse ».*.. C'est à quoi nous en sommes arrivés ou en passe d'arriver. La « production forestière » que mesurent nos statistiques, ce sont également les abattages et non le croît auquel elle ne saurait être assimilée si le principe de « rendement permanent », règle d'or des vrais forestiers, n'est pas respecté, et nous savons bien que, pour l'ensemble du monde, il ne l'est pas.

Dans une économie de cueillette, de chasse et de pêche, ainsi d'ailleurs que dans une économie pastorale qui n'est qu'une économie de cueillette par l'intermédiaire d'un animal domestique, tout se passe comme si la population humaine était une population parasite des populations végétales et animales qu'elle cueille, chasse ou pêche. Les lois du parasitisme (v. Volterra, 1931), rendent compte des relations entre l'humanité et ses subsistances ; or nous savons que ces lois ne donnent guère d'espoir de développement, voire de survie, aux populations de « parasites ». On peut alors se demander comment l'espèce humaine a pu se développer jusqu'au niveau que nous connaissons aujourd'hui. Si l'on admet qu'au paléolithique moyen, vivant de cueillette, de chasse et de pêche, un million environ de néanderthaloïdes souffraient déjà de la faim, dans une terre déjà « surpeuplée », il convient de se demander comment aujourd'hui près de quatre milliards d'humains ont pu s'assurer, au moins provisoirement, des approvisionnements considérablement plus importants.

Plusieurs facteurs sont à retenir : avec les parasites les plus dangereux pour leur milieu, dont certains se sont néanmoins maintenus à travers les ères géologiques, l'homme a deux caractéristiques communes : sa non-spécificité et sa mobilité. Sa non-spécificité, c'est-à-dire que si les populations de proies disparaissent, par suite de prélèvements dépassant le « rendement permanent », il est capable de s'attaquer à d'autres espèces ; en fait, il n'en est guère dont il ne soit pas capable de tirer parti. Il a ainsi survécu à bien des espèces aujourd'hui disparues. Sa mobilité lui permet d'autre part, après avoir épuisé les ressources en un lieu, d'aller plus loin en chercher d'autres.

En fait, jusqu'à une époque récente, la faiblesse des moyens que l'homme pouvait mettre en œuvre limitait strictement les populations restées au stade de l'économie de cueillette et seuls les pasteurs nomades avaient été capables, dans les savanes sèches, de détruire l'environnement, sans d'ailleurs que la densité de leur population ait jamais atteint des chiffres élevés. Et pourtant, A. Woeikoff pouvait constater, au début de ce siècle, que plus de la moitié de l'humanité vivait entre le 20e et le 40e degré de latitude Nord, c'est-à-dire dans une bande de territoire d'où l'Europe est pratiquement exclue mais où se trouvent inclus la plupart des déserts de l'hémisphère septentrional. La zone la plus favorable à la multiplication de l'espèce humaine ne serait-elle pas celle qui est ainsi définie et la présence des déserts n'apparaît-elle pas comme une conséquence de cette multiplication humaine ? Remarquons que ces déserts ont été longtemps dominés par des populations de pasteurs nomades.

Bien que leur désertification ait été considérablement accélérée au cours des deux derniers millénaires, il s'est agi d'un processus relativement lent. En revanche, avant d'avoir été enrayée par la politique de conservation du sol du président F.D. Roosevelt, l'érosion avait fait aux Etats-Unis des dégâts considérables. En 1935, 40 millions d'hectares encore cultivés dix ans plus tôt avaient disparu, 125 millions d'hectares avaient été gravement endommagés tandis que 100 autres millions étaient atteints du fait des érosions, hydrauliques ou éoliennes.

Ce que l'on a osé appeler la « mise en valeur » de la prairie séche par le *"dry farming"*, à la fin de la Première Guerre mondiale, devait créer le *"dust bowl"*. En 1936, soit environ vingt ans après, près de 4 millions d'hectares de bonnes terres avaient été détruits par le vent et 32 millions gravement endommagés.

Les destructions des ressources forestières, comme de la faune terrestre et aquatique aux Etats-Unis en trois siècles n'ont pas été moins spectaculaires. Les observations qui ont été faites dans les nombreuses régions du monde où l'homme s'est livré à une exploitation « minière » des ressources naturelles, apportent la preuve de l'accélération explosive de son action destructrice.

C'est que « l'homme moderne » dispose de moyens d'extraction, de détection, de capture et de transport qui rendent son action à la fois très efficace pour son approvisionnement immédiat et très dangereuse pour la permanence de ses ressources. L'introduction de règles assurant le rendement permanent dans les économies de cueillette, de chasse et de pêche, comme de l'exploitation des forêts et pâturages naturels, se heurte aux conceptions des groupes dominants, qu'ils soient de type homérique (aristocratique – guerriers – pasteurs) ou de type aristophanique (mercantile) pour employer les expressions de Carl Zimmerman (1948).

Enfin, l'invention de l'agriculture, au néolithique, par les arrière-aïeules des paysans sédentaires, a permis de poser le problème de la « production » sur des bases nouvelles. Ce fut là la première des « révolutions vertes ». En quoi consiste-t-elle ? Essentiellement en une intervention dans les cycles biologiques des espèces végétales recherchées pour en augmenter la « production naturelle ». Chaque fois que les « cueilleurs », « chasseurs » et/ou « pêcheurs » se sont établis dans des habitats sédentaires, l'agriculture a pu apparaître. Dans la division du travail entre les sexes, ce sont, le plus souvent, les femmes qui cueillent les végétaux et les hommes qui chassent ou pêchent, ce qui peut les obliger à monter des expéditions assez loin de leurs habitats fixes. Restées au village, les femmes vont constater, autour des cases, la multiplication des espèces recherchées dans la cueillette (les graines se retrouvant plus nombreuses près des habitats humains que dans la nature) et leur amélioration sur un sol enrichi par les détritus accumulés par l'occupation humaine.

Elles vont d'abord détruire les plantes adventices qui font concurrence aux espèces végétales appréciées, puis elles découvriront l'usage de la semence et le rôle de la fertilisation, enfin, bientôt, celui de la préparation du sol.

Primitivement simple habitat, la clairière devient une terre cultivée. La culture devint plus productive que la cueillette ; le travail humain permettant d'obtenir, à proximité du lieu de consommation, des quantités importantes de produits qu'il fallait, auparavant, aller chercher de plus en plus loin.

Le travail change complétement de nature : dans la cueillette, comme dans la chasse et la pêche, il n'était que de récolte. Dans l'agriculture, au contraire, la récolte se trouve facilitée par la concentration des « proies » mais le travail du sol (préparation et sarclage) est beaucoup plus important que le travail de récolte ; il s'effectue normalement à des périodes diverses mieux réparties au cours de l'année et, surtout, il tend à augmenter la production naturelle de la superficie cultivée dans un processus d'intensification maximale. Pour récolter plus, comme l'écrivait déjà Caton dans son *De Agricultura*, il faut cultiver le sol, *« c'est-à-dire le travailler et encore le travailler et enfin le fumer »*... Il est remarquable qu'il semble que très tôt – et peut-être même dès les origines ainsi que le feraient penser les pratiques traditionnelles de populations de paysans sédentaires dont la civilisation semble figée depuis l'ère néolithique, je pense à certains Papous agriculteurs de la Nouvelle-Guinée – cette agriculture a employé des techniques : drainage, culture en courbes de niveau, fumure, mulching, *etc.* qu'il nous faut réapprendre, aujourd'hui, à certains agriculteurs considérés parmi les plus avancés. Ces pratiques combinent l'utilisation des déchets et le travail humain pour accroître les rendements et établir ainsi une agriculture à la fois intensive et constamment amélioratrice.

Le docteur Ester Boserup (1965) a utilement montré comment la pression démographique avait entraîné une réponse technique des populations paysannes faisant coexister, sur le même territoire, et souvent dans la même entreprise, des systèmes de culture d'intensités diverses. Si bien que, loin d'être limitée par la production naturelle, comme dans les économies de cueillette ou pastorale, où l'homme, parasite de la nature, est soumis aux lois du parasitisme, une population paysanne sédentaire voit sa production limitée par la force de travail disponible et la productivité de ce travail. La concentration des populations sédentaires rendue possible par l'agriculture en est aussi une condition car elle permet seule les concentrations des déchets et du travail humain, toutes deux indispensables à la culture intensive.

En économie de subsistance, la superficie cultivée, l'intensification de la culture, dépendent des besoins de subsistance de la population. En revanche, si la population paysanne est soumise à la domination de non-paysans, ceux-ci, véritables « pasteurs de paysans », s'efforceront d'obtenir d'elle une production dépassant ses besoins pour entretenir la classe dominante parasite. La sauvegarde des cycles biologiques risque alors de ne pas être mieux assurée par ces « pasteurs de paysans » que par les « pasteurs nomades ». La fertilisation par recyclage des déchets comme le travail des paysans n'étant considérés que dans la mesure de leur coût pour le « pasteur de paysan ». Les agricultures apparemment intensives risquent alors elles-mêmes de devenir minières.

La révolution agricole du XVIIIᵉ siècle est aussi à l'opposé des « révolutions vertes », aussi bien de la première, la néolithique, que de la plus récente : celle que l'emploi des variétés à haut rendement, sous l'impulsion de N.E. Borlaug, a permis de mettre en œuvre, dans les pays tropicaux, singulièrement dans l'Asie du Sud-Est. Depuis le XVIIIᵉ siècle, une agriculture d'entreprises capitalistes s'est efforcée d'obtenir de la terre un « produit net » qui n'a rien à voir avec celui des physiocrates, car il n'est plus qu'une différence entre coûts de production et prix de vente : un profit. Celui-ci sera obtenu par une exploitation « minière » des ressources naturelles fournissant de faibles rendements à l'hectare, assurant peu d'emplois agricoles et épuisant la fertilité des sols les plus naturellement riches.

C'est que, contrairement à ce que la logique commune de l'homme parasite peut faire penser, ce sont les faibles rendements de la culture extensive qui sont épuisants car ils prélèvent tout de la terre, tandis que pour obtenir les hauts rendements de l'agriculture intensive, il faut avoir lentement accumulé une fertilité acquise, que ce serait folie de mettre en péril. Une récolte de 40 quintaux de blé à l'hectare doit laisser un solde positif dans le sol, alors qu'on peut en tirer 8 quintaux, sans fumure, d'un terrain traité comme une « mine ». Trop d'agricultures dites « modernes » ont oublié les principes conservateurs et améliorateurs des sociétés paysannes : les « hésiodiques » (C.C. Zimmerman, 1948).

Typique me paraît être la réflexion du professeur Dövring, dans un rapport présenté à l'O.C.D.E. il y a quelques années ; il s'agissait des conséquences de la disparition d'exploitations agricoles dont il était proposé de répartir les terres entre les voisins, de manière à permettre aux exploitations de ceux-ci d'atteindre des dimensions suffisantes pour être « viables »... et Dövring croyait nécessaire d'ajouter, *« à condition que ces terres n'aient pas encore été épuisées »*.

Mais lorsque Giraudoux considérant, de sa fenêtre de Bellac, les guérets limousins, écrivait : *« C'est de la terre qui a beaucoup servi... »*, il ne pensait pas qu'elle était épuisée... Il me semble qu'il eût pu, tout aussi bien, comme Charles Péguy dans sa *Présentation de la Beauce à Notre-Dame de Chartres,* déclarer, dans la grande tradition paysanne néolithique :

> *« Deux mille ans de labour ont fait de cette terre*
> *Un réservoir sans fin pour les âges nouveaux. »*

De même qu'au XIXᵉ siècle les « économistes » ont vu le processus économique comme partant d'une appropriation appelée « production » pour, à travers transports et transformations, aboutir à une consommation considérée comme finale, laissant des déchets qui ne sont que nuisances, les agronomes, étudiant l'agriculture, à la même époque, ont pensé à assurer l'alimentation de la plante au moindre coût et considéré les déchets comme n'ayant de valeur que dans la mesure où ils apportaient à la plante les éléments reconnus nécessaires : N.P.K., à meilleur prix que les engrais « chimiques » extraits des réserves de la terre.

La conception des « révolutions vertes », d'une agriculture paysanne, seule digne de ce nom, est complétement opposée : recyclant les déchets et sauvegardant les cycles biologiques, elle tend à assurer l'expansion de la biosphère et, dans cette expansion globale, à privilégier celles des espèces végétales et animales les plus utiles à l'espèce humaine. Les pratiques traditionnelles résultant d'observations millénaires ne peuvent se comparer aux cultures de laboratoire sur verre pilé et liquides nutritionnels qui, pour précieuses qu'elles soient pour faire progresser nos connaissances, ne lèvent qu'un coin de voile insuffisant, sur un trop court moment du cycle biologique, pour pouvoir être, sans risque, transposées dans la technique agricole. Une science balbutiante a trop tendance à croire avoir trouvé la cause unique et définitive des phénomènes lorsqu'elle a avancé des théories outrancièrement simplificatives.

L'esprit humain tend à nier ce qu'il ne parvient pas à comprendre, ce qui est la plus antiscientifique des attitudes compte tenu de notre « ignorance encyclopédique » qui demeure grande : *« un certain scientisme s'accommode mal des « méchants faits »* qui, comme le disait Marc Bloch, *« détruisent les belles théories ».*

Comme l'affirmait déjà Condorcet : *« Les amis de la vérité sont ceux qui la cherchent et non ceux qui se vantent de l'avoir trouvée. »*

Nos arrière-grand-mères, les paysannes néolithiques, n'eurent, heureusement pour nous, pas besoin d'en décrire rationnellement le mécanisme, pour adopter des pratiques agricoles qui tendent à entretenir la vie. Les principes empiriques d'un Caton, que nous avons rappelés, comme l'intuition explicative d'un Columelle, qui écrivait (*De Re Rustica*, 2e livre) *« cultiver n'est autre que diviser et faire fermenter la terre afin que ce champ fournisse les plus grosses récoltes »,* s'adressent également à l'ensemble du cycle biologique que nous commençons seulement à appréhender par les procédés d'analyse des systèmes.

Compte tenu de la pression des facteurs économiques, les cultures intensives sont vulnérables.

Le recyclage des déchets devient de plus en plus difficile avec les concentrations urbaines dont les ceintures maraîchères, quand elles subsistent, sont trop éloignées pour pouvoir les absorber. La destruction des nuisances quand elle est possible en les dégradant en chaleur, apparaît comme plus « économique », c'est-à-dire moins coûteuse, que la sauvegarde du cycle biologique par leurs transports sur les champs. La masse de ces déchets, leur composition, peuvent poser de graves problèmes de pollution quand elles échappent aux possibilités d'emploi contrôlé. Et pourtant, il est, même pour les eaux, une solution « paysanne » à leur pollution par les déchets. Nous avons tous constaté des cas mortels d'« eutrophisation »...

Les effluents des sucreries, amidonneries et des centres avicoles sont des facteurs dangereux d'eutrophisation... Cependant, c'est en conduisant en proportion convenable des eaux usées de ces entreprises dans des étangs à carpes que nos collègues polonais ont pu en multiplier par cinq la production piscicole, tout en assurant la complète destruction des nuisances (*cf.*M.C.1970., pp.75-76). Le traitement biologique des déchets par fermentation et leur mise à disposition de l'agriculture ou d'autres utilisateurs est également une solution « paysanne ».

Le recyclage des déchets et la sauvegarde des cycles biologiques, à la condition de ne pas les rendre impossibles par la pollution toxique ou non biodégradable des déchets, ou trop coûteux par un éloignement excessif entre les zones de production et les zones d'utilisation, apportent à la fois la solution aux problèmes de pollution et d'épuisement des ressources. Ainsi serait réalisée la vision de Friederich Engels dans l'*Anti-Dühring* : « *Ce n'est que par la fusion de la ville et de la campagne qu'on peut mettre fin à l'empoisonnement actuel de l'air, de l'eau et du sol ; par elle, seulement, la situation des masses qui agonisent aujourd'hui dans les villes changera au point que leur fumier serve à faire naître des plantes au lieu de faire naître des maladies.* »

Si cette introduction à nos débats a été, étant donnée la formation de base agronomique de son auteur, centrée trop naturellement sur les problèmes des ressources biologiques des terres émergées, il ne faudrait pas oublier l'importance du rôle majeur que les océans jouent dans la biosphère. Dans leurs relations avec la mer, les hommes n'ont, à l'exception de quelques zones littorales très réduites, guère dépassé le stade d'une « économie de cueillette », que le « concept d'infinité », plus généralement encore dominant dans ce domaine, n'a pas permis le plus souvent d'être « raisonnée ». De même le mythe du pouvoir régénérateur des océans a servi d'excuse à une pollution qui atteint brutalement de dramatiques limites. C'est pourquoi les organisateurs ont confié au docteur Maurice Aubert, de Nice, le rapport introductif concernant la vie aquatique, indispensable à la couverture de l'ensemble du thème de nos débats : « *Recyclage des déchets et sauvergarde des cycles biologiques* » (1).

M. Aubert.– Monsieur le Président, Mesdames, Messieurs, l'eau dans la nature évolue selon un cycle complet, dont on connaît les facteurs d'équilibre ; notre distingué collègue, le professeur Cépède vient de l'évoquer dans sa profondeur.

Comparer la planète Terre à une cabine spatiale voguant dans le cosmos est une métaphore déjà usée mais on doit convenir qu'elle signifie que notre globe répond aux mêmes impératifs que ceux des vaisseaux de l'espace dans la mesure où il présente des ressources limitées et non renouvelables, et qu'avec ces ressources nous devons assurer la pérennité de la vie.

1. Ouvrages cités :

E. BOSERUP (1965) : *The Conditions of agricultural growth,* Chicago.

M. CEPEDE (1944) : *Du prix de revient au produit net en agriculture,* P.U.F., 1946, Paris.

M. CEPEDE (1970) : *La science contre la faim, La science vivante,* P.U.F., Paris.

M. CEPEDE (1971) : *Exploitation de la nature et exploitation de l'homme,* Cahiers de l'I.S.E.A., tome I, N° 5, Droz, Genève, pp. 795 à 825.

M. CEPEDE (1974) : *Evolution de l'agriculture en fonction des sols et de la fertilisation, « Bulletin des Recherches agronomiques de Combloux »,* Hors série, 1974, pp. 12 - 36.

ST. CHASE (1936) : *Rich Land Poor Land,* New York.

M.K. MALIN (1965) : *in C.R.* IIe Congrès mondial de la Population. O.N.U., *Belgrade,* O.N.U. New York.

H. PRAT (1960) : *Métamorphose explosive de l'humanité,* Paris.

V. VOLTERRA (1937) : *Leçons sur la théorie mathématique de la lutte pour la vie,* Paris.

C.C. ZIMMERMAN (1948) : *Outlines of Cultural Rural Sociology,* Harvard U.P., Cambridge (Massachusetts).

Parmi ces ressources, l'une des plus essentielles est celle de l'eau, car la biosphère a besoin, pour s'épanouir et se maintenir, de cette substance essentielle qui semble pour nous inépuisable et qui est, malgré tout, menacée.

L'eau dans la nature évolue selon un cycle complet dont on connaît bien maintenant les facteurs d'équilibre. Partie des océans par l'intermédiaire de l'évaporation, elle gravite dans notre atmosphère sous forme de vapeur. Elle retombe sur la terre, ruisselle à sa surface ou percole à travers les terrains perméables et retourne à la mer dont elle est issue. Du fait de ses propriétés, l'eau est capable de mettre en solution pratiquement toutes les matières naturelles. On trouve d'ailleurs dans l'eau de mer les 92 éléments de la Table de Mendeleyeff. On y trouve également des matières en suspension, soit sous forme de sels minéraux, soit sous forme de matières organiques. Si l'eau provenant des continents contient une proportion faible de ces matières, au contraire l'eau d'origine atmosphérique est beaucoup plus pure, et si l'on prend la pluie comme origine du cycle, on se rend compte que par ruissellement il y a d'abord une surcharge progressive en substances exogènes, et qu'un phénomène d'épuration naturelle se manifeste au cours du cycle, mettant ainsi à la disposition de la biosphère l'élément essentiel de la vie cellulaire.

A côté de ce circuit classique, il existe un circuit plus court qui évite l'évaporation mais qui utilise la circulation atmosphérique : c'est celui qui utilise les aérosols produits à la surface océanique et qui transporte, sous forme de fines gouttelettes, l'eau et les matières dissoutes jusqu'à de grandes distances sur les continents ; mais ce cycle court a un caractère particulier : il se fait sans épuration et, d'autre part, les proportions en matières dissoutes, trouvées dans les aérosols, en particulier certains sels minéraux, sont considérablement modifiées par rapport à l'eau de mer qui en a été l'origine.

Il est intéressant d'évoquer maintenant les phénomènes de recyclage *naturel* des matières dissoutes ou en suspension dans le milieu liquide, qu'il soit marin ou dulçaquicole. Ce cycle fait intervenir, d'une part, des matières organiques ; et, d'autre part, des sels minéraux ; mais pour que son évocation soit complète, il faut prendre en compte l'influence des êtres vivants, végétaux ou animaux de la planète, y compris l'homme, car il apparaît que le phénomène vivant interfère d'une manière très significative sur le bilan hydrique et sur les conséquences qui en découlent pour le maintien de la biosphère. Nous évoquerons successivement le recyclage naturel des matières organiques puis, ensuite, celui des sels minéraux qui jouent un rôle non moins négligeable.

La matière organique dans la mer se présente sous deux formes : la première fait partie de l'eau elle-même, en ce sens qu'elle figure sous forme de matières en solution plus ou moins diluée, revêtant en cas de concentration extrême une forme particulière. Cette matière organique se présente en outre sous la forme d'organismes vivants, que ce soit à l'échelon microbiologique (bactéries, levures, champignons), à l'échelon végétal (phytoplancton, algues) ou à l'échelon animal (faune benthique ou pélagique). Ce qui caractérise essentiellement l'évolution de ce matériau est qu'entre ces deux formes il n'existe pas de barrière mais simplement une évolution, une transformation qui, dans le temps, passe de l'une à l'autre en un cycle continuellement recommencé. Etant donné, d'autre part, que la substance organique représente l'essence même de la vie océanique, on conçoit l'importance des connaissances que nous pouvons acquérir par l'étude de ses origines, de son évolution, de sa dégradation et de sa réutilisation.

Avant d'envisager cette évolution, il est important de faire un inventaire, forcément incomplet et sommaire, des sources des matières organiques dans la mer. Si l'on se réfère aux découvertes paléontologiques, on sait que, dans les temps géologiques les plus reculés, la mer contenait déjà une importante biomasse : l'océan du Cambrien était riche en formes vivantes nombreuses qui laissent présager qu'elles ont été à l'origine de la vie sur les continents.

A la suite de la restructuration géologique du globe et de la détermination des structures océaniques telles que nous les connaissons, la vie pélagique et benthique a pris un aspect spécifique dont le caractère est d'évoluer pour son propre compte, différemment de la vie continentale. Cependant, cette structure océanique est en rapport avec les continents par deux voies, l'une d'apport terrigène par les eaux de ruissellement et les eaux fluviales, l'autre, au contraire, de retour vers les terres émergées, par l'évaporation et les précipitations. Cependant, si ce dernier mode de liaison mer − terre n'intervient pas dans le cycle de la matière organique, l'apport terrigène enrichi des déchets du cycle vital terrestre, qui part du continent pour rejoindre l'immense réceptable marin, constitue de ce fait une des sources importantes de l'enrichissement en ces matières. On sait, par exemple, que les grands fleuves comme le Nil ou le Mississipi apportent au milieu marin un supplément nutritionnel d'une certaine importance démontrée, en particulier, par l'effondrement de productivité lorsque cet apport est artificiellement tari, ainsi que cela a été le cas par exemple après le barrage du Nil qui a arrêté l'apport sédimentaire en Méditerranée orientale. On imagine facilement l'immensité de la contribution ainsi faite au milieu marin par l'ensemble des fleuves du monde qui viennent s'y jeter. Indépendamment de ces acquisitions, les eaux de ruissellement dues au lavage des côtes, le long des rivages, apportent un supplément de matières tant minérales qu'organiques qui n'est pas non plus négligeable mais qu'il est difficile d'évaluer.

Si l'origine terrestre de ces matériaux est facilement imaginable, il faut savoir qu'il existe au sein même de l'océan des processus aboutissant à fabriquer spontanément de la matière organique à partir du gaz carbonique de l'atmosphère dissous dans l'eau, ainsi que des composants marins minéraux, grâce à une partie de la biomasse océanique elle-même. En effet, l'énergie solaire intervient à ce niveau par l'intermédiaire de la photosynthèse, qui se traduit en outre par un important rejet d'oxygène. A partir de ce mécanisme, s'élabore une première série de matières organiques relevant essentiellement des hydrates de carbone comme l'amidon, la cellulose et tous les polysaccharides qui constituent l'essentiel de la biomasse végétale. Cette biomasse a donc besoin des éléments existant naturellement dans l'eau de mer et dans l'atmosphère : à partir d'eux, elle constitue les éléments qui, à sa mort, vont retourner dans l'immensité océanique par l'intermédiaire des processus biochimiques liés à l'activité microbienne (bactéries cellulolytiques, bactéries protéolytiques et lipolytiques, bactéries du métabolisme du soufre, *etc.*) Celle-ci va remettre ces substances ainsi fabriquées en circulation dans le monde marin, où elles seront reprises par d'autres mécanismes de biosynthèse dont nous verrons l'élaboration dans la construction de la biomasse animale. Ce processus destructif est une minéralisation, par démarches cataboliques successives faites par les microorganismes, alors que le processus constructif réalisé par la biomasse végétale est une démarche anabolique.

A côté du cycle intéressant les chaînes purement hydrocarbonées, existe également un mécanisme constructif intéressant les chaînes azotées, qui est une des grandes caractéristiques des phénomènes vitaux. La cellule vivante, en grande partie constituée de chaînes d'acides aminés, ou protéines, prélève par ses processus métaboliques dans le milieu qui l'entoure les éléments nécessaires à sa croissance et à sa reproduction. L'azote, partie intégrante de la matière vivante, provient de deux sources : l'une, comme pour le gaz carbonique, se trouve dans l'atmosphère susjacente, puis sous forme dissoute dans l'eau : l'azote est alors prélevé par des bactéries fixatrices d'azote qui fabriquent ainsi les composés aminés nécessaires à leur vie. Mais indépendamment de cette source, et grâce à l'activité d'autres microorganismes spécifiques, est remise en circulation une considérable quantité de matières azotées organiques qui sera, à son tour, reprise par la vie cellulaire. Ce processus général de la vie océanique est si bien réglé qu'à l'état naturel on aboutit à un équilibre constant, qui fait que la vie elle-même règle en permanence la productivité d'un stock initial et les conditions mêmes de son maintien.

Quelques chiffres permettront d'évaluer les stocks de matières organiques ou de ses éléments constitutifs existant dans le milieu marin. D'après Vinogradov, on évalue en moyenne à 100 mg par m² la biomasse planctonique pour la couche de 0 à 4 000 m. Certains points sont infiniment plus riches, puisque, selon Pérès, on a observé une densité de 21 à 22 g de phytoplancton par m³ sur la côte sud-est du Kamtchatka, et 2 à 4 g par m³ sur la côte est du Groënland. D'autres chiffres donnent un aspect plus dynamique de cette transformation vitale. C'est ainsi que la production primaire, c'est-à-dire la quantité de carbone atmosphérique fixée par l'ensemble des végétaux marins par m² et par jour est comprise entre 0,2 et 2,5 g. A l'échelle annuelle, dans les mers tempérées ou sub-polaires, la production primaire paraît être de l'ordre de 120 g de carbone par m². En ce qui concerne l'azote, selon Emery, Orr et Rittenberg, on peut évaluer à 920 000 millions de tonnes la réserve actuelle des océans, dont 9 600 millions de tonnes sont annuellement utilisées par le phytoplancton ; dans le même temps, les pluies amènent à l'océan environ 59 millions de tonnes d'azote et les rivières 19 millions de tonnes (à l'état dissous). Ces auteurs ont également évalué à 120 000 millions de tonnes la réserve océanique en phosphore, le phytoplancton en prélevant chaque année 1 300 millions de tonnes. Pour cette substance, l'apport exogène par les rivières est de 14 millions de tonnes.

Nous avons présenté une simplification extrême des cycles biochimiques des matières organiques. Il ne faut pas oublier que la réalité est plus complexe. En effet, la matière organique peut être liée à des substances de nature minérale en créant par exemple des complexes organo-métalliques dont la dégradation nécessite des moyens à la fois plus spécifiques et plus variés. De même, la dégradation des substances lipidiques, hydrocarbures par exemple, relève d'autres processus biochimiques complexes, dont est responsable une flore microbienne particulière.

Ainsi que nous l'avons indiqué, cette matière vivante végétale ou animale se trouve, à sa mort, ramenée par l'activité bactérienne à l'état de substances dissoutes, c'est-à-dire à ses constituants d'origine, essentiellement des minéraux, des électrolytes et quelques composés organiques solubles. Ce processus de minéralisation ne peut être réalisé que par des bactéries. Mais, pour ce faire, le métabolisme bactérien nécessite des quantités d'oxygène dont on imagine l'importance.

Il ne semble cependant pas que nous disposions dans l'océan d'un capital annuel d'oxygène suffisant pour subvenir à la fois aux processus d'oxydation de matières organiques d'origine naturelle et de celles apportées artificiellement par l'activité humaine. En effet, on admet classiquement qu'à chaque m² de surface océanique correspond une quantité annuelle de 8 Moles d'oxygène, quantité juste nécessaire pour la réalisation du métabolisme de l'ensemble des êtres qui y vivent. De ce fait, il apparaît que toute surcharge artificielle en matières organiques contribue à créer un déficit dans cette balance à peu près équilibrée. Ainsi, le processus destructif dans lequel ce gaz essentiel à la vie est engagé s'oppose au processus de synthèse constructive créé par la vie végétale elle-même du fait de la photosynthèse.

D'emblée, l'aspect grandiose du maintien de l'équilibre biologique de la mer apparaît dans la comparaison quantitative de ces deux actions constructive et destructive. Dans la mesure où est apportée suffisamment de matière nutritive, sels minéraux et matières organiques, la biomasse va croître. Mais après être passée par un optimum de productivité, cette biomasse, après sa mort, va représenter un stock de matières organiques dont la minéralisation nécessitera l'utilisation d'une quantité d'oxygène comparable à celle qu'elle avait libérée au cours de sa synthèse pour aboutir, par l'intermédiaire des dégradations bactériennes, à la remise en circulation du stock après minéralisation.

On conçoit immédiatement que l'équilibre biologique de la mer ne peut être maintenu que s'il n'y a pas de variations importantes entre les apports et les pertes de ce stock initial de matières organiques existant sur la planète. En effet, cette dynamique, comme nous l'avons exposé, est finalement liée à des apports terrigènes et à des apports atmosphériques. Il existe cependant une fuite naturelle de matières organiques : c'est la lente sédimentation sur les fonds marins des espèces vivantes existant dans les zones pélagiques et benthiques une fois que la mort a fait son œuvre. Les sédiments inertes et les substances minérales apportées par les eaux de ruissellement enterrent progressivement cette matière morte et en soustraient ainsi un stock non négligeable. Selon Emery, Orr et Rittenberg, cités précédemment, cette perte par sédimentation s'élèverait annuellement à 9 millions de tonnes d'azote, 13 millions de tonnes de phosphore et 3 800 millions de tonnes de silice. Cependant, on imagine très bien qu'une partie de ce stock est en réalité soumise elle-même à un processus de remise en circulation par l'intermédiaire des êtres du benthos : bactéries, annélides et autres invertébrés qui sont la proie d'animaux benthiques vagiles, eux-mêmes soumis après leur mort au processus de minéralisation et de dispersion de leurs composants organiques.

D'autre part, indépendamment de cette activité biologique, une restructuration quasi constante des fonds s'effectue par des phénomènes dynamiques sédimentaires. Le lavage des fonds et les transports des sédiments remettent en circulation des stocks de matières accumulées, du fait des courants sous-marins dont certains sont animés d'une vitesse non négligeable. En outre, les fréquents écroulements de falaises sous-marines, par les courants de turbidité qu'ils entraînent, remettent en circulation dans les eaux d'énormes masses sédimentaires. Enfin, fait plus accidentel, les irruptions sous-marines de gaz ou de matières rejettent vers les couches océaniques superficielles des quantités considérables de substances accumulées sur les fonds.

Néanmoins, on imagine volontiers que, malgré ces mécanismes de remise en circulation, une partie de la matière organique est perdue pour les processus nutritionnels.

Cependant, on sait que la vie marine est en équilibre. Il apparaît que l'apport terrestre en azote, phosphates et nitrates effectué régulièrement par les fleuves et les eaux de ruissellement vient compenser d'une manière permanente cette fuite pour maintenir la vie océanique telle qu'elle nous est connue, et que la géologie nous révèle stable depuis les dates les plus reculées de notre planète. Il en est de même et à une échelle plus grande encore à partir du gaz carbonique de l'atmosphère qui fournit une inépuisable source de carbone.

A côté des matières organiques, nous devons constater que les sels minéraux ont un impact important sur le milieu aquatique, et par conséquent sur la vie du globe. La grande réserve hydrique de la planète, l'océan mondial, a en solution des sels minéraux variés dont la plus grande partie est du chlorure de sodium ou de magnésium, mais également un grand nombre d'oligo-éléments, essentiels pour le maintien du métabolisme des cellules et des organismes. S'il est bien évident que le phytoplancton prélève au sein des eaux les constituants chimiques de ses thèques solides, il est bien évident également que les êtres terrestres ont besoin de calcium pour constituer leur charpente osseuse, et que certains halogènes comme le fluor ou l'iode sont essentiels au fonctionnement des organismes les plus complexes.

Si l'on néglige d'entrer dans le détail des processus métaboliques bien connus qui se construisent au sein même des espèces aquatiques, il faut rappeler que par l'intermédiaire de l'eau transférée par les aérosols marins, l'influence des apports minéraux d'origine océanique aux continents est loin d'être négligeable. Ainsi, des mesures récentes des taux de sel de la mer effectuées dans des zones variées, aussi bien en station fixe en Norvège, en Méditerranée occidentale, en Terre-Adélie, qu'à l'aide d'avions circulant à 3 000 ou 5 000 mètres d'altitude entre Paris et le sud de l'Afrique, ont montré que la retombée des sels sur les continents était, en gros, d'un milliard de tonnes par an. On conçoit donc l'influence considérable que ces aérosols libérés dans l'atmosphère et entraînés par les vents auront sur les terres environnantes, et plus particulièrement au niveau des zones littorales soumises à leur apport immédiat et permanent. En effet, ces fines gouttelettes d'aérosols, allant de 20 à 100 microns, ainsi créées vont constituer non seulement des gaz dissous, oxygène, azote, gaz carbonique, mais aussi les constituants majeurs de l'eau de mer, ainsi que les constituants secondaires dont l'intérêt est de renfermer les oligo-éléments et métaux rares.

Nous nous sommes attardés longuement sur les recyclages de type naturel, c'est-à-dire ceux qui s'exercent spontanément dans le cadre du monde, et qui sont la conséquence de l'évolution de la vie de la planète telle qu'elle s'est présentée à nos yeux avant qu'apparaisse l'ère industrielle, c'est-à-dire avant que le génie industrieux de l'homme se soit révélé susceptible de fabriquer, souvent en des quantités considérables, des substances chimiques quelquefois très différentes de celles offertes par la nature. Il en résulte un phénomène d'une ampleur progressivement inquiétante qui est la pollution.

Ce phénomène a pris une importance considérable dans les eaux douces et marines, et en ce qui concerne la pollution océanique, nous voudrons rappeler sa définition donnée par les Nations unies : « *C'est l'introduction par l'homme dans le milieu marin, y compris les estuaires, directement ou indirectement, de substances ou d'énergies pouvant entraîner des effets délétères tels que dommages aux ressources biologiques, danger pour la santé humaine, entrave aux activités maritimes y compris la pêche, diminution de la qualité de l'eau de mer au point de vue de son utilisation et réduction des possibilités offertes dans le domaine des loisirs .*»

Certes, il existe des pollutions qui n'ont pas besoin pour apparaître que l'activité industrielle se manifeste mais qui sont simplement dues, par exemple, à l'accumulation de populations humaines en des zones limitées : c'est le cas des pollutions créées par le rejet des eaux résiduaires domestiques des villes littorales importantes. Il s'agit de micro-organismes et surtout de matières organiques. Nous ne reviendrons pas sur ce sujet ; il s'apparente au processus naturel et nous l'avons largement évoqué précédemment mais, le plus souvent, les pollutions massives sont dues à des substances qui sont la conséquence de l'activité chimique de l'homme et qui sont rejetées directement ou par l'intermédiaire des fleuves dans le milieu marin et entraînent une modification importante des qualités biologiques de l'eau. Un grand nombre de ces corps est plus ou moins toxique et ils entraînent une activité destructive plus ou moins étendue en fonction de leur concentration initiale, soit que la substance en question soit mêlée à l'eau et qu'elle ait une action toxique à l'égard des organismes aquatiques, soit que le *pH* normal des eaux soit largement modifié par le rejet d'acides ou de bases. Il en résulte une perte de biomasse, c'est-à-dire une perte en capital nutritionnel disponible pour l'humanité. Une deuxième conséquence de la pollution a été découverte plus récemment depuis une trentaine d'années : c'est celle qui résulte des phénomènes de fixation et d'accumulation de certains produits par les espèces aquatiques. Ce phénomène initialement décrit pour la radioactivité se retrouve analogue pour quantités de substances telles que les pesticides, ou bien certains sels métalliques qui sont fixés par les espèces et qui passent à travers les divers échelons des chaînes trophodynamiques, pour aboutir à des phénomènes de toxicité pour l'homme qui consomme ces produits.

Enfin, une troisième conséquence a été mise beaucoup plus récemment en évidence : c'est l'impact que certaines substances chimiques peuvent avoir sur les médiateurs qui règlent les relations interespèces. Les travaux récemment effectués au C.E.R.B.O.M. ont mis en évidence l'importance de ces messages dans le domaine de l'écologie microbiologique et planctonique, et ces derniers travaux ont fait ressortir les possibilités de dérive écologique entraînée par les troubles apportés à ces médiateurs qui agissent à distance, véhiculés par les eaux, et qui règlent l'équilibre biologique de la mer.

Ainsi, en 1974, nous nous trouvons donc confrontés avec le problème de rejet de telles substances dans le milieu, dont nous venons de décrire les conséquences à l'égard de la biosphère. Compte tenu de l'ampleur de la civilisation industrielle et des nuisances qui s'en dégagent dans le domaine aquatique, il ne semble plus possible d'admettre dans l'avenir la poursuite d'une politique qui aboutit à des dangers aussi graves pour la survie du milieu naturel et, finalement, pour le maintien de l'espèce humaine. C'est la raison pour laquelle il est nécessaire de réfléchir sur cette attitude qui, jusqu'à présent, s'est soldée par une démarche soit d'indifférence, soit de défense du milieu qui aboutit à se contenter de présenter une stratégie pour contenir au mieux ces agressions apportées à la flore et à la faune aquatiques. On prend conscience que des interdictions de rejet ou des traitements d'effluents représentent quelque chose qui s'inscrit négativement dans le bilan de l'activité humaine, alors qu'il serait souhaitable que la pensée élabore des schémas d'utilisation de ces déchets à des fins plus constructives. Il ne fait pas de doute que l'énergie ou les substances rejetées dans les rivières ou dans la mer pourraient, si elles étaient judicieusement utilisées, aboutir à créer plus de richesses, et leur introduction dans le cycle de la vie pourrait déboucher vers un accroissement de biomasse utilisable, par exemple à des fins nutritionnelles par l'homme et nous avons vu que la nature est capable de réaliser un tel processus lorsque nous avons étudié l'évolution des matières organiques dans le cycle de l'eau.

Le cycle des matières organiques que nous avons évoqué au début de ce travail est celui qui joue librement dans un équilibre naturel sur lequel n'influe pas une volonté délibérée de modification. Malheureusement, l'augmentation démographique et la prééminence de l'espèce humaine dans les populations du monde entraînent dans ce circuit deux types de modifications opposés qui viennent en contrecarrer la libre expression et peuvent faire pencher d'un côté ou de l'autre cette balance biologique actuellement judicieusement équilibrée. Ces agressions sont de deux sortes : d'une part, l'homme prélève dans la mer pour son alimentation une quantité non négligeable d'espèces vivantes ; cette prédation a atteint dans les années récentes un taux suffisamment important pour que l'équilibre de la biomasse marine soit, en certaines zones, progressivement menacé ; d'autre part, l'expansion démographique entraîne directement une production de matières organiques, sous forme de déchets et de matières fécales, qui n'est pas non plus sans influence sur cet équilibre. Pour être prises en considération, ces deux sortes de données, d'une part la prédation, d'autre part l'apport méritent d'être chiffrées, et nous étudierons successivement leur évolution récente. Les statistiques des pêcheries indiquent qu'en 1966 ont été prélevés mondialement environ 50 millions de tonnes de produits marins divers (poissons, coquillages, céphalopodes, algues, *etc.*) ; actuellement ce chiffre est pratiquement le même soit environ 10 millions de tonnes en poids sec. Ces matériaux rejoignant le continent terrestre sont en principe perdus pour la vie marine. On conçoit que, par ce processus, annuellement renouvelé, on aboutit progressivement à une diminution des stocks de matières nutritives, donc à un appauvrissement global, théorique, de la productivité marine.

La deuxième intervention humaine est une démarche typiquement opposée : elle consiste au contraire à rejeter dans la mer, par l'intermédiaire des égouts ou des fleuves, une quantité de matières organiques qui est de plus en plus considérable et proportionnelle à l'évolution de la démographie. On sait par exemple que chaque homme rejette en moyenne par jour 200 g de matières fécales (poids sec), contenant environ 110 g de matières organiques. Ce matériau ainsi rejeté est repris par les cycles océaniques et biodégradé : il induit ainsi une double conséquence : la première est une augmentation de la productivité primaire, au niveau des végétaux marins et du phytoplancton en particulier. D'autre part, pour que l'ensemble des substances organiques soit minéralisé (tant dans leur forme initiale du rejet que dans la forme de productivité primaire), il est nécessaire qu'une intense prolifération bactérienne vienne assurer cette action qui ne pourra être réalisée que par un très important prélèvement d'oxygène, appauvrissant ainsi les eaux en ce gaz indispensable à la vie.

Alors se pose le problème : compte tenu de l'évolution démographique de l'humanité et de l'augmentation du volume de ses rejets, mais compte tenu d'autre part des prélèvements non moins considérables effectués par l'industrie de la pêche, doit-on conclure que le rejet des déchets dans la mer a une action bénéfique rétablissant un équilibre compromis par défaut, ou bien, au contraire, que ces rejets, et l'eutrophisation qu'ils provoquent, risquent, dans un avenir plus ou moins lointain, de faire basculer l'équilibre biologique de la mer vers un processus eutrophique, puis distrophique, devenant à ce moment-là irréversible ? Si l'on admet que l'équilibre biologique naturel est un modèle de stabilité suffisant (ce qui semble probable, étant donné la stabilité globalement valable de l'écologie de l'océan), on peut, par un calcul simple, évaluer la quantité d'eaux résiduaires qui peut être rejetée en mer pour équilibrer les prélèvements nutritionnels, compte tenu du fait que, en moyenne, une eau d'égout titre 600 à 700 g de matières organiques par m^3.

Selon les données évoquées ci-dessus, on aboutit au résultat suivant : la soustraction de la biomasse marine par les pêcheries pourrait être compensée par les rejets en mer des eaux résiduaires de type domestique et non pas chimiquement polluées de 200 millions d'hommes évacuant chacun environ 250 litres par jour d'eau résiduaire, ce qui est la moyenne pratique du monde.

Malheureusement, ce calcul très simplifié ne semble pas exact au vu de ce qui se passe dans les zones relativement fermées, où l'on peut mesurer d'une manière assez précise les biomasses, la productivité primaire et les taux de substances chimiques dissoutes. Les chiffres que nous avons avancés au paragraphe précédent se rapportent uniquement à un phénomène théorique de répartition homogène de la biomasse et des substances organiques dissoutes. En fait, la structure océanique, la répartition hétérogène des masses d'eaux et leur évolution dynamique aboutissent à isoler de ces processus généraux certaines zones marines : le problème réel prend alors davantage un aspect local, soumis aux mêmes mécanismes biologiques mais à un échelon topographique différent. En particulier, la sédimentation et l'enfouissement des amas de matières organiques rejetés sous forme particulaire tendent à en abaisser la teneur dans les eaux, donc à permettre, sans risque d'eutrophisation, des rejets plus importants que ceux découlant de notre calcul initial. En outre, la combinaison de ces substances organiques modifie également la dynamique des métabolismes simples décrits plus haut. Ainsi entrent en jeu des processus métaboliques bactériens adjacents dont l'activité des bactéries sulfato-réductrices est un exemple. Au contraire, le cloisonnement naturel ou artificiel de zones océaniques peut entraîner une stagnation des eaux et, de ce fait, une concentration en substances nutritives, créant une eutrophisation localement puis une distrophie rapide et grave. A ce sujet, les phénomènes observés par J. Stirn, dans le nord de l'Adriatique et dans le lac de Tunis, mettent en évidence les conséquences des rejets de matières organiques, où leur excès entraîne la production de H^2S, dont la présence permanente dans un milieu marin fermé est particulièrement néfaste pour son équilibre écologique. Enfin, il y a bien lieu de préciser que si la source atmosphérique du carbone est limitée, le facteur limitant de son utilisation au cours des synthèses organiques est la quantité d'azote, de phosphore et de nitrate. Or il est connu que d'une part la matière vivante comporte un taux relativement bas en ces constituants (15 % d'azote, 3 % de phosphore) et que, d'autre part, les matières en suspension des eaux résiduaires contiennent de 6 à 15 % d'azote et de 2 à 5 % de phosphore. Il y a donc lieu de multiplier par 8 ou 10 le chiffre initial que nous avons donné concernant le maintien de l'équilibre biologique océanique par le rejet des eaux domestiques en mer. Il semble ainsi qu'environ un milliard et demi à deux milliards d'hommes soient autorisés à déverser leurs eaux résiduaires sans compromettre cette balance. L'évaluation que nous avons tenté de faire des nombreux processus naturels se heurte cependant à une telle multiplicité de facteurs qu'il est difficile de pouvoir généraliser ces conclusions. Néanmoins, elles représentent une approche que nous espérons constructive pour la conduite à tenir en face du rejet des eaux résiduaires, comparativement aux activités prédatrices dont l'océan est l'objet, et pour la politique à mettre en œuvre afin que l'équilibre biologique de la mer se maintienne au cours de l'évolution de l'humanité. Mais on peut imaginer domestiquer à notre profit un processus d'une manière qui augmente le rendement et le rende moins aléatoire.

Cette idée, nous l'avons développée dès 1963 dans le rapport que nous avons présenté aux Nations unies au cours de la Conférence sur l'Application de la Science et de la Technique dans l'Intérêt des Régions peu développées (Genève). Nous l'avons reprise l'année suivante lorsque nous avons écrit *Cultiver l'océan*, ouvrage dans lequel nous indiquions que les prélèvements effectués dans la biomasse océanique par l'industrie de la pêche aboutiraient fatalement à l'appauvrissement de ces ressources naturelles et qu'il fallait envisager très rapidement la mise au point et le développement d'une aquiculture rationnelle. Mais, pour que la mer soit grenier, il faut qu'elle ait été ensemencée, il faut qu'en son sein se soient développées les moissons et il faut que ces moissons aient été engrangées. Mais, comme pour l'agriculture, il existe des conditions optimales pour cette culture marine : qualité des sols et température jouent un rôle essentiel dans la production terrestre végétale qui induit finalement la production animale. Le milieu marin n'échappe pas à cette règle, et ce que nous savons des chaînes biologiques marines nous oblige à penser qu'il faut, au départ, favoriser la production primaire pour récolter finalement ce qui servira à l'homme, et c'est en pesant ce qui a été fait, en faisant le tour des connaissances accumulées, que nous pouvons imaginer ce que peut être cette exploitation rationnelle de la culture des mers.

Nous avons déjà vu plus haut que l'un des principaux facteurs limitant la production primaire était l'insuffisance naturelle de l'eau de mer en matières organiques. Nous savons également que les températures relativement basses qui règnent dans le milieu océanique ne favorisent pas la rapide croissance des éléments qui y vivent. Or, l'homme a à sa disposition les moyens de contrôler ces deux paramètres en créant de nouveaux écosystèmes par l'utilisation rationnelle de ces résidus d'énergie et d'eaux résiduaires. Récemment, l'Ecole américaine a mis en évidence ces possibilités par une série de travaux que nous voudrions résumer ici : à partir d'expérimentations faites en Californie, certains auteurs (Matoni et coll., 1965) ont montré qu'il était possible de convertir la matière organique en une matière inorganique utilisable pour la culture d'algues qui, une fois moissonnées, serviront à la nutrition de poulets. Mais, ce qu'il y a d'original dans ces travaux, ainsi que dans ceux de Burlew, c'est qu'ils étaient couplés avec des processus de conversion d'effluent domestique et que cet effluent remplaçait les engrais habituellement utilisés en agriculture. L'usage d'effluents peu ou partiellement traités apporte une capacité fertilisante aux étangs d'eau douce ou saumâtre dans lesquels sont cultivés des poissons. Hickling a mis en évidence les possibilités d'augmentation de rendement par la fertilisation artificielle de ces zones d'élevage.

Production de poissons en kg par acre et par an

Eaux naturelles	Etangs en culture
Lacs suisses et allemands des Alpes 12,9	Allemagne 200-400
Eaux douces d'Angleterre et du Pays de Galles 20,6	Yougoslavie 366
Lac Mendota, Wisconsin 22,	Israël 2000
Lac Nakivali, Ouganda 168,	Chine 288-6000
Lac Kitangiri, Tanganyika 282,	
Lac Waubesa, Wisconsin 400,	

De même, de récents travaux allemands (Reichenbach, Klinke) ont montré l'intérêt de cette utilisation d'effluents à des stades divers de traitement dans l'aquaculture. Nous avons donc là des possibilités d'utilisation à des fins constructives de ces déchets dont nous ne nous débarrassons qu'à grands frais.

Mais, de plus, connaissant l'importance des pollutions thermiques et leur influence néfaste, on peut modifier cette utilisation irrationnelle. Cette énergie perdue et actuellement plus ou moins destructrice peut, à son tour, être couplée avec l'utilisation des eaux résiduaires pour augmenter la production et contribuer à un changement radical de l'environnement dans ces zones de production marine définie. Divers auteurs britanniques ont proposé, au cours de cette dernière décennie, d'utiliser cette énergie thermique perdue pour stimuler la croissance des poissons et des coquillages (Ansell, Hynes, Shelborne). Les auteurs américains ont montré, par une série d'expérimentations, qu'il était possible d'utiliser simultanément l'énergie thermique et les eaux résiduaires pour obtenir une production accrue. En fait, les effluents organiques apportent les substances nutritives nécessaires, alors que l'effluent thermique provenant des centrales de production électrique permet d'obtenir les températures optimales pour une activité et une production biologiques maximales également. Ce schéma que l'on doit à Mihursky, Mac Erlean et Kennedy résume cette anticipation qui en est à peine une, car tous les mécanismes créateurs en sont connus, ont été plus ou moins expérimentés et leur réalisation est proche.

Nous avons décrit ces processus comme type de démarche constructive d'approche des pollutions. Cet exemple montre simplement les possibilités qui nous sont offertes d'aborder le problème des nuisances d'une manière positive, qui est la seule solution logique pour l'avenir.

Cette démarche est évidemment de même nature que celle qui consiste à utiliser les produits de digestion des boues activées dans les stations d'épuration des eaux urbaines comme engrais pour l'agriculture. C'est au fond une démarche analogue à la fumure des champs. Mais au fond on peut déjà, par des processus chimiques ou physiques, nous servir des eaux résiduaires industrielles pour retrouver des richesses que nous sommes en train de perdre.

D'autres cas viennent rapidement à l'esprit ; par exemple ce qui concerne l'élimination et la réutilisation de quantités de produits dont la valeur marchande est actuellement insuffisante, mais que la raréfaction progressive du fait de la destruction naturelle du monde rendra ultérieurement utilisables et qui sont actuellement rejetés dans le milieu aquatique en entraînant des conséquences néfastes, alors que leur récupération permettrait leur retour dans le cycle industriel en employant des méthodes physiques, chimiques ou électrochimiques actuellement connues. C'est le cas de nombreux sels métalliques, en particulier de métaux rares comme le titane ; celui-ci est évacué dans des solutions d'acide sulfurique concentré, alors que ces deux produits sont réutilisables par l'industrie, et que la technologie moderne possède les moyens de les séparer et de les réutiliser.

Ainsi, l'analyse de l'état actuel du monde nous permet de penser que notre civilisation est celle des « déchets ». Malheureusement nous commençons à bien évaluer les menaces qui pèsent sur le maintien de la vie dans le domaine aquatique. Mais, d'autre part, ne pouvons-nous avoir quelques sujets d'espoir en évoquant les possibilités qu'a l'homme qui, par son imagination, ses connaissances et son désir de maîtriser les structures de sa vie, peut être capable de transformer ces nuisances en richesses ? Nous devons savoir que la survie de notre espèce est à ce prix. Nous devons faire preuve d'imagination profonde et nous avons le devoir, un devoir formel, d'y appliquer nos efforts.

B. Yaron.– Je veux maintenant, avec un petit exemple, établir en deux ou trois minutes une liaison entre les rapports présentés par monsieur le professeur Aubert et par monsieur le professeur Cépède.

D'un côté, monsieur Cépède a mentionné le gaspillage d'eau et, d'un autre côté, monsieur Aubert a mentionné l'augmentation des rejets dans l'eau marine. Je travaille moi-même dans une zone où le problème de l'eau est un problème vital. Il ne s'agit pas seulement d'utiliser les rejets comme fertilisants mais on doit utiliser l'eau usée comme eau d'irrigation. Etant donné que dans les zones arides les sources d'eau sont tout à fait limitées, nous devons introduire l'eau usée dans le circuit agricole et dans le circuit biologique. Comment peut-on l'utiliser ?

On est en présence de deux possibilités : ou réaliser une purification complète des eaux usées, ce qui est très coûteux ; le mètre cube d'eau atteint alors des prix qui, du point de vue économique, ne sont pas à accepter, ou pratiquer une purification partielle et l'eau qui peut alors être réintroduite dans un circuit agricole est moins coûteuse et cela peut être rentable du point de vue économique.

Quels sont les problèmes auxquels nous devons faire face pour utiliser cette quantité d'eau ?

Premièrement, un problème bactériologique. De ce point de vue, on est sûr qu'on ne peut pas cultiver des légumes avec des eaux usées si l'on doit les ingérer directement. L'autre problème, c'est le problème des tolérances des cultures. L'eau usée contient différents éléments : de l'azote en grande quantité et, en quantité assez grande, des micro-éléments, des métaux lourds et des pesticides. On doit voir exactement quelle est la tolérance des différentes cultures à l'égard de la composition de cette eau usée, et en connaissant les tolérances, on peut recommander de réaliser des cultures spécifiques avec de l'eau usée.

Le troisième problème auquel on doit faire face c'est de connaître l'influence de l'eau sur le sol. L'eau usée est caractérisée d'habitude par la présence de bicarbonates. Les bicarbonates peuvent conduire à une réduction de la conductivité hydraulique des sols, donc de leur perméabilité et cette détérioration doit être également prise en considération.

Dernier problème : la détérioration des eaux phréatiques, qui représentent encore une source d'eau dans le circuit clos des eaux en zones arides. En effet, dans ces zones, la principale source d'eau c'est l'eau phréatique. On doit donc considérer le transport des éléments nocifs dans l'eau phréatique.

Je crois qu'en regardant tout cet aspect complexe, les scientifiques peuvent conduire à une utilisation propre, correcte des eaux usées et proposer une solution : d'un côté, il faut réduire la quantité de rejets dans les eaux marines et, d'un autre côté, il faut augmenter la quantité d'eau disponible pour l'irrigation.

Je donne maintenant la parole à monsieur Budowski.

G. Budowski.– Merci monsieur le Président. Je vais commencer par quelques observations sur les exposés qui ont été faits et ensuite passer à quelques points supplémentaires.

Premier point : on a parlé surtout des déchets organiques dans l'exposé de monsieur Aubert, en ce qui concerne les déchets rejetés par l'homme, mais il y a aussi beaucoup d'autres déchets organiques qu'il faudrait prendre en compte si on voulait faire un bilan mondial.

Nous savons par exemple que, avant d'être abattus, les animaux domestiques qui se trouvent dans les entrepôts de bétail à Chicago rejettent plus de détritus organiques que toute la population des Etats-Unis. Il y a ainsi beaucoup d'autres faits qu'il faudrait évaluer avant de pouvoir arriver à faire des bilans. Ces déchets ne sont pas remis dans les sols pour les cultures : ils sont rejetés d'une façon ou d'une autre en différents endroits où ils ont naturellement des inconvénients majeurs.

Nous ne connaissons que trop bien les problèmes posés par l'enrichissement des eaux par les détritus organiques. Je prendrai l'exemple d'une surface d'eau fermée particulièrement pauvre en éléments nutritifs : le lac Baïkal, en Sibérie, où cela a été relativement bien étudié et a donné lieu à de très grandes controverses. Il est évident que si certains plans appelés de « développement » avaient dû être réalisés dans les eaux naturellement pauvres du lac Baïkal, cela aurait entraîné la disparition de plusieurs centaines d'espèces endémiques de très grande valeur, causant une énorme perte pour la science, sans parler d'autres inconvénients.

Evidemment nous serons toujours obligés de peser, d'une part les nécessités de produire plus et, d'autre part, de tenir compte des pertes irrémédiables que cela entraîne pour alimenter une population toujours plus grande. Je voudrais simplement conclure par un appel à la prudence en ce qui concerne l'utilisation de ces déchets organiques à des fins qui semblent à première vue extrêmement louables, mais dont les conséquences à court et à long termes devraient être étudiées avec beaucoup de soin.

Maintenant, pour les autres points, je me permettrai de poursuivre en anglais.

Whether we like it or not, a more global management is going to come and the point was just made that this should be done not in solving immediate crises, but by trying to build up our knowledge in order to foresee as quickly as possible some of the long-term consequences of our present actions.

The most important aspect of this policy, perhaps would be that much greater emphasis should be placed on studying natural systems and their cycles, not only individual bodies such as for example, carbon, oxygen, nitrogen, *etc.*, but entire systems ; particularly those that work well, and are closed can be used as examples, or models for what should be favoured, over a much larger scale.

There are plenty of very interesting closed or relatively closed circles in nature. There is for instance the very interesting aspect of hippopotami in Africa, who graze during the night and fertilize the water during the day, and have given rise to some of the most interesting, and may I add from the point of view of fisheries, very *productive* systems of the world. They are now actively being studied, and they could give rise to useful applications for human or other animal excrements.

Moreover there are other systems which I think are worthwhile to be given even more consideration because they are man-made, and they have proven their value for hundreds, perhaps thousands of years. I refer to the very clever land-use systems used by some of the small communities and villages in South-East Asia. I had the chance to see some of them in

176

Sri-Lanka and Bali and in other parts of Indonesia, where the combination of rice-paddies, fish ponds, combined with grazing of ducks and of careful management of organic matters from people and buffaloes produced very elaborate stable, and productive systems, and may I add these were, even "enriched" with a certain local philosophy and way of life, which I think is indispensable to maintain, as part of the system, the respect for nature's interdependence.

Many of you are aware of the studies of Odum in the United States and Duvignaud in Belgium. Both have placed particular emphasis on the understanding of systems. But I do feel as an agronomist that this has not been sufficiently done when it comes to food production techniques and it is certainly not taught over the world.

The search for closed circles – and on this point, I agree very much with Mister Cépède - should perhaps become one of the most important leitmotifs for our way of managing our ever-increasing residues. And I believe - this is a point on which I am sure you all will agree - that it should be the basic motivation of our teaching. More than just understanding how they function, the search for these closed cycles should become a basic part of the philosophy of agronomists - rather than primordially increase production. We should attempt to increase production by every possible means, but always as much as possible, on the basis of these closed circles. This I think can be usefully adopted as a basic precept and a central theme of agriculture programmes or fish production.

I would like to add that in order to achieve this goal, we should maintain the best adequate samples of natural areas where these systems can evolve, so that we can always come back to them as base-lines and as areas for studying and better understanding of the functioning of the systems. Unfortunately, we are losing these natural areas throughout the world everywhere. We not only lose them as whole examples of natural systems but also as specific particularly efficient links within the system, since they can absorb, convert, reduce, integrate or act as particular indicators. For instance one chain which is of great interest refers to the rôle of birds. They have a particularly intense metabolism and many of them are excellent accumulators of certain substances within the cycle, therefore showing in a very short time some of the possible anomalies such as alien bodies in comparison with normal systems.

These samples in order to be most efficient, should include the maintenance of the largest diversity of animal life in the form of sufficiently large and healthy populations, because they would be considered as more than mere links within the system : they become the integrators and indicators of the different environmental changes that take place.

I know there have been a series of recent meetings on the theme as to how these samples should be selected, but I think that it cannot be overemphasized that immediate action is now demanded. In the selection of those areas which serve as stations to show how these residues accumulate and how other bodies interact in the cycle, I also feel it is extremely important to include the so called "fragile ecosystems", because they, more than any others, very often give the first voice of alert when the system is breaking-up.

The selection of these fragile ecosystems, whether they are on land or on sea, should I believe be part of a major effort towards the aim of understanding productivity and learning how to manage cycles and correct those cycles that have been damaged and make them again productive.

We also need to create throughout the world a system of alarm where some of those changes which have been exposed, particularly the dangerous and unforeseen deviations from the normal pattern could be seen and studied and monitored as a way to immediately detect very serious imbalances of human interventions that have become particularly dangerous.

A last very short ethical point : I do not believe that many countries can do what I have suggested. They are too poor and they have too many other pressing problems. Therefore I think that we have no choice but moving towards a system of world compensation towards those underprivileged countries. Richer countries, as part of their obligations towards the whole biosphere, and for their own sake, must work in solidarity with other countries towards building up healthy chains and cycles that would not jeopardize the present and future of humanity.

B. Yaron.– Je vous remercie. Je donne maintenant la parole au professeur Al-Affar.

S. Al-Affar.– Monsieur le Président, ce Colloque sur ce thème « Biologie et Devenir de l'Homme » a lieu à un moment où le genre humain s'efforce, en usant de son pouvoir scientifique, d'achever la colonisation de la planète, d'épuiser et d'exploiter ses ressources sans aucun règlement économique bien étudié.

Le développement industriel que le monde a réalisé aujourd'hui a besoin d'énormes quantités d'énergie électrique, chimique, *etc.*, ce qui épuisera rapidement ces sources, y ajoutant de surcroît la pollution.

Mais l'homme n'a pas pensé que l'entretien de la nature était une affaire très importante. On a pensé trop tard à une économie qui a comme base « l'agriculture moderne », afin de sauvegarder les cycles biologiques sur la terre. Nous vivons sur une planète qui donne tout ce qui est nécessaire à la vie. Aussi le souci des cycles biologiques qui gardent toutes les ressources de la vie est le premier devoir pour les biologistes.

L'homme moderne participe à la pollution et à la perturbation des cycles biologiques en augmentant le nombre des déchets solides, gazeux, de toute forme et de toute variété.

Dans l'agriculture même, le problème de la pollution est apparu à propos des engrais organiques. Aussi on peut dire que l'homme moderne est intervenu dans la nature d'une manière regrettable et a laissé derrière lui une trace ressemblant à celle que le serpent laisse derrière lui et qui augmente tous les jours.

Il est vrai que les pays s'efforcent de trouver les moyens de se débarrasser des déchets d'une manière convenable, mais le mal réside dans l'incapacité de réintroduire ces déchets dans les cycles naturels. De plus c'est beaucoup d'acide qui va pénétrer dans les nappes d'eaux profondes et les polluer.

Le problème le plus grave est que l'homme pour assurer sa nourriture et celle des animaux n'a pas tenu compte des déchets rejetés en grande quantité sur le sol, ou dans l'eau, ce qui entraînera la destruction de l'un des cycles principaux dans la nature, car c'est l'azote qui doit spécialement pénétrer dans le sol.

L'utilisation actuelle du sol n'est possible que grâce à la contribution des déchets humains et animaux qui lui restituent une partie des éléments absorbés par les plantes. Comme cela n'est pas suffisant, on doit ajouter au sol des engrais chimiques. On sait, par exemple, que les Etats-Unis utilisent deux milliards de tonnes de déchets divers mais la moitié seulement est utilisée comme fertilisant direct et l'autre moitié considérée comme polluant des eaux. Ce qui aboutit à l'augmentation de la concentration des composés azotes et phosphores dans l'eau, et plutôt à un phénomène d'eutrophisation grave qui enrichit des masses d'eau stagnantes, ou partiellement stagnantes, en matières ayant une action fertilisante sur les plantes. Le résultat est une croissance excessive des algues planctoniques et des autres plantes aquatiques, entraînant souvent la déficience d'un des éléments fertilisants.

Il a été établi que les eaux d'égouts urbains contiennent des constituants de types divers, substances nutritives, métaux lourds, organismes pathogènes qui sont responsables *a priori* des effets néfastes connus envers les êtres vivants.

Certaines substances nutritives d'origine industrielle peuvent augmenter la concentration des microorganismes dans le sol, qui entraîne une diminution de la fertilité du sol en général.

Cependant les problèmes posés par la quantité d'azote dans les eaux usées ont jusqu'à présent été graves et sont souvent liés à son rôle dans l'eutrophisation, mais le plus dangereux pour les cycles biologiques, c'est que l'azote est souvent présent dans les effluents, sous forme d'ions ammonium, facteurs importants de la toxicité potentielle spécialement pour les poissons. D'autre part, les dangers pour la santé sont liés aux taux élevés du nitrite et du nitrate dans les eaux de distribution, en raison des effluents urbains ou agricoles qui constituent un sérieux sujet d'inquiétude (agent de cancer intestinal pour l'homme).

Enfin, je voudrais signaler que les excréments humains et animaux d'une part, les phosphates des détergents d'autre part, constituent les deux sources principales de phosphore dans les eaux d'égouts.

La consommation spécifique des détergents phosphatés, surtout dans les pays en voie de développement, est une chose grave pour la fertilité du sol et la répartition de beaucoup de microorganismes nécessaires pour les cycles de la vie, ce qui aboutit à une grande consommation d'engrais chimiques qui peuvent eux-mêmes troubler le régime des cycles biologiques naturels, surtout dans les deux cycles concernant le phosphore et l'azote. Notre devoir est de veiller à la sauvegarde de ces cycles pour maintenir la vie sur la planète.

M. Aubert.– Nous allons poursuivre nos travaux en donnant la parole au professeur Sewell.

G. Sewell.– I am offering the proposition that the crux of the recycling problem is in comprehension and management and only peripherally a problem of developing recycling technologies. We now possess recycling technologies, but we do not have the technological managers – those individuals who can apply the technologies within our social and cultural system. In other words, we already know how to reprocess metals, water, paper, glass, and virtually any other material used by modern society, but we do not yet have individuals with the skills and understanding to both use the technologies and structure institutions that can amass the materials in adequately large quantities with sufficient purity that recycling can be considered *"successful"* in our economic system where commodity prices fluctuate wildly. Awareness of this lack appears to be growing in the United States, and educational institutions are trying to shift more to multidisciplinary programs while retaining excellence[1]. Success in this trend more than any refining of technologies will determine the course of recycling in mankind's future.

The pattern of solid waste recycling in the U. S. reflects this lack of ability to cope with institutional factors. In the late sixties, the U. S. was consuming about 190 million tons of manufactured materials, and an estimated 25 percent by weight was recovered for recycling [2]. Almost all of the recovered materials were from stages of manufacturing where the materials, mostly metals, were being discarded during fabrication or other processes. Only a few percent came from non-industrial or commercial organizations [3]. Most of this small fraction represented newspapers or rags collected by civic groups, schools, or welfare organizations.

This means that a market for recyclable materials does exist, but it remains almost exclusively in the industrial field where conditions enable entrepreneurs to cheaply collect large quantities of homogeneous materials for a relatively dependable market. We are unable to duplicate this success after manufactured goods have reached a consumer, been scattered throughout the country, and been mixed with countless other materials of different compositions. Highly sophisticated separation devices have been developed for mixed municipal waste, but the economic and institutional factors defeat the efforts. For example, a public education campaign last spring succeeded in convincing citizens in a number of New York communities to separate their newspapers for recycling. Prices were about $ 25 per ton, which meant that dealers would collect, bale, and ship the papers for reprocessing. The market – meaning the entrepreneurs – could not absorb this increased supply of papers and, by late fall, prices were about $8 per ton, but most dealers refused to buy. So a new educational campaign discouraged this citizen effort.

(1) For a recent example of this viewpoint, see *The Art of Managing the Environment,* a Ford Foundation report (September, 1974).
(2) H. W. Schulz, et al, *A Pollution-free System for the Economic Utilization of Municipal Solid Waste for the City of New York,* a Report to the National Science Foundation by Columbia University (June 15, 1973).
(3) A. Darnay and W. Franklin, *Salvage Markets for Materials in Solid Wastes,* a Report by the Midwest Research Institute to the U. S. Environmental Protection Agency (1972).

Do not consider me pessimistic In thls realm. On the contrary, recycling represents an exciting frontier for persons with appropriate talents and vision ; and the present era of material shortages is encouraging the present trend. For example, every person in the U. S. was estimated in 1967 to be responsible for the creation of about 40 kilograms per day of solid waste somewhere in the economy (4). Over half were agricultural wastes – milling, vegetable processing, cattle manure in feed lots, slaughter house wastes, and similar categories – while another 31 percent were estimated to be piled in mining wastes. Large categories are now diminishing or disappearing. Sawdust in the lumber industry is no longer a waste because sufficient markets have been developed for pressed logs and sheets of sawdust to use all that is produced. Manure from feed lots is a decreasing problem because home gardeners are purchasing it while rising grain prices are discouraging feed lot growth. Environmental groups are insisting that many mining wastes be replaced as natural terrain.

Attitudes of many social and economic groups – politicians, governmental administrators, manufacturers, educators and consumers – have been responsible for the failures of recycling in the past. Scientists and technicians do have a rôle in refining technologies, thus decreasing resistance to change. But the change itself must be orchestrated by technological managers still in short supply. As Jacques Ellul and others have noted, increasing emphasis on management and technique will raise new problems but these, too, are part of the future of mankind.

M. Aubert.– Je remercie le professeur Sewell et je demande au docteur Zaban de nous donner son avis.

H. Zaban.– I am very optimistic about our possibility to recycle waste products and to safeguard biological cycles. I am pessimistic about your understanding of my bad English !

A family of six people have waste production that can supply food for one cow. The organic manure of the cow can be utilized to increase the fertility of the land. On the land, you can produce what you want ; some of it will be grains, as barley or corn, to feed chicken. The manure of the poultry industry is used already, and in the future every part of it will be used, as feed for the cows. So we really have a cycle which starts with our waste and finishes with the cow that produces 5000 litres of milk.

This is the reason why I am so optimistic. I believe that the scientists will find the way - not yet now but in the near future - to produce this human waste for the animal nutrition. If not, it can be used in the fields to increase the fertility.

I am coming from a semi-arid zone where you have to find any way to use every drop of the water. The Bible says that all the rivers go to the sea, and the sea is not fulfilled. So we let in the past the waste water go with all the rivers to the sea without utilizing it. Now, as we need every drop of water and we shall need it everywhere in the future, because we need to increase the production of agriculture, we must find ways utilizing this waste water.

The most economic way - I would say it is the first and primary economic way - is to use it in agriculture. The animal waste must be utilized for increasing the fertility of the soil. The human waste can be used in two ways, one for life-stock and one for increasing the fertility of the soil.

So, I would like to say that I entirely agree with Professor Cépède who said that agriculture is a tool for economic recycling of the waste products. And the unbelievable progresses of farming, in the last years, as far as increased production in agriculture is concerned, give us a very good idea of how optimistic one can be in the future, in utilizing the waste through the agricultural products.

M. Aubert.– Je remercie le docteur Zaban et ainsi nous en avons fini avec les travaux de cette table ronde ; cependant, je pense que monsieur Gautheret désire à présent faire des remarques.

(4) Ad Hoc Group, *solid waste management : a comprehensive assessment of solid waste problems, practices and needs,* a Report to the U. S. Office of Science and Technology, Executive Office of the President (May, 1969).

R. Gautheret.– Je souhaiterais poser deux questions, l'une à monsieur Aubert, et l'autre à monsieur Cépède.

La première concerne le cycle du carbone. Monsieur Aubert nous a dit dans son rapport qu'on prélevait environ 10 millions de tonnes annuellement sur la mer sous forme de matières organiques sèches, ce qui, je crois, doit représenter à peu près 4 millions de tonnes de carbone. Ce carbone est naturellement rendu en grande partie aux cycles biologiques puisqu'il est finalement métabolisé et transformé en gaz carbonique d'une manière ou d'une autre.

Mais il y a le cas des sédiments calcaires qui se déposent au fond de la mer et qui ne sont pas rendus. Je voudrais poser à ce propos deux questions.

Il y a quelques dizaines d'années, on disait que la masse du carbone qui se trouve sous forme de sédiments calcaires et qui est presque entièrement d'origine biologique était égale à peu près à cent fois le carbone qui est encore à la disposition des cycles biologiques. Si cela est exact, la principale fuite des cycles biologiques se fait au niveau du carbone et nous avons achevé 99 % du cycle biologique depuis l'origine de la vie, n'est-ce pas inquiétant ?

La seconde question que je voulais poser est le carbonate : que représente annuellement par rapport à la perte de carbone provisoire soustraite par les pêches cette perte définitive représentée par les sédiments calcaires ?

Voilà les questions que je voulais poser à monsieur Aubert et ensuite j'en poserai une, beaucoup plus brève, à monsieur Cépède.

M. Aubert.– Je réponds donc tout de suite à monsieur Gautheret sur ce sujet en évoquant les immenses fuites de carbone qui, en effet, existent au niveau du milieu marin.

Il est bien évident que le prélèvement de carbone qui est fait par la biomasse primaire est nécessaire pour sa création. Mais elle a des sources diverses et en particulier les sources atmosphériques. Le fait que la biomasse primaire intervient par photosynthèse met à sa disposition une quantité considérable de carbone par le phénomène photosynthétique.

D'autre part, le carbone qui se trouve ainsi mobilisé au niveau de la biomasse primaire se trouve progressivement enfoui dans les sédiments par la chute à la mort des organismes, encore qu'une grande partie de la structure de ces organismes soit remise en circulation par le fait qu'une quantité relativement faible atteint le fond des océans, et qu'une grande partie retourne aux cycles naturels, parce qu'au cours de la descente, les processus bactériens, processus microbiologiques, remettent en circulation la partie des tissus qui se trouve dans cette biomasse indépendamment de celle qui sert de nourriture pour les espèces supérieures.

Mais on sait enfin que, dans le fond des océans, au niveau des couches sédimentaires, existent des quantités de carbone et cela est un problème important sur lequel les géophysiciens se sont penchés et cet enfouissement de carbone, qui date souvent d'ères géologiques très anciennes, en particulier au niveau du carbonifère, montre que c'est peut-être à cause d'elles que nous avons encore la possibilité de respirer ; j'ajoute que les travaux très remarquables de Labeyrie, du Commissariat à l'Energie atomique, sur cette question, ont permis de montrer qu'au fond, lorsqu'on considère l'oxygène qui est fourni, dont nous avons besoin et dont nous profitons au niveau de la planète, il correspond en réalité à une partie du carbone enfoui et soustrait au cycle et qui normalement aurait dû, s'il avait été oxydé, nécessiter une quantité d'oxygène et ainsi, si vous voulez, cette soustraction de carbone représente une des manifestations utiles à l'existence qui est la respiration.

Mais, d'autre part, si l'on considère certaines sources de carbone, il est bien évident que la restructuration géologique des rivages remet en circulation une partie du carbone. Vous savez qu'au cours du temps géologique les mers n'ont pas toujours été où elles sont aujourd'hui et que se retrouvent sur l'écorce terrestre des carbonates qui, eux, sont utilisés par les organismes vivants, alors qu'en réalité ils ont été soustraits aux cycles marins.

Enfin, une remise en circulation se fait par l'activité volcanique qui constamment vient rapporter à la surface du globe des sources de carbone qui ne sont pas négligeables non plus.

Vous voyez donc qu'en réalité le carbone, même enfoui, participe au cycle général, il a un intérêt pour notre existence et je crois que c'est dans cette circulation permanente des matériaux, qui ont constitué la planète, que se trouve finalement le phénomène de la vie.

R. Gautheret.– La seconde question concerne un point de détail, sur lequel j'aimerais avoir l'opinion de monsieur Cépède.

Depuis quelques années, on prône les matières plastiques ou les détergents biodégradables ; parce que ces matières sont encombrantes et constituent des déchets qu'on voudrait peut-être recycler, je me suis alors demandé ceci : si l'on s'oriente vers ces matières plastiques ou ces détergents biodégradables, il y en aura donc une grande quantité qui va être métabolisée par des microorganismes ; alors est-ce que cela ne risque pas de perturber de manière fâcheuse l'équilibre microbiologique des sols et des eaux ?

M. Cépède.– C'est vraisemblable mais cela dépend de la composition de ces produits biodégradables. S'ils sont biodégradables et peuvent assez rapidement être réintroduits dans les cycles, le seul danger vient de ce qu'au cours de cette biodégradation peuvent apparaître des produits toxiques ; il s'agit alors d'un autre type de pollution des déchets : une pollution par toxicité ; alors que la pollution du fait qu'un produit est non biodégradable fait que nous ne pourrons pas le détruire, d'où risque d'encombrement, la biodégradation peut entraîner une toxicité ; cela nous ramène aux problèmes, évoqués hier matin, de l'écotoxicologie.

M. Aubert.– Je pense monsieur Gautheret que vous êtes satisfait des réponses à vos deux questions qui étaient tout à fait pertinentes et tout à fait dans le sujet de notre action et je pense que, si d'autres participants à cette table ronde n'ont pas d'autre communications à présenter, nous pourrions passer maintenant aux interventions qui nous ont été demandées. En particulier, je souhaiterais maintenant donner la parole à Monsieur le Ministre Edouard Bonnefous en tant que président de l'Association nationale de la Protection des Eaux qui a quelques questions à poser dont il vient de nous faire part et qu'il voudrait présenter lui-même.

E. Bonnefous.– Après les excellents rapports de monsieur Aubert et de monsieur Cépède, je limiterai mes observations concernant les cycles biologiques à deux grandes questions.

La première remarque que je voudrais faire est qu'en écologie nous ne pouvons jamais considérer une pollution de façon isolée car tous les milieux sont liés.

Quelle sera la situation du monde dans un proche avenir et, pour ne parler que des pays de l'O.C.D.E., sait-on que le nombre des centrales nucléaires qui était de 106 en 1972, était de 113 en 1973, de 140 en 1974, que déjà 200 réacteurs sont en construction ou en commande et qu'on estime qu'en 1985, 500 réacteurs totaliseront une puissance de plus de 500 000 mégawatts ?

Actuellement le rendement des centrales thermiques atteint moins de 40 % ; 15 % de l'énergie sont rejetés sous forme de gaz chauds, et 45 % sont éliminés par le système de refroidissement.

Pour les centrales nucléaires, le rendement qui est estimé à 30 % indique que 70 % de l'énergie seront lâchés dans le système de refroidissement.

Un échauffement considérable résulte de la différence de ces deux types de centrales. Alors, immédiatement, et c'est ma première observation, quelle va être la conséquence sur le réchauffement des eaux ?

En Grande-Bretagne, on estime en moyenne qu'il y a une augmentation de 6 à 9 % à l'heure actuelle, ce qui est considérable. Je n'ai pas besoin devant des gens aussi informés que vous l'êtes tous, de vous dire quelle va être la réduction du taux d'oxygène, due à l'activité des bactéries aérobies qui dégradent les matières organiques et que cela aboutira à une anoxie totale des eaux à partir d'un certain seuil thermique.

Le zooplancton et aussi le phytoplancton sont très sensibles aux écarts de température. La production biologique en poissons des eaux contaminées se trouve très réduite. Je citerai le cas à Biscaye, en Floride, où un réacteur a détruit toute faune sur huit kilomètres de littoral en raison de la stagnation des eaux chaudes en surface.

On parle d'établir des centrales thermiques dans la région de Fos. A-t-on calculé l'atteinte grave, et monsieur Aubert le sait mieux que quiconque, qui sera portée à la zone de ponte des poissons qui est si importante pour nous dans cette zone sardinière et thonière ?

Il faut de toute urgence chercher de nouvelles sources d'énergie car si nous devions, dans un pays comme le nôtre, augmenter sensiblement le nucléaire, étant donné l'exiguïté du territoire français il n'est pas absurde de penser, comme l'affirment des spécialistes très sérieux, que l'eau de nos fleuves serait assez rapidement vaporisée et sur le littoral, les dangers, pour être moins immédiats, n'en seraient pas moins très redoutables.

Monsieur Drach, qui connaît si bien ces questions, souligne avec raison les dangers de rentrée d'eau chaude dans les étangs littoraux du Languedoc par vent d'est ou de sud-est, ces étangs étant en période d'été à une température qui est à la limite acceptable pour les espèces qui y vivent.

Dans une communication excellente faite à une journée d'étude organisée par l'Association nationale pour la Protection des Eaux, le professeur Ramade avait dit : *« Existe-t-il un système, une institution vraiment efficace qui garantisse une radioprotection satisfaisante des populations ? Connaît-on avec certitude les effets biologiques chroniques des radiations ionisantes ? »*

Et ma deuxième observation porte sur le transport des hydrocarbures liquides qui ne cesse d'augmenter. En 1970, 1 milliard de tonnes étaient chaque année transportées par les pétroliers ; le chiffre est en train de doubler et, ce qui est grave, c'est que la lenteur avec laquelle on agit pour mettre au point une législation internationale ne peut qu'aggraver le danger et la situation actuels.

Le *"load on top"*, la création de centres de réception sur pilotis, l'installation dans les ports de cuves destinées à recevoir les eaux de lavage se heurtent à quoi ? Il faut avoir le courage de le dire, elles se heurtent à la mauvaise volonté de certains pays, à des intérêts puissants et surtout à l'extension des pavillons de complaisance que je dénonce sans cesse et que je ne cesserai de dénoncer. En effet, ces pavillons représentant un certain nombre d'intérêts qui trouvent incontestablement des avantages particuliers à ne pas naviguer sous les pavillons de leur pays d'origine. Ils appartiennent à des pays qui ne veulent et ne peuvent pas accepter de couvrir les risques des marchandises transportées en donnant les garanties indispensables.

On doit également souligner le danger que représente pour l'humanité l'augmentation inquiétante du tonnage des tankers. Rappelez-vous les dégâts du *Torrey Canyon* qui jaugeait moins de 100 000 tonnes. Aujourd'hui l'on dépasse les 500 000 tonnes. Or on affirme que si un bateau de cette taille avait un accident dans une mer comme la Méditerranée, une mer presque fermée, à Fos par exemple, la contamination serait dramatique et pourrait durer de très nombreuses années.

Avons-nous le droit de prendre de tels risques ? Avons-nous le droit d'autoriser que de tels risques soient pris ? Notre silence serait une complicité.

Monsieur Leprince-Ringuet, notre confrère à beaucoup d'entre nous, a lui-même reconnu récemment que la progression exponentielle ne peut humainement durer très longtemps. Allons-nous accepter le doublement décennal ou, au maximum, tous les quinze ans, de la consommation d'énergie dans les pays de l'O.C.D.E. ? Si nous l'acceptons, pouvons-nous garantir la qualité de la vie ?

Et, enfin, ma dernière observation : pourquoi faut-il que ce soit toujours et dans tous les pays les particuliers, les associations de défense ou les colloques comme ceux auxquels nous participons qui alertent l'opinion et souvent les gouvernements, et que les gouvernements semblent indifférents à une situation si dramatique et que les protestations ou les appels se heurtent le plus souvent au barrage du secret professionnel technique, industriel ou administratif, et que, plus souvent encore, ces campagnes se heurtent au fait déjà accompli ou à des dépenses engagées telles qu'on déclare à ce moment qu'il est trop tard pour revenir en arrière ?

M. Aubert.– Je remercie monsieur le Ministre Bonnefous de sa très pertinente intervention qui mérite diverses réponses de la part des participants de la table ronde, qui sont, bien sûr, conscients comme lui de ces problèmes. Les questions qu'il pose et qu'il laisse sans réponse sont pour nous à la fois des modes d'accusation mais, en même temps, des processus de responsabilité car nous sommes tous finalement concernés par les problèmes de pollution et nous sommes tous concernés par les problèmes de responsabilité des faits que nous voyons se dérouler sous nos yeux.

Cependant, certains aspects techniques méritent quelques précisions et, justement, dans le domaine des actions possibles, dans le domaine de la pollution due aux centrales nucléaires, aux centrales thermiques, nous avons entendu hier un exposé très précis du professeur Pérès, et peut-être pourrait-il nous apporter quelques précisions supplémentaires sur les questions qu'a posées monsieur Bonnefous.

J.M. Pérès.– Monsieur le Ministre, je vous répondrai seulement et brièvement sur le problème des centrales thermiques. Vous avez posé d'autres questions qui appellent aussi des réponses que je pourrais faire, mais le temps nous est limité.

En ce qui concerne les rejets de chaleur, le problème est très réel déjà en eau douce et notamment dans les lacs, surtout lorsqu'il s'agit de lacs peu profonds. Pour des raisons écologiques qui seraient trop longues à exposer ici, il faut proscrire radicalement les centrales électriques sur les estuaires.

En ce qui concerne les centrales marines, que je connais mieux et qui seront quand même celles que l'on va construire en plus grand nombre, à cause, justement, des difficultés d'installation sur les eaux intérieures, ainsi que des problèmes de site et d'esthétique que posent les réfrigérants atmosphériques, il y a deux problèmes. D'abord l'action sur le milieu récepteur, qui, d'une manière générale, paraît relativement faible, sauf en zone intertropicale, parce que vous avez fait allusion je crois à la centrale américaine de Turkey Point où il y a eu une altération profonde du milieu au voisinage du rejet, altération due au fait que la plupart des espèces tropicales ont un optimum de température proche de leur seuil limite supérieur. En ce qui concerne le milieu récepteur, on peut, avec des dispositifs de diffusion, diminuer de façon importante la pollution thermique.

Il y a un deuxième élément, qu'on étudie actuellement et qu'on connaît très mal, qui est représenté par les conséquences sur les organismes planctoniques du transit dans les installations. Ce transit a des conséquences de deux ordres : des conséquences thermiques (on ne sait pas très bien si les êtres vivants tolèrent mieux une poussée de température brève mais élevée ou, au contraire, une poussée plus faible mais de plus longue durée) ; il y a également les effets mécaniques ; jusqu'à maintenant, il semble qu'en prenant certaines dispositions on arrive à minimiser ces effets.

L'influence sur la production secondaire de zooplancton des centrales dans la région de New York, de Long Island, a été évaluée à 0,2 – 0,5%, ce qui est évidemment extrêmement peu ; en revanche, des chiffres astronomiques de destruction d'œufs et de larves d'une espèce de petite sardine américaine *(menhaden)* ont été avancés.

Il est inéluctable que l'on construise des centrales au bord de la mer ou sur le littoral, et elles poseront des problèmes de site ; on envisage aussi de faire des centrales *"off shore"*, sur des îles. Mais surtout, il faudrait convaincre les ingénieurs qu'ils ont avantage à pomper à une certaine profondeur ; évidemment cela coûtera plus cher, mais avec le même $\triangle$ t, on diminuera considérablement les effets nocifs.

Je ne dirai rien sur les autres questions que vous avez posées, mais je pense effectivement qu'il faut maintenant considérer qu'on n'a plus le droit de faire des projections sur l'avenir telle celle du doublement de la consommation d'électricité tous les dix ans. Nous devons aujourd'hui prendre conscience de la nécessité absolue de diminuer notre demande d'énergie, nous habituer à l'idée que ce qui importe est de faire de l'énergie propre et non pas de l'énergie bon marché.

M. Aubert.– Je remercie le professeur Pérès de nous avoir apporté ces précisions. Nous voyons qu'en effet il existe un problème très sérieux et monsieur le Ministre Bonnefous a bien fait de demander que cette question soit proposée à nos réflexions, je crois qu'elle est importante.

Il a parlé également d'autres points, et en particulier du problème des pollutions par hydrocarbures qui mériterait à lui seul une séance complète car, comme vous le savez, le problème des hydrocarbures n'est pas un problème simple et que ce soit le fait des usines qui sont situées au bord de la mer qui rejettent leurs eaux résiduaires plus ou moins chargées en hydrocarbures, que ce soient les navires qui déballastent leurs eaux de lavage des tankers et qui aboutissent à polluer des étendues marines importantes, que ce soit également la conséquence des forages de pétrole au large, tels qu'ils sont actuellement faits dans de nombreuses mers et alors que tendent à augmenter ces points de forage, il y a un problème. Ce problème, nous en sommes tous conscients.

En tout cas, les écologistes occupent une partie de leur temps et de leur énergie pour essayer de chiffrer ces dommages, de voir les conséquences que cela peut avoir à l'égard de la vie marine, de la vie aquatique en général et même de la vie atmosphérique par les modifications que cela apporte à la création des aérosols qui normalement balaient la mer et qui apportent aux continents une certaine fertilisation ; ce sont des problèmes graves que l'on ne peut résoudre en quelques instants et sur lesquels nous regrettons de ne pas pouvoir nous pencher de manière plus exhaustive ce matin.

Maintenant, si vous le permettez, nous allons continuer les réponses aux diverses questions et j'en vois tout de suite une – qui est très voisine des problèmes nucléaires – de monsieur Atlan, qui nous demande – je vous prie de m'excuser de ne pas le faire venir pour gagner du temps – s'il est possible d'appliquer les principes, au fond rassurants, du recyclage aux déchets radioactifs, à vie longue, qui sont produits en quantités importantes à mesure que se développent les utilisations de l'énergie nucléaire.

Bien sûr, le problème existe et, comme vous le savez, le problème des déchets radioactifs est un problème très grave, très difficile, parce que les déchets radioactifs on ne sait qu'en faire et ils ont une vie pour certains qui est longue et que nous ne savons pas contrôler.

Quant à les faire entrer dans un programme de recyclage, il est bien évident que nous ne connaissons pas actuellement les techniques de recyclage possible et il ne semble pas, tout au moins en l'état actuel des connaissances de la science, que nous ne puissions que les stocker en attendant qu'ils s'éteignent, c'est-à-dire qu'ils se transforment en matières inertes et non radioactives.

Vous me permettrez d'aller un peu plus vite maintenant et de présenter un certain nombre de questions qui nous sont posées par divers orateurs. L'une des questions est le problème de la permanence des phosphates et monsieur Dumont nous a demandé si les phosphates risquent de manquer d'ici à quatre siècles par descente dans les fonds marins et si on peut les récupérer ? Je pense que monsieur Yaron, qui a une culture générale importante en ce domaine, pourra apporter une réponse pertinente.

B. Yaron.– J'avais en effet pensé au recyclage des phosphates ; en utilisant l'eau usée pour l'irrigation nous essayons d'économiser les quantités d'engrais phosphatés ; des expériences à une échelle large sont maintenant en cours pour explorer ce domaine-là. C'est le même problème pour les déchets solides ; on pourra en appliquant ces méthodes réduire les quantités de phosphate employées dans l'agriculture.

M. Aubert.– Je voudrais évoquer également deux ou trois autres questions qui nous ont été posées, quoique notre temps soit très limité. Monsieur Zumig insiste sur le problème de la thermodynamique et actuellement les problèmes de recyclages se posent du point de vue thermodynamique. Il insiste, dans la petite note qu'il nous a remise, sur l'importance de ces phénomènes, sur la nécessité d'utiliser la thermodynamique dans les calculs et dans les modèles mathématiques qui sont à l'origine des possibilités que nous avons d'obtenir des substances.

Nous avons également une autre question qui est formulée par monsieur Hervé ; monsieur Hervé aborde notamment lui aussi le problème du recyclage des produits radioactifs. Je crois que le problème nucléaire a été traité par monsieur Pérès pour la partie thermique et ses effets sur les eaux. Je pense avoir également apporté une réponse à monsieur Hervé dans la mesure où j'ai dit qu'il est pratiquement impossible actuellement d'utiliser à des fins de recyclage les déchets radioactifs de longue vie, tout ce que nous pouvons faire c'est attendre qu'ils se soient éteints pour les faire rentrer dans le cycle de la matière, puisque, en réalité, c'est au départ et à la fin une matière comme une autre.

Il y a également une note de monsieur Curie qui, hier, nous a déjà entetenus des problèmes des phénomènes de fermentation. Il nous indique que les phénomènes de fermentation sont importants dans le domaine des possibilités de recyclage. En effet, un certain nombre de recyclages sont connus ; les ordures ménagères sont susceptibles de produire du méthane qui est une source d'énergie, c'est une source de matière première et de ressources naturelles, nous en avons tous conscience et je pense que ces problèmes méritent également, chacun en particulier, des séances d'étude que nous ne pouvons pas présenter ici en détail car nous avons à faire un cheminement de culture générale sur les grands problèmes qui se posent à nous.

Mais en conclusion de cette session, je voudrais dire que ce qu'il apparaît de l'ensemble des débats qui se sont déroulés tant hier que ce matin, c'est un accord général sur le problème du recyclage. Nous avons tous conscience que les ressources de la planète ne sont pas infinies et nous nous penchons actuellement avec anxiété sur le problème de la réutilisation des produits que nous prélevons dans le monde et que nous voulons voir réutilisés à leur tour pour éviter cette fuite de ressources que l'homme, par son activité, rend permanente.

Bien entendu, il faut que ce recyclage tienne compte de deux contraintes importantes : c'est, d'une part, le danger écologique et, en particulier, dans le domaine marin, avant d'entrer dans des processus nouveaux, tels ceux que j'évoquais tout à l'heure, il est bien évident que le danger écologique doit être mesuré, que toutes les connaissances scientifiques doivent être connues, évaluées, prises en compte, et, bien entendu, que les modèles mathématiques interviennent car c'est un moyen actuel d'aborder les problèmes d'une manière relativement sûre.

Enfin, l'autre contrainte qui, dans le domaine du recyclage, peut limiter nos espoirs, c'est le problème des contraintes économiques. Nous avons besoin d'énergie pour assurer ces recyclages, l'énergie chère ; le problème de l'énergie rend anxieux les pays qui l'ont gaspillée pendant des décennies.

Je crois qu'actuellement les problèmes qui se posent sont d'ordre économique et d'ordre écologique, je crois que nous nous sommes penchés sur tous ces cas et je remercie les orateurs qui ont bien voulu apporter des précisions dans ces deux domaines qui sont finalement les plus importants pour notre vie.

RESUME

La session consacrée au recyclage des déchets et à la sauvegarde des cycles biologiques a été présidée successivement par le professeur Y. Yaron et par le professeur Aubert.

Elle a débuté par un rapport du professeur Cépède consacré aux aspects généraux de ce thème dans le domaine continental. Dans ce rapport, étaient mis en évidence, d'une part la notion d'intérêt majeur présenté par les activités de transformation des matières en cycles fermés utilisables par l'homme et, d'autre part, la condamnation des activités de prédation au profit d'une démarche plus rationnelle d'utilisation des sols tenant compte de l'expérience millénaire acquise dans le domaine agricole et dans celui des recyclages des déchets urbains.

Le deuxième rapport, présenté par le professeur Aubert, avait pour but d'exposer le recyclage des déchets et la sauvegarde des cycles biologiques dans le domaine de l'eau. Après avoir abordé le cycle de cet élément dans la nature, l'auteur a étudié les principes des recyclages naturels des contituants hydrologiques solubles ou particulaires qui aboutissent à la productivité biologique. Enfin, dans une troisième partie de l'exposé, ont été présentées les tentatives de recyclage des substances artificiellement créées par l'homme, tant dans le domaine des matières organiques que dans celui des substances minérales. Le professeur Aubert aboutit ainsi à un concept de conservation des ressources naturelles du globe.

A la suite de la présentation de ces deux rapports, les membres de la table ronde ont été invités à présenter leur avis sur les sujets exposés.

Le professeur Yaron a insisté sur l'importance de l'eau dans la biosphère et sur la nécessité d'une gestion économique de cet élément, prenant exemple sur les réalisations techniques d'Israël en ce domaine.

Le professeur Budowski a souligné certaines difficultés du recyclage dues à la présence de substances chimiques polluantes dans les effluents. Il a également indiqué l'importance de la réutilisation des matières organiques dans le domaine agricole, tout en tenant compte des réalités écologiques qui doivent être étroitement surveillées.

Le professeur Al-Affar a attiré l'attention sur les cycles de certains composants particuliers des rejets, tels que l'azote ou le phosphore, dont le devenir est important pour la conservation des activités biologiques dans les milieux naturels.

Le professeur Sewell a noté les possibilités actuellement fournies par la technique pour assurer le recyclage des constituants essentiels au maintien de la biosphère. Cette restitution se heurte à trois difficultés : une aversion psychologique des populations à l'égard de l'utilisation des déchets, la faible proportion des résidus utilement recyclables et les difficultés techniques liées à la multiplicité des substances à recycler.

Le professeur Zaban s'est penché sur les possibilités d'utilisation des chaînes alimentaires artificiellement reconstituées pour recycler les déchets et récupérer la majeure partie de ceux-ci sous forme de sous-produits consommables par l'homme, les animaux ou les végétaux. Il a souligné l'intérêt du recyclage en *agriculture*.

Le professeur Gautheret a ensuite posé deux questions, adressées aux deux rapporteurs.

Il a d'abord demandé quel était l'impact des déperditions de carbone en milieu marin, provenant essentiellement de la sédimentation des carbonates. Le professeur Aubert a alors rappelé que cet élément, essentiel au maintien de la vie, avait une source importante dans le gaz carbonique de l'air, fixé dans la matière vivante végétale par le processus de photosynthèse. Une partie de ce carbone sédimente effectivement sur les fonds océaniques mais peut être remise en circulation par divers processus géodynamiques.

Sa deuxième question concernait un éventuel déséquilibre des populations microbiennes sous l'effet de l'augmentation des rejets de détergents biodégradables. Le professeur Cépède a indiqué que ce problème devait effectivement être pris en compte et que la dégradation de ces molécules pouvait entraîner un déséquilibre dans la microflore des sols et des eaux.

La deuxième partie de la session, présidée par le professeur Aubert, était consacrée aux questions posées par l'assistance.

Ces questions ont porté :

– Sur les bilans en phosphates dans les océans (M. Dumont) ; question à laquelle le professeur Yaron a répondu en signalant que, s'il existait bien des incertitudes dans le domaine océanique, les techniques de recyclage direct à partir des eaux d'égouts permettaient d'obtenir des résultats intéressants en ce qui concerne l'utilisation des phosphates de ces eaux en agriculture ;

– Sur l'impact de l'utilisation des sources modernes d'énergie devant l'équilibre biologique des mers. Dans ce domaine, M. le Ministre Bonnefous a attiré l'attention sur les conséquences écologiques qui pourraient découler des pollutions thermiques consécutives au rejet des eaux de refroidissement des centrales thermiques ou nucléaires. A la demande du Président, une réponse a été fournie par le professeur Pérès qui a décrit les diverses modifications apportées aux milieux aquatiques par ce type de nuisance : impact important en milieu dulçagricole ou saumâtre, influence variable en milieu marin ouvert, dépendant directement de la structure du site de rejet et de la puissance des centrales implantées. Dans ce même domaine de préoccupation, monsieur Bonnefous a insisté sur la nécessité de prendre conscience des possibilités de contamination des milieux naturels par les sources pétrolières ou nucléaires d'énergie.

Des questions analogues ont été posées sur le même sujet par divers membres de l'assistance (le Pr. Atlan et monsieur Hervé). En réponse, le professeur Aubert a précisé certaines conséquences que ces deux types de polluants pouvaient avoir dans le domaine de l'écologie marine, et il a souligné notre impuissance à les maîtriser dans l'état actuel de nos connaissances et de nos techniques, tout au moins dans un certain nombre de cas extrêmes.

Enfin, la maîtrise des problèmes de recyclage pourrait bénéficier de l'application pratique des fermentations microbiennes et, dans le domaine théorique, de la connaissance des lois de la thermodynamique (Dr. Zumig).

En conclusion, le professeur Aubert a alors rappelé qu'un très large *consensus* s'était dégagé de ces débats pour admettre que le recyclage des déchets résultant de l'activité humaine représente désormais une nécessité pour la conservation des ressources naturelles de notre planète. Mais les techniques d'abord de ces questions sont soumises à deux impératifs : d'une part, au respect des conditions écologiques et, d'autre part, au rendement économique. Toute prospective concrète dans ce domaine devra nécessairement être soumise à ces deux contraintes.

Michel Gauthier.

SUMMARY

The session devoted to the recycling of waste products and the safeguard of biological cycles was successively presided by Professor Yaron and Professor Aubert.

It started with a report by Professor Cépède devoted to general aspects of this theme in the continental domain. That report pointed out, on the one hand the notion of major interest offered by the activities which consist in the transforming of materials into closed cycles usable by man, on the other hand the condemnation of predatory activities to the benefit of more rational steps in soil utilization, taking into account the millenary experience acquired in the agricultural field and in that of urban waste recycling.

The second report, given by Professor Aubert, was aimed at presenting the recycling of waste products and safeguard of biological cycles in the domain of water. After touching upon the cycle of this element in Nature, the author studied the principles of the natural recycling of soluble or particulary hydrological constituents, which lead to biological productivity. Finally in a third part of the expose, the attempts at recycling substances artificially created by man in the domain of organic matters, as well as in that of mineral ones, were presented. Professor Aubert was thus led to a concept of conservation of the Earth's natural resources.

Following the reading of these two reports, the members of the round table were invited to express their opinions on the presented topics.

Professor Yaron insisted upon the importance of water in the biosphere and the necessity of an economic management of this element, giving as an example Israel's achievements in this field.

Professor Budowski stressed certain recycling difficulties due to the presence of polluting chemical substances in the effluents. He also pointed out the importance of reutilizing organic materials in the agricultural field, while taking into account the ecological realities which must be closely watched.

Professor Al. Affar drew everyone's attention to the cycles of certain particular components of refuse, such as nitrogen or phosphorus, the future of which is important for the conservation of biological activities in natural surroundings.

Professor Sewell took notice of the possibilities now offered by the technical field to ensure the recycling of constituents essential to the maintaining of the biosphere. This restitution is met by three difficulties : a psychological aversion on the population's part towards waste using, the small proportion of usefully recyclable refuse, and the technical difficulties linked to the multiplicity of the substances to be recycled.

Professor Zaban went into the possibilities of using artificially reconstituted food chains, in order to recycle waste and recover the major part of it in the form of sub-products consumable by man, animals or plants. He stressed the interest of recycling in *agriculture*.

Professor Gautheret then asked two questions addressed to the two rapporteurs :

He first asked what was the impact of the losses in carbon in the marine environment, coming essentially from the sedimentation of carbonates. Professor Aubert then recalled that this element, essential to the maintainance of life, had an important source in the air's carbon dioxide, fixed in vegetable living matter through the process of photosynthesis. Part of this carbon does deposit in the ocean bottoms, but can be put back into circulation through various geodynamic processes.

His second question concerned an eventual imbalance in the microbial populations under the effect of the increase in bio-degradable detergent waste. Professor Cépède pointed out that this problem had, in fact, to be taken into consideration, and that the degradation of these molecules could bring about a disequilibrium in the microflora of soils and waters.

The second part of the session, presided by Professor Aubert, was devoted to the questions asked by the audience.

These questions concerned :

– the evaluations of the ocean's phosphates (M. Dumont) ; a question Professor Yaron answered by pointing out that, if uncertainties did exist in the ocean domain, the techniques of direct recycling from sewage waters made it possible to obtain interesting results as regards the utilization of the phosphates contained in these waters for agriculture.

– the impact of modern sources of energy upon the biological balance of the seas. In this domain, M. Bonnefous, cabinet minister, drew our attention to the ecological consequences which could result from thermal pollutions consecutive to the refuse of cooling waters from thermal or nuclear power-stations. At the President's demand, an answer was provided by Professor Pérès who described the various modifications brought to the aquatic environment by this type of nuisance : an important impact indulcified or brackish environment, a variable influence in an open sea environment, depending directly upon the waste site structure and the power of the implanted stations. In this very same frame of preoccupation, M. Bonnefous insisted upon the need to be aware of the possibilities of natural environment contamination by oil or nuclear sources of energy.

Analogous questions were asked on the same topic by various members of the audience (M. Atlan and M. Hervé). In his answer, Professor Aubert specified certain consequences that these two types of pollutants could have in the domain of marine ecology, and he stressed our powerlessness to master them in the present state of our knowledge and techniques, at least in a certain number of extreme cases.

Finally, the mastering of recycling problems could benefit from the practical application of microbial fermentations and, in the theoretical field, from the knowledge of the laws of thermodynamics (Doctor Zumig).

As a conclusion, Professor Aubert then reminded us that a very large consensus had emerged from these debates to admit that the recycling of waste produced by human activity represents from now on a necessity for the conservation of our planet's natural resources. But the approach techniques to these matters are submitted to two imperative needs : on the one hand, the respect of the ecological conditions, and on the other hand, the economic field. Any concrete prospect in this domain will necessarily have to be submitted to these two constraints.

maintien des équilibres marins

preservation of marine balance

Président du débat :
Alan Longhurst

Vice-Président :
Jean-Marie Pérès

Rapporteur :
Alan Longhurst

Secrétaire :
Michel Gauthier

Participants :
Maurice Aubert
Gerardo Budowski
Kay Curry-Lindahl
Pierre Drach
Stig H. Fonselius
Roger Gautheret
Pieter Korringa
J. Lloyd Monkman

Faced with a doubtful future, which we do not understand how to control, and which holds promise of famine and social confusion, it is natural that we should seek stability, a maintenance of our present situation as privileged and relatively comfortable people, and as little change in our natural environment as can be managed. We watch, but seem unable to control, the rapid modification of the terrestrial environment by our own activities – the degradation of our croplands, the mismanagement of our forests and the increasingly rapid extinction of natural fauna. It is not surprising that we should hope to maintain the apparent stability of the ocean environment that surrounds us, which has seemed to us to be timeless, but in which we now think we can detect changes caused by our technological activities. We have strong emotional and economic links with the oceans and yet we understand very little of the consequences to ourselves of any modifications we may induce in their chemistry and biology.

However, as I hope to show, we are deluding ourselves in looking for stability in the oceans. The concept that biological communities on land respond to changes in climatic regimes over periods of centuries and millennia has now passed firmly into popular understanding. It is only just beginning to be appreciated that such changes in marine biota must also occur and we can begin to see, rather dimly, something of the ebb and flow in populations of animals and plants in the oceans in response to climatic change. We now appreciate that great changes in species distribution can occur in periods of decades, apparently much more rapidly than on land, where plant communities do not have the ability for such rapid response and may require millennia to achieve comparable shifts in location. That it has taken us so long to understand this is not surprising, for our programmes to monitor changes in the oceans have, in the past, been confined almost entirely to routine observations of a few species of economically important fish, and so it is mostly to these fisheries data that we must turn when we try to understand the nature of natural changes in the ocean.

Nor do our own demands on the marine ecosystem remain stable. Driven by economic and political pressures, we have continually achieved more efficient and more widely-ranging techniques of extracting fish from the sea, and we have deployed our fishing fleets now here, now there, as required by our various economic systems. The same might be said for our other technological stresses upon marine ecosystems : the nature, volume and location of industrial effluents are constantly altering under economic and political pressures. It is not to be expected that the interaction of several unstable technological systems with already unstable marine ecosystems would result in anything other than an unstable and dynamic equilibrium : such appears to be the case.

It is only rather recently that the complexity of marine ecosystems has been recognized in quantitative terms and we have begun to achieve an ability to study population and energy balances within ecosystems by simulation modelling. Such exercises emphasise the delicacy of balance that characterizes the actual state, at a point in time, of any one of the variables within the system in response to the environmental and human forces which drive the whole system. Simulation modelling has mostly been useful because it has made biologists realize that they must begin to understand the nature of the variability of the physical systems in which the ecosystems, whose equilibrium they wish to understand, exist.

The oceans and the atmosphere are increasingly recognized to form a single system, within which the energy absorbed on the surface of our planet and at various levels in its atmosphere, is transferred from place to place, and conserved or radiated back to space to maintain the heat budget of the system. The natural responses of the two parts of this system are relatively rapid and to understand the nature of variability in the ocean and hence in marine ecosystems, it is to the better-monitored atmospheric circulation that we must look initially.

An examination of cyclic and quasi-periodic phenomena in the atmospheric circulation or in those characteristics of the solar system likely to induce such variability demonstrates periodicities ranging from less than one year to tens of millennia. For practical purposes we can ignore periodicities exceeding several decades, yet even with this restricted range we find great variety in the identified periodicities. Power spectrum analysis of many such data series extending over several centuries (including relative sun-spot numbers, annual rainfall totals, tree-ring indices and lake deposit varves) has shown a coherence between periodicities in the different series ; harmonics of the approximately 11-year sun-spot period are frequently evident at 2+, 5+ and 13+ years, with longer periodicities at approximately 90 and 100 years being frequently identified, though the complexity introduced by harmonics and 'beats' is very great indeed. The apparent periodicities greater than about 60 years are probably caused not by the simple cycle in sun-spot members, and hence in radiative solar energy, but rather by the geometry of the solar system.

Within a time scale that seems relevant to the immediate problems of our society, the analyses of long time series of such data appear to indicate two general kinds of variability in the atmospheric regime : firstly, there are short-duration changes of state, in which a system appears to move rapidly from one state to another, this process being reversible ; secondly, there are long-term trends extending over several decades or even several centuries. Both kinds of variability appear to occur on a global scale, though each may have important local effects whose relationship with global events is not immediately obvious. It will be interesting to look in some detail at examples of the effects of each of these two kinds of variability on oceanic ecosystems.

The region of richest oceanic production and the site of the largest single-species fishery in the world is the coastal upwelling off Peru ; periodic failures of this upwelling, and flooding of the area with warm tropical surface water occur, the phenomenon being known locally as El Nino, the child, because it usually begins near Christmas. It is possible to trace the origins of the quasi-periodic occurrence of El Nino back to the biennial climatic cycle which is evident in so many data series (air temperature, rainfall, snow and sea-ice cover, and vintage quality) over much of the northern hemisphere. The most spectacular manifestation of this biennial cycle, however, is the complete reversal of zonal stratospheric winds in the equatorial region between 5°N and 5°S with a periodicity of about 25 months, though anomalous cycles of 32 – 35 months occur occasionally. This largely unexplained phenomenon has been correlated with the so-called Southern Oscillation in which the south-eastern Pacific high pressure, near Easter Island, and the high pressure over the eastern Indian Ocean alternate in intensity with a quasi-period of rather more than two years ; occasional cycles, perhaps every third or fourth on average, have maximum intensities and durations departing unusually far from the mean. The intensity of the south-eastern Pacific high is very closely linked to the intensity of the trade wind systems in the eastern tropical Pacific and hence to the intensity of upwelling at the Peruvian coast, and also within the great equatorial divergence stretching westwards from the Galapagos to the date-line.

In normal years, upwelling occurs along the Peruvian coast from 5° – 20°S, though during the southern hemisphere summer it is less strong and widespread, because the inter-tropical convergence zone is furthest to the south and trade wind stress along the coast is weakest. In Nino years the expected resumption of upwelling fails to occur towards the end of the summer, warm water floods along much of the coast, and rainfall occurs. This condition may last for 12 – 14 months in the case of a major incident with a slight intermission in about September when the ICTZ is farthest to the north ; in a minor incident, this intermission leads into a resumption of normal upwelling.

El Nino has major biological effects : the great population of anchoveta becomes unavailable to the fishery and to the vast populations of cormorants and pelicans which formerly inhabited this coast. The fishery economy of Peru is thrown completely out of balance with the loss of 10 – 12 million tons of fish worth perhaps 15 dollars a ton at the dockside, and somewhere between one and ten million sea-birds starve to death.

El Nino, and these biological events, recurs with a frequency of about 4 years, though this is a very variable interval and an interstadial of as much as 10 years was recorded between the Ninos of 1929 and 1940. Though the sequence of events is not entirely clear to us yet, it is evident that the state of the Southern Oscillation, which has a very similar period, leads to progressive weakening of the trades over a period of two or three years, to an increased transport of warm water eastwards by the Equatorial Counter Currents, to the development of warm water anomalies off central America and, finally, to a cessation of the coastal upwelling off Peru. Warm water from two sources – north of the Ecuador Front, and from the South Equatorial Counter Current south of the Galapagos – floods along the Peruvian coast, and sets the biological events in motion.

The most recent Nino event, in 1972-1973, caused complete closure of the anchovies fishery for nearly two years with a total loss of production of perhaps 15 million tons of fish, despite the fact that the management and regulation of the fishery has been well conceived and properly imposed for many years. The proximate cause of the closure was a complete spawning failure that occurred in September 1971 just as the first physical precursors of the Nino could be detected in water temperature distributions. This led to complete failure of the January 1972 recruitment, and the fishery in that year took place only on the year-class spawned in 1971, so that by the spawning period in September 1972 the population was now extremely small ; a complete closure of the fishery was imposed which lasted until March 1974, in order for the population to build up sufficiently to again support a fishery.

El Nino, and its biological consequences, is an example of a kind of phenomenon that occurs widely, apparently especially so in low latitudes ; seasons in which the expected coastal upwelling has totally failed are known to occur in the Benguela Current off South Africa, and in the Guinea Current off Ghana ; the expected biological cycle in the locally important species of clupeid fish is dislocated, and failures of the fisheries occur. The events in the biological cycles of important fish species, for which we have the best data are, of course, also reflected in other major biological events : plankton composition and abundance, for instance, over much of the north-eastern part of the Pacific Ocean reflects the effects of El Nino : off California, as off Peru, the flood of warm water brings with it a great variety of expatriate tropical organisms ; further to the north, off Canada, at Ocean Weather Station 'P' fluctuations in zooplankton abundance appear to follow a similar pattern involving a "change of state".

On the west coast of India, there is great annual variability in the strength of the southwest monsoon and this has a profound effect of the local fisheries. The oil-sardine of this coast has a biology not unlike that of the Peruvian anchovy : it is heavily dependent on phytoplankton as a food-source, and contains only two or three year-classes in its population at any one time. Failure of the normal post-monsoon phytoplankton bloom, dependent not on upwelling but on wind-mixing of coastal waters, in weak monsoon years leads to an almost complete spawning failure combined with the adult population becoming unavailable to the fishery. In such years, production may fall to as little as 25 % of the long-term average and add further to the general economic ills of a monsoon failure over the Indian subcontinent.

The events we have been discussing so far are all apparently caused by "changes of state" in a complex system rather than by gradual trends in the values of variables of such system. Such trends exist, however, apparently especially in middle and high latitudes, and in recent years we have begun to understand something of their nature and of their influence on populations of animals and plants in the ocean ; we understand these processes better in the North Atlantic region than elsewhere, because it is here that our data-series extend farthest back in time.

It is possible, from many sources of data, to describe trends in relative air temperatures in the European region extending back at least 1,000 years and to establish a possible causal relationship with, for instance, data on atmospheric turbidity over the last four centuries or so. Our data series become increasingly diverse as we approach the present day, and we are able to describe increasingly complex relationships which we can begin to see as components of the very long-period quasi-cyclical variability. The amelioration of the climate of north-west

Europe which began in the 1820's and continued until the 1950's, with minor recessions in the latter part of the 19th century, can now be correlated with a general increase in the vigour of the zonal wind circulation at that time. We can also identify minor anomalies in the atmospheric circulation which can be related to minor variations in mass transport of surface water, in the north-east Atlantic ; the rapid deterioration of the marine climate in the north-east Atlantic in the period 1950-1970 can now be attributed to north-easterly winds derived from the anomalous pressure distribution at the 500 mb surface with low pressure over southern Greenland and high pressure over southern Scandinavia. The converse of this anomaly, now known as a Namias-type circulation, has been shown to be responsible for rising salinities in European coastal seas as southern water floods in progressively over a period of years under the influence of southerly meridional winds.

These trends, which occur on a hemispheric scale, appear to have equally large-scale and long-term effects on Atlantic populations of animals and plants. The longest record which is available to us concerns the historical fishery for the Atlanto-Scandian stock of herring off Iceland : from about 1500 to the present day there have been five periods of good fishing, each lasting 20 – 80 years and each starting during a period of declining ice and ending during a period of increasing ice at Iceland. In recent years we have been able to follow part of such a cycle in detail ; from 1950 until 1970 there was a period of progressively increasing early summer drift-ice north of Iceland and from 1963 to the end of the decade there was a progressive modification of the feeding migration route of the Atlanto-Scandian herring as it abandoned the northern coastal seas off Iceland, turning increasingly towards an alternative north-east route to feeding grounds off Jan Mayen. The same period saw a rapid and progressive decline in the population size of the Icelandic spring-spawning herring stock, partly through over-fishing but partly also by loss of its north-coast feeding grounds.

Over a rather shorter period we have good evidence of the meridional shift of many species of fish in relation to the culmination of the warming trend in the first half of this century and in response to the start of cooling in the 1950's and its apparent acceleration in parts of the area in the 1970's. The best example is the now classical colonization of the west Greenland continental shelf by cod from the Icelandic stock in 1917 and their subsequent massive range extension, reaching 73°N by the early 1920's, after which a geographical regression began which lasted until the late 1940's when anomaly winds due to an extension of the Greenland high pressure area brought warm Atlantic water across the Irminger Sea from the south-east. Despite the climatic regression in the north-east Atlantic throughout this period, the west Greenland cod stock was able to maintain itself, though our catch from it fell from a maximum of about 450,000 tons in 1962 to about a quarter of that figure in recent years.

There are many other effects in fish populations of which we have knowledge from studies made for fishery management purposes : these include changes in the growth rate of North Sea herrings ; the temporary disappearance of herring stock in the western English channel during the climatic optimum from about 1930 to about 1960 ; the disappearance of 'southerly' fish, such as the mullet, from the North Sea in the period 1950 - 1970, and the concurrent increase in the Channel of 'northerly' species such as cod and haddock in the same period.

Besides such data from the fisheries, we also have some knowledge, though for a shorter term and in more fragmentary form, of changes in phytoplankton cycles, zooplankton distribution and abundance, and benthos distribution in relation to trends in the oceanic climate. We know, for instance, that in the shelf seas around the British Isles the timing of the phytoplankton outburst in the spring has regularly and progressively become later in the period from 1950 to the present year – by about 15 days in the Atlantic and about 25 days in the North Sea. This may have been caused by decreased periods of calm weather in spring in these years, hence delay in the establishment of stability in the water column, and perhaps also by the effect of vigorous northerly winds - reponsible also for the increasing drift-ice at Iceland - increasing the cloudiness over the area and hence the solar energy available for photosynthesis. The zooplankton of this region has apparently responded appropriately to the increasing lateness of the spring outburst of primary production by a general reduction in abundance as indicated by biomass and numbers of individuals, and in a shortening of the length of the season of abundant zooplankton, sometimes also associated with an increasingly late start of this season.

Population shifts have also been recorded for zooplankton species that appear to be similar in kind to those described above for various species of commercial fish ; between 1910 and about 1925 we know that several conspicuous species of zooplankton, such as small pelagic molluscs, progressively shifted their northern limits from 45° to 60°N along the coastline of western Europe. In more recent years, we have data on the southerly shift of the species range of several copepods, apparently in response to the present climatic regression in this region. Other shifts in species distribution appear to be caused by relatively temporary northward incursions of high salinity southern water under the influence of Namias-type atmospheric circulation persisting for several years ; in 1905, 1920-1922, 1949-1950, and 1957-1959 anomalous occurrences of populations of 'southern' pelagic molluscs and salps in the North Sea appear to be attributable to this cause.

We also know that populations of benthic organisms have responded in a similar fashion ; between the years preceeding 1930 and the decade 1949-1959 many Atlantic species of benthos replaced their Arctic congenors on the continental shelf to the west of Spitzbergen as far as 80°N. Around the British coasts the relative distribution of two species of intertidal barnacle shows how the arctic-boreal species has progressively replaced the warm-water species sourthwards in the years between about 1950 and 1970 in response to the general climatic regression.

The effects on populations of animals in the ocean of our own activities has not been negligible and must tend to increase their instability ; the most serious and widespread effects are undoubtedly those caused by the increasing effort of our now powerful and wide-ranging fishing fleets.

At worst, a mis-managed fishery will reduce the abundance of a species of fish below the level at which it can effectively compete with other species or reproduce successfully : examples of this are the Californian sardine and perhaps the Georges Bank haddock. The first was reduced from a large population yielding more than half-a-million tons annually, down to a total biomass of perhaps only 20 000 tons by many decades of completely inept management of a coastal fishery, combined with the stress of Nino-type events ; the second was reduced to an apparently unviable stock size by one season's massive effort by a distant-water fleet of factory trawlers operating many thousands of miles from their home ports. As best, a well-managed fishery with a sustained yield below that which theoretically can be supported indefinitely by the stock, will do no more than affect its population structure and growth rates by the altered pattern of mortality imposed on it. The individuals in a 'properly' exploited stock will be relatively younger (fewer year-classes will be represented) and will have a higher mean growth rate and food conversion rate than an unexploited population.

The effects of fishing on populations of animals other than those actually fished for may also be very important. There is no doubt, in the classical case of the Californian sardine, that its near-extinction contributed to the development of an unusually large population of anchovies, and (because anchovies and sardines differ in their feeding regimes, and times and location of reproduction) this shift of dominance from one species to another must have affected the balance of the species of planktonic animals and plants on which they feed. More directly, the rolling and ploughing action of otter-trawls hauled by powerful trawlers over the demersal fishing grounds is well known to alter drastically the benthic fauna on these grounds : large epifaunal sponges - 'duff' to the British fishermen - were flattened, fragmented or removed in the early years of exploitation of new trawling grounds, for example.

Although it is more fashionable at present to be concerned about the effects of what has been termed our chemical invasion of the oceans, we know a great deal less about its effects than we do about the effects of fishing. In particular, we know very little about large-scale low-level chronic contamination by toxic chemicals. These may be simple elements, such as lead, mercury, copper, cadmium, and so on, with which the ocean is artificially enriched as a result of their technological mobilization ; or they may be complex organic compounds, rejected from our industrial processes or released into the environment during their use in agriculture, manufacture, or during transport. We know much about the local effects of massive contamination or the sea by urban effluents, mining wastes and oil spills, but rather little concerning the relative importance of such massive local events in comparison to wide-spread low-level contamination. Apart from direct effects of contamination on food-products from the ocean, either because this invokes restrictive legislation or because the products smell or taste bad, we have knowledge of actual damage to populations only in the case of a small number of vertebrates - probably because they are high in the food chain but also because their populations are very visible to us relative to those of, for instance, zooplankton. There is very good evidence that several species of sea-birds have suffered serious decline in numbers due to high levels of contamination by chlorinated hydrocarbons from various sources, or (in other cases) because of chronic or massive pollution by floating crude oil lost or rejected in transport or at oil ports.

Whatever the effects on other marine organisms of chronic pollution may really be, we can make two firm predictions : first, that they will be most serious in enclosed marine basins such as the Mediterranean or Baltic Sea and, second, that population structures will be altered in the same manner as fishing pressure alters populations of commercial fish. In the open ocean, we should probably watch the high latitudes for the first danger signals : here the ecosystems are simple and relatively unstable, here bacterial and chemical degradation of contaminants is relatively slow, and here anomalies in atmospheric turbidity due to technology or vulcanism will have their greatest effects because of long atmospheric light paths. But, unfortunately, we have very few research programmes anywhere in the world which monitor the performance of populations of non-commercial marine invertebrates as comprehensively as we monitor those of some fish which are economically important to us.

Marine ecosystems and the biology of individual species are so arranged as to maximise stability and to react to altering environmental conditions so as to maintain that stability. The number of inter-specific links within an ecosystem to some extent determines the degree to which it is stable, so we may expect low latitude ecosystems, in which many species interact, to be more stable than those in high latitudes which contain only a few species.

The internal complexity of ecosystems, even in the case of a relatively simple one like that in which the Peruvian anchovies lives, is so great as to make our attempts to analyse its structure, and to predict its performance under different conditions by means of simulation models, extremely difficult and costly. However, we have been able to study their structure and function sufficiently to discover in what important ways marine ecosystems differ from those on land ; perhaps most importantly, we know that the relationship between herbivora and the plants which sustain them is fundamentally different. In a typical terrestrial ecosystem the herbivora consume only a small part of the primary production of plant material – most oak leaves fall to the ground in autumn, uneaten – while in most marine ecosystems almost all plant production is consumed by herbivora at once, so that the standing crop of plant material is continually being recycled through digestion and remineralization. The inherent stability of marine and terrestrial ecosystems must be fundamentally different because of this fact.

In conclusion, we should examine the prospect that our intervention in marine ecosystems will so alter their dynamic stability that they will no longer be capable of returning, after absorbing the effects of our activities, to a state close to the original, but will diverge away from it to a new and unpredictable state which may or may not support our economic requirements from the oceans. Such a view is certainly supported by our experience with the California sardine fishery ; fishing pressure on the population during the 1940's so altered its total geographical range and, most importantly, the age structure of its population, that it was unable to survive two major Nino events in the California Current and to return afterwards to its former place in the pelagic ecosystem of the California Current. There is no reason to suppose that a population of sardines that was not so modified by fishing, would not have been capable of surviving the climatic events.

I believe that it is illogical to suppose that even a 'well-managed' fishery, in which the annual yield is held below the theoretical maximum sustainable yield, can be maintained indefinitely. The reason is simple : the population age structure, the pattern of fecundity and larval mortality, the patterns of migration and adult distribution of the unfished population have been evolved over periods of millions of years in response to variations in the physical environment which we have not experienced in the few decades we have been exploiting fish stocks so intensely as to fundamentally modify their population structure. That most of the species of fish which we exploit are often members of relatively simple high-latitude marine ecosystems where environmental variability is very great, strengthens this view. Our important fish stocks have been so altered by the very powerful fishing fleets which have developed in the last decade or so that it is hard to be optimistic that rational management policies will prevail despite the elaborate and expensive international fishery commissions which have been established, and which can boast of several notable management successes. The same opinion can rather easily be held for the future of our attempts to regulate our chemical intervention in the oceans, for here the economic costs of regulation bring no profit to the polluters.

As with all resources to which access is not limited by private ownership, the principles explored by Hardin in his essay on the tragedy of the commons, may be expected to apply to our use of the oceans in the decades ahead. We can expect it to be a tragedy in the exact sense of this word : the inevitability of events which we are unable to control. We can expect this to apply to the main principle of the commons : that the advantage to be derived from adding one more beast to those already grazing accrues solely to its owner, while the disadvantages must be shared by all the commoners using the common. To judge from our past performance, we shall find it hard to restrain ourselves from deriving what advantages we can from the commons of the oceans, to the general detriment. In fact, the nature of our national political systems seems to suggest that this is inevitable.

Alan Longhurst.

A. Longhurst.– Ladies and gentlemen, the next round table, the maintenance of equilibrium in the marine environment, will now open. Because we are not a round table but in fact a half round table, being rather smaller in numbers than previously, I think it would be useful if we introduced ourselves before we begin.

P. Korringa.– I am the Director of the Fisheries Research Institute of the Netherlands.

K. Curry-Lindahl.– My field is physiology and ecology. I am serving as senior adviser to the U.N. environment programme with headquarters in Nairobi.

M. Gauthier.– Je suis chargé de recherche à l'Institut national de la Santé et de la Recherche médicale (I.N.S.E.R.M.) et je m'occuperai du secrétariat de cette séance.

J.M. Pérès.– Je suis professeur d'océanographie à l'université d'Aix-Marseille, et je vais collaborer avec le docteur Longhurst qui a bien voulu rédiger le document de base pour la discussion de cette table ronde, ce dont je le remercie aujourd'hui.

A. Longhurst.– My name is Alan Longhurst, from the Institute for Marine Environmental Research in Plymouth, England. My subject is biological oceanography, especially the ecology of zooplancton.

P. Drach.– Professeur à l'université Pierre-et-Marie-Curie, directeur du Laboratoire Arago à Banyuls-sur-Mer et président du Conseil de Service des Stations marines des Universités parisiennes. Ma spécialité est la biologie et la physiologie des crustacés et, en général, la biologie marine.

M. Aubert.– Je suis directeur de recherche à l'Institut national de la Santé et de la Recherche médicale, et directeur du C.E.R.B.O.M., c'est-à-dire du Centre d'Océanographie médicale qui dépend de la recherche médicale française.

S.H. Fonselius.– I am chemical oceanographer at the Fishery Board of Sweden.

A. Longhurst.– Thank you. The programme of the meeting this afternoon, will, I hope, take the following course.

I think it is up to me to begin this discussion. I am not going to read at length, or discuss at length, the paper which you have before you, but I am simply going to go through some of the major principles which I have tried to illustrate in this paper.

I recognize before I start that some of these principles at least, perhaps most of them, will not find universal acceptance from the panel.

My report concerns the possibilities for the future of man's continual harvesting of the resources of the ocean in such a way that he is able to control in some measure the level and the nature of his harvest.

I have not discussed a problem which is probably equally important, and certainly more important to some people : that is to say the general conservation of the marine environment unrelated to the direct economic needs of man. There are those of us who would like to look at birds, or at other things on the beach, which are equally at risk as our economic resources. I have chosen not to discuss these problems, but by doing so I do not mean to imply that they are not important.

My general thesis is that not only is there very considerable instability in the ocean (although this is not immediately obvious either to the oceanographer or to the layman) but that man's intervention in the ocean both by directly exploiting its resources and by indirectly affecting those resources by the use of the ocean as a sink for his waste chemicals, adds to this instability.

The instabilities that we see in the ocean seem to me to come from three major causes. The *first* of these is the effect of climatic change, the *second* is the result of direct exploitation, the *third* is the result of indirect technological stress of various sorts.

I suppose any climatologist who is present – I don't know if there are any – might disagree with me rather strongly, but I believe that there are two major types of climatic change which affect the location and abundance of populations of organisms in the ocean.

The first is a change of state in which conditions alter rather rapidly from one phase to another phase. These seem to take place mostly in low latitudes and to comprise largely the intermittent cessation of normal phenomena of upwelling at coasts.

The second sort of change is the long-term trend to change in circulation or mean temperature over long periods, of decades or even centuries. These sorts of change seem to take place mostly in higher latitudes.

Each sort of climatic change has its own characteristic effects on the populations in the ocean. Dramatic changes of state may, in extreme cases, totally eliminate populations. The classical case of this is the tile-fish along the East coast of North America which in one anomalous season were completely eliminated for many decades. In less extreme cases, a population is able to maintain itself in the general region, but for one or several seasons is much reduced in abundance and its reproductive performance is altered. The classical case of this are the anchovies in the Peruvian region.

The classical cases illustrated by slow trends in change in high latitudes are the range extensions of individual species, or the gradual elimination of a species from a region. That is to say that over periods of decades, the populations of species move their location over many hundreds or thousands of miles in response to the change in the climate.

To turn to the effects of our direct exploitation of resources, as soon as we begin fishing, we alter the structure of the population of the organism being fished. We change the frequency distribution of its age classes. In response to this, the organism alters its rates of growth, of fecundity and of natural mortality.

To turn to the third form of change that we impose on marine populations, that of indirect technological stress, here we know a considerable amount about the effects on individual animals in terms of the alteration to their physiological and biochemical performance, but we know very little of the long-term effects on populations. But I postulate that these will not be so very different from the effects of fishing. We shall, in a population which is affected by contamination at a sub-lethal level, alter the population structure gradually ; we shall alter the population parameters of growth, fecundity and mortality in a similar manner to the alterations that we make by fishing.

Now, the normal – that is to say the unexploited or the unstressed population of animals - has, I maintain, developed during the course of evolution a normal or natural population structure or distribution of age classes in the population, and a natural rate of fecundity, longevity and growth, response to some environmental demands. I suspect, and my thesis is, that the major environmental demand is in relation to the occurrence of anomalous environmental conditions, the environmental changes of two sorts of which I spoke earlier. And I suggest that all our interventions in the ocean are likely to make the natural populations less responsive, less able to respond successfully to changes in climatic conditions which we know are going to happen, even though we cannot predict exactly when they are going to happen.

So, this implies to me that our management practices, if we are going to be able to continue to exploit the ocean rationally and indefinitely, must be able to respond to anomalous events in the ocean, although at the moment all our management practices are based on average conditions. The complete breakdown of a very rational management policy in the anchovy fishery off Peru during the recent "El Nino" conditions, when environment rapidly changed, is a very good illusration of this.

I personally see no evidence that our present political institutions are capable of meeting this challenge, particularly in regard to the management of contamination of the ocean, because although we are able, to an extent, to manage resource extraction from the ocean, we must not forget that those who pay the price of regulation are those who are benefiting from the regulation, and this is absolutely not the case at present, and I cannot see it becoming the case with regard to contamination of the ocean.

This leads me to the gloomy conclusion – in which I hope my colleagues will be able to prove me wrong – that we shall see in the oceans the repetition of the Tragedy of the Commons on the land, of which Garrett Hardin has written.

That is all I should say at this time, and I now call on the vice-chairman, Professor Pérès, to make the next statement.

J.M. Pérès.– Je ne pense pas qu'il soit bon que je fasse une intervention maintenant. Je pense qu'il est préférable de donner la parole aux diverses personnes qui sont assises autour de cette table.

Néanmoins, avant que les diverses personnes participant à ce groupe de travail prennent la parole, je voudrais, en quelque sorte, en annexe aux discussions du groupe de travail écotoxicologie de ce matin, rappeler encore mon opinion toute personnelle sur les problèmes relatifs à ce troisième point, c'est-à-dire la pollution des océans, auquel faisait allusion le docteur Longhurst tout à l'heure. Je profite de cette occasion pour le remercier du rapport remarquable et puissamment synthétique qu'il nous a livré. Je n'en attendais pas moins de lui d'ailleurs, après qu'il eut enseigné pendant trois mois dans mon laboratoire – il y a bien des années déjà – sur le problème de la « pollution ».

Je crois que le volume des apports issus de ces ressources naturelles, en matière vivante, que le docteur Longhurst vient de vous décrire sommairement mais très clairement, est soumis aux fluctuations climatiques de moyenne ou longue période, à l'exploitation et aux stress, aux agressions dirait-on en français, dues à l'activité de l'homme, c'est-à-dire en fait à la pollution. Je pense qu'un certain degré de pollution des milieux océaniques est inévitable. Que nous le voulions ou non, l'état de ces milieux ne sera jamais ce qu'il était il y a cinquante ou cinq cents ans.

Ce qui nous importe, dans ces recherches concernant les agressions contre le milieu liées aux activités humaines, est que le milieu marin reste compatible avec un certain agrément de la vie, ce qui implique que l'on sache à quoi l'on veut utiliser une certaine surface de la mer : à prendre des bains, à faire du yachting, à faire passer les navires, *etc.* Et aussi, cela implique que ce milieu marin, plus ou moins altéré par rapport à son état originel, reste compatible avec certaines formes d'exploitation et nous retombons là sur le thème de l'exposé introductif à ces discussions qui a été fait par le docteur Longhurst.

Il est bien certain qu'en beaucoup de régions côtières du monde l'exploitation des ressources marines n'est plus, et ne sera jamais plus, ce qu'elle était il y a quelques décennies. Mais l'effort des écologistes, agissant en auxiliaires du pouvoir, c'est-à-dire de ceux qu'on appelle les « décideurs », doit être justement que se réalise un état d'équilibre des écosystèmes qui soit compatible avec un certain nombre de formes et d'utilisation et d'exploitation des milieux marins. Je pense qu'il n'y a pas lieu de prolonger outre mesure ces exposés introductifs, je crois que celui présenté par le docteur Longhurst est une synthèse tout à fait remarquable, et, par conséquent, je pense qu'il est préférable maintenant de donner la parole d'abord aux personnes qui sont assises autour de cette table et ensuite à celles qui, dans la salle, auront des remarques à faire ou des questions à poser.

A. Longhurst.– Thank you, Professor Pérès. I think that we will go around the table in an orderly but quite illogical fashion, beginning on my right with Professor Korringa.

P. Korringa.– Thank you, Mister Chairman. I have read your paper with considerable interest, and I congratulate you for it. I will not argue about the examples you gave, because I know them and I agree with the way you presented them.

But I am a little bit more optimistic in the future than you seem to be. I will try to explain in the short time which is allotted to me why I am a little more optimistic on the basis of the material you presented.

I start with fishing, this being my major occupation. I have the feeling that fishing, from the very beginning in prehistoric times, had an impact on the fish stocks. There are all these talks about the natural equilibrium, but I am not so happy with these words because it gives the impression that it is a kind of peaceful coexistence of a variety of species. That is wrong. It is not a peaceful coexistence. There is a hard and heavy struggle going on ; everybody is fighting for its place, using a variety of tricks, including chemical warfare as you know.

To give an example, an average fish of commercial interest will in the course of its life produce a million eggs or more, and when the moment comes that this fish dies, together with the male, the "natural equilibrium" would require that only two of those million eggs survive. That is the only way you get equilibrium. In reality, even without any interference of man, this fluctuates widely. I may remind you what happened a few years ago in the North Sea : we suddenly were faced with a year's production of cods 40 times as strong as normal, and that had a considerable impact not only on the cod-stock, but on the stock of others. In the year following that enormous number of cods, we "fished" 1000 tons of brown shrimps. Those are things which happen in nature. Everybody is fighting, trying to survive and to reproduce.

The American fishery biologist Schaeffer has tried to explain the equilibrium of stocks and he said that he was surprised why man's interference, even on a small scale, would not lead to complete extermination of species. For if you believe that there is an equilibrium, every fish taken means that one of the two survivors is caught. And if that goes on for 10, 20 or 100 years, it will be zero. And such is not the case. We have seen everywhere as fishing goes on that the fish stocks are not destroyed. They come to another level, but again fluctuate around certain levels, which you might call an equilibrium. And Schaeffer thought that the fishes faced with it would understand that and would reproduce more strongly, though we have never seen that they produce more eggs or that a higher percentage of eggs will survive. It is definitely not the explanation which we need. The real explanation must be different. I think man is just one of the predators, and the other predators which normally, before man came, were catching the fishes, get less. That is the reason why in areas of intensive fishing, you find less porpoises and seals and sea-birds because, at a given moment, the fish stock is at such a low level that they cannot get what they need per day *"fishing"*.

Around the Dutch coast, you had many porpoises 30 or 40 years ago. Every night you could see them in summer. Now they have disappeared. We did it. We cut off the Zuyderzee which led to extinction of the once so numerous Zuyderzee-herring. So man's effect is there.

But fishing need not lead to decline of fish stocks, not necessarily, but can even lead to a greater production, to a greater biomass in this special link of the food-chain. That is because the growth rate and the conversion rate (the rate at which they convert their food) differ with age and decreases with increasing age.

I can give you an example on the land : if man was not the leading organism in the world, but wolves, and if the wolves had for main prey man, what would they do ? They would first of all kill and eat all men older than 45 years, for these age categories use much food, but do not grow on it. Then they could go back to 25 years, for growth is very limited from that age onwards. Based on the available food low in the food chain, the production of human meat is best in the younger age categories. But then they would realize that at that moment, reproduction in man would fail or fall short, so it is better to shift back to 40 or 45 years. And that is exactly what we do with fishes. We study the growth rate of fish and their reproduction, and then we try to harvest them as well as possible at that time that the increment of tonnage, the

203

increment of weight of a certain age class does no longer compensate the losses by natural mortality. At that time we should harvest these fishes. And then we eliminate all the old fishes which just eat and do not produce any fish-meat any more, like the old men of the wolves. That is why we produce, based on a given primary production, much more fish by fishing than could be done in another way.

So the fisheries biologists in our countries study reproduction and growth-rates, migrations, natural mortality, and if they do their jobs well, they can not only predict the catches but they can also figure out a TAC ("total allowable catch"). That is to say what can you harvest from this fish stock, based on the reproduction in a given year, without affecting the stock itself, just taking your interest from the capital. On that basis, we can regulate the fishery.

Mister Chairman, you said in your paper that you feel that the international organizations are expensive and complicated. I don't agree with you. They are not expensive, if you see what the annual contribution is, it is very low indeed. You mean of course that the different laboratories along the coasts have to spend so very much time on the questions of the I.C.E.S., which has its seat in Copenhagen and which, since the beginning of the century, coordinates and stimulates investigations in the North Sea and the North-East Atlantic areas, and then of the more political North-East Atlantic Fisheries Commission, which gets its scientific advice from I.C.E.S. Every country participates in the working groups as far as they feel that the fish stock to be studied is of importance to them. And it is never too expensive. We have figured out for our country which percentage of the total proceeds in money of the fishery goes to research, and that is certainly not higher than in agriculture. And that is surprising because fishery investigation shows such a great variety of topics.

So I feel that we are going a good way. We started with a mimimum size of fish, allowing them to reproduce not only once, as in the olden days, but more times. And we have minimum meshes for the nets to safeguard the younger generations. We came later to close seasons. And finally, after a lot of trouble and difficulty, we came to a scheme of international control of fishing regulations. And that happens now. The ships of our Navy may inspect the nets and catches of ships of other nations. And vice versa. And that works very well. And now just recently, we came finally to what I feel is the best system, the quota system : on the basis of scientific advice of all countries around this area, we come to a quantum of fish to be caught without danger to the stocks as such. This general quotum, the *"total allowable catch"*, is subdivided with a certain key between the countries.

That is the only way out. It has been done for herring, and we will be talking soon, in Hamburg in November, about the quota for sole and plaice ; the gadoid fishes (cod, haddock and whiting) will follow very soon I think this is the best way out. Step by step, we should agree on taking, only the interest of the natural capital. It is a good interest : about 20 % increase in fish weight per year. You don't make that everywhere !

But just imagine that it fails, that the industry does not want to accept the scheme, or that governments for political reasons, do not want to implement it. What will happen ? Then we eat the capital itself. But we will never completely destroy the fish stocks, we will never exterminate one species of fish. I don't know of any truly marine species that has been exterminated by man or that can be exterminated by man : long before that time it is no longer remunerative to fish. One will stop fishing and usually the fish stocks will recover in due course.

But it may be, like the example that you gave of the Californian sardine, that this table full of food no longer taken by the sardines is taken by an other species. And I personally fear for the North Sea that if we go on chasing the herring as much as has been done in the last few years, especially by Norway and Denmark, that may be the sprat takes over.

You know that 50 % of all fish and shell-fish harvested from the seas in the whole world comes from under 1/10th of 1% of the sea surface. That is not because we don't dare to go elsewhere, but just because it is there that the fishes are concentrated : on the continental shelves and in areas of upwelling. In the other areas, fish is generally so sparse that it is difficult to fish on a remunerative basis.

If the fish comes to a low level because of fishing, it can come back. Fishery regulation is a matter of economic importance. We want to keep the fishing industry going on. It can be done at any time. If you want to do it this year, all right. If you want to do it ten years later, it can always be done. It brings no biological catastrophes but economic disasters if you do not regulate the fisheries. Sooner or later you can do it, because the productivity of the sea itself – very different from the productivity of land where you have erosion – remains intact, for the primary production does not change.

In the North Sea, we harvest about 3 million tons of fish. That is very much, about 1/20 of the world production. And it does not change very much through the ages. Since we have reliable statistics, it fluctuates around this figure. And I have the feeling we can go on harvesting 3 million tons. But within this 3 million tons, there may be changes and shifts in species composition, partly because of fishery, partly, as I told you about the cod and the brown shrimps, by natural causes through inter-specific relationships. We can maintain this level, but cannot surpass it.

In the whole world, one catches about 60 million tons, and F.A.O. hopes to increase that in due course to 100 million tons. I don't think we can go any further, even by tapping some resources we do not yet know. So, I feel this will be the ultimate level : 100 000 000 tons. But you can produce more food from the sea if you are not so silly as to use about 40 to 45 % of that fish for making fish meal. If we stop eating chickens and pigs fed with fish meal and eat the fish itself, we can nourish much more people than we do now. So, as was stressed very wisely in the Moscow fisheries meeting, we should in principle never use fish fit for human consumption, like herring and mackerel, for making fish meal. We fight very hard in this direction, but it will take some time because some industries, like in Norway, are subsidized by their Government to do so.

You mentioned the question of the effect of fishing, mechanically, on the natural environment. That is true. There is not only the case you mentioned, sometimes the effect is positive. You know that we have beam-trawls with tickler chains, to get the soles out of the sand during day-light fishing. We have seen to our big surprise, in the recent years since we use the beam-trawls, that the soles grow faster. We did not understand this at first, but now we know : it is because the beam-trawls get out of the soil so many worms and molluscan shellfish that the sole needs not dig for its food and just finds its table profusely dressed and grows fast on it. So we get a better growth rate for soles that way. So, the mechanical effect of fishing may work both ways round.

If you allow me, Mister Chairman, a few words about marine pollution. I personally have studied it in some detail as you may know. I have the impression that it is in the sea a local phenomenon as far as the fish is concerned, both local and reversible. Like in the fishing industry, we can always come back to situations where the normal conditions will be found.

Of course, I am like you very worried about the man-made products which are both persistent and toxic, like the chlorinated hydrocarbons. But you know that now many countries have already stopped using D.D.T. Where we have remains of persistent chlorinated hydrocarbons we want to get rid off, we do not just dump these in rivers or in the sea. This not only because there is an Oslo-convention which prohibits it, but because we have now special ships which take these material to offshore sites to incinerate them (which produces water, hydrochloric acid and carbon dioxide only) at sea. This incineration procedure is a good solution. So we can do really something about it if we wish.

If you are afraid that the ocean will die, let us go and look at the North Sea first, surrounded by highly industrialized countries. What do we see thus far ? It does happen that a batch of fish, caught close to the shore, has a bad smell, to be traced to pollution with phenoles. This "tainting" is a nasty phenomenon. But the total fish production of the North Sea is not affected. We have analysed many fishes for heavy metals, chlorinated hydrocarbons, and radioactivity. The only thing we are now truly worried about are the PCB's of which fishes and shellfish may show quite a high content. As for the other items in the North Sea, I see nothing to be really afraid of. Even in the former Zuyderzee, the Ijsselmeer, which Rhine-water heavily contamined, the situation is thus far not alarming.

Therefore I do not think that we should in the next ten to twenty years be unduly scared about heavy metals in the open waters. Let us be careful with the persistent poisonous man made products which are really xenobiotic. By xenobiotic I only mean those things like chlorinated hydrocarbons which do not occur in nature, certainly not the heavy metals which occur naturally in the sea in rather big quantities.

A. Longhurst.– I see I have to reserve at least two minutes somewhere in the proceedings to reply to you. For the moment, I will ask Doctor Curry-Lindahl to give his presentation.

K. Curry-Lindahl.– I think it is necessary perhaps to give at least some minutes to the notion of what is stability in the ocean, because I noticed this morning that we were confronted with a risk : that of believing that there has been pollution going on in the environment since the early existence of man, and perhaps even earlier.

Now, as we heard in Doctor Longhurst's paper on the stability in the ocean, there are of course long-term fluctuations which are natural in the oceanic environment. And therefore perhaps some people think : *"Well, therefore it has existed all the time in the oceanic environment, and we are not to worry !"*

Of course, when we are speaking about stability from a biological or ecological point of view, we have to realize that stability, an ecological stability, is in itself unstable in the sense that the habitats, the populations, the species are always evolving, and of course minor cyclic phenomena immediately reveal some signs of what you might call instability. But this is completely different from the instability released by man-made factors which we are at the moment confronted with in the marine as well as the terrestrial environment. I think we have to have this clear in our minds in our discussions here.

I would also like to say that I am in no way in disagreement with the statements made by Dr. Longhurst in his paper. Therefore my comments will be merely complementary to his paper.

It would perhaps be worthwhile to add another dimension of the environmental effects of the Nino in the Pacific waters off the coast of Peru, because this phenomenon shows a relationship between marine and terrestrial ecosystems which in both have serious consequences to man. The more and less periodic appearance of the warm Nino current killing the plankton *"en masse"* and driving anchovies to greater depths has not only an effect on the fisheries and therefore on the economy of Peru, but also on the guano cormorant, the Peruvian booby and the brown pelican, three very important sea-bird species, which were also mentioned in a collective way by Doctor Longhurst.

The populations of these three species of sea birds in Peru have during certain years been estimated at about 35 million birds. They base their existence on a super abundance of food provided by the sea and their staple food is just the Peruvian anchovy. The guano produced by these birds is used as fertilizer in agriculture. It is an essential part of Peru's export industry and its economic value equals that of the anchovy fisheries. The Nino current is often a catastrophe for the guano birds especially since it takes about two years for the plankton populations to recover and the anchovy to return to previous numbers. In one such disaster for the guano birds, in 1957-1958, over 13 million birds died. It took the bird populations 8 years to grow from the low of 5.5 million to 17 million in 1965. The same year saw another crisis, and the guano birds decreased in one year from 17 million to 4 million. Since then the birds have, as far as I know, not increased to former numbers, so the cycle regulating the food chain plankton – anchovies – guano birds has apparently been upset by a new factor. This is a dramatic situation and may not only threaten the birds but also jeopardize Peru's economy.

At the same time, as mentioned by Doctor Longhurst, the Peruvian anchovy has decreased considerably, also due to another factor; namely overfishing. In less than 10 years, the fishery based on this species has increased from an annual catch of about 2 million tons to 9,5 million tons. The sea birds indicate better than modern devices when shoals of fishes are to be found and where they are to be found, causing a race of the fast boats to the fishing grounds and disturbing the birds' feeding. This has led to the fact that the birds, certain years, did not nest in the sanctuaries, where the guano is exploited, and many birds weakened by malnutrition died from disease and starvation. In addition, many birds are certainly drowned in the fishing nets. However, it is the human fishing of anchovies and not the Nino which has created a threat to the existence of the Peruvian sea birds and consequently to the guano industry and, in this connection, to the economy of the country. This overexploitation has resulted in a reduction of the guano-producing fishing birds off Peru to about one fifth of their former numbers. The guano production has gone down so far that Peru itself will be forced to import fertilizers.

Normally the guano birds catch 2 to 3 million tons of anchovies each year. Hence the decrease of anchovies and the fishing competition with man reduces the productivity of guano. This is an outstanding example of the relationship within a marine ecosystem in which man in two ways and at different levels of the food chain, is a consumer of animal productivity.

When it comes to the danger of chemical contamination of the oceans, I do not share the optimism of my colleague. My comment on this topic will be very brief. I think it is important, when we are discussing such a complex subject as the maintenance of stability in the oceans, to take some new elements in the marine ecosystem into consideration.

What are the long-term effects on food chains and biological productivity through the massive and continuous introductions of toxic chemicals such as D.D.T., despite it has been banned in many countries, and P.C.B.s., in the marine environment ? We know that organisms such as the polar bear and penguins living in so remote areas as the Arctic and Antarctic Oceans are heavily affected by D.D.T. We also know that high residues of P.C.B. are found in different trophic levels in both the North and South Atlantic, because these areas happen to have been investigated in this respect, in 1972, by the Woods Hole Oceanographic Institue, Massachusetts, U.S.A.

We have also to add here the risk of interfering too heavily in extremely productive marine habitats such as mangrove forests and coral reefs, which are today very much threatened in various areas of the Tropics. Both these biomes are extremely important for the protection of marine ecosystems. Many commercially important pelagic fishes have their spawning grounds as well as their nurseries in mangroves and in the coral-reefs. And these habitats are not destroyed only by pesticides or other toxic chemicals, waste products and so forth, but also through direct interference by men. The mangrove forests are cut down, coral reefs are dynamited and also destroyed by oil-drilling and other activities.

Finally, we have to find out what are the ecological effects on marine ecosystems of the accelerating disappearance of a number of mammalian species such as whales and seals, as well as reptiles such as marine turtles. Our century has seen an unprecedented rapid series of total or local exterminations and catastrophic reductions in number of several dozen species of marine vertebrates. This process of global extinction and depletion is entirely man-made and certainly affects the marine ecosystems.

As a parenthesis, I would like to say that I regret a little bit that the wolf became a victim in your example on the marine ecosystem, because the way in which you referred to wolves and their predation was not very fair to wolves, I think !

A. Longhurst.– Thank you, Doctor Curry-Lindahl. The next speaker will be Professor Drach.

P. Drach.– Que l'on ait un point de vue optimiste ou pessimiste sur la question, il faut reconnaître que l'homme a, en fait, commencé une agression contre les océans, agression dont les effets se multiplient, sans qu'on soit en mesure de les chiffrer : il s'agit en effet d'une question très complexe sur laquelle nos données sont partielles, limitées dans le temps et dans l'espace.

Dans cette agression, deux modes tout à fait différents doivent être distingués : 1. une agression directe par des prélèvements souvent mal contrôlés du matériel vivant servant à notre nourriture ; 2. une agression par pollution du milieu marin, venant des continents par la voie des fleuves et des rivières ou de l'atmosphère.

1.– Le maintien des stocks d'espèces comestibles.

On devrait pouvoir être optimiste sur ce point parce que nous disposons d'un modèle mathématique connu sous le vocable très général de « dynamique des populations », créé par les océanographes anglais, tout particulièrement par le groupe de Lovestoft. Il s'agit d'un magnifique outil aujourd'hui largement utilisé dans le monde, permettant de contrôler, dans une région donnée, l'évolution d'un stock de poissons d'une espèce déterminée et de savoir si ce stock est en progression, en équilibre ou en régression ; les règlements de pêche permettent alors d'agir sur l'évolution du stock en réglant l'intensité des captures. Ce modèle a donné d'excellents résultats en Europe septentrionale, notamment en mer du Nord, parce qu'il était appliqué à des espèces dont la biologie était parfaitement connue, notamment en ce qui concerne la répartition des différentes classes d'âge, en fonction par exemple de la distance des prélèvements par rapport à la côte. Cette connaissance biologique permet d'excellents échantillonnages au sens statistique du terme. Il n'en est pas de même lorsque les formules de dynamique des populations sont appliquées à des espèces de biologie mal connue, la signification de l'échantillonnage risquant alors d'être sans valeur.

Cela n'empêche pas certaines régions d'être l'objet d'un *"overfishing"* ; la pêche intensive de certaines espèces de thons du Pacifique par les Japonais en a singulièrement réduit le stock ; cela fut facile à apprécier pour eux puisque leurs thoniers sont équipés de deux lignes de 120 km avec un hameçon tous les 50 mètres, ce qui permet évidemment des statistiques très sérieuses.

Il faut remarquer que la situation du Japon et celle de l'Europe sont exactement inverses en besoin de protéines animales : alors que l'Europe tire 90 % de ses protéines animales des animaux d'élevage et seulement 10 % de la mer, le Japon, où la nature du terrain réduit l'élevage, est contraint de tirer 90 % de ses protéines animales à partir des océans et seulement 10 % à partir des animaux d'élevage.

Bien que la dynamique des populations représente un magnifique succès pour le contrôle des stocks, il faut encore qu'il y ait un accord international pour l'observation des règles qui s'imposent à l'égard des espèces en voie de régression, cas de plusieurs espèces de mammifères marins du groupe des cétacés mystacocètes : la Conférence internationale baleinière de 1973, où les Japonais et les Soviétiques n'ont pas accepté d'abandonner la pêche de certaines espèces en régression, a été à cet égard un très grand échec.

Une autre cause de prédation difficilement contrôlable est constituée par les prélèvements des touristes que la démographie mondiale et les facilités de voyage rendent de plus en plus nombreux sur certains rivages marins, en particulier sur les rivages méditerranéens de l'Europe et sur certains archipels coralliens du Pacifique ; sur les rivages méditerranéens, les études préalables à la constitution d'une réserve sous-marine sur la Côte vermeille (côte rocheuse des Pyrénées-Orientales) ont montré un pourcentage de fraude très inquiétant face aux règlements en vigueur, cela avant même la constitution de la réserve : chalutiers travaillant en deçà de la limite de 3 milles, plongeurs équipés de scaphandres pratiquant la chasse sous-marine. Dans les archipels coralliens, la destruction d'éléments des récifs frangeants ou de blocs situés dans les lagons, effectuée par les collectionneurs de mollusques, est devenue très inquiétante ; elle est déjà l'objet d'une réglementation efficace mais dans certaines régions seulement.

En résumé, l'accroissement démographique de la population et celle du tourisme le long des rivages marins exigent une surveillance accrue des stocks d'espèces comestibles, des accords internationaux pour la protection d'espèces en régression et une réglementation pour la protection des côtes.

2.– Les agressions chimiques.

Dans les brefs délais qui me sont impartis, il ne saurait être question d'évoquer, même brièvement, les nombreux types d'agression dont le milieu marin est l'objet : pollutions biologiques (bactériennes ou virales), pollutions par modifications brusques de facteurs physiques (« pollution » thermique), pollutions radioactives et, surtout, pollutions chimiques. Je n'aurais d'ailleurs pas la compétence nécessaire pour envisager tous ces aspects des agressions contre le milieu marin ; je désire seulement, en ce qui concerne les seules pollutions chimiques, faire quelques remarques susceptibles d'orienter une politique de lutte et de protection.

Il est actuellement tout à fait impossible d'avoir une idée de la répartition des divers polluants chimiques rejetés par les fleuves ou par les villes littorales, à l'échelle de l'océan mondial ; les effets de transports par les courants, de diffusion et de sédimentation sont beaucoup trop complexes pour qu'on puisse avoir une idée des gradients de répartition des polluants les plus nocifs. Il est en particulier très difficile de connaître la part qui vient de l'atmosphère par les précipitations pluviales et celle qui vient des continents par les fleuves. Cette dernière est cependant susceptible d'être évaluée avec une certaine précision par des mesures faites au niveau des estuaires ; ainsi pourraient être établies les quantités d'un certain nombre de polluants, choisis parmi les plus nocifs, déversés dans les mers par une surface continentale déterminée.

Il s'avérera très difficile de lutter contre certaines catégories de polluants utilisés par une fraction importante des populations citadines ou rurales : détergents, insecticides, fongicides ; les écotoxicologistes devront, comme ils l'ont déjà fait pour certains d'entre eux, reconnaître les plus dangereux et obtenir leur suppression par les législateurs et les gouvernements. D'autres polluants apparaissent comme des déchets de production industrielle, et parmi eux des sels de métaux lourds : ce sont les plus dangereux parce qu'ils ne sont pas biodégradables et parce que leur apport dans le milieu marin est un phénomène absolument irréversible. C'est là évidemment une question de technologie industrielle et de législation ; c'est la plus urgente, celle à laquelle il est le plus facile de s'attaquer parce que les sources en sont connues ou, du moins, relativement faciles à connaître.

L'effet de ces polluants est évidemment très différent dans une mer fermée (Méditerranée) ou dans une mer largement ouverte à de grands échanges océaniques (mer du Nord) ; cependant, il s'agit, dans les deux cas, d'un lent empoisonnement à effets irréversibles : c'est le premier effort qui doit être fait et qui doit l'être à l'échelon international. Il faut une concertation rapide pour cette sauvegarde du milieu océanique contre des pollutions définitives et irréversibles.

Une seule chance dans ce domaine : les polluants les plus dangereux (métaux lourds) sont ceux contre lesquels il devrait être le plus facile de lutter, s'il y a une volonté délibérée des gouvernements dans ce sens.

A. Longhurst.– Thank you, Professor Drach. The next speaker will be Professor Aubert.

M. Aubert.– Je pense qu'il faut revenir sur ces problèmes de la notion microbiologique de la mer. Tout à l'heure, dans son rapport, monsieur Longhurst a évoqué le problème de l'équilibre de la mer et je pense que si l'on s'intéresse aux aspects microbiologiques de l'océan, c'est-à-dire le domaine qui est limité aux phytoplanctons ou aux bactéries, aux microorganismes, cette notion d'équilibre est extrêmement intéressante parce qu'elle nous expose que, depuis pratiquement des temps géologiques très reculés, comme le précambrien, on a une notion d'équilibre qui se manifeste et qui se caractérise par une sorte de stabilité à long terme, une répétitivité à terme plus court et certaines variations périodiques.

Alors, lorsqu'on se penche sur ces problèmes de l'équilibre biologique de la mer, il est intéressant de rechercher si l'on peut connaître les causes qui interviennent dans ces relations inter-espèces. Parmi ces causes il existe des facteurs classiques, ou tout au moins ceux qui ont été décrits classiquement comme étant à l'origine de cet équilibre microbiologique et, en particulier, les phénomènes de nutrition, les phénomènes de compétitivité inter-espèces et également les phénomènes qui intéressent les substrats ; on peut dire que ces trois ordres de faits conditionnent la plus grande partie des facteurs classiques de l'équilibre biologique de la mer.

Mais, cependant, il existe d'autres faits dont la valeur est mise en évidence lorsque les facteurs classiques sont similairement reproduits et qu'il apparaît des conséquences dont ces facteurs classiques ne suffisent pas à rendre compte.

Alors, c'est à partir de ces données que l'on peut se mettre à raisonner sur un certain nombre de points qui peuvent apparaître comme étant à l'origine de l'équilibre biologique de la mer. C'est en faisant cette démarche qu'un certain nombre d'auteurs, dont nous-mêmes, avons mis en évidence un certain nombre de données sur ce qu'on a appelé les « médiateurs chimiques » qui agissent à distance, d'où leur nom de « télémédiateurs ».

Ces télémédiateurs, on peut les définir comme des agents qui sont produits par certaines espèces, qui sont véhiculés par le fluide marin, qui sont recueillis par d'autres espèces et qui interviennent sur le comportement, sur les métabolismes, sur la reproduction des espèces réceptrices de ces messages.

Initialement, des médiateurs à deux étages, c'est-à-dire des médiateurs qui partent d'une espèce et qui sont recueillis par une autre espèce, ont été largement décrits. Ensuite, les expérimentations que nous avons réalisées ont permis de déboucher vers des chaînes plus complexes, à deux ou trois étages et à quatre étages même, qui concernent un certain nombre de fonctions dont je peux vous donner un exemple : vous avez certaines bactéries de type tellurique qui aboutissent à la mer ; elles peuvent être bloquées dans leur développement, dans leur reproduction par des substances bactériostatiques émises par des diatomées. Mais le produit qui a cette action que je viens de décrire est donc une substance de type antibiotique ; on en connaît un certain nombre, en particulier certains nucléosides ou certains acides gras qui ont la possibilité de réaliser cette opération.

Mais, ce qui est plus intéressant, est que, pour que ce phénomène se produise, il est nécessaire qu'il soit induit par un autre message provenant d'une autre espèce et c'est ainsi qu'on a pu démontrer que cette action de libération d'un antibiotique, de synthèse d'un antibiotique, était régulée par une protéine qui était sécrétée par une autre espèce phytoplanctonique, un péridinien susceptible de sécréter cette protéine. Vous voyez donc qu'on a affaire là à un mécanisme à trois étages utilisant deux médiateurs chimiques.

On a pu démontrer également qu'il existait des phénomènes encore plus complexes et qui ont des relations que nous pourrions appeler de *"feed-back"* ; c'est ainsi qu'une action déclenchée par un microorganisme intervient sur un autre microorganisme ; il y a ensuite retour, à travers deux ou trois autres échelons, vers le processus initial pour provoquer une autorégulation du système.

Cette science des télémédiateurs est un livre nouvellement ouvert, qui est extrêmement passionnant à lire et extrêmement intéressant à explorer. Actuellement, dans notre laboratoire, nous travaillons sur ces problèmes et on peut dire que plus d'une vingtaine d'actions de télémédiation ont pu être démontrées simplement dans le domaine des microorganismes marins.

Mais c'est là où interviennent un certain nombre de faits expérimentaux qui sont quand même très inquiétants. A partir des mécanismes classiques que nous avons décrits, c'est-à-dire la nutrition, la compétitivité, les substrats qui sont à l'origine de l'équilibre biologique de la mer, comme l'a démontré si remarquablement le rapport de monsieur Longhurst, il faut quand même savoir que ces relations inter-espèces, qui se font par l'intermédiaire de ces télémédiateurs chimiques, sont menacées par des actions de type toxicologique dont nous évoquions rapidement ce matin l'existence et sur lesquelles je voudrais revenir.

En effet, nous avons pu démontrer (et d'autres auteurs l'ont fait de la même manière récemment) que certaines actions de rapports inter-espèces, de télémédiateurs, sont complètement bloquées par certains produits chimiques, en particulier des hydrocarbures, des pesticides et certains métaux lourds, et on assiste alors à une dérive écologique. Lorsque l'on fait expérimentalement l'opération dans le laboratoire, on aperçoit cette dérive, on voit se multiplier des signes de cette catastrophe que l'on produit, et qui se fait uniquement par l'intermédiaire de ces télémédiateurs et pas directement par l'intermédiaire des facteurs classiques.

Mais je pense que ces expériences que je vous décris très sommairement, mais que nous avons publiées plus longuement et que d'autres auteurs ont également rapportées d'une manière plus approfondie, permettent de penser que non seulement la pollution marine a une action destructrice comme nous le disions ce matin mais peut être dangereuse pour les consommateurs à travers les chaînes biologiques marines et là, je pense en particulier aux métaux lourds qui ont des actions très nocives comme on a pu le voir en particulier au Japon, dans la mer Baltique, au Canada. Mais il est bien évident aussi que la pollution peut avoir un troisième ordre de danger, qui est celui de la dérive écologique par l'action sur ces équilibres biologiques marins qui reposent sur ces messages extrêmement sensibles, ces molécules très sophistiquées, qui sont à l'origine justement de ces messages inter-espèces et que nous devons respecter pour maintenir l'équilibre de la mer tel que nous en avons besoin. En effet, il ne faut pas se dissimuler que, sans la présence de la mer telle qu'elle existe devant nos yeux, telle que sa réalité biologique est actuellement, il est bien évident que l'espèce humaine, je crois, ne saurait survivre.

A. Longhurst.– Thank you, Doctor Aubert. We now pass to the last of the slightly formal presentations. I will ask Doctor Fonselius to give his presentation.

S.H. Fonselius.– Doctor Longhurst mentioned the possible influence of climatic changes on the conditions in the ocean. The burning of fossil fuels during the last 150-170 years may have increased the amount of carbon dioxide in the atmosphere. The carbon dioxide is thought to absorb infrared radiation warming up the atmosphere. There is some evidence that this actually happens. Observations from the Antarctic during the International Geophysical Year 1957 showed an increase of around 1 ppm per year. In the Antarctic, there are of course no sources of carbon dioxide. This was measured by infrared gas analysis.

We know that the glaciers on the Northern hemisphere are melting. This has also been observed in Switzerland. But we do not know if the same process is going on in the Antarctic. If this is the case, it would be very serious, because if we melt all the ice in the Antarctic, we should raise the sea level by some 70 meters.

We know from statistical date that the temperature of the surface water in the North-Eastern Atlantic has increased by around 1°C during the present century. But there are not enough observations from other parts of the world, so we cannot say if this phenomenon is local or if it has happened over larger areas.

In this connection, I would like to discuss the effect of temperature on oxidation of organic matter in the sea. From chemistry we know that a chemical reaction increases its intensity with increasing temperature. A 1° temperature increase will increase the oxidation rate of organic matter by some 10 %. This will obviously increase the oxygen utilization in the water. In marginal seas with a high amount of easily oxidable organic matter, this may lead to an oxygen deficit, as seems to have happened in the Baltic. The oxygen content of the deep water has decreased from around 3 ml per litre to zero during 70 years. We also know that we have increased the load of organic matter in the Baltic through industrial and urban waste disposal. In that we may have changed the conditions in the Baltic. The supply of oxygen has now become a limiting factor for the oxidation rate.

It is however more difficult to interpret the observations of oxygen decrease in the open sea. During the International Indian Ocean expedition of 1963, Soviet scientists observed hydrogen sulfide in the oxygen minimum layer in the Arabian Sea and the Gulf of Bengal over large areas. This phenomenon has not been observed earlier or later.

In the intermediate water of the Pacific, outside the Central American coast, Richards and coworkers have observed a decrease of the oxygen in the oxygen minimum layer from 0.25 ml per litre to 0.025 ml during some 20 to 30 years. This enormously large water mass is now very close to hydrogen sulfide formation.

But we do not know if these phenomena have been caused by man or not. Are they natural or have we actually changed the climate of the earth so much that the oxygen utilization has increased in the water ?

Unfortunately we know more concerning the conditions on the surface of the moon than concerning the conditions in the deeps of the oceans ; man has been four times to the moon but only once to the deepest spot of the ocean. And on the moon, man was even able to step out from his ship and walk around. That is not possible in the oceans ; the pressure is too high. So I think the worst difficulty for us is that we do not actually know very much about the long time variations of the conditions in the oceans. Thank you.

A. Longhurst.– Thank you, Professor Fonselius. I will now ask the members of this panel if they have any comment to make amongst themselves concerning these various presentations.

But I think I will take an unfair advantage of my position by beginning the debate and responding to two points which Doctor Korringa raised. He maintained that it is very difficult or impossible for a fishery to drive a species to extinction. In fact this has essentially happened to the Californian sardine, for a very curious reason. During the period of the major fishery, when something like half a million tons annually was landed, the value in present-day money of the sardine was about 25 dollars a ton. When it became so rare that the fishery was stopped, the sardine completely changed its value and since sportsfishermen who go fishing for sword-fish find that sardines are the best bait, the value of the sardine then became 1 dollar per fish. And since it was impossible to fish for other pelagic species without catching some sardines, the sale of sardines at 1 dollar per fish continued to be permitted. And the monitoring of the population of sardines by catching its eggs and larvae routinely indicated that even once the fishery for sardines themselves was closed by law, the incidental catch which we could not avoid catching and which we were permitted to sell continued the decline of the population, so that at the last count, the total population could not have been more than 20 000 tons, from which something like 5 000 tons were still being extracted each year. I speak of some three years ago, and I do not know what the present situation is.

This is an example of things which are very difficult to predict in the future and happen apparently quite illogically.

The second point I would like to take up with him is the case of fecundity. He spoke of the cod-fish which lays millions of eggs, of which only two have to survive. This is perfectly true. He also spoke of the cod-fish of which one year-class in perhaps 10 may be larger than the other year-classes by a factor of as much as 40. This again is true.

But if you look at all the species of fish in a region, or all the species of fish of which we have any knowledge, you find that there is a very great range in the relative fecundity of each species. Cod-fish are very fecund ; tunny are relatively non-fecund and produce a rather small number of eggs per female per year. This must have been evolved by natural selection. It did not happen by chance if we believe anything about evolutionary biology ; the cod-fish requires (for some reason which we do not fully understand) this great fecundity. And I suspect that the reason why some species of fish have a very high fecundity is that they live in an environment in which, in most years, the conditions are not right for a good-year class. The anomalous years come along and, you get a good year class. Now, if we so alter the structure of the population of cod-fish, by our fishing or by contamination, that the fecundity is different and the growth rate is different, then I do not believe we can predict what the consequences will be and that it is quite reasonable to suppose that we will – as I think it has been demonstrated in the case of the Californian sardine – render it so sensitive to environmental change that it is neither able to survive an anomalous year, one of these years in which the system flips to the other situation.

P. Korringa.– I am very pleased that you touched the subject. What I said is that one has not exterminated completely a species of fish, that I do not know of a species which has been exterminated by man. But you are perfectly right that you can bring down a population to such a low level, like the Californian sardine, that it hardly is worth while fishing on it, especially when another species takes over. There are even a few cases which are more severe. You may have read Dickens : he wondered why oysters and poverty go together ; they were selling oysters 4 for a penny in the streets of London. You know where they came from ? They came from the Firth of Forth where they were caught by the millions from the free beds. There is a case where one went on fishing so far that, as Professor Drach said about the whales, reproduction started to fail.

My friend Doctor Cole has gone to the Firth of Forth a couple of years ago and searched and searched for one surviving oyster. He did not find it.

We have the same thing in our Wadden sea, where we once had oysters by the millions. When the railways came to Europe, they were sold all over Europe, even to Russia, and the stock went so far down that they no longer survived. A few survived till 1962, when severe winter cut them out. This is not a case of a species which disappeared, only a whole population within the species ostrea edulis.

It is exactly as you say : when they are so expensive, like the sardine for the sportsfishermen and the oysters, it pays to fish them longer and longer ; but if you think of fishes of the North Sea like the plaice and the sole and the haddock, we will certainly not come that far because I don't see how they should become so expensive.

Your other point is the difference in fecundity and fluctuations in year-classes.

We cannot forecast fluctuations in year-classes. We know the number of eggs produced, we see that from the fishes, we take samples and we count the eggs. As you say, some fishes like cod have a great number of eggs ; others fewer. But it is the same as with birds : you have the choice in life ; you have to see that you get your two specimen when you die, from the male and the female : either produce very many eggs and then logically very small ones, with very little reserve food, which have very small chances for survival ; or big eggs with a lot of reserve food, with a better survival value. But in both cases you have to see that you have your two survivors. And when you go North, you see bigger eggs or eggs with protection, and that kind of thing.

What we are faced with, for the sole for instance, is : we are waiting now eagerly for a good year-class, coming once in ten years. That means the number of eggs is the same, but the conditions are different, probably specially food for the young larvae of the sole to survive through this stage. We have the experience that after a severe winter, we have a good year-class. How exactly it works we don't know. We forecast the development of the stocks on the basis of the juvenile fishes making their appearance. Thus we can forecast the catches in the future. But the year-class fluctuation itself it is very hard to understand and to forecast.

A. Longhurst.– Thank you, Doctor Korringa. Doctor Curry-Lindahl, you wanted to intervene ?

K. Curry-Lindahl.– Mister Chairman, I have two very brief points to Doctor Korringa's presentation. First of all, you said that no fish had been exterminated. I take it that you refer only to marine fishes, because of freshwater fishes, there have been 31 species that have been exterminated in the last 300 years. We have to make a distinction here ; and 142 others are today endangered.

This afternoon, we have had quite a long talk about optimism and pessimism, in a way which might also be misleading.

First of all, when discussing optimism and pessimism, I declare that I was not as optimistic as my colleague here. But that might perhaps give the impression that some of us here see everything dark.

I think for those at least who are really working in conservation of natural resources, there are of course very good reasons to be pessimistic. But we simply cannot afford to be pessimistic, because that means that we will give up the battle.

Therefore we must be optimistic. This might be an emotional attitude, but this is really how I feel personally. And I hope that most of you here around the table and in the audience feel the same way.

P. Korringa.– Exactly.

R. Gautheret.– Monsieur le Président, mes chers collègues, je suis assez étranger à cette table ronde. Si je m'y trouve, c'est parce que j'ai un devoir, celui de dégager des conclusions générales de nos débats et cela me donne le devoir également de m'adresser à vous si j'éprouve une incertitude, ce qui est le cas.

Ce matin, il y a eu des discussions vives, sévères, passionnées parfois, sur le problème de l'écotoxicologie. On abordait donc déjà par ce biais le problème du recyclage des déchets et les phénomènes de toxicité et d'équilibre, et les idées étaient généralement convergentes. Certains avaient éprouvé des inquiétudes qui étaient exacerbées, d'autres des inquiétudes plus faibles mais il n'y avait pas vraiment de divergences.

Or, lors d'une réunion de notre commission qui a eu lieu hier, vous avez estimé souhaitable que l'écologie se place sur le plan pratique qui est tout de même le sien ; bien qu'elle ait des bases scientifiques rigoureuses, elle doit déboucher sur la pratique sinon cela n'a pas d'intérêt et vous avez estimé que les gouvernements devaient être invités à tenir le plus grand compte des avis des écologistes et à consulter des commissions faites d'écologistes sérieux.

Or je suis étranger à votre discipline et je vous pose la question suivante : supposez que des hommes d'Etat aient des décisions à prendre à la suite de votre débat, que pourront-ils faire ? Ils seront dans une très grande incertitude car certains d'entre vous estiment que la pêche favorise le développement des poissons et que, plus on pêchera, plus on aura de poissons, tandis que d'autres redoutent la pollution d'une manière qui est tout de même plus discrète que les inquiétudes qu'on peut avoir pour la pollution à la surface de la terre, et je pense que quelqu'un qui aurait une responsabilité, mais pas de compétence, serait très embarrassé. Alors, je vous pose cette question, je ne sais absolument pas ce que je dois penser, ni quelle attitude adopter en présence de ces attitudes qui sont tout de même assez divergentes.

Je comprends très bien qu'en ce qui concerne les mammifères marins l'attitude soit différente de ce qu'elle est en ce qui concerne les poissons. En ce qui concerne la pollution, j'ai l'impression que l'homme qui a pu polluer la terre d'une manière importante n'est pas parvenu à polluer les océans d'une manière très appréciable, peut-être à cause de leur énormité, peut-être aussi à cause d'une certaine inertie, peut-être enfin à cause de la faiblesse aussi de ces actions que l'homme exerce sur les océans.

Je me trompe peut-être, mais peu importe ; je ne retire pas de vos débats l'impression d'un accord ; je pense qu'il sera souhaitable si vous voulez être vraiment écoutés non seulement par l'opinion mais par des responsables politiques des nations, qu'il y ait tout de même un accord et que vous puissiez tout de même éclairer les dirigeants d'une manière qui soit nette et qui ne les laisse pas dans l'incertitude.

A. Longhurst.– Thank you very much. I think you phrased really the central point that should be troubling us. I would answer you extremely briefly before asking somebody else to help me. I think we have very great areas of uncertainty of the facts, of what is happening in the ocean. Doctor Fonselius for instance gave us a number of examples of trends of various phenomena in the ocean which showed us that it was changing. But we have to admit, and we have to make it very visible that we admit, that we don't know in many cases whether these changes are caused by natural climatic events, or whether they are caused by the intervention of man.

It is very very difficult to hindcast what were the causes of effects that we are only dimly able to observe. And I think it is our greatest responsibility to make it very evident that objective science cannot come up at this moment with clear, concise, politically satisfying answers.

I think Professor Pérès and Professor Drach would both like to respond to this.

J.M. Pérès.– Je comprends très bien votre question. Je crois que la réponse qu'on peut y apporter est un peu dans ce que disait le docteur Korringa tout à l'heure et dont nous avons parlé souvent ensemble. Je crois que, quoiqu'on en dise dans des journaux ou dans des périodiques de grande diffusion, il n'y a pas, la mer Baltique exceptée et le docteur Fonselius en a parlé, de preuves scientifiquement établies d'une altération grave d'une aire importante de l'océan mondial. Le docteur Korringa l'a très bien montré pour la mer du Nord alors que celui-ci reçoit des quantités considérables de polluants divers.

Je pense donc que le problème est un problème de pollution côtière et c'est cela qui frappe l'opinion publique et c'est cela aussi qui atteint l'exploitation car, comme l'un des participants à cette table ronde le rappelait tout à l'heure, l'essentiel des apports de la pêche (sans parler de l'aquaculture qui sera toujours côtière forcément) vient du plateau continental et même des zones les moins profondes de ce plateau continental, celles justement qui sont le plus sensibles aux agressions de la part des activités humaines.

C'est en cela que les études de pollution ont leur intérêt et que les recommandations aux gouvernements doivent être mûrement pesées.

Je pense que ceux qui disent que la pollution à l'heure actuelle a annulé 20 % ou 30 % du potentiel de production biologique globale de l'océan sont incapables d'étayer cette affirmation d'arguments recevables. Je pense qu'il y a des zones extrêmement polluées, n'importe lequel d'entre nous ici le sait, moi-même avec mon expérience de vingt-cinq ans à Marseille j'ai vu changer le golfe de Marseille et son exploitation et je vois changer le golfe de Fos en ce moment-même, mais cela n'a rien à voir avec une pollution globale de l'ensemble des milieux océaniques.

Je crois que là est la distinction, et, cela dit, il est normal que les écologistes marins se préoccupent à l'heure actuelle de préservation aussi bien au point de vue économique qu'au point de vue social. Les protestations parfois violentes des pêcheurs côtiers contre l'altération des milieux naturels dans lesquels ils exercent les « métiers » qui étaient ceux de leurs parents, de leurs grands-parents et de leurs arrière-grands-parents, n'ont pas grande incidence, en définitive, sur l'économie générale du pays, mais un impact considérable sur l'opinion publique, ce qui n'est pas moins important.

P. Drach.– Monsieur Gautheret, monsieur Pérès vous a répondu d'une façon que j'approuve. Je pense qu'à l'heure actuelle on ne peut pas donner de réponse tout à fait générale au problème de maintien des stocks, pas plus qu'au problème des effets polluants. Il est certain que la comparaison entre la mer du Nord et la Méditerranée n'est pas possible : ces mers sont soumises à des régimes très différents.

La comparaison des chaînes alimentaires d'une région à l'autre du globe est plus complexe qu'on ne le pense, les espèces étant différentes et la vitesse des processus métaboliques variant pour une même espèce en fonction de la température et, par conséquent, de la latitude.

D'autre part, les questions de longévité, de fécondité varient d'une espèce à l'autre ; toutes les fois où l'on demandera des interventions gouvernementales, il sera nécessaire de le faire sur des problèmes extrêmement précis, pour des régions bien délimitées.

Cependant, je voudrais attirer l'attention sur le fait que les plateaux continentaux et les systèmes lagunaires sont des zones de très haute production mais aussi des zones très sensibles. Les lagunes méditerranéennes par exemple ont des cycles biologiques qui passent par une série d'équilibres extrêmement fragiles dans des conditions tout à fait naturelles, sans aucune pollution ; il est nécessaire d'entretenir entre ces lagunes et la mer des échanges et d'y éviter toute pollution en raison de leur faible volume.

Une pollution thermique ou une pollution chimique qui le long d'un rivage marin est de faible importance peut être catastrophique en quelques heures ou en quelques jours pour une lagune de faible profondeur. C'est un point qu'il faudra défendre ; les Japonais l'ont mesuré de façon tragique car ils sont les premiers au monde pour l'aquaculture développée sur une grande partie de leurs côtes ; mais c'est aussi sur ces côtes que sont concentrées leurs industries ; le Japon est donc soumis actuellement à des problèmes extrêmement graves et se trouve en pointe pour sentir la nécessité de la protection des zones marginales du littoral.

P. Korringa.– I was very pleased, Mister Chairman, to hear this series of questions about what we should advise our governments and what we could do. That is a very practical thing to do.

When I said that I am more optimistic than you, I do not mean to say that I have no concerns at all. But as Mister Curry-Lindahl said : if we are not in a way optimistic, we think we can do nothing. We can do a lot of things.

I think what we should do is first of all protect the natural resources from which we get our food, and next, if we can afford it – it is perhaps a kind of a luxury but I feel very much in agreement with Professor Drach – try to protect the beautiful parts of the world which give so much joy to so many if they are well protected.

And if you want to have it down in two points I would say : first let us regulate the fishery in the sea very carefully, based on scientific research. So let us ask our governments to spend enough money on research before we start depleting stocks. If you want to exploit a new fish stock, go and look first how fast the fish grow, how they reproduce, what the natural mortality is. You know that after the war, the Germans had started fishing sebastes. They thought it was a big thing to do ; they built ships for it. But the sebastes grew only a few cm per year. It is not a fish for fishing. So one must study the stock. And then base your rulings on the scientific advice. Of course, a biologist could say, when the herring stocks go down "stop fishing for five years". But he would be a fool to say that. He could say : *"Reduce your fishery ; if you reduce it that much, it takes you so many years for the stock to recover ; if you reduce it less, it takes longer."*

So don't listen too much to the wishes of the fishing industry. They should survive. But do not repeat what has been done in whale-fishing. I was in a meeting where one discussed the number of whale units to be caught. The present 15 000, evidently was too high, and all one wanted to reduce it to was 14 500 ! That is nonsense ! You should reduce it like we do now in the North Sea, drastically, 25 or 30 %. Then you can measure the effect. Otherwise the stock just disappears.

One of the things which have been stressed by Professor Drach is protection of the nursery grounds. We should realize that for many fishes, the shallow coastal areas with their diversity of bottom situation and of food (it is very rich in food) attract virtually all the young soles and young plaices of the whole North Sea. They come to the Wadden Zee and the Zealand estuaries. There live in the first year all the plaices and soles of the whole North Sea. If you destroy that area, you will reduce the adult stock tremendously.

Therefore I personally have been fighting for the protection of the Wadden Zee. Of course, the engineers have plans already to cut it off and to make land of it. We feared that we had lost the battle for the Oosterschelde, the estuary where we have our oyster farming which is also important as nursery ground for sole and plaice. But by public opinion and action groups and by pushing from our side against this decision which was purely taken by engineers, we have convinced the government that it should be considered more multidisciplinary, not only by the technical engineers who of course want to make a nice job there. Now a new commission was set up which has reconsidered it. The political decision is not yet taken, but if I am not mistaken, one will not cut off the Oosterschelde. We will keep this beautiful estuary.

So those are the things we can do.

I would certainly advise to continue research on pollution. We must try to find out what are the really dangerous things, like the real xenobiotic man-made things, prohibit their dumping in the sea, try to convince our governments that the Convention in Paris about the "pollution tellurique" is enforced, that we will try to come that far. And if you want to get rid of certain things, for instance the persistant chlorinated hydrocarbons, incinerate them, if possible on sea. If there are things like pig manure, or chicken manure, you can bring it safely to the sea and spread it there many things can be done. You cannot say no to everything. So good research in this field is a necessity.

Next we should not only protect the nursery grounds, but we should protect some beautiful things : the coral-reefs. This has been started. Now in the Red Sea you can visit the coral-reefs, but you cannot touch them. The same thing is done on the coast of Kenya already. One must not dynamite and destroy such beautiful things. One must control, keep policemen on the spot, bring the tourists to look at them. The same is true for the Mediterranean coast. There are too many hunters there with arrows. One should do, like it is done in our country : set up natural reserves where you can see things or photograph them, but not kill them. There are many things that governments can do.

A. Longhurst.– Thank you. I will give now the floor to Professor Aubert.

M. Aubert.– Je voudrais répondre tout de suite à ce que le professeur Gautheret a demandé sur ces problèmes de possibilité d'utilisation humaine et de position de responsabilité face aux problèmes océaniques.

Je crois qu'on s'est beaucoup penché sur le problème de la quantité des stocks de poissons disponibles, et en particulier je pense que nous avons reçu de nos différents collègues les informations très valables que nous désirions obtenir. Mais je crois qu'il y a un point qui n'a pas été posé et qui a une importance assez considérable sur le problème humain, c'est non pas le problème de la quantité mais celui de la qualité.

Il est bien évident que les pollutions interviennent sur la qualité des espèces d'une manière extrêmement importante. D'abord, dans le domaine de la composition chimique de ces espèces qui se trouve enrichie en produits polluants qui en modifient les capacités nutritionnelles. Je ne parle pas simplement des goûts plus ou moins désagréables qui sont apportés par exemple par les hydrocarbures ou par les phénols : actuellement, on sait qu'à la sortie des fleuves côtiers qui drainent les usines où sont traités des phénols, ou des hydrocarbures, les poissons contiennent des substances dont le goût porte préjudice à leur vente et rend difficile leur écoulement, ce qui en fait baisser considérablement la valeur marchande.

Mais on sait également qu'un certain nombre de produits chimiques s'introduisent dans la chair des poissons, dans les muscles, dans certains organes comme le foie, y sont stockés et peuvent être alors des dangers pour la santé. En particulier, je voudrais rappeler la quantité élevée de certains pesticides que l'on trouve dans les poissons, en particulier des taux élevés de P.C.B. ; mais au-delà il faut savoir que les métaux lourds, comme on le rappelait ce matin, ont une action de fixation et de concentration qui se fait à travers les chaînes biologiques pour atteindre sur certaines espèces des taux extrêmement élevés. Vous savez qu'en ce qui concerne ces métaux lourds les deux métaux qui sont considérés comme le plus dangereux, sont le mercure et le cadmium.

En ce qui concerne le mercure, on connaît, ainsi que je le rappelais tout à l'heure, de nombreuses victimes que l'on peut évaluer à une centaine ou à quelques centaines et le Japon n'a pas le privilège unique de cette triste aventure puisqu'on en a trouvé des cas assez importants autour de la Baltique, au Canada et dans d'autres parties du monde. Je me souviens que, lors de la Conférence de la F.A.O., à Rome, il y a deux ou trois ans, l'un des délégués gouvernementaux des pays riverains de la Baltique nous a expliqué qu'il était recommandé aux populations qui entourent la Baltique de ne pas manger plus d'une fois par semaine du poisson, sous peine de cumuler dans leur organisme des quantités de produits toxiques, en particulier des P.C.B. et du mercure qui les rendraient dangereuses pour leur vie.

Or, actuellement, depuis quelques années que nous assistons à ces conférences intergouvernementales, nous voyons croître constamment ces taux de concentration et même des mers peu industrialisées comme la Méditerranée arrivent maintenant à avoir des taux élevés de produits chimiques dans le corps de certains organismes. Il est très connu qu'on trouve des phénols en quantités importantes à la sortie du golfe de Fos, à la sortie du Rhône. D'autre part, les taux de mercure ont crû considérablement, à un point tel que l'on admet que chez les thonidés on peut dépasser le seuil de 0,5 ppm (jusqu'à 0,7 ppm) qui est admis pour les autres poissons ; malheureusement, quand on examine actuellement les poissons de la Méditerranée, non seulement dans les zones côtières mais également dans les zones du large de la Méditerranée, c'est-à-dire à 100, 200 milles des rivages, on pêche des poissons dont plus de la moitié dépassent 0,5 ppm et, dans certains cas, un grand nombre atteignent des taux qui peuvent aller jusqu'à trois, quatre et cinq fois au-delà de ce qui est connu comme dose per-missible.

Ce qui est important, c'est qu'on connaît certains mécanismes qui entraînent cette concentration de certains métaux et, en particulier, on connaît certains rejets dans lesquels se « fabrique » l'enrichissement des espèces en produits toxiques et notamment en métaux lourds. Si bien que la qualité des produits de la pêche est peut-être beaucoup plus menacée que la quantité.

Enfin, d'autre part, si l'on considère la qualité du milieu, on voit que les pollutions interviennent sur la stabilité de la qualité de ce milieu. Tout le monde connaît les modifications qui sont apportées aux sédiments par les matières organiques qui sont rejetées en trop grande quantité et en particulier les modifications dont sont atteintes les couches sédimentaires au point de vue microbiologique. Vous avez une transformation de la flore microbienne et une évolution vers les bactéries sulfato-réductrices qui entraîne la libération d'hydrogène sulfuré, rendant certains rivages inhospitaliers et inutilisables pour le tourisme, et je ne parle pas des marées rouges qui sont créées par des apports de matières organiques, par des suppressions de diffusion dans la mer, par des endiguements abusifs et qui empêchent que la diffusion de ces matières organiques répartisse la substance nutritionnelle, ce qui, dans certaines conditions de température et de salinité, arrive à provoquer des explosions de péridiniens provoquant les marées rouges.

Vous voyez donc que le problème de la qualité est beaucoup plus aigu que le problème de la quantité, mais il a un impact humain extrêmement lourd, c'est soit l'impossibilité d'utiliser certaines côtes pour le tourisme, soit les conséquences que cela a pour la flore et la faune et, surtout, les conséquences que cela peut avoir pour la santé publique et la nutrition.

A. Longhurst.- Before taking the first person from the audience to join us here, I am going to ask Professor Pérès to make a few comments summarizing in a sense the discussions so far.

J.M. Pérès.- Je n'ai pas l'intention de résumer car je pense que nous le ferons plus tard, aujourd'hui si nous en avons le temps, ou que nous le ferons avec le professeur Gautheret, rapporteur général, lors de la séance qui précédera la séance de clôture.

Je souhaiterais faire quelques remarques sur les interventions de divers membres du groupe de travail. La première de ces remarques est un peu une question au docteur Korringa : les dauphins ont disparu quand le Zuyderzee a été fermé. Mais en Provence nous n'avions pas de Zuyderzee à fermer et les dauphins ont disparu aussi. J'ai attribué cela à la substitution de la pêche à la sardine au filet tournant à la pêche au filet maillant. Il est un fait que les dauphins ont disparu alors qu'il y a vingt-cinq ans ils posaient un très grave problème à la pêche.

Mais on peut se demander, quand même, s'il n'y a pas autre chose et c'est une autre question aussi que je pose d'ailleurs aussi bien au docteur Longhurst qu'à vous-même docteur Korringa : on a beaucoup parlé de la diminution, de l'extinction pratiquement des stocks de sardines sur la côte de Californie au bénéfice des stocks d'anchois ; on a dit qu'elle était due à des modifications du régime de l'*"upwelling"* lié au courant de Californie ou peut-être à des conséquences à longue distance du Nino.

Ce qu'il y a de curieux, c'est que partout dans le monde la sardine régresse face à l'anchois. Pourquoi en est-il de même au Japon, en Afrique du Sud ? Pourquoi est-ce qu'en Méditerranée, à l'heure actuelle, ainsi que dans l'Atlantique d'ailleurs, on assiste à la régression des stocks de sardines face aux stocks d'anchois ? Il est quand même permis de se demander s'il n'y a pas là justement un facteur de pollution proportionnel au développement industriel et à l'accroissement de la quantité de polluants, qui serait venu plus tôt en Californie qu'ailleurs. Il y a quand même, là, une coïncidence curieuse.

Je n'ai pas d'explication mais c'est une question que je me pose depuis plusieurs années, car, bien qu'on ne puisse, dans ce cas particulier, invoquer l'*"overfishing"* depuis deux ans, et surtout depuis l'année dernière, la pêche à la sardine en Méditerranée a décru d'à peu près la moitié sur la côte française. En Atlantique n'en parlons pas, vous savez beaucoup mieux que moi qu'au large de l'Espagne, du Portugal et de la France, au cours des dix dernières années, les stocks de sardines ont décru tragiquement.

Dans ces pays-là, on ne pêche guère l'anchois sauf en Espagne et dans le sud-ouest de la France. Mais en Méditerranée, où cette pêche est pratiquée, il y a de plus en plus d'anchois et de moins en moins de sardines.

Je pose le problème, j'attire l'attention des spécialistes, dont je ne suis pas, sur ce problème.

Je ne reviendrai pas sur les problèmes de pollution globale et locale puisque j'en ai parlé. Je voudrais m'adresser maintenant au docteur Korringa : vous avez parlé de l'anchoveta péruvienne et des interférences qui existent entre l'exploitation de l'anchoveta (pour faire de la farine de poisson) et les problèmes d'exploitation du guano.

Pensez-vous qu'on n'a pas avantage à exploiter les poissons plutôt que le guano produit par les oiseaux qui consomment les anchois ? Personnellement, je le pense.

En ce qui concerne la protection des mangroves et des récifs de coraux, je suis bien d'accord avec vous : il faut les protéger. Mais, du point de vue de la structure et de la production de ces deux écosystèmes, il subsiste quand même des mystères car la mangrove est un écosystème qui a une production primaire probablement importante, encore qu'on ne soit pas d'accord sur sa valeur, mais c'est un écosystème qui subit des conditions de milieu tout à fait excessives. D'une part, en raison des changements incessants des conditions hydrologiques, d'autre part, en raison du caractère extrêmement réducteur des sédiments qui fait que l'écosystème de mangrove ne supporte guère qu'une épifaune et qu'il n'y a pratiquement pas d'endofaune.

En ce qui concerne les récifs de coraux, leur caractéristique est celle d'un monstrueux gaspillage de la production primaire de base, qui est très élevée et qui, au sommet de la pyramide alimentaire, ne se traduit que par une production utilisable par l'homme d'une faiblesse extrême. Je pense que ces écosystèmes méritent certainement d'être protégés mais que si l'homme veut en tirer parti, il convient de chercher des méthodes – nous y avons travaillé pour les récifs de coraux – qui permettent de les rééquilibrer ou d'en modifier l'équilibre, c'est-à-dire de modifier les transferts d'énergie de manière à en améliorer la rentabilité.

A notre collègue le professeur Drach, je dirai que je suis très intéressé par sa tentative d'instituer des réserves sur la côte des Albères mais que l'expérience du parc national de Port-Cros montre qu'il est très difficile de défendre une réserve marine.

Quant aux polluants, ce qu'il a dit relativement aux apports de ceux-ci par les grands fleuves, je pense que des bilans sont assez faciles à faire ; nous avons fait pour le Rhône un tel bilan des apports de divers métaux lourds, des nitrates et phosphates, et d'un certain nombre d'autres molécules et éléments divers.

Enfin, je dirai à monsieur Gautheret, à propos des conclusions de cette conférence et du poids éventuel des recommandations qui seront adressées aux divers gouvernements, que nous devons avoir le souci – comme on le disait la semaine dernière dans une autre conférence analogue à celle-ci – d'améliorer l'image de marque des écologistes. Il n'est pas question, je l'ai dit tout à l'heure, mais je le répéterai encore une fois, de conserver la nature ni l'« environnement » pour reprendre un mot à la mode ; il est question de préserver une certaine qualité de l'environnement qui ne sera jamais plus, sauf dans les parcs nationaux, ce qu'elle était antérieurement.

Il importe que l'environnement de demain soit compatible d'une part, avec une certaine qualité de la vie, d'autre part, avec un certain nombre de formes d'exploitation ; on n'exploitera peut-être pas ce que l'on exploitait avant mais on pourra exploiter d'autres choses et c'est cela à mon sens qui est intéressant.

A. Longhurst.– Thank you, Professor Pérès.

The first questionner is Doctor Budowski who wants to ask us something concerning the harvesting of food from the oceans in the future.

G. Budowski.– It was fitting that our Chairman recalled Garrett Hardin's fundamental paper on "the tragedy of the commons" because it so neatly applies to the oceans.

However we should not divide here as *"optimists"* and *"pessimists"*, but look at the future, as indeed the theme of our conference indicates, and behave as *"realists"*. In this respect one fundamental aspect which comes to everybody's mind refers to the possibilities often attributed to the sea when it comes to feeding the ever-increasing world population.

What are the real possibilities of harvesting more out of the oceans in the light of increased pressure for food because of failure to produce it on land ? And more specifically, will we move more towards harvesting the primary productivity or at least the initial links of the food chains instead of the end links of the food chains - particularly fishes ? This would lead to the deliberate elimination of the higher links of the food chains. It would be a logical and consistent step and in fact we already witness its beginning with the killing of seals, birds and other fish eating animals. Mister Curry-Lindahl's lament about the disappearance of the guano birds is a good example of such dilemma. On land we already have the experience of many tragic similarities, for instance the destruction of eagles - who supposedly *"kill"* sheep – as well as other birds of prey. In some countries fishermen themselves are allowed to eliminate seals in an attempt to reduce the pressure of predators. And for freshwater fisheries we have good examples with otters and crocodiles both of which feed on fish. But almost all experiences show that when predators are eliminated there are negative consequences, which sometimes prove to be disastrous to the health of the animals preyed upon, their feeding behaviour, even the diminishing of food supplies, as well as other adverse effects.

We are already witnessing some initial trials of krill (zoo – and phytoplankton) harvesting in the Antarctic Ocean. This is the beginning of such a reduction of the food chain in the seas. I do not need to explain how fundamental the krill is to many higher animals such as fish, whales, *etc.*

It is always a tempting argument to produce more food by harvesting the initial food chains. But such a far reaching move will certainly lead to the reduction of diversity or even the destruction of some species. This should not be underestimated. How will it affect other delicate relationships and natural balances ?

As scientists we have to say now what the likely consequences may be, not after the large krill harvesting factories begin to patrol the seas.

This is only one aspect, but there may be others in relation to increased production of the sea. And my question is : how do you as experts see the efforts which are being proposed to move in this direction ?

J.M. Pérès.– Je dirai à monsieur Budowski que le problème qu'il vient d'évoquer n'est pas tout à fait celui qui figure sur sa fiche ; sur la fiche il avance en particulier l'exemple du *"krill"*, *"Euphosia superba"*, et pose le problème de savoir si la pêche du krill peut conduire à une certaine amélioration de l'exploitation des océans.

En ce qui concerne le krill justement, je ne sais pas – et je m'en excuse – le chiffre par cœur de production annuelle ; je suis assez bien au courant parce que je suis passé il n'y a pas très longtemps à l'Instituto Antarctico à Buenos Aires qui a un très gros programme « krill » dans l'océan Austral, en liaison d'ailleurs avec les chercheurs des Etats-Unis. Je pense en effet que le krill représente une certaine possibilité d'exploitation d'une ressource vivante de l'océan. Les évaluations de production du krill, les unes faites par des appréciations du coefficient de transfert d'énergie à partir de la production primaire, les autres faites d'après la quantité de krill qui était consommée par les grands cétacés lorsque leur population était normale, c'est-à-dire il y a environ cinquante ans, conduisent à des chiffres qui ne diffèrent guère que par un facteur de un à trois, ce qui est relativement peu, c'est-à-dire que la production annuelle de krill, exprimée en millions de tonnes poids frais, varie, si mes souvenirs sont exacts, entre 75 et 250.

Il y a donc là évidemment une ressource non négligeable. Cette ressource est actuellement probablement en très grande partie inutilisée puisque les populations de cétacés ont considérablement diminué et que, par conséquent, il n'y a plus que divers poissons tels que les nototheniidés, les manchots et un certain nombre d'autres poissons ou invertébrés qui consomment du krill.

L'utilisation du krill pose deux problèmes. L'un est un problème général à toutes les petites espèces ; on parlait ce matin de 60 millions de tonnes d'apport de la pêche, de 100 millions de tonnes possibles ; si vous descendez jusqu'à deux centimètres de long vous pourrez extraire 1 milliard de tonnes, mais cela ne signifie rien parce que vous dépenserez plus d'énergie à collecter ces petits animaux, que ceux-ci ne vous en apporteront. Pour le krill comme pour toutes ces petites espèces, il y a donc un premier problème qui est celui de l'accessibilité ; il faut trouver les procédés physiques (on y a déjà travaillé), chimiques (on y travaille), les procédés d'écholocation aussi, qui permettent d'obtenir par heure de trait de chalut pélagique un rendement de krill acceptable.

Le second problème est un problème de traitement du produit. Il s'agit de fabriquer avec le krill quelque chose qui soit directement utilisable comme nourriture pour l'homme. Les premiers produits qu'on a faits avec le krill provoquaient de fâcheux désordres intestinaux. Il paraît qu'à l'heure actuelle on fait des produits bien meilleurs.

Mais je pense qu'il y a là effectivement une ressource et probablement une des rares ressources prometteuses de l'océan Austral. Pour les autres ressources de cet immense océan, on avait beaucoup pensé aux nototheniidés, et il y a eu des tentatives d'exploitation. L'une de celles-ci, en particulier dans les îles de la Georgie du Sud, a permis il y a quatre ou cinq ans, à une quarantaine de chalutiers, d'en pêcher 250 000 tonnes dans l'année ; seulement un an après, on n'en a plus pris que 40 000 tonnes. En effet, les nototheniidés sont des poissons à vie longue, donc à production faible et lorsqu'on en exploite un stock on arrive très vite à la surexploitation, c'est-à-dire que l'on consomme très vite le capital en même temps que les intérêts. Il est probable que dans toutes ces eaux très froides, où les espèces ont une croissance lente, on arrive très vite à dépasser le stock maximal exploitable annuellement.

Je crois que le problème du krill est un problème intéressant parce que c'est une ressource qui ne souffrira pas de cette tare qui frappe les espèces des mers très froides.

A. Longhurst.– Thank you. I think Doctor Korringa would like to respond.

P. Korringa.– I would be pleased to give a reply to the first part of the question. Can we get more food out of the ocean ?

That is a very important thing. You know that the primary production in the sea does not fall far short of the primary production on the land. It is very different. There are deserts in the sea, where the water is blue. Blue is the colour of the desert in the sea. And there are very rich areas. But the total primary production is only a little bit less than on the land.

And still how much of our food comes out of the sea ? About 1%. Can we increase that very much ? Everybody believes that we will get more and more out of the sea in the future. I doubt it, for the food on the land is for 85 % vegetable food, not in our country but on the whole. And from the sea we get very little vegetable food. A few sea-weeds are eaten. In Japan they cultivate the nori, the red-weed Porphyra. But the total production is limited and it is really not a food, it is a condiment.

Why don't we get more out of the sea ? I explain this in terms of the 3 D's : density, dimension and diversity.

Density : this means that the vegetable food we harvest on the land is taken from a layer of only 1 meter, above the ground and under the ground, where it is concentrated. In the sea, the layer where the plants occur is 100 meters thick : the potential food is 100 times diluted there.

Then the dimensions : the food items which we take from the land, vegetable and animal, are of practical size, they can be harvested by hand or by machine. In the sea, 99 % is of microscopic, dimensions phytoplankton and zooplankton. It is technically not possible to harvest that on very large scale, even if you wish to.

And then diversity : on the land you have monocultures for animals and plants. When you harvest something in the sea, it is a mixture. If you have a mixture of phytoplankton, there are many species which either armed with silicious frustles and spines or are poisonous. It is not a source of food for man or his cattle. So the first link of the food chain is hopeless.

The second link is better : filter-feeders like mussels, oysters and other molluscan, shellfish. They utilize the primary production. So you can have a big production on a limited area. Look at Spain where in Galicia one produces 160 million kilos of mussels every year on the phytoplankton in the rias. In the Netherlands 90 million kilos. Oyster culture is very important too in many a country.

But we cannot expect very much more than is produced now, because you need a well-sheltered area, a coastal area where there are people to work, because shellfish farming requires manual labour, and there should be no pollution. Further, there is another factor : a clash with other interests. On the one hand there is a clash between shell-fish farming and industrialization causing pollution ; and, on the other hand a clash comes from the public who wants to use the water for their pleasure, tourists who want to sail on it don't want obstructions, nor posters "no entry".

Therefore I do not expect that the farming of shell-fish double or triple. It may increase somewhat but not very much more.

What we really get out of the sea, the bulk of it, is from the third, fourth and fifth links of the food chain, links we do not use as food on the land at all. Well, some people may eat a hedgehog, a snipe or an opossum, but the total tonnage of these food items is extremely small. But in the sea we wish our food predominantly from the third and fourth links. Now every next link in nature means a loss of 90 % biomass, not that mend in animal but in nature it will after be more than 90 % for the animals have to travel and to work for their food which requires a lot of energy. Therefore, the total tonnage of human food you can expect from fishes, is compared with the primary production very limited, indeed : less than 1 % of its biomass.

Personally I have the feeling that we can tap some resources, the krill abundant in Antarctic water is one of these things, though it will no doubt be expensive to harvest them. But I don't believe we will get very much more fish out of the sea than F.A.O. predict : 100 million tons. I don't expect that by the year 2000, we will get very much more than the present 1 %, of our food from the sea certainly not as much as 2 %.

A. Longhurst.– Would you like to respond ?

M. Aubert.– Le problème de prélever aux échelons inférieurs de la chaîne alimentaire des sources de nutrition est en réalité un vieux problème et je me souviens, il y a dix ans, étant délégué de la France aux Nations unies sur les problèmes d'alimentation à partir des produits marins, avoir eu l'occasion de préparer un rapport sur ce sujet qui n'a pas beaucoup vieilli parce que, quand on considère le problème, on se rend compte que les faits physiologiques sont très clairs sur cette question et évitent de penser qu'on puisse faire une bonne affaire en prélevant en bas de la chaîne.

En effet, lorsque vous considérez la concentration en produits utilisables par l'organisme humain que l'on trouve dans les espèces les plus inférieures comme le phytoplancton, on se rend compte que cette concentration par rapport à la masse d'eau qu'ils contiennent est extrêmement faible. Cela est valable pour l'océan et on peut en avoir une idée plus concrète et plus précise pour des terriens dans la mesure où on peut considérer qu'il est préférable de manger la chair de la vache plutôt que de manger l'herbe qu'elle broute, parce que, au fond, l'herbe c'est le phytoplancton et les espèces supérieures correspondent à un animal développé, un mammifère comme la vache, et il est bien évident que si nous mangions l'herbe qui s'étend devant nous nous n'aurions pas la possibilité, compte tenu de l'énorme quantité qui serait nécessaire pour obtenir une nutrition valable, soit de la manger parce que notre estomac serait trop vite plein, soit de la trouver parce que pour obtenir la même quantité de nutrition nécessaire en calories il faudrait dépeupler, si l'on peut dire, transformer en désert une grande partie de la surface utilisable pour les pâturages.

Vous voyez que le problème marin est le même problème, c'est un problème de calories, c'est un problème d'équilibre et les phénomènes de concentration que font les espèces marines supérieures par rapport aux espèces inférieures, ce phénomène de concentration rend infiniment plus rentable le processus qui consiste à prélever le quatrième ou cinquième échelon que de prélever le premier échelon. Je crois que ces faits physiologiques plaident en faveur d'un prélèvement effectué au niveau supérieur de la chaîne.

A. Longhurst.– Thank you. I would just like to add two brief comments. One is really raised by what Professor Aubert just said.

There are of course places in the ocean in which small organisms, even organisms of the millmetre scale which are low in the food chain, are in fact concentrated in very great densities. These are known and are certainly practicable for exploitation.

But the question always remains of the economic incentive. I will give two brief examples : First, copepod *(Calanus pacificus)* about 2 to 2.5 mm in total length, its abundance measured with a net pulled from several hundred metres deep to the surface appears to be, and is classically stated to be, in very low density in the water column. In fact, for much of the year, the population is concentrated in a dense layer about 10 metres thick, about 80 metres below the surface, through which the plankton net passes. It will be quite possible to pump from this depth very great quantities of highly concentrated copepods if there was a market for them.

The second example : a pelagic crab called *Pleuroncodes planies,* about 1 to 2 cm long, occurs in vast numbers in the upper 10 metres of the water column off California and Baja California. Nets can be filled to the mouth with this organism in a few moments and hauled onboard. It is eatable, is of very good flavour, but it is surrounded by a large spiny exoskeleton. It is therefore not readily saleable.

When we published some reports on the existence of this population, we naively thought that we were doing a service to mankind in demonstrating a new potential fishery. I have to report a great disappointment ; there has in fact been a fishery, but it is for pet-food additives, so that cat-food can be marketed in the United States labeled "ocean crab flavour".

The second point I would like to take up is the second one raised by Doctor Budowski : should one expect that a fishery that might develop on such stocks of organisms low in the food chain would affect the balance or the health of the oceans in some way ?

The general answer is certainly "yes", but to predict precise effects is quite impossible. It is certain that when a population like the famous Californian sardine almost disappears, so also the populations of high level predators on which the Californian sportsmen like to exercise themselves on the week-end also must disappear, or turn to an alternative food source like anchovies if these are present.

Certainly if we reduce the populations of copepods, of pelagic crabs, of krill, those organisms which feed on them will to some extent be constrained in their population size. This is inevitable.

But to ask ecologists in the present state of knowledge or in the foreseeable state of knowledge to predict precisely what those effects would be is to ask for the impossible. We have to make a best estimate of what these effects will be, and either we take the course which was suggested this morning, "when in doubt, do nothing" which is a perfectly valid and supportable argument, which in many cases I would support ; or we make the best guess of how we should exploit these populations and what might be the effect, and we monitor as well as we can from the very beginning those effects and must be prepared to stop the fishery if the effects are shown to be dangerous.

Now we could perhaps proceed to the next questionner, who is Doctor Monkman, who has a question concerning polyvinyl chloride in the ocean.

J.L. Monkman.– I think I addressed the question to Doctor Curry-Lindahl. My question may not have been as well explained as it might have been. The situation arose during discussions with Doctor Palmork of the Fishing Institute of Bergen, Norway ; he published a report to the effect that, into the general ocean systems, something like 100 000 tons of this E.D.C. tar, that is to say ethylenedichloride waste or something like that, is released yearly. This material consists of hundreds of organic compounds, many of them chlorinated or chlorinated aromatics resulting from the manufacture of chlorinated hydrocarbons, more particularly, the manufacture of vinyl chloride monomer.

The question is very simply this : as long as we continue to put this kind of material into the oceans in such tremendous quantities, there can be nothing but damage. I should think this to be obvious. Now it may very well be that my query has already been answered by Doctor Korringa, who suggests that you should take this material out into the far reaches of the oceans on a boat and incinerate it. That was the basis of my question.

K. Curry-Lindahl.– Your question should perhaps have been answered this morning by the toxicologists. I am not able to reply in any detail to it.

However, when you take into consideration the fantastic high amounts of various toxic chemicals, not only those you are referring to because there are many others, including mercury for example, it is obvious that the effect on the marine environment must be quite considerable. We know in two cases at least, coming both from the United States, and in that case it is dealing with mercury but it is just an example which I think can be extrapolated to the question you put to me ; you remember that a couple of years ago, it was detected that 23 % of the tinned tuna fish in the United States were in fact heavily contaminated by mercury. This led to an investigation. And also the sword fish which is also a very popular food fish in North America was included in that survey. In fact they found out – I happen to have the figure here – that not less than 95 % of all the swordfish proofs analyzed contained very high residues of mercury, to such high levels that – I have some figures again : of 853 proofs analyzed, only 42 were under the marginal safety quantity fixed by the U.S. Food and Drug Administration.

These are just two examples which have happened to be looked into in fishes which are important for human consumption. So, I take it that one can say that there are of course many more organisms which are contaminated as well. We can certainly say so because both the tuna and the swordfish are last links in the food chain, as we are ourselves. These two examples display to us how dangerously we live ourselves and how dangerously we are treating the whole marine environment, due to the causes you have just pointed out : the industrial wastes which in enormous quantities are dumped out in the oceans every year.

I don't know whether you are satisfied with my reply, but I can only answer in that way.

J.L. Monkman.– If I may return to the question for a few moments, I also mention the fact that, in addition to the manufacture of vinyl chloride monomer, where this E.D.C. may have originated, you also have a similar problem with polyvinyl chloride manufacture, where you take vinyl chloride as the monomeric substance and polymerize it, resulting in great losses of vinyl chloride to the environment, both in the air and water systems.

It is customary to dump the waste contents of the reactor when it is being cleaned, that is the scale of polyvinyl chloride and the remaining unreacted vinyl chloride monomer into the nearest water system.

The solubility of vinylchloride is low, perhaps 0.1 %, but in the presence of an unlimited water supply this will go into solution quite easily.

I must allude to the fact that in North America and in Europe, we now have another scare with respect to angiosarcoma of the liver, related specifically to the one cause, vinyl chloride monomer.

K. Curry-Lindahl.– I am sorry I cannot comment on this very important information. Again we can just draw parallels from other areas which we happen to know something about. But here we are in the unknown. Certainly it is a very dangerous unknown.

A. Longhurst.– We are entering into the area of ecotoxicology of which we are not the round table. But I believe Professor Aubert can respond to your question.

M. Aubert.– Le problème des rejets d'hydrocarbures chlorés dans le milieu est très important et nous avons eu l'occasion de faire une expertise demandée par les industriels qui ont eu en charge ce problème devant les gouvernements hollandais et français.

Je puis vous dire que les effets toxiques que nous avons pu envisager à travers la chaîne alimentaire marine sont extrêmement importants lorsqu'il s'agit d'un rejet liquide et que les destructions qui sont consécutives à ces rejets sont importantes à l'égard de la faune et de la flore, et que, indépendamment de cet aspect de destruction de richesses nutritionnelles, il y a un phénomène cumulatif quand on considère que ces phénomènes se produisent au niveau des chaînes alimentaires.

Le but de l'expertise qui a été demandée a été le suivant : le brûlage en haute mer de ces déchets est-il ou non toxique ? Nous avons poursuivi une expérimentation faite, d'une part, à bord des navires qui procèdent au brûlage de ces produits et, d'autre part, en laboratoire. Des conclusions que nous avons tirées nous pouvons dire que le brûlage de ces produits hautement toxiques lorsqu'ils sont sous forme liquide, à condition que ce brûlage soit fait à la température adéquate dans des fours spéciaux montés sur ces bateaux, détruit complètement l'aspect toxique. Nous avons pu suivre l'évolution de la remontée des fumées à partir du four de crémation jusqu'au niveau de la mer. Cela a été fait par une série de prélèvements effectués dans l'air, puis dans l'eau, et nous avons pu voir qu'il n'y avait aucune action toxique au niveau du milieu ; en particulier, nous avions craint que certains métaux lourds qui pouvaient exister au niveau de ces rejets fussent rejetés dans le milieu, et les expérimentations que nous avons faites au moyen de chaînes biologiques ont montré l'innocuité complète de ce système pour se débarrasser de ces produits.

Nous pensons donc que c'est actuellement, dans l'état de nos connaissances, le meilleur moyen pour nous débarrasser des hydrocarbures chlorés sans intervenir sur le milieu.

Voilà l'expérience que je voulais vous rapporter parce que je crois que ce type d'expérimentation sur ce sujet est actuellement fort rare et je crois qu'en Europe c'est le premier travail qui ait été fait là-dessus.

P. Korringa.– I would add a few words to the question of Mister Monkman. The study of these organic man-made products and their pathway in the sea is much more conclusive than the study of what happens with heavy metals, because we are absolutely sure that D.D.T. and P.C.B. and all those things we find in the sea and in marine organisms come from man's activity, whereas with mercury, it is not sure ; it may be pollution, but it may be something else, because we have samples of food remains from long ago, from pre-Columbian times offering the same high mercury level in times as nowadays. We know that in the natural environment, you have biological accumulation of mercury in some food chains. Therefore it is difficult to make a distinction between man-made pollution and natural phenomena in metals. In your case, this is much more clear. It is man's effect. So studies on that topic are of immense importance.

J.L. Monkman.– Mister Chairman, I have one small correction for Doctor Korringa. In the case of the mercury at Minimata, it was a completely man-made disaster. And this again gets us back to the vinyl chloride industry in Japan, because it was the mercury inhibitor or catalyst removed during polyvinyl chloride manufacture which was put into the sea and which did the damage. It may be for this reason that if you look at the Japanese literature now, you will find a great deal of information on how to dispose of polyvinyl chloride by incineration or whatever. Is this because they have been burnt by Minimata ?

P. Korringa.– I agree with you, for the Japanese case. But I mean that for the fishes from the open sea, you never know what comes from man and what comes from nature. And you know that these permissible levels must be dealt with some caution. In Germany one proposed a permissible level for mercury, and a year later they found that in the cultivated mushrooms one could find twice as much. One must be careful with all that.

A. Longhurst.– Doctor Monkman, I think we have not completely finished with your question. I want to make a brief comment, although I am not a chemist at all. I listened recently to a very interesting lecture which demonstrated to me that nothing is as simple as it seems to be. I understand that there are a number of compounds, producted particularly by littoral red algae, and which are accumulated by such organisms as the sea hair *(Aplysia)* and which are extremely close structurally, and very difficult to detect chemically from halogenated hydrocarbons.

K. Curry-Lindahl.– I would like to say this to Doctor Korringa : you said that you don't believe that tuna and swordfish were really affected by man-made produced mercury or man-made distributed mercury. Of course you are right in saying that mercury exists in nature, but this is in a rather negligible quantity. But we have evidence, although from another area of the world, dealing with terrestrial freshwater and brackish water environments. This is in Sweden. It is an extraordinary case : mercury was found in very large quantities in birds and fish and also mammals during the 40s and 50s in Sweden in connection with the very heavy use of mercury compounds in agriculture, which is a rather new phenomenon which did not exist before.

A method was found out how you could detect accumulation of mercury in the feathers of the birds and in museum stored skins of birds.

One found out that the birds between the years 1850 and 1920 or 1930 had no contamination at all of mercury but those which had been collected during the 1940s and 1950s and early 1960s that is before the ban of mercury in that country, showed very heavy contamination. After the period mercury was banned, it has vanished also from the birds' feathers.

This shows a complete parallel to what we know in fish, from fresh water and brackish water. So I don't think it is exaggerated to say that we are facing a risk concerning human consumption of the marine tunna and swordfish.

A. Longhurst.– Thank you. I think we have finished with your question. The next question is by Mister Curie.

M. Curie.– J'avais mis sur la fiche des choses comme le massacre des bébés phoques ; tout cela c'est secondaire, et je vais élever le débat, jusqu'au plan de la génétique. Vous pouvez faire des miracles avec la génétique. Je pense spécialement, puisque je m'occupe des problèmes de la F.A.O., aux miracles qui ont été faits par le prix Nobel de la Paix, sir Norman Borlaug. Nous avons fait des nouvelles semences de maïs, permettant de le cultiver jusqu'en Angleterre.

Ensuite j'ai été en Thaïlande, où, dans des terrains même montagneux j'arrive à faire pousser du soja et avec du soja je fais du lait et du yaourt.

Toujours avec la génétique : les productions d'huîtres en France étaient contaminées, elles étaient rigoureusement perdues ; on a fait venir du Japon du naissain et les huîtres qui sont issues de ce naissain japonais ont une production beaucoup plus rapide et meilleure.

Si vous voulez, toujours en parlant de génétique, je déborde un peu, je sors de l'océan, je vais dans les fleuves. Le *Tilapia* a été utilisé à Madagascar, en Thaïlande, en Amérique du Sud et au Brésil ; son taux de reproduction est extraordinaire. Si l'on arrivait à trouver d'autres espèces que le Tilapia, le problème de la production de poisson serait résolu. Prenons les crabes, on a parlé d'espèces de crabes, j'en connais spécialement, ce sont les crabes d'Amérique du Sud, les crabes bleus : entre l'œuf et l'âge adulte pour la consommation il y a trois mois ; je trouve que le problème de la faim dans le monde, dans les pays particulièrement pauvres, pourrait être résolu par le choix d'espèces à fécondité élevée et croissance rapide.

Tout à l'heure on a parlé des Japonais, personne n'a évoqué le problème des plaines sous-marines, parce qu'on a parlé de la pollution, mais il y a des milliers d'îles au Japon qui ne sont pas toutes près des zones industrielles. Prenons les îles dans des régions plus sauvages ; vous savez que ces plaines sous-marines, on peut les exploiter entre trois mètres et quatorze mètres, pourquoi n'intensifierait-on pas cet élevage sous-marin en mettant des espèces qui seraient très productives ? Et les généticiens peuvent venir à mon secours et donner des espèces qui permettraient une reproduction très rapide.

Actuellement je sais qu'en France le homard est très cher, on arrive à faire reproduire ces animaux d'une manière qui n'est pas artificielle mais qui n'est pas biologiquement la même. Alors je pose la question : je voudrais qu'on me dise si vraiment on peut résoudre le problème de la santé dans le monde. Ce matin j'ai entendu parler de collecter du plancton. Je vais répondre que ce n'est pas la peine de se donner le mal de prendre le plancton, parce que j'arrive en dépolluant, c'est-à-dire en prenant le lactosérum qui est polluant de toutes les usines de France, à faire des centaines de milliers de tonnes de protéines animales et cette protéine animale revient à 1 franc le kilo. On peut faire la même chose, et, en même temps, dépolluer en utilisant les déchets sulfitiques des pâtes à papier (je pense à l'Aquitaine) et produire des protéines valables pour les animaux ou pour les humains.

Il y a un problème qui est beaucoup plus grave et que personne n'a abordé, c'est le problème de l'énergie. Eh bien, je suis en train de mettre au point une automobile qui va marcher avec 60 % de méthanol, de l'alcool qui est produit avec des déchets d'industries alimentaires ; par exemple, dans l'Hérault, il y a des milliers de tonnes de pépins de raisins et si on les fait fermenter on arrive à avoir des produits très riches et on dépollue en même temps. Je voudrais qu'on parle d'énergie qui en même temps dépollue.

A. Longhurst.– I will try to respond very briefly to you. Whenever I hear somebody suggesting, with regard to the extraction of new resources or the trying of new techniques in the ocean, "why don't we do this ? why don't we do that ?" the answer is almost always economic. There are very many things that we know how to do in the ocean, in practical terms. But we have to remember that except for the subsistence farmer and the subsistence fisherman who lives by what he catches, nobody farms and nobody fishes except for money. If there is a profit to be made and we know how to do it, it will be done.

I think this is the general answer to your special questions. I agree that there are all sorts of possibilities of anchoring horizontal nets in the ocean upon which to grow giant kelp near the surface, so that they will grow very quickly. This is obviously practical. But there are also many other practical possibilities. Whether or not they will be done is pure economics.

Now we should take the next question, which is by Mister Lalonde, on thermal pollution.

J.M. Pérès.– Cette question, monsieur Lalonde, est une question qui préoccupe beaucoup à l'heure actuelle divers organismes nationaux et internationaux. Il en a été beaucoup question à la réunion d'Oslo qui avait été organisée par l'A.I.E.A., il en a été beaucoup question la semaine dernière à une conférence internationale organisée par l'Institut de la Vie, conférence qui a réuni je pense une quarantaine de personnes parmi les plus compétentes dans ce domaine.

Le problème de la pollution thermique en mer se présente de façon très différente de celui des rejets thermiques, ou des modifications thermiques, dans l'atmosphère, dans les eaux douces. Je me suis donné cinq minutes, pas plus, je ne pourrai vous donner beaucoup de détails.

En ce qui concerne l'atmosphère, pour la haute atmosphère, à l'heure actuelle, ce que l'on peut dire, c'est que la connaissance que l'on a des lois générales de la circulation atmosphérique et des altérations que pourrait y entraîner le trafic aérien à très haute altitude donne à penser qu'il n'y a pas de risques d'ici à l'an 2000 ; suivant les évaluations il faudrait une flotte d'avions stratosphériques de l'ordre de 500 à 2 000 avions pour que la teneur de la stratosphère en oxyde d'azote, en ozone, *etc.,* bref l'effet de serre, soit modifiée.

En ce qui concerne la basse atmosphère, c'est-à-dire la troposphère, on est également très mal informé des effets possibles d'un accroissement de la teneur en gaz carbonique. Dans l'atmosphère, actuellement, les conséquences de la pollution thermique sont essentiellement des conséquences locales : modification du régime des brises, modification des brouillards ; également dans les installations thermiques comportant des réfrigérants atmosphériques humides, l'influence sur le microclimat local et surtout, lorsque ces tours de réfrigération utilisent de l'eau de mer, l'influence sur la végétation des aérosols salins. Il y a aussi des influences mineures, le verglas sur les autoroutes, mais je passe.

En eau douce, les conséquences peuvent être très graves, notamment d'après le docteur Golterman des Pays-Bas, lorsqu'on utilise pour la réfrigération de centrales importantes des lacs ou des rivières relativement peu profonds.

En mer enfin, les effets sont actuellement très localisés. Ils sont faibles dans les régions tempérées froides ou froides, mais peuvent être très graves en zone intertropicale car beaucoup d'espèces qui y vivent se trouvent avoir un optimum thermique très proche de leur seuil létal supérieur. Donc l'installation de centrales thermiques en pays intertropicaux devra s'accompagner de précautions extrêmement importantes.

Les conséquences dues à l'installation d'une centrale thermique en milieu marin sont de trois ordres : il y a des conséquences dues aux rejets proprement dits d'eaux chaudes qui sont assez difficiles à apprécier car les lois de la diffusion des rejets sont à l'heure actuelle, très insuffisamment connues, nous manquons de données dans le domaine de la mécanique des fluides.

D'autre part, il y a deux autres effets qui ne sont pas du tout négligeables : l'un est l'effet de transit des êtres qui sont pompés dans les installations, effet de transit qui est double : il y a un effet de choc thermique et il y a un effet mécanique. On peut savoir ce qu'il y a de vivant ou de mort à l'entrée et à la sortie, mais il est très difficile de savoir si ce qui ressort vivant survivra de façon durable ou est destiné à mourir à bref délai.

Enfin, il ne faut pas oublier que, dans toutes ces installations d'eau de mer, on pratique pour lutter contre les salissures ce que les Anglais appelent le *"fouling",* la chloration, et l'on redoute que la chloration de certaines molécules organiques existant naturellement dans les eaux de mer, présente des dangers. Actuellement, le problème de la pollution thermique en eau douce est un problème ennuyeux ; dans l'atmosphère c'est un problème local ; en mer, cela va devenir un problème. Actuellement les centrales côtières sont presque toutes de petites installations, de l'ordre de 1 000 à 1 500 mégawatts ; si demain on décide de faire des centrales « mammouth » de 5 ou 10 gigawatts, le problème sera complètement différent ; à ce moment-là on sera probablement conduit à faire des centrales *"off shore".* De toute façon, la conférence de la semaine dernière a bien insisté sur le fait que, dorénavant, on ne devrait plus jamais, pour des raisons écologiques que je n'ai pas le temps de développer ici, mettre des centrales sur des estuaires.

A. Longhurst.– Thank you, Professor Pérès. The last question we have in front of us and which I think will be the last question we can take from the floor is again by Doctor Monkman, concerning sea lampreys.

I will read your question, Doctor Monkman : *"Man introduced the sea lamprey into the Great Lakes system of North America and this resulted in the destruction of the lake salmon. Correct or not ?"*

The short answer, I think, is "correct", but I don't know if any of the fishery specialists on the panel would care to expand.

I think this is a general and important question : what do you do to natural populations, to fishery populations, when you join previously separated bodies of water, as by the Suez canal, or by the proposed sea-level canal across Panama ?

P. Korringa.– This question of the lampreys is well known in the literature of American fishery biologists. The lamprey is a fish which predates directly on another fish by adhering to its skin, biting it, sucking out its juices. There was a valuable species of salmonid fish which was abundant in the Great Lakes, and then the lamprey became so numerous that this fish went down in numbers. But that is a case of introduction or intrusion of another species. Such things happened many times before, it is not only the case of the rabbit in Australia. But in your country, Sir, you may remember that after the fisheries exhibition in London of 1883, they had all kinds of ideas of introducing new species. They introduced American oysters in Essex, but one took along the slipper line jet and the eastern drill. The impact was so terrific that one destroyed the whole Essex oyster industry.

So introduction of foreign species is a very tricky matter, and therefore the International Council for Exploration of the Sea has set up a special committee under the guidance of Doctor Cole to report on all cases of introduction of aquatic species from other countries, and they plan in the future to advise on doing so.

But as has been said before, sometimes it is necessary : when the portuguese oyster on the West coast of France came into serious trouble by a disease caused by a microscopic parasite and the whole industry was on the verge of collapsing, a very closely related species was resistant, and Doctor Marteil has been so brave, despite the risks, to introduce large specimens fom British Columbia for reproduction. That worked, and now the industry is on its feet again. So sometimes you have to do it, but it surely is a tricky business, and I think scientists of various disciplines should advise on such things to avoid such kinds of disasters as happened in the United States.

A. Longhurst.– I would just like to say a few more words on this particular topic, because I think it is one which illustrates very clearly the difficulties in which the ecologists sometimes find themselves regarding advice to governments concerning the desirability or not of some project or other.

The question of the new proposed sea-level canal through Panama, in which the water would flow permanently at a rate of a couple of knots from the Pacific Ocean into the Atlantic Ocean was a very active proposal in the United States about five years ago ; during the planning period for this canal, many questions were asked of ecologists. But I have always felt that they were not the correct questions. They were such things as : *"For how long will the effects of this canal be felt ?"* Obviously, if you are an ecologist, or if you know anything about zoogeography, your answer to that has to be : *"I cannot say except that it will be many centuries, probably even millennia, because you are joining together two totally separate faunas which have evolved in isolation and have never been, in the last several million years, connected directly".*

We were asked to make statements concerning what will be the area of the effect in the Caribbean ; will it be a matter of 10 miles around the canal, will it be a matter of 100 miles or a matter of 1 000 miles around the canal ? Again there is no possible way to answer that question. It is an invalid question.

And even more than that : if we had taken the money which was offered for the research and performed some research on the existing state of the populations of invertebrate animals in the Caribbean and the gulf of Panama which are rather poorly understood, we could not have come up in any reasonable time with results that would have enabled the planners to make any sort of decision on ecological grounds as to whether or not it would have been a good idea to build the canal. And all that we should have done would have been to enable the government to say : *"There, you see, we did the research, and now we can go ahead with our canal".*

I think this is a very very easy trap for ecologists to fall into.

That is all I want to say on that matter.

I don't think that I will attempt to summarize what we have been discussing this afternoon. Our discussions have ranged too widely. I think all that one can possibly say is that this is another area of great complexity, of great factual uncertainty in which we are constantly being asked to make statements and decisions which it is very very difficult or impossible for us to respond to satisfactorily. I think we have some minutes left. We might perhaps turn to the questions which Doctor Pérès posed to the panel earlier.

I think your first question was to Doctor Curry-Lindahl on the desirability of either fishing fish or digging guano.

K. Curry-Lindahl.– Well, I do not think it is just one or the other, because if you realize that the productivity of the anchovy fishery on one side and the guano production on the other stem from the same source, and you know also that the guano is utilized as a fertilizer, and this is a biological very sound fertilizer which of course could match the chemical fertilizers that we in my opinion use much too much of in the world, it is clear how useful both these resources are.

So besides the pure economic effect in both these fields of production for Peru, from the ecological and biological points of view, the ideal thing would be of course to utilize them both at maximum levels, but not at the detriment of one to the other. And this is feasible. It has worked for very long periods before we have this crisis where it seems to me that some new factors are perhaps involved, because the cycles of the Nino have been upset and also the ability of the marine organisms to recover in the way they have done before. So there is some new element here.

May I just very briefly comment upon two things you said. You mentioned the disappearance of the "dauphins", I suppose you mean *Delphinus delphis,* in the Mediterranean.

It happens that in the Pacific, about 250 000 dolphins of three species of which *Delphinus delphis* is one, are killed annually only by the U.S. tunna fisheries. In addition, you have all the Japanese, Korean, French, Spanish, Mexican, South America tunna fisheries in the Pacific which we don't know about.

Could it not be, beause you have tunna fish in the Mediterranean as well, that it is for that reason that the dolphin has disappeared, that they have been captured in nets and so forth ? I don't know, it is just a question.

J.M. Pérès.– Le thon a toujours été pêché en Méditerranée et, à l'heure actuelle, il l'est plutôt moins que par le passé. A ma connaissance, les pêcheurs de thon n'ont jamais procédé à des destructions de dauphins. La pêche du thon en Méditerranée reste quand même une pêche très locale et par des procédés à très petite échelle qui n'ont rien à voir avec la *"long-line"* japonaise ou avec le *"ring-net"* et je ne crois pas qu'il y ait aucune interférence possible entre la diminution des populations de petits cétacés d'Ondotocètes et la progression ou la non-progression, je ne connais pas les chiffres, des captures de thon en Méditerranée. Je crois que c'est tout à fait indépendant. Mais le docteur Korringa en sait plus que moi peut-être.

P. Korringa.– It started with my remark that the porpoise (the small dolphin) in the coastal waters of our country and in many other countries is so reduced in numbers ; and I said that we have the idea that it is the Zuyderzee herring, which is no longer there in billions which is to blame.

In more general terms, I would say that there is a switch over from pelagic fishes like herrings to bentonic fishes, and the porpoises need pelagic fishes. There was no case of any porpoise being caught by our fishery. Our fishermen very very rarely get a porpoise in their nets, so it cannot be man. But I agree with you that we should be careful with our explanations.

But there may be other factors, such as perhaps mineral oil which may come into the nostrils of the porpoise, I don't know. And there are very many parasites. Porpoises and seals suffer heavily from parasites and often die from them.

In sardines you said you had the impression that maybe the decline in sardines can have some relation to pollution. But how can you then explain that the same species (it is some what different in size but it is the same species) comes now in such numbers in the North Sea that we catch them commercially whereas 10 years or 20 years ago we never saw them.

There are such changes in the fish stocks which have nothing to do with man, which we cannot understand.

The sole, at the beginning of the century, was a fish of very limited occurence in the North Sea, and we know that from our quantitative egg surveys from that time. So it is not a question of fishing.

On the other hand, the great weever which is not fished to any extent practically disappeared.

So there are still many things to be found out. Pollution may be one thing to it of course but I think there are many other factors interfering.

A. Longhurst.– Thank you. I think we should stop now. Thank you very much to all of you for persevering with us late on a Saturday afternoon. We will now close this session.

RÉSUMÉ

La session consacrée au « Maintien des Equilibres marins » fut présidée par le professeur Longhurst, également rapporteur. Son exposé, axé sur le maintien de l'équilibre biologique océanique, mettait l'accent sur diverses manifestations de l'instabilité temporaire des océans. Celle-ci résulterait de changements climatologiques encore inexplicables, ou bien serait consécutive soit à l'exploitation, soit à la pollution. Dans ce domaine, le professeur Longhurst a souligné d'emblée l'importance de l'activité sub-létale des polluants sur les organismes marins. Il concluait sur l'impossibilité dans laquelle nous nous trouvons de contrôler ces phénomènes à grande échelle, en prenant comme exemple les modifications cycliques de la productivité des eaux le long des côtes pacifiques sud-américaines.

A la suite de ce rapport, les participants à cette table ronde ont été invités à exposer leur point de vue sur l'équilibre biologique des mers.

Le professeur Pérès, vice-président de la session, pense qu'un certain degré de pollution est à l'avenir inévitable ; il faut cependant que la mer, malgré cette altération, reste compatible avec un certain agrément de la vie et conserve certaines potentialités d'exploitation pour l'homme.

Le professeur Korringa a souligné certaines modifications bénéfiques dans des populations de poissons à la suite d'activités prédatrices par l'homme. Il a discuté des diminutions de biomasse consécutives à cette activité, indiquant qu'une rationalisation de la pêche peut aboutir à un équilibre biologique compatible avec le maintien, ou même l'accroissement, des populations des espèces économiquement valables. Il a d'autre part estimé secondaire l'action des polluants qui, selon lui, n'auraient qu'une influence localisée aux zones côtières.

Le professeur Curry-Lindahl a apporté certaines précisions au rapport introductif, en particulier dans les domaines hydrologiques et climatologiques, et a évoqué les conséquences biologiques qu'elles entraînent à l'égard de la biomasse totale et des oiseaux de mer dans le cas particulier de l'*upwelling* des côtes péruviennes. En ce qui concerne les phénomènes de pollution, il a souligné la gravité de la dispersion de certains composés chimiques dans l'ensemble de l'océan mondial, pouvant entraîner une régression de certaines espèces de poissons ou de mammifères marins.

Le professeur Drach a évoqué les destructions provoquées par la surexploitation de certaines espèces comme les grands cétacés. Il a insisté sur l'intérêt d'une rationalisation des pêches basée sur les méthodes statistiques qui rendent possible une évaluation des stocks. Il propose en outre la création de réserves marines pour la protection de certains biotopes particulièrement fragiles ou dégradés (mangroves, récifs de coraux). Dans le domaine des pollutions, il a souligné la nécessité d'évaluer les apports telluriques fluviaux ainsi que leur impact sur les ressources marines naturelles.

Le professeur Aubert a indiqué que l'équilibre biologique des mers, classiquement lié à des phénomènes de compétition pour les substrats ou les nutrilités, repose également sur des actions biochimiques conduites par des télémédiateurs réglant les équilibres interspécifiques, principalement dans les domaines microbiens et planctoniques. Ces messages peuvent être faussés par certains polluants chimiques, qui risquent ainsi de provoquer une dérive écologique, rendant la mer progressivement inutilisable à des fins humaines.

Le professeur Fonselius, de son côté, a estimé que certaines conditions physiques, et en particulier thermiques, peuvent modifier les stocks de substances nutritives disponibles pour la biomasse, entraînant ainsi des variations de la productivité marine.

A la suite des communications des participants à la table ronde, un certain nombre de questions ont été posées par l'assistance. Elles peuvent être classées en trois thèmes principaux :

– Les possibilités de renouvellement des stocks à la suite de surexploitations ;

– L'utilisation nutritionnelle des organismes de la biomasse primaire (plancton) pour l'alimentation humaine ;

– L'impact des pollutions chimiques et thermiques sur les populations marines et, par voie de conséquence, sur les rendements de pêches.

Des réponses qui ont été formulées par le président, le vice-président et les participants à la table ronde, on peut dégager les conclusions suivantes :

– Les stocks biologiques marins sont menacés par certaines pêches intensives (Longhurst). Il semble pourtant que l'on ne puisse généraliser ces conclusions, certains exemples montrant que cette surexploitation ne conduit pas toujours à une disparition des espèces concernées (Korringa).

– L'utilisation de la biomasse primaire n'est pas susceptible d'apporter une solution à la nutrition de l'homme, du fait de conditions de dynamique énergétique (Aubert) et de difficultés techniques (Korringa, Pérès).

– L'impact de la pollution chimique doit être pris en compte par sa triple action : toxicité directe réduisant la biomasse disponible, danger pour la santé de l'homme par concentration de certains polluants rémanents, et risque de dérive écologique par atteinte des équilibres interspécifiques (Aubert).

La pollution thermique, généralement grave dans les cours d'eau ou les lacs peu profonds, risque d'entraîner en mer des atteintes considérables du milieu, principalement dans les zones intertropicales. Ses effets croîtront progressivement avec la puissance des nouvelles centrales projetées (Pérès).

A la question posée par le professeur Gautheret, demandant que soient précisés à l'attention des instances gouvernementales et internationales les grands axes qui conditionnent la gestion et la conservation des richesses biologiques des océans, les participants à la table ronde ont répondu :

– Qu'une rationalisation de l'activité prédatrice pourrait permettre une meilleure utilisation des stocks ; on pourrait espérer maintenir, ou même améliorer, la productivité (Longhurst, Korringa, Curry-Lindahl, Pérès, Drach) ;

– Qu'à côté de ce problème purement quantitatif, il était nécessaire de considérer l'aspect qualitatif de la production marine, qui évolue vers une dégradation liée au phénomène polluant. En particulier, les produits de certaines zones de pêche ont une valeur largement diminuée par l'ingestion de certains produits chimiques nauséabonds, d'autres pouvant devenir dangereux, voire même mortels, par la fixation et l'accumulation de certaines substances toxiques tels que les métaux lourds (Aubert).

En conclusion, une unanimité s'est dégagée pour considérer que des incertitudes demeurent sur l'influence des actions prédatrices ou polluantes au niveau des stocks nutritionnels marins et que, malgré de considérables progrès scientifiques, des difficultés persistent quant à l'approche de ces phénomènes.

Michel Gauthier.

SUMMARY

The session on the "Maintenance of Marine Equilibrium" was presided over by Professor Longhurst, who was also rapporteur. His exposé, dealing with the maintenance of the biological balance of the oceans, outlined the different manifestations of the temporary instability of the oceans. These could result either from still unexplained climatological changes, or from fishing activities or from pollution. In this field, Professor Longhurst first underlined the importance of the sub-lethal activity of pollutants on marine organisms. He concluded that it is at present impossible to control these large-scale phenomena, taking as an example the cyclic modifications of productivity off the South American Pacific coast.

At the end of the discussion, the panel members were invited to express their views on the biological equilibrium of the seas.

Professor Pérès, Vice-President of the Panel, thought that a certain degree of pollution is inevitable in the future ; however, despite this degradation, the sea must remain compatible with certain amenities of life and must preserve certain potentialities for exploitation by man.

Professor Korringa called attention to the fact that some of man's predatory activities have brought positive modifications among the fish population. He discussed the decrease of the biomass, a consequence of this activity, and indicated that a rationalization of fishing can lead to a biological equilibrium compatible with the maintenance or even the growth of populations of economically valuable species. Moreover, he considered that pollutants only act within the limits of the coastal zones, and hence are only of secondary importance.

Professor Curry-Lindahl added specific details to the introductory report, particularly regarding hydrology and climatology, and pointed out the biological consequences for the entire biomass and for sea birds in the case of the up-welling off the Peruvian coasts. Regarding the pollution phenomenon, he drew attention to the serious problem raised by the dispersal in the oceans of certain chemical compounds, resulting in a regression of certain species of fish and sea mammals.

Professor Drach mentioned the destruction resulting from overexploitation of some species like the large cetaceans. He stressed the necessity of rationalizing fishing, using statistical methods, thus making it possible to evaluate stocks. Moreover, he proposed the creation of marine reserves for the protection of particularly fragile or degraded biotopes (mangroves, coral reefs). Regarding pollution, he underlined the necessity of evaluating the amounts brought in by rivers as well as their impact on the natural resources of the sea.

Professor Aubert indicated that the biological equilibrium of the seas, classically related to the phenomena of competition for the substrata or nutrilites, is also founded on biochemical actions transmitted by long-distance mediators regulating the balance among species, principally in the microbian and plankton fields. These messages can be altered by certain chemical pollutants ; this could lead to an ecological drift resulting in the sea's becoming progressively less useful for human purposes..

Professor Fonselius, for his part, considered that some physical conditions, and particularly thermal ones, can modify the stocks of nutritive substances available for the biomass, thus leading to variations in marine productivity.

After the speeches of the Panel members, many questions were asked by the audience. They can be classified in three main groups :

– The possibilities of renewing stocks after over-exploitation ;

– The utilization of the primary organisms of the biomass (plankton) for feeding man ;

234

– The impact of chemical and thermal pollution on the marine population, and consequently, on fishing yields.

From the President's, Vice-President's and Panel members' answers, the conclusions are as follows :

Marine biological stocks are endangered by some forms of intensive fishing (Longhurst). It appears, however, that over-exploitation does not necessarily lead to the disappearance of the species concerned (Korringa).

The utilization of the primary biomass is not likely to solve man's nutritional problems, for reasons of energy dynamics (Aubert) and because of technical difficulties (Korringa, Pérès).

The impact of chemical pollution must be taken into account because of its triple action : direct toxicity, reducing the available biomass ; danger to man's health resulting from the concentration of some residual pollutants ; threat of ecological drift through disruption of the balance among species (Aubert).

Thermal pollution, usually serious in rivers and shallow lakes, may considerably affect the seas, especially in the intertropical zones. Its effects will increase in line with the increasing size of planned new power stations (Pérès).

Professor Gautheret asked that governmental and international authorities be informed of the main ideas underlying the management and conservation of the biological fertility of the oceans. The Panel members answered that :

– Rational predatory activity could enable a better use of stocks ; we could then hope to maintain, or even improve, productivity (Longhurst, Korringa, Curry-Lindahl, Pérès, Drach).

– Quite apart from this quantitative problem, it is necessary to consider the qualitative aspect of marine production, now deteriorating because of the pollution phenomenon. In particular, the products of some fishing zones have a greatly diminished value due to the ingestion by the fish of certain nauseating products. Others may become dangerous, if not deadly, because of the fixation and accumulation of toxic substances such as heavy metals (Aubert).

In conclusion, it was unanimously considered that some doubts still remain as to the influence of polluting and predatory activities at the level of the marine stocks used for food. Although considerable scientific progress has been made, some persistent difficulties still remain as to the attitude to be adopted towards these phenomena.

intervention de la science dans l'augmentation des rendements en agriculture

intervention of science in the increase of production in agriculture

Président du débat :
Sukhdev Singh

Vice-Président :
Alfred Balachowsky

Rapporteurs :
Sukhdev Singh et Jean Rebischung

Secrétaire :
Daniel Brugère

Participants :
Gerardo Budowski
Nouredine Chalbi
René Dumont
R.G. Fontaine
M.S. Ghilarov
Pieter Korringa
François Ramade
Haïm Zaban

S. Singh.– Shall we start, Ladies and Gentlemen, this morning session on "Intervention of science in the increase of production in agriculture" ? Now, the procedure has been well set already : one third of the time will be spent in introducing the subject, one third of the time will be for the panel members and the rest, about 40 minutes, will be for the audience.

The thesis that intervention of science can result in an increase in the agricultural yields hardly needs any proof. Yet in vast areas of developing countries, the agricultural yields continue to stagnate at very low levels, whereas in the developed countries, with more or less similar natural environment and size of farms, the yields have attained very high levels. For example, in 1970 Japan produced an average of 6,720 kg. of grain per hectare on very small farms compared to 1,270 kg. in Africa, 1,750 kg. in Asia and 2,060 kg. in Latin America (1). The difference in productivity is essentially due to the scientific technology adopted by the Japanese farmers. Not only that, in the same country individual farmers obtained yields almost ten times higher than the national average. In India, for example, in 1972-1973 the paddy yield in a prize plot was 16,912 kg. per hectare and wheat yield 12,858 kg. per hectare compared to the national average of 1,616 kg. and 1,382 kg. per hectare respectively, for the two crops.

Though there is endless scope and need for new knowledge which could further increase the potential agricultural yields and this endeavour must continue, vast increases in agricultural production are possible in countries with low agricultural yields with the adoption of scientific discoveries already widely known. The question that needs consideration, therefore, is as to what is holding back the effective intervention of science in increasing agricultural yields.

The countries with stagnant agricultural yields have mostly traditional societies where till recently there has been a woeful absence of scientific approach to problems of everyday life. Most of these countries have been victims of colonial rule and there has been lack of purposeful mass education without which a scientific attitude is difficult to develop. The legacy of deficiency in education cannot be easily made up and needs a study in depth by each country to adopt educational policies for human welfare, particularly of the neglected rural masses. In India, such a study was made soon after Independence by an Education Commission which submitted its report in 1948-1949. One of the recommendations of this Commission was to set-up rural universities. This question was subsequently gone into by a number of committees/teams of experts appointed by the Government of India and a decision was taken in the early sixties to set up one Agricultural University in each State of the Indian Union. The first of these institutions was set-up in 1960 and at present there are twenty such Universities in the country. The basic philosophy of these Universities is to generate new knowledge in agricultural sciences (Research), pass on this knowledge to the younger generation (Education) and transfer this knowledge to the farming community for enhancement of their agricultural yields and the general good of the community (Extension Education). There has to be a complete integration of these three functions in these institutions for their proper functioning. These are autonomous institutions and have great flexibility in their working in order to respond quickly to the changing needs of the community. This was not possible when this responsibility rested with the Government departments. The author served in one very successful of these institutions - the Punjab Agricultural University, established in 1962. Results of practical value star-

(1) McNamara, R.S., quoted by Swaminathan (1973) in *Our Agricultural Future*, Sardar Patel Memorial Lecture, All-India Radio, New Delhi.

ted flowing from this institution soon after its establishment and virtual agricultural revolution was ushered in that part of the country. This would be clear from the following figures of wheat production in the Punjab State during the last few years :

Table I

Year	Production (thousand tons)
1965-66	1,916
1966-67	2,451
1967-68	3,335
1968-69	4,491
1969-70	4,865
1970-71	5,145
1971-72	5,618
1972-73	5,300

Another approach to research in agriculture, particularly suited to countries with large geographical area, is the utilization of coordinated crop improvement projects. The basic philosophy in this approach is that multi-disciplinary teams of scientists located in the national and state institutions work on problems connected with a particular crop, animal species, agronomic-soil aspect, *etc.* The work of these teams is coordinated by a national agency and the teams are encouraged to meet at least once a year to review their work, exchange ideas, information and materials and chalk out their programme of work in a coordinated way for the coming year. These teams have collaboration with international institutions through the national agency. The research work of these projects is of applied nature and this approach is expected to quickly identify new improved crop varieties and other innovations of practical value to the farmers. This approach seems suited to situations of limited resources in scientific man-power and money and if properly implemented, could cut down the time in achieving results of economic value.

Another movement which is a landmark in the application of science to agriculture is the setting up of international research institutions/centres for improvement of agricultural yields. The work of some of the institutions has made global impact on agricultural production. The spread of dwarf fertilizer-responsive varieties of wheat evolved by the International Maize and Wheat Improvement Centre in Mexico and those of rice by the International Rice Research Institute in the Philippines are cases in point. The adoption of the new wheats in India acted as a powerful catalyst in boosting production from a little over 12 million tons to over 27 million tonnes in just six crop seasons. Similar increase has taken place in some other wheat-growing countries also. The setting up of these institutions is a historic step in increasing agricultural production in parts of the world. The work of these institutions has demonstrated that pooling of scientific talent and resources and collaboration at international level can bring about spectacular increase in agricultural production. There are now nine such institutions/centres located in different parts of the world. The latest is the International Crops Research Institute for the Semi-Arid Tropics, Hyderabad (India). There is a need to further strengthen this movement. Vast areas in the world continue to suffer from low agricultural production because of vagaries of rainfall. It may be possible to stabilize yields by making mid-season adjustments in choice of crops to be grown in a particular season if reliable rainfall forecasts, even a fortnight in advance, could be made. At this stage of scientific development, this may not be an impossible task. If this challenge is taken up by the international community and a scientific organization is set up, it may help in increasing and stabilizing world food production.

Although some innovations, like new crop varieties of wheat and rice, have made almost global impact, yet scientific agricultural technology is generally location specific. In order to exploit even the well-known scientific discoveries, a technology suited to local agro-climatic and socio-economic milieu must be developed through local research efforts. Even in such simple matters as the improvement through hybrid crop varieties, the approach widely accepted and adopted in one country may have poor results in another. For example, hybrid maize so widely adopted in the U.S.A. and some other countries with large farms, has made almost no impact on production in countries like India where, besides other factors, due to small size of the farms purity of seed production becomes a problem. In contrast to this, seed hybrid cotton developed recently and produced through had pollination of individual flowers, a proposition unthinkable in countries with high labour costs, is being widely adopted by farmers in India. Such seed is in keen demand at price of Rs. 125 to Rs. 150 per kg. For production of one kg. of seed, over 100 man-hours on an average, are needed. In a country with surplus labour power, but limited land resources, this is an economic proposition. Similarly, in the use of costly inputs like fertilizers, the technology adopted by industrially advanced countries having comparatively cheaper fertilizers and machinery may be totally unsuited to countries with high cost of fertilizers and low labour costs. It may be economically feasible in one situation to broadcast the fertilizer, whereas in another the best proposition is to place it by hand around individual crop plants. Evolving a scientific technology does not go far in increasing agricultural production unless it is adopted on a mass scale by millions of small farmers who in most parts of the undeveloped world, are illiterate or semi-literate. The transfer of even the surplus scientific technology to the actual users needs an elaborate infra-structure and services to support agriculture suited to such socio-economic environments. As already mentioned, the author served (as Director of Research) for a number of years in the Agricultural University in Punjab State of the Indian Union. This State has shown rapid increase in agricultural production in less than a decade and the wheat production increased from 1,9 million tons in 1965-1966 to 5,6 million tons in 1971-1972. The narration that follows is based on the experience gained in that State (2).

The first step in the transfer of scientific technology is the speedy convincing of millions of small farmers about its economic viability and practility in their farming situation. The innovations that are most quickly adopted by farmers are the high-yielding crop varieties. In fact, improved varieties are the pivot around which the whole agricultural development must revolve. It does not take long to convince the farmers through field demonstrations about the advantage of growing high yielding improved crop varieties and if the differences in yields are substantial, as was the case of dwarf wheats in India in the mid-sixties, the farmers are prepared to pay very high prices for them. In fact, they were ready literally to weigh these seeds with silver.

In case of self-fertilized crops, like wheat or rice, quick multiplication and saturation of area is not very difficult and can be accomplished by distribution of small packets of seed to a large number of farmers advising them to thrash and store it separately for purity. This can then be followed up by a programme of periodical replacement by pure healthy seeds in the subsequent years. The difficulty, however, arises in case of hybrid seeds of highly cross-pollinated crops, like maize and sorghum, where pure seed production becomes a problem in the situation of small farms. The problem could be met with by evolving composite varieties in place of hybrids. This could have better impact on the total production even if the yield potential of the composite varieties is slightly less than that of the hybrids.

A well-planned programme of production and distribution of certified seeds is very essential for boosting agricultural production. In most developing countries, this programme appears to be deficient. This is the input for which agricultural scientists have the sole responsibility.

Varietal improvement is, however, not the *panacea* for all ills of a stagnant agricultural yield. as Borlaug has emphasized, high-yielding varieties serve only as a catalyst. Further, the modern concept of highyielding crop varieties is their responsiveness to high doses of fertilizers, irrigation and other inputs. Simultaneously, with varietal improvement, a package of agronomic recommendations must be evolved and quickly demonstrated at the farmer's fields. Once the mass of farmers are awakened to the use of modern inputs, their consumption

(2) *Green Revolution, A case study of Punjab*, by M.S. Randhawa, Sukhdev Singh and others (Vikas Publishing House Pvt. Ltd. New Delhi — London, 1974) may be of interest for details.

increases by leaps and bounds. The fertilizer use in the Punjab State (for which I have quoted the figures for increase in wheat yields) increased from 12.2 kg. per hectare in 1965-1966 to 71.3 kg. per hectare in 1971-1972. The demand is still rising and the short supply of fertilizers has suddenly become a major constraint on food production in this State as well as in the rest of the country. The present hike in petroleum products has further accentuated the problem. Besides fertilizers, the demand for irrigation also boosts up tremendously. In the Punjab, the number of small private tube-wells increased from about 26,000 in 1965-1966 to about 250,000 by 1973-1974. This has put pressure on the electric supply and diesel oil. Vast areas in the Indo-Gangetic plains of India, as also in some other parts of the world, have abundance of underground water which can be tapped and used for raising bumper crops. The main constraint is the lack of energy to run these tube-wells. In Punjab, where tube-wells have been installed rather speedily, there is a virtual electricity famine, and even the present tube-wells do not get enough power to run to their full capacity, and further installations are stalled on this account.

Another important factor for installation of tube-wells is the lack of compact land holdings in many of the old inhabited areas of the world. The land belonging to one owner may be scattered in small parcels in a village. This is not at all conducive to installations of tube-wells. This was the case in the State of Punjab, but by a bold legislation followed by effective execution, the lands belonging to various owners in a village were consolidated into one or two blocks. This has been a great factor in the installation of small tube-wells and adoption of scientific technology. This is a major land reform directed towards increased agricultural production. The maps of a typical Punjab village before and after consolidation of land holdings will clearly bring out the effect of this measure. In areas where such situations exist, scientific technology is difficult to be adopted unless this situation is corrected.

With the consolidation of holdings, it is possible to use agricultural machinery for speedy and thorough preparation of land, which is a prerequisite for increasing yields and raising more than one crop in the same field. After the consolidation of holdings in the State of Punjab, the number of tractors has increased manifolds. At present, there are more than 35,000 tractors in the State which is 30% of the number in the entire country, although the State has only 1.5% of the geographical area of the country and 2.9% of the net sown area. The demand for medium size tractors is still growing. The wheat thrashing, which was till recently done by bullock power, has been fully mechanized. The seed bed preparation and sowings are mechanized up to 25%. It may be mentioned that the tube-wells and tractors in the farming system in the State have so far resulted in generating more employment for agricultural labour rather than replacing it. They have only resulted in replacing the animal power which has been a dominant traction power in Indian agriculture. Another good effect of these land reforms is a boost to the construction of roads which are very vital for speedy transport of the inputs to the farmer's fields and their produce to the marketing centres. The road intensity in the State at present is more than 36 km. per 100 sq.km. of area and 133.5 km. per 100,000 population as compared with the corresponding values of 12 km. and 73 km. for the country as a whole. Scientific technology needs infrastructure in a number of non-agricultural sectors like the construction of roads, electric power, development of agricultural machinery, storage space for both the inputs and the increased agricultural production, and if any of the vital supporting links lags behind, it seriously affects the adoption of new technology.

Agricultural yields also remain stagnant if the producer does not get remunerative price for their crop. Government policies in this regard have far reaching effect on the agricultural yields. In the State of Punjab since 1966 a very effective procurement and price support policy has been in operation. It has paid rich dividends in increasing food production and providing stimulous to the economy. In the strategy of transforming traditional agriculture into a modern agriculture, incentives to reward farmers are indeed a critical factor. *"Once there are investment opportunities and efficient incentives, farmers will turn sand into gold"* (3). In the small

(3) Theodore W. Schultz, *Transforming Traditional Agriculture*, first indian edition, 1970, p. 5.

State of Punjab, this became literally true. Farmers levelled up sand-dunes and installed tube-wells, once the scientific technology as incentive price was available to them. In fields, where for generations, crops were grown only during the monsoon season and their success depended only on good rains, lush green fields of wheat followed by paddy or maize *etc.* are now to be seen.

To sum up, the intervention of science in agriculture does not lie only in the sphere of biological sciences, but it needs formulation of national policies, where the application of scientific technology by millions of small farmers would become a practical proposition. *« A national will to develop is the first prerequisite if the « good life » is to be realized. Where that will exists, where it is fostered and institutionalized, where it is organized and expressed in the attitudes of millions of individuals living in particular countries, science – social and natural, basic and applied – will point the way »* (4).

Now, Mister Jean Rebischung will present his report.

J. Rebischung.– Depuis quelques années, l'inquiétude générale grandit. L'homme de la rue n'échappe pas à des préoccupations qui sont formulées et largement divulguées ; il adopte, sans les analyser, les réflexions d'équipes d'économistes : Club de Rome, M.I.T., d'écologistes, voire d'hommes politiques, qui lui sont présentées sous des formes simplifiées.

L'inquiétude, la peur sont souvent engendrées par une absence de connaissances. Leur amplification et leur généralisation sont assurées par le canal des moyens modernes d'information qui, partant d'un fait d'actualité particulièrement « attractif », l'exploitent parfois sans trop se soucier du respect d'une déontologie balbutiante. On passe très vite, ou sans nuance, du particulier au général, de l'hypothèse à l'affirmation, alors que ces progressions impliquent des études conduites avec une rigueur scientifique souvent absente des circuits de grande diffusion. Ainsi naissent dans la majeure partie de la population des mythes dont le monde moderne a peut-être besoin mais qui risquent d'avoir de graves répercussions sur son comportement et son devenir.

Les perspectives d'évolution démographique mondiale combinées au souci d'ajuster le sort des hommes vivant sous diverses latitudes en fonction d'une connaissance de plus en plus précise de leurs besoins alimentaires, entre autres, sont à l'origine de l'expression d'une demande à terme que l'on estime difficile à satisfaire, sans perturber les « équilibres biologiques ». Est-il possible de rassembler un argumentaire scientifique sérieux sur ce thème ? Pouvons-nous garder un minimum d'espoir de résoudre ce vaste problème ? L'exemple... ou du moins certains éléments mis en œuvre dans les pays développés et les perspectives offertes par les connaissances disponibles ou en cours d'acquisition nous permettent-ils d'être un peu plus optimistes que ceux qui concluent à la nécessité d'une « croissance zéro » ? L'intensification nécessaire de la production agricole est-elle compatible avec le maintien ou une évolution acceptable de notre environnement ?

Ici commence le vrai débat : l'homme, partie intégrante de l'écosystème, y vit, consomme, se multiplie, meurt, comme toute autre entité biologique, mais il agit en mettant en œuvre des moyens conventionnels dont la puissance va croissant ou en introduisant des éléments originaux par rapport à ceux qui participaient initialement au système. Doit-il renoncer à ces deux particularités pour sacrifier au maintien d'un équilibre conforme à la définition première de cette notion : *« Etat d'un système soumis à l'action de forces quelconques, lorsque toutes ses parties demeurent en repos » ?*

D'un simple point de vue historique, il n'est plus possible de se référer à cette définition de l'équilibre puisque, déjà, des éléments originaux ont été introduits dans l'écosystème : il suffit de penser à des molécules organiques de synthèse qui sont ou ont été d'usage courant, même si certaines d'entre elles font l'objet de mesures légales d'interdictions prises récemment...

(4) Steven Dedijer, *The Way for the Will, Science and the Human Condition in India and Pakistan*, 1968, p. 212, Rockefeller University Press, New York.

Nous sommes donc amenés à nous référer à une autre définition de l'équilibre... Il nous reste, entre autres, deux versions « classiques » : celle de Le Chatelier qui s'énonce comme suit :

« Lorsqu'un système est en équilibre réel, la modification d'un des facteurs de l'équilibre provoque une modification du système dans le sens qui tend à atténuer l'effet de la cause perturbatrice » ;

ou celle qu'adoptent les physiciens et les mécaniciens, et qui s'applique dans le cas où :

« l'état du mouvement d'un système ne se modifie pas sous l'effet de plusieurs forces agissant simultanément ».

Ces deux expressions ne traitent d'ailleurs pas exactement du même objet, en ce sens que l'une décrit un mécanisme interne, alors que l'autre définit les conditions de réalisation d'un cas particulier d'équilibre introduisant la notion de mouvement, par opposition à l'état de repos. Or le mouvement est bien une caractéristique des écosystèmes, si l'on se place à l'échelle de l'évolution : on peut en effet considérer que bien avant l'intervention de l'homme, les éléments vivants existant sur notre planète étaient en équilibre entre eux et « adaptés » aux conditions de milieu régnant à telle époque de son existence. L'évolution, au sens le plus large du terme, se poursuit. L'homme, doté de moyens d'intervention de plus en plus puissants, a peut-être la capacité d'en accélérer ou d'en dévier le cours, et c'est bien à ce niveau que nous devons placer notre débat.

L'agronome, cas particulier de l'homme, a au moins deux devoirs à l'égard de ses semblables et de l'ensemble du monde vivant :

– Trouver des solutions permettant aux humains d'assurer leur subsistance dans un cadre de vie aussi accueillant que possible ;

– Le faire de telle sorte que les générations à venir conservent la possibilité de répondre à cette même demande, ce qui implique d'éviter la manifestation de phénomènes irréversibles ou difficilement réversibles, dont les effets seraient négatifs.

Il ne peut suggérer de solutions qu'en pensant à une double projection, à court et à long terme, ce qui requiert :

– L'identification des paramètres sur lesquels il peut agir ;

– La connaissance de leurs poids respectifs et de leurs modalités d'intervention dans le cadre des écosystèmes.

Il est donc amené à participer à l'étude de ces derniers, de leurs composantes et des relations qui se manifestent entre elles.

Nous évoquerons quelques aspects de ces travaux, après avoir esquissé à grands traits l'évolution récente de la situation agricole dans notre pays, considéré comme représentatif d'une zone « développée ».

I. – LES DONNEES GENERALES DU PROBLEME AGRICOLE EN FRANCE.

De 1955 à 1971, la population française s'est accrue de 15,5 % environ. Pendant la même période, la consommation individuelle, exprimée en calories, kilos de protéines et de matières grasses, s'est mofifiée.

	1955-1959	1971	Rapport 1971/1955-1959
Calories			
D'origine végétale	1992	1877	0,94
D'origine animale	1085	1325	1,22
Total	3077	3202	1,04
Protéines (en kg)			
D'origine végétale	47,30	36,60	0,77
D'origine animale	51,10	66,70	1,30
Total	98,40	103,30	1,05
Matières grasses (en kg)			
D'origine végétale	34,00	43,80	1,29
D'origine animale	90,40	109,50	1,21
Total	124,40	153,30	1,23

Ces chiffres sont représentatifs, aux coefficients près, de ce qui s'est passé dans l'ensemble des pays développés.

L'agriculture française a dû répondre, en majeure partie, à l'accroissement de la demande :

– En quantité, résultant de l'évolution démographique et du taux de consommation individuelle ;

– En qualité, ou nature de produits, en ce sens que des transferts visibles sur le tableau précédent se sont manifestés en faveur des denrées d'origine animale surtout. Poussant l'analyse un peu plus loin, on perçoit l'importance des mutations que cela a pu induire, dans le souci d'ajuster l'offre à la demande.

Rapports des consommations individuelles de quelques produits agricoles 1971/ moyenne des années 1955-1959

Céréales	0,72
(dont blé)	0,72
Sucre	1,27
Pomme de terre et féculents	0,77
Légumes	0,95
Fruits	1,49
Viande (total)	1,29
dont Bœuf + Veau + autres herbivores	1,07
Porc	1,25
Volaille	1,97
Œufs	1,17
Produits laitiers (total)	0,99
dont lait	0,80
fromage	1,78
Matières grasses (total)	1,31
dont huiles végétales	1,45
beurre	1,11

Il convient de noter que les produits animaux ne sont pas à proprement parler des produits primaires : ils résultent d'une transformation de végétaux plus ou moins aptes à satisfaire directement les besoins des hommes. Les ruminants herbivores sont d'assez mauvais transformateurs d'un matériau difficilement utilisable par l'homme, alors que le porc et la volaille, bien meilleurs transformateurs, ont cependant des exigences nutritionnelles très comparables, en nature, à celles de l'homme. Si l'on exprime en kilo d'orge (dont la valeur énergétique correspond à celle de l'unité fourragère : U.F.) la quantité de denrées végétales utilisée pour produire les rations annuelles de viandes consommées en 1955-1959 et 1971, on arrive respectivement à 395 et 470 pour les trois composantes principales : bœuf, porc, volaille. Cela signifie que pour satisfaire cette évolution de la demande, il a fallu d'abord accroître la production végétale de l'équivalent de 75 kg d'orge par habitant.

En face de cette première partie de bilan, voyons de quels moyens généraux disposait l'agriculture.

La surface cultivée a légèrement diminué et les modes d'utilisation du territoire ont évolué comme suit :

	Terres labourées	Surfaces toujours en herbe	Vignes	Bois et Forêts	Territoire agricole non cultivé
	(en millions d'hectares)				
1955	18,6	12,3	1,5	11,4	4,4
1971	16,7	13,9	1,3	14,0	4,7

Dans le même temps, le nombre d'entreprises agricoles s'est réduit de 32 % environ, la fraction la plus touchée étant celle des exploitations de polyculture dont la taille était inférieure à 20 ha, exception faite des très petites, très spécialisées ou dirigées par des personnes retraitées ou ayant une autre activité.

La population active agricole a régressé constamment, dans des proportions légèrement plus faibles cependant.

On observe simultanément une mécanisation plus poussée, une spécialisation et une simplification de systèmes de production adoptés par les exploitants subsistant qui ont eu recours, de plus en plus, à des moyens d'intensification et d'industrialisation de la production.

	Nbre de tracteurs	Engrais (milliers de t. d'éléments)			
		N	P_2O_5	K_2O	**Total**
1955	305 700	355	699	540	1 594
1971	1 291 000	1 428	1 836	1 389	4 653

Ces constatations doivent faire frémir les écologistes... encore qu'elles ne fassent aucune allusion à la consommation de pesticides !

En quoi la science et la recherche interviennent-elles pour apporter des solutions fiables à l'ensemble des problèmes posés ?

II. – QUELQUES APPORTS DE LA RECHERCHE.

Dans cette partie de l'exposé, nous tenterons, à la lumière de quelques touches, d'illustrer des séquences partant du laboratoire pour aboutir à l'exploitation agricole ou industrielle. Nous nous efforcerons de faire ressortir l'intérêt que présentent les actions entreprises, tant au niveau de l'acquisition de connaissances qu'à celui de la mise en œuvre de techniques ou de procédés assurant à la fois l'amélioration des productions, de leurs qualités, du cadre de vie et une évolution contrôlée des écosystèmes.

1. L'accroissement des productions.

La superficie consacrée à la culture, nous l'avons vu précédemment pour la France, mais cela est vrai pour l'ensemble du monde, est peu extensible. Il est donc indispensable d'accroître les rendements obtenus par unité de surface. Pour cela, on peut jouer sur plusieurs facteurs et, parmi eux :

– La nature génétique du matériel animal ou végétal employé ;

– Les techniques d'élevage ou de culture qui mettent en jeu un nombre important de paramètres.

Finalement, tous ces facteurs relèvent du domaine écologique : ils concernent les êtres vivants, les conditions de milieu dans lesquelles ils sont placés et les interrelations entre ces éléments. Que certains auteurs aient cru bon d'isoler ou d'identifier l'« agrosystème » ne paraît pas réellement se justifier.

a) *La sélection de matériel animal et végétal plus performant.*

Il est évident que la connaissance de la variabilité génétique des espèces domestiques et apparentées, du nombre de gènes intervenant dans le conditionnement de caractères importants, de méthodes d'utilisation optimale des génotypes disponibles pour la création de matériel nouveau sont des éléments déterminants du progrès : les travaux de Borlaug en donnent une illustration.

Les objectifs des sélectionneurs sont multiples : accroissement de la productivité du matériel, de la résistance ou de la tolérance aux parasites ou ravageurs les plus courants, amélioration des qualités alimentaires ou technologiques des produits, *etc.*

Les études de cytogénétique, en particulier sur les genres et espèces apparentés au blé cultivé, ont déjà permis l'obtention soit de matériel cultivable, tels certains *Triticale (Triticum x Secale),* soit de lignées d'additions ou de substitutions présentant des propriétés de résistance à des parasites pour lesquels on ne dispose pas, chez les diverses espèces cultivées, de *Triticum,* de géniteurs dotés des mêmes qualités. Un cas particulier qui actuellement, avec la simplification des systèmes de production en zone céréalière, revêt un intérêt croissant est celui de la résistance au Piétin-Verse *(Cercosporella herpotrichoides FRON),* dont les seules sources connues sont à rechercher chez *Aegilops ventricosa TAUSCH.* La connaissance précise du caryotype de cette espèce permet de mieux détecter les partenaires auxquels on peut faire appel dans le genre *Triticum,* pour « fabriquer » des intermédiaires susceptibles d'accueillir la majeure partie des gènes de résistance. L'isolement d'une série de lignées d'additions disomiques à partir de croisements avec un *Triticum* tétraploïde doit faciliter l'identification des chromosomes porteurs des gènes intéressants.

Notons en passant que cette recherche prend place dans un ensemble qui concourt à la mise en œuvre de la « lutte intégrée » dont nous reparlerons.

Un autre cas intéressant à citer est l'utilisation du cytoplasme de *Triticum Timopheevi,* dans la recherche de phénomènes de stérilité mâle qui permettent la fabrication de variétés hybrides, utilisées en F1, pour bénéficier au maximum de l'accroissement de vigueur, donc de productivité lié à l'état hétérozygote.

Les travaux théoriques de génétique quantitative entrepris par Gallais et Guy, suivant Demarly, Gillois, Rouvier, notamment, permettent d'éclairer la notion d'héritabilité. Leur application à la définition de méthodes de sélection efficaces, puis de schémas de multiplication de races ou cultivars est source d'efficacité, voire d'économies substantielles dans les processus de création et de mise à disposition de moyens de production nouveaux. Ces travaux servent aussi de base à l'élaboration d'une politique de constitution de « banques » ou « conservatoires » de gènes.

Nul n'ignore qu'il s'agit d'un problème de portée mondiale évoqué notamment à la Conférence de Stockholm. La réduction progressive de la variabilité génétique des populations animales, par exemple, est la conséquence de l'application continue d'une pression de sélection s'exerçant dans des directions maintenues depuis la fin du siècle dernier. Elle peut s'accélérer grâce au développement de l'insémination artificielle si nous n'y prenons garde.

Il y a vingt ans, on exploitait vingt-cinq à trente races de bovins, en France ; actuellement, 90 % des inséminations artificielles réalisées le sont à l'aide de sperme de taureaux appartenant à cinq races seulement. En même temps, les effectifs de troupeaux subsistant dans celles qui sont en régression s'amenuisent très dangereusement. Or il n'est pas évident qu'un schéma de production de viande de bœuf, calqué sur celui qui a donné naissance à l'exploitation de la poule *Vedette*-I.N.R.A., ne soit pas intéressant à mettre en œuvre. Rappelons, en quelques mots, de quoi il s'agit. Une combinaison génétique récessive maintenue dans une souche permet d'obtenir des poules dont le poids adulte est inférieur de 30 % à celui des poules normales. Si la Vedette est accouplée à un coq « lourd », elle fournit des poussins dont la taille et la croissance sont comparables à celles des produits de croisement classiquement utilisés. L'économie d'alimentation réalisée pour l'entretien d'un troupeau de pondeuses est, grosso modo, proportionnelle au poids des animaux. Il s'ensuit qu'en disposant de ressources limitées on peut en mieux répartir l'usage et, de ce fait, accroître la production destinée aux consommateurs. Ce schéma pourrait se transposer chez les bovins, à condition que l'on dispose d'un effectif suffisant de femelles de taille réduite, comme il en existait dans certaines races locales en voie de disparition.

Dans une autre direction, les activités des laboratoires qui s'intéressent à la *biologie cellulaire* ouvrent des perspectives originales : la mise au point de techniques de cultures de protoplastes (Chupeau) permet d'envisager l'obtention d'hybrides somatiques, ce qui résoudrait certains cas où les barrières rencontrées lorsque l'on passe par la voie sexuelle conduisent à des échecs, même en ayant recours aux cultures d'embryons. L'obtention de *plantes haploïdes* à partir d'anthères placées dans des milieux appropriés mène à la création d'individus homozygotes souvent utiles aux généticiens. *Les cultures de tissus végétaux,* domaine de recherche particulièrement cher au professeur Gautheret, l'un des animateurs de ce Colloque, ont autorisé bien des progrès remarquables. Citons trois exemples d'application dont deux sont dus à l'activité de G. Morel, en particulier :

– La régénération de plants indemnes de virus ou d'autres infections bactériennes et fongiques, chez bon nombre d'espèces cultivées ;

– La multiplication végétative d'espèces florales (orchidées, lis) ou maraîchères (asperge, chez qui les sexes sont séparés et le dimorphisme sexuel se manifeste de façon très nette sur le rendement) ;

– La perspective d'organiser la production de certaines substances d'intérêt pharmaceutique à partir de cultures de tissus prélevés sur des espèces telles que la digitale *(Digitalis purpurea)*, la belladone *(Atropa belladonna),* la pervenche *(Vinca minor),* d'après les résultats récemment publiés par Petiard et Demarly qui, d'autre part, poursuivent leurs travaux sur la régulation comparée, *in vivo* et *in vitro,* chez les végétaux supérieurs.

Pour conclure ce paragraphe, il convient de rappeler que la simple application de connaissances « classiques » de génétique a participé pour une bonne part à :

1. La création de matériel végétal :

Doté d'une productivité plus élevée : céréales classiques, tournesol hybride ;

Mieux « adapté » aux conditions climatiques naturelles ou artificialisées :

– Hybrides de maïs, variétés de riz, de blé dur cultivables dans des zones plus étendues ;

– Variétés de laitue de serre ne montant pas à graines sous une durée d'éclairement plus longue, *etc;*

Fournissant des produits de meilleure qualité : colza dépourvu d'acide érucique et dont les tourteaux ne contiennent pas de thioglucosides ;

Résistant aux divers parasites et ravageurs, ce qui assure une régularité de production, tout en participant à la réduction d'emploi de pesticides :

Tomates résistantes au *Verticillium,* au *Fusarium,* à la maladie des racines liégeuses, aux nématodes ;

– Laitue résistante au virus de la mosaïque qui en compromettait la culture dans toute la zone maraîchère parisienne, *etc.*

2. L'amélioration des animaux domestiques :

Pour leurs performances de production : la mise au point de systèmes de collecte et d'interprétation des données de contrôle de performance, de schémas de sélection aboutissant au choix de reproducteurs, permet depuis plusieurs années d'accroître la production laitière moyenne par vache, par an ;

Pour leurs performances de reproduction : le gain de prolificité obtenu par croisement entre diverses races ovines françaises et des géniteurs de la race Romanov avoisine 0,3 agneau par brebis et par an : la productivité annuelle de 1 agneau sevré par brebis-mère à la lutte (26,3 kg à 90 jours) à 1,8 agneau sevré par femelle croisée (45 kg à 90 jours) ;

Pour leur aptitude à valoriser les aliments ingérés : en 1950, il fallait 13 semaines pour obtenir un poulet de poids commercial avec un indice de consommation de 4,5 (4,5 kg d'aliment pour 1 kg de gain de poids). Actuellement, il suffit de 7 à 8 semaines pour obtenir le même poulet et l'indice de consommation n'est plus que de 2 ;

Pour la qualité des produits fournis : la connaissance de l'hérédité du caractère *culard,* rencontré dans les races bovines *Charolaise, Maine-Anjou, Blonde d'Aquitaine,* permet d'organiser son utilisation : les rendements en carcasse et la composition de celle-ci s'en trouvent améliorés sensiblement.

	Taurillons charolais de vingt mois	
	Normaux	Culards
Rendement en carcasse	71 %	74 %
Composition de la carcasse		
Os	13,1 %	11,3 %
Muscles	68,7 %	79,6 %
Tissus adipeux	14,5 %	6,0 %
Autres constituants	3,7 %	2,1 %

En plus de cet accroissement de rendement en carcasse, on a observé que l'hypertrophie musculaire visible chez ces animaux résultait essentiellement d'une augmentation du nombre total de fibres, en particulier de fibres blanches. Il s'ensuit que la trame conjonctive et la teneur en collagène sont réduites, d'où une plus grande tendreté de la viande.

Ce ne sont là que quelques exemples des progrès rendus possibles par les travaux de recherche en génétique et en biologie cellulaire.

Disposer d'un matériel doté d'un potentiel de production élevé est une chose, savoir faire exprimer à ce matériel une production se rapprochant de plus en plus de ce potentiel en est une autre, qui fait appel à la connaissance des relations (génotypes x milieu) sur lesquelles l'homme peut avoir prise. Une grande partie des travaux menés dans le cadre de l'I.N.R.A. se rapporte à ce thème général.

b) *La connaissance des relations (espèces utiles x milieu) et l'évolution des techniques.*

En matière de *production animale,* l'un des exemples les plus démonstratifs est celui de l'étude de l'incidence de la programmation de l'éclairement sur les performances des poules pondeuses. Dans la nature les oiseaux pondent leurs œufs au printemps. La poule ne fait pas exception à cette loi. Pour satisfaire une demande soutenue, il fallait tenter d'expliquer les raisons du déclenchement de la ponte afin d'être en mesure de la maîtriser. On connaissait l'importance de la lumière dans la manifestation des phénomènes sexuels des oiseaux, par exemple, de l'ovulation : selon que la durée journalière d'éclairement augmente ou diminue, la date de maturité sexuelle avance ou retarde. En outre, les caractéristiques de la ponte ultérieure en dépendent. Quel programme lumineux convient-il d'appliquer durant la croissance des poulettes afin de leur faire atteindre leur maturité sexuelle à des époques échelonnées ? Laccassagne et ses collaborateurs ont pu le définir, ou plutôt *les* définir, car, selon les souches, le programme optimal varie.

L'intérêt de l'application de cette technique ne réside pas seulement en la maîtrise des dates d'entrée en ponte des troupeaux : en effet, si l'on retarde la maturité sexuelle des oiseaux, on agit simultanément sur le poids moyen des œufs pondus, la fréquence de ceux qui présentent des malformations et, en particulier des jaunes doubles, enfin, sur la solidité de la coquille, qui est nettement améliorée.

Chez l'adulte, la lumière intervient sur l'ovulation. Laccassagne a montré que celle-ci est en relation avec une extinction de la lumière 14 h plus tôt, le séjour dans le noir déclenchant la sécrétion de l'hormone d'ovulation. On pourrait donc théoriquement accroître la production d'œufs en soumettant les pondeuses à des nycthémères courts... si la ponte ovulaire n'était pas liée à d'autres facteurs, tels que la maturation du follicule. Sur ce point, on ne connaît pas encore suffisamment de choses... et les travaux de recherche se poursuivent : un aspect du problème de la production d'œufs étant cependant résolu.

L'un des éléments indispensables à la vie et, partant, *à la production végétale,* est *l'eau,* dont on sait que les ressources sont limitées, au moins si l'on considère l'expression géographique de la demande. Depuis une vingtaine d'années, d'importants programmes de travail ont été consacrés à ce thème, dans le cadre de l'I.N.R.A., au niveau de disciplines aussi diverses que sciences du sol, bioclimatologie, physiologie végétale, *etc.* Le concept d'évapotranspiration potentielle (E.T.P.), notamment, a été défini par les bioclimatologistes, des méthodes approchées d'estimation de l'E.T.P. ont été établies et ont servi de base à l'avertissement à l'irrigation. L'analyse de l'évolution des besoins instantanés d'une culture en place, dans un sol de caractéristiques déterminées quant à sa capacité de cession d'eau aux plantes, sous un climat donné, fait apparaître des séquences au cours desquelles la « demande » en eau est nettement inférieure à l'E.T.P. et d'autres où cette demande se rapproche, voire excède l'E.T.P. « conventionnelle ». Une bonne gestion des ressources en eau implique une parfaite connaissance de ces cycles de besoins, car le rendement de certaines cultures est très nettement affecté par un manque d'approvisionnement aux stades « critiques » de la végétation : floraison du tournesol et du maïs, début de formation des gousses chez le soja, la féverole, *etc.* L'analyse des échanges entre les plantes et l'atmosphère revêt un intérêt tout particulier. Or, on sait que l'on peut agir de façon très spectaculaire sur leur volume en ayant recours aux brise-vents : une expérience déjà ancienne, conduite dans la région parisienne en 1962, a montré que le rapport quantité d'eau consommée/poids de grain produit par du blé Cappelle, pouvait varier de 605 à 470 selon que l'on se trouvait en espace ouvert ou protégé, le rendement dans ce dernier cas étant de 15 % supérieur. Un apport d'eau complémentaire à une culture protégée est très nettement valorisé puisque la production s'accroît encore de 11 %, le rapport eau consommée/poids de grain s'abaissant à 450. L'utilisation de ces données combinées à celles que fournissent les relevés pédologiques, la connaissance des propriétés des sols, notamment de leur réserve en eau facilement utilisable, celle des besoins saisonniers des cultures, des caractéristiques climatiques moyennes d'une zone, des effets de divers types d'obstacles insérés sur le parcours des vents, *etc.* permet de définir des modalités d'aménagement du territoire adaptées à des objectifs de « survie » d'une population en croissance.

2. La limitation des nuisances.

a) *La protection des plantes cultivées et les problèmes qu'elle pose.*

Il est commun de penser qu'une agriculture intensive est, par principe, utilisatrice d'une quantité croissante (en nature et en tonnage) de pesticides : l'E.P.C.E. cite un accroissement de 300 % du tonnage employé entre 1951 et 1966.

Il faut noter, depuis cette époque, une tendance assez générale :

– A la limitation d'emploi de certains types de produits ;

– A la diversification des systèmes de lutte faisant appel soit à des substances nouvelles, biodégradables, non toxiques, éventuellement d'origine biologique, soit à la conjonction d'une série de facteurs aptes à réduire sensiblement les effets des parasites et ravageurs sur les récoltes.

A titre d'illustration de la première tendance, citons quelques chiffres extraits des rapports annuels édités par la F.A.O., portant sur la consommation de pesticides.

	Moyenne des années		
	1961-1965	**1969**	**1970**
	(en tonnes)		
Insecticides organo-chlorés			
Etats-Unis	27 784	13 724	11 547
Europe (13 pays)	14 986	20 565	17 933
Insecticides organo-phosphorés			
Etats-Unis	35 381	46 000	25 117
Europe (11 pays)	11 903	12 134	14 580
Insecticides arsenicaux			
Etats-Unis	5 477	4 462	3 973
Europe (5 pays)	1 275	1 331	1 446
Fongicides à base de sels de mercure			
Etats-Unis	837	669	0
Europe (10 pays)	918	959	944

L'examen plus détaillé de ces statistiques montre que le faible taux de réduction noté pour certains produits est lié à l'accroissement de leur utilisation dans des pays en voie d'accession à un niveau de développement satisfaisant, alors que dans ceux qui ont atteint ce stade, la régression suit une tendance tout à fait comparable à celle que l'on observe aux Etats-Unis, cela avec un léger décalage dans le temps.

Les législations nationales et celles régissant les échanges internationaux ne sont pas sans effet sur l'évolution de cette consommation ; les experts chargés d'éclairer les législateurs se recrutent parmi les chimistes, physiologistes, toxicologues, nutritionnistes, phyto-pharmaciens, vétérinaires, *etc.* Un des rôles sociaux des chercheurs apparaît ici. Mais ils agissent également de toute autre façon.

Une première voie d'action classique consiste, en affinant la connaissance de la biologie des agents responsables de maladies ou provoquant des dégâts aux cultures, à définir une stratégie de lutte beaucoup plus efficace requérant l'emploi d'une quantité réduite de pesticides, appliqués localement plutôt que sur une surface importante. Deux exemples classiques maintenant méritent d'être évoqués.

Pour combattre la tavelure du pommier et du poirier, on faisait en moyenne douze traitements par an, Darpoux et ses collaborateurs ont montré que les contaminations primaires se faisaient en avril-mai, à partir d'ascospores libérées par les périthèces, formes d'hivernation des *Venturia inaequalis* et *pirina,* présents sur les feuilles mortes. Un seul traitement effectué à l'automne, entre la récolte et la chute des feuilles, avec un fongicide systémique (endothérapique), inhibe la formation des périthèces et, de ce fait, réduit ou annule presque complètement la production d'ascospores au printemps suivant.

Les études sur les déplacements du hanneton commun *(Melolontha Melolontha)* poursuivies par Robert, notamment, ont mis en évidence que les adultes sont doués d'une faculté d'orientation qu'ils utilisent en cours de migration. Ils se rassemblent donc sur des points restreints de forêts, où il est facile d'estimer l'importance des populations. Si l'on couple cette information à celles dont on dispose sur les potentiels de reproduction, d'une part, la définition de seuils de nuisibilité, d'autre part, il devient possible de décider de l'opportunité d'une intervention, parfaitement localisée. Le spectre de l'avion ou de l'hélicoptère déversant des tonnes d'insecticide sur l'ensemble d'une zone, y détruisant indistinctement ravageurs et insectes utiles devrait disparaître, au fur et à mesure que nos connaissances en une telle matière s'étoffent.

Les autres approches relèvent de la recherche de moyens d'appliquer des méthodes de *lutte intégrée,* dont l'objectif n'est plus d'exterminer ou de vouloir exterminer à tout prix mais de contenir les populations des organismes nuisibles à des niveaux où ils ne causent pas de dommages économiques. Pour y parvenir, on envisage de « manipuler » certains éléments de l'écosystème afin de favoriser les facteurs ou les interactions limitant l'action néfaste d'un ou plusieurs organismes déprédateurs. Ces facteurs sont nombreux : il peut s'agir de caractéristiques propres des plantes hôtes, d'origine génétique, résultant de l'application de traitements ou de l'adoption de modalités particulières de conduite des cultures, il peut s'agir également de l'introduction dans l'écosystème d'éléments biologiques compétitifs à l'égard des parasites ou ravageurs à juguler, *etc.*

Quelques exemples illustreront la diversité des voies possibles et leur efficacité.

En thérapeutique animale, on compte beaucoup sur les phénomènes d'immunogénèse ; il semble cependant, pour ce qui concerne le peste porcine, que le recours systématique à la sérovaccination ait induit le développement de variants sérologiques du virus responsable de cette affection, ce qui se traduit par le maintien de formes sub-cliniques ou chroniques de la maladie. Le recours à une vaccination sans sérum, à l'aide de souches vivantes parfaitement contrôlées, sans pouvoir pathogène résiduel est une solution à ce grave problème ; elle résulte de travaux de recherches de pointe qui ont permis d'isoler en culture cellulaire une souche « froide » du virus (Asso et col.) à pouvoir pathogène atténué, ne se multipliant pas de façon décelable *in vivo* mais à pouvoir immunogène intense, l'index de neutralisation étant supérieur ou égal à 4. Très récemment, Maury, travaillant sur cellules isolées, a mis en évidence des possibilités d'induction de « résistance » de végétaux aux maladies à virus qui les atteignent. Par des interférences entre virus et souches de virus, on peut espérer protéger diverses cultures contre les effets des maladies les plus dépressives : d'ores et déjà, des plants de tomate « prémunis » contre la mosaïque du tabac ont pu être utilisés en production.

Certains virus sont capables d'infecter des champignons, en atténuant leur pouvoir phytopathogène : cette méthode d'intervention est en cours d'étude ; on sait qu'elle peut être efficace dans la lutte contre le piétin échaudage des céréales *(Ophiobolus graminis),* d'après les travaux de Lemaire.

L'exploitation d'une souche hypovirulente d'*Endothia parasitica,* agent responsable de la maladie du chancre du châtaignier qui détruit les plantations de cette espèce, est en cours. Introduite dans un chancre, cette souche provoque sa cicatrisation et se disperse autour du site d'introduction.

Dans le domaine de la *lutte biologique,* il faut bien citer l'exemple, maintenant « industrialisé », de l'utilisation des bactéries pathogènes, entre autres de *Bacillus thuringiensis,* dont les propriétés ont été mises en évidence par Béguin et Grison, chercheurs de l'Institut Pasteur et de l'I.N.R.A., travaillant en commun. L'insecticide produit à partir de certaines souches de

Bacillus thuringiensis s'emploie de la même manière que les pesticides chimiques, mais il a le très grand avantage d'être sans danger pour l'homme et les animaux supérieurs, tout en présentant la spécificité de détruire un certain nombre de chenilles sans nuire aux entomophages utiles.

L'exploitation des antagonismes naturels aboutissant à des « traitements par insectes » est également une voie classique, appliquée avec succès dans des cas de plus en plus nombreux, au même titre que le lâcher de mâles stérilisés ou de géniteurs « fabriqués » au laboratoire et porteurs de caractères létaux.

De nouvelles pistes sont en cours de prospection : j'en citerai deux plus particulièrement. L'identification de la nature chimique des « signaux » sexuels (phéromones) qui jouent un rôle important dans la rencontre des reproducteurs permet de les utiliser comme attractif et d'intervenir si besoin est en éliminant une forte proportion des individus d'un sexe. On peut aussi découvrir, par la même voie, des « répulsifs » gênant considérablement la rencontre des partenaires. L'idée de perturber la mue et la métamorphose des insectes, développée par Williams, dès 1956, a progressé du fait que l'on a pu isoler les hormones intervenant dans ces phénomènes, définir leur mode d'intervention, enfin découvrir des substances à activité mimétique, chez les plantes et divers animaux. Ces dernières, « analogues » d'hormones, ont souvent une spécificité étroite. Leur emploi ne présenterait donc pas l'inconvénient d'agir indistinctement sur les ravageurs et les auxiliaires.

Dans un paragraphe consacré à la protection des plantes cultivées, on ne peut ignorer le chapitre des herbicides, d'autant moins que leur emploi va croissant.

| | Tonnages utilisés | | |
	1961-1965	1969	1970
Etats-Unis	82 617	146 682	146 515
Europe (15 pays)	16 300	43 958	50 068

Indépendamment de leur action sur la flore des zones cultivées, on leur attribue bien d'autres effets sur le métabolisme des végétaux traités, la microflore et la microfaune du sol, voire des eaux recueillies par drainage ou ruissellement en aval de surfaces traitées, enfin, parfois même, sur le gibier. Il est fondamental, en une telle matière, de connaître l'évolution normale des produits soumis à l'action de systèmes enzymatiques de la microflore du sol, ou des végétaux cultivés, et le mode d'intervention du sol en tant que tel, quant aux capacités d'absorption des molécules initiales et de leurs métabolites. Des travaux en ce sens sont conduits dans des laboratoires relevant de plusieurs départements : physiologie végétale, malherbologie, phytopharmacie, science du sol, expérimentation et information.

On a pu montrer, entre autres, que même si les produits utilisés en culture sont à des concentrations très faibles, assez toxiques pour les *Diatomées,* et plus particulièrement des *Navicules* peuplant les parcs à huîtres de Charente-Maritime, la teneur des eaux de ruissellement et de drainage provenant de parcelles traitées en résidus d'herbicides utilisés (molécules initiales et métabolites) n'était pas décelable, même en ayant recours aux instruments d'analyse les plus perfectionnés : l'absorption de ces produits par les argiles des sols de bri (50 à 60 % d'argile) éliminant de tels risques. Cette observation est importante si l'on sait qu'après mise en valeur, les « marais » de cette zone sont capables de produire 70 q/ha de blé ou de maïs, 1 t/ha de gain de poids vif de bovins à l'embouche, au lieu des 50 kg enregistrés en système de production traditionnel !

Une autre donnée mérite d'être citée : on a souvent incriminé l'utilisation du 2,4 D (acide dichlorophénoxyacétique) en tant qu'élément responsable de la réduction des populations de *perdrix,* dans les zones de culture intensive. Une expérimentation précise, conduite par Mlle de Lavaur, démontre qu'aux doses normalement utilisées ce produit n'a aucun effet sur l'éclosion des œufs et la survie des jeunes. Par contre, Birkan a mis en évidence l'importance de l'effet de compétition entre faisan et perdrix, pour la nidification dans les cultures en bordure des bosquets et la concurrence exercée indirectement par le lièvre qui broute les plantes adventices.

Il est évident que bien des aspects de l'utilisation des herbicides mériteraient d'être évoqués et, parmi eux, il en est qui mettent en évidence des aspects négatifs, ne serait-ce que ceux des déviations du métabolisme de l'azote chez les végétaux traités, menant à l'accroissement parfois dangereux de leur teneur en nitrate. L'amélioration des conditions d'utilisation de ces produits est à prendre en considération : les travaux poursuivis s'orientent notamment dans cette voie.

b) *Quelques autres cas.*

L'un des aspects caractéristiques d'une technologie avancée est, entre autres, la concentration des unités de production et de traitement des produits. Il s'ensuit que les risques de pollution se cristallisent en certains sites, ce qui peut rompre certains équilibres « épurateurs » antérieurs, et poser des problèmes difficiles à résoudre.

L'ensemble des industries agricoles et alimentaires doit éliminer une charge polluante représentant environ 20 % de la pollution générale en France, contre 32 % imputables à l'urbanisation et 48 % aux autres industries.

Bon nombre de travaux sont orientés actuellement sur ces sujets, avec, comme axes principaux d'approche : une analyse de la nature et du rythme de production de produits polluants par les installations en place, la définition de stratégies d'intervention possibles (correction de composition des effluents permettant une dégradation normale, séparation des éléments inhibant ou freinant la mise en route d'une activité fermentaire, *etc.*), enfin la sélection d'agents (bactéries-levures) susceptibles d'intervenir plus efficacement dans les processus fermentaires, éventuellement capables de valoriser les sous-produits rejetés. Par exemple, la bagasse résiduelle du traitement de la canne à sucre peut servir de support à des cultures de levures du type *Candida Utilis* riches en protéines et utilisables en alimentation animale.

La concentration de certains élevages (porcs, volailles) représente une source de pollution notable. On a pu préciser la D.C.O. (Demande chimique en Oxygène) caractéristique des effluents d'un porc : elle varie de 43 à 620 g/jour, selon l'âge de l'animal. La nature des rations et la quantité ingérée jouent un rôle important dans la pollution émise, ainsi d'ailleurs que le mode de logement : l'utilisation d'une litière de paille, par exemple, entraîne une réduction de 50 % du taux d'azote dans l'effluent liquide.

Le recueil de toutes ces données, l'approfondissement de la connaissance du pouvoir épurateur des sols, des modalités d'intervention possibles sur cette propriété, elle-même fonction de caractéristiques physiques, chimiques, physico-chimiques, ainsi que de la nature et de l'abondance de la microflore, font l'objet des préoccupations de plusieurs groupes de travail au sein de l'I.N.R.A.

Cette allusion au rôle fondamental du sol dans la régulation de bien des phénomènes biologiques sert de transition pour aborder un autre problème souvent évoqué dans les réflexions générales relatives à notre devenir : l'utilisation des engrais, selon les thèses développées couramment, serait à l'origine de son appauvrissement progressif... la réciproque, bien que non clairement exprimée, étant supposée vraie.

3. Conservation du potentiel du sol... ou exploitation minière ?

Depuis bien longtemps, les agronomes ont eu le souci d'établir des « bilans », au niveau des exploitations et des diverses parcelles ou soles qui constituent un élément essentiel de leur « capital ». Olivier de Serres, au début du XVIIe, parlait du « ménage des champs », expression que l'on traduirait, dans le franglais actuel, par *« management »*

Depuis cette époque, les études de ces bilans se sont multipliées, prenant en compte progressivement de plus en plus de facteurs sur lesquels des éléments corrects d'appréciation devenaient disponibles. Que faire pour maintenir au moins un « équilibre » entre les exportations croissantes des productions, elles-mêmes croissantes, et les apports de fertilisants ? Et même si, élément par élément, cette « balance » est maintenue, les composantes principales, entre autres la matière organique qui joue un rôle important dans le comportement physique et chimique des sols, demeurent-elles dans une situation telle que les « capacités » de ceux-ci ne s'en trouvent point affectées ?

Les progrès de la chimie et de la physico-chimie, les mesures effectuées en ayant recours, le cas échéant, aux isotopes de certains éléments indispensables à la constitution et au fonctionnement normal des êtres vivants, des estimations de plus en plus précises des exportations des récoltes, puis de leurs transferts, au travers des utilisations qui en sont faites, représentent des bases d'élaboration d'une certaine « philosophie » de l'entretien des sols cultivés. Le rôle du complexe argilo-humique, doté d'un pouvoir absorbant qui pondère les échanges entre la solution du sol, est progressivement mieux connu. Les possibilités et les limites de substitution d'un cation à un autre dans ces échanges, se précisent. A l'échelle du « Cultivar », les mesures de capacités d'échanges entre plante et solution nutritive amènent à sélectionner des biotypes mieux adaptés, c'est-à-dire capables de mieux valoriser les ressources disponibles en un site déterminé : il n'est pas exclu, par exemple, que l'on crée des variétés productives, même en milieu relativement peu ou trop pourvu en tel élément indispensable, le matériel végétal « acceptant » certaines substitutions, ou filtrant efficacement ses absorptions.

En première approximation, les connaissances acquises en matière de dynamique des principaux ions dans les sols montrent que les échanges ne se développent pleinement que si la quantité de cations échangeables présents dans le milieu atteint un niveau suffisamment élevé. Le complexe absorbant est, en effet, chargé négativement. Cela explique que, dans des terres très appauvries, il faille consentir des apports d'importantes quantités d'engrais pour amorcer un enrichissement, alors que si un seuil minimal est atteint, on peut se permettre de réduire les apports à la couverture des exportations. Cette stratégie est applicable aux éléments captés par le complexe absorbant, notamment Ca^{++}, K^+, NH_4^+, un anion, PO_4^{--} qui bénéficie d'un pont formé par les cations Ca^{++} ou qui est fixé sous forme de composés phospho-humiques. A la lumière de ce condensé, il apparaît que les zones agricoles fertiles ont, toutes proportions gardées, le moins besoin de fertilisants et, paradoxalement, sont les plus grandes utilisatrices d'engrais. Bien sûr, l'élément de pondération à faire intervenir est celui du niveau des exportations qui, grosso modo, est proportionnel à la quantité de matière sèche produite et exportée.

On estime ces exportations, en agriculture intensive, à :

100 à 150 kg/ha de N
20 à 60 kg/ha de P
100 à 200 kg/ha de K

selon la nature et le niveau des productions.

L'anion PO_4^{--} et le cation K^+ sont fixés de façon assez énergique par le complexe, si bien que des excès d'apports de fertilisants ont très peu de chances de se traduire par des risques de pollution : sur 1 m de sol, on peut absorber, par exemple, jusqu'à 70 t/ha de potassium et 10 t de phosphore ! Réciproquement, pour obtenir une réponse à l'absence de fertilisation phosphatée et potassique, dans un sol de limon normalement pourvu, à l'origine de l'expérience il a fallu plus de dix années.

Le problème de l'azote se présente sous une forme très différente. En effet, seule la forme NH_4^+ est fixée par le complexe ; en revanche, NO_3^- lui n'est pas retenu et peut migrer librement. C'est d'ailleurs essentiellement sous ces deux formes que les plantes absorbent. Le sol contient aussi, le plus souvent, de l'azote organique. Celui-ci se minéralise progressivement sous l'action de la flore microbienne. On admet dans un système à fonctionnement normal, que chaque année 1,5 à 2 % des réserves d'azote organique passent à l'état nitrique, si la structure physique, le pH et le pouvoir tampon, l'aération, la température du sol, sont favorables à la vie microbienne. Sous les climats tempérés, le sol fournit sur ses réserves, en moyenne les deux tiers de l'azote absorbé par les végétaux cultivés, le dernier tiers étant fourni par les engrais. Il importe donc de veiller tout particulièrement au « bilan » de cet élément pour assurer une nutrition correcte des cultures tout en évitant la pollution des eaux.

A l'échelle mondiale, Keeney et Walsh ont esquissé les termes de ce bilan au cours des dernières décennies.

Sources (en millions de t. de N).	1930	1947	1969
Fertilisants	0,3	0,7	6,8
Fixation	2,7	2,7	3,0
Fumures organiques	1,9	1,3	1,0
Résidus de récoltes	1,1	1,5	2,5
Pluie	0,8	1,0	1,0
Total	6,8	7,2	14,3

Exportations			
Récoltes	4,6	6,5	9,5
Erosion	5,0	4,0	3,0
Lessivage N du sol	4,0	3,0	2,0
Lessivage N des engrais	0,	0,	?
Dénitrification	?	?	?
Total	13,6	13,5	14,5

On s'aperçoit qu'il est à peine équilibré... malgré l'accroissement considérable des recours aux fertilisants. Or, le rôle de l'azote est déterminant dans tout processus biologique.

On note également l'importance croissante des résidus de récolte qui, bien entendu, sont proportionnels aux productions et constituent l'essentiel du réapprovisionnement en matière organique du sol. On peut donc se demander, comme l'ont fait Barbier et Hébert, il y a déjà quelques années, si dans les grandes exploitations céréalières spécialisées, ayant abandonné l'élevage et, de ce fait, certaines cultures considérées jusqu'alors comme « restauratrices » de fertilité ainsi que l'usage du fumier, il est possible de sauvegarder l'un des éléments de « stabilité » du potentiel des sols.

Selon Barbier, l'humus stabilisé est détruit à la cadence de 1,5 à 2 % en moyenne, par an. Une terre bien cultivée contient habituellement environ 2 % d'humus, ce qui correspond, pour une épaisseur de sol travaillé de 25 cm à 60 t/ha. Les pertes annuelles se situent donc au niveau de 1 t/ha. En moyenne, les cultures intensives laissent, sous forme de racines et détritus divers :

Pour la betterave	1 300 à 1 500 kg/ha d'humus
Pour le blé	400 à 600 kg/ha (chaumes seulement)
Pour le colza	1 500 à 2 000 kg/ha
Pour le maïs	2 000 kg/ha (paille entière)

Globalement, à l'exception des cas où l'on pratiquerait une monoculture stricte de blé, en retirant la paille, le bilan humique des sols est assuré et même la situation, sous ce simple aspect, a tendance à s'améliorer. Dans l'hypothèse de monoculture du blé, on peut même arriver à la maintenir en équilibre, en enfouissant 2 à 3 t de paille/ha, ce qui n'excède pas la quantité produite, 1 t de paille étant susceptible de donner après transformation 250 kg d'humus stable. Un seul problème est à résoudre : la teneur moyenne en N d'une paille étant de 0,5 % environ, celle de l'humus de 5 %, il faut, sous réserve de voir se manifester un déficit d'approvisionnement de la culture suivante, au profit de la population bactérienne du sol assurant les transformations successives du matériau initial, apporter environ 10 kg d'azote minéral par tonne de paille enfouie. De multiples vérifications de l'exactitude de ces bilans ont été effectuées.

Pour en terminer sur ce point, il paraît bon de livrer à votre réflexion les données fournies par des expérimentations de longue durée, dont il existe au moins deux exemples sensiblement de même âge en Europe, l'une étant conduite à Rothamsted (Grande-Bretagne), l'autre à Grignon, engagée à l'initiative de Deherain, dès 1875. Cette dernière donne la mesure, en termes de rendements en blé et en betterave (nous avons vu que la consommation de sucre s'accroissait), des effets d'absences prolongées de fertilisation, de la lenteur avec laquelle on peut y remédier, des importances relatives de l'approvisionnement du sol en divers éléments pour ces deux cultures, *etc.*

Traitements	Rendements en blé (q/ha)	Rendements en betterave (t/ha)
Sans engrais depuis 1875	8,9	8,2
Sans engrais depuis 1902	10,7	9,6
Sans engrais depuis 1931	12,9	13,0
NPK depuis 1902	26,9	41,1
NK depuis 1929	22,1	15,9
PK depuis 1929	14,8	17,3
NP depuis 1929	17,7	36,3
Fumier seul depuis 1929	25,6	31,2

Il ne peut être question, dans la situation où nous nous trouvons, de proscrire l'usage des engrais, usage raisonné bien sûr, assurant à la fois un niveau de production suffisant, et le maintien du capital de base de l'agriculture : le potentiel de production des sols. Les recherches poursuivies tant en physiologie de la nutrition minérale des espèces cultivées, qu'en microbiologie, chimie, physico-chimie des sols et de leurs constituants fournissent, là encore, une partie des bases nécessaires à la définition d'une politique cohérente.

III. – CONCLUSION

Dans la version française *Changer ou Disparaître* de *Blueprint for survival*, Goldsmith, Allen et leurs collaborateurs estiment que : « *Le grand art, pour une agriculture soucieuse de sa réussite à long terme consisterait à rechercher le palier optimal* (de fécondité d'un écosystème complexe), *en imitant l'écosystème préexistant de telle sorte que les espèces inoffensives pour les cultures servent à la régulation naturelle des espèces indésirables.* »

Une telle expression ne peut représenter qu'une fraction de l'objectif d'une agriculture moderne qui, tout en conservant peut-être certaines caractéristiques d'un art, a de plus en plus un rôle de « service » à l'égard de l'ensemble de la société, pour ce qui est de son approvisionnement en denrées alimentaires, de la conservation et, si possible, de l'amélioration d'un capital productif dont nos successeurs auront plus besoin que nous encore, enfin de l'entretien d'un espace de détente indispensable aux urbains dont la proportion croît dangereusement pour eux-mêmes, pour la société... et pour l'écosystème dont l'homme fait partie !

Puissions-nous, grâce à nos efforts, accéder à l'une des dernières visions de l'Apocalypse : « *Il me montra aussi un fleuve d'eau vive, brillant comme du cristal... Au milieu de la place de la ville, sur les deux rivages du fleuve, était l'arbre de vie, portant douze fruits, et chaque mois donnant son fruit ; et les feuilles de l'arbre sont pour la guérison des nations.* »

BIBLIOGRAPHIE

BUNDESMINISTERIUM FUR ERNAHRUNG, LANDWIRTSCHAFT UND FORSTEN, *Sammelbericht Umweltschutz in Land – und Forstitschaft – Berichte über Landwirtschaft,* 50, 1, 2 et 3, 792 p., 1972.
F.A.O., *Annuaire de la production,* vol. 26, 496 p., 1972
GOLDSMITH E, ALLEN R., ATTABY M., DAVULL J., LAWRENCE S., *Changer ou Disparaître,* 158 p., Fayard, Paris, 1972.
GROS A., *Engrais – Guide pratique de la fertilisation,* 356 p., La Maison rustique, Paris, 1957.

A. Balachowsky.– Je ne m'étendrai pas bien longtemps car il est difficile d'aborder brièvement des problèmes qui ont une ampleur considérable. Notre Colloque envisage le devenir de l'homme, c'est-à-dire non seulement ce qu'il produit pour survivre aujourd'hui mais aussi ce qu'il pourra devenir lorsque, très bientôt, c'est-à-dire dans une cinquantaine d'années, on comptera quelque 20 milliards d'individus sur notre Terre. A ce moment-là, l'augmentation de l'humanité, qui se fait en progression géométrique, commencera à poser des problèmes d'une importance capitale sur les moyens de nourrir à l'avenir les populations, problèmes dont nous avons le devoir de nous préoccuper dès maintenant.

Les leçons du passé peuvent nous servir un peu pour percevoir l'avenir. Si l'on jette un coup d'œil ou si l'on envisage la production par exemple d'un pays surpeuplé comme la Chine – et je parle de la vieille Chine (la Chine des dix-huit provinces) –, nous voyons que dans ce pays on arrive à nourrir près d'un milliard d'habitants à l'heure actuelle et si cette production permet de satisfaire cette masse de population c'est parce que la Chine a développé des techniques agronomiques particulières, permettant précisément une production intense sur une surface relativement limitée, c'est-à-dire la *culture intensive*. Cette culture intensive se pratique aussi dans d'autres pays asiatiques et de l'ancien monde, sur les plates-formes littorales de Formose, d'Indonésie, des Philippines, à Madère, *etc.*, ainsi qu'au Japon, qui a près de 120 millions d'habitants à l'heure actuelle et dont le sol cultivable représente à peine le cinquième de la superficie totale du pays, le reste étant constitué surtout par des régions rocheuses escarpées et forestières. Or, ni le Japon ni la Chine ne sont des pays à agriculture mécanisée. C'est la main-d'œuvre paysanne, c'est-à-dire l'homme par son travail quotidien à la main, qui arrive à assurer la production. Le repiquage du riz comme cela se pratique à Formose par exemple, où l'on fait trois récoltes par an sur le même terrain (des riz à 95 jours), n'est possible que grâce à une main-d'œuvre nombreuse d'abord, extrêmement travailleuse, qui ne ménage pas sa peine, comme la main-d'œuvre extrême-orientale et qui permet donc d'augmenter considérablement les rendements.

D'autres facteurs interviennent. Si les pays d'Extrême-Orient s'en sont tirés sur le plan alimentaire, c'est parce que ces pays ont pu associer pour la production des protides et des matières grasses l'élevage du porc à la culture intensive. Le porc dans ces pays est le meilleur animal de transformation des résidus agricoles. Dans les pays où le porc est élevé d'une façon courante, comme dans les pays non musulmans d'Asie du Sud-Est et la Chine en particulier, la population arrive à avoir des rations alimentaires à peu près équilibrées pour leurs masses considérables d'habitants. Ce qui n'est pas le cas pour les pays religieusement « végétariens » comme l'Inde.

Nous devons considérer maintenant ce qui va se produire bientôt dans des pays comme l'Amérique latine qui ont une progression non de type européen, mais davantage calquée sur

HEDLIN L., KERGUELEN M., DE MONTARD F., *Ecologie de la prairie permanente française*, 230 p., Masson, Paris, 1972.
I.N.R.A., *L'I.N.R.A., 25ᵉ anniversaire*, 376 p., S.P.E.I., Paris, 1972.
I.N.R.A., *L'I.N.R.A. et l'Environnement*, 224 p., I.N.R.A., Paris, 1972.
I.N.R.A., *Recherches en productions animales*, (1969-1972), 320 p., S.E.I., Versailles, 1973.
JARRIGE R., *Les recherches bovines à l'I.N.R.A., 150 p., I.N.R.A./I.T.E.B., Paris, 1972.*
KEENEY DR. WALSH L.M., *Azote disponible dans les écosystèmes ruraux : Sources et Devenir*, « Horticultural Science », 7, 3, 219-223, 1972.
MAQUART D., *La transformation du monde rural*, « Analyse et Prévision », 15, 1-2, 849-976, 1972.
MINISTERE DE L'AGRICULTURE, *Statistique agricole*, 1971 et 1972, *Recensement général de l'Agriculture*, 1970-1971.
MOREL R., *Le champ d'expérience de la station agronomique*, E.N.S.A. de Grignon, 8 p., 1967.
O.C.D.E., *Statistiques de la consommation des denrées alimentaires*, 1955-1971, 292 p., O.C.D.E., Paris, 1973.
SKROTZKY N., *La nature n'en peut plus*, 94 p., La Documentation française, Paris, 1970.
TABLEAUX DE L'AGRICULTURE FRANÇAISE, « Paysans », nº 61, 190 p., 1966.
VISSAC B., *Problèmes posés par le Devenir des populations animales*, Doc. ronéo, 16 p., 1974.
WILLRICH T.L., SMITH G.E., *Agricultural practices and water quality*, 416 p., *Iowa St. un P*, 1970.

celle de l'Asie. Nous savons que, dans un temps relativement court, une cinquantaine d'an-nées, le Mexique dépassera 200 millions d'habitants ; quant aux Brésiliens, ils estiment qu'ils seront 500 ou 600 millions dans un demi-siècle !

Ainsi, il s'agira à ce moment-là de transformer sans doute les techniques que nous utili-sons actuellement de culture extensive, qui altèrent souvent les sols, par des méthodes de cul-ture intensive qui, au contraire, comme vient de le dire M. Rebischung, améliorent la qualité des terres. Les sols ne s'usent pas si on sait les travailler rationnellement. En Chine, par exem-ple, dans la vallée du fleuve Jaune, depuis quatre mille ans des générations d'agriculteurs continuent à cultiver sur le même terrain, presque en toute saison, des productions se rem-plaçant l'une l'autre, et il y a dans ces pays des densités de 8 à 10 habitants par hectare.

Eh bien, nous n'en sommes pas là évidemment dans nos pays d'Europe, ni dans beau-coup de pays d'Amérique du Nord et surtout de l'Afrique noire où nous avons orienté la pro-duction vers l'extension. Il convient cependant de réfléchir à ce qui se produira lorsque l'huma-nité de la planète sera prise à la gorge par des problèmes démographiques d'une extrême importance et qu'il s'agira de nourrir ces populations sans cesse en accroissement, en accrois-sement presque anarchique, qui souvent ne se soucient guère de ce qu'elles pourront manger demain.

S. Singh.– Thank you very much, Professor Balachowsky, for enlightening the problems of intensive agriculture in some of the Asian countries.

Now, we would like to hear other members of the panel. We start with Professor Budowski, who is Director General for the Union of Conservation of Natural Resources, and a specialist in tropical problems.

G. Budowski.– During his expose, Professor Rebischung makes a point which I consider fundamental, that « *the extension of the surface devoted to agriculture for France, and indeed the whole, has little chance of being increased* ». He then continues to show how yields can be increased by unity of surface.

I believe that the approach he proposes as an example of a « *developed country* » such as France is equally valid for the *tropics,* but I must immediately add that my belief is *not* shared by many decision-makers in tropical countries who, often with the support of scientists, do actively promote the opening of new lands particularly in the *wet* tropics. Examples are wit-nessed in Latin America notably in Bolivia, Brazil, Ecuador, Colombia, Panama, Costa Rica and so on. It also occurs in Africa and South East Asia.

Politically, such an expansion is a most attractive course of action for Governments since it presents the heroic vision of transforming what is qualified as «*useless jungles and swamps* » into lush fields with crops and pastures, or the drilling of wells in very dry areas « *bringing life* (i.e. water) *to the parched arid zones* » thus increasing the grazing surface. National security also claims that such development « *affirms* » *sovereignty.* An additional bonus may be the proffered financial support from such agencies as the World Bank, or bilate-ral assistance. In some countries, such a programme may also relieve the pressure on large land-holders who own some of the most productive lands with the best soils and naturally resist any land reform programme which would lead to parcelation and turnover of their pro-perty to landless peasants.

Economically, the opening of new lands is usually an extremely costly proposition that can very seldom be justified for example on the basis of « *returns for money invested* » as was eloquently analysed by Doctor Michael Nelson in his recent book on *The development of tro-pical lands : policy issues in Latin America.*

But *ecologically,* these schemes are simply disastrous. I will not stress the social and bio-logical consequences originated by the brutal contact with so-called 'primitive people' although the consequences are terrifying. I will simply come forth with the factual statement that such land opening rarely results in increased yields on a permanent basis. The lands ope-ned are almost always marginal for sustained production : too wet, too dry, too steep, or more frequently with too poor soils. They are very fragile areas that will literally « go to pieces » if subjected to abuse. Since most of this land occupation is spontaneous, aided by techniques that were developed by settlers in different areas endorsed with much more favorable climatic conditions and better soils, the result is almost always a loss : a receding line of forests in the wet area, or accelerated soil and vegetation degradation in the dry regions such as desertification, both leading to worn out and desolating landscapes and eventual abandonment. At two recent international meetings on ecological guidelines for economic development in the American and Venezuelan humid tropics, this conclusion was only too evident. One consolation was the comment, by a Brazilian ecologist, that « we are finally learning from these mistakes ». Sadly, I must comment that so far the voices raised to stop this destruction have been notably ineffective.

How then can crop production be increased in the tropical countries where, as we all know, population increase rates are the highest ?

Rebischung's assumption is that it is necessary to concentrate on increasing the production on existing appropriate lands that will lend themselves to improved techniques. However, there is a limit here too, when improved techniques do not make it worthwhile or because there is too much environmental damage. Moreover, these techniques must be carefully evaluated and there is no general rule as to what is best applied for the varying conditions encountered. Certainly the techniques of temperate countries can only be applied in some areas. In others different techniques must be devised and until this is known the area is best left alone.

In this connection it may be noticed that some of the so-called « new methods » are often based on old established customs, for example, multiple cropping, i.e. the combination of many food crops together rather than one single crop, different crop combinations and others. Alternative land use schemes, such as national parks, water production, quality and quantity etc., have also proved to be economically advisable, and socially, scientifically, and for educational purposes, very desirable.

Ultimately, however, it must be understood that there is a carrying capacity to feed the ever-increasing populations and that scientists can no longer isolate themselves or become tacit accomplices of global destruction schemes which meet political, short-term economic goals.

Yesterday, in one of the questions by Mister Bonnefous on the dangers of nuclear energy, he made the quite natural assumption : «...we must find other, new, sources of energy ...» This is only natural, but it has its constraints and absolute limits too. What applies to energy equally applies to food production. Ultimately, and since population increase seems to be unavoidable we cannot avoid the issue in the near future. But can we remain indifferent before the destruction of resources either directly or indirectly takes a catastrophic course, or simply before we find out that such resources cannot be used indefinitely for food production ? Would it not be safer to use carrying capacity as a guiding principle and ultimately gain more by changing our life style instead of always looking for « other, new » sources of energy or food that may not exist ?

If quality of life is our ultimate goal, we should not forget the principle that quality of life is closely associated with choice of options. Our safest and morally sound legacy to future generations, may therefore be best defined as transmitting to our descendants this same "right to choose their own destiny and that of the land entrusted to them" and not jeopardise both through our present faulty land-management practices.

S. Singh.– Thank you Professor Budowski. The next speaker is Professor Fontaine.

R.G. Fontaine.– Je voudrais tout d'abord indiquer que j'approuve entièrement les conclusions de monsieur Rebischung en ce qui concerne les perspectives offertes par l'agriculture intensive, sous réserve que les interventions pour augmenter la production et assurer la protection de l'écosystème artificiel soient conduites de façon intégrée ; et celles de monsieur Singh en ce qui concerne l'importance du cadre économique et institutionnel pour ces mêmes interventions.

Je voudrais toutefois faire quelques commentaires, qui sont plutôt des additions aux documents présentés, dans le sens de mon collègue Budowski.

Tout d'abord, il faut souligner que ce qui a été dit pour l'agriculture au sens de production animale et de production végétale, s'applique également à la production forestière et à la production piscicole. Dans tous les cas les écosystèmes artificiels ainsi créés ne sont justifiés et valables que si l'on dispose de toute l'information nécessaire pour les construire et que l'on en assure soigneusement la surveillance.

Des systèmes de stockage et de récupération des données sont absolument essentiels pour faire face à toutes les situations, et notamment à l'apparition de parasites, et c'est ainsi que certains biologistes ont pu parler de mémoire sémantique qui compléterait la mémoire génétique et intégrerait l'homme dans l'écosystème.

On peut également souligner que des systèmes complexes où productions végétale, animale, forestière et même piscicole seront associées, peuvent être aussi envisagés pour constituer des systèmes aussi fermés que possible, point qui a déjà été évoqué hier matin et vient de l'être par mon collègue Budowski, lorsqu'on a parlé du recyclage des déchets.

Je voudrais également rappeler que les écosystèmes artificiels ne sont que les derniers stades de la transformation des écosystèmes naturels et qu'il faudrait souligner les possibilités d'aménager ces mêmes écosystèmes sans manipulation importante du milieu pour augmenter la production économique et en organiser la récolte dans le temps et dans l'espace sur la base d'un rendement soutenu, sans exclure, bien entendu, certains transferts, rendement qui devra être aussi élevé que possible. Je me réfère en particulier aux aménagements forestiers, pastoraux, cynégétiques, et également à l'agriculture itinérante qui conserve une certaine importance dans les tropiques humides. Dans tous ces cas, les rendements à l'hectare peuvent être faibles mais les rendements par homme peuvent être très élevés.

Quoi qu'il en soit, les possibilités des écosystèmes artificiels et aménagés dépendent de l'écologie des milieux en question et des manipulations possibles et je voudrais dire ici quelques mots des tropiques humides et même des zones sahéliennes.

En ce qui concerne les tropiques humides, les perspectives d'y créer des écosystèmes agricoles stables, de haute productivité, ne sont pas très brillantes, sauf dans des conditions édaphiques particulières et les succès qu'on a pu enregistrer en agriculture tropicale sur la base des résultats de l'Institut international d'Agronomie tropicale d'Ibadan s'appliquent en réalité aux zones de transition soudano-guinéennes.

Il en est de même de l'aménagement forestier. La diversité et l'hétérogénéité rendent inapplicables les méthodes transférées des zones tempérées et certaines interventions, en agissant sur les relations interspécifiques, peuvent entraîner cette dérive écologique dont on a parlé les jours précédents.

En ce qui concerne la zone sahélienne, je n'insisterai pas. Tout le monde a été frappé par les événements récents et la sécheresse qui a mis en évidence la fragilité des écosystèmes.

Cela m'amène à dire un mot des zones marginales. Ce sont des zones à écologie fragile où les écosystèmes naturels devraient être utilisés avec aussi peu de manipulations que possible pour leur conserver leur diversité et leur stabilité et leur permettre de jouer un rôle tampon entre des écosystèmes plus manipulés.

En conclusion, Monsieur le Président, je voudrais relier les considérations précédentes au thème du congrès sur le Devenir de l'Homme et la Qualité de la Vie et reprendre certaines idées déjà émises par le professeur Dubos.

L'homme a autant besoin d'un sens de continuité avec ses origines biologiques et de communication avec le reste du monde que d'une référence aux œuvres qu'il a lui-même créées. Dans cette perspective, les écosystèmes naturels et les écosystèmes artificiels, utilisant les potentialités et les diversités du globe, ont respectivement leurs mérites pour fournir à l'homme les biens et les services dont il a besoin.

S. Singh.– Thank you Professor Fontaine. The next speaker is Professor Ghilarov.

M.S. Ghilarov.– Je veux indiquer quelques possibilités d'augmentation de la fécondité du sol par les méthodes d'amélioration biologique et surtout d'amélioration pédozoologique.

La fécondité naturelle du sol ne dépend pas seulement de la quantité de substances nutritives pour les plantes mais aussi de processus des cycles mineurs de la matière, de la décomposition des débris des plantes dans le sol, de leur minéralisation et de leur réunification.

Les conditions physiques du sol sont très graves pour la plupart des sols et pour la plupart des plantes cultivées. La texture granuleuse est exclusivement favorable pour la plupart des plantes cultivées.

La décomposition dépend de l'activité de plusieurs êtres vivants du sol, et pas seulement de divers microorganismes, mais aussi, comme cela est devenu clair au cours des dernières décennies, par l'activité des animaux – bien grands comme les vers de terre et très minces comme les différents microarthropodes.

Dans les conditions forestières et dans les prairies, l'élimination de l'activité des animaux qui habitent le sol ralentit la transformation des débris des plantes. Dans les différentes localités et dans les diverses années selon les conditions météorologiques de deux à cinq fois ; les matières végétales mettent cinq fois plus de temps pour se décomposer sans les animaux qui transforment la litière, les feuilles, les herbes, les racines mortes, *etc.*

C'est l'activité des grands invertébrés, surtout des vers de terre, qui produit la structure granuleuse des sols, comme le sol noir (tchernoziom), le sol brun, divers rendzines, *etc.*

Parfois c'est l'introduction des vers de terre qui améliore le sol. Je donnerai quelques exemples.

Premier exemple : dans le désert de Kyzyl-Kum, dans l'Ouzbékistan, l'irrigation de territoires pas trop vastes par les puits artésiens est organisée pour avoir un surplus de nourriture pour les moutons astrakans pendant l'hiver. On avait observé que les débris de luzerne ne se décomposent pas à la surface du sol. Nous avons organisé l'introduction, l'importation des vers de terre dans les régions d'Asie centrale depuis longtemps irriguées ; le résultat a été parfait.

L'autre exemple vient d'Australie : les excréments des vaches et des moutons dans les prairies servant pour les pâturages ne se décomposent pas assez vite ; on a introduit les vers de terre et aussi les scarabées, les ontophages gazella de l'Afrique du Sud et la situation de ces pâturages s'est beaucoup améliorée.

Je dois ajouter aussi la fumure du sol avec les matières organiques compostées au stade de décomposition où il y a beaucoup de microarthropodes appartenant aux groupes capables de se propager dans le sol cultivé. Les expériences avec la « fumure » du sol à tel état de décomposition des composts divers comme la litière, le fumier, *etc.,* sont assez encourageantes parce que l'activité biologique du sol depuis ces expériences a augmenté et que la récolte est devenue un peu plus importante. Sans doute était-ce seulement les premières expériences.

Dans plusieurs cas, il faut maintenir les conditions naturelles dans le sol sous le couvert végétal où les conditions peuvent être proches des conditions naturelles (comme les prairies, les forêts, *etc.*) Il est nécessaire de maintenir quelques bilans dans le sol entre les divers êtres vivants, les invertébrés y compris. Peut-être parfois l'autre voie, l'autre direction est possible, comme les changements d'agriculture dans la direction des cultures hydroponiques, *etc.*, mais la fécondité naturelle dépend des êtres vivants qui habitent le sol et les travaux sur leur utilisation dans la pratique agricole et forestière doivent être prolongés.

S. Singh.– Thank you very much, Professor Ghilarov. The next speaker is Professor Zaban, Director of Agricultural Research Organization in Israel.

H. Zaban.– I would like to refer to the problem of carrying capacity mentioned by Professor Budowski. I think that we are far away from the potential that could be used in many countries. Only by using agrotechniques that already exist, mainly, plant protection, fertilizers and irrigation, can we get much more in many countries.

The research on plant and animal breeding and improvement, which should be done regionally, as suggested by Professor Singh of India, might give us new opportunities. Better knowledge and techniques to control the environment, like aeration of fish ponds or white-painting of plants to reduce evapo-transpiration, helps us and may help us to produce more in the future. Sand-dunes which were not good for production in the past are now under intensive agriculture due to new irrigation and nutrition facilities. So, seeing the last century's advances in agricultural production, and examining carefully the agricultural research which can give us some ideas about the future, lead me to believe that we have no reason to be afraid.

I would like to raise a question, hoping that we can discuss it here. The number of farmers is declining rapidly, down to 2 percent or less of the population. Food production, which we depend on so much, might reach a point of monopoly. People in the cities and towns know nothing about agriculture. Maybe, therefore, it is the duty of the science to find methods for the 98 percent of the population to produce some of their own food in the city ?

R. Dumont.– Monsieur le Président, je suis inquiet du fait que ce colloque dit « mondial » représente surtout l'Europe et l'Amérique du Nord, avec un représentant de l'Inde, pas un Chinois (les Chinois représentent tout de même 20 % de l'humanité), et aussi qu'il ne parle pas de la famine qui s'étend à travers le monde.

Depuis 1959, la production alimentaire du tiers monde, par tête d'habitant, est restée à peu près constante pendant dix ans. Depuis 1969, elle ne cesse de diminuer. La F.A.O. prévoit un déficit du tiers monde de 85 millions de tonnes de céréales par an en 1985. Dans cette disette mondiale, qui est en train de s'aggraver, le blé va devenir une arme politique et toutes les nations qui ne se suffiront pas seront soumises à des conditions politiques par ceux qui, surtout en Amérique du Nord, détiendront les excédents.

Monsieur Rebischung nous a dit que nous augmentions la consommation de viande en France, à quel prix pour le reste du monde ?

L'an dernier, nous avons donné 600 000 tonnes de céréales au Sahel alors que la même année, en 1973, nous avons donné environ 400 millions de tonnes de céréales à notre bétail, c'est-à-dire que nous avons gaspillé une quantité énorme de grain et nous avons donné aux pauvres 1,5 pour mille, non pas de notre revenu, mais de notre *gaspillage.*

L'homme blanc est actuellement *un cannibale* qui mange chaque matin – indirectement – des petits enfants d'Afrique, du Sahel, d'Ethiopie, du Bangla Desh, de par sa surconsommation de viande qui ne laisse plus disponibles les grains capables de sauver ces enfants.

Ce qui n'a pas été évoqué ici, ce sont les problèmes les plus graves. Monsieur Rebischung nous parle de la France, c'est très bien, mais les problèmes les plus difficiles ne sont pas là, ils sont dans *l'érosion* à travers le monde, ils sont dans les « *dust bowls* », les bols de poussière des Etats-Unis, ils sont dans les déjections animales des « *feedlots* » qui, aux Etats-Unis, vont dans les rivières, déjections comme celles des élevages massifs de volaille. On les remplace par des excès de nitrate dans les sols sablonneux qui n'ont plus d'humus et une partie notable de ces nitrates vont polluer les nappes phréatiques.

On parle d'agriculture intensive, oui, elle est au point dans les pays développés, monsieur Balachowsky a rappelé qu'elle était au point en Chine, mais elle n'est nullement au point dans les pays tropicaux d'Amérique latine ou d'Afrique, ou même de certains coins d'Asie.

Dans le Sahel, quand on étudie ses possibilités d'intensification possible, je suis obligé de constater que bien des collègues ne savent quoi dire. Les uns déclarent : « *On va passer, puisqu'on ne peut plus faire de jachère quand il y a trop de monde, à une rotation avec le fourrage, l'élevage et le bétail.* » Oui, mais le paysan sahélien a actuellement une houe et ne dispose que d'énergie humaine ; il ne suffit déjà pas à bien cultiver ses grains et sa culture d'arachides à l'exportation ; si on lui demande en plus de cultiver des fourrages pour un bétail qui ne lui rapporte pas, il n'y arrivera pas. Dans le Sahel, les conditions pluviométriques sont telles que cette intensification n'est guère payante. J'en arrive pour ma part à inciter les gens du Sahel à émigrer dans la zone soudanienne où, au-delà de 800 millimètres de pluie, on aurait plus de facilité à intensifier.

Dans la forêt équatoriale, certes, on a établi de riches plantations, mais en culture annuelle on ne sait pas encore quelles sont les bonnes rotations conservatrices de la fertilité du sol qui assurent tout à la fois la nourriture actuelle en maintenant la base de production de demain.

Nous sommes donc obligés de reconnaître que dans la grande majorité des pays tropicaux notre système d'agriculture intensive n'est pas encore au point et c'est là qu'est le problème le plus difficile.

En Inde, le problème de l'usure et du métayage est l'obstacle le plus important au développement de la production agricole chez le petit paysan. J'étais l'année dernière à deux reprises au Bangla Desh. J'ai été effrayé de voir qu'il y a le tiers de la population du Bangla Desh rural sans travail, alors qu'il y a dans tous les villages du Bangla Desh une possibilité de travail productif énorme et qu'on n'arrive pas à l'employer.

Il y a environ 200 000 hectares d'étangs, lacs et réservoirs qui sont colmatés par des limons, d'où il faut enlever en moyenne deux mètres d'épaisseur de limons, ce qui fait 4 milliards de mètres cubes à excaver. Travail qui serait immédiatement productif par l'irrigation. A raison d'un mètre cube et demi par jour, cela ferait 5 milliards de journées de travail, c'est-à-dire qu'il y a pour les six millions de chômeurs du Bangla Desh, cent jours de travail par an pendant six ans d'assurés immédiatement si... Si quoi ? Si simplement on adopte un système économique dans lequel on pourrait mettre au travail ces gens, c'est-à-dire dans lequel on trouve un système de financement de ce travail.

Les paysans du Bangla Desh ne sont pas des fainéants, je les ai vus casser des briques du matin avant le jour jusqu'à la nuit quand ils sont payés à la tâche. Quand on ne leur offre pas de travail, que me dit le petit Bangali ? « *Pendant quatre mois de l'année je n'ai pas de travail, avec ma famille on fait un seul repas par jour ; pendant huit mois de l'année j'ai du travail, avec ma famille on fait trois repas par jour* », et il me dit cela du même ton qu'il parlerait d'un phénomène naturel : « *Pendant quatre mois il y a des pluies, pendant huit mois il y a de la sécheresse.* » Ces privations lui apparaissent tout aussi inéluctables.

Nous allons à une famine mondiale sans précédent, et ce colloque se déroule dans l'indifférence des gens bien nourris que nous sommes. Bon appétit mesdames, bon appétit messieurs.

S. Singh.– Thank you, Professor Dumont.

N. Chalbi.– Avant d'aborder les points soulevés dans ce débat, permettez-moi d'apporter quelques précisions sur certaines tentatives pour améliorer les rendements en agriculture.

Je voudrais tout d'abord souligner dans ce débat un aspect qui semble évident pour tous ceux qui ont fait de la recherche agronomique ; c'est le fait que des progrès très importants ont été incontestablement atteints, d'une manière générale un peu partout dans le monde, en agissant sur un certain nombre de facteurs du rendement, c'est-à-dire disons l'aspect lié à l'amélioration des plantes ou des animaux en matière de génétique.

Certains de ces aspects ont déjà été soulignés par ceux de mes collègues du groupe qui ont pris la parole mais je voudrais insister à nouveau sur ces points en raison des discussions qui ont eu lieu par la suite.

Depuis très longtemps, la domestication des plantes et des animaux par la sélection a été en quelque sorte comme la "pêche à la ligne". L'essor de la science de l'hérédité a fait faire incontestablement à cette pratique un bond considérable, de sorte que l'on assiste aujourd'hui à l'épanouissement de toute une science de l'amélioration par voie mendélienne. Mais, malheureusement, les conditions d'utilisation des acquis scientifiques et la confrontation des génotypes choisis avec l'environnement dans lequel ils ont été appelés à produire n'ont pas toujours été des plus heureuses.

C'est pourquoi un certain nombre de problèmes se sont posés. On peut ainsi noter particulièrement le cas de certains modèles mathématiques spéculatifs qui étaient, à l'origine, des plus prometteurs, et qui se sont finalement révélés comme des impasses et n'ont pu être vérifiés.

Parmi les problèmes les plus importants, on peut citer sans aucun doute l'ajustement des structures génétiques choisies aux conditions de leur utilisation par l'agriculteur comme, par exemple, le cas des végétaux où le rendement dépend généralement à la fois de la densité, du mode de culture, de la fumure, de la pluviométrie et de facteurs bioclimatologiques en général, ces structures étant généralement choisies en conditions tout à fait artificielles. Par conséquent, c'est là un point qui a été le souci majeur d'un certain nombre de chercheurs parmi nous pendant les dix dernières années. Cependant, je dois dire que, malheureusement, on n'a pas encore trouvé de solutions pratiques.

Si, d'une manière générale, la solution figure dans des modèles mathématiques, quelquefois très satisfaisants, des problèmes se posent toujours au niveau de l'agriculteur car il y a un très grand pas à faire entre, d'une part, la recherche telle qu'elle est réalisée dans les laboratoires et les institutions de recherche et, d'autre part, le matériel tel qu'il est utilisé par l'agriculteur. C'est donc là un handicap quant à l'amélioration des rendements.

Bien entendu dans le cas de nombreuses populations vivantes utilisées par l'homme, ces problèmes ne se posent pas, mais, dans le cas de beaucoup de populations végétales en particulier, ces problèmes existent et constituent pour le moment un frein. M. Rebischung a parlé à juste titre des travaux d'une équipe combien glorieuse, dirigée par M. le professeur Demarly, dont les travaux ont abouti à de remarquables résultats dont un certain nombre de modèles intéressants ; ces modèles sont en voie d'utilisation mais on s'est aperçu cependant que, finalement, le chercheur dans ces domaines ne doit pas se contenter de faire un sondage génétique profond ; il doit se soucier aussi des conditions d'utilisation.

Cette petite mise au point faite, je voudrais souligner également le grand espoir que représente pour nous certaines recherches récentes, comme la tentative d'utilisation de structures haploïdes en matière d'amélioration des végétaux. En effet, sur un plan historique, les potentialités génétiques des êtres vivants ont été sondées avec beaucoup plus d'efficacité à partir du moment où l'on a pu mener des études sur des individus haploïdes puisque, de cette façon et, bien que ce soit maintenant une banalité, chaque fois qu'on étudie un problème génétique pour définir les potentialités d'un organisme, on travaille sur des apparences pour sonder l'existence et la structure d'unités matérielles comme des points infiniment petits sur des chromosomes.

Si, de ce fait, des indéterminations se posent dans les structures diploïdes ou d'ordre supérieur, il n'y a pas d'indétermination dans les structures haploïdes. C'est pourquoi cette voie constitue sans nul doute un nouveau départ, un refuge pour ceux qui ont le souci d'améliorer les végétaux voire même les animaux pour le bien de l'homme. De cette façon, les problèmes posés rejoignent ceux qui l'ont été aux bactériologistes et à ceux qui ont parlé des champignons, et il est établi communément que c'est grâce à l'étude de ces organismes que la génétique a commencé effectivement à prospérer.

Evidemment, ces recherches sont à leur début mais, dans bon nombre de laboratoires, dont les nôtres d'ailleurs, des techniques sont mises au point pour essayer d'obtenir des individus haploïdes. Ce biais nous permettra peut-être de choisir les végétaux qui seront les plus utiles et les mieux ajustés aux conditions quelquefois très difficiles où ils sont amenés à produire et à envisager ainsi, sous de meilleurs auspices, la réalisation des chaînes alimentaires qui commencent par les végétaux.

De là à dire – pour répondre à un certain nombre de questions – que les possibilités d'amélioration des rendements lorsqu'elles passent par la considération des sols et par celle de l'amélioration d'animaux et de végétaux par voie mendélienne sont relativement illimitées et offrent encore beaucoup de perspectives, demande quelques réserves. Je pense qu'il faudrait prendre beaucoup de précautions. En effet, nous avons l'habitude, dans l'ignorance que nous avons de l'efficacité d'un génotype, de parler ordinairement de ses aptitudes en utilisant le terme " potentialité "

Or, le terme de « potentialité » attribue finalement une limite supérieure aux aptitudes. Lorsque nous utilisons un végétal, nous n'exploitons pas en réalité toutes ses potentialités. La génétique nous permettra dans ce cas d'accroître ce que nous avons à notre actif dans ses potentialités, mais si nous atteignons toutes ses potentialités nous serons alors à la limite supérieure.

Par conséquent, l'amélioration des plantes et des animaux apparaît, comme le diraient sans doute avec moi, monsieur Rebischung ou monsieur Singh, une évolution et un ajustement permanents en fonction des besoins, en fonction des demandes : c'est le problème classique de l'ajustement de l'offre et de la demande. Le produit recherché nécessite une certaine qualité, l'améliorateur essaiera d'obtenir un ajustement tel que cette qualité soit requise ; mais dire qu'on pourra, pour un blé dont la potentialité de rendement se situe par exemple à 100 quintaux à l'hectare (et c'est déjà une aberration), atteindre ou dépasser les 100, serait commettre une erreur. Toute amélioration n'est donc pas exponentielle et a des limites. Nous devons, dans le souci d'améliorer, travailler dans le cadre de ces limites.

J'espère que je n'ai pas déformé la pensée des personnes qui ont discuté de cette question. J'ai voulu simplement revenir sur cette notion de limite car c'est de notre devoir, à nous hommes de sciences spécialisés réunis ici, de ne pas laisser l'homme dans de faux espoirs.

Le deuxième aspect, si vous le permettez, sera lié à l'extension des cultures. Cette extension n'est pas toujours sans limite. Elle est peut-être considérée sans limite dans les zones qui n'ont jamais encore été exploitées et qui offrent des possibilités d'environnement intéressantes. Mais je pense qu'à notre époque il y a encore très peu de terres qui présentent ce type de caractéristiques, si ce n'est le désert absolu.

C'est pourquoi il me semble évident qu'une discussion sur l'extension des cultures désigne surtout des régions où, jusqu'ici, les terres n'ont pas été exploitées parce qu'elles présentent des inconvénients ; c'est en premier lieu le cas des zones arides où il existe encore des terres qui ne sont pas cultivées.

Je voudrais à ce sujet remercier Monsieur le professeur Dumont d'avoir insisté sur les problèmes que présentent les pays en voie de développement. Je suis persuadé, tout comme lui, que, dans les zones arides, il y a beaucoup de terres qui ne sont pas à l'heure actuelle utilisées et que tout le monde souhaite voir exploiter un jour.

En réalité, cela pose énormément de problèmes car l'extension des terres cultivées est liée indissolublement dans ces régions au problème de l'eau. Même si l'on voulait faire de l'arboriculture en région sèche, il faudrait de l'eau au cours des deux premières années pour obtenir le départ et cette eau manque. Elle fait défaut quantitativement parce que les agglomérations s'accroissent et que les pompages évidemment sont de plus en plus nombreux et quelquefois incontrôlés. La qualité de l'eau d'autre part se détériore dans certains cas car le pompage exagéré augmente la concentration en sels et la salure constitue évidemment une limite à la culture de certains végétaux.

Je voudrais également souligner le fait que l'utilisation d'un matériel biologique amélioré n'entraîne pas toujours une augmentation de rendement. Je citerai le cas du blé : le blé amélioré, dit "mexicain", qui a pu dans des terrains très intéressants atteindre des plafonds de rendement extraordinaires, n'a pas toujours donné ces performances. C'est ce qui arrive lorsqu'il est donné à des utilisateurs qui ne savent pas comment l'exploiter. C'est un blé amélioré qui est fait pour être "bien traité" ; lorsque les conditions ne sont pas suffisantes, il ne donne pour ainsi dire rien. Dans ce cas, au lieu d'améliorer le rendement on le diminue en définitive.

Un aspect très important, qui risque aussi à long terme de jouer contre l'humanité, est celui de la sauvegarde du "patrimoine génétique" dans les populations naturelles. Un patrimoine génétique a pu être réalisé dans les différents types de régions à la suite d'une action continue de la sélection naturelle et des pressions évolutives. Pour de nombreuses personnes, c'est sans doute un "sentier battu" mais, permettez-moi d'en parler, pour dire finalement que toute introduction de matériel amélioré génétiquement risque de supplanter dans une région donnée le patrimoine génétique adapté et d'amener sa perte par négligence ou par d'autres facteurs.

Cela est très grave, surtout dans les cas de populations à fécondation croisée où l'on assiste à des pertes considérables de gènes.

Ces problèmes ne sont pas en réalité nouveaux ; des réunions très nombreuses ont déjà eu lieu et en ont mentionné l'importance, entre autres celles de la F.A.O., celles d'Eucarpia (Association européenne pour l'Amélioration des Plantes), où des recommandations très importantes ont été faites. La destruction et la perte de gènes sont favorisées d'ailleurs par un certain nombre de facteurs et je n'en citerai que quelques-uns, de préférence relatifs aux pays arides (c'est ceux que je connais le mieux) ; la surexploitation sous toutes ses formes, le nomadisme, l'érosion qui est un facteur extraordinaire pour détruire des populations en place, l'avance du désert, l'augmentation de la salinité des eaux par suite de pompages exagérés, l'utilisation sans contrôle d'herbicides, d'hormones, *etc.*

Cela est également vrai pour les populations animales où l'on assiste également à une détérioration des races locales qui sont pourtant des réserves inévitables de gènes adaptatifs dont nous aurons peut-être besoin demain lorsque nous aurons à chercher une nouvelle combinaison génétique.

C'est pourquoi je me permettrai d'insister tout particulièrement pour que des efforts soient faits dans ce sens et que des programmes de réserves génétiques et de conservation de gènes soient envisagés, surtout là où cela devient très urgent, et qu'ils soient suivis avec beaucoup d'attention.

S. Singh.– Thank you very much, Professor Chalbi. We have now exhausted the list which I had from the panel. Now from the audience, Professor Korringa wants to talk on the prospects of "agriculture" in the oceans.

P. Korringa.– I would like to digress on the theme of "agriculture" in water. There are some interesting cases of aquaculture in which scientific research has played a big rôle and still can play an important rôle. The first case I want to mention comes very close to real agriculture and that is "nori" farming in Japan. Nori is a red seaweed called Porphyra, a very popular article in Japan. It was grown for ages in several bays and inlets, but a great expansion of this industry came when a British algologist, Miss Cathleen Drew, discovered the life cycle of a British species of Porphyra, and application of her findings – in the field of pure science, in the ivory tower, as we often say – led to the modern Japanese nori culture, the proceeds of which are now 8 times greater than that of the famous Japanese oyster culture and twice as great as those of the herring fishery in the whole North Sea ; so important it is.

A second example that I would like to mention is the farming of herbivorous fishes, of plant-eating fishes like mullets and milkfish. In Israel, for instance, mullet farming is fully based on scientific research. This both in the field of studying and controlling predators, parasites and diseases and, in other institutes, on optimal stocking and feeding. This is leading to a very high production per acre. But, I want to stress that these high figures per acre should be handled carefully : it is unrealistic and even misleading to compare these yields with those of the natural waters, for one is bringing food from a very large area to these very acres. So, the net production of such fish ponds has no relation at all with the natural productivity of such waters, and that is often forgotten. Science can, perhaps, do very much more for this farming of herbivorous fishes. If, for instance, it will be achieved one day to produce fry under controlled conditions, then this culture will expand very much more.

Now, if you allow me, I would like to say a few words on fish farming in Japan, which is predominantly the farming of eels, yellow-tails, red sea breams, and Penaeid shrimps. The success of this industry is based on extensive and intensive scientific research, especially since the last decade. Now, an impressive tonnage of these fishes is brought to the market. But, still, this is a very special case, for it concerns carnivorous fishes. They require 8 to 14 times their weight in other fish as food. In reality, one converts a large tonnage of low-grade fish, low-grade but perfectly edible for man, into a small tonnage of high-grade fish, for which one has to pay a very high price. I feel that only rich countries can afford such a procedure. This type of intensive farming of carnivorous fishes should never be advised to developing countries. The developing countries will profit much more from producing food rich in proteins by farming either fishes of the herbivorous type like milk-fish, mullet, and Tilapia, or molluscan shellfish such as mussels.

A few words on carp farming, Mister Chairman, which is in your country so very important. The carp is very productive because it can play a rôle in using a short-cut in the working up of domestic sewage, in the "biogradation" of organic waste. In your country, it is practised in vast ponds in which the sewage is led and the carps pick out all little particles which still contain carbohydrates and proteins immediately convertible into their own meat. Thus one avoids the long, long way via micro-organisms, minerals, aquatic plants and invertebrate animals to fish. Through this much quicker way, leading to a much higher *"net yield"*, you produce food rich in proteins.

In Indonesia, they do the same thing, but more intensely in fast-flowing streams in which sewers discharge where, in bamboo cages, carps grow extremely fast.

Such efficient procedures could in the future really do much good for human nutrition.

J. Rebischung.– Une question est posée par Monsieur Ramade et elle est formulée ainsi : les limites technologiques dans l'accroissement des rendements en agronomie.

F. Ramade.– L'augmentation incessante de la population humaine signifie que, dans les trente prochaines années, il faudra que la production agricole ait un accroissement de la même valeur que celui qu'elle a eu depuis le début du néolithique.

Il existe cependant des limites à l'accroissement en production agricole qui ne doivent pas être méconnues. Les premières ressortissent au flux de l'énergie.

A l'heure actuelle, l'augmentation des rendements des végétaux cultivés résulte non pas d'un nouveau savoir-faire dans l'utilisation de la photosynthèse mais tout simplement du fait que l'on introduit une énergie artificielle dans les écosystèmes, celle des combustibles fossiles.

En ce sens, nous ne mangeons plus seulement des pommes de terre faites avec l'énergie du soleil mais aussi partiellement faites de pétrole.

Aux Etats-Unis, par exemple, la quantité d'énergie artificielle introduite par hectare dans les cultures de maïs est cinq fois supérieure à ce qu'elle était en 1946 !

Il existe aussi d'autres limites qui ressortissent au cycle de la matière. Augmenter les rendements signifie aussi accroître les quantités d'engrais chimiques, nitrates et superphosphates par exemple, répandues dans les cultures. Or les quantités de minerais phosphorés disponibles sont limitées. On a pu calculer que les réserves mondiales exploitables de phosphates ne pourront assurer l'alimentation d'une humanité de 12×10^9 habitants, chiffre qui sera atteint en 2025 ! Dans le cas des engrais phosphorés nous savons aussi très bien que ces produits renferment comme impuretés des métaux lourds et des métalloïdes : mercure, vanadium, plomb, arsenic, antimoine, *etc.* Or ces substances ne migrent pas dans les sols mais s'accumulent dans les couches superficielles. Il y a là un risque de perte de fertilité à long terme.

Il en est de même de certains pesticides persistants, non biodégradables qui accroissent la contamination des aliments.

En outre, d'autres pesticides, comme certains herbicides, agissent sur le potentiel biotique des vers de terre. Or ces invertébrés représentent plus de la moitié de la biomasse des sols. Ils y jouent un rôle essentiel en répartissant de façon homogène l'humus dans les couches superficielles. Qu'adviendra-t-il quand les vers de terre auront totalement disparu et que les sols cultivés seront azoïques ?

Enfin, nous dirons quelques mots sur la fameuse révolution verte dont le principe même ne peut conduire qu'à l'échec. Il est aberrant d'importer des variétés sélectionnées en des points éloignés du globe. Cela présente le grave danger de provoquer la perte des variétés indigènes beaucoup mieux adaptées aux conditions écologiques locales.

Il s'ensuivra une perte génétique irremplaçable comme l'a dit fort à propos le professeur Chalbi.

Une vraie révolution verte suppose que l'amélioration variétale se fasse à partir des souches locales et non importées.

Quoi qu'il en soit, nous tenons à souligner en conclusion combien est grave l'illusion entretenue par les hommes politiques de la possibilité d'une augmentation considérable à l'avenir des rendements agricoles. Quand on prend conscience de l'ampleur des problèmes démographiques actuels, seuls des efforts majeurs dans le domaine de la stabilisation des populations humaines permettront de mettre un terme à la faim dans le monde.

Entretenir aujourd'hui l'illusion d'une possibilité substantielle de l'accroissement de la production agricole constitue une attitude non seulement irresponsable mais aussi criminelle pour l'avenir de l'humanité.

J. Rebischung.– Je crois que sans être exagérement pessimiste, on doit reconnaître, et tous les biologistes le savent, l'existence de limites. Vous avez soulevé nombre de problèmes, par exemple de transferts d'énergie, d'utilisations d'énergie possibles qui pour vous représentaient une cause importante de l'accroissement de productivité. C'est vrai. Mais, de toute façon, parallèlement, le matériel végétal et le matériel animal sélectionnés constituent des types d'approches biologiques à l'accroissement de rendements. Vous ne pouvez pas imaginer que le système chlorophyllien et de transfert de produits de photosynthèse qui fonctionne dans un blé qui fournit 80 quintaux à l'hectare soit identiquement le même que celui qui fonctionnait dans un type de végétal produisant 10 quintaux de grains. Les progrès se manifestent également à ce plan. Bien que l'on doive admettre une limite à ce niveau comme à tout phénomène biologique classique, il y a tout de même encore de l'espoir.

Qu'il y ait des aspects politiques à la solution au niveau mondial, c'est évident ; ici nous parlons de science et de possibilités d'accroissement de production.

L'utilisation de l'énergie n'est pas obligatoirement aussi importante qu'on veut bien le dire. Depuis dix ans nous faisons un certain nombre d'expérimentations dans lesquelles nous réduisons l'intervention d'énergie extérieure dans un système de production : nous nous apercevons qu'en utilisant, par exemple, cinq fois moins de fuel de tracteur en préparation de sol, nous n'avons pas, jusqu'à présent, fait diminuer les rendements, dans un système céréalier classique de la région parisienne.

Il y a peut-être actuellement une dépense exagérée d'énergie pour obtenir certains rendements. Mais même si les sources extérieures d'énergie diminuent, il n'est pas dit que cela entraînera systématiquement une diminution grave des potentialités de production : des ajustements techniques sont possibles.

H. Zaban.– I would like to say that I do not agree entirely with Professor Ramade, because the problem of energy is a problem of priority. Food is a most important thing. If we are to have problems of energy, we shall stop our car and we shall produce more food from this.

The second thing is about pollution. Agriculture is the last branch, in our economy, that produces pollution and agriculture is a very good tool to solve the problems of pollution.

So, I will not agree with the speaker. He is pessimistic. I believe we can produce more food for increasing populations and we are far away from the carrying capacity of the soil, the water, the vegetation : we can produce more food.

S. Singh.– I think your advice has been well taken. I think we must now stop the debate on this issue. As our friend has said, agriculture is the branch of economy which is the least involved in pollution ; I would add both physically and spiritually.

We have another question which is more of a political nature, from Professor Mezey :

Number 1 : "Considering that the key issue is the production and availability of low cost fertilizers, what is going to happen if the rising cost of crude oil will further raise the cost of fertilizers ?"

Number 2 : "Do the oil producing nations contribute their share to reduce the grave situation created by food shortage in many Asiatic countries ? Is the group of experts ready to come forward with their recommendations concerning these two basic questions ?".

We know the situation which has two aspects : are we really using the oil sources in the world in a rational manner ? If oil producing countries are at fault, the oil consuming countries are equally or even more at fault, I should say. Most of the oil is being used for driving 200 HP cars for taking one man round. If a rational view of the use of fuel was envisaged, it would be utilized for producing more food, rather than for sleeping in a very cosy and well-heated room. This is my comment, I do not think we need to debate on this point. We know what the situation in the world is. The developing countries are impaired by this shortage of crude oil ; we all notice it. There is another question in French.

J. Rebischung.– Au nom de Madame le docteur Horst : Est-il suffisant d'avoir une organisation internationale pour fournir la nourriture à toute la population de ce monde même si tous les savants y participent ? N'est-il pas nécessaire dès maintenant d'étudier ce problème sur le plan mondial, cela veut dire indépendamment de la politique nationale des pays ?

Produire de la nourriture n'est pas assez : s'intéresser à sa distribution, au contrôle de cette répartition pour éviter la corruption est absolument nécessaire, de rigueur.

En outre, le choix de la nourriture ne peut être imposé : les Portoricains préfèrent le riz au pain, *etc.*

Est-ce que nous n'avons pas besoin d'une organisation mondiale pour étudier, organiser et, dans le futur, avoir le pouvoir d'imposer au monde entier des méthodes nécessaires pour nourrir tous les peuples du monde ? Chercher la balance entre les intérêts nationaux divers, cela aboutira à un gouvernement mondial.

Je pense que le docteur Horst pose là un problème politique et que nos amis de la F.A.O., par exemple, peuvent déjà agir sérieusement en coopération avec l'ensemble des chercheurs de tous les pays.

RESUME

Les possibilités d'ajustement de l'offre de services alimentaires à une demande croissante avec la démographie mondiale, et de plus en plus diversifiée au fur et à mesure du développement, exigent l'acquisition de moyens de production ajustés, dont la mise en œuvre soit explicitée au niveau des agriculteurs et ne compromette pas les aptitudes du milieu naturel et de ses ressources.

L'industrialisation des processus de production, dans les pays développés, a permis jusqu'ici de faire face aux demandes, en faisant appel cependant à des éléments susceptibles de provoquer des modifications irréversibles du milieu. Les chercheurs actuels sont conscients du danger encouru et leurs programmes de travail évoluent en fonction de cette prise de conscience.

Dans les pays en développement, la transposition des techniques avancées, valables dans une économie forte utilisatrice d'énergie, risque d'aboutir à des déboires. Il en résulte que la recherche doit repenser ses orientations, en fonction tant des contraintes physiques que de considérations socio-économiques (main-d'œuvre, urgence des besoins, etc.). Des expériences chinoises et japonaises incitent à penser qu'en dehors des solutions qui font appel à des moyens technologiques d'avant-garde, l'organisation d'une agriculture intensive utilisant l'ingéniosité des hommes peut, à un moindre coût énergétique, satisfaire une demande très importante.

Une voie de facilité consisterait à faire porter les efforts sur la mise en valeur des terres non exploitées. Le coût d'une telle opération serait probablement prohibitif. En outre, les systèmes de production ajustés à ces zones éminemment fragiles seraient très délicats à mettre en œuvre. La progression des connaissances écologiques autoriserait une meilleure utilisation des ressources naturelles, notamment en matière forestière, cynégétique et piscicole. Nous sommes encore loin d'exploiter de façon optimale toutes leurs capacités.

Les limites à l'amélioration des ressources destinées à l'alimentation humaine sont définies par les risques d'altération irréversible de l'écosystème : pollution, érosion notamment, et par certains facteurs sociaux et économiques. Parmi les axes de recherches les plus prometteurs, il convient de citer l'amélioration génétique du matériel animal et végétal, si l'on prend soin de sauvegarder de façon plus systématique le patrimoine que représentent les formes « sauvages » ou non encore exploitées, et si l'on progresse dans la définition des facteurs d'adaptation des génotypes aux conditions du milieu. La résultante de telles actions est une meilleure valorisation de l'énergie solaire.

La conservation du potentiel des sols implique la mise en œuvre d'une politique d'aménagement tenant compte de l'importance des interventions du monde vivant dans le recyclage des résidus de production.

Enfin, les problèmes de répartition des richesses entre les pays nantis et les autres paraissent déterminants pour l'avenir de l'ensemble du monde, au même titre d'ailleurs que celui du maintien d'un minimum de population agricole.

Daniel Brugère.

SUMMARY

As the world's population increases, so too the world demand for food grows and becomes more diversified. If the food supply is to satisfy this rising demand, appropriate means of production must be found. Their use must be clearly understood by the agricultural population, and must not compromise the possibilities and resources of the natural environment.

Industrialization of the processes of production in the developed countries has made it possible to satisfy demand up till now, though this has been achieved by resorting to methods liable to bring about irreversible changes in the environment. Present-day researchers are conscious of the risks run, and their work-programs are evolving in step with their growing awareness.

In developing countries, attempts to apply advanced techniques which would be valid in a country using great supplies of energy are liable to give rise to serious difficulties. Consequently, the direction of research should be reconsidered, both from the point of view of physical constraints and from that of socio-economic factors (manpower, urgency of needs, *etc.*) Experience in China and in Japan would seem to indicate that, outside of solutions requiring advanced technological means, the organization of intensive agriculture, utilizing human ingenuity can satisfy a very great demand at less cost in energy.

An easy way out might be sought by devoting effort to the development of unexploited land. But the cost of such an operation would probably be prohibitive. In addition, production systems suited to these very fragile areas would be very difficult to apply. Progress in ecological knowledge would seem to make possible better use of natural resources, especially those provided by forests, game and fish. We are far from exploiting all their capacities in an optimum way.

The limits to the improvement of resources for feeding man are defined by the risk of doing irreversible harm to the ecosystem : pollution and erosion come into play here, as do social and economic factors. One of the most promising lines of research is work aimed at the genetic improvement of animal and plant stocks, if care is taken to protect more systematically the genetic pool represented by "wild" or still unexploited forms, and if progress is made in defining the factors which enter into the adaptation of genotypes to environmental conditions. The overall result of such actions is to make better use of solar energy.

The conservation of the soil's potential implies the implementation of a planning policy which would take into account the importance of the interventions of living organisms in the recycling of production wastes.

Finally, problems of distribution of wealth between the rich countries and the others appear to be decisive for the future of the world as a whole, as does also the problem of the maintenance of a minimum farm population.

la variation
et le nombre

---

variation
and number

variabilité génétique
de l'homme :
effet des comportements

genetic variability of man :
effect of behaviour

Président du débat :
Theodosius Dobzhansky

Vice-Président :
Jean Frézal

Rapporteurs :
Albert Jacquard et William Schull

Secrétaires de séance :
Laurent Degos et André Langaney

Participants :
Italo Barrai
Ernest Boesiger
Ricardo Cruz-Coke
John Edwards
Josué Feingold
George Fraser
Jean de Grouchy
Suzan Hollan
Jérôme Lejeune
Paul Marks
Arno Motulsky
Derek Roberts

COMPORTEMENT PROCREATEUR ET EVOLUTION DU PATRIMOINE GENETIQUE HUMAIN

> « And nothing 'gainst Times's scythe can make defence. Save breed... »
>
> (« Et rien ne peut te défendre contre la faux du Temps. Sauf ta lignée... »)
>
> Shakespeare
> (Sonnet 12).

La seule victoire, provisoire, que nous puissions remporter sur le Temps est la procréation : les gènes que nous transmettons à notre enfant seront un jour transmis inaltérés à nos petits-enfants. L'individu ne peut mener qu'une courte bataille, sans espoir ; le gène défie les siècles.

Un groupe humain est sans doute un ensemble d'individus, mais ceux-ci disparaissent, sont remplacés par d'autres, toujours nouveaux ; si le groupe subsiste en tant que tel, c'est qu'il est fondamentalement autre chose qu'une collection d'individus évanescents, il est une collection de gènes (et aussi, bien sûr, une collection de rites, de mythes, de croyances, de règles, mais nous nous limitons ici à la réalité biologique). Pour définir un groupe humain, il est nécessaire, et il suffit, de décrire l'ensemble des gènes qu'il porte et qui constituent son patrimoine biologique.

Certes l'histoire des personnes ne nous est pas indifférente car c'est notre histoire ; mais l'histoire des gènes seule, à la longue, a un sens, car c'est elle qui conditionne celle des individus. Ces gènes constituent l'essence même du groupe, alors que les personnes n'en sont que l'expression provisoire, fruit du hasard.

L'étude des transformations du patrimoine génétique est l'objet d'une science encore bien neuve, plus riche jusqu'à présent de modèles mathématiques que d'observations concrètes exploitables, la génétique des populations. Malgré sa jeunesse (à peine plus d'un demi-siècle), cette discipline peut apporter certains enseignements, mettre en évidence les conséquences probables de tel ou tel facteur. Développant les conséquence du schéma de Mendel, on peut, en effet, évaluer les transformations du patrimoine génétique résultant de l'effet de la sélection (les gènes portés par les individus résistant mieux aux maladies ou plus prolifiques se répandent dans la population), du choix du conjoint (choix qui peut favoriser dans certaines sociétés, défavoriser dans d'autres les unions consanguines ou les unions homogames), des migrations (qui peuvent apporter des gènes nouveaux ou modifier la fréquence des gènes présents), des mutations (qui font apparaître, mais à une fréquence très faible, des gènes nouveaux), enfin, plus insidieusement, du hasard.

Le rôle du hasard est bien souvent oublié, ou sous-estimé, car il ne correspond à aucune cause ; il est, en fait, l'absence de cause, ce qui ne l'empêche pas d'entraîner certains effets. Or le hasard est présent au cœur même du processus de transmission du patrimoine génétique, la procréation d'un enfant : celui-ci reçoit pour chaque caractère l'un des deux gènes de son père, l'un des deux gènes de sa mère, et le choix des gènes transmis est réalisé uniquement par le hasard. Le propre même de la reproduction sexuée est de faire intervenir le hasard ; lui seul est chargé de choisir le réel parmi l'infinité des possibles.

Moins évidente, mais tout aussi réelle, est l'intervention du hasard dans la transformation du patrimoine collectif, dès que l'effectif du groupe est suffisamment petit ; une des caractéristiques de la génétique des populations depuis quelques années est d'insister sur cet aspect aléatoire de l'évolution ; certains chercheurs vont même jusqu'à évoquer une « évolution non darwinienne » où le hasard a le premier rôle, par opposition au néo-darwinisme classique qui mettait essentiellement l'accent sur les effets de la sélection naturelle.

Les débats à ce sujet, souvent passionnés, concernent surtout les populations de végétaux ou d'animaux, car, pour l'homme, un facteur spécifique doit être pris en compte : son comportement. Loin de subir passivement la sélection, l'homme lutte pour modifier son milieu ; si la température est trop basse, il n'attend pas que les gènes, favorisant la résistance au froid, se répandent plus largement, il invente des abris et des modes de chauffage.

Ce comportement, marqué d'une volonté, résultant du choix d'un objectif librement décidé, n'a souvent à vrai dire que peu de conséquences sur le patrimoine génétique ; même le choix du conjoint, objet de règles souvent fort complexes dans la plupart des populations, n'a qu'un effet très modeste sur l'évolution génétique. En revanche, les attitudes qui concernent directement la transmission de la vie, c'est-à-dire la procréation et la protection des nouveaunés, peuvent avoir des conséquences importantes et relativement rapides. Or notre espèce vient, en l'espace d'un siècle, de vivre deux transformations radicales de ces attitudes.

Le respect de la vie du nouveau-né et de l'enfant, s'il n'a pas toujours et partout été une règle, n'en est pas moins assez général ; cependant, faute de moyens, ce sentiment restait sans portée réelle. Il n'en est plus de même depuis les progrès décisifs accomplis par la médecine ; la mort d'un enfant est maintenant un scandale contre lequel tous les moyens de la thérapeutique, combien efficaces, sont mobilisés.

Cette première « révolution démographique », désormais accomplie, en appelait une seconde que nous sommes en train de vivre : la lutte, non sans doute contre la vie, mais contre l'excès d'apparition de la vie et contre son caractère aléatoire. Désormais une naissance correspondra de plus en plus à une décision délibérée et non à un événement fortuit, passivement subi.

Ces deux révolutions ont été rendues possibles par des progrès techniques réalisés au hasard de découvertes de laboratoires qui n'avaient que rarement ces progrès pour objectif ; ceux-ci ne sont souvent que des sous-produits imprévus de travaux dirigés dans une tout autre direction. La remarque d'Alexis Carrel : « *Nous avons modifié les conditions de notre existence au hasard des inventions, de nos appétits et de nos illusions, sans aucun égard pour notre esprit et pour nos corps* » s'applique à ce domaine qui conditionne non seulement nos corps et nos esprits mais notre espèce : la transmission de la vie.

Essayons de faire le point de nos connaissances sur les conséquences possibles de ces deux changements, récents mais radicaux, du comportement humain.

1. – Combat contre la mort des enfants et « détérioration » génétique.

Le raisonnement est simple et a été tenu souvent : un enfant est, dans l'ensemble, d'autant plus faible, soumis aux contagions, incapable de lutter contre les agressions du milieu, que son patrimoine génétique est moins favorable ; l'aider à surmonter ce handicap, c'est lui permettre de procréer, de transmettre les « mauvais » gènes qu'il possède ; en guérissant les enfants, la médecine, lentement mais sûrement, dégrade le patrimoine biologique.

Des exemples précis peuvent maintenant être fournis ; la phénylcétonurie est une maladie récessive dont l'évolution spontanée aboutit à une arriération profonde. Cette évolution peut être prévenue et un développement psychique normal assuré par un régime pauvre en phénylalanine, s'il est appliqué très tôt après la naissance. L'enfant homozygote, porteur de deux gènes détériorants (désignons-les par ϕ) se développe normalement, atteint l'âge procréateur, et transmet un gène ϕ à chacun de ses enfants. Certes la probabilité qu'il procrée à son tour un enfant atteint de phénylcétonurie est très faible, car son conjoint fournira presque à coup sûr un gène normal ; l'enfant sera hétérozygote et, en raison du caractère récessif de ϕ, indemne. Mais, du point de vue de la population, un équilibre a été rompu : dans l'hypothèse où les effets détériorants de ce gène sont totalement éliminés, rien ne s'oppose plus à la diffusion du gène ϕ, alors que depuis toujours sa fréquence avait été maintenue très basse par l'élimination des homozygotes avant l'âge procréateur.

Il en est de même pour les gènes détériorants liés au sexe, tel celui de l'hémophilie ; les progrès dans les soins permettant aux hommes porteurs de ce gène, donc atteints de cette maladie, de mener une vie normale, accroîtront la fréquence du gène dans la population.

Certes, certains progrès techniques permettent d'envisager la possibilité de détecter les embryons devant donner naissance à des enfants atteints ; mais même ces moyens ne préserveraient pas d'une détérioration du patrimoine collectif ; supposons, par exemple, que l'on puisse détecter tous les embryons porteurs de deux gènes ϕ, aboutissant à un enfant atteint de phénylcétonurie, et que l'on décide leur suppression. A première vue une telle attitude (nous n'évoquons pas ici les problèmes éthiques qu'elle pose) devrait avoir l'avantage d'éliminer les gènes détériorants et d'améliorer le patrimoine génétique du groupe ; en fait, ce raisonnement n'est exact que si la procréation est non planifiée ; dans les pays où est observée une telle planification (et cela est le cas de tous ceux où la détection des homozygotes (ϕ ϕ) est réalisable), l'embryon éliminé sera « remplacé » par un enfant sain, qui, avec une probabilité égale à deux tiers, sera hétérozygote, porteur du gène ϕ ; la fréquence de ce gène dans la population sera donc accrue [G. Fraser, 1972].

Le résultat est le même dans le cas de maladies liées au sexe : les femmes dont le père était hémophile peuvent éviter d'avoir des fils hémophiles (ce qui serait le cas une fois sur deux) en ne procréant que des filles (soit en éliminant les embryons mâles, soit peut-être, un jour, en recourant à la séparation des spermatozoïdes porteurs des chromosomes X ou Y) ; mais ces filles seront, avec la même probabilité, porteuses du gène et celui-ci se répandra tout autant dans la population. Ces deux exemples mettent en évidence un aspect essentiel des problèmes eugéniques : l'opposition de l'intérêt individuel et de l'intérêt collectif ; une mesure bonne pour l'individu, vivant ou à naître, peut être défavorable pour la collectivité.

Finalement, selon ce raisonnement, le bien apporté aujourd'hui à un individu grâce aux progrès médicaux est payé plus tard par l'ensemble de la collectivité dont, génération après génération, le patrimoine génétique se dégrade.

Or, depuis deux siècles, ces progrès médicaux ont été extrêmement rapides, comme en témoigne, dans le tableau ci-dessous, l'évolution des espérances de vie.

	Europe occidentale		France			
	XVIIe	XVIIIe	XIXe	1900	1940	1970
Hommes A la naissance	28,1	36,1	39,1	43,4	56,5	68,6
A 15 ans	30,2	39,5	–	44,7	48,2	55,3
Femmes A la naissance	33,7	38,2	40,6	47,0	62,5	76,1
A 15 ans	36,2	39,9	–	47,1	53,5	62,5

Certes, ces progrès ont concerné tous les âges de la vie, mais ils ont été particulièrement décisifs pour les années d'enfance : au XVIIe siècle, en Europe occidentale, 37% des enfants mouraient avant 15 ans, cette proportion étant ramenée à 26% en 1900, elle est actuellement inférieure à 3%.

Nombre de survivants à 15 ans pour 1 000 naissances

	Europe occidentale		France			
	XVIIe	XVIIIe	XIXe	1900	1940	1970
Hommes	628	664	684	731	853	969
Femmes			702	758	880	979

Un tel recul de la mortalité a nécessairement réduit le champ d'action laissé à la sélection naturelle pour éliminer les gènes défavorables.

Une mesure de ce champ peut être fournie par l'*Index de possibilité de sélection* (J. Crow, 1958).

Utilisant le célèbre *Théorème fondamental de la sélection naturelle* de Fisher, il est, en effet, possible de montrer que la rapidité de la transformation du patrimoine génétique peut être mesurée par un indice comportant :

– Une part correspondant à l'effet de la mortalité ;

– Une part résultant des différences de fécondité.

La première part est donnée par :

$$I_m = \frac{1-S_a}{S_a}$$

où S_a est le taux de survie au début de l'âge procréateur, disons à 15 ans. Compte tenu des chiffres indiqués précédemment, on obtient pour cet indice :

	XVIIe	XVIIIe	XIXe	1900	1940	1970
I_m	0,59	0,51	0,42	0,32	0,14	0,02

Sans donner à ces chiffres une signification trop absolue, on peut tout au moins conclure de leur examen que le champ d'action laissé à la sélection naturelle a été pratiquement réduit à néant.

Devant ces faits, l'accent est souvent mis sur le danger que la médecine fait courir à l'humanité ; sur son effet « dysgénique ». Des cas limites sont cités à l'appui de ces affirmations, tel celui du diabète qui, depuis l'utilisation de l'insuline, n'empêche plus les personnes atteintes de mener une vie normale et de procréer ; leur fréquence s'est sensiblement accrue, et atteint, pour certains pays évolués, 3 ou 4 % des groupes d'âges élevés.

Mais cette vision des choses est-elle bien conforme à la réalité ?

En ce qui concerne le diabète, et sans doute d'autres maladies, son extension résulte moins d'un accroissement de fréquence des gènes responsables que d'une modification des conditions de vie. Il s'agit d'une maladie qui se manifeste d'autant plus que le régime alimentaire est plus riche ; en période de disette la plupart des gènes concernés restaient inexprimés ; la plus grande fréquence du diabète ne reflète donc pas un changement de la structure génique ; celle-ci ne pourrait de toute façon se modifier que très lentement.

Cette lenteur est le trait essentiel de l'évolution : en matière de transmission génétique l'unité de temps est la génération, pour l'homme un quart ou un tiers de siècle ; et à chaque génération la transformation ne saurait être importante. Selon que le gène est dominant ou récessif, selon également que l'équilibre « naturel » résulte des mutations, d'un avantage des hétérozygotes, ou d'une variation des valeurs sélectives en fonction des fréquences, le modèle permettant de prévoir l'évolution de la fréquence est différent. Mais dans tous les cas, son analyse mathématique montre que les modifications sont extrêmement lentes (Cavalli-Sforza et Bodmer, 1971, p. 776).

Le cas de la fibrose kystique du pancréas, maladie génétique la plus répandue en Europe, en est un exemple. Due à un gène récessif que nous désignerons par m, cette maladie se manifeste chez environ 1 bébé sur 1 000 ou 3 000 selon les pays, la moyenne étant proche de 1 sur 2 000. La fréquence du gène m est donc de l'ordre de $P = \sqrt{1/2000} \simeq 2\%$.

Les enfants homozygotes mm étaient jusqu'à présent très peu viables, ils n'atteignaient pas l'âge procréateur, leur « valeur sélective » était nulle. Le maintien de ce gène dans le patrimoine biologique, malgré l'élimination de ceux portés par les homozygotes, ne peut être dû à des mutations, car leur fréquence aurait dû atteindre un niveau peu vraisemblable. Plus probablement les hétérozygotes, porteurs d'un seul gène m, jouissent d'un certain avantage sélectif (peut-être, par exemple, sont-ils mieux aptes à se défendre contre certaines maladies). Avec cette hypothèse, et si l'on admet que la situation actuelle correspond à un équilibre, les valeurs sélectives des divers génotypes sont voisines de :

$$mm : 0, \qquad m\text{M} : 1,02 \qquad \text{MM} : 1.$$

Imaginons (ce qui est loin d'être actuellement le cas) que les progrès médicaux permettent un jour de guérir totalement cette maladie ; la valeur sélective du génotype mm deviendrait égale à 1. On peut montrer que, dans ces conditions, la fréquence du gène m croîtrait peu à peu pour atteindre un nouvel équilibre correspondant à p = 50 %.

Le rythme de cette transformation serait tel que la variation de la fréquence entre deux générations serait donnée par :

$$\Delta p = 0,04p(1\text{-}p) \ (p\text{-}0,50) \ ;$$

il en résulte que pour doubler la fréquence actuelle, passer de 2 à 4 %, il faudrait plus de trente générations, soit près d'un millénaire.

Les craintes que pourrait susciter l'effet dysgénique de la médecine n'ont donc aucun caractère d'urgence, les conséquences, si elles existent, ne se manifesteront que dans un lointain avenir.

Mais surtout ces craintes sont-elles réellement fondées ?

Tous les raisonnements en ce domaine sont sous-tendus par le concept de « bons ou mauvais gènes », or ce concept est beaucoup moins clair qu'il n'y paraît. Pour chaque caractère élémentaire, nous sommes dotés non pas d'un mais de deux gènes : le qualificatif « bon ou mauvais » est attribuable non à un gène mais à une association de deux gènes, c'est-à-dire à un génotype ; le passage de l'objet « génotype » à l'objet « gène » n'est pas toujours simple et peut même être parfois dépourvu de sens.

Reprenons le cas de la fibrose kystique ; on peut qualifier de « meilleur » le génotype qui a la valeur sélective la plus élevée, c'est-à-dire, dans les conditions actuelles, l'hétérozygote mM, le plus mauvais étant l'homozygote mm. Mais le classement par ordre décroissant – Mm – MM – mm – ne nous permet aucunement d'opérer un classement entre les gènes m et M : si les Mm sont très nombreux et les mm très rares, le gène m sera, dans l'ensemble, avantageux ; mais il sera défavorable, en moyenne, si les proportions sont autres.

Il en est de même pour le gène de l'hémoglobine S qui entraîne la mort par anémie des homozygotes SS, mais donne aux homozygotes AS une plus grande résistance contre le paludisme. Dans un milieu fortement impaludé, ce gène est bon puisqu'il améliore les chances de survie du groupe ; dans un milieu non infesté, il est évidemment mauvais puisque son seul effet est d'entraîner la mort des enfants qui le possèdent en double dose.

Le manichéisme, qui constitue le réseau logique de la plupart de nos jugements, n'a pas sa place en génétique : la question « *Ce gène est-il bon ou mauvais ?* » n'a de sens que si l'on précise : « *Pour qui* (l'individu ou la population) *?* », « *avec quel objectif* (la survie la plus longue, ou la progéniture la plus nombreuse) *?* », « *dans quel milieu ?* »...

Même si, à une époque donnée, nous avons de bonnes raisons de considérer tel gène comme mauvais, ce jugement est lié à un certain environnement ; or la technique médicale fait partie de l'environnement de l'humanité.

Revenons à la fibrose kystique et à l'hypothèse de sa guérison parfaite : certes dans dix siècles la fréquence du gène *m* aurait doublé, le nombre d'individus atteints, qui à l'échelle de la France serait, dans cette hypothèse et avec la structure génique actuelle, de l'ordre de 20 000, aurait été multiplié par 4 et atteindrait 80 000 ; mais en quoi consisterait l'effet dysgénique puisque, par hypothèse, cette maladie serait curable et ne constituerait plus une « tare » ? La seule conséquence pour la société serait le coût des soins nécessités par ces 80 000 personnes ; il ne s'agirait plus d'un fardeau génétique mais d'un fardeau économique.

Bien mieux encore, ce fardeau aurait une compensation dans le doublement du nombre des hétérozygotes qui bénéficient, dans les conditions actuelles, d'une valeur sélective supérieure, et qui, de 2 millions passeraient à 4 millions.

Depuis que l'*Homo Sapiens* dispose d'un cerveau efficace, il est intervenu, par son comportement, dans sa propre évolution. Toute son action a tendu à ne pas subir passivement la sélection imposée par le milieu ; l'action médicale actuelle n'est que le prolongement de cette attitude ; la découverte d'un antibiotique n'est ni plus ni moins dysgénique que l'invention du feu ou l'utilisation des peaux de bête.

Donner mauvaise conscience à ceux qui guérissent en invoquant les intérêts des générations futures correspond à une vision beaucoup trop simpliste ; la distinction entre bon et mauvais gène, souvent impossible, est toujours relative à un certain environnement que l'homme, justement, est capable de modifier.

2.– Planification des naissances et évolution génétique.

La lutte contre l'excès de la natalité est la conséquence inéluctable des victoires remportées dans le combat contre la mort des enfants. Un nouvel équilibre est nécessaire, qui ne peut être atteint qu'en limitant la procréation.

L'effet le plus évident de cette attitude nouvelle concerne les effectifs, mais plus importantes à long terme sont ses conséquences sur le patrimoine génétique. Certaines de ces conséquences résultent presque mécaniquement de la planification des naissances, sans être délibérément recherchées ; d'autres, au contraire, peuvent constituer un objectif implicitement choisi. Dans tous les cas, cette nouvelle attitude modifie les conditions de transmission des gènes : la taille de la famille, donc le nombre de gènes que les parents transmettent, était autrefois fonction des capacités biologiques du couple, elle dépendra de plus en plus à l'avenir de ses intentions : c'est le cœur même du mécanisme de l'évolution qui est en cause. Certains aspects de cette transformation peuvent être précisés.

Age des parents.

La limitation des naissances entraîne généralement une diminution de l'âge moyen des parents lors des naissances. Le tableau ci-après donne la répartition des naissances selon l'âge du père et de la mère en France, au Japon et au Chili.

En France, en un siècle et demi, l'âge moyen des mères a diminué de plus de trois ans ; celui des pères de 2,5 ans depuis le début du siècle. Simultanément, pour les mères, la dispersion des âges lors des naissances s'est notablement réduite : leur variance n'est plus que les trois quarts de ce qu'elle était au XIXᵉ siècle. Le changement principal, pour les deux sexes, est la diminution des procréations aux âges élevés : les naissances chez les femmes de plus de 40 ans représentaient 7,3 % de l'ensemble, au milieu du XIXᵉ siècle, 5,7 % en 1900, 2,9 % actuellement.

Au Japon, la transformation est semblable mais elle a été beaucoup plus radicale et plus rapide. D'après des données citées par Matsunaga, les femmes de plus de 40 ans ne fournissent plus que 0,5 % des naissances contre 6,4 % avant l'introduction de la planification familiale.

Age des parents lors des naissances

		< 19	20-24	25-29	30-34	35-39	40-44	> 45	Moyenne	Variance
France Mères	1830(1)	4,3	22,1	28,1	22,6	15,6	6,3	1,0	29,8	44,6
	1900	5,1	26,2	29,1	20,6	13,3	5,0	0,7	28,1	42,3
	1970	6,5	39,3	26,8	16,0	8,5	2,7	0,2	26,5	34,1
Pères	1900	0,2	6,0	28,0	27,3	20,0	11,3	7,2	33,7	44,8
	1964	0,7	14,4	32,7	27,0	15,1	7,1	3,0	31,2	45,5
Japon (2) Mères	1925	6,0	27,2	26,6	19,7	14,1	5,7	0,7	28,9	45,5
	1968	1,2	25,2	49,2	19,6	4,3	0,5	0	27,6	17,8
Pères	1952	0,3	9,8	31,2	26,6	18,1	9,5	4,6	32,5	45,4
	1968	0,1	7,0	38,6	39,2	12,3	2,2	0,6	30,8	21,2
Chili (3) Mères	1963	12,9	27,6	22,6	21,6	11,6	3,4	0,3	27,6	45,7
	1969	20,8	34,2	21,0	11,7	9,0	2,8	0,4	25,6	56,2

(1). Approximatif.
(2). D'après Matsunaga, 1972.
(3). D'après Cruz-Coke, 1971.

Au Chili également l'introduction massive de la planification familiale, à partir de 1965, a eu des effets extrêmement rapides ; en quelques années l'âge moyen des mères a diminué de deux ans.

Cette concentration des naissances sur une courte période de la vie féconde des femmes, pratiquement de 20 à un peu plus de 30 ans, peut avoir des conséquences génétiques importantes car les anomalies des enfants sont un peu plus fréquentes, semble-t-il, chez les très jeunes femmes, et beaucoup plus chez les plus âgées : la courbe représentative de l'incidence de ces anomalies en fonction de l'âge, a une forme de J.

L'on sait, par exemple, quelle rapide augmentation subit le nombre de naissances de *mongoliens* lorsque l'âge de la mère dépasse 35 ans. Matsunaga a pu calculer que la modification du régime de la procréation au Japon a, à elle seule, fait diminuer de 40 % la proportion de telles naissances.

On ne peut cependant affirmer que, pour autant, l'évolution du patrimoine génétique soit modifiée : en régime « naturel » les mongoliens sont sans doute plus nombreux qu'en régime « planifié », mais il s'agit d'accidents individuels sans conséquence biologique collective puisque ces mongoliens ne se reproduisent pas ; la même constatation vaut pour ceux des divers accidents chromosomiques, liés à l'âge de la mère, qui donnent naissance à des êtres incapables de se reproduire.

Le cas des *mutations* est tout autre. Certes, nos connaissances en ce domaine sont très insuffisantes ; cependant on a noté, pour certaines maladies, un accroissement rapide avec l'âge de la proportion des gènes mutés surtout chez les hommes de plus de 35-40 ans.

Enfin remarquons que, pour certaines maladies, la diminution de l'âge des parents peut atténuer la pression sélective, donc être dysgénique : il s'agit de maladies comme la schizophrénie ou la chorée de Huntington, qui ne se manifestent que tardivement : lorsque la proportion des naissances chez les parents âgés n'était pas négligeable, ces maladies étaient soumises à une certaine sélection puisqu'elles apparaissaient au cours de la période de procréation ; désormais cette sélection ne pourra opérer que sur une fraction très réduite des naissances. Bodmer (1968) a calculé que, aux Etats-Unis, le désavantage sélectif des schizophrènes dont l'état ne devient en général évident qu'après l'âge de 30 ans, est tombé de 86 % à 51 % pour les hommes et de 40 % à 22 % pour les femmes, entre 1940 et 1960, du seul fait de la réduction moyenne de l'âge des parents. L'obstacle essentiel à la diffusion des gènes responsables s'est donc trouvé pour une grande part éliminé.

Variabilité du nombre d'enfants des couples.

Nous avons vu que la transformation génétique est due d'une part à la mortalité avant l'âge procréateur, d'autre part aux différences de fécondité. L'importance de ce second facteur peut être mesurée par un indice I_f=, défini par (J.F. Crow, 1958) :

$$I_f = \frac{V}{N^2}$$

où V est la variance et N la moyenne du nombre d'enfants des couples. Plus l'indice I_f est élevé plus rapide est la transformation du patrimoine génétique, la variance V est donc un paramètre essentiel.

Pour mettre ce fait en évidence de façon intuitive il suffit de considérer le cas extrême de deux populations dans lesquelles la moyenne du nombre d'enfants par famille est égale à 2 (l'effectif est donc constant) mais la variance de ce nombre est nulle dans la première population (toutes les familles ont deux enfants), égale à 4 dans la seconde (la moitié des familles ont 0 enfant, la moitié 4 enfants).

Considérons un des deux gènes portés, en un certain locus, par un individu ; chaque fois qu'il procrée, la probabilité pour que ce gène ne soit pas transmis est égale à 1/2 ; s'il a un n enfant, la probabilité de non-transmission de ce gène est donc de $(1/2)^n$. Dans la première population, la probabilité pour un gène pris au hasard de ne pas être transmis est donc de $(1/2)^2 \doteq 0,25$; dans la seconde population, ce gène appartient une fois sur deux à un individu sans enfant, une fois sur deux à un individu qui en aura 4, la probabilité de non-transmission est donc égale à :

$$1/2 \times (1/2)^0 + 1/2 \times (1/2)^4 \doteq 0,53 ;$$

le rôle du hasard dans la transformation du patrimoine génétique, d'une génération à l'autre, est ainsi deux fois plus important dans la seconde que dans la première.

De même cette variance est un facteur primordial de la fréquence des mariages consanguins, dont on sait l'importance dans la manifestation des taux récessifs.

Dans la première des deux populations extrêmes que nous avons considérées, tout enfant a deux parents qui appartiennent à des fratries de 2 enfants, il a donc 2 oncles et tantes et par conséquent 4 cousins germains ; dans la seconde population, tout enfant a deux parents qui appartiennent à des fratries de 4 enfants (personne ne peut appartenir à une fratrie de 0 enfant !), il a donc 6 oncles et tantes et, en moyenne, 12 cousins germains. La probabilité d'épouser une cousine est donc, en l'absence de règles de choix du conjoint, trois fois plus élevée dans la seconde que dans la première, et ce même rapport vaut pour toutes les formes de mariages consanguins.

Or la planification des naissances, *dont* l'objectif est la réduction de la moyenne, a également pour conséquence une réduction, parfois plus importante encore, de la variance. Les données en ce domaine sont pauvres car l'objet de la mesure ici est le nombre d'enfants génétiquement « utiles » (qui atteindront à leur tour l'âge procréateur) et non le nombre de naissances, car un enfant mort en bas âge est, en ce qui concerne l'évolution du patrimoine génétique, équivalant à un enfant mort-né. Citons deux exemples :

1.– Pour l'ensemble des femmes blanches américaines nées vers 1870, la moyenne du nombre total d'enfants a été de 3,9, sa variance de 10, tandis que pour celles nées vers 1930, la moyenne a été de 3,1, la variance de 4. Il est vraisemblable que pour le nombre d'enfants « utiles » la modification essentielle a été, de même, la chute de la variance.

2.– Dans son étude de démographie historique portant sur les 19 familles, au sens large, ayant constitué la « Bourgeoisie de Genève », L. Henry a analysé la natalité et la mortalité pour chacun des 903 couples ayant participé à ce groupe depuis le XVIIe siècle. A partir de ses données, on peut calculer avec précision le nombre d'enfants « utiles » de chacune des fratries.

L'histoire démographique de ces familles est caractérisée par un déclin rapide du nombre de naissances dès le début du XVIIIe siècle ; la planification de la procréation a été adoptée et s'est généralisée dans ce petit groupe humain en moins d'un siècle : le nombre d'enfants des femmes mariées avant l'âge de 24 ans a été de :

9,6 pour celles dont le mari était né entre 1600 et 1650,
3,4 pour celles dont le mari était né entre 1700 et 1750.

Simultanément la variance s'est considérablement réduite :

Naissance du mari	Nombre total d'enfants		Nombre d'enfants utiles	
	Moyenne	Variance	Moyenne	Variance
1600-1650	5,5	20,1	3,1	7,0
1700-1750	2,9	5,9	2,0	2,7
1800-1850	2,7	4,9	2,4	3,4
1850-1900	2,0	3,2	1,9	2,9

De façon générale, en entraînant une réduction de la variance de la fécondité, la limitation des naissances restreint le champ laissé à la sélection naturelle ; celle-ci, déjà mise en échec par les progrès médicaux, est pratiquement éliminée par la généralisation de la procréation volontaire.

Fait plus important encore : les facteurs mêmes de la sélection ne sont plus de même nature. Non seulement le champ d'action laissé à la sélection, mesuré par la variance de la taille des familles, s'est considérablement rétréci, mais les influences qui s'y font sentir ne sont plus les mêmes ; le mécanisme de l'évolution a perdu de sa puissance mais il a aussi changé de nature et n'entraîne plus celle-ci dans la même direction.

En régime de procréation naturelle le nombre d'enfants d'un couple était fonction de ses possibilités biologiques ; les gènes favorisant une plus grande fertilité étaient peu à peu sélectionnés. En régime de procréation contrôlée, le nombre d'enfants est d'abord fonction des désirs, des intentions des couples. A des facteurs physiologiques se sont substitués des facteurs psychologiques. Les gènes sélectionnés sont désormais ceux qui, compte tenu des règles sociales en vigueur, sont liés à des facteurs psychologiques.

Pour prendre un exemple extrême imaginons que, pour une certaine part (sans doute faible dans la réalité, mais non nécessairement nulle), le besoin de procréer soit lié à certaines conditions physiologiques, elles-mêmes sous la dépendance de certains gènes. Ces gènes qui, autrefois, étaient neutres, deviennent des facteurs puissants de sélection : s'ils existent, les gènes favorisant le désir d'avoir de nombreux enfants se répandent rapidement et la planification des naissances aboutira, si d'autres facteurs (économiques ou écologiques) n'interviennent pas, à une nouvelle explosion démographique.

Plus fréquemment est invoqué l'effet de la limitation des naissances sur le niveau intellectuel moyen : dès 1869 Francis Galton, dans son ouvrage *Hereditary Genius*, attirait l'attention sur le danger, pour les sociétés, d'une prolificité plus faible des familles de « niveau » élevé. De nombreux auteurs, et notamment Ronald Fisher, ont repris ce thème. Une telle attitude repose cependant sur des observations très incomplètes ; la fécondité différentielle au détriment des plus doués était peut-être réelle en Grande-Bretagne au XIX⁰ siècle, mais elle n'a aucun caractère systématique. Citons :

– Les données recueillies par C. Bajema en 1963 aux Etats-Unis ; elles montrent que le taux de reproduction est une fonction en forme de U du quotient intellectuel et non une fonction uniformément décroissante ;

– Celles élaborées par D. Kirk à partir du *Who's Who in America* considéré comme palmarès de réussite sociale : il a constaté que pour les générations les plus anciennes les hommes figurant dans cette liste avaient eu une fécondité un peu inférieure à celle de leurs contemporains, mais la situation est inverse pour les hommes les plus jeunes ; bien que mariés plus tard ils ont en moyenne des familles plus nombreuses que les Américains de leur génération ; en un quart de siècle la tendance s'est donc inversée.

Ce changement de tendance met en lumière une caractéristique nouvelle de la transmission génétique : sa sensibilité à des modifications de l'environnement, spécialement de l'environnement culturel. Sans doute dans un régime naturel le milieu intervient également, mais ses modifications sont lentes, le processus de transmission agit dans des conditions relativement stables. Le milieu culturel au contraire peut être modifié rapidement au gré de modes, de propagandes ou d'actions politiques. On peut imaginer quelles pressions, plus ou moins sournoises, pourraient être exercées pour favoriser une large fécondité dans un groupe, une limitation « volontaire » des naissances plus stricte dans un autre. Le fait important dans une telle éventualité est la rapidité de la réponse du patrimoine génétique. En régime naturel sa caractéristique essentielle est la stabilité : des centaines de générations sont nécessaires pour qu'un effet sélectif parvienne à opérer une transformation ; les techniques médicales elles-mêmes, nous l'avons vu, malgré leur efficacité, n'ont que des conséquences à très long terme. Une action sur le nombre de naissances désirées peut au contraire être rapidement efficace : imaginons que deux groupes d'effectifs égaux, dotés de patrimoines génétiques dissemblables, soient soumis à des pressions telles que le nombre moyen d'enfants jugé idéal par les couples soit 2,5 dans l'un, 1,9 dans l'autre ; il suffira d'une génération pour que l'effectif du premier groupe soit supérieur de 32 % à celui du second ; au bout de deux générations cette prédominance dépassera 70 %.

Sans doute est-ce là, finalement, le point le plus important : l'intervention de la volonté dans la procréation fait entrer le patrimoine génétique collectif dans le domaine des objets sur lesquels nous avons prise. La transformation de ce patrimoine n'est sans doute en général qu'une conséquence indirecte, imprévue, involontaire, de mesures ayant un tout autre objectif ; mais la connaissance de plus en plus précise des mécanismes en question rendra progressivement possible une action délibérée. La question est alors : comment définir le but de cette action ?

3.– Une troisième révolution démographique : l'évolution dirigée ?

Il est tentant de tirer les conséquences de nos connaissances nouvelles et d'imaginer, et hâter, le temps où nous serons devenus, selon l'expression de J. de Grouchy, de « nouveaux Pygmalion », façonnant à volonté l'humanité future.

Ayant gagné son combat contre la mort des enfants, ayant su lutter contre l'excès de l'apparition de la vie, l'humanité accomplirait une troisième révolution démographique en prenant en main le devenir de son patrimoine génétique.

Mais en ce domaine, comme en bien d'autres, nous risquons de créer le moyen d'agir avant d'avoir défini l'objectif de l'action.

Nous avons vu combien il est difficile de classer les gènes en « bons » et « mauvais » ; combien souvent l'intérêt biologique de l'individu et celui de la population sont opposés, combien les conséquences génétiques de telle ou telle transformation sont les unes favorables, les autres défavorables sans que l'on puisse dégager une tendance nette.

En fait, nos connaissances actuelles sont parcellaires, incertaines, parfaitement insuffisantes pour fonder une action. Dans l'immédiat, le plus urgent est de bien prendre conscience de cette insuffisance, car le pire danger est celui de décisions adoptées en prenant pour certitude scientifique ce qui n'est qu'hypothèse d'école, pour explication définitive ce qui n'est qu'un modèle provisoire.

Pour l'avenir, si fondées soient les craintes que suscite le concept d'eugénique, il faut bien admettre que la connaissance ne pourra régresser, que des actes dispersés, ponctuels, ayant des conséquences génétiques, sont inévitables, qu'une coordination est souhaitable, que la définition d'une « politique génétique » ne peut donc être indéfiniment remise.

Il s'agit d'accroître la richesse biologique de l'humanité, ou, plus modestement, d'éviter la dégradation de son patrimoine : or cette richesse réside moins dans les allèles favorables, dans les individus doués ou dans les sociétés parvenues à un certain accomplissement, que dans la diversité des peuples, des êtres et des gènes.

Préserver cette diversité devrait sans doute être le premier objectif de cette politique. Pour y parvenir, il lui faudra d'abord convaincre chacun, personne ou groupe, que « l'autre » l'enrichit dans la mesure où il diffère de lui.

La tâche est lourde ; sans doute, pour la réaliser, faudrait-il créer cet « Aristote composite » souhaité par A. Carrel : « *Pour amalgamer les données de la biologie et de la sociologie, il est besoin d'un centre de pensée collective, d'une institution consacrée à l'intégration des connaissances, d'un organisme capable d'élaborer une véritable science de l'Homme.* »

Albert Jacquard.

BIBLIOGRAPHIE

1. BAJEMA C., *Estimation of the direction and intensity of natural selection in relation to human intelligence by means of the intrinsic rate of natural increase*, Eugen Quart, *10* (4), 175-187, 1963.
2. BODMER W.F., *Demographic approaches to the measurement of differential selection in human populations*, Proc. Nat. Acad. Sci., *59* (3), 610-699, 1968.
3. CARREL A., *La construction des hommes civilisés*, Discours prononcé à Dartmouth College Hanoner, non publié, 1937.
4. CAVALLI-SFORZA L.L., BODMER W.F., *The genetics of human populations*, San Francisco, W.H. Freeman, 1971.
5. CROW J.F., *Some possibilities for measuring selection intensities in man*, Hum. Biol., *30* - 1 - 13, 1958.
6. CRUZ-COKE R., *Problèmes biologiques liés à la contraception* in *Génétique et Populations*, I.N.E.D., Presses universitaires de France, Paris, 1971.
7. FRASER G.R., *The implication of prevention and treatment of inherited disease on the genetic future of mankind*, in *Recent progress in biology and medicine*, C.I.O.M.S., 1972.
8. HENRY L., *Fécondité des mariages*, Presses universitaires de France, Paris, 1954.
9. KIRK P., *The fertility of a gifted group*, in *The nature and transmission of the genetic and cultural characteristics of human populations*, Milbank Memorial Fund, New york, 1957.
10. MATSUNAGA E., *Effect of changing parental age pattern on chromosomal aberrations and mutations*, in *Recent progress in biology and medicine*, C.I.O.M.S., 1972.

MAN'S GENETIC DIVERSITY :
IMPORTANCE AND MAINTENANCE

Eighteenth and nineteenth century political philosophy repeatedly extolled the unique-ness of man ; it became then and remains a commonplace to assert that all human beings have been uniquely endowed by their creator. The intent of this assertion was generally, of course, to justify equality of civil rights and liberties, but implicit in it is the assumption of broad genetic diversity. But how great, in fact, is this diversity ? What means exist to estimate its magnitude ? What is its importance ? How is it maintained ? These are central issues in contemporary human biology ; their resolution is made more urgent by the growing realization that man's exposure to mutagenic agents, primarily chemical in nature, mounts rapidly as a consequence of changing life styles and the exuberance of the petrochemical and pharmaceu-tical industries. It is rightly feared that man may be doing irreparable damage to his species. But need this be so ?

Man's Genetic Variability

A number of different ways, some direct and some indirect, exist whereby the genetic variability among human beings can be assayed ; we shall concern ourselves with only four, and these but briefly. They are necessarily related to some degree, but each involves certain assumptions not inherent in the others. Thus, collectively the insight which they afford may be a reasonably reliable one.

1.– Genetic diversity as revealed by the multiplicity of human serotypes : It is possible to obtain some perspective on the problem at hand through an enumeration of the variability recognizable with respect to a single cell, organ or organ system. To this end no choice would seem better than the human red blood cell which can be characterized by a variety of antige-nic reactions, enzymes, etc. At the turn of this century, Karl Landsteiner and his colleagues demonstrated that if red blood cells from one individual were mixed with the serum from ano-ther, the cells would, in some instances, agglutinate, that is, clump together. If this process was repeated with a variety of individuals serving as donors of cells or sera, four groups of per-sons would be defined by the reactions which occurred. These groups and their reactions we now identify with the ABO blood group system. In 1950, these four red blood cell phenotypes had grown to no less than 29,952 through essentially the same experimental technique, and the one series of reactions had become eight. A decade and a half later, in 1965, the immuno-logical distinctions which could be more or less routinely made resulted, in theory, in no less than 2,717,245,440 distinct phenotypes, and if the secretor phenomenon (which results in the production of a water soluble form of the ABH antigens) is included, this number increases twice more. These distinctions, we emphasize, do not include pathological characteristics of the red blood cell nor, more importantly, the increasing number of inherited serum proteins or red cell enzymes, nor the histocompatibility antigens, possibly the most variable of all. Despite these omissions it will be noted that the variability differs from the world's present population trivially.

The realized variability in these systems was, and is somewhat less than the values just given for the genes involved are not ubiquitous, nor in areas where they occur are they all equally frequent. It seems unlikely, however, that the realized variability is less than the « ex-pected » by much more than two or three orders of magnitude. Moreover, this calculated diversity is based upon differences with respect to a single cell–one which most biologists believe to be relatively simple. One expects diversity to be much greater among more complicated cells, say a neuron, than the red blood cell. As a consequence, this approach must plumb but a very small amount of the variability among persons which exists.

2.– Genetic diversity as revealed by experimental evidence, particularly that stemming from micro-organisms : The argument in this case proceeds from the following multipartite hypothesis : (1) genetic information is encoded in the base sequence of D.N.A. ; (2) the latter determines the primary structure of proteins ; (3) three base pairs are required to determine a particular amino acid, and finally ; (4) the immediate gene product is R.N.A. with a base sequence complementary to one strand of the D.N.A. The R.N.A. in association with ribosomes in the cytoplasm serve as a source of protein specificity. Granted these assumptions (available evidence supports their validity overwhelmingly) and the average molecular weights of an amino acid and a peptide, it can be calculated that the average gene which specifies the structure of a particular protein should extend some 1 700 to 2 400 Angstroms, or about two microns if stretched out. It can be further argued that human D.N.A. is sufficient to specify the structure of some 9,300,000 proteins, far more than appear to exist. Expressed in information theoretic terms, this is equivalent to 8.4×10^9 bits. Possibly some substance will be given to this number if it is noted that the 18 inch disk commonly used for the storage of information for computers stores from 8×10^6 to 19×10^6 bits (the variation is due to storage densities which differ from machine to machine). Thus, a minimum of about 500 such disks would be needed to store an amount of information equivalent to that potentially available in a single, nucleated human cell.

There is another argument, related to that of the preceding paragraph, which can and has been made (see, e.g., D. E. Comings, 1967, *Cytogenetics),* which draws upon data derived from studies of the rate of replication of the inactive X-chromosome in culture of human fibroblasts as revealed by the incorporation of tritiated thymidine. The result is similar.

3.– Genetic diversity as revealed by enzymic variation and the rate of discovery of antigenic differences : The two previous approaches may be characterized as theoretical in that they proceed largely from general genetic considerations ; we turn, now, to a more empirical attack. The current theory that the primary structure and probably the rate of synthesis of different polypeptides are under genetic control suggests that the genetic variation in a natural population might be measured best by the enzymic diversity present. Clearly, one cannot presently hope to study all of the enzymes produced by the genome to determine the proportion of genetic loci which show variation. It is possible, however, at least in theory to study a representative sample of the enzymes of a species, and thereby to estimate the extent of the genetic variability. But an unbiased estimate will be obtained only if genetic variation is detectable at a single locus and the loci are chosen randomly with respect to how variable they are. With the electrophoretic identification of isozymic variation it has become possible to sample genetic loci (by selecting enzymes) in a manner which at least approximates randomness.

As might have been anticipated, even this approach to the sampling of genetic loci falls somewhat short of the ideal. First, only alterations in structural genes are efficiently detected. Detection of variation in the activity of enzymes is poor by electrophoresis and is biased in that we do not know how many genes which regulate rates of synthesis, and not structural specificity go undetected. Second, the proteins studied must be soluble, and third, a histochemical method for identification of the protein after electrophoresis must be available. These limitations notwithstanding, an increasing body of evidence indicates that a substantial fraction of genetic loci exhibit variation in polymorphic proportions, that is, too high to be readily attributable to recurrent mutation.

Harris (1970, *The Principles of Human Biochemical Genetics* p. 229) has reported findings on 20 arbitrarily chosen enzymes in Europeans and Negroes. Some 27 genetic loci are involved in the structural control of these enzymes. The average heterozygosity for these 20 enzymes, assuming 27 loci, he finds to be 0.054 for Europeans and 0.052 for Negroes (Excursus : Average heterozygosity is measured in the following manner. Let p_i be the frequency of the most common allele at the i th locus. The expected proportion of individuals heterozygous for this gene will be $H_i = 2p_i (H p_i)$, assuming the population to be large, panmictic, and no selection obtains at the locus. The "average heterozygosity" is merely the individual heterozygosities, the H_i s, summed over all loci under consideration, and divided by the number of loci.) Harris estimates that the average heterozygosity per locus for alleles determining all structural enzyme and protein variants will be three times the values cited above. He argues that only one-third approximately of the total variability will be recognizable electrophoretically. This factor, one-third, is empirical ; it rests in part on the knowledge that almost two-thirds of all random amino acid substitutions in the haemoglobin molecule will produce no change in the net charge of the molecule and hence will be undetectable electrophoretically. Moreover, we know that the triplet code and the four nucleotide bases admit of 64 different codons. Only slightly more than 20 amino acids exist ; thus on the average three different codons can produce the same amino acid substitution.

Lewontin (1967, *Amer. J. human genet* 19:681-685) suggested another, albeit somewhat similar approach to the estimation of the average heterozygosity in man. His argument which utilizes serological data is based upon the supposition that as more and more bloods are tested the "detected" heterozygosity will converge on the « *true* » heterozygosity ; somewhat differently stated, blood group systems will be less and less biased toward polymorphic loci as more and more bloods are studied. As of 1962, Lewontin noted that some 33 blood group systems were known ; of these 36.4 per cent were polymorphic and the average heterozygosity was 0.162. Of the next seventeen systems to be recognized only one, Dombrock, was polymorphic. If these data, and the three systems which Lewontin failed to tabulate are considered, in 1968 among 53 systems known 13 were polymorphic. The average heterozygosity was correspondingly lower. More recent summaries of this approach indicate the trend continues.

4.– *Genetic diversity as revealed by the course of evolution* : Insofar as it concerns a single genetic locus, adaptive evolution involves the replacement in a population of one allele by another better suited to the environment. Implicit in this notion of gene substitution is the understanding that the process involves the replacement of a common gene by one initially less common. In the course of this process, the population is less fit, on the average, than it will be upon the termination of the process. This decrease in population fitness in the process of gene substitution is called the substitutional load, or in Haldane's words, the cost of evolving. Kimura (1960, *Bull. Intern. Stat. Inst.* 38(3):239-248) has shown how the substitutional load can be used as a measure of the gain in genetic information in the course of evolution. He estimates that the rate of accumulation of information in the Shannon-weaver sense to be about 0.29 bits per generation. Thus, since the Cambrian was some 500,000,000 years ago, we have that the information accumulated is about 1.45×10^8 bits if we assume that the harmonic mean of the generation lengths of those forms intervening between the ones present in the Cambrian and today is one year. While we have no compelling evidence that this assumption is correct, it can hardly be in error by more than an order of magnitude. Compare this amount of information with that obtained by arguing from the number of nucleotide pairs possible in the haploid content of D.N.A. in man.

Though the values to which they give rise are somewhat different, all of the previous procedures for estimating man's genetic diversity attest to a potential for, and indeed, the existence of tremendous variability. They support the contention that save for identical twins no two human beings have ever been fully alike. Assertions such as this are, of course, at the species level, and variability might be much less within individual poulations. This seems, however, not to be the case. At least measurements of the genetic distance between villages within a primitive tribe as contrasted with inter-tribal differences suggest the former to be a very large part of the total variability. Thus, it would seem that even within small populations inter-individual variability is large. Genetic diversity is ubiquitous. But whence does it come and how is it maintained ?

Origin and maintenance of genetic diversity

The ultimate source of all genetic variation, chromosomal or genic, is mutation, but paradoxically the probability of the survival of a given mutant is very small, on the average. As Fisher (1930, *The genetical theory of natural selection)* demonstrated many years ago, the probability that a given mutant will survive indefinitely varies from zero for a mutant without reproductive advantage to twice the advantage for one which improves Darwinian fitness. Since even so-called beneficial mutants appear to produce only small increases in fitness, most "favourable" mutants have but one or two chances (or less) in a hundred of establishing themselves. These values are somewhat different in small, finite populations. We recognize, however, that the production of a mutant of a particular kind at a particular genetic locus is a repetitive phenomenon, and that irrespective of population size, some mutants will persist despite the loss of many. As a consequence, mutation alone could conceivably alter the frequencies of specific genes in substantial ways given sufficient time. We further recognize, as has been previously intimated, that the rate with which mutations occur can be dramatically increased through exposure to ionizing radiation or a rapidly growing list of chemical agents.

Experience tells us that most new mutants are deleterious, and that their average effect is to lower the reproductive fitness of the population within which they occur. Intuitively, then, an increase in mutation should increase the frequency of genetically related disease, disability, despair and death. There is here something of a biological dilemma. If mutation, as a phenomenon, is the only source of new variability, but most mutations are harmful and have, in any event, little prior probability of establishing themselves, the very rate of mutation becomes an important evolutionary parameter. Species with too high a rate are swamped by the deleterious effects of the mutations which occur ; whereas those with too low a rate lack the variability to cope with environmental changes. It is, therefore, often presumed that successful, or at least expanding species such as man have evolved optimal or near optimal rates of mutation, i.e., rates which provide sufficient variability to maintain evolutionary progress without actually jeopardizing that progress. Finally, it is tempting to imagine that mutation, which presumably occurs under normal circumstances, as measured in man, with a frequency of the order of one in 100,000 genes per locus per generation, is the rate limiting force in evolution (since it is the most infrequent of the events which contribute to gene frequency changes). This is true, however, only in small populations for in a population with hundreds of thousands of members, many of the conceivable mutations will be represented by one or more members of the population at any given instant in time.

Customarily, the forces which contribute to the persistence, spread or loss of a mutant gene are divided into two groups, namely, those whose effects are *directional* or *systematic,* and those whose effects cannot be predicted in a directional sense but whose magnitudes are estimable, the so-called *dispersive* or *stochastic* forces. Among the former are mutation, gene flow (migration), and selection ; among the latter are genetic drift, and the random variation which may occur either spatially or temporally in the directional forces. There exists one other important factor which defies ready classification, but can in most instances be numbered among the systematic forces and this is the mating formula of the population in question, the limitations placed upon mate selection such as number, age and propinquity (biological as well as geographic). Only the rôles of selection, migration, drift and population subdivision in the maintenance of genetic diversity will be considered here.

Selection.

We have stated that the probability that a mutation will survive is a function of the selective advantage associated with the mutant bearer. What, now, does selective advantage imply in this context and how is it measured ? Geneticists speak of the contribution of individuals of a particular genetic constitution or genotype to the next generation as the fitness of that genotype, and when used in this manner, i.e., as a measure of reproductivity, fitness is often said to be Darwinian. It is a measure distinct from physiological fitness although the two may be, and in fact often are, correlated. We assume this contribution to be measured precisely one generation removed from the counting of the parents ; thus, if one begins with a cohort of births of a given genotype then the fitness of this genotype is to be measured in terms of births to this cohort of "potential parents". Fitness can, of course, be measured in absolute terms, that is, as the mean number of individuals contributed to the next generation by persons of a given genotype ; or in relative terms, that is, as the ratio of the absolute fitness of a given genotype (or phenotype) to some standard where that standard may be an arbitrarily chosen constant but is commonly the phenotype with the largest absolute fitness. The amount of fitness, absolute or relative, by which one genotype exceeds another is said to be the selective advantage of the one versus the other, or the selective disadvantage if the point of reference is reversed.

It seems obvious that fitness as we have defined it is a function of survival as well as the capacity to propagate ; it is best estimated through the so-called Malthusian parameter, i.e., the intrinsic rate of increase of the phenotype. Estimation of this parameter requires not only age specific probabilities of survival of individuals with the stated phenotype, but also age specific probabilities of reproduction. Only with respect to schizophrenia have these probabilities been estimated (Bodmer, 1968, *Proc. Nat. Acad. Sci. (U.S.)* 59:690-699), and here there are other difficulties. These include not only possible biases in the estimates themselves but the likelihood that schizophrenia is a genetically heterogeneous entity. The measurement of the fitness of a human phenotype is a formidable undertaking, but one which warrants the investment of effort because of the insight provided into the rôles of death, infertility, delayed maturation, social constraints and the like, in the persistence and spread of a specific phenotype in a given population. Despite mensurational difficulties, the concept of fitness remains a useful one, for in theory at least it allows us to combine the effects of differential fertility, mortality, maturation, mating and migration into a single yardstick.

Numerous models of the rôle of selection in the maintenance of genetic variability have been advanced ; among those most commonly cited are the following :

Neutral or near neutral mutations : It has long been known that in an infinitely large population random mating will, in the absence of mutation and selection, result in stable gene and genotype frequencies. Thus, if the mutant genes we observe are now selectively neutral, or nearly so, then in large populations gene and genotype frequencies would be expected to vary trivially from one generation to the next. This hypothesis implies, in effect, that the gene frequencies now observed are the products of past rather than present selection. To some this begs the important biological issues, namely, what was the nature of that selection and how was it mediated ? In defense of this point of view, however, it diminishes the "cost" of maintaining current levels of variability through premature death or infertility or both. The notion of neutral mutations enjoyed considerable vogue earlier in this century, then fell into disrepute, but has recently found new vigorous persuasive champions.

Selection offset by recurrent mutation : It is clear that if selection operates to the disadvantage of a particular homozygous genotype without commensurate advantage to individuals heterozygous for the gene, the frequency of that gene must ultimately be zero in the absence of mutation. Mutation of other alleles at the locus in question to the gene under selection can, however, lead to a stable non-zero gene frequency, the precise value being a function of the rates of mutation and selection and the presence or absence of dominance. If current estimates of the average rate of mutation are accepted, mutation alone cannot maintain a gene under selection at frequencies much above 0.01. Most of the rare inherited diseases which impinge upon survival and reproduction are presumed to be maintained in this manner. It might also be added that concern over man's increasing exposure to mutagenic agents can to some extent be traced to this model, often termed the classical model of genetic variability, which clearly implies that an increase in the frequency of mutation to a particular gene, one deleterious in homozygous form, will lead to a direct and ultimately proportionate increase in the mutant phenotype.

Balanced polymorphism : This model assumes that the heterozygote enjoys some selective advantage which offsets gene losses because of the impaired performances of the homozygous classes. It is a simple matter to show that a stable state can arise under these circumstances, and that the equilibrium frequency of the mutant gene will be a function solely of the selective forces themselves. Relatively small selective differentials can maintain quite high frequencies of mutant alleles although the approach to equilibrium may be quite slow. Without doubt the most widely cited instance of this situation concerns the behaviour in a malarious environment of individuals heterozygous for the gene which in homozygous condition results in sickle cell anemia.

The substitutional hypothesis : Here it is assumed that the gene frequency values presently seen are transitory, and attributable to a new gene with favourable effects in the process of replacing its predecessor.

Frequency dependent selection : This differs from previously mentioned models in that it assumes the selective values associated with specific genotypes, that is, the fitnesses of the latter, to be variable rather than fixed, and dependent upon the frequencies of the various genotypes. At some frequencies, the genotypes may be selectively equivalent. Implicit in this model is a relatively tight *"feedback"* between frequency on the one hand and selection on the other ; the mechanism through which this occurs has never been clearly enunciated by the proponents of frequency dependent selection, at least insofar as mankind is concerned. A further barrier to the popular acceptance of this model is the disconcerting knowledge that most oscillatory phenomena in the real world tend to overcorrect with the subsequent need for still further adjustment on the return, and a repetition of this process until fixation accidentally occurs Fixation here is tantamount to the loss of one of the genes.

Reproductive compensation : The late Sir Ronald Fisher some years ago suggested that the pertinent parameter in assaying reproductive performance is the expenditure of energy in rearing the offspring, and that this expenditure might well be constant from family to family. Couples are obviously more concerned with numbers of children than numbers of pregnancies, and may be prepared to entertain almost any number of the latter to achieve some preconceived number of the former. This behaviour has been termed "reproductive compensation", and it has aroused genetic interest for some of the following reasons : It can be shown that in the case of selection for a single pair of alleles with complete replacement (the ultimate in reproductive compensation) a stable polymorphism is sometimes possible without greater fitness of the heterozygote. There exists a strong circumstantial case for *"reproductive compensation"* of genetic significance in certain rural areas in Japan. Finally, it should be noted that as mean family size diminishes, a trend throughout much of the world, the opportunities for reproductive compensation become greater.

Clearly, all of these models share certain common features or assumptions ; the most important one, perhaps, being the supposition that selection operates directly at the level of individual gene differences and more-or-less independently of other genetic loci. While this seems plausible enough in many instances, infantile amaurotic idiocy, for example, increasingly geneticists are inclined toward a more holistic view of selection, a view which rejects the simple summation of individual gene differences and admits of opportunity for gene-with-gene and gene-with-environment interactions of varying levels of complexity. Such notions have however, been hard to formulate mathematically.

Migration.

Selective migration looms as one of the most important, if not the principal force which has shaped contemporary human populations. Clearly, therefore, no consideration of the maintenance of genetic diversity can be adjudged complete which does not recognize the rôle of possibly disparate patterns of human migration. It has long been known, for example, that even a very small amount of migration between subgroups initially different in their gene frequencies will readily level these differences. Unfortunately, although national censuses and other demographic surveys contain a seemingly limitless store of information on rates of migration between administrative regions, they seldom include the factors of especial interest to geneticists, namely, relatedness of migrants, information on differential migration by phenotype, distribution of migration distances, and age-sex distribution of migrants. It would also be useful if these sources of information distinguished between *"temporary"* and *"permanent"* migration. Another form of migration which is poorly understood and even more poorly recorded is social mobility, despite the fact that in many human groups it may be as potent a force in the leveling of gene frequency differences as geographic migration.

Numerous theoretical models of population movement and its genetic consequences have been suggested. They vary from simple schemes in which migration to a single population occurs from another, infinitely large population, to more complex ones in which there is movement between geographical regions of a heterogeneous population. Most of these models do not view migration as age and sex dependent, and hence treat geographic mobility as equivalent to mutability. There have, however, been attempts by demographers, as well as others, to provide a formal description of mobility, social and geographical, in terms of matrix calculus, and matrices of migrational probabilities have been used to evaluate the effect of migration upon the frequency of consanguineous marriages in the Parma Valley of Italy. Frequently used measures of migration include the distribution of marital distances, or of distances between birthplace of parent and offspring.

Intuitively, one apprehends that an exchange of genes between populations or subpopulations must, if that exchange is random, diminish the differences which obtain between such populations or subpopulations. But the rapidity of this leveling process is not intuitive. It can be shown, nonetheless, that if something like one to five percent of a population migrates from any one community within the population to any other in each generation, the variance between communities in the frequency of a particular gene will be diminished by about 4 to 20 percent per generation. Alternatively put, granted these migration rates, any fluctuation in gene frequencies among communities which may have occurred 20 generations ago would no longer be of interest ; the fluctuation would by now have been spread uniformly over all communities.

Substantial progress has been made in the development of models to describe this process of homogenization, but most models concern themselves with fixed rates of migration and presume migrants to be a randomly drawn sample of the population or community from which they stem. Neither of these suppositions seem realistic. Rates of migration clearly vary enormously as a result of social and economic upheavals, and most of the evidence suggests that migrants are neither random with respect to the community from which they come, nor do they select their future places of residence haphazardly. Family and social group or ethnic considerations contribute importantly to the decision to leave as well as where to settle. Further progress in the evaluation of the general genetic impact of migration seems likely to await the accumulation of more descriptive information.

Genetic Drift.

Genetic drift has come to embrace two somewhat different events—the so-called *"founder effect"* and the fluctuation in gene frequencies from generation to generation attributable to the fact that each generation is but a sample of the preceding one. The magnitude of this latter fluctuation is directly referable to the gene frequency and the effective or breeding size of the population. Drift itself is the accumulation of these sampling fluctuations over time ; the ultimate outcome in the absence of other perturbing forces, e.g., selection, is the fixation of one allele and the loss of the other (or others). Thus, if at some point in time a group of populations each started with the same gene frequency, the variance in gene frequency between populations would increase as time passed while the variation within each population would diminish. Explicit mathematical forms exist to predict the extent of variation in gene frequencies between these populations after n generations as well as the loss of heterozygosity within each population. The mean time for fixation, that is, complete loss of heterozygosity within a population is roughly 2N, where N is the effective size of the population.

Drift is an important phenomenon in small interbreeding groups of individuals, that is, in small isolated populations, but even here its effects can be offset by the systematic pressures such as migration, mutation and selection. It should also be noted that drift can affect the balance between selection and recurrent deleterious mutation previously described as the classical model of genetic variability

The founder effect, or founder principle as some prefer to call it, merely affirms that if the number of founders of a new group is very small the drift effect can be very large. Numerous instances of this phenomenon can be cited, for example, the inhabitants of Pitcairn Island or the Ramah Navaho, and doubtlessly many more remain to be discovered. Unfortunately, as the explanation of unusual concatenations of genetic events, it is an untestable hypothesis, and thus rarely furthers our understanding of the statics and dynamics of genetic variability.

Population Subdivision.

In our previous remarks, we have, for the most part imagined a single large population ; consider now a population which is subdivisible into a number of mutually exclusive subpopulations, each large and each randomly mating. Wahlund was the first to show (in 1928) that such circumstances, that is, subdivision of a population, increases the frequency of homozygous individuals at the expense of heterozygous ones, as contrasted with a non-subdivided population with comparable attributes. His argument assumed two alleles and random mating within the subpopulations, but it can be generalized to any number of alleles and mating need not be random. The extent of the increase in homozygosis is proportional to the variance in gene frequency among the subdivisions. This variation has been termed the Wahlund variance and as such is a useful and important measure of the differences between populations.

Thoughts of subdivision have given rise to models of isolation, complete and partial, and to the concept of population structure in time as well as in space. The simplest of these models is Wright's so-called *"island model"*. Here the population is subdivided into groups that are randomly mating within themselves, except for an occasional small influx of migrants, representative of the population as a whole. Thus, each subpopulation exchanges genes equally with every other. But experience teaches that groups are more likely to exchange individuals with adjacent groups, that is, isolation is essentially a matter of distance. This thought gives rise to a series of further models, namely, the stepping-stone model and a model of a uniform continuum. The former may be visualized as a one, two, ..., n dimensional lattice in which the nodes of the lattice are the subdivision of the population and migration occurs equally in all directions from node to node. This conceptualization leads to the continuous density model as the distance between nodes tends to zero. A formidable body of mathematical logic supports each of these models, and though their correspondence to reality insofar as man is concerned may be questioned by some, they provide useful insights into the probable effects of social and geographic isolation on human diversity.

Attempts continue to assay the relative importance of these various forces which contribute to the maintenance of variability, but as yet unsuccessfully. Indeed, substantial labor has gone into both the defense and attempts to refute the notion of neutral, or nearly neutral mutations. Much of this effort seems founded on the supposition that there exists but one single, correct appraisal. There is, however, no compelling reason to believe that, in the short run at least, the rôles of selection, migration, mutation and the like may not vary appreciably from human population to human population.

Importance of Variability

Most evolutionary biologists accept that diversity is desirable. This belief rests, in part, upon the ubiquity of genetic variation, but it also reflects the intuitive appeal to the notion that diversity is a safeguard against capricious changes in the environment. It may be questioned whether this is necessary in man. Indeed, some advocates of genetic engineering and of zero population growth would doubtlessly argue that it is not. Most of us would agree, however, that some curtailment of genetic variability could occur without jeopardizing mankind, just as some increase in exposure to mutagenic agents is unlikely to be catastrophic. But how much ? And who is to make the decision ? Similarly, if man achieves the ability to manipulate his genetic heritage in a very substantial manner, as seems likely, to what end should his efforts be directed if no two persons have ever been alike ? What cognizance should be given to the existence of coadapted genes, and to the prospects that well-intentioned changes in such a set could produce unexpected, deleterious effects ? How are directed attempts to alter man's genetic pool to be squared with current social concern for the dignity of the individual ? How, for example, can persons with particular genotypes or phenotypes be identified in a population without some process, such as mass screening, which may be inherently stigmatizing ? These are issues worthy of earnest and full debate.

William J. Schull.

J. Frézal. – Avant de demander au professeur Dobzhansky d'ouvrir cette séance, je voudrais présenter quelques observations techniques.

Il est apparu au groupe ici réuni qu'il était préférable, pour le bon ordre de la discussion, de présenter en début de séance et successivement les deux rapports : celui du professeur Schull et celui du professeur Jacquard. Nous souhaitons que la discussion ait un caractère très libre et très ouvert. Nous essaierons dans toute la mesure du possible d'inclure les questions posées par les auditeurs dans le cours même de la discussion.

Voilà les seules remarques techniques que je désirais faire.

Je prierai maintenant le professeur Dobzhansky de bien vouloir ouvrir notre séance.

T. Dobzhansky.– Monsieur le Président Frézal, chers Collègues, Mesdames, Messieurs. Les scientifiques ont de nouveaux devoirs parce que les sciences donnent de nouveaux pouvoirs. Un de ces devoirs est celui de l'information du public sur les découvertes les plus importantes et les plus utiles de chaque science. Un autre est de ne jamais oublier que de vastes domaines restent inconnus et qu'il est nécessaire de continuer l'effort de recherche. Un scientifique ne doit jamais présenter ce qui n'est qu'une hypothèse comme s'il s'agissait de faits bien établis.

Le sujet de notre réunion est « la variabilité génétique et son maintien ». Beaucoup de connaissances importantes pour la médecine et la santé publique ont été accumulées dans ce domaine. Cela vaut surtout pour les variantes mendéliennes distinctes dont quelques-unes ont des effets pathogènes importants. Ces connaissances peuvent déjà être utilisées au profit d'un patient individuel ainsi que pour la société dans son ensemble. Certaines applications de ces connaissances s'opposent malheureusement à des croyances et superstitions populaires, au moins dans certains pays.

Dans ces cas, la science rencontre des problèmes non seulement pour les recherches d'avenir mais aussi en ce qui concerne l'éducation des peuples.

Le domaine de la variation génétique de l'homme dépasse de loin les variantes mendéliennes distinctes avec des manifestations que l'on voit facilement. Il n'y a pas dix personnes dites normales qui soient génétiquement identiques. Des recherches récentes sur l'homme et sur des animaux ont permis de déceler une grande masse de variations pour les enzymes et d'autres protéines. Cette variation est-elle principalement neutre ? Ces variantes sont-elles importantes pour la sélection naturelle et, par voie de conséquence, pour la santé publique et le bien-être des hommes ?

Beaucoup de questions ne sont pas encore résolues, et il est évidemment nécessaire d'effectuer beaucoup de recherches dans ce domaine.

On ne peut pas simplement classer les variantes génétiques de l'homme en deux catégories : les bonnes et les mauvaises. La valeur adaptative de beaucoup d'entre elles, en principe même de toutes, dépend du milieu dans le sens le plus large.

Ce qui est neutre ou légèrement délétère dans un milieu peut devenir utile dans un autre environnement et *vice versa*.

L'importance de la sensibilité de la valeur adaptative darwinienne aux conditions écologiques pourrait être plus grande qu'on ne le pense actuellement. Il faudrait peut-être de nombreuses générations pour constater des changements drastiques des fréquences de la plupart des gènes responsables pour des variantes pathologiques. Ces gènes ne sont pourtant pas du tout sans importance dans les agrégats géniques.

Les milieux humains sont bien plus le produit de l'évolution culturelle, qui est rapide, que de l'évolution génétique. Dans une seule génération, quelques variantes qui furent antérieurement délétères peuvent devenir neutres ou même utiles. Et, inversement, des variantes neutres peuvent devenir utiles ou délétères.

Que la variabilité génétique soit importante pour le bien-être de l'humanité est certain. Le généticien doit pourtant conserver le sens des proportions et aussi un sens de l'humilité. Le problème démographique du nombre des individus dans les populations est aujourd'hui dans une bonne partie du monde plus important que le problème de la qualité génétique des populations.

La réduction de la malnutrition et la lutte contre les maladies parasitaires ont dans le tiers monde plus d'importance que les maladies héréditaires rares.

Un généticien ne devrait pourtant pas sous-estimer l'importance de son propre champ d'études. Que nous le voulions ou non, le temps viendra inévitablement où l'homme sera obligé de prendre en main lui-même le contrôle de l'évolution de l'humanité. Ce ne sera certainement pas par la génétique seule, mais ensemble, avec la totalité des connaissances humaines que nous devrons mobiliser, que cette énorme tâche pourra être entreprise. Mais une chose est certaine : la tâche ne peut pas être accomplie sans la génétique.

W. Schull.– Mister President, Ladies and Gentlemen. Hereditary disease and disability are the most ubiquitous and burdensome of human maladies. This sweeping generalization, recently endorsed by the National Institute of General Medical Sciences, of the National Institutes of Health in the United States, finds support in several lines of evidence. We shall cite only two.

First, as disorders attributable to nutritional inadequacies or infectious processes diminish, the contribution of intrinsic limitations of the human organism to disease must Increase relatively as well as absolutely in importance. We see this occurring in a number of ways. Congenital defects as a major health problem have risen strikingly in the United States and in most developed nations, and the impact of such familial disorders as diabetes, cardiovascular and cerebrovascular disease has increased.

Second, current catalogs of inherited disease enumerate no less than 2000 hereditary departures from "normality" as conventionally defined, and this list grows at the rate of 75 to 100 previously unrecognized defects each year.

It is difficult to believe that this latter growth reflects newly arisen genetic variability. A more likely explanation is that it is a manifestation of variation long present in human populations but previously unexpressed. Either the phenotype associated with a particular genotype has changed as a consequence of environmental changes, or survival now occurs to an age at which certain inherent degenerative processes can be manifested.

But how extensive is this burden of inherited disease, disability, death and despair ? And what is its impact upon developed and developing nations ? Unfortunately neither of these questions can be presently answered with much precision. Prevalence and incidence estimates are largely conjectural, for many if not all genetic disorders, although these conjectures are probably correct to at least an order of magnitude. Most of the evidence which we have, however, is not truly population-based and reflects patient-loads which are not typical ; the experiences of institutions such as the Hospital for Sick Children in Great Ormond Street in London, the Children's Service at Johns Hopkins, or the Hospital for Sick Children in Montreal, are not typical of most hospitals. The aforementioned institutions find 10 to as much as 30 percent of their admissions involve disorders which are largely genetic in etiology.

Impact or burdensomeness is, without exception I believe, inexactly appraised at best and unknown in most instances. Efforts at *"cost-benefit"* analysis which have received a great deal of attention in the United States recently, are more self-serving than objective. Numerous .dimensions of the evaluation are totally ignored, or presumed to be unimportant.

While I believe there is a certain urgency to these issues, this belief is based upon humanitarian considerations and not upon an imminent threat to the human gene pool. Gene frequencies generally change slowly, but significant changes in the frequency of genetically related or genetically-influenced disease can occur much more rapidly as a result of environmentally induced phenotypic changes.

A possible example : Diabetes is one of the more significant health problems in most developed nations, and while the mode or modes of inheritance of this disorder are open to question, there is a consensus that the genetic contribution is not a trivial one. But diabetes appears to be a problem of affluence, an overly rich diet, if you will. Thus metabolic efficiency, a distinct advantage when nutrition may be marginal, can become a handicap when nutrition is unrestricted and unbalanced as it often is. Given our limited knowledge, perturbation of a nature-nurture interaction such as this one may produce unexpected and deleterious effects.

There are other general genetic phenomena which are presently poorly understood insofar as man is concerned : the rôle of coadapted genes to which Professor Dobzhansky referred, or hitchhiking in the maintenance of variability, whether of a pathological or a nonpathological nature, are cases in point. Computer simulation has produced some insight into the number of genes which, because of their proximity one to another, may behave in a more or less unitary manner, that is are coadapted and not readily broken down by crossing-over.

Similarly, we can speak to the issue of the rise in frequency of a gene associated with a disadvantageous genotype because of its proximity to one of selective advantage, the phenomenon known as hitchhiking. Much of our knowledge, however, concerns stable populations, and I must emphasize to the demographers present that a stable population, to most geneticists, simply means one which is not increasing in number. We are on uncertain ground when we extrapolate this theory to an expanding species such as man.

As the reports before you indicate, substantial effort in the past two decades has been' expended on the estimation of human genetic variability and the forces which maintain it. This effort has been directed not only toward variability of recognized clinical significance, but isozymic variability as well, where often we are unable to assign a clear biochemical of physiological rôle to the variation observed.

We have long assumed that most genes whose effects are manifested as impingements upon health and reproduction are maintained by recurrent mutations. Indeed it is largely this notion which has led and continues to lead to our collective concern over exposure to mutagenic agents, whether these agents be chemical or ionizing radiation. Some of these notions which predate the molecular era of genetics warrant reconsideration. If indeed most mutations are biochemically unique, then mutational events which may lead to the same phenotype could nevertheless respond differently to therapeutic efforts or have different reproductive values.

A vigorous, sometimes acrimonious but generally entertaining and stimulating debate has accompanied efforts to apportion importance to selection and mutation in the maintenance of genetic variability. Indeed our president has been one of the more vigorous and articulate champions of the selectionist point of view. This viewpoint has yet to prevail, however, for an equally skillful school, largely led by Motoo Kimura in Japan and James Crow in the United States, hold to the notion that most new mutations are selectively neutral, that is, neither enhance nor diminish survival and reproduction. Man is, therefore, largely shaped by chance rather than forces which are directional in nature and may or may not be susceptible to manipulation. In some senses, this is an attractive proposition. It implies that a substantial diminution or augmentation of genetic variation may produce little or no discernible effect on man's number or quality. It makes less threatening to man's genetic integrity notions of massive intervention, either through social programs or advances of a medical nature.

One of the morning's speakers called attention to several of the potential implications of the demographic revolution to geneticists and genetics generally. Doctor Jacquard will devote most of his remarks to this topic. Let me, therefore, limit my observations to a possible paradox, namely, that as life expectancy increases, generation time may be decreasing. Attention was called to Japan. Note that as mean fertility has diminished in this country, so has mean maternal age and even more strikingly variance in maternal age. Life expectancy has of course been increasing throughout most of this century in Japan, but to the extent that mean maternal age is a simple approximation to generation time, generation time has actually diminished over the past thirty years. Matsunaga has called deserved attention to the impact of these demographic changes upon the frequencies of age-dependent chromosomal defects. Whether the situation to which he has called attention will persist or not is unknown. But at least its occurrence suggests one possible, non-objectionable way in which some of the genetic burden might be diminished in a population.

I would like also to comment on the notion often expressed that changing reproductive patterns and medical advances have markedly diminished if not removed much of the selective forces operating upon mankind, specially in the developed nations.

Two lines of evidence suggest that this may not be so. One concerns the rate of fetal loss. Evidence accumulated almost two decades ago suggests that in a random sample of pregnancies terminated within the first few weeks as a consequence of hysterectomy, almost one out of two of the conceptuses are grossly abnormal. These data are subject to the challenge that a woman who was obliged to undergo hysterectomy may have a higher risk of abnormal pregnancies as a consequence of the medical problem which led to the intervention. But other data also suggest that fetal mortality, particularly in the first few weeks of life, may be much higher than is generally supposed. A study of the fetal deaths reported in the city of New York is one such instance. These data, when subject to a variety of kinds of life-table analysis, suggest that one out of two conceptuses will fail to reach term. These data are not inconsistent with what we know about rates of reproduction in populations which are presumably noncontracepting. None of the recent advances in medicine appear to have significantly impinged upon early fetal mortality.

Another line of evidence which suggests ample opportunity for selection comes from analyses of Doctor Fraser, a member of this panel, and from considerations on the rate of removal of deleterious genes in populations in which all reproducing couples have precisely the same number of offspring, that is where complete reproductive compensation occurs. The rate of elimination can be markedly dampened under these circumstances.

Our capacity to integrate the information which we are gaining from demography into genetics has not been outstanding in the past. Indeed, only the French school of which Doctor Jacquard is an eminent spokesman has succeeded in wedding the two points of view. Hopefully with their leadership we shall achieve a better understanding of the impact of social forces, however poorly those forces may be perceived, upon gene frequencies in populations.

A. Jacquard.– Je crois que ce ne sera plus une introduction après tout ce qu'a dit le professeur Schull. Je crois qu'il est utile, pour commencer, d'insister sur les deux termes de notre dialectique : la dialectique individu-gène.

Pour l'homme comme pour toutes les espèces sexuées, l'individu n'est que l'aspect extérieur, comme a dit le poète, « *la discontinuité périssable* » de l'espèce. L'essence d'une population, d'un groupe, ce sont les gènes collectivement possédés et répartis au hasard entre les individus.

Les transformations de ce patrimoine biologique, qui est aussi précieux que le patrimoine culturel, constituent la véritable histoire du groupe : il est moins important pour une population isolée de laisser décroître son effectif que de perdre un gène, car cette perte est irrémédiable ; il est moins important pour un peuple de vaincre et de soumettre un autre peuple que d'épouser les femmes des vaincus car le sort des armes peut se retourner mais le mélange des gènes est définitif.

Cette évolution de l'essence même du groupe est soumise pour l'espèce humaine, comme pour toutes les espèces, aux effets de la sélection, et aussi aux caprices du hasard qui choisit, lors de chaque procréation individuelle, le réel parmi l'infinité des possibles.

Mais chez l'homme – et cela le distingue des autres espèces – intervient un élément spécifique : le comportement conscient. L'homme est le fruit parmi bien d'autres de l'évolution mais l'homme est seul capable de prendre conscience de cette évolution, d'en démonter les mécanismes et, s'il le désire un jour, parce qu'il le peut, d'utiliser ces mécanismes pour infléchir le cours normal des choses.

Notre propos ici n'est pas de rechercher tout ce qui peut dans le comportement spécifique de l'homme, dans son comportement conscient, avoir des conséquences sur son patrimoine collectif. Car la plupart de ses actes : manger tel ou tel produit, se soumettre à des radiographies, faire exploser une bombe A ou H... tout cela à plus ou moins long terme a, bien sûr, des conséquences génétiques.

Nous nous bornerons à la part du comportement humain qui concerne directement la procréation.

Le premier acte de la procréation, bien sûr, c'est le choix du conjoint. Sans doute aussi dans l'espèce animale il y a choix du conjoint. Les généticiens qui étudient les drosophiles ont constaté qu'elles ne sont pas indifférentes à la couleur des yeux de leur partenaire. Mais chez l'homme, l'intervention de la conscience, de l'intelligence, rend ces choix particulièrement subtils. En particulier, la plupart des cultures ont imaginé des règles de mariage, de choix du conjoint qui prohibent certaines unions. Ainsi, de façon assez générale, les unions entre frère et sœur sont prohibées.

Ces règles spécifient au contraire que certaines formes d'unions sont supposées les meilleures. Par exemple, le mariage avec telle ou telle catégorie de cousine croisée ou parallèle.

Bien sûr ce choix du conjoint a des conséquences sur l'évolution du patrimoine génétique ; mais, en dépit des apparences, sauf exception très rare, ces conséquences sont peu importantes pour l'espèce sinon pour les individus eux-mêmes. Ainsi l'on peut montrer que la prohibition totale du mariage entre frère et sœur n'a que très peu de conséquences sur le rythme de la dérive génétique.

La principale conséquence des systèmes de parenté est de segmenter les groupes et catégories en clans plus ou moins distincts ; mais l'on s'aperçoit qu'il suffit d'un très faible flux de conjoints d'un groupe à l'autre pour que l'équilibre génétique soit rétabli. En fait, l'on peut penser que le choix du conjoint n'a pas à long terme de conséquence importante sur l'évolution du patrimoine génétique.

Mais il n'en est pas de même dans deux autres domaines, où cette intervention consciente modifie les conditions de transmission du patrimoine. Ces deux autres domaines sont la planification des naissances et la lutte contre la mort des enfants.

Commençons par ce second point. Jamais sans doute l'homme n'a accepté sans horreur la mort d'un enfant. Dès qu'il l'a pu, il a lutté contre cette fatalité et depuis peu, pratiquement, il l'a vaincue. Voici quelques chiffres.

Il y a deux siècles, en France, un tiers des enfants mouraient avant 15 ans ; au début de ce siècle, au temps de nos parents, un quart des enfants mouraient avant 15 ans. En 1940, cette proportion n'était plus que de 13 % ; elle est aujourd'hui de 2 à 3 %.

Vraiment c'est une victoire dont nos sociétés peuvent s'enorgueillir, mais cette victoire ne devra-t-elle pas être payée à long terme ? C'est un raisonnement que l'on a souvent lu et entendu ; et chacun peut le faire. Il semble tellement évident ! Ces enfants qui mouraient, pour une part emportaient avec eux les gènes défavorables dont ils étaient dotés. Bien sûr il ne s'agissait pas seulement de mort génétique, il y avait toutes sortes de maladies, d'épidémies qui n'avaient rien à voir avec la génétique. Mais, pour une part, ces enfants en disparaissant éliminaient des gènes mauvais.

En les aidant à surmonter ce handicap d'un mauvais patrimoine génétique, on leur a permis de procréer, donc de transmettre aux générations futures des gènes qui, dans un régime naturel, auraient été supprimés. En guérissant les enfants, la médecine dégrade le patrimoine génétique.

En fait, quelle est la part de vérité dans ce raisonnement ? Une première remarque essentielle doit être faite. Les transformations génétiques, si elles se produisent, sont nécessairement d'une extrême lenteur. Là encore quelques chiffres précis. Pour les gènes récessifs, qui n'entraînent une maladie que s'ils sont possédés à double dose, ce sont des dizaines ou parfois des centaines de générations qui sont nécessaires pour provoquer un accroissement appréciable, disons un doublement de l'incidence de la maladie. Exemple de la maladie génétique la plus répandue en Europe, la fibrose kystique du pancréas : il est révélateur. Imaginons, et ce n'est malheureusement pas encore le cas, que l'on puisse guérir totalement cette maladie. On peut montrer au prix d'un calcul simple que la fréquence du gène responsable ne serait doublée avec cette hypothèse extrême que dans trente générations. Trente est un faible nombre : trente, c'est peu ; c'est demain pour les généticiens... mais c'est 1 000 ans, c'est beaucoup pour les hommes.

Pour d'autres catégories de gènes, les gènes dominants, les gènes liés au sexe, le rythme peut être plus rapide ; c'est vrai, mais, de toute façon, cela s'exprime en nombre de générations alors que l'unité de compte à l'échelle humaine est l'année. Il faut bien insister sur ce point. Même si l'action médicale crée un danger, ce danger ne peut avoir aucun caractère d'urgence.

Mais ce danger est-il réel ? Tous les raisonnements que nous tenons en ce domaine sont sous-tendus par un concept de bon ou de mauvais gène. Tout à l'heure dans son introduction le professeur Dobzhansky a insisté sur ce point. Il y a des bons et des mauvais gènes : ce concept est-il clair ? Pour un individu, ce qui est bon ou ce qui est mauvais, c'est l'association de gènes qu'il possède. Et nous savons, et le professeur Schull l'a évoqué, que dans certains cas l'association entre un mauvais gène et un bon gène est meilleure que la possession de deux bons gènes.

Le gène est-il bon ou mauvais ? Pour une population, ce qui est bon, c'est la possibilité de s'adapter, de faire face à des situations nouvelles. Par exemple, un changement écologique quel qu'il soit... Pour cela, il faut que la population soit riche en gènes divergents, en génotypes divers, donc en individus qui, pour certains, seront dotés d'un patrimoine génétique moins bien adapté que ceux dont seront dotés d'autres individus.

Le manichéisme qui constitue immanquablement le réseau logique de notre pensée, et l'essentiel de notre jugement, n'a pas sa place en génétique. La question ce gène est-il bon ou mauvais n'a pas de sens ; elle n'a de sens que si l'on précise pour qui : pour la population ou pour l'individu ? Avec quels objectifs ? S'agit-il d'obtenir la survie la plus longue, ou d'avoir la progéniture la plus nombreuse ? Dans quel milieu ? *Etc.*

Le généticien est dans cette situation initialement inconfortable où il ne sait plus ce qui est bien et ce qui est mal ; et même, bien plus : il sait qu'il n'y a pas de bien et de mal.

Bien sûr, les progrès médicaux mettent l'humanité dans un milieu artificiel dans lequel les processus naturels de la sélection ne jouent plus. Mais n'est-il pas dans la nature de l'homme de vivre artificiellement ? La découverte d'un antibiotique n'est ni plus ni moins dysgénique que ne l'a été il y a longtemps l'invention du feu ou l'utilisation des peaux de bêtes qui ont déjà empêché certains enfants de mourir de froid.

Finalement, pour le généticien des populations, la réponse à la question que certains se posent à propos des inconvénients des progrès médicaux sur le pool génétique, cette réponse est claire : il serait absurde de donner mauvaise conscience à ceux qui guérissent un malade aujourd'hui en invoquant les intérêts des générations futures.

Le second point, la lutte contre la maladie, s'est soldé par une victoire. La lutte contre l'excès de la natalité est la conséquence inéluctable de la victoire remportée contre la mort des enfants. Il faut trouver un nouvel équilibre après une période transitoire d'explosion démographique. C'est nécessaire. Les exponentielles d'effectifs que nous sommes en train de vivre peuvent durer un certain temps mais il faudra bien que cela s'arrête. La nature n'accepte pas les exponentielles définitives ; et cet équilibre ne peut être atteint que de deux façons :

– En supprimant le progrès médical, en admettant qu'à nouveau les enfants meurent ;

– Ou en limitant la procréation.

Bien sûr, l'effet le plus évident de cette attitude nouvelle concerne les effectifs, c'est là l'objectif. Ne seront-elles pas plus importantes, à long terme, les conséquences sur le patrimoine génétique de cette nouvelle attitude ? Certaines de ces conséquences résultent presque mécaniquement de cette nouvelle attitude de la planification des naissances sans être recherchée délibérément. D'autres peuvent constituer un objectif implicite. Essayons de les passer en revue rapidement.

De toute façon, la planification des naissances modifie la condition de transmission des gènes ; la taille de la famille, donc le nombre de gènes transmis par les parents à la génération qui vient, était autrefois fonction de la capacité biologique du couple. Elle dépend et dépendra de plus en plus à l'avenir des intentions du couple. C'est donc le cœur même du mécanisme de l'évolution qui chez l'homme est en question.

Essayons de préciser certains aspects de cette transformation. Pour le premier aspect, qui a tout de même quelque importance, l'expérience montre que, pratiquement, dans tous les pays où la limitation des naissances s'est généralisée, il y a une certaine diminution de l'âge moyen des parents. En France, l'âge moyen des mères a diminué de trois ans en un siècle et demi, ce qui n'est pas négligeable. Celui du père a diminué de deux ans et demi depuis le début du siècle. Au Japon, en quelques dizaines d'années, le processus de procréation a été bouleversé, entraînant également une diminution de l'âge moyen. Surtout, c'est la dispersion des âges qui a été modifiée ; elle s'est considérablement réduite. En France, par exemple, 23 % des naissances autrefois concernaient des femmes de plus de 35 ans ; cette proportion n'est plus maintenant que de 11 %.

Cette concentration des naissances sur une relativement courte période de la vie féconde – en fait de 20 à 30 ans – a des conséquences génétiques car les anomalies des enfants sont plus fréquentes chez les femmes âgées. Ainsi, pour le Japon, notre collègue Matsunaga a pu calculer que la seule modification de l'âge des mères aux naissances, à elle seule a diminué de 40 % la fréquence du mongolisme.

Voici donc un effet favorable. Mais cette modification n'a pas que des effets favorables. Pour certaines maladies d'apparition tardive comme la chorée de Huntington, la procréation à un âge plus jeune entraîne une diminution de la pression sélective. Le raisonnement est un peu difficile ; il a été tenu par Bodmer. En effet, si une maladie apparaît après 35 ans, elle était autrefois soumise à une sélection puisque de 35 à 50 ans les individus procréaient. Si maintenant c'est une période où pratiquement il n'y a plus de procréation, la valeur sélective liée à ce gène a disparu ; la pression sélective a été pratiquement supprimée. Bodmer a ainsi estimé qu'aux Etats-Unis le désavantage sélectif subi par les schizophrènes avait été réduit de moitié depuis moins d'un quart de siècle. Voici une conséquence un peu imprévue de la limitation des naissances.

Autre conséquence de la planification des naissances : elle diminue la dispersion des tailles des familles. Non seulement les familles ont moins d'enfants mais elles demandent à avoir toutes des tailles assez proches les unes des autres. Or cette dispersion est un facteur important de l'évolution génétique car c'est à travers cette dispersion que peut jouer le hasard qui gouverne ce que l'on a appelé la dérive génétique, et d'autre part la sélection. La limitation des naissances restreint le champ nécessaire à la sélection naturelle. Celle-ci était mise en échec par les progrès médicaux ; elle est réduite par la procréation dirigée ; mais ce qui est plus important, c'est que les facteurs mêmes de la sélection ont changé de nature et n'entraînent plus dans la même direction.

En régime de procréation naturelle, le nombre d'enfants du couple est fonction des possibilités biologiques ; les gènes favorisant une plus grande fertilité sont peu à peu sélectionnés. En régime de procréation contrôlée, le nombre d'enfants est avant tout fonction des désirs et des intentions des couples. Les gènes qui vont se trouver sélectionnés sont désormais ceux qui, dans un certain milieu, dans une certaine culture – et cela sera variable d'une culture à l'autre –, favoriseront le choix d'une famille plus nombreuse.

Cette liaison entre les gènes possédés et le nombre des enfants procréés a une caractéristique nouvelle, celle d'être soumise à l'environnement culturel ; et cet environnement peut se modifier au gré des modes, et probablement et éventuellement au gré des actions politiques. On peut imaginer quelles pressions plus ou moins sournoises peuvent être exercées pour favoriser une large fécondité dans un groupe et une fécondité moindre dans un autre, une limitation volontaire des naissances. Le fait important c'est que dans un tel cas la rapidité de la réponse génétique est grande.

Nous l'avons dit tout à l'heure et nous avons insisté sur le fait que les effets des progrès médicaux sont lents ; mais, au contraire, si l'on agit directement sur la procréation, l'on peut obtenir une réponse rapide entre plusieurs groupes.

Prenons un cas limite ; imaginons que deux groupes d'effectifs égaux, dotés de patrimoines génétiques dissemblables – des Blancs et des Noirs –, soient soumis à des pressions telles, ou à une propagande ou à une culture telles que chez l'un le nombre d'enfants jugé idéal et procurant le bonheur de la famille soit de 2,5 par couple, et chez l'autre de 1,9. Il suffira d'une génération cette fois-ci, et non plus de cent, pour que l'effectif du premier groupe soit supérieur de un tiers à celui du second. Au bout de deux générations cette prédominance atteindra 70 %.

Sans doute est-ce là finalement le point le plus important. L'intervention de la volonté dans la procréation fait entrer le patrimoine génétique collectif dans le domaine des objets sur lesquels nous avons prise. La transformation de ce patrimoine est en général une conséquence indirecte, imprévue, involontaire de mesures qui avaient un autre objectif. Mais la connaissance de plus en plus précise des mécanismes responsables peut progressivement rendre possible une action délibérée.

Autrement dit, l'on peut voir renaître la notion d'eugénique, d'amélioration. La question est alors : comment définir le but de cette action puisqu'elle est possible ?

Pour terminer, il faut évoquer cette tentation. A mesure qu'il sait, l'homme désire agir. Par le contrôle de la procréation, le moyen d'agir sur la structure génétique d'un groupe deviendra une réalité. Et l'on peut imaginer – certains l'ont déjà fait – qu'après avoir gagné un premier combat contre la mort des enfants, après avoir jugulé l'excès de la croissance grâce à la procréation régulée, l'humanité réalise une troisième révolution démographique en prenant en main son patrimoine génétique. Le devoir du généticien est d'affirmer qu'actuellement, malgré les progrès spectaculaires, merveilleux, de notre savoir, notre niveau de connaissance – tout au moins en ce qui concerne la génétique des populations – des mécanismes en question est très loin de permettre une action raisonnée et fondée ; il faut créer une nouvelle eugénique.

Nous avons vu combien il est difficile de classer les genes en bons ou mauvais, combien il est difficile d'évaluer les conséquences les unes favorables, les autres néfastes, de tel ou tel changement. Dans l'immédiat, à mon sens, il importe avant tout de prendre conscience de cette insuffisance, de reconnaître que la seule certitude que nous ayons tous, que nous avons tous autour de cette table, c'est que ce qui est bon c'est la diversité génétique ; la richesse génétique d'une société n'est pas du tout constituée par les gènes possédés par les génies ou par les athlètes ; elle est dans la diversité ; et pour le généticien, comme pour le moraliste, l'autre, qu'il s'agisse d'une personne ou d'une société, est précieux, justement dans la mesure où il nous est dissemblable.

T. Dobzhansky.- Merci, monsieur Jacquard. Le premier commentateur est le professeur Barrai.

I. Barrai.– Thank you, Mister Chairman. I would like to make a very short comment, which is a simplification of what the previous speaker has said.

We should stress that there are two main systematic processes which account for the origin and maintenance of genetic variability. The first is mutation pressure, which ultimately will give rise to mutational equilibria ; the second process results in balanced polymorphisms in which one genotype, usually the heterozygote, is favoured by selection.

It seems axiomatic that when the main parameters which maintain the equilibria, namely either mutation rates or selective parameters, change, the genetic systems will move to different equilibria.

It is obvious that if mutation rates increase, the frequency of a mutant gene will also increase as a consequence. Likewise, if selection against a genotype is relaxed, the frequency of the gene or genes once selected against, because they were together in that genotype will increase in frequency.

Therefore, any change in the environment which may affect either mutation rates or selection will ultimately be reflected in changes in gene frequency.

At this point, we can of course note that environment is changing very rapidly, due to changes in human culture. And then the question arises if this will be reflected in a parallel change in gene frequencies in the genetic make up of the population.

I would like to commit myself at this point, Mister Chairman, and say that the answer to this question is most likely no, at least for the majority of genes and for the majority of systems, because there is a different time scale between genetic changes and cultural changes. Gene frequencies change in terms of generations ; cultural changes may be extremely rapid ; there may be cultural changes which take place in a time scale of years or even months. So there is an enormous discontinuity between the two time scales, the genetic and the cultural.

For example, if we consider the case of one genetic disease, phenylketonuria, which has a gene frequency, in several populations, of approximately 1 gene in 100, if it were possible to treat perfectly this disease, it would double in frequency, namely 2 genes in 100, in about 3000 years, about 100 generations, which is an enormous length of time.

Similarly, in the rather unrealistic case that all genetic diseases we know now could be perfectly treated, the doubling time of these diseases has been estimated to be about six or seven generations, namely a length of 150-200 years.

So, it seems obvious to me that we have not to be uncertain with respect to the possible dysgenic effect of the treatment of genetic diseases. Any such effect would take place in a very long time. In our time-scale, the dysgenic effect is irrelevant.

And may I say also that I believe that any eugenic effect would be irrelevant in our time-scale.

As a conclusion, Mister Chairman, I think that you are perfectly right when you say that malnutrition, infections and parasitic diseases have to be fought and to be eradicated. But when this will be achieved together with a reasonable rate of growth of our populations, I think that we will have to accept the challenge which is posed to us by the treatment of genetic disease which might well be the ultimate challenge to medicine.

E. Boesiger.– La présentation suivante sera surtout prospective. Les maladies héréditaires à déterminisme monogénique ne sont qu'une partie de la variabilité génétique de l'espèce humaine. Les quelques remarques que je ferai n'ont nullement pour but de contester l'intérêt de l'étude de ces gènes ; même ceux qui sont très rares doivent être étudiés. Je tenais à affirmer cela en introduction.

Cependant, il y a des aspects de la génétique humaine et de la variabilité génétique de notre espèce qui mériteraient d'être plus et mieux étudiés qu'ils le sont aujourd'hui.

Pendant longtemps on a nié qu'il y ait une forte hétérogénéité dans notre espèce ; comme dans d'autres espèces animales ou végétales. Prenons à titre d'exemple le chiffre avancé par Muller il n'y a pas tellement longtemps, qui admettait qu'en raison des conséquences du fardeau génétique, la moyenne du nombre de locus hétérozygotes tolérable pour l'homme pouvait être de 8. Maintenant, nous savons que pour l'espèce humaine comme pour d'autres espèces, l'hétérogénéité des populations et le degré d'hétérozygotie des individus sont beaucoup plus importants. C'est une acquisition scientifique relativement récente mais elle est généralement admise.

Mais de nombreux généticiens prétendent que les allèles qui constituent ce polymorphisme génétique important sont sélectivement neutres ou quasi neutres. Selon cette thèse, il n'y aurait donc aucune ou presque pas de différences entre la valeur adaptative des différents allèles d'un locus.

Il convient de dire d'emblée que les données expérimentales en ce domaine sont encore rares. De ce fait, il est trop tôt pour tirer des conclusions sûres dans le débat parfois vif autour des causes du maintien de la variabilité génétique.

Presque tous les résultats acquis concernent d'ailleurs des plantes et des animaux. Cela ne signifie pas qu'ils n'ont aucun intérêt pour notre espèce.

Le passage de l'animal à l'homme, et en retour de l'homme à l'animal, est nécessaire continuellement et dans les deux sens.

Mentionnons à titre d'exemple que les translocations, les inversions, les délétions et les chromosomes surnuméraires ont été découverts chez les drosophiles. Mais c'est après, chez l'homme, que l'on a montré l'intérêt des trisomies en tant que facteurs provoquant des maladies graves. Ensuite, à nouveau, on est retourné à l'animal, et maintenant on recherche les trisomies ou d'autres malformations chromosomiques de ce type chez des bovins.

Dans ce sens là, il me semble important que des connaissances relativement nombreuses mais acquises principalement sur des plantes et sur des animaux soient dès maintenant utilisées pour former des hypothèses concernant la génétique des populations humaines. Car les informations concernant les mécanismes de maintien des polymorphismes chez l'homme manquent encore presque totalement. L'information sur le pourcentage de locus hétérozygotes en moyenne, ou sur le pourcentage de population polymorphe, en revanche, est chez l'homme aussi bien établie que chez les animaux.

Car dans ce domaine de la génétique, il y a pour le devenir de l'homme, au-delà des maladies héréditaires, des problèmes plus généraux, plus vastes et peut-être même plus importants parce qu'ils touchent à la totalité des populations, à la totalité des individus... et non pas à quelques malades rares, comme c'est le cas pour les maladies héréditaires rares.

Il me semble donc important de poser ces problèmes et de recommander l'établissement de programmes de recherche pour leur solution. De toute évidence, il s'agit de recherches difficiles parce que nous avons affaire à des interactions de gènes, à des systèmes polygéniques dans la plupart des cas au moins. Dans beaucoup de cas, la détection formelle de gènes spécifiques ne sera pas possible ; c'est le cas de caractères quantitatifs, et de certains caractères physiologiques, pourtant très importants pour le bien-être de l'espèce humaine.

N'oublions pas que, en plus, la fraction de gènes connue chez l'homme, ainsi que chez la plupart des organismes étudiés, est très faible comparée avec la totalité des gènes d'un organisme. On peut penser que chez l'homme un pour mille seulement des gènes existants est connu.

Essayons de dresser la liste de quelques-uns des problèmes qui mériteraient d'être mieux étudiés dans la génétique des populations humaines. On dit souvent que la sélection naturelle n'agit plus dans notre espèce. Beaucoup de biologistes soutiennent ce point de vue et concluent par voie de conséquence que seule l'évolution culturelle agit encore dans notre espèce. Ce ne serait donc que l'évolution culturelle qui peut modifier l'homme et ses conditions de vie. Cela impliquerait que nous pourrions envisager de diriger entièrement l'évolution humaine. Cela me semble être une grave erreur. Il est évident que la sélection naturelle agit encore puissamment dans notre espèce. L'évolution biologique de l'homme continue donc dans notre espèce. Il n'existe pas de valeur sélective constante, indépendante et spécifique pour chaque gène. La valeur sélective des génotypes dépend largement de la composition des populations et des conditions du milieu. Or nous changeons rapidement et considérablement les conditions des milieux dans lesquels nous vivons. Un des changements importants est l'accroissement démographique.

Non seulement la sélection naturelle continue à agir chez l'homme. Nous pouvons être sûrs que son orientation, ses effets changent à cause de la modification du milieu. Il serait au moins imprudent de croire *a priori* que la variabilité génétique de notre espèce est suffisante pour s'adapter à tous les changements écologiques que nous provoquons.

Une des conséquences probables, sans gravité, est par exemple l'accroissement de la taille moyenne de l'homme, au moins dans certaines régions.

D'autre part, l'on peut penser que certains génotypes, souvent des complexes de gènes, qui étaient assez bien adaptés à nos conditions de vie, puissent devenir délétères dans de nouvelles conditions de vie.

Nous subissons tous continuellement de nombreux stress. Sous leurs effets des génotypes qui étaient assez adaptatifs autrefois le sont moins. Mentionnons l'augmentation des maladies cardiaques, les effets de l'obésité qui concernent sans aucun doute un terrain génétique qui, sous l'influence de nouvelles conditions économiques, s'expriment d'une façon différente de ce qu'elle était il y a quelques dizaines d'années.

Un autre aspect de la variabilité génétique est celui des causes de son maintien. Est-elle maintenue parce que les allèles sont sélectivement neutres ? Est-ce que la variabilité n'est pas adaptative, donc sans conséquence ? Beaucoup de travaux indiquent et parfois prouvent :

– Que la variabilité génétique est une nécessité ;

– Qu'elle n'est pas chaotique ;

– Qu'elle représente une adaptation géographiquement différenciée à des conditions particulières.

Donc la variabilité génétique, telle qu'elle se présente sous une forme structurée, ordonnée, révèle des forces sélectives et représente une adaptation.

La variabilité génétique répond sans aucun doute à la multiplication des conditions du milieu. Dans un lieu et un temps donnés, ces conditions sont multiples. Elles le sont encore plus dans des régions géographiques différentes et elles changent au cours du temps. Nous savons aussi qu'un certain degré d'hétérozygotie, qui est une conséquence de la variabilité génétique des populations, est nécessaire pour un bon tamponnement homéostatique des individus ainsi que pour une certaine stabilité génétique des populations. Paradoxalement, c'est l'hétérogénéité qui assure une certaine constance homéostatique. Nous avons par exemple montré chez les cailles et chez les drosophiles que les hétérozygotes résistent beaucoup mieux à des changements drastiques de conditions du milieu.

Ce sont sans doute déjà des raisons suffisantes – il y en a d'autres – pour proscrire tout projet eugénique qui aboutirait à une augmentation du degré d'homozygotie. En réalité nous savons encore peu sur la structure génétique des populations humaines quand il s'agit de systèmes polygéniques et de caractères quantitatifs. Nous ne savons à peu près rien sur les modifications des pools de génotypes qui, me semble-t-il, sont plus importantes que les modifications des fréquences d'allèles. Jusqu'à présent nous parlions surtout de fréquence d'allèles. Les fréquences de génotypes et leur évolution sont sans doute encore plus importantes. Or les modifications drastiques du milieu que nous provoquons et la progression démographique galopante ont des influences sur les fréquences de génotypes, influences qui ne sont pas négligeables et qui pourraient même être rapides. Car la sélection naturelle et l'évolution biologique de l'homme continuent et modifient la structure génétique des populations humaines. Ces modifications du patrimoine héréditaire de notre espèce ne sont pas rapides ni importantes pour les maladies héréditaires rares à déterminisme monogénique. Il est très probable que la situation soit très différente pour les caractères quantitatifs et tous les systèmes polygéniques. Ce sont ces systèmes là qui sont soumis à de fortes pressions sélectives et pour lesquels la structure génétique des populations humaines pourrait bien subir des modifications notables d'une génération à l'autre sous l'influence des modifications rapides du milieu. Il serait urgent d'approfondir l'étude de ces phénomènes dans l'intérêt du devenir de l'homme.

J. Frézal.— Monsieur le Président, je crois que les généticiens en général, et ceux qui sont autour de cette table en particulier, s'accordent assez généralement sur l'importance de la variabilité : j'entends importance au sens quantitatif du terme.

La variabilité est un fait, et nous la constatons non seulement dans les caractères anthropologiques mais aussi dans les différences antigéniques et, on le sait maintenant, dans les caractères biochimiques, avec les polymorphismes enzymatiques.

Nous savons aussi que les hommes, donc leur génotype, sont soumis à l'influence du milieu, et nous constatons que nous sommes dans un milieu qui change rapidement, qui est soumis à des changements immenses.

Alors, la question qui se pose à nous est de savoir quelle influence ces changements immenses vont avoir sur le pool génétique, le patrimoine génétique des hommes et peut-être sur l'avenir de l'espèce.

De ce point de vue, on sait que l'origine de la variabilité tient en vérité à trois ordres de facteurs :

– D'une part les mutations – et nous disposons chaque jour d'un nombre d'agents croissants qui peuvent avoir un effet mutagène ;

– La pression de sélection. Or les progrès médicaux, ceux de l'hygiène modifient les pressions de sélection face à un certain nombre de facteurs et de caractères ;

– Et c'est enfin le type de mariages, comme l'a fait remarquer le professeur Jacquard : c'est-à-dire, au fond, le comportement collectif devant la procréation. La dimension des familles, le contrôle des naissances, tous ces éléments peuvent modifier le patrimoine génétique et modifier le sens de l'évolution.

Pour savoir si les changements auxquels nous assistons vont avoir des conséquences véritables, ou importantes, ou sensibles, ou rapides, sur le patrimoine génétique, il faudrait connaître dès maintenant la part de ces différents facteurs dans l'établissement de la variabilité, et par conséquent, en ce qui concerne les facteurs sélectifs, l'importance relative de l'équilibre sélection-mutation, de l'avantage des hétérozygotes, de la dérive génétique et de la fixation des fréquences de gènes au hasard.

Il faudrait avoir sur ces problèmes un certain nombre d'idées car les conclusions que nous tirerons de l'influence des changements dépendront beaucoup de l'existence et de l'importance de ces facteurs respectifs. Or, sur ce point, il est bien clair que la controverse est vive.

Je voudrais à ce propos citer un exemple, peut-être simplement pour stimuler la discussion : celui des polymorphismes enzymatiques. Mais, auparavant, je voudrais poser ce que je crois être la question fondamentale.

Nous sommes tous convaincus que les « changements » modifieront la structure génétique des populations mais est-ce que, d'une part, tous ces changements ont une influence qui s'exerce dans le même sens ? Cela ne me paraît pas très probable. D'autre part, peut-on penser que ces changements alourdiront ce que l'on appelle le fardeau génétique et pourront un jour menacer la vie de l'espèce ou, au contraire, est-ce que ces changements, lents et qui s'exercent dans des sens différents, n'aboutiront pas tout simplement à créer de nouveaux équilibres vers lesquels nous nous dirigeons avec plus ou moins d'inconvénients ?

J'en viens à mon exemple : le polymorphisme enzymatique. Je ne suis pas un généticien de population mais j'essaie de raisonner intuitivement. Je n'arrive pas personnellement à comprendre comment le changement d'une charge électrique en un point qui ne touche en rien la fonction d'une molécule enzymatique – car c'est bien ainsi que l'on décèle les polymorphismes enzymatiques, la plupart d'entre eux en tout cas... en décelant des modifications de charges électriques – je n'arrive pas à comprendre comment une modification aussi infime, qui n'a que des conséquences extrêmement limitées, voire nulles, sur la fonction, la forme, la stabilité de la molécule, comment elle pourrait avoir un effet autre que quasiment neutre sur la sélection ? Au demeurant, est-ce que cela n'est pas en quelque sorte un corollaire de la nature et de la dégénérescence du code qui tendent en quelque sorte à amortir les conséquences des changements. De même que le changement d'une base sur le D.N.A. peut très bien n'avoir aucune conséquence et ne pas se traduire par le remplacement d'un acide aminé ; de même le changement d'un acide aminé, s'il ne se situe pas en un point sensible d'une molécule... ne saurait avoir, me semble-t-il, de conséquences sélectives importantes.

A mon avis, quel que soit l'intérêt extrême de l'étude des polymorphismes enzymatiques, je ne suis pas sûr qu'il s'agisse d'un exemple très démonstratif pour l'ensemble du problème de la sélection chez l'homme.

A. Motulsky.– I would like to respond to the questions posed by the different speakers.

One of the most exciting problems has been mentioned by Doctor Frézal relative to the selectionist vs. neutral hypothesis. It should be added that most attempts at finding evidence for positive selection for mammalian genes have failed. It is likely therefore that the genes specifying the enzyme polymorphisms, if they are not completely neutral, are almost neutral. It would take a very large number of individuals to prove the action of a small selective advantage. Although there may be positive selection for certain genes, it is of such a small order of magnitude that it would be impossible to detect.

In practically all cases, the variant types of polymorphic enzymes usually have either higher or lower enzyme activity than the normal type. Selectionists would claim that more or less enzyme activity than normal should have some effect on enzyme function. There is much unresolved controversy on this matter, but in my opinion the total evidence at this time is more compatible with the neutral or almost neutral viewpoint for most enzymatic polymorphisms.

Regarding dysgenic effects of modern medicine, it is certainly true that for single genes the time scale of dysgenic effects would be very slow, as was mentioned by Doctor Barrai. As was stated by Doctor Boesiger, the time scale for increased frequency of polygenic diseases is less long. For instance, patients with congenital heart disease, cleft-palate, and pyloric stenosis who have been cured of these diseases can have children while previously they did not. The frequency of these diseases in these children now is of the order of 3, 4, 5 %. Thus, effects are already noticeable in one generation. A World Health Organization group calculated some years ago (and maybe Doctor Edwards might want to comment on that) that if there would be complete cure of all polygenic diseases, such illness would double in frequency in about 14 to 23 generations (which would be between 350 to 600 years). This is not of great immediate urgency, but a bit more worrisome than doubling of a disease in thousands of years. But even here the doubling in frequency of such conditions is not that much of a load for society.

One other point relative to the number of genes. At the present time the McKusick catalog of single gene conditions mentions about 2000 traits and diseases. If one estimates roughly that the number of structural genes in man ranges between 50 000 and 100 000, we already know 2 to 4% of human genes. This fact is very exciting and very wonderful since we can visualize the time when we may know all these genes.

J. Edwards.– On the point which Doctor Motulsky suggested of the effect of these diseases like congenital heart disease, it does seem to me clear that people will resemble their parents ; and if as a result of treatment, parents exist who have been treated for pyloric stenosis or any other disease, susceptibility, condition, peculiarity, behavioural trait or otherwise, their children will tend to resemble them, and to that extent these conditions will increase. I do not personally see that it is possible, in the present stage of knowledge, to give any prediction as to how this increase will go on, because if it by any chance has a simple genetic basis - and I don't see any reason to suppose it is polygenic if you use the word in any very clearcut way - then we would expect stabilizing in other conditions to apply. It is well known in agriculture that only short term predictions are possible for conditions for which the genetics is not understood.

I do not see the point of using a word like "polygenic" for these conditions unless you are using "polygenic" as a generic term to include the whole of disease in man, which is perfectly reasonable but deprives it of any great adjectival strength.

If I may make another point about the isoenzymes, if we have phenotypic variation in man, if we do vary, then it seems to me that this variation must be based on a very large number of very small events, and it does not surprise me that they are too small to be detected in the laboratory. If one takes the example of language, there is a very subtle state in which one has to distinguish between a misprint and a mutant which will become established ; the whole wealth of any very complex thing depends upon these very small differences.

I think it is easy to show mathematically that the rate of change, the response to a selective force depends on the phenotypic variability which is genetically determined and is irrelevant to the way in which this is numerically disposed, whether it is a small number of strong alleles or strong loci or a very large number of very weak loci, as seems to be the case with the isoenzymes.

S. Hollan.– I should like to contribute to the debate of natural selection versus neutral mutation-random drift hypothesis which was raised by Doctor Schull and discussed by other participants of the round table.

It is clear by now that in each of several very different species including man enzyme and other protein polymorphisms are extensive. Most of these heterogeneities can be attributed to no more than a single amino-acid substitution of a polypeptide chain. Most of these enzyme and other protein polymorphisms are selectively neutral, that is to say there is as yet little evidence to suggest that – apart from some rare special cases – the carriers of the several genotypes would differ in fitness, in viability or effective fertility. It is undisputed that natural selection plays an important rôle in evolution, but there is – as Kimura has pointed out – a great deal of random noise from selectively neutral mutations.

T. Dobzhansky.– Est-ce que d'autres participants désirent intervenir ?

A. Jacquard.– L'intervention de monsieur Boesiger me donne l'occasion d'évoquer un problème dont il ne faut pas faire l'économie. Je pense que devant des gens qui ne sont pas généticiens, il faut le dire ouvertement : les généticiens des populations sont en parfait désaccord les uns avec les autres. Et ils ne savent pas, honnêtement, où est la vérité ; ils se battent avec de bons arguments, des deux côtés, mais ils se battent presque méchamment sur ce problème.

La question est : y-a-t-il des gènes neutres ? ou, plus exactement, quelle est la part de la sélection dans l'évolution, et quelle est la part des gènes neutres, c'est-à-dire du hasard ?

Nous vivons en ce domaine grâce aux apports de deux grandes pensées : la pensée de Darwin, qui nous a appris que l'espèce était continue, qu'il y avait évolution et que celle-ci se faisait grâce à la sélection, c'est-à-dire à des causes, à un déterminisme ; celle de Mendel, qui, lui, nous a appris que les facteurs génétiques se mêlaient au hasard. Les deux forces qui président à l'évolution sont la sélection et le hasard. Il se trouve que Darwin a précédé Mendel, toute notre science s'est donc élaborée à partir du concept de sélection. Puis, la découverte, hélas tardive, de Mendel a fait ajouter le concept nouveau de hasard ; mais la vision que nous avons actuellement est fonction non seulement des idées et des faits successivement apportés mais aussi de leur séquence historique. Le fait que Darwin ait précédé Mendel donne une certaine prévalence à la sélection sur le hasard.

Il serait bon que nous mettions tout à plat, et que nous essayions d'élaborer une théorie qui mêle l'un et l'autre, sans avoir aucune arrière-pensée, aucune idée préconçue.

Actuellement, il faut le dire devant ceux qui ne sont pas généticiens, il y a deux écoles :

– L'une dite néo-darwinienne : classique, ce n'est pas un mot péjoratif, qui met en avant la sélection, qui sait parfaitement que le hasard existe mais qui pense que c'est un correctif final à l'évolution menée par la sélection ;

– L'autre dite « non darwinienne », qui donne la première place au hasard, tout en sachant, bien sûr, que la sélection existe.

Il ne faudrait pas croire que c'est là un débat purement académique. La conception que nous avons de ce qu'a été le moteur de l'évolution modifie totalement l'idée que nous pouvons nous faire de l'évolution future, comme l'a dit monsieur Frézal, et de l'idée que nous pouvons nous faire de l'importance de faits nouveaux comme les progrès médicaux.

Si tout est sélection, alors il est très grave de modifier ce qui se déroule naturellement, de modifier l'environnenent, de changer les conditions de l'évolution.

Si tout est hasard, cela n'a plus aucune importance. Entre ces deux extrêmes, selon la part que nous donnons à l'un ou à l'autre, nous serons plus ou moins inquiets de tel ou tel changement de l'environnement. Et lorsque vous faisiez appel à des recherches nouvelles, il faut mettre cela en tête de nos préoccupations : parvenir enfin à une certaine forme d'entente (j'espère provisoire, car c'est la bataille qui est féconde) sur la place et du hasard et sur celle de la nécessité, comme dirait Jacques Monod.

J. Lejeune.– Je voudrais juste ajouter un mot Monsieur le Président, à ce qu'a dit monsieur Jacquard : et comme il l'a dit pour les non-généticiens, je voudrais le répéter pour eux.

Le dommage n'est pas, et vous me permettrez de vous corriger, que Mendel soit arrivé après Darwin ; c'est le contraire ; le dommage c'est que Darwin n'ait pas lu Mendel parce qu'il aurait peut-être évité de lancer définitivement une hypothèse qui, comme vous le dites, teinte énormément toutes les discussions. Ce n'est pas non plus une erreur de temps, mais une erreur de transmission de l'information scientifique ; malheureusement, les premières théories de l'évolution ont été faites alors que les mécanismes de l'hérédité étaient déjà connus mais n'étaient pas venus jusqu'à celui qui rédigeait le futur.

J. Frézal.– Je voudrais dire que pour quelqu'un qui n'est pas un généticien de population, toute explication qui tend à imposer (et je vous prie d'excuser le terme) un modèle unique pour expliquer la configuration des populations humaines est peu séduisante. C'est-à-dire que, pour ma part, il me semble que le hasard, que l'équilibre sélection-mutation, et que le polymorphisme équilibré avec l'avantage des hétérozygotes, sont des phénomènes réels. On les a démontrés : et ils jouent les uns et les autres en proportion sans doute variable ; mais je ne pense pas qu'un jour ou l'autre le débat puisse se terminer par la défaite totale d'un camp ou de l'autre.

Cependant, que Darwin soit né avant Mendel, ou que Mendel ait parlé avant Darwin n'est peut-être pas le plus important. Je voudrais à ce propos rappeler l'anecdote de Galton qui, lui, avait lu Mendel, et qui disait que son seul point commun avec Mendel était d'être né la même année 1822...

Pour nous le problème n'est pas de savoir si, quand nous traitons une maladie du métabolisme, nous risquons d'augmenter sa fréquence, de la doubler dans cent générations – ce qui serait le cas pour la plupart des maladies qui ont individuellement des fréquences inférieures à 1/50 000, ce qui représente à peu près seize enfants naissant en France avec une de ces maladies, et que, dans cent générations, il y en aura trente deux qui naîtront ainsi – le problème pour nous c'est d'abord ces changements rapides que vous avez évoqués pour les systèmes polymorphiques balancés.

Mais de ce point de vue, je voudrais faire observer que les changements ne sont pas nécessairement défavorables. L'exemple de la dropanocytose est intéressant ; la fréquence du gène de la dropanocytose chez les Noirs américains a considérablement diminué en un siècle et demi ou deux siècles. Donc, ce changement rapide n'est pas nécessairement défavorable. Et, en fait, la question qui se pose à nous, c'est le problème de ces maladies fréquentes, qu'il s'agisse de malformations congénitales dont nous ne connaissons pas bien le déterminisme génétique, qu'il s'agisse de maladies comme la fibrose du pancréas qui intéresse une portion importante de la population.

Considérons les malformations congénitales qui frappent 1 à 2 % des nouveau-nés. Quelle influence les changements que nous subissons vont-ils avoir sur leur fréquence ? Ce problème a déjà été évoqué par Motulsky et par Edwards. Quels changements pouvons nous attendre de la fréquence d'une maladie très commune telle que la fibrose du pancréas et quelle réponse les généticiens des populations apportent-ils à cette question ?

I. Barrai.– I think we just heard a very wise word from Professor Frézal. We should not take sides in favour of selection or random genetic drift. Even Kimura himself in his article of 1970 concludes *"We have not to be naive pan-selectionists"*. I don't think that any of us around this table is a pan-selectionist. But as Professor Frézal tells us, there are systems which seem to be neutral at our present power of resolution. In these systems, we have to assume that genetic drift is playing an important rôle in the variation of gene frequencies in successive generations. There are other examples in other systems where selection is definitely more important. We have not to take for one or the other theory. The reality consists of both. And in some cases, genetic drift is more important, if we want to use this word. In other cases, selection is more important. Both are even more complex than we are saying here, because the usual assumption of the constancy of the selective coefficient is fallacious. I don't think that selective coefficients are constant through all environments, not even for sickle-cell anemia.

E. Boesiger.– Monsieur le Président, une remarque courte sur ces questions. D'accord, nous savons très peu, je pense l'avoir dit, sur la réalité des différences des valeurs sélectives des allèles des polymorphismes enzymatiques. Mais il faut en discuter car c'est un problème important. Il existe quelques expériences qui donnent des indications. Je ne vais pas les développer en détail. Et je vais poser la question comme un scientifique qui ne vient pas avec un dogme préétabli, et qui ne veut pas simplement plier toutes les observations qu'il fait à ce dogme...

Donc, ce sont les expériences qui doivent décider. Voilà, très brièvement, quelques-unes de ces expériences.

Powell a dérivé à partir d'une population de *Drosophila willistoni* treize sous-populations. Cinq étaient maintenues en conditions constantes, six en variant une des conditions contrôlées et deux autres en variant trois conditions. Dix mois plus tard, il a relevé vingt-deux locus enzymatiques pour le degré d'hétérozygotie des individus et le nombre d'allèles maintenus dans les trois lots.

Il constate que la plus faible hétérozygotie et les moyennes les plus basses du nombre d'allèles persistants se trouvent dans les cages à population maintenues à conditions constantes pendant toute l'expérience. Cela n'est pas une preuve rigoureuse, mais au moins une indication en faveur du fait que ces polymorphismes n'évoluent pas au hasard mais en fonction de conditions du milieu. Aux conditions les plus variables correspond le polymorphisme le plus riche en allèles.

Mentionnons une autre expérience effectuée par un groupe de chercheurs travaillant dans le laboratoire du professeur Dobzhansky. Ce groupe a étudié de très grands nombres de drosophiles de plusieurs espèces du groupe *willistoni*. Et cela dans la large aire de répartitions du groupe dans le sud de l'Amérique du Nord, en Amérique Centrale et au nord de l'Amérique du Sud. Il s'agit d'une étendue géographique importante. L'étude électrophorétique a porté sur une trentaine de locus codant pour des enzymes. Ces chercheurs trouvent évidemment plusieurs situations pour les différents locus. Ces expériences ne permettent pas de prétendre que l'on démontre partout des effets sélectifs. Mais on trouve dans chaque population locale des fréquences spécifiques pour certains allèles d'un locus. Dans certains cas, c'est un allèle enzymatique particulier parmi une dizaine qui est tout à fait prédominant. Il occupe dans toutes les populations locales environ 98 ou 99 % des locus. Dans d'autres on trouve deux ou trois allèles à des fréquences relativement élevées. Là aussi ce sont dans toutes les populations locales les deux ou trois mêmes allèles qui sont fréquents.

Dans plusieurs cas, c'est dans toutes les espèces du groupe *willistoni* le même allèle qui a de loin la fréquence la plus élevée.

Je ne pense pas que ces faits puissent être considérés comme compatibles avec l'hypothèse de l'absence de forces sélectives.

Mentionnons encore une autre expérience de Powell. Il a constitué en cage à population parallèlement des populations expérimentales de *Drosophila willistoni* qui avaient au départ des fréquences différentes d'un certain allèle d'un locus codant pour une estérase ou encore pour une leucine-amino-peptidase. Dans plusieurs cas, c'est-à-dire pour plusieurs de ces allèles, il constate au cours de trois cents jours dans toutes les populations parallèles une convergence des fréquences de l'allèle vers une même fréquence d'équilibre. Dans ces cas, il semble raisonnable d'admettre un ajustement de la fréquence des allèles étudiés par des forces sélectives.

On peut dire qu'il y avait heureusement aussi des cas où les populations parallèles ne manifestèrent aucune convergence des fréquences de l'allèle, mais des fluctuations à partir de la fréquence initiale, qui semblent aléatoires. Dans ces derniers cas, il faut conclure à l'absence de valeurs sélectives spécifiques dans les conditions dans lesquelles Powell a opéré. Cela fera la paix autour de notre table.

Il semble pourtant utile d'ajouter que les résultats de ces expériences auraient probablement été différents si Powell avait maintenu les populations dans d'autres conditions expérimentales.

Un certain nombre d'expériences, qu'il n'est pas possible d'exposer ici, indiquent en effet clairement que les valeurs sélectives dépendent fortement des conditions écologiques.

Donc, l'affirmation que la majorité des cas serait une preuve pour l'absence de sélection ou l'affirmation inverse, me semble précoce, prématurée. C'est bien pourquoi il me semble important et urgent, parce que c'est une question essentielle pour l'espèce humaine elle-même, de développer les recherches dans ce domaine. Il faudrait savoir si les structures des polymorphismes sont aléatoires ou adaptatives. Pour le moment on peut encore déclarer que le match entre les deux écoles est à peu près nul !

A. Jacquard.– Le docteur Henri Atlan nous fait passer une question. « A quelles conditions un comportement culturel propre à une société donnée peut-il influencer le patrimoine génétique de cette société par le biais de la valorisation socioculturelle de caractères, de groupes de caractères ou de comportements ayant des composantes génétiques ; par exemple : force physique, puissance intellectuelle, qualités artistiques, *etc.*, conduisant à l'inégalité de comportements procréateurs associés à ces caractères. Quelle corrélation existe-t-il entre la variabilité génétique et la variabilité des cultures ?»

Il serait merveilleux que l'un d'entre nous puisse répondre ; car il s'agit de la question fondamentale. Lorsque nous pensons à l'évolution de nos sociétés, nous imaginons que l'évolution culturelle que nous maîtrisons plus ou moins – plutôt moins que plus peut-être –, nous imaginons que cette évolution culturelle a des conséquences génétiques, ce qui lui donne prise sur l'avenir. Tout le problème est de pouvoir expliciter la corrélation, la liaison entre les deux...

Je crois que nous pouvons vous répondre que, dans l'état actuel de nos informations, nous ne savons pas ; vous vous y attendiez ; mais il serait bien que l'on puisse vous répondre dans quelques années... dans des dizaines, peut-être des centaines d'années !

J. Feingold.– Je pense que l'on peut donner une réponse très partielle, en prenant comme exemple l'âge de procréation. On sait qu'il existe un certain nombre de taux de mutations liées à cet âge. Si l'âge de procréation est différent pour des raisons socioculturelles d'une population à une autre on peut avoir dans ces populations des fréquences différentes pour une certaine maladie (achondroplasie, maladie de Marfan).

I. Barrai.– If I may, I have another example to this issue. It is represented by the frequency of the gene for lactase. The individuals that can digest lactase are called lactase+ ; those that cannot digest lactase are lactase-. Now, in cultures where the diet is mainly based upon the consumption of milk, this gene has a higher frequency than in cultures where the diet is not based upon milk. So, you have there an example of a particular cultural behaviour - diet and the use of a particular substance - which influences the frequency of a gene.

Of course, this is all very recent, and maybe this is not the whole story. But it is quite acceptable to me as an example of a cultural effect upon a particular genetic trait : which is the production of an enzyme.

J. Frézal.– Je crois que c'est un exemple très intéressant. En fait, la différence entre les individus tient à ce que chez certains l'activité lactasique disparaît après le sevrage vers un ou deux ans exactement comme cela se passe dans toutes les espèces animales à part l'homme.

Il y a un groupe humain, qui est du reste constitué essentiellement par les populations blanches d'origine européenne, et également par quelques groupes africains, dans lesquels l'activité lactasique persiste tout au long de la vie. Mais je suis tout à fait d'accord avec monsieur Barrai pour penser que la persistance de cette activité, que cette mutation qui a fait que dans certaines populations – après l'instauration de l'agriculture – l'activité lactasique se soit modifiée, est un exemple frappant de l'adaptation du patrimoine génétique aux conditions socioculturelles.

J. Lejeune.– Je voudrais reprendre la question telle qu'elle nous a été posée, c'est-à-dire la question telle qu'elle est, et qui paraît totalement insoluble.

On nous a demandé si les structures de la culture pouvaient influer sur le patrimoine génétique et comment. C'est une très vieille question. Haldane avait réfléchi qu'à l'époque préhistorique, il devait être mauvais d'être myope ; cela ne fait pas un bon chasseur ! Et le gène de la myopie avait été conservé parce que les femmes myopes, qui voyaient donc les objets de très près, étaient plus que d'autres capables de perforer le chas des aiguilles en os, et donc de coudre de belles tuniques de peau... et d'être, comme on disait, de bonnes maîtresses de cavernes !

L'idée est peut-être fausse mais elle a hanté tous les hommes ; et Platon s'était bien demandé s'il était possible de prendre des « beaux » pour obtenir des « beaux » en les croisant entre eux.

Honnêtement, il faut dire qu'il n'y a qu'une seule réponse apportée non pas par la science, vous me pardonnerez, mais par la comédie. C'est Marivaux qui disait que tout se passait comme les jeux de l'amour et du hasard..... Et nous ne savons même pas s'il est nécessaire que cela se passe ainsi !

C'est une position peu confortable. Car nous savons que la seule action finalement ne jouera pas sur les qualités à venir telles que nous pourrions les prévoir, car il faudrait admettre alors que les généticiens sachent en même temps faire le bien public, c'est-à-dire préserver les individus et le bien général, préserver la population par son équilibre génique... et ce serait une gageure que de faire le bien public et le bien particulier... *« chef-d'œuvre moral, en vérité »,* comme disait Figaro !

Ce qui est plus frappant, c'est que la seule chose sur laquelle nous ayons prise, la chose la plus élémentaire et la moins distincte, c'est le nombre.

J'ai été frappé de ce qu'a dit tout à l'heure Monsieur Jacquard sur deux populations qui seraient d'égal effectif et qu'une simple opinion sur le nombre optimal de leurs descendants pourrait faire changer brusquement d'une génération à l'autre. Je voudrais aller un peu plus loin. Quand l'un des groupes qui avait pour coutume d'avoir un peu plus d'enfants sera plus nombreux que l'autre, ce qui va changer, ce sera non seulement l'équilibre génique mais également la culture de cette population ; et les effets seront cumulatifs car ce seront maintenant les plus nombreux qui feront l'opinion publique.

On s'aperçoit que la question posée, et telle qu'elle se pose, est vraiment la question insoluble à laquelle nous avons à faire face : c'est que l'on ne peut pas prévoir si un petit événement léger n'aura pas des répercussions grandes ou si, au contraire, ce qui nous semble un effet visible, comme d'augmenter la fréquence de certaines maladies, comme la sténose du pylore, n'aura pas en fait un effet à peu près nul à l'échelle réellement humaine.

A. Motulsky.– For the second portion of our program on genetic aspects, we would like to deal with problems of genetic diseases.

We have heard during the previous hour much discussion about the marked variability of man, about the many different genes that have been found to exist in polymorphic states. In most cases we do not know the physiologic significance of such polymorphisms.

In contrast to this group of polymorphic genes, there are many gene defects and chromosomal abnormalities in human beings which cause severe disease and therefore a sizeable selective disadvantage. We would now like to turn to this group of conditions, and discuss their significance, their frequency in the human species, and how we deal with them at the present time and might deal with them in the future.

Genetic diseases can be conveniently classified in four broad categories : 1.diseases associated with detectable chromosomal aberrations ; 2.Mendelian diseases with single gene defects which cannot be detected under the microscope ; 3.immunologic materno-fetal incompatibility (i.e., Rh factor) and 4.polygenic diseases caused by interaction of several genes with the environment.

To start out, I would like to call on Professor Lejeune to discuss autosomal chromosomal aberrations.

J. Lejeune.– La plupart des anomalies chromosomiques sont des accidents qui surviennent dans les tout premiers instants soit de la fabrication des cellules sexuelles, soit de la fabrication de l'individu lui-même au moment de la fécondation ou au moment des toutes premières divisions de l'individu.

Si l'on rassemble les maladies chromosomiques connues, un enfant sur cent est affecté de l'une ou l'autre à la naissance. Ce n'est pas exactement le chiffre, mais c'est un ordre de grandeur. La plupart d'entre elles sont des accidents nouveaux, c'est-à-dire qui se sont produits chez l'enfant atteint et n'ont pas été déterminés par des qualités particulières des parents. Le seul effet possible des parents, qui soit connu à l'heure actuelle, c'est celui de l'âge de la mère. Il semblerait que la fabrication des cellules reproduites chez la femme soit d'une part déterminée par la mécanique de séparation des chromosomes mais, d'autre part, par la mécanique hormonale de l'organisme lui-même. Et au fur et à mesure du vieillissement, il semblerait qu'il y apparaisse un certain jeu entre la mécanique des chromosomes d'une part, et le système hormonal de l'autre.

Cela explique qu'à l'approche de la ménopause, la fréquence des anomalies chromosomiques croisse considérablement. Et pour donner une idée, disons qu'une femme jeune a à peu près un risque de 1 / 2 000 de mettre au monde un enfant atteint d'une trisomie 21, ce que l'on appelle le mongolisme ; alors qu'une femme de 40 à 45 ans a un risque très élevé qui peut être de l'ordre de 2 %..., la progression du risque en fonction du vieillissement étant exponentielle.

L'autre possibilité qui, elle, est très rare, et que j'ai juste évoquée, c'est que certains sujets aient une structure chromosomique anormale, dont ils ne souffrent pas eux-mêmes mais qui risque d'augmenter la fréquence d'accidents dans leur descendance : c'est l'ensemble des transferts d'un morceau de chromosome sur un autre, ce que l'on appelle les translocations. Leur incidence dans la population générale n'est pas bien connue ; elle est peut-être de l'ordre de 1/1000 grosso modo.

L'importance est je crois double pour la compréhension et la discussion. Pour les conditions d'apparition des maladies, on sait par cet effet de l'âge de la mère, que ces accidents ne sont pas dus au hasard au sens d'un inconnu total. Nous ne pouvons pas du tout prévoir chez qui ils se produiront, ni quand ils se produiront ; mais nous savons que certaines conditions favorisent leur apparition. D'où une possibilité, dont nous discuterons sans doute tout à l'heure, de prévenir des accidents avant même qu'ils ne surviennent, ce qui est la vraie prévention.

L'autre particularité c'est que le fait qu'ils existent et qu'ils se produisent encore dans l'humanité actuelle, le fait qu'il y ait des changements entre chromosomes est peut-être un souvenir de ce qui s'est passé dans l'évolution, et nous voyons se reproduire chez l'homme des remaniements de chromosomes qui ressemblent à des structures existant chez d'autres primates.

Et, finalement, nous sommes là en face d'un mécanisme totalement différent des hypothèses d'accumulation de petites mutations néo-darwiniennes dont on a discuté dans l'évolution. Cette mécanique chromosomique a probablement joué un grand rôle dans la constitution des espèces, et a probablement joué un rôle majeur dans la fabrication de notre propre espèce.

A. Motulsky.– Thank you very much. Professor de Grouchy, could you tell us about chromosomal aberrations affecting sex chromosomes ?

J. de Grouchy.– Le professeur Lejeune vient de vous parler des aberrations chromosomiques en insistant sur les anomalies des autosomes.

Il existe un groupe particulier d'anomalies chromosomiques portant sur la paire sexuelle X et Y. Ces aberrations modifient d'une manière plus ou moins importante le développement sexuel de l'individu. Elles peuvent être distinguées dans une certaine mesure des aberrations autosomiques : elles résultent en effet toujours d'un accident unique et ne sont jamais familiales, ce qui n'est pas le cas des aberrations autosomiques, qui peuvent, dans certains cas, rares il est vrai, se transmettre dans les familles.

D'autre part, ces aberrations n'entraînent pas nécessairement une diminution des performances intellectuelles de l'individu, ce qui est toujours le cas des aberrations autosomiques. Enfin, les maladies par aberration des chromosomes sexuels sont susceptibles dans une certaine mesure d'être traitées. C'est le cas en particulier du syndrome de Turner. Il s'agit d'une affection liée au caryotype anormal (45, X) et qui s'observe chez des filles. Celles-ci sont essentiellement victimes d'un arrêt du développement des ovaires, ceux-ci étant réduits à une mince bandelette fibreuse. Ces malades sont en outre de petite taille, atteintes de dysmorphies diverses et stériles. Certes, on ne peut les rendre fécondes, du moins à l'heure actuelle, mais on peut leur permettre d'avoir une vie à peu près normale par un traitement hormonal approprié. Il n'est pas exclu cependant, qu'un jour ou l'autre on ne soit amené à les traiter de manière beaucoup plus efficace en greffant par exemple des ovaires fonctionnels destinés à pallier le déficit ovarien.

Il existe un autre aspect de ces aberrations portant sur les chromosomes sexuels et qui est susceptible d'intéresser plus particulièrement ce Colloque. Je disais tout à l'heure qu'il n'y a pas toujours une influence sur le développement psychique des malades. On connaît cependant le cas de garçons atteints du syndrome de Klinefelter (47, XXY) ou encore porteurs de deux chromosomes Y (47, XYY). On a beaucoup parlé de cette constitution particulière allant jusqu'à parler de chromosomes du crime. En fait, l'importance de ces aberrations chromosomiques est moindre qu'on ne le pensait. On estime qu'un pourcentage de l'ordre de 10 % des malades peuvent être amenés à commettre des délits susceptibles de les conduire devant les tribunaux.

A. Motulsky.– After hearing about the common chromosomal disorders Doctor Edwards will discuss the many mendelian diseases which individually are rare.

J. Edwards.– I shall attempt to compare and distinguish the chromosomal and the mendelian disorders. I regard these as primary genetic disorders in the sense that in both the inborn constitution is both sufficient and necessary to lead to the consequences which one sees, either with normal variants as in the chromosomal variation of sex, or with abnormal variants, as those which have been mentioned in the chromosomes and which have been mentioned previously with the metabolic derangements. We can speak of the chromosomal and the genic, the two together comprising the simple clearcut genetic disorders of man, where genetic elements are both necessary and sufficient for manifestation.

The big distinction between these is in the size of the units. One is within the other in a hierarchical way, in that there are rather less than 50 chromosomal units in man and almost certainly more than 500 000 genic units. There is certainly room for several million, but there is good reason to suppose that there are various problems of organization and redundancy and so on. But we are certainly dealing with an order of 10 000 to 1 in the numbers involved, that is the average number of genes per chromosome.

The other big distinction is that on the whole chromosomal variability, so far as we know, is largely morbid, and such normal variability as exists is related to speciation and obviously can only take place suddenly rather than to the gradual evolution which can take place slowly, and whereas the chromosomes do not appear to take a large part in natural variation, their elements, the genes, apparently relate to the differences which we see in each other ; also our variation as a species, is almost entirely determined, so far as we know, by the differences of the smallest elements we can detect. Although I sympathize with Professor Frézal, who finds it difficult to see why a very small band which is excited differentially by an electrical current should have any other features, it does seem that, if we have a matter of a million of these small units, the accumulative effect might be sufficient to explain, not any differences within species but to a large part differences between species. At least we have no other building blocks with which to explain the differences within or between species.

If we take the natural variability, as I have mentioned, the natural variation of sex is of course essentially chromosomal and is maintained by simple methods, while the natural variation in our sizes and shapes is apparently largely genic.

If we take the further differences within the racial sub-groups, again the chromosomes, although occasionally distinct, particularly the Y, appear to be very similar while the genic units are extremely variable in their incidence, most recessive disorders being grossly different in incidence in different races, which is perhaps indirect evidence that they cannot be maintained by mutation pressure in any simple sense. Their actual incidence seems to be very similar to that of the chromosomal disorders, if you actually count them up. I think the evidence for this is very good because the severe ones obviously have severe consequences, and there are a few which have been very accurately studied for numbers such as fibrocystic disease ; the total incidence of these is a quarter to a half per cent. That is about the same as the chromosomal disorders.

Speaking of those which are both severe and, in a practical sense, are actually born - those which are not born due to an early spontaneous abortion do not comprise a realistic problem in society nor are they likely to be a very realistic or practical problem for therapy - obviously by their nature they cannot be a cause of extreme recurrent abortion as their incidence individually is only going to be 1 in 4.

Where you get a very small number of units, the mutation rate is in fact very large, as Professor Lejeune has pointed out ; where you get a very large number of units, it is impossible for a species to keep free of an excessive number of mutations, if the mutations exceed very much more than 1 per unit per generation. So it is unlikely that many of us can have acquired more than 1 unit per generation ; the mutation rate must be down to very low levels, 1 in 500 000 or so for the average individual unit.

This of course means that while the half-life of a mutant is measured in years or even weeks at the chromosomal level, it is measured in thousands or millions of years at the genic level; consequently it is very stable for any effect of therapy or otherwise.

It is often said that the treatment of genic conditions will make them commoner. It won't in fact make the condition one treats commoner, but it will stabilize the gene frequency. These diseases would in principle die out very slowly if nothing were done; if they are treated, they will presumably stay at the same gene frequency, or the same incidence, but the overall effect is very much the same on average; the effect of treatment obviously increases incidence of conditions which respond to treatment.

A practical point about the mendelian conditions is that they are individually rare, and although we have this very large philatelic assessment most of these disorders have incidences well below once per lifetime; and while they are of great intrinsic interest, and obviously cause a great individual tragedy, the bulk of these mendelian disorders are recessive. The commonest ones tend to be racially restricted. In North Europe it is undoubtedly fibrocystic disease of the pancreas. On a global scale, the most lethal locus is clearly that for the beta chain of haemoglobin where variants numerically exceed those at any other locus and are exceedingly unpleasant in their consequences.

But even so, apart from this haemoglobin locus, it seems that there are very few which in any racial group exceed a· very small proportion.

As Professor Fraser has made clear in numerical treatments, since the vast majority their frequencies are very stable. Of these the vast majority are cryptic or carried in heterozygotes, and the result is that all of them by definition, will eventually succumb with their host by becoming partnered with a similar allele, so that the number of potential genic deaths from any allele is naturally of the order of the number of these alleles themselves or, to be more exact, half that number. But there Is very little one can anticipate in influencing this either by attempting to reduce births, by counselling or to reduce deaths by treatment. The total influence on the gene numbers is going to be of the order of many generations per percentage change in gene frequency; it can hardly exceed that under any realistic treatment or other procedures designed to reduce it, and this of course is very small compared to such extremes in the environment on which the population depends, for example the inflation rate which is running, in most societies, at a percentage per year which greatly exceeds any genetic frequency in terms of generations or even millennia.

A. Motulsky.– One might add that we often understand the mechanism of action of recessive diseases which frequently involve troubles of metabolism and are associated with various enzyme deficiencies. The effects of mutation in producing these enzyme defects is frequently well elucidated.

In contrast, in most autosomal dominant diseases the mechanism of action remains largely unknown. Much work needs to be done on "phenogenetics," i.e., the working out of the pathway from the gene to the phenotype. Possibly abnormalities of regulatory genes may sometimes be involved.

An interesting and well worked out example of genetic disease is materno-fetal incompatibility. Doctor Hollan will say a few words about Rh disease.

S. Hollan.– Prophylaxis of haemolytic disease of the newborn by the suppression of Rh immunization of the mother is one of the major conquests of preventive medicine in the last decade and a good example of how effective screening is a prerequisite of a successful prevention of a genetic problem.

Haemolytic disease of the newborn is among the most common genetic disorders in Europe. In the strict sense of the word it is not a genetic disorder, because the cause of the disease lies not in the genotype of the newborn, but in the genotype of the parents, who in the overwhelming majority of cases differ in the possession of RhD antigen. The father is Rh

318

positive in other terms possesses the D antigen, the mother is Rh negative, she does not possess D antigen. If the offspring inherits D antigen and the fetal cells pass the placenta anti-Rh-antibody (anti-D immunoglobulin) production is being induced in the mother. Anti-D gets into the circulation of the fetus and destroys its red cells.

The manifestation of haemolytic disease of the newborn is extremely rare in the offspring of the first incompatible pregnancy because the mother becomes immunized during the delivery of the first or subsequent Rh positive infants or as a result of the medical termination of incompatible pregnancies.

A. Motulsky.– Thank you. The other group of genetic diseases are the so-called polygenic diseases. We are referring to three broad groups of diseases with high frequency in human pathology which follow this mode of inheritance :

1. Common birth defects such as pyloric stenosis, congenital heart disease, spina bifida, which constitute a significant proportion of births ;

2. Common diseases of middle life such as atherosclerosis, diabetes, hypertension, rheumatoid arthritis, peptic ulcer, *etc.* ;

3. Common psychoses : schizophrenia, and affective disorders such as maniac-depressive psychoses.

Family studies in all three groups of diseases have shown an increased aggregation of a similar disorder in relatives of patients. The increased frequency of the disease in family members is not as high as it is in the mendelian diseases but the frequencies are significantly increased over the rest of the population. Frequency of recurrence of cleft-palate as an example, would be 5% after a primary case has occurred. This order of magnitude applies to many of the other polygenic diseases and somewhat higher risks occur for the psychoses.

The most accepted hypothesis to explain the pathogenesis of polygenic disease is that we are dealing with the interaction of different genes which place a given person beyond a certain threshold to develop one of these birth defects or make a person susceptible to one of these diseases. Usually, the postulated genetic factors interact with usually unknown environmental factors.

In contrast to our excellent genetic understanding of chromosomal and mendelian diseases, individual genes involved in polygenic systems making a person susceptible to such diseases are not understood.

However, there are beginnings of work that provide some understanding. Thus, it is not unlikely that some genes of the polymorphic systems referred to earlier in these sessions constitute the genetic elements involved in these diseases. Unfortunately at the present time we only know of approximately 100 polymorphic systems in man. If one assumes that one third of all structural genes are polymorphic (as much work indicates), then thousands and thousands of polymorphic genes are still to be discovered. It is not unlikely that one or the other of such genes may be the components of the polygenic systems for polygenic diseases.

As an example, in recent years various genes of the HLA system (the system that has something to do with graft rejection) were shown to be involved in a variety of diseases such as spondylitis, etc., which have a genetic component. Other examples are the involvement of the ABO and the secretor systems in susceptibility to peptic ulcer.

I have the hope that polygenic diseases ultimately will be approached not by more statistics but by the physiologic, biochemical and/or immunologic analysis of the genes that comprise such polygenic systems.

Statistical geneticists usually visualize a large number of different genes, each one having very small but additive action as the underlying genetic system for polygenic disease. If a very large number of genes were involved, it would be difficult to work out the physiologic action of each one of these genes.

On the other hand, it is conceivable that for many of these diseases, the total number of major genes involved is relatively restricted - maybe 3 or 4 or 5. It is unlikely that the contribution of each gene of a polygenic system to the total variance is equal. It is more probable that there are major and minor genes. Thus, as an example, out of a total of 5 genes involved, one gene may contribute 50% to the total variance of a given trait. It may therefore become possible to detect the action of this gene by laboratory techniques, and deal with its action as with any other mendelian trait. However, at the present time, this statement is more a matter of faith than of data.

The total impact of polygenic diseases is great and the promise of better understanding is exciting for preventive medicine. If it becomes possible to detect people who are susceptible to any one of these polygenic diseases, preventive measures (with special reference to manipulation of the environment) might be applied to a relatively small number of individuals rather than to the entire population.

Doctor Roberts will say a few words about the significance of genetic diseases in terms of total morbidity and total mortality.

D. Roberts.– Our colleagues so far have spoken of screening methods that are applied to the population as a whole, into which the factor of cost enters as a very real limitation. If one only expects to find one in 10,000 children affected, then methods of screening must be rapid, cheap and simple. However, there is a second aspect of screening in which these requirements do not apply so markedly, and this consists of those families in which there is a definite history of a particular genetic disease, where it is desirable to screen family members for the one specific disorder. There have been some notable successes in this field.

Carrier state detection, It is often important to establish whether an individual is carrying a particular gene, in order to help him decide on whether or not to produce a family. This is especially valuable in the recessive disorders, where affected offspring can only be produced if both parents are carriers. Such tests can be applied in several dozen types of disease. Some of these are quite intricate requiring loading tests or tissue biopsy, others relatively simple. Notable successes include detection of the carrier state in argininosuccinic aciduria, Tay Sachs disease, thalassaemia, sickle cell anaemia. Similarly, in the sex-linked disorders, where cases have occured in the males of the family, it is often of great help to establish whether a woman member of the family is herself carrying the gene? Notable successes here include haemophilia, where the carrier state is detected by assay of factor 8 or factor 9, and Duchenne muscular dystrophy where a combination of assay of creatine kinase with electromyography produces a high probability of carrier detection. Research into carrier state detection promises results of greatest help early in an individual's reproductive life so that he can be informed of any risks relevant to his decision on producing a family.

Pre-symptomatic detection has been mentioned in the context of screening for phenylketonuria, and in many other metabolic errors ; also it can be successfully carried out. Here one object is the initiation of treatment to avoid the development of the disorder (e.g. galactosaemia, fructose intolerance). From time to time also such information can be used as a guide in family building. One such example is the tragedy of Huntington's chorea. Those who have seen the deterioration of their older relatives cannot help but be concerned at the fate of their children. Here it is possible today to detect the presence of the gene several years before the onset of clinical symptoms, by a loading test. However, when it comes to the point, many patients to whom this test could be applied prefer not to take it since they feel that the knowledge that they would themselves develop the condition would impose too great a strain on them ; they could not live with this knowledge.

Antenatal detection is a field in which research is very active. First, all the chromosomal disorders can be detected antenatally ; this is particularly of importance in families where a translocation is known to occur which, if unbalanced, will give rise to a defective individual.

Previous speakers have mentioned the possible desirability of instituting antenatal chromosomal sreening on a wider basis among elderly mothers. The second field in which antenatal research is notably successful is in relation to the sex-linked disorders (e.g. haemophilia, Duchenne muscular dystrophy), for the sex of the fetus can be established and upon this depends the probability that it will develop the condition : attention is turning to the definitive diagnosis of the condition in the fetus (e.g. Favry's disease). Currently, antenatal detection of recessive conditions, by examination either of the amniotic fluid or of cultures of fetal cells derived from it, again is achieving notable success, for example cases of the mucopolysaccharidoses, of Tay Sachs disease, of metachromatic leucodystrophy, can be identified very early in pregnancy. Of the more complex disorders, assay of alphafetoproteins in the amniotic fluid is proving highly reliable in the detection of spina bifida aperta. There is a variety of other procedures. Ultrasonic examination of the fetus is of relevance in the identification of anencephaly. Direct fetoscopy, in which the fetus is directly examined with the aid of micro-optical apparatus for gross malformations, is more complex.

Such methods of antenatal detection can be carried out at a stage sufficiently early in pregnancy for selective termination to be offered, in those countries where it is legal to do so, to the pregnant mother. They cannot, of course, be applied in all cases, for in some the amniocentesis upon which they depend may be contraindicated. However, a great deal of research is curently under way on these topics, and indeed in some areas where the genetic contribution to morbidity and mortality is already high, some of these methods are already instituted on a regular service basis.

A. Motulsky.– You referred to the health burden of genetic diseases in England. Similar data are likely to apply to France, Germany, North America, and Canada. Doctor Cruz-Coke wants to address himself to this problem for the less well developed countries.

R. Cruz-Coke.– En ce qui concerne la mortalité infantile, nous nous trouvons trente ou quarante ans en arrière par rapport à la situation sanitaire en Europe occidentale. Les causes sont exogènes. Au Chili, des recherches génétiques ont été faites, et aussi au Mexique, par le groupe de Armendares et Lisker. Nous sommes arrivés à la conclusion qu'en ce qui concerne la mortalité due à des causes génétiques, cela représente à peu près 10 % de toute la mortalité infantile. A comparer avec les 42 %, chiffre donné par le docteur Roberts. Quant à la morbidité pour des causes génétiques, cela représente à peu près 3 % dans la population à Santiago-du-Chili.

Vous savez que nos mesures de détection de maladies génétiques ne sont pas très bonnes ; nous ne pouvons pas déceler toutes les erreurs métaboliques héréditaires.

On peut diagnostiquer deux types de maladies héréditaires classiques : dominantes et récessives. Il y a une différence de pourcentage entre les travaux faits dans la population générale (1 pour mille) et ceux faits dans les hopitaux (1 pour cent). Cette différence est due probablement aux difficultés d'obtenir de bons moyens de détection de ces maladies. En tout cas, nous avons une quantité importante et variable de maladies héréditaires dans les hôpitaux.

Pour finir, comme vous savez, nous avons au Chili très peu de pourcentage de maladies hémolytiques pour les nouveau-nés. Le pourcentage de groupes sanguins Rh négatifs est de 6 % seulement. Par conséquent, chez nous, ces maladies sont très peu nombreuses parce que nous avons très peu de pourcentage de Rhésus négatifs.

A. Motulsky.– Thank you. Are there any other comments on the question of the burden of genetic diseases for the human species

J. Frézal.– J'aurais souhaité poser une question aux cytogénéticiens. Est-ce que l'on peut parler d'un polymorphisme chromosomique comme d'un polymorphisme enzymatique ? J'ai un exemple assez précis à l'esprit, c'est celui du locus pour la chaîne alpha de l'hémoglobine.

On pense qu'il y a deux locus qui cèdent pour cette chaîne ; on connaît au moins une population dans laquelle il y a sûrement un seul locus pour la chaîne ; c'est un exemple de polymorphisme chromosomique ; il y en a probablement d'autres.

J. Lejeune.– Au sens où nous l'avons employé précédemment, il est difficile de parler de polymorphisme, c'est-à-dire en imaginant qu'il y a un mécanisme très particulier d'effet bénéfique d'une certaine situation qui la rend plus fréquente, et qui permet qu'elle se perpétue.

En revanche, l'on sait bien qu'il existe, et j'en ai parlé tout à l'heure, des translocations, qu'il existe des constitutions de chromosomes plus fréquents dans certaines populations que dans d'autres. Par exemple une petite inversion du chromosome est connue ; elle existe dans toutes les races mais on la rencontre beaucoup plus fréquemment chez les sujets noirs que chez les sujets blancs ; mais pas très fréquemment chez les sujets noirs ; si bien que l'on n'est pas au niveau des polymorphismes discutés tout à l'heure.

Même chose pour la dimension du chromosome Y ; on sait que dans certains groupes il est plus long que dans d'autres. Là-aussi c'est statistique. Là-aussi nous n'avons pas de notion d'un mécanisme qui maintiendrait une fréquence élevée.

En second lieu, l'on peut dire ici, pour les non-généticiens, que le polymorphisme des gènes tient à une quantité de caractères très nombreux ; le polymorphisme chromosomique que nous connaissons chez l'homme est très localisé et ne peut pas être comparé comme importance. Tous les hommes ont les mêmes chromosomes – du moins à l'échelle de nos observations actuelles.

A. Motulsky.– Doctor Hollan, you discovered the duplication of the α locus. Do you have any comments ?

S. Hollan.– In answer to the question of Professor Frézal, we have found two new mutant haemoglobins /Hb J Buda and Hb G Pest/each with abnormal α-chains along with normal adult haemoglobin/normal α-chains/ in three brothers of a Hungarian family. Hb J Buda is a substitution of an asparaginyl residue for the lysyl residue E 10/α61/, while Hb G Pest has an asparaginyl residue for the aspartyl EF3 /α74/. The amino acid composition of all the other tryptic peptides of the abnormal α-chains and of all the tryptic peptides of the normal α-chain of the affected brothers were identical to compositions reported for tryptic peptides of normal human α-chains. Thus, the composition and probably the amino-acid sequence of the *four gene products from the two α-chain loci are identical* at least in this Hungarian family. This appears to be the first example of duplication of an ancestral gene in which the detectable gene products have retained the same amino-acid sequence and the same function. But even if there would exist some until now undetectable differing silent point mutations between the two α-chains, these structural differences cannot be revealed by our present methods at the chromosome level.

A. Motulsky.– We will have to conclude this discussion and go on to the problem of conventional treatments of genetic diseases. Sometimes people feel that because a disease is genetic it must be incurable. This impression certainly is not true and Doctor Feingold will discuss treatment of genetic diseases.

J. Feingold.– Contrairement à une opinion communément répandue, de nombreuses maladies héréditaires sont curables ou très améliorées par le traitement.

Cependant il faut souligner qu'il s'agit d'une guérison phénotypique, les gènes délétères responsables de la maladie demeurent et peuvent donc être transmis à la génération suivante si le sujet qui en est porteur est fécond.

Actuellement, comme le professeur Motulsky vous l'a dit, les traitements des maladies héréditaires ne se différencient pas des traitements habituels qu'utilise le médecin. Il peut s'agir de traitements chirurgicaux comme dans la sténose du pylore, le bec de lièvre ou la luxation congénitale de la hanche (la liste n'est pas limitative). Dans certaines anémies hémolytiques comme la maladie de Minkowski-Chauffard la guérison est obtenue par splénectomie ; mais dans d'autres cet acte thérapeutique est inefficace, et l'on ne peut proposer au malade que des transfusions sanguines répétées.

A côté de ces traitements chirurgicaux, il existe des traitements que l'on peut appeler médicaux ; il peut s'agir de thérapeutiques substitutives ; on donne au malade un corps qu'il est incapable de synthétiser. Le plus souvent il s'agit d'un traitement hormonal : on donne l'hormone thyroïdienne dans les insuffisances thyroïdiennes ; de la somatohormone dans les nanismes hypophysaires, *etc.*

Parfois le traitement est à base de vitamines à forte dose comme dans les convulsions sensibles à la vitamine B6.

Le traitement diététique est une arme dans les mains du médecin. Elle lui a permis de vaincre la phénylcétonurie et la galactosémie.

Parfois la thérapeutique est plus élaborée ; il s'agit de greffes de rein dans des maladies héréditaires du rein ou de greffe de moelle dans certaines carences immunitaires. La greffe sera peut-être utilisée à l'avenir dans le traitement d'autres types de maladies héréditaires.

Je voudrais pour terminer dire un mot de thérapeutiques dont parle la grande presse. Il s'agit des manipulations génétiques pour guérir des maladies héréditaires. Ces manipulations ne concernent pas l'homme actuellement et ne le concerneront pas vraisemblablement dans un avenir proche...

A. Motulsky.– Now after hearing what genetic diseases are and how they can be treated we come to the new dimensions of screening, genetic counseling, intrauterine diagnosis, and procedures of that sort which pose new questions.

We would like to address ourselves first to screening for genetic disease. Historically, mass screening as a method for the detection of genetic diseases was started for certain inborn errors of metabolism and particularly for phenylketonuria. Much experience has been accumulated in this area, and new data are being developed for a variety of other inborn errors. Doctor Frézal will give us his experiences and ideas in this area.

J. Frézal.– Le dépistage de masse, comme vient de le dire monsieur Motulsky, se développe dans de nombreux pays et me paraît poser un certain nombre de questions.

Le dépistage concerne essentiellement, et c'est le seul aspect dont je parlerai, les erreurs congénitales du métabolisme. Leur caractéristique primordiale est que chacune d'elles prise individuellement est extrêmement rare à l'exception de la phénylcétonurie dont la fréquence est grossièrement de une sur 10 000 naissances dans beaucoup de populations. Les autres – ou presque toutes – ont une fréquence inférieure à une sur 50 000 ; en fait, cette fréquence est si faible qu'elle ne peut pas être fixée avec exactitude... à l'exception de ce qui se passe dans certains groupes particuliers, par exemple dans une population canadienne d'origine française où la tyrosinose, une maladie très rare ailleurs, a une fréquence tout à fait insolite. Citons un autre exemple : la maladie de Tay-Sachs, qui n'existe probablement que dans un seul groupe de juifs aschkénazys originaires de l'Europe orientale. Donc nous étudions des faits qui sont rares ; et c'est là un premier point. Le second point, c'est que nous disposons de méthodes à la fois simples, fidèles, économiques et qui permettent dans des conditions relativement aisées de déceler à la naissance un certaine nombre de ces maladies.

Bien entendu, ces procédés ne sont pas sans défaillance ; c'est-à-dire que l'on peut avoir deux types d'inconvénients : le premier est de méconnaître une erreur qui existe ; le second, et qui n'est peut-être pas le moins grave, c'est de croire qu'une erreur existe alors qu'elle n'est pas en réalité présente.

Et cela nous amène à parler du caractère dialectique du dépistage qui est fondé sur le mode de raisonnement suivant. Je prends l'exemple de la phénylcétonurie pour être plus clair. La phénylcétonurie aboutit, en l'absence de traitement, à une arriération mentale. Elle s'accompagne en outre d'une augmentation du taux sanguin de la phénylalanine. Le dépistage recherche l'augmentation du taux sanguin de la phénylalanine avec l'idée, confirmée, que le fait de trouver un taux élevé et de le réduire, empêche le développement de l'arriération mentale. Mais le point est que toutes les augmentations du taux de la phénylalanine ne correspondent pas à des phénylcétonuries. En vérité on trouve ce que l'on cherche, mais l'on trouve aussi autre chose : et les hyperphénylalaninémies qui ne sont pas des phénylcétonuries sont au moins aussi fréquentes que celles symptomatiques de phénylcétonurie.

Un autre problème, à propos du dépistage, me paraît être le fait que ce n'est pas une méthode de recherche ou tout au moins nous ne l'envisageons pas du tout sous cet angle. C'est une méthode de santé publique. Par conséquent, il n'y a d'intérêt à dépister que des anomalies biochimiques effectivement responsables d'un trouble clinique. Il faut donc que le rapport entre l'anomalie biochimique et les troubles cliniques ait été bien établi.

Or il se trouve que cela n'est pas le cas dans toutes les erreurs du métabolisme que l'on connaît. Et ce pour la raison que la plupart des anomalies ont été d'abord décelées dans des populations sélectionnées ; on a trouvé ces maladies chez des déficients mentaux parce que l'on étudiait les déficients mentaux. On connaît ainsi un trouble du métabolisme d'un acide aminé soufré (la cystathioninurie), qui a été trouvé d'abord chez des déficients mentaux. Il était d'autant plus tentant de penser que cette anomalie était responsable de l'arriération mentale que le taux de la cystathionine est très élevé dans le cerveau humain.

En réalité l'étude des familles a montré que les sujets qui ont un taux élevé de cystathionine étaient parfaitement normaux et que l'arriération observée chez certains n'est qu'une coïncidence.

Il faut aussi que l'on dispose d'un traitement efficace. Cela n'a pas de sens de dépister et de mettre en œuvre un processus relativement compliqué, si l'on ne peut pas traiter efficacement les patients ; et quand je parle de traitement efficace, je ne considère pas cette notion au sens strict et traditionnel du terme. Je m'interroge à propos de ces erreurs congénitales spontanées qui sont d'une part très rares et qui, d'autre part, entraînent spontanément la mort dans les quelques jours qui suivent la naissance. Et dont le traitement exige la mise en œuvre de régimes artificiels très lourds à contrôler et sans qu'on puisse avoir l'espoir de libérer un jour le patient d'une telle contrainte avec en plus tout ce que cela représente pour une famille qui en a la charge.

Je m'interroge sur la justification du dépistage de telles affections. Tout bien considéré, et pour nous en tenir à la situation de la France, nous ne recommandons que le dépistage de la phénylcétonurie qui est une maladie relativement fréquente et pour laquelle on dispose d'un traitement efficace dont on peut espérer libérer les patients au bout de quelques années.

Je ne pense pas qu'il soit, dans l'état de la mortalité périnatale et de la mortalité infantile, en France – qui sont respectivement de 22 et de 16 ou 17/ 1000 naissances vivantes, alors qu'elles sont plus basses dans un pays comme la Suède –, je ne pense pas qu'il soit raisonnable d'entreprendre un dépistage systématique, étendu, à l'ensemble des troubles que l'on peut déceler, mais dont chacun encore une fois est extrêmement rare et pour lequel on n'a pas de traitement aussi simple qu'efficace.

A. Motulsky.– Many public health authorities are facing the problem whether to set up these new screening services or not. It is easy to add many tests to the phenylketonuria system. The additional expense of testing of some of these other very rare conditions does not cost very much. On the other hand, what often is not considered is the follow-up costs of examining those with false positive tests and those individuals whose test results placed them at the borderline of normal. Anxiety produced in parents where retesting ultimately shows a normal result is another issue which must be faced.

Important public policy decisions need to be taken. I would agree with Doctor Frézal that at the present time such programs définitely should remain at the research level and that careful investigations should be done rather than recommend them for general public health applicability at the present time.

Are there any other opinions relative to this problem of screening ?

R. Cruz-Coke.– Dans les pays en voie de développement comme au Chili et au Mexique, la politique de dépistage n'est pas justifiée. Parce que, par exemple, pour déceler un seul cas de phénylcétonurie, il nous en coûte 10 000 dollars ; et avec ces 10 000 dollars nous pouvons nourrir cent enfants pendant un an. Ce n'est pas un problème de santé publique pour un pays comme le Chili ou le Mexique. Tous les ministres et les responsables sanitaires auxquels j'ai posé la question m'ont dit qu'il n'y avait pas de priorité. En tout cas, je peux vous informer qu'au Mexique va commencer un programme de détection de la phénylcétonurie. Nous espérons que cela commencera aussi à Santiago-du-Chili l'an prochain.

A. Motulsky.– Thank you. Any other comments ?

J. Edwards.– Historically I think the first case of mass-screening was really rhesus disease. I think this is a very much better example than any of the others. It has been extremely successful, it has been only done by people technically competent to perform it. The ends were in view. The mechanisms were understood. Very little harm was done. And within twenty years, without any real discussion, the disease has almost disappeared. I think as a model, where a system has developed around good centres (if they are good but not otherwise) it has a great deal to commend it over any sort of model imposed by an administration without reference to whether centres are available to sort out the problems, which are very difficult indeed, and which are immediately generated by screening procedures.

A. Motulsky.– Thank you. Professor Hollan was going to talk about this problem of Rh screening and Rh prevention, anyway.

S. Hollan.– It is now clear that the injection of anti-D immunoglobulin to an Rh-negative woman immediately after delivery of an Rh positive infant or immediately after abortion is astonishingly successful in preventing Rh-immunization. And thus the fetus of the next incompatible pregnancy will be as safe as was the fetus of the first pregnancy. The same preventive passive administration of anti-D can be repeated and in this way the outcome of all subsequent pregnancies can be positively affected. With this type of prevention Rh-haemolytic disease of the newborn can be eradicated within the near future. This preventive treatment is easy to carry out on a national scale, but it needs : 1. effective screening of all pregnant women /in Hungary 97 % are being screened/, 2. the blood donation of naturally or deliberately immunized Rh negative donors, 3. a health service which is able to provide anti-D immunoglobulin for all Rh negative women at risk.

It is obvious that effective Rh-prophylaxis requires considerable organization and the cooperation of all those involved in the antenatal care and delivery or abortion of the pregnant

Rh negative women. To give an example, in Hungary anti-D is available free of charge to all Rh negative women at risk, since 1970. In spite of this fact, the efficiency of prophylaxis is but 85 % in parturients and anti-D is being administered only to 50 % of Rh negative women whose pregnancy was medically terminated. Improvement is dependent upon the continuous education of the public and the medical personnel in the availability and importance of Rh-prophylaxis.

A. Motulsky.– Thank you. In addition to screening for these rather specific genetic diseases and some others, there are screening procedures that are being done in newborns and other populations. Doctor Feingold, could you mention some instances of what can be performed at the present time ?

J. Feingold.– On peut actuellement dépister d'autres maladies héréditaires qui ne sont pas des erreurs innées du métabolisme. La recherche des malformations congénitales fait partie de l'examen systématique des nouveau-nés. En France comme dans d'autres pays, ces malformations doivent obligatoirement être déclarées.

Citons la luxation congénitale de la hanche. Dans certaines régions à haut risque comme la Bretagne une radio du bassin est faite systématiquement.

A côté du dépistage de ces malformations congénitales, il faut faire place au dépistage des troubles sensoriels ; des traitements substitutifs en effet sont possibles. Actuellement, de plus en plus, mais pas de façon généralisée, on dépiste les surdités car un appareillage précoce permet une vie sociale normale. De même l'amblyopie est de plus en plus recherchée systématiquement chez les jeunes enfants. Les lunettes et une scolarité spéciale permettent à ces enfants d'avoir une vie normale.

Dans un avenir proche, certains projettent de dépister systématiquement chez les femmes enceintes celles qui sont porteuses d'un fœtus anencéphale ou ayant une *spina bifida.* Mais le dépistage n'est pas encore pratiqué à grande échelle.

Disons qu'il y a actuellement une mode pour le dépistage systématique de la fibrose kystique du pancréas ; les techniques ne sont pas très au point. Comme l'a dit le professeur Frézal, le dépistage ne me semble pas utile parce que la thérapeutique que l'on offre aux enfants n'est pas très efficace.

A. Motulsky.– Everyone would agree that one should screen for genetic diseases that definitely can be treated where medical help can be given.

But there is a second group of diseases where no special medical treatment can be given but the management represents advice regarding reproduction.

Doctor Roberts will say a few words on this subject.

D. Roberts.– It is not easy to assess the extent of the burden of genetic disease in man. First, there are many diseases primarily of Mendelian genetic aetiology ; the figure of 2,000 has been mentioned by Professor Schull, and though some of these have merely been postulated as such, certainly in well over 1,000 disorders a Mendelian mode of inheritance is well established. Most of these disorders are of relatively low incidence (phenylketonuria 1 in 10,000, tyrosinosis 1 in a million). But multiply together the incidence and the total number of disorders. Collectively, these form an appreciable total. A second difficulty is that there are many other diseases in the aetiology of which inheritance enters to varying degrees ; indeed, one can envisage human disease as forming a spectrum, with at one end those that are entirely genetic which occur irrespective of environment, at the other those disorders that are exclusively environmental and independent of genotype, and the majority of diseases falling at intermediate points between these two extremes. A third difficulty is that some genetic disorders occur early in life, others are characteristic of adulthood and old age, so the burden varies from age group to age group. Finally, there are few records that can be used for a meaningful analysis. This is the case for the statistically better known countries of the world, North West

Europe and the United States. How much more difficult to attempt to assess the burden in populations of other continents ! Certainly, we know that some diseases occur at frequencies different from the European, e.g. sickle cell anaemia in parts of Africa, amyotrophic lateral sclerosis in Micronesia. Our discussion, therefore, will be restricted to Britain.

Mortality.

One estimate of the genetic component in a circumscribed fraction of mortality comes from a survey carried out in Newcastle a few years ago (Roberts et al, 1970). All deaths in childhood that occurred in Newcastle hospitals in the years 1960-1966 were analysed, and these cover the very great majority of all children's deaths that occur in the city. The cases were reviewed and they were divided into the categories that have already emerged from our discussion : those in which the primary disorder was established as a single gene Mendelian character ; those in which there was a chromosomal defect ; those of complex etiology, but in which there was an established appreciable genetic component ; those primarily environmental, e.g.road accidents, burns, infections ; and an indeterminate category. There is little clear definition of the category in which some disorders were to be placed, but there was general agreement among those undertaking the analysis. It was found that single gene disorders accounted for 8 1/2 % of the total ; chromosomal disorders 2 1/2 % ; complex genetic disorders 31 %. The total of deaths in which an appreciable genetic component can be identified amounted to 42 %. The genetic component in child mortality is indeed great.

In interpreting these figures, however, it is important to remember that they are relative. The high contribution of genetic disorders to childhood mortality in this survey is primarily a reflection of the degree of sophistication of medical knowledge and the health services, whereby death from infections that contributed so much to the mortality of a century ago in Britain has been totally eliminated. One would not expect to find the same contribution of genetic disease to mortality in the less developed populations of the world who are still struggling to combat mortalities from infection, malnutrition, and ignorance.

Morbidity.

Some years ago in Northern Ireland, Stevenson (1959) attempted to assess the genetic component in morbidity by analysing consultation records. Approximately 6 % of all consultations with family doctors were by patients with genetic disease. Consultations with hospital specialists for this purpose amounted to 8 %. And what was particularly striking, 26 % of all beds in institutions were taken up by patients with genetic disorders, and one in 500 of the population were occupied in looking after them (apart from their immediate families). Miller (1964) noted that in the largest pediatric unit in British Columbia, at any one time about half the beds are occupied by children with genetic disease. There are also some longitudinal studies of cohorts of children followed over many years. Among the best known is the Newcastle thousand family study, in which the children are now young adults. In these children so far, 4 % had manifested some genetic disorder by the age of 5. A figure of 6 % morbidity by early adult ages appears a reasonable estimate.

Truly, the burden of genetic disease is a very real factor in our present Western health pattern. Some of these disorders, of course, are relatively minor, interfering little with the development of the individual, interfering little with his ability to earn a living and to contribute usefully to society. But there are many others that are much more severe, and these in particular cause great suffering not only to the patient but to the family, leading in some cases to total disruption, in other cases perhaps to a change of occupation on the part of the father, certainly reduction in the richness of life for the family as a whole. There have been several notable studies which show the impact of such disorders on the family (Hare et al, 1966, Walker et al, 1971, in *spina bifida* ; D'Arcy, 1968, in congenital defect ; Boon, 1972, in Fallot's tetralogy ; Boon and Roberts, 1970, in haemophilia).

A. Motulsky.– Thank you. One might add that efforts have been made in certain populations and certain countries to screen populations for heterozygote states in order to provide reproductive advice. As an example, if two sickle trait carriers mate, 25 % of their children are likely to develop the serious sickle cell anaemia. 8 % of American blacks and higher frequencies of West African populations have the benign sickle trait. Ideally, advice regarding the possibility of sickle cell anaemia therefore needs to be given.

Another example : in certain Mediterranean populations, thalassaemia minor is a common trait. Thalassaemia major occurs in 25 % of children of trait x trait matings and is a very lethal disease.

Tay-Sachs disease has already been mentioned and testing for the frequent carrier state by enzyme tests has been done in Jewish populations in the Baltimore-Washington area and in Los Angeles in the United States. This testing will identify carrier x carrier matings who have a 25 % risk of having babies with Tay-Sachs disease. Intrauterine diagnosis of the fetuses of such couples allows detection of Tay-Sachs disease with the possibility of selective abortion and avoidance of the disease.

Thus, several different prospective screening tests can be done but raise new problems. For instance, in the sickle cell program, the difference between the benign sickle cell heterozygote state and the severe disease sickle cell anaemia, often has not been clarified. Those that were identified as carriers thought they had a mild form of the disease and much anxiety was produced. In some cases people lost their jobs and were up-rated in their insurance.

Well-meaning programs can in fact have undesirable results and must be very carefully planned. The genetic and medical aspects are only a small portion of the total effect. Public education and the social and behavioural aspects need to be carefully considered.

Doctor Feingold mentioned that at the present time we are using various treatments and certain preventive measures but that gene therapy is something we should forget about at the present time.

Doctor Marks has been interested in isolating haemoglobin genes. It might be interesting to hear his opinion. What is the future of gene therapy ?

P. Marks.– I agree. I think that at the moment, the interest in the isolation of the gene is to understand how it works. I think that it is not being done to develop a therapeutic modality in a foreseeable future.

If I may, I would like to comment on the screening and detection programmes and their implications.

One of the very practical problems with which we are faced is that we don't really know how effective the advice we give is in terms of transmitting the information, the impact it has on the individuals, on the families. We don't really know how to look at this problem in a total, clinical setting.

I want to emphasize that this is an area which requires research, and research not quite of the type that most geneticists are used to doing, but which is extremely important if we are to be successful.

G. Fraser.– Je me sentirais négligent dans ce lieu et dans une université où j'ai été moi-même étudiant si je ne faisais pas cette intervention en français. Je voudrais d'ailleurs exprimer ma reconnaissance à Monsieur le Recteur pour m'avoir donné cette possibilité de revenir un quart de siècle plus tard en qualité de participant à cette table ronde.

Quand nous parlons de prévention des maladies héréditaires, nous nous servons de ce mot dans un sens un peu spécial. Il nous fournit une antithèse assez frappante quant aux considérations thérapeutiques dont on vient de parler. En effet, nous ne prévenons pas la tuberculose en empêchant la conception du malade et pas plus qu'en le tuant. Néanmoins, ce genre de prévention doit être pris en considération quand même, mais dans le cadre plus général de l'adoption d'une attitude plus responsable envers les aspects quantitatifs de la reproduction humaine. Dans ce cadre, les aspects qualitatifs dont nous parlons ici prendront une importance toujours croissante.

Je voudrais passer très brièvement en revue les possibilités dont nous disposons dans la pratique du conseil génétique. Auparavant cette pratique se bornait plus ou moins à l'identification de familles ou existaient des maladies transmises selon les lois de Mendel et aux conseils que nous pouvions donner concernant les risques de récurrence de ces maladies. Ces conseils étaient prospectifs dans quelques cas, c'est-à-dire que nous pouvions quelquefois les donner avant que la reproduction ait lieu. Ainsi, par exemple, nous pouvions informer les individus, qui souffraient des maladies dominantes qui n'empêchaient pas totalement la reproduction, sur les risques de transmettre ces maladies à leurs enfants.

Mais, le plus souvent, les conseils que nous pouvions donner à ceux qui nous consultaient étaient rétrospectifs parce que, dans la plupart des cas, il s'agissait de maladies récessives ou, plus récemment, et depuis la découverte par le professeur Lejeune, de l'anomalie chromosomique associée avec le syndrome de Down, des aberrations des chromosomes. Ordinairement, le seul moyen dont nous disposions pour déterminer quand une famille courait des risques de ce genre était de constater qu'un enfant atteint y était déjà né. Ainsi nos conseils étaient de nécessité rétrospectifs et la seule méthode que nous pouvions suggérer pour éviter les risques d'une répétition d'une telle tragédie, risques d'ailleurs souvent très élevés, de l'ordre de 25 à 50 pour cent, était l'adoption. Il y a quelques années, c'était une bonne solution car il y avait beaucoup d'enfants qui avaient besoin de parents adoptifs, mais ce n'est plus le cas maintenant dans beaucoup de pays ; heureusement, nous disposons aujourd'hui de quelques autres possibilités.

L'une de ces possibilités, dont nous ne nous sommes pas servis peut-être autant qu'elle le mérite, est l'insémination artificielle par donneur. Cette méthode est efficace pour les maladies récessives autosomiques car ce serait vraiment une mauvaise chance si le donneur se révélait porteur du même gène qui avait causé, auparavant sous forme homozygote, l'apparition de cette maladie dans la famille. Cette méthode est aussi très efficace pour les maladies liées au chromosome X, par exemple l'hémophilie, maladies qui n'empêchent pas qu'un homme atteint se marie et elle est également efficace dans le cas où le mari est atteint d'une maladie dominante.

Une autre méthode, dont nous nous servons aujourd'hui, est celle de l'avortement sélectif. C'est-à-dire que nous pouvons donner à une famille le choix de faire avorter un fœtus si nous avons pu faire le diagnostic d'une maladie génétique par ponction amniotique pendant la grossesse. Dans la plupart des cas, d'ailleurs, ces parents vont remplacer plus tard cet enfant avorté par un autre enfant, cette fois indemne de la maladie.

La situation est en train d'évoluer dans une autre direction car nous avons toutes les chances de pouvoir remplacer les conseils rétrospectifs par des conseils prospectifs dans un nombre croissant de maladies récessives en raison des possibilités de dépistage systématique des hétérozygotes. En général, je crois que (comme d'ailleurs c'est le cas avec tous autres aspects de la médecine) nous traversons une phase transitoire. Il n'est pas douteux que nos attitudes envers les consultations génétiques ne seront pas les mêmes dans cinquante ou même dans vingt ans qu'elles le sont aujourd'hui. Je voudrais donner deux exemples des directions où l'on peut s'attendre à de nouveaux développements.

Nous avons entendu parler, par exemple, des possibilités du diagnostic prénatal des anomalies chromosomiques et, à cause des risques augmentés, il a été suggéré un dépistage systématique prénatal de ces anomalies dans les grossesses survenant à un âge relativement avancé. Il existe un phénomène démographique dont vous avez aussi entendu parler aujourd'hui, qui tendra à diminuer ces dangers : c'est la diminution de l'âge moyen des parents à la naissance de leurs enfants. Bien entendu, cette tendance réduira l'incidence de ces anomalies chromosomiques et ainsi la nécessité des diagnostics prénataux de ce genre.

Je voudrais noter un autre exemple qui est plus lointain mais, à mon avis, réalisable quand même dans un temps qui est facilement prévisible ; il s'agit des mesures à prendre à l'égard des familles où les maladies liées au chromosome X, comme la dystrophie musculaire de Duchenne, se sont présentées. A cause de la nature horrible de cette maladie, nous voyons assez souvent des femmes qui ont été caractérisées comme porteuses hétérozygotes et qui ne veulent donner naissance qu'à des filles. Ces vœux ne peuvent se réaliser aujourd'hui que par l'avortement sélectif des fœtus mâles mais, à mon avis, il est presque certain que, dans un avenir assez proche, nous saurons séparer les spermatozoïdes du mari en deux groupes, selon qu'ils portent un chromosome X ou Y et effectuer la fertilisation avec les premiers, assurant ainsi uniquement la conception de filles. Je crois qu'une des raisons le plus valables qui donnent lieu à une certaine confiance en l'avenir de cette méthode est la grande importance potentielle de l'application d'une telle stratégie à l'élevage du bétail. Ainsi des recherches très intensives sont entreprises dans ce domaine.

En ce qui concerne les effets de nos activités sur le patrimoine génétique, je ne vais pas reprendre l'argumentation de mes collègues. Ainsi le professeur Edwards a déjà souligné que le traitement des maladies héréditaires va augmenter la fréquence des gènes pathologiques qui les causent.

Personnellement, je dois avouer que je trouve que notre responsabilité majeure envers nos descendants consiste plutôt à leur laisser un monde où il leur restera des possibilités physiques de suivre et de développer les idées et les travaux que nous avons à peine abordés. Ainsi notre obligation serait de leur assurer des conditions sociobiologiques et économiques qui sont favorables à une vie convenable du point de vue matériel et moral. C'est ainsi que nous mériterons leur reconnaissance ; dans ce cas, ils sauront sûrement se charger eux-mêmes de la protection du patrimoine génétique de l'espèce beaucoup mieux que nous ne pouvons le faire maintenant, et probablement par des moyens que nous ne pouvons guère imaginer.

Aujourd'hui, on demande à nous généticiens des conseils, et même des solutions, sur beaucoup de problèmes concernant la qualité de la reproduction que nous ne comprenons que très partiellement. De notre part, nous devons demander à nos concitoyens un peu plus de conscience en matière de quantité de reproduction et en matière de rapports socio-politiques. Car c'est seulement ainsi que nous assurerons à l'humanité de demain les conditions lui permettant de s'occuper de ces questions de patrimoine génétique que je considère comme beaucoup moins importantes pour le moment.

En attendant la résolution de cette situation humaine, un peu inquiétante aujourd'hui, à laquelle nous devons faire face, je crois que notre devoir est de poursuivre nos efforts dans le traitement des problèmes génétiques des individus et de leurs familles, et de faire cela sans nous soucier de nos descendants lointains. En effet, il nous convient de mener ces efforts exactement de la même façon que n'importe quel autre traitement médical.

A. Motulsky.– Thank you. I would like to make a few comments to round out this session.

Most geneticists feel that genetic counseling involves giving advice to parents about the probability of recurrence, about the natural history of the disease, what they can expect medically, psychologically, economically, and an attempt to provide an understanding of the natural history and burden of the disease. Parents then have a rational basis to decide, depending on the probability and burden of a given disease, whether they in fact want to take the risk (which may be small or not so small) of having a child. In most cases genetic counseling is on that level, it is retrospective and it is usually based on a previous case in the family. No particularly new methods are involved. Such genetic counseling has been done for some time, but probably has not been available to many people who could benefit from it.

In the last few years in the United States, there has been much demand for genetic counseling and various hospitals and medical schools particularly have opened genetic counseling clinics.

·It was mentioned a number of times that in addition to the reproductive choice of not having children, intrauterine diagnosis is frequently used now in genetic counseling.

It should be stressed that for most genetic diseases and birth defects, intrauterine diagnosis is not helpful. But it can detect all chromosomal abnormalities and it can identify the sex of the child, XX or XY. If one suspects a given enzyme defect, such as Tay-Sachs disease, a biochemical diagnosis often can be made. Thus, a whole variety of inborn errors of metabolism associated with enzyme deficiency can be detected. More recently, elevated alpha-fetoprotein was found in the amniotic fluid of women who carried children with spina bifida and anencephaly. Most observers feel that prospective parents and pregnant women should be told about this procedure if it is indicated genetically and medically. Regardless of whether a woman will go through with an abortion, if an abnormal fetus is found, the procedure should be done since in most cases the test results will indicate a normal fetus. The relief provided by the assurance that she will not have a sick child outweighs the rare case where an abnormal fetus will be found in a woman who for religious or ethical reasons opts against abortion.

The problem of pregnancy interruption in such cases to many of us is a matter of civil liberty. It is up to the family, to the woman, to decide whether an abortion should be done. At the current state of knowledge, selective abortion will be chosen by some and not by others. The procedure does raise many ethical problems. On the other hand, most parents pragmatically will select the procedure following diagnosis of a severely affected fetus to prevent a tragedy in their family.

Another problem might be mentioned regarding screening. In the future, it may be possible to detect genetic diseases of late onset. I refer to screening for diseases such as hyperlipidemia, which might be associated with a heart attack at age 45 - 50 - 55. How do we handle the information acquired and how do we make sure that appropriate preventive measures are practiced ?

More problems will be raised if we detect a child with the XXY Klinefelter or XYY constitution. The XXY state often is associated with mild mental retardation and poorly defined sociopathy. The XYY state probably is associated with a higher frequency of sociopathic behaviour. Certainly most XYY individuals are not criminals but the full implications have not been worked out yet. What shall one do with such information ? We don't know how to prevent an unfavorable outcome and telling the parents may lead to self-fulfilling prophecies.

Similarly, most investigators now agree that genetic factors do play a rôle in schizophrenia and that there is a high risk that children of schizophrenic parents - particularly if both are affected - will get the disease. If such children can be identified by a biochemical test, what shall be done if one finds a child which will develop this chronic disease some 15 to 20 years later ?

In such work, we may cause problems which are hard to deal with. I would like to make the plea that careful research work on selected populations is done taking into account all psychologic and social aspects rather than to "sell" these tests quite widely and recommend that once such tests are available they be used for the general public.

Are there any comments ?

J. Lejeune.- Il faudrait, pour ceux qui nous entendent, ne pas leur laisser croire qu'il est si facile de discuter de la vie ou de la mort. On a rangé, et l'on dit, l'avortement sélectif parmi les méthodes de prévention. Il faut bien savoir de quoi l'on parle.

Si après une ponction amniotique l'on s'aperçoit qu'un enfant est atteint d'une maladie, on fait plusieurs diagnostics. Le premier c'est qu'il est malade ; mais le deuxième, qui est en fait inhérent au premier, c'est que c'était déjà un malade, un vrai petit malade. Et que ce n'est pas autre chose qu'un petit homme. Et la troisième constatation que l'on fait, c'est que la médecine actuellement n'est pas capable de lui donner un traitement efficace.

Et certains proposent d'éliminer le *de cujus*. Je dois dire franchement que cela n'est pas mon avis. Et cette opinion est partagée par beaucoup d'autres.

On peut lutter contre une maladie ; cela, c'est de la médecine. Cela se fait de deux façons. Avant que la maladie ne soit survenue : c'est de la prévention ; et une fois la maladie arrivée : et c'est du traitement.

Mais quand on est en face d'un malade on ne doit pas lutter contre le malade et tuer le malade pour l'empêcher de souffrir. Il faut se rendre compte que c'est de cela qu'il s'agit ; et j'ai été très sensible à ce qu'a dit monsieur Fraser : à savoir que nous avons pour devoir de laisser à nos descendants non pas seulement un patrimoine héréditaire que nous tenterons de ne point trop détériorer mais aussi un patrimoine d'idées et de valeurs auxquelles ils peuvent se raccrocher. Il serait bon, je pense, que notre génération de médecins laissât aux enfants qui vont nous succéder la notion que les médecins ignorants que nous fûmes faisaient honnêtement leur métier, même quand ils ne savaient pas traiter un malade, ils ne le tuaient pas !

G. Fraser.– I would just like to say that I am really basically in agreement with what Professor Lejeune says. In my opinion, as I tried to indicate previously, selective abortion, viewed as a general strategy in the management of genetically determined diseases, may well represent only a provisional phase.

During my previous contribution to this discussion, I mentioned two directions in which perhaps progress can be made to find substitutes for this strategy, with the proviso of course that our world will not go through some socio-political cataclysm which would nullify all these types of discussions and predictions. If this does not happen, however, I don't think that we can even imagine what kinds of treatments or what kinds of strategies we will be employing in 50, or even 20, years. The directions to which I referred, where changes might perhaps be expected within such a period, involve, firstly, education with a view to adoption of a greater sense of responsibility towards questions of reproduction as a whole, including a very considerable restriction of child-bearing at advanced maternal ages with a concomitant and substantial reduction of the incidence of chromosomal anomalies such as trisomy 21. The second direction in which I feel progress will probably be made is the separation of sperm into X- and Y- chromosome-bearing classes with retention of their fertilizing power with obvious implications as a replacement for selective abortion in the case of X-linked diseases.

I should like to stress that I don't think this long-term conception of time is irrelevant here. We are talking about future generations and we have been doing so during this entire discussion. Thus, we are talking on a time scale which covers at least the next 30 years and could easily be extended to 300. In conclusion, I would like to emphasize once again that we are passing through a transient and very dynamic phase in our attitudes towards these problems and that our strategies may well be morally more acceptable in the sense which Professor Lejeune has indicated within a few decades if we can possess ourselves in patience that long.

J. Edwards.– It is very difficult to standardize our attitudes. I do see there is a very real problem of people who have had a child with some of these disorders which can be recognized, and had some personal responsibility in these matters, and feel it is very difficult to refuse the technical procedures. But what I do think we can do, even if we cannot have any uniformity on ethics is we can have uniformity in language. And I do not like to see the word *"prevention"* being used for abortion. I do not see how this can possibly be used in English, and I would not have thought it could be used in French. It may be used in American, but it cannot be used in English. Nor do I think that you can use the word *"therapy"* in any language which has any borrowing from Greek.

So I think there has been a systematic misinformation of the public by using these words, which have a quite different connotation. And in some cases, in spina bifida in particular, which I regard as a teratogenic disease, there has been fairly little expansion in the study of teratogens, largely because people have been misled by the use of the word *"prevention"* in an alien contest.

So, I would like to suggest that if we could actually use the word *"prevention"* to mean what it normally means, this would at least satisfy some of us who do see the problems on both sides but who at least would wish to keep our words clean even if we cannot keep our hands bloodless.

A. Motulsky.– This is, of course, a very complex discussion. Many of us have felt that it is not up to us to make ethical decisions for other people. When we are not in a public capacity and work as physicians and geneticists in the consulting room, we must give our patients all the known options (including abortion) which are available even if personally we do not approve of all these options.

There is one question put here : *"What is presently known about genetic mechanisms involved in allergies ?"*

J. Edwards.– There seem to be HLA experts in the audience. I am sure there are several outside this table who would answer far better than I would.

But I think there is not any doubt that there is an association with some locus near the HLA complex which predisposes to it. It is the same sort of association, I would have thought, as red hair and sunburn ; there is obviously a genetic element to sunburn and a proportion of it can be related to a rather simple genetic mechanism of red hair. This I would have thought is about as far as one could get. There is a clearcut susceptibility strongly related to a single locus. But I could not presume to say more on this.

A. Motulsky.– Thank you. We have a last question here : *"Many healthy infants have been born to mothers who have received a kidney transplant, and consequently been under continuous treatment with corticoids and particularly antimetabolites, which raises the question of possible effects on the second generation (grand children). Is there any knowledge about the effect of these drugs on the mutation rate ? Is it necessary to emphasize birth control or other measures to prevent developmental or hereditary diseases in the progeny of these patients who have benefited from modern medicine ?"*

I think this also includes patients with various malignant diseases who received antimetabolites, Hodgkin's disease and other disorders of that sort.

Since the total number of children born has been small, no gross effect has been seen on the first generation. I think there is theoretical evidence to believe that more mutations might have been induced. But I lack quantitative figures. Does anyone want to comment ?

J. Frézal.– Mon commentaire sera peut-être plus général. Je crois que cette question est très importante ; elle attire notre attention sur des conséquences en quelque sorte non génétiques du traitement de certaines maladies génétiques. Il est vrai que le fait de soumettre des personnes qui ont une greffe de rein à un traitement cytostatique doit comporter un risque mutagène. Il est probable que ce risque n'est pas très élevé ; mais, statistiquement, il est vraisemblable qu'il existe.

De la même façon, les femmes phénylcétonuriques donnant naissance à des enfants arriérés en dehors de toute influence du gène phénylcétonurique chez l'enfant. C'est un effet maternel. C'est une conséquence en quelque sorte adjacente mais c'est un ordre nouveau de troubles qui sont des conséquences indirectes de nos progrès dans le traitement de certaines maladies génétiques ou non génétiques du reste !

A. Motulsky.– I would like to thank all participants and the audience : the audience for being patient and the participants for having provided an interesting afternoon.

RESUME

T. Dobzhansky : Parmi les devoirs de l'homme de science, le premier est l'information du public. A l'heure actuelle, malgré de vastes domaines inconnus, beaucoup de connaissances sur la variabilité humaine, dont certaines sur la pathologie, ont été accumulées qui s'opposent souvent à des croyances ou superstitions : d'où un devoir d'éducation.

Il n'existe pas deux personnes dites normales qui soient identiques : une variabilité importante existe qui ne peut se résumer à une alternative bonne ou mauvaise, certaines variantes défectueuses pouvant, dans certaines conditions de milieu, se révéler utiles.

Toutefois, les problèmes génétiques sont relativement mineurs face aux problèmes de la démographie, de la malnutrition ou de la parasitologie. Ce n'est donc pas en généticien seulement mais dans tous les domaines de la science que l'homme devra prendre la responsabilité de son évolution.

Rapport Schull : L'importance relative des maladies héréditaires dans la pathologie augmente du fait de la diminution des maladies infectieuses et nutritionnelles. Il en existe 2 000 connues, nombre qui croît de 75 à 100 par.an. Dans les pays développés 10 à 30 % des admissions hospitalières sont dues à des maladies à composante génétique.

Les fréquences génétiques ne changent pas rapidement mais les variations de l'environnement ont un effet sur ces maladies.

Les mécanismes génétiques sont souvent mal connus quand ils font intervenir des systèmes de plusieurs gènes ou des liaisons entre gènes *("genetic linkage")*.

Le caractère adaptatif d'un gène peut concerner soit l'aptitude à la reproduction, soit les propriétés physiologiques de l'individu.

Deux écoles de génétique des populations ont expliqué la variabilité par les phénomènes de sélection (Dobzhansky) ou la théorie des gènes neutres (Kimura et Crow). Ce débat est important en pratique car l'action volontaire sur la reproduction et le traitement médical n'auraient pas de prise si la seconde théorie prévalait.

Les transformations qui nous intéressent sont celles concernant la génération à venir. Si la vie s'allonge actuellement le temps de génération diminue, ce qui a un impact en diminuant la fréquence des défauts chromosomiques liés à l'âge de la mère. La sélection diminue ainsi mais reste toutefois importante au début de la vie embryonnaire puisque, parmi les avortements spontanés, près d'un sur deux révèle une anomalie chromosomique.

Rapport Jacquard : Les gènes constituent la seule réalité permanente et transmissible des populations humaines. L'homme n'a guère de prise sur ce patrimoine qu'il ne peut transformer que par deux moyens.

La lutte contre la mort des enfants : celle-ci est passée en France d'un tiers il y a deux siècles à environ deux pour cent aujourd'hui (décès avant l'âge de quinze ans).

On se demande souvent si cette victoire ne doit pas être payée à long terme sous forme d'une accumulation de gènes défavorablés autrefois éliminés. Deux réponses s'imposent :

– Cette accumulation est très lente et nécessite des dizaines ou des centaines de générations, soit des milliers d'années. S'il y a danger, il n'y a pas urgence ;

– Ensuite, ce qui est important, ce n'est pas seulement les gènes mais leurs associations : un « mauvais » et un « bon » surpassent parfois deux « bons ». Bon et mauvais n'ont donc pas de sens en génétique et l'on ne peut pas affirmer aujourd'hui que l'action médicale soit de quelque manière dangereuse pour l'avenir.

La planification des naissances, lutte contre l'excès d'apparition de la vie due aux progrès de la lutte contre la mort des enfants. Mais en même temps, elle modifie l'évolution génétique : en diminuant l'âge à la reproduction, elle a fait baisser de 40 % la fréquence du mongolisme au Japon (Matsunaga). En revanche, cet effet peut être défavorable dans d'autres cas.

Ces transformations dues aux changements dans la procréation ont une action très rapide et pourraient faire entrevoir une nouvelle révolution démographique au cours de laquelle l'homme prendrait en main son patrimoine génétique.

Le devoir du généticien est de souligner que nos connaissances actuelles ne permettent aucune action eugénique raisonnable. La seule conclusion possible est que la diversité des êtres est plus précieuse que les seuls gènes des génies ou des athlètes.

I. Barrai : Tandis que le changement culturel se fait en quelques années, le changement génétique demande de très longues périodes.

E. Boesiger : Bien qu'ils soient pratiquement inconnus à l'heure actuelle, ce sont sans doute les complexes polygéniques qui fournissent les réponses les plus rapides au milieu.

J. Frézal : La variabilité connue par exemple dans le cas des enzymes, ne semble guère pouvoir être l'objet de sélection. Toutefois, les gènes neutres et la sélection interviennent sans doute simultanément dans la réalité et c'est leur part respective qui justifie les querelles d'écoles des généticiens.

Génétique médicale : Il existe quatre types de maladies génétiques :

Chromosomiques (J. Lejeune) : La plupart sont des accidents dans la formation des individus ou des gamètes ; toutefois, l'âge de la mère joue un rôle important.

J. de Grouchy : Certaines concernent les chromosomes sexuels et sont aussi, presque toujours, des accidents.

Mendéliennes (J. Edwards) : Elles sont beaucoup plus nombreuses et apparaissent à des taux de mutations de l'ordre de 1/500 000. On n'a pratiquement pas de prise sur le nombre des gènes aberrants.

Incompatibilités immunologiques (S. Hollan) : Ce sont des maladies mendéliennes très particulières dont l'exemple le mieux connu est l'incompatibilité Rhésus.

Polygéniques (A. Motulsky) : Ce sont en fait des maladies dont le mécanisme génétique est inconnu et qui interviennent soit précocement (malformations), soit à l'âge adulte (diabète, schizophrénie).

D. Roberts : Globalement, les maladies génétiques semblent être en Angleterre responsables de 40 % de la mortalité infantile.

R. Cruz-Coke : Ce qui n'est pas le cas dans les pays en voie de développement. Au Chili, par exemple, elles n'en représentent que 7 % en raison des autres causes de mortalité.

J. Feingold : Contrairement à une opinion répandue, beaucoup de maladies génétiques sont curables par des méthodes thérapeutiques usuelles mais les gènes défectueux demeurent et sont transmissibles.

J. Frézal : Beaucoup de maladies génétiques peuvent être dépistées mais ce dépistage ne se justifie que s'il est sûr et qu'un traitement efficace peut être proposé.

P. Marks : Il faut souligner que les manipulations génétiques dont on parle parfois en vue de traitements médicaux sont des hypothèses très futuristes.

G. Fraser : Le conseil génétique, limité autrefois au risque de récurrence, c'est-à-dire de répétition d'une même maladie génétique dans une famille, peut conduire aujourd'hui à d'autres actions telles que l'insémination artificielle ou l'avortement sélectif. En effet, il est actuellement possible d'effectuer des dépistages de malformations durant la grossesse.

J. Lejeune : Ces actions n'ont rien à voir avec la pratique médicale qui lutte contre la maladie et non contre le malade.

A. Motulsky : Les points de vue des généticiens diffèrent sur ce sujet. Il me semble que ce point concerne les libertés individuelles et que le devoir du consultant n'est pas de prendre une décision mais de fournir les options possibles dans la salle de consultation.

Laurent Degos et André Langaney.

SUMMARY

T. Dobzhansky.– The first of the duties of a scientist, is to inform public opinion. Nowadays, although a large number of fields are still unexplored, a great deal of knowledge on human variability - including pathology - has been accumulated and it is often in conflict with beliefs and superstitions - hence the necessity to educate.

There are no two identical " normal " persons : great variability exists and it cannot be reduced to the alternative good / bad ; some variables, usually considered deleterious, under certain conditions, prove to be useful.

However, genetic problems are relatively minor in comparison with demographic problems, malnutrition and parasitology. It is therefore not only through genetics but also through the whole of science that man will have to assume the responsibility for his evolution.

Schull report.– The relative importance in pathology of hereditary diseases increases as a consequence of the decrease in infections and nutritional diseases. Two thousand hereditary diseases have been identified : this number increases by 75 to 100 per year. In developed countries 10 % to 30 % of cases referred to hospitals are patients suffering from diseases involving genetic components.

The genetic frequencies do not vary rapidly, but changes in the environment have an impact on these diseases.

Genetic mechanisms which involve systems of several genes or genetic linkage are very often imperfectly known.

The adaptive characteristics of a gene can influence the reproductive capacity or the physio logical characterics of an individual.

Two schools of population genetics have explained variability by the selection phenomenon (Dobzhansky) or by the theory of neutral genes (Kimura and Crow). This debate is important in practice because, if the second theory prevailed, volontary action on reproduction and medical treatment would be useless.

The transformations we are interested in concern the generations to come. Although the life span is lengthened nowadays, the generation span is shortening ; this has an impact since the frequency of chromosomic defects linked to the age of the mother decreases. Thus, selection decreases but still remains important at the beginning of embryonic life : nearly half of spontaneous abortions reveal a chromosomal anomaly.

Jacquard report.– Genes constitute the only permanent and transmissible reality of human population. Man has a limited power of intervention on this heritage which he can only transform by two means :

Infant mortality control. The infant mortality rate (death before age 15) in France was around 33 % two centuries ago. Nowadays it is 2 %. One may wonder whether this success is not going to be paid for in the long run, by an accumulation of *unfavourable* genes which were eliminated in the past. Two answers must be given : - this accumulative process is extremely slow and extends over scores or hundreds of generations - i.e. thousands of years. If there is a danger, there is no urgency.

– Genes are not the only important aspect ; their association is equally important : the association of a "good" and a "bad" gene is often preferable to two " good " genes. In genetics "good" or "bad" do not have any meaning and we cannot say today that medical action can be in any way dangerous for the future.

Population control. This is the struggle against the excessive number of births due to the improvements of means to prevent the death of children. But, at the same time it modifies the genetic evolution : the age of reproduction has decreased and consequently in Japan the frequency of mongolism has decreased by 40 % (Matsunaga) But in other cases this effect can be negative.

These transformations due to changes in procreation act very rapidly and may lead to a new demographic revolution in which man would take in hand his genetic endowment. The duty of the geneticist is to underline that our present knowledge cannot allow any reasonable eugenic action. The only possible conclusion is that the diversity of human beings is more important than the genes of a genius or of an athlete.

I. Barrai.– While cultural changes occur within a few years, genetic changes cover very long periods of time.

E. Boesiger.– Although they are presently practically unknown, polygenic complexes are those which produce the fastest response to the environment.

J. Frézal.– It does not seem that known variability - as in the case of enzymes - lends itself to selection. However, in actual fact, neutral genes and selection act probably simultanuously, and it is their respective contribution which probably justifies the differences between the different genetic schools of thought.

Medical genetics. There are four types of genetic diseases :

– *Chromosomal diseases* (J. Lejeune) : Most of them are accidents in the formation of individuals or gametes ; however the age of the mother plays a great rôle.

J. de Grouchy : Some of these diseases affect the sexual chromosomes ; in most cases they are also accidental.

– *Mendelian diseases* (J. Edwards) : They are more numerous and appear at mutation rates of about 1/500,000. There is practically no possible action on the number of aberrant genes.

– *Immunological incompatibilities* (S. Hollan) : These are extremely particular mendelian diseases ; the most current example being Rhesus incompatibility.

– *Polygenic diseases* (A. Motulsky) : The genetic mechanisms of these diseases are unknown and they occur either early (malformations) or in the adult (diabetes, schizophrenia).

D. Roberts : In England, genetic diseases seem to account for 40 % of infant mortality.

R. Cruz-Coke : This is not the case in developing countries. In Chile, genetic diseases account for only 7 % of infant mortality given all the other causes of mortality.

J. Feingold : Despite what is often believed, a lot of genetic diseases are curable with usual therapeutic means, but the defective genes remain and are transmissible.

J. Frézal : A lot of genetic diseases can be detected, but this detection is justified only if it is certain and if an efficient treatment can be proposed.

P. Marks : We must underline that genetic manipulations for medical treatments which are sometimes talked of, are very futuristic assumptions.

G. Fraser : Genetic counselling, which used to be limited to definition of recurrence risks - i.e. the repetition of the same genetic disease in a family - can lead today to other sorts of action like artificial insemination or selective abortion. It is more possible to detect malformations during pregnancy.

J. Lejeune : This has nothing to do with medical practice which fights against disease and not against the patient.

A. Motulsky : The points of view of geneticists differ on this. It seems that this concerns individual freedom and that the duty of the consultant is not to make a decision, but to offer the possible options open to the patient.

classes d'âge, équilibre démographique, devenir social

age groups, demographic balance, social development

Président du débat :
Bernice Neugarten

Vice-Président :
Henri Péquignot ·

Rapporteur :
Michel Philibert

Secrétaires :
Henri Péquignot et Michel Philibert

Participants :
Robert Atchley
Leonard Cain
Françoise Cribier
Jean Fourastié
Alain Girard
Kathy Gribbin
Anne-Marie Guillemard

1.– Alfred Sauvy affirme qu'aucun développement historique n'aura eu plus d'effet, au XXe siècle, sur la condition et le devenir de l'homme, que le vieillissement des populations – c'est-à-dire la proportion croissante de gens âgés dans la population (1). Ce fait lui paraît plus important que l'expansion mondiale du communisme ou la domestication de l'énergie atomique.

2.– Le présent rapport soutient que le vieillissement de la population tire son importance de ses liens à d'autres phénomènes ayant entraîné l'effondrement des normes culturelles et des institutions sociales qui contribuaient à façonner les cycles et les styles de vie traditionnels. Au changement dans la quantité des vieux s'est ajouté un changement dans la qualité et la signification de la vieillesse comme étape de la vie et, par voie de conséquence, dans le parcours de la vie tout entier.

3.– Pour mettre plus de clarté dans les thèses et les problèmes formulés dans ce rapport, commençons par fixer brièvement notre vocabulaire. *Vieillir* ou *avancer en âge,* c'est changer avec le temps de manière séquentielle, cumulative et irréversible. Nous ne limitons pas le concept aux seuls changements destructeurs, non plus qu'à ceux qui interviennent seulement dans la dernière partie de la vie. Nous affirmons que l'expérience multiforme du vieillissement humain ne tire pas son sens directement et principalement des changements naturels, universels, biologiques, qui accompagnent la croissance et la sénescence, mais bien plutôt des normes culturelles et des attentes de la société qui aident l'individu à organiser le parcours de sa vie et à se faire du temps un serviteur ou un ennemi (2). Un groupe d'âge, une *catégorie d'âge,* désignent le groupe, la collection de gens qui atteignent ensemble le même stade de la vie. Une *classe d'âge* est un groupe institutionnalisé remplissant dans la société une fonction définie, étant entendu que cette fonction peut se modifier à mesure que la classe d'âge avance sur l'échelle des âges. Il n'y a pas de traduction bien établie, semble-t-il, pour *age-set,* qui désigne le contingent, la somme des membres, appartenant à une classe d'âge. La *cohorte* par convention est l'ensemble des gens nés dans un intervalle de dix ans, la *génération* dans un intervalle de quinze à trente ans. Tous les membres de ces groupes et classes d'âge, cohortes ou générations, grandiront et vieilliront, franchissant les étapes d'une périodisation de la vie humaine, avec leurs égaux d'âges (leurs contemporains au sens étroit). Un *échelon d'âge (age-grade)* est une étape dans la suite ou la série des âges de la vie, en tant qu'on le distingue plus ou moins nettement d'étapes antérieures ou ultérieures. Appelons *périodisation (age-scale)* une série des âges de la vie, un système d'échelons d'âges, en aussi grand nombre qu'en distingue, dans le cycle de la vie individuelle, une culture ou une sous-culture quelconque, ou

---

(1). Selon les démographes, la principale cause du vieillissement des populations réside dans la baisse des taux de natalité. *Cf.* Paul Paillat, *Sociologie de la vieillesse,* P.U.F., R. Pressat, *la Démographie sociale,* Paris, P.U.F., 1971.

Des statistiques récentes sur le vieillissement des populations à travers le monde figurent dans le rapport du Secrétaire général, Nations unies, Assemblée générale, 28e session, *item* 58 de l'ordre du jour provisoire A/9100, A/9126, 28 août 1973, intitulé *le Problème des personnes vieillissantes et vieilles.*

2). *Cf.* Bachelard, *la Dialectique de la Durée,* Presses universitaires de France, 1950, 1963.

une théorie particullère. Nous appelons *échelle des âges* une périodisation telle, qu'à travers toute la vie, chaque étape ou échelon est amenagé ou interprété comme menant plus haut que le précédent (3).

4.– Notre thèse principale, fondée sur des travaux ethnologiques (4), affirme que le vieillissement des populations, qui depuis environ un siècle a accompagné l'évolution des sociétés pré-industrielles aux sociétés industrielles, s'est accompagné d'une détérioration nette et constante tant du statut social que des conditions de vie des personnes âgées. Leur statut social aujourd'hui est inférieur à celui dont les vieux ont joui dans les sociétés archaïques et agricoles ; il est inférieur à celui dont nos vieux d'aujourd'hui ont joui quand ils étaient plus jeunes.

5.– C'est un point à débattre de savoir si une récente évolution est ou non en passe de renverser la tendance et de fournir à la nouvelle génération vieillissant maintenant, et tout particulièrement à ceux que l'on a pu appeler les « jeunes vieux » (5), de meilleures chances et un statut plus élevé que ceux qu'avaient rencontrés dans les dernières décennies les précédentes générations vieillissantes

6.– Pour revenir à notre thèse centrale, nous soutenons que la dévalorisation des personnes âgées dans la société contemporaine a désorganisé le parcours de la vie dans sa totalité, abîmé la qualité de la vie individuelle en même temps que l'équilibre et le fonctionnement de la société, caractérisée aujourd'hui, de manière négative, par une ségrégation non signifiante des âges sans précédent historique.

7.– Ce rapport soutient par voie de conséquence que pour améliorer la qualité et restaurer la signification de la vie humaine, nous ne pouvons pas nous contenter de satisfaire, par le moyen de services d'appoint adéquats, les besoins des vieillards nécessiteux ou malades. Nous devons en fait repenser le parcours de la vie, pour tous et dans son entier, et modifier à cette fin, par l'action sociale, éducative et politique, les conditions de l'enseignement, celles du travail, celles du loisir, de manière à rétablir dans notre société un parcours des âges qui ait davantage de sens.

8.– La conscience de la proportion croissante, et de la dévalorisation sociale, des gens âgés, celle aussi des difficultés que cette situation entraîne pour la collectivité, ont conduit vers le milieu du XXe siècle à baptiser et à développer la *gérontologie,* en tant que champ nouveau pour la recherche scientifique et d'autre part des programmes, des services et des *politiques nationales* pour la vieillesse.

9.– Ces entreprises théoriques et pratiques peuvent être considérées comme des efforts délibérés pour analyser et pour corriger, en la réorientant, les effets négatifs d'une évolution sociale spontanée, c'est-à-dire auparavant non planifiée.

(3). Le vocabulaire des âges a été élaboré par A.R. Radcliffe-Brown, *Age organization Terminology,* « Man », n° 13, 1939 ; Evans-Pritchard *The Nuer Age-sets,* Sudan Notes and Records, vol. XIX, 1936, Part. II, pp. 233-269, Khartoum ; A.H. Prins, *East African age-class systems, an inquiry into the social order of Galla, Kipsigis and Kikuyu,* J.B. Wolters, Groningen, Djakarta, 1953. Nous empruntons le terme *agerank ladder* (échelle des âges) à J.G. Peristiany *The age-set system of the pastoral Pokot,* « Africa », XXI, IV p. 282, 1951. Cf. aussi Eisenstadt, *From generation to generation, age group and social structure,* Free Press, 1956 et Michel Philibert, *l'Echelle des Ages,* le Seuil, Paris, 1968.

(4). Principalement Léo Simmons, *The Role of the aged in primitive society,* Yale Univ. Press, 1945 ; *An anthropologist views old age ; Public Healt Reports,* vol. 72, n° 4, april 1957 ; Donald Cowgill, Lowell Holmes, eds, *Aging and Modernization,* Appleton Century Crofts, 1972.

(5). Cf. Bernice Neugarten, *Age groups in American Society and the rise of the young old,* à paraître dans the "Annals of political and social sciences",* septembre 1974.

10.– Ces efforts théoriques et pratiques ont contribué depuis une trentaine d'années à établir la gérontologie, scientifique ou appliquée, comme une institution sociale employant à plein temps, par milliers, des scientifiques et des praticiens.

11.– Dans le même temps, ces efforts ont bien souvent été traversés, détournés ou annulés, si nous regardons non plus la vigueur de l'institution sociale mais la qualité des résultats obtenus. A quoi ont concouru, nous semble-t-il, deux causes principales :

a) Une forte résistance, profondément enracinée dans notre culture, à regarder en face le vieillissement et le mourir. Pour éviter de faire face à leur propre vieillissement, la plupart de nos contemporains évitent d'avoir à faire avec les vieux ; ils contribuent ainsi à l'isolement et à la dévalorisation, qu'ils redoutent, de la vieillesse ! Le gérontologue peut sembler au premier abord avoir surmonté en lui-même, et travailler à surmonter dans la collectivité, de pareilles attitudes d'éviction ou de fuite devant le vieillissement. Mais dans la mesure, qui n'est pas petite, où il se contente souvent de voir dans la vieillesse un groupe d'âge, une minorité « autre » au sein de la population, et évite d'y voir une étape future de sa propre vie, il contribue inconsciemment à consolider la discrimination qu'il fait profession de combattre (6).

12.– b) La seconde cause qui conduit trop souvent la gérontologie à travailler à sa propre ruine réside dans l'ethnocentrisme des disciplines qui contribuent à l'étude du vieillissement. La biologie, la médecine, la psychologie, la sociologie, ont dans la conquête du terrain, à mes yeux, démontré plus souvent un esprit de concurrence que de coopération. Sans aucun doute des membres de la table ronde soutiendront que la difficulté d'engager un vrai travail interdisciplinaire n'a pas été plus marquée en gérontologie que dans d'autres secteurs de la science. Mais quelles que soient les causes de cette difficulté, l'intégration de résultats disparates, relatifs chacun à des jeux différents de méthodes et d'hypothèses, demeure encore à faire, et l'on a pu voir dans la gérontologie une collection de bribes de savoir, sans lien ni sens, incapables jusqu'ici d'éclairer l'expérience humaine du vieillissement (7).

13.– Notre analyse critique indique un principe de méthode. Aucune étude bien conçue ne peut limiter sa portée à un aspect ou à un processus du vieillissement (qu'il soit anatomique, physiologique, pathologique, démographique, psychologique, etc.). Aucun des âges de la vie, pas plus la vieillesse que la jeunesse ou l'âge mûr, ne devrait être étudié à part du réseau de relations qui l'attachent (soit comme groupe dans la population, soit comme échelon dans la vie individuelle) aux autres âges dans le cycle de vie et dans la société.

14.– De ce point de vue, nous jugeons que considérer le vieillissement comme déclin et attribuer à la vieillesse un statut inférieur est une attitude qui ne nuit pas seulement aux personnes âgées. Elle empoisonne les satisfactions présentes, elle ruine l'anticipation d'une croissance et les espoirs de réalisation dont pourraient jouir les gens d'âge mûr, les adultes et les jeunes. Là où l'attribution à chaque âge des responsabilités et des tâches ne fait pas du parcours une échelle ménageant à chacune des étapes successives l'occasion de trouver des compensations aux déclins, aux pertes, aux atteintes inévitables, et de poursuivre une ascen-

(6). Cf. R. Kastenbaum, Epilogue à Eisdorfer, Powel Lawfon, eds, The psychology of adult development and aging, A.P.A., Washington, D.C., 1973 : « Nous [les scientifiques] n'échappons pas entièrement aux préjugés relatifs à la vieillesse, communs dans notre culture. Demandez voir un peu à des gérontologues d'examiner leur propre développement et leur propre vieillissement ! C'est une entreprise à faire damner un saint... Il y a sans doute des choses que réellement nous ne voulons pas savoir au sujet des personnes âgées... Se préserver de tout contact intime avec elles est commun... Combien de chercheurs en gérontologie ont-ils été encouragés à une visite guidée de la structure de leurs propres attitudes mentales ? »

(7). Cf. K. Riegel Foundations of gerontology, dans l'ouvrage ci-dessus mentionné : « Nos concepts en matière de recherche et de théorie n'ont pas dépassé les points de vue du XIXᵉ siècle...[Nous devrions] encourager les perspectives synthétiques et historiques plutôt que la collection de pièces et morceaux de savoir suscités par une attitude naïve de recherche des«faits ».

Voir aussi Donald T. Campbell, Ethnocentrism of disciplines and the fish-scale model of omniscience, in Sherif et Sherif, eds « Interdisciplinary relationships on the social sciences », Aldine, Chicago 1969.

sion sociale et une croissance personnelle vers une plénitude, l'espoir s'éteint pour tous, même pour les plus jeunes membres de la communauté. Là réside l'importance d'un bon aménagement du parcours des âges. Ce qui est en jeu dans le sort des vieux, c'est le sort de tous et de chacun, et des enfants encore à naître. Certes le statut inférieur que notre société assigne au travail manuel et aux classes laborieuses, aux gens de couleur, aux handicapés, aux femmes, exige que nous luttions pour l'abolir. Le statut inférieur assigné aux vieux peut certes se combiner avec ceux que l'on vient d'évoquer, de telle sorte que la condition la pire est sans doute celle que vivent les vieux pauvres, les vieux infirmes ou malades, les vieux immigrés, les vieilles femmes. Mais les problèmes de statuts liés à l'âge sont si généraux que même des vieux en bonne santé, des vieux riches, des vieux mâles, et les contingents plus jeunes, anticipent ou rencontrent le vieillissement plutôt comme une menace que comme une occasion d'épanouissement.

15.– La situation actuelle, du point de vue du statut social des âges, pourrait, en simplifiant à l'excès, s'analyser ainsi :

a) Il y a plus de ségrégation non signifiante entre les âges dans notre société que dans aucune autre ;

b) L'étude (formalisée) est assignée à l'enfance, le travail à l'âge adulte, le temps de loisir aux retraités. Cette distribution des fonctions humaines tend à priver de leur sens et l'étude, et le travail, et le loisir : leur sens s'enrichit de leur mutuelle fécondation, elle aboutit à nous empêcher de croître et de vieillir intègres.

16.– Pour restaurer la qualité et le sens de la vie humaine, il ne suffit donc pas de procurer des services d'assistance, des centres récréatifs, des maisons de santé, *etc.*, aux vieillards pauvres, malades et isolés. Il nous faut réapprendre à voir dans les gens âgés les pionniers qui nous ouvrent le chemin qu'il nous faudra suivre après eux, comme faisait Socrate selon le prologue de *la République* de Platon. Pour la première fois peut-être dans l'histoire, une génération a vieilli à travers le XXe siècle ou avec lui, sans pouvoir utiliser la carte du parcours des âges qu'elle avait établie dans son enfance en vivant auprès de ses grands-parents : la rapidité des changements sociaux l'a rendue caduque. Beaucoup n'ont pas su s'en tirer. Et c'est cette génération dont l'étude a conduit de naïfs gérontologues à croire qu'elle leur révèlerait « *la nature de la personne âgée* » et « *les lois des processus du vieillissement* » ! La génération qui atteint aujourd'hui l'âge mûr et le seuil de la vieillesse devra inventer pour son vieillissement de nouvelles normes, qu'elle seule pourra enseigner aux plus jeunes.

17.– Restaurer la qualité et le sens de la vie humaine exige aussi que nous changions notre système éducatif, pour que l'éducation remplisse la vie entière, nos conditions du travail, pour que le travail redevienne un lieu où l'homme investisse responsabilité, initiative, créativité, et que nous améliorions à tous les âges l'équilibre des rôles et des tâches entre hommes et femmes.

La psychologie de l'âge adulte et du vieillissement a souvent, au cours des dernières décennies, assimilé le vieillissement au déclin des fonctions intellectuelles. Les études actuelles tendent à montrer que ces « résultats » étaient pour l'essentiel des artefacts produits par des méthodes approximatives ; ainsi par exemple les études transversales conduisant à confondre des différences entre groupes d'âge avec les changements apportés par l'âge. Ces résultats s'expliquent par l'évolution historique qui fait qu'à travers le XXe siècle chaque cohorte successive réalise de meilleures performances intellectuelles que la précédente. Les faibles performances intellectuelles enregistrées pour la génération qui était âgée entre 1945 et 1970 (c'est-à-dire enregistrées par la première génération de gérontologues) résultaient probablement de son taux faible de scolarisation dans l'enfance, et surtout du manque de stimulation, d'occasions et d'exercices intellectuels absents d'un travail monotone à travers leur âge adulte. Sur ce sujet Platon et Marx nous ont légué des enseignements qu'il vaudrait la peine de mettre à l'épreuve. Platon suggère de poursuivre l'éducation fort avant dans l'âge mûr ; Marx de combiner le travail, la gymnastique et l'étude dès la tendre enfance (8).

(8). *Cf.* Platon, *Republic,* liv. VII, vers 536-540, Marx, *Capital,* Liv. I, chap. XV, section IX.

18.– Restaurer la qualité et la signification de la vie humaine exige enfin que, nous méfiant d'une identitié ambiguë entre savoir et pouvoir, nous apprenions à apprendre des malades, des vieux et des mourants ; et que nous apprenions à regarder de front : pertes, frustrations, le déclin et la mort, de manière à en extraire l'élan et le sens qu'ils peuvent apporter à notre vie.

Comment est-ce possible ? Les citations suivantes peuvent nous indiquer des pistes :

« A mesure que la possession du vivre est plus courte, il me la faut rendre plus profonde et plus pleine » (Montaigne, Essais, III, XIII).

« Nous pouvons donc profiter de l'heureux âge où l'homme est rendu à lui-même, où la réflexion s'occupe plutôt à organiser l'inaction qu'à servir des exigences externe et sociales » (Bachelard, avant-propos, la Dialectique de la Durée).

« Avançant en âge nous obtenons moins, nous avons moins – mais ce moins peut signifier davantage. Et quelle curieuse période que celle où l'étonnement de vivre se renouvelle et s'affermit, en somme prend de la consistance pendant que l'objet de cet étonnement – cela même qui est donné – s'amenuise ! Et quelle chance de pouvoir avancer plus vite dans ce renouvellement de l'intelligence de l'homme intérieur que n'avance la destruction de l'homme extérieur ! » (André de Robert.)

« Il vous est avantageux que je m'en aille, car si je ne m'en vais pas, le consolateur ne viendra pas ; mais si je m'en vais, je vous l'enverrai » (Jean, XVI, 7).

« La lecture des bons livres est comme une conversation avec les plus honnêtes gens des siècles passés qui en ont été les auteurs » (Descartes, Discours, I).

19.– Sur la base du présent rapport, la discussion pourrait tout d'abord apporter des confirmations ou des corrections aux thèses principales ; elle pourrait ensuite analyser les courants d'évolution sociale susceptibles, soit par un mouvement spontané, mais prévisible, soit par des interventions délibérées, de contribuer dans les prochaines décennies à :

a) Améliorer le statut et les conditions de vie des gens âgés ;

b) Surmonter la ségrégation des âges ;

c) Restaurer un parcours des âges en forme d'échelle fournissant à tous et à chacun des occasions de compensation, de croissance et d'épanouissement à mesure qu'il avance en âge et en savoir.

Michel Philibert.

Bernice Neugarten.– I want first to introduce the members of the round table. To begin on my right, Professor Girard, who is vice-president of the University of Paris V. He is a sociologist and a demographer. Next we have Professor Jean Fourastié, who comes from the Conservatoire National des Arts et Métiers, in Paris ; he is an educator and an economist. Next, we have Professor Robert Atchley, from Miami University in Ohio, U.S.A. He is a sociologist and a demographer. Next to him is Professor Françoise Cribier, from the University of Paris and the Centre national de la Recherche scientifique. She is a social geographer interested in human problems related to geography and the relation of man to his environment. Next is Professor Henri Péquignot, who is the co-chairman of this round table. He is a professor of medicine whose broad interests include the effects on society of biological and medical advances, and the effects of longevity on demography. In the center of this table we have Professor Michel Philibert, professor of philosophy at the University of Grenoble, a man of many talents who has organized this round table. He prepared an introductory paper (in both English and French) which was enormously useful to members of this group, and he has also prepared the list of questions that is now being circulated among you to help guide our discussions.

On my left is Professor Leonard Cain who comes from Portland State University in Oregon, U.S.A. He is a sociologist and a demographer. Next is Doctor Kathy Gribbin, who is a psychologist from the University of Southern California in Los Angeles. Doctor Gribbin is particularly interested in human capacities, including intelligence, as they change over the life cycle.

To my immediate left is Doctor Anne-Marie Guillemard, of the University of Paris VII, a sociologist who has special interest in the problems of retirement.

I am Bernice Neugarten, Professor of Human Development and a behavioural scientist at the University of Chicago. I am particularly interested in the quality of life for persons of different ages, and what we can expect in the next two decades given the changing needs of older populations in a changing society.

As one more word of introduction, I want to say that this group shares an interest in what is now a growing field in both the biological sciences and the social sciences, a field called gerontology, and in its accompanying field in medicine, geriatrics. We hope that every person in the audience shares with us an interest in problems of aging ; if not a professional interest, then a personal one, and that you will interact with us as we proceed today. We expect to maximize informality : none of us will read a paper.

First my co-chairman will make a few introductory comments.

H. Péquignot.– Je voudrais prendre très brièvement la parole pour expliquer quelle dérive a pris le sujet de notre table ronde, dérive inconsciente de la part de ceux qui l'avaient préparée.

En effet, derrière la notion de classe d'âge, d'équilibre démographique, il y avait une foule de sujets. Pourquoi avons-nous privilégié, peu à peu, au début sans nous en rendre compte et sans prendre conscience de ce parcours, pourquoi avons-nous privilégié le parcours de la naissance jusqu'à la mort en passant par la vieillesse. C'est peut-être pour une première raison, à savoir que l'étude de ce parcours est le type même d'une question interdisciplinaire à laquelle est liée l'organisation de ce colloque. En effet, l'on peut, au cours de ce parcours, étudier l'interaction extrêmement complexe d'une part des conditions biologiques et, d'autre part, des conditions et des normes culturelles et sociales. Elucider cette interaction est une tâche exaltante pour un groupe interdisciplinaire.

La seconde raison est d'ordre pratique. Face à la révolution démographique qu'a constituée l'augmentation considérable en pourcentage du nombre des personnes âgées, il ne nous a pas semblé que les sociétés dans lesquelles nous vivions avaient pris une conscience suffisante des conséquences qu'il fallait en tirer. Et peut-être serait-ce une tâche de ce Colloque de s'intéresser, de s'interroger sur les conséquences que les sociétés ont à tirer de ces phénomènes.

Cela dit, il y avait beaucoup d'autres sujets possibles, et que nous avons ainsi sacrifiés, par exemple le problème de la multiplication du nombre des individus, de la multiplication des contacts de chaque individu, de la variété infinie de ces contacts. On pourrait nous reprocher de ne pas nous être attaqués à la modification des personnages que représentent sur le plan social, les deux sexes, de ne pas nous être attaqués à la condition féminine ! Et pourtant, malgré la présence d'un nombre important de femmes autour de cette table (et je les salue particulièrement), nous n'avons pas retenu ce sujet. De même nous n'avons pas retenu le problème des migrations.

Cependant le choix que nous avons fait, celui du cycle de vie, s'imposait à nous. Nous souhaiterions que l'on ne nous reproche pas d'avoir négligé le problème de la jeunesse. En effet, il nous semble à tous que nous traitons autant le problème dit de la jeunesse que celui appelé de la « crise des générations ». Simplement, en attaquant ce problème sous l'angle du vieillissement des populations, nous avons fait un pari. C'est que le problème est plus facile à comprendre si on l'aborde à partir des sujets âgés que si on l'aborde à partir de la place des jeunes. C'est peut-être aussi que certains d'entre nous pensaient que parler d'un problème de la jeunesse et d'un problème de la vieillesse, c'est méconnaître pareillement l'existence d'une grande catégorie : celle des gens qui sont entre les deux. Et peut-être l'adulte, qui se considère ou est considéré comme une référence (dont la situation est considérée comme normale), a-t-il tort de considérer que ce sont les autres classes d'âge qui ont des difficultés. Peut-être, dans cette erreur de perspective, le sujet adulte, dans sa maturité, est-il aussi maltraité que le jeune ou que la personne âgée dont nous allons partir. Peut-être faudrait-il penser à abandonner explicitement toute référence à une catégorie d'âge qui serait considérée comme en situation plus normale que les autres, plus normale, c'est-à-dire pouvant servir de norme ou de référence.

Voici les quelques mots que je voulais dire sur l'histoire du sujet abordé au cours de cette table ronde.

Bernice Neugarten.– Thank you, Professor Péquignot. Yesterday, when this round table group met for the first time, we had an engaging and exciting discussion. We thought that we could perhaps best capture the quality of that discussion if we posed to this larger audience some six to eight questions.

We have distributed those questions in written form, but let me read them aloud, just to begin the discussion today.

1 – In the next few decades will the populations in *developing* countries age as dramatically as western populations have aged over the past century ?

2 – Do we now stand on the verge of a biological breakthrough that will markedly extend the human life-span ?

3 – How is social change affecting the very timing and rhythm of the course of life ?

4 – Is conflict between age-groups inevitable ? Is it increasing with the increasing proportions of older people ?

5 – As society becomes industrialized, is it inevitable that the old become devalued ?

6 – Can older people benefit from social and technological progress to the same extent as the young ?

7 – How can society create equitable distribution of goods services among young and old ?

8 – Do the rights of older people conflict with the good of the society or with the good of the species ?

9 – In these questions mentioned above, what are our responsabilities as scientists ?

Mister Philibert will make an introductory comment on the first question, then I shall call upon other members of the round table for very brief statements. Then we will have some exchange among us at the table. We expect to follow this procedure for each of the questions in turn.

M. Philibert.– Après l'introduction de madame Neugarten et du professeur Péquignot, je n'ai pas besoin d'introduire très longuement la première question. A mesure que les sociétés occidentales se sont, au cours des XIXe et XXe siècles, industrialisées et urbanisées, un grand nombre de changements historiques et sociaux se sont produits simultanément. Certains intéressent au premier chef l'équilibre des populations. La baisse des taux de natalité, de fécondité, la baisse des taux de mortalité infantile, ont eu pour résultat un changement dans l'équilibre des groupes ou des classes ou des catégories d'âge. Très schématiquement, la proportion des gens âgés de moins de vingt ans s'est fortement réduite, et la proportion des gens âgés de plus de soixante ans s'est multipliée considérablement pour la première fois dans l'histoire de l'humanité.

Ce phénomène que les démographes appellent le vieillissement de la population, Alfred Sauvy en a souligné l'importance en disant qu'à ses yeux le vieillissement des populations, l'accroissement de la proportion des personnes âgées dans la population avaient plus d'importance que l'extension des régimes communistes à travers le monde ou que la domestication de l'énergie nucléaire.

Si chacun peut-être ne souscrit pas à cette proposition, c'est un moyen d'attirer l'attention sur l'importance trop souvent méconnue du phénomène. Plutôt que de l'expliquer, nous posons une question : la première. Ce qui s'est produit en plusieurs décennies dans les sociétés occidentales va-t-il se produire dans les sociétés dites en voie de développement et peut-être plus rapidement ? Telle est la première question sur laquelle nous invitions d'abord monsieur Girard à nous donner son avis.

A. Girard.– Madame le Président, la question posée concerne l'avenir, et ne comporte donc pas de réponse certaine. Les perspectives démographiques ont été si souvent démenties par les faits qu'on pourrait se demander si leur fonction même n'est pas de recevoir ce démenti. Leur importance et leur valeur n'en sont pas moins évidentes car elles permettent de formuler des probabilités hautement vraisemblables, sinon des certitudes, et de préparer l'avenir en le modifiant.

Pour éclairer la question, il y a lieu de préciser la nature et le mécanisme du vieillissement des populations. La grande révolution, peut-être la seule révolution, qui exprime et résume toutes les autres, s'est accomplie il y a deux siècles. C'était hier. Pour la première fois dans l'histoire de l'humanité, la mort a reculé, la mortalité a baissé à partir de la fin du XVIII° siècle dans les pays européens ou d'origine européenne.

L'espérance de vie, ou la durée moyenne de vie s'est allongée, sans pour autant modifier la longévité humaine. Il en est résulté un fort accroissement de population, dans la mesure où les naissances restaient aussi nombreuses. Mais celles-ci ont diminué ensuite, entraînant un changement profond dans la répartition des âges. Tout s'est passé comme si des vieux avaient remplacé des jeunes, et l'ensemble de la population a vieilli.

La réponse des populations occidentales à la baisse de la mortalité a été une baisse de la fécondité, par la limitation des naissances. Il s'agit d'un processus d'adaptation progressive.

Quant aux pays en voie de développement, la baisse de la mortalité y est un fait accompli, ou en train de s'accomplir beaucoup plus vite que ce ne fut le cas en Europe. D'où cette explosion démographique qui est l'un des grands problèmes d'aujourd'hui. Si l'on admet que l'espèce humaine ne peut se multiplier indéfiniment, force est de penser que la population de ces pays devra s'adapter à son tour au nouveau régime de mortalité qui lui est venu de l'extérieur. La question posée est donc de savoir quand, et à quel rythme, le nombre des naissances y diminuera.

Les choses peuvent aller assez vite, si l'on en juge par un exemple tel que celui du Japon, mais les mentalités ne changeront peut-être pas partout aussi rapidement. Il est certain en tout cas qu'à partir du moment où ces populations limiteront leur fécondité, elles vieilliront à leur tour, puisqu'il s'agit d'une conséquence arithmétique. En s'adaptant au nouveau régime de mortalité, l'humanité tout entière est appelée à vieillir, au sens où nous l'entendons : le nombre et la proportion des personnes âgées augmenteront.

Ce que nous ignorons, c'est à quel rythme et quand se produira partout ce vieillissement. S'il est vrai que tous les peuples sont appelés à connaître la même évolution démographique, l'un des drames de l'histoire humaine consiste dans le fait que cette évolution ne se produit pas partout aux mêmes moments, provoquant au cours du temps des déséquilibres générateurs de tensions.

Telles sont les perspectives qu'il convient de se représenter clairement.

J. Fourastié.– Je vois la question comme le précédent intervenant mais je crois devoir mettre en évidence certains aspects du sujet.

Ce que vient de dire monsieur Girard peut s'exprimer de la manière suivante. La population des pays sous-développés vieillira lentement si sa fécondité reste très forte et si le nombre total de sa population augmente très vite. En revanche, si le nombre de la population est vite stabilisé, alors le vieillissement sera rapide. C'est pour moi l'occasion de dire que, bien entendu, je me rallie (je ne m'incline pas, mais je me rallie) aux propositions de la table ronde d'étudier le problème de la naissance, le problème du vieillissement et de la gériatrie. Mais je voudrais tout de même dire ici que le problème démographique fondamental n'est pas de ceux-là. Il ne faudrait pas qu'une lecture hâtive des travaux du colloque puisse laisser croire à des journalistes, à des lecteurs de journaux, ou même de comptes rendus bien faits, il ne faudrait pas que quiconque puisse croire que, de l'avis des membres du présent colloque le problème numéro un de la démographie est celui que nous allons étudier ce matin. En fait, nous avons décidé d'étudier cela, mais nous aurions pu étudier beaucoup d'autres choses. Le problème traité ici ce matin est intéressant mais ce n'est qu'un problème parmi d'autres. A mon sens, le problème numéro un c'est le *nombre de la population mondiale*, ce que l'on appelle souvent « l'explosion démographique mondiale », qui a fait l'objet, vous le savez tous, de débats à un grand congrès international à Bucarest, duquel il résulta non pas seulement beaucoup de confusion mais beaucoup plus de problèmes que de décisions.

C'est bien là le problème majeur, le problème de population. Et comme nous venons de le dire, le problème que nous traitons ici est lui-même lié au précédent.

Hier, j'ai été préoccupé par une déclaration faite à la place où je suis aujourd'hui, qui reprend un slogan que vous connaissez tous puisqu'il existe depuis cinquante ou cent ans, et qu'il est particulièrement à la mode aujourd'hui. Elle dit à peu près : *« L'humanité sera ce que nous voulons qu'elle soit. »* Cela me paraît tout à fait fallacieux ; l'humanité ne sera nullement ce que nous voulons qu'elle soit. Il y a, me semble-t-il, une raison intellectuelle, rationnelle à cela, et c'est la suivante : qui est « nous » dans cette affaire ? Cela suppose que les gens aient une volonté commune. Or nous sommes quatre milliards d'hommes ; et ces quatre milliards d'hommes n'ont aucune volonté commune à l'égard de la croissance de la population. Exemple : en ce qui concerne ce chiffre de quatre milliards, est-ce que quelqu'un a voulu que nous soyons quatre milliards ? Si nous sommes sept milliards en l'an 2 000, est-ce que ce sera parce qu'il y aura eu une volonté qu'il y ait sept milliards d'hommes sur la Terre ?

Je conclus que l'homme est en grande partie prisonnier du pouvoir dont il dispose, prisonnier beaucoup plus que maître. Il n'y a pas une volonté claire, nette, unique d'utiliser les pouvoirs techniques qui nous sont donnés.

Finalement, il y a une série d'interactions prodigieusement compliquées, prodigieusement difficiles, même après-coup, à inventorier. Il en résulte un certain schéma d'évolution, une certaine réalité d'évolution que malheureusement personne n'a voulu, ni même prévu.

Je veux dire que des travaux comme ceux-ci n'en sont que plus utiles, mais il faut avoir une claire conscience du fait que nous sommes en grande partie le jouet de forces à la fois biologiques, physiques, chimiques et sociales, de forces qui nous échappent ou de forces dont nous disposons dans la confusion et je dirais dans l'anarchie ; finalement, le devenir de l'homme est en grande partie imprévisible et dramatique.

Bernice Neugarten.– Would you like to comment, Professor Cain ?

L. Cain.– Yes. I would like to try to extract two additional points from this so-called demographic revolution, that is from a high birth-rate/high death-rate experience of a population to a low birth-rate/low death-rate experience.

There are first some significant genetic consequences that demographers have not often dealt with.

1.– There is clearly a slower turnover of a population, that is, we can have an expansion of the numbers of people inhabiting the earth even with a declining birth-rate, because more people born are living longer.

2.– We need to remind ourselves that with the completion of the so-called demographic revolution, most of those who are born are kept alive at least through the reproductive period. I don't think we know the full implications of this fact.

3.– There is also the possibility and the probability that smaller percentage of the population will have children. Certainly the Women's Liberation Movement is an illustration of this situation. I will leave to the genetics specialist further commentary on the implications of this possibility. There is a second point that deals with politics and, I think, ethics. This demographic revolution occurred rather slowly among the European populations : over a period of 250 to 300 years. The same Europeans are now calling upon the rest of the world to speed up this revolution to 20 or 30 years. The question of the fairness of this, the question of the consequences politically, are still to be dealt with. Japan has already been mentioned as a prototype. Brazil appears to be demanding that in the 20 th century it has the right to do that which the United States did in the 18th to 19th centuries.

There is another point : we have been talking about a demographic revolution that we have already had experience with : the decline in infant mortality. There is now the question whether we are on the verge of a breakthrough – whether we will not only keep alive a larger percentage of those born through what we have called the normal life-span of seventy years and a little bit more, whether or not there is now a breakthrough that will keep people alive beyond 80 or 90 or 100.

Bernice Neugarten.– I would like to comment briefly on that point, since some of us in the United States have been very much concerned about the ability to predict the numbers of persons who will be old in the next two decades. Although we have been primarily a group of social scientists working on this question, we have been consulting biologists, asking, indeed : Is there much likelihood that further advances in the field of molecular biology or biochemistry or immunology, will lead in the next few decades to a major extension of the life span ? One which would have an effect on the demography of at least the Western societies or the highly developed societies ?

There are very few biologists who believe that that is llkely. The vast majority of biologists whom we have been consulting are in agreement that we do not face any major shift in the length of average life-span in the next two decades.

I think this is a question that later in this session should be commented by persons in the audience who are themselves biologists. But I for one have felt somewhat re-assured by the responses we have obtained. Among the problems that face social scientists with regard to our changing social institutions, and the cultural lag that exists in meeting the needs of the increasing proportion of older people, at least it is not likely that the numbers of aged will mushroom in the next few decades to create a set of problems that we would be totally unable to face.

M. Philibert.– En fait, nous sommes entrés insidieusement dans la seconde question grâce à Leonard Cain, à Bernice Neugarten. On avait distingué tout à l'heure l'accroissement de la *longévité moyenne* qui s'est opéré depuis quelques décennies, mais n'a nullement touché la *longévité potentielle* de l'homme ; celle-ci, autant que nous le sachions, est restée la même depuis fort longtemps.

Et la question posée est de savoir dans quelle mesure nous serions à la veille d'un accroissement sensible de la longévité potentielle de l'homme, soit par le biais de manipulations génétiques, soit par l'effet de la biochimie ou de la pharmacologie. En fait, si la question est posée, c'est parce qu'une presse avide de sensationnel – et il faut le dire, un certain nombre de savants comme Alex Comfort, qui l'a écrit dans *Playboy* de sorte qu'il est le gérontologue le plus lu à travers le monde – a dit que l'on allait pouvoir augmenter la durée absolue de la vie humaine pour obtenir davantage de crédits de recherche.

H. Péquignot.– Je comprends que chacun cherche auprès de l'opinion ses crédits de recherche par des méthodes qui relèvent de sa conscience et que le meilleur moyen est certainement de flatter l'opinion.

L'on peut dire qu'il ne semble pas ressortir avec évidence des faits cliniques indiquant que nous soyons à la veille de voir se réaliser ces espoirs qui, de toute façon, sont annoncés de façon sensationnelle depuis une cinquantaine d'années un peu dans toutes les régions du monde. Tout le monde sait de quoi vieillissent et de quoi meurent les humains ; je ne vous réciterai pas des statistiques de mortalité ni de morbidité. Tout le monde sait que ce chiffre représente dans nos pays pour moitié des affections vasculaires, et pour le quart des cancers, tout le reste se partageant l'ensemble de la pathologie. Par conséquent, il faudrait que cette découverte représente le traitement radical préventif ou curatif de cet ensemble d'affections... ce qui aujourd'hui ne paraît pas scientifiquement probable !

Bien entendu, ceux d'entre nous qui sont les plus âgés souhaitent que je sois démenti très vite ; mais je ne pense pas que nous soyons en dehors du domaine de la science-fiction.

Je voudrais ajouter un mot sur la mystification scientifique. Il est certain qu'il y a peu de domaines comme la gérontologie où les sciences se mystifient davantage ; je parle des sciences faites par des hommes de bonne foi, de bonne qualité et d'une très grande rigueur scientifique. Il en est ainsi de la manière dont un concept passe d'une science dans une autre. Notre société a inventé l'arme absolue qui est la date de naissance ; elle est facilement mesurable ; l'on peut maintenant enregistrer les gens de façon définitive. Elle a des retombées : à une certaine date tous les gens doivent aller à l'école... à une autre on les met dehors de tout marché du travail. Entre-temps, on leur fait faire leur service militaire, on leur impose d'avoir compris intégralement les mathématiques modernes s'ils veulent éviter un métier manuel.

Ces catégories d'âge, qui sont bureaucratiques et commodes, ont été très curieusement intériorisées peut-on dire, par l'ensemble de l'humanité. Et c'est vrai que l'on décrit des promotions d'âge en leur trouvant quelque chose de commun... Malheureusement, l'observateur et l'observé ont la même durée de vie. Plus exactement, l'observateur a au moins trente ans quand il commence à observer ; et, par conséquent, il meurt plus vite que les cohortes qu'il observe. On a fait ainsi, disons en 1960, le portrait de l'octogénaire ou le portrait du sexagénaire, alors que l'on ne faisait que le portrait des gens nés en 1900 ou en 1880 et survivant à cette date.

Aucun travail longitudinal ne nous permet de bien distinguer ce qui a été dit des gens appartenant à un certain groupe d'âge de ce qui relève de l'accumulation du nombre des années... si quelque chose en relève ! Et ce qui relève de l'histoire de chaque génération. Cela est probablement vrai sur un plan où je suis peu compétent comme celui de la psychologie ou de la sociologie ; cela est vrai du plan biologique.

Or, malheureusement, derrière des catégories comme « retraité » ou « premier âge », un certain nombre de biologistes et de médecins ont accepté d'écrire des portraits-robots. Ceux-ci sont statistiquement valables, et ce grossièrement ; ils n'ont pas de valeur individuelle. Mais ils sont projetés, utilisés par les psychologues, etc. comme si les biologistes y croyaient, comme s'il y avait une base biologique. Et cette mystification aboutit à la satisfaction de certains préjugés populaires.

Ainsi, en ce qui concerne les personnes âgées, lorsque l'on passe d'une catégorie d'âge plus jeune à une catégorie plus âgée, le nombre des infirmes augmente de façon régulière. Il y a plus d'infirmes, plus de handicapés chez les nonagénaires que chez les octogénaires. Mais ce n'est pas une raison pour déclarer qu'à un certain âge on rentre dans le quatrième âge, celui du vieillard dépendant, par opposition au troisième âge, celui du vieillard non dépendant. En effet, vous trouverez des infirmes à un âge relativement jeune et vous trouverez des vieillards autonomes à un âge très avancé. Que je sache, lorsqu'il est mort, Picasso n'était pas dans le quatrième âge, puisqu'il était autonome.

Or, précisément, cette erreur aboutit à créer des institutions sociales centrées simplement sur la date de naissance et qui ne réalisent pas une satisfaction individualisée des besoins de chacun.

M. Philibert.– S'il y a eu, s'il peut y avoir des tables rondes qui traînent, la nôtre est perpétuellement en avance sur la question suivante. Il est cependant de ma fonction de rapporteur de dire quelques mots pour introduire une question dans laquelle nous sommes déjà !

Au fond, ce n'est pas directement le changement dans l'équilibre démographique des groupes d'âge qui nous importe le plus, mais c'est l'ensemble des transformations sur la qualité, la signification du parcours de la vie qui dépend de conditions sociales, économiques, politiques, culturelles qu'il faut prendre en considération et non pas seulement les changements d'équilibre quantitatifs.

Un peu moins brièvement que dans l'introduction des autres points, je voudrais dire que l'accroissement de la proportion des gens âgés fait que devenir vieux n'est plus considéré, comme on était tenté de le faire autrefois, à savoir comme un exploit ou comme une grâce ! C'est banalisé !

Nous avons inventé de scolariser tous les enfants, et nous n'avons pas cessé depuis environ un siècle d'accroître continuellement la durée de leur scolarité de sorte que si autrefois tous les enfants entraient dans la vie professionnelle avant l'âge de la puberté, ils passent aujourd'hui une longue partie de leur vie à l'étude, sous la contrainte, sans avoir beaucoup d'autres occasions de s'initier aux responsabilités sociales.

Et à l'autre bout de la vie nous avons constitué pour les gens d'âge mûr et qui vieillissent (et qui sont devenus de plus en plus nombreux) une période qui s'est caractérisée dans la première moitié du XXᵉ siècle par la suppression d'un certain nombre de responsabilités qu'autrefois, l'on conservait toute la vie.

Comme on fait moins d'enfants, quand on a fini de les élever, l'on vieillit sans plus avoir les responsabilités éducatives ou parentales qui autrefois vous suivaient jusqu'à la mort.

On a inventé l'institution de la retraite ; on tend à la prendre ou à la faire prendre de plus en plus tôt pour bien des raisons, et il y a ainsi une longue période dans laquelle une certaine oisiveté, un certain loisir, s'exercent. D'autre part, la masse de nos savoirs et de nos savoir-faire s'est accrue. Ce sont des savoirs rationnels et non plus empiriques comme jadis ; nous ne les apprenons plus sur le tas ; nous les apprenons à l'école ; mais la vitesse de renouvellement et d'obsolescence s'est beaucoup accrue. De telle sorte que ceux déjà d'âge mûr ou les retraités qui n'ont pas pu, en raison de leurs conditions de vie et de travail, entretenir et renouveler leurs connaissances, arrivent avec un stock de connaissances usées. Ils ne sont plus les gens les plus riches en savoir et en sagesse et les pionniers pour ceux qui les suivent, mais ils sont devenus des gens démodés.

Et ainsi les enfants ont cessé de regarder dans le vieillard et dans l'adulte le modèle de ce qu'ils seraient plus tard. Ces pionniers qui les précèdent, comme disait Socrate, sur une route que nous devrons peut-être suivre après eux, ils les regardent comme des gens dépassés par l'évolution.

Voilà quelques-uns de ces faits qui modifient l'expérience humaine du parcours de la vie. Et en m'excusant d'avoir posé à la fois la question et peut-être donné une partie de la réponse... il y a tant de réponses et de commentaires à faire, que je suis convaincu que Robert Atchley me reprendra ou ajoutera à ce que j'ai dit !

R. Atchley.– One of the advantages of having a later place on the agenda is that, if you wait long enough, you can depend on the fact that someone else will have said what you were going to say, and will have said it better.

I would like to go back to a few of the points made earlier regarding this question of what happens to the status of man as a country progresses through demographic change.

We have heard that the length of the life-span of human beings has not changed much, despite the demographic change. What has changed is the number of people in a given society who can expect to live through that life-span. This fills up the various age groups.

Population growth therefore not only means more people at each age, but the decline of mortality, both infant mortality and mortality at later ages, means more people at older ages.

Another related factor is the effect of rapid social change, which Mister Philibert just referred to. What happens with rapid social change is that not only do you have more people in each age group, but you have a growing diversity of the characteristics of the people within between both a given age group, and to different groups. The result is a diversity of characteristics among people of the same age and a diversity of life-styles within and among age classes.

A further result is that our old conceptions with regard to the stages of man are no longer appropriate to the reality. There are more stages, and there are more alternative paths through those stages, than we have customarily thought about. In that sense, the older people in the society still represent pioneers, in the sense that these older people are making choices among new alternatives, alternatives of life styles that have never before been presented to human beings. This represents the pioneering opportunity.

Another difficulty with the increasing diversity of older people, and with people in general, is the difficulty in defining the specific persons to whom age norms apply, and the specific persons to whom programmes or social policies directed to "the aged" should be applied.

This is a problem that should be discussed in terms of the scientific responsibility for coming up with some kind of mechanism for identifying people, some system which will begin to recognize the incredible diversity among all people, including older people.

One further point that I would like to make with regard to growth of population is that in France, for example, the older age category that has grown the fastest in the last twenty years has been the category between age 60 and age 75. In the next twenty years, the category that will grow the fastest in France will be the people from age 75 to age 85.

Here I recognize Mister Girard's point about projections not always being valid, but in the case of these particular people, those people who will arrive at this advanced old age are alive today, so it does not depend on our projections of birth rates, projections which have failed in the past.

We do know that there is a certain number of people alive in a given age group today, and we can pretty well depend on certain numbers of these people reaching certain ages. As scientists, we have a very strong responsibility for making sure that people who make laws and policies know that these things are about to happen.

Bernice Neugarten.— I would like to comment very briefly on this last question, but in another way. I want to underline some of the things that have been said about stages of life as they are affected by social change. In the United States, we have been - at least some of us - noticing what I have called the "rise of the young-old", "les jeunes vieux".

The young-old are for the first time appearing in the American society as a group of persons who are free from the traditional responsabilities of family and of work, given that the retirement age in the United States has dropped. I am referring to a group who are increasing in number and who are primarily the ages of 55 to 75. This is a group whose characteristics are very different from the usual stereotypes of "the old". This is a group who is increasingly educated. Within the next 5 to 10 years, this group on the average will have completed secondary education ; therefore half of this group will have had some higher education. (I am now talking about the group age 55 to 75). This is a group who are increasingly retired, relatively healthy and vigorous, and highly active politically. There are new data in the United States which indicate that this is the most politically active of all age groups.

This is a group also who have increasingly higher expectations of life and increasingly greater demands from society.

This is also a group, while it has many widowed women in it, who for the most part are married, living with spouses in their own homes, and relatively well off economically.

This is a group for whom the major social problem is the use of time. How will people live, where will they move, where will they find new interests, and particularly where will they find new ways of contributing to society ?

In a sense, we may call this the rise of a new leisure class in the United States. And their potential for contribution to society is enormous. I think it marks a relatively new phenemenon in history. The extent to which this young-old group has already appeared in other industrialized societies is a question we might discuss here today, and whether or not in the next two decades, with changes of world population and changes of natural resources, these groups will appear in other highly developed countries, and later in less developed countries.

M. Philibert.— Monsieur Girard, vous souhaitez parler sur cette question ?

A. Girard.— Je serai très bref. En effet, il y a aujourd'hui une spécificité des différents âges beaucoup plus marquée qu'autrefois. Temps des études, temps de la formation, temps de l'activité, temps de la retraite sont des moments très tranchés, et institutionnalisés, alors que les hommes d'hier, ceux qui survivaient, franchissaient de manière insensible des étapes beaucoup moins dissemblables. Comme vient de le rappeler notre Présidente, il y a un certain nombre d'âges distincts, qu'il s'agisse de ces « jeunes vieux » dont elle a parlé, aussi bien que des adolescents. A la division du travail correspond une sorte de division des âges.

Ces âges divisés ne sont pas également intégrés dans la société. Une distance profonde s'est creusée entre leurs possibilités, leurs aspirations, et la place qu'ils occupent ou le rôle qui leur est offert. Cette distance explique bien des difficultés qui frappent dans notre société, qu'elles viennent des vieux, cantonnés dans leur domicile et leurs regrets, ou des jeunes, plus à même de se faire entendre et de descendre dans la rue. Il reste à intégrer tous ces âges divisés dans un fonctionnement plus harmonieux de l'ensemble du corps social.

M. Philibert.– Je vous remercie. Vous avez fait mon introduction à la question suivante. Il y a entre les groupes ou les classes d'âge une ségrégation probablement plus grande que dans les sociétés antérieures. C'est la question posée : une aggravation des conflits que l'on appelle un peu improprement conflits de générations ; ils cumulent des conflits entre des cohortes ou générations successives et des conflits entre les échelons d'âge que chaque génération parcourt les uns après les autres.

Sur ce conflit entre les groupes d'âge, Françoise Cribier.

Françoise Cribier.– Notre société possède une structure en classes d'âge de plus en plus fine, d'une certaine manière semblable à celle que nous avions un peu trop hâtivement cru liée aux sociétés dites primitives et aux sociétés traditionnelles.

J'emploie le mot « classes » d'âge au sens où l'on dit classe sociale. Bien sûr, les classes d'âge sont différentes des classes sociales, ne serait-ce que parce que dans le cours normal de la vie nous appartenons tous successivement à plusieurs d'entre elles. Mais ces classes d'âge existent et s'opposent sans que l'analyse sociale leur ait attaché assez d'importance. Des gens âgés il ne suffit pas de dire qu'ils sont très souvent pauvres, des femmes qu'elles ont des salaires inférieurs, des Noirs aux Etats-Unis qu'ils ont des revenus plus bas que les Blancs : chacun de ces groupes sociaux a des problèmes spécifiques.

Si je tiens à ce mot de classe d'âge, c'est parce qu'il s'agit de classes en conflit et qu'on le dit trop peu. Les classes d'âge sont inégales, inégales en force, inégales en pouvoir, inégales, nous le savons tous dans le partage du revenu national ; c'est un des grands scandales de ce temps que la vie misérable à laquelle sont réduits tant de ces gens dont un demi-siècle de travail a produit l'essentiel des richesses qui existent aujourd'hui.

Quand les classes d'âge sont en situation de concurrence sur le marché du travail, chaque fois qu'il y a pénurie d'emplois, la compétition joue aux dépens des plus jeunes et des plus vieux des travailleurs. Et dans tous les autres secteurs où il y a pénurie, la concurrence existe entre les classes d'âge. Regardez la rénovation urbaine : elle fait du neuf en chassant les vieux. Voyez ce qui se passe en France aujourd'hui dans nos hospices, dans bien des maisons de retraite, et plus généralement dans le domaine de la santé : comparez ce que la société accepte de payer pour les soins aux gens âgés à ce qu'elle paie pour les soins aux gens plus jeunes, à quelque classe sociale qu'ils appartiennent.

Ces rapports d'inégalité s'exercent aux dépens des gens âgés et surtout des plus âgés d'entre eux. Ils forment un groupe dominé, en position d'infériorité. Un grand nombre intériorisent cette position inférieure, et toutes les valeurs de résignation de leur génération les y poussent : classes malheureuses, mais non dangereuses, car leur réaction c'est bien souvent la tristesse résignée, la honte d'être vieux, quelquefois, la hargne ou la méchanceté, en réponse à la cruauté de notre société.

Les gens âgés n'ont pas droit à la parole ; on parle pour eux, comme nous faisons tous en ce moment. Quant j'étais enfant, ma mère disait : *« Les grandes personnes parlent, les petites personnes se taisent. »* Aujourd'hui, heureusement, les petites personnes parlent, les grandes personnes parlent : mais dans ce monde bruyant on n'entend pas la voix des gens âgés parce qu'elle est faible et parce qu'on ne veut pas l'entendre, dès qu'ils cessent de se conformer à un des rôles conventionnels qu'on leur demande de jouer.

Je voudrais attirer l'attention sur la responsabilité des scientifiques. Les sciences jouent un rôle ambigu puisqu'elles sont là pour aider la société à camoufler ces problèmes, à les cacher. Il y a danger pour les sciences sociales à suivre ce courant qui, aujourd'hui, dans une société, refuse la vieillesse et la nie. Jamais autant qu'aujourd'hui on n'a entendu dire que la vieillesse n'existe pas, que la vieillesse n'est pas une question d'âge, c'est une pratique magique et non pas scientifique, elle consiste à nier ce qui nous dérange. Je crois qu'il faut au contraire aller à contre-courant des nouveaux tabous sociaux et reconnaître la vieillesse et l'approche de la mort comme des éléments de l'expérience humaine, de la condition humaine.

Un mot sur ce groupe dont parlait madame Neugarten tout à l'heure, quand elle parlait des « jeunes vieux ». On assiste en France aussi à la promotion commerciale que vous connaissez à propos des loisirs, des vacances, des résidences du troisième âge, en direction de ces « jeunes vieux ». Mais ils sont acceptés comme jeunes et non pas comme vieux. On leur propose le modèle « adulte » comme autrefois on proposait ce modèle « adulte » aux enfants : soyez grands, leur disait-on, et ils y arrivaient bien sûr, au bout de vingt ans.

Aujourd'hui on dit aux gens âgés : « *Restez jeunes* », je crois qu'il faut lutter pour le droit à la vieillesse : ceux qui ont déjà vécu longtemps et qui approchent du terme de leur existence ont le droit d'être différents, et cela devrait être une revendication importante des gens âgés.

Dans un pays comme la France, je ne vois aucune solution actuellement à ce problème qui est un problème de masse. Avec la liberté du marché foncier, et ce que deviennent le prix des services, cela n'est pas possible. Des logements autonomes, pour les gens les plus âgés, cela veut dire un logement et des services ; les deux sont très chers ; la société n'est pas prête à les payer. Aujourd'hui, nous avons en France un système qui, dans son principe, est excellent : c'est celui du maintien à domicile. Mais on le pratique à l'économie, et on donne aux gens le tiers ou la moitié de l'aide dont ils auraient besoin. On les prolonge de quelques semaines, de quelques mois, mais le problème n'est pas résolu. Toute solution sera très onéreuse et l'actuel système de priorités ne permet pas d'assurer une fin de vie digne aux gens les plus défavorisés.

Bernice Neugarten.– Would someone else like to make a comment to that question ?

L. Cain.– This issue of inter-generational conflict or age-group conflict is indeed a very, very complicated one.

In the social sciences we have, to begin with, disagreement or confusion over the very concept of generation. We have in the one instance the matter of familial generations : the parent and the child. That definition is convenient for some types of study, but when we get into the issue of political-social generations, the criteria, the links, the relevant data are dramatically different.

We also have looming in the background the question of what is the story of the 20th century. We can go back a century or more, when Marx and others were suggesting that the 19th and the 20th and even more centuries would be highlighted with the conflict between social classes. We had Alfred Rosenberg, in Germany, in the 1920s, suggesting that the story of the 20th century would be the battle between races. There are those now who are suggesting that maybe *the* clash in the latter part of the 20th century will be between age groups. I am not predicting that, myself.

We have, I think, another fundamental problem. The anthropological literature, most of the historical literature, our novelists, traditionally have fitted the old and the young into a two-generational format ; that is, we have had a two-tiered view of the world ; we have had the young, associated typically with those older than adolescents, students sometimes, and we have had the old, really meaning the parents, or what we call now the middle-aged. Turgenev's classic novel, *Fathers and Sons,* captures this very well.

It is my own observation that we have an emerging phenomenon ; whereas, probably correctly, the novelists and the anthropologists and the historians have diagnosed the two-tiered view, now emerging is in a sense a three-generation structure in at least the technologically advanced societies. That is, we have the old and the young with the middle-aged in between. And earlier it would appear that the middle-aged, called the old and their offspring, or the young, had political orientations, were struggling for power. Both were in a sense already independent economically or had immediate aspirations of economic independence. It may be that the shift now is to two groups that are economically dependent : the old who are retired and the young who are increasingly dependent upon the middle-aged for their income, for support to be students, for their welfare generally.

It may be then that the new generational conflict will be between the rather old and the rather young battling for the support of those increasingly beleaguered people in the middle who are called upon to work for them.

What this will do to the plots of the novelists, what this will do to our analysis of social change, I am not sure. But I think that there are increasing evidences that this is the new intergenerational battle, and social scientists, I think, ought to try to understand this new phenomenon that is emerging, partly as a result of the already referred to aging of the population in general.

Bernice Neugarten.– Now let us move to the next question : *"As society becomes industrialized, is it inevitable that the old become devalued"?*

I would like here to call upon first Madame Guillemard.

Anne-Marie Guillemard.– Un premier point me semble devoir être soulevé a propos de cette question, c'est qu'elle suggère qu'il n'y a pas dévalorisation dans le cadre d'une société pré-industrielle. Et je voudrais en premier lieu essayer d'aborder ce problème.

Il apparaît que l'on ne peut pas dire qu'il y ait eu toujours valorisation des vieux dans une société pré-industrielle. Les historiens et les ethnologues nous permettent de penser en ce sens, notamment les travaux d'Ariès sur la notion d'âges de la vie ; ceux-ci nous donnent à penser que la notion d'un âge respectable et respecté, d'une solidarité entre les générations est née au XIXe siècle, donc relativement récemment. Il y a d'autre part les travaux de Simmons qui ont porté sur soixante et onze peuplades différentes ; il a fait un inventaire du statut social et des conditions de vie des vieillards dans ces soixante et onze peuplades ; cela conduit à penser que les vieillards étaient valorisés tant qu'ils pouvaient être utiles. Dans certains cadres sociaux, il y avait la possibilité de se rendre plus utile que dans d'autres ; donc on trouve des situations différentielles des vieillards dans les différentes sociétés primitives.

En revanche, dans les civilisations agraires plus développées, le sort des personnes âgées est beaucoup plus enviable. Ils peuvent se rendre utiles ; mais, dit Simmons, il y a le problème du prestige de l'occupation par laquelle ils peuvent se rendre utiles. Il indique, par exemple, dans certaines sociétés incas, le fait que les vieillards ont pour rôle d'être les épouvantails au moment des semailles. Evidemment, cela ne leur conférait qu'un échange de nourriture, et c'est tout. Cela ne leur conférait aucun prestige social.

Il souligne aussi, et c'est un problème que l'on retrouve dans les sociétés industrielles, que le vieillissement est très différent et que le sort des vieux était très différent selon que les personnes avaient des biens et qu'elles avaient ou pas le pouvoir de transmettre ces biens.

Donc, on ne peut pas opposer aussi globalement une situation valorisée qui serait celle des vieillards dans la société pré-industrielle, et une situation dévalorisée qui serait celle des vieillards dans les sociétés industrielles. D'ailleurs, dans nos sociétés industrielles, cette dévalorisation dont on parle est très différenciée. Voyons-en d'abord les mécanismes ; nous verrons ensuite dans quelle mesure cette dévalorisation peut-être considérée comme un processus inévitable aujourd'hui et dans le futur.

Sur le plan des mécanismes – la dévalorisation de la vieillesse repose sur le fait qu'aujourd'hui la valeur sociale d'un individu se mesure au prix que l'on peut lui accorder sur le marché de l'emploi, au fait qu'il est un élément productif, un élément rentable dans le système de production, c'est-à-dire qu'il a des connaissances techniques non obsolètes, qu'il a les aptitudes nécessaires pour exercer correctement sa fonction de travailleur intellectuel ou manuel.

Le chômage du travailleur vieillissant est l'une des manifestations de la dévalorisation de la force de travail qui frappe les travailleurs au fur et à mesure qu'ils avancent en âge. Or le chômage frappe différentiellement les différentes catégories socioprofessionnelles, et il frappe d'autant plus que les personnes sont moins diplômées, qu'elles possèdent un capital culturel moindre. On s'aperçoit que la possibilité de conserver une valeur sur le marché du travail, et donc une valeur sociale, est donnée à ceux qui ont le plus de diplômes. Ainsi donc, en France, ceux qui poursuivent une activité au-delà de l'âge légal de la retraite sont plus souvent des cadres et, parmi ces cadres, plus souvent les plus diplômés : je parle de gens qui poursuivent une activité professionnelle sans déqualification.

On observe aujourd'hui une poursuite d'activité à un âge avancé, au-delà de soixante-cinq ans, pour ceux qui ont besoin de travailler pour vivre, qui acceptent pour cela des fonctions déqualifiées par rapport à leur emploi antérieur. Ceux qui conservent à la fois l'emploi et la même qualification au-delà de soixante-cinq ans sont plutôt les cadres supérieurs et, parmi les cadres supérieurs, ceux qui détiennent un capital culturel.

Ainsi donc, cette dévalorisation de la vieillesse est liée au fait que nous mesurons la valeur sociale d'un individu à sa valeur sur le marché de l'emploi ; elle est différentielle dans la mesure où cette valeur sur le marché de l'emploi est fonction du capital dont on dispose – capital de connaissances en particulier.

Or actuellement la constitution de ce capital se fait dans la jeunesse, dans la première étape de la vie qui est consacrée à l'éducation ; et tout se passe comme si ce stock constitué dans une première phase de la vie permettait de durer, donc de lutter contre le processus de dévalorisation sociale. Cela permet de durer d'autant plus que ce capital a été largement constitué, et qu'on en a été largement pourvu en cette première étape de la vie. On observe donc un mécanisme général qui associe la dévalorisation à la vieillesse avec les aspects différentiels que je soulignais.

Mais y a-t-il des raisons de penser que cette dévalorisation sera toujours le lot de la vieillesse dans une société industrielle ? Peut-on penser qu'une certaine évolution pourrait se dessiner, et qui ferait que la vieillesse ne serait plus l'âge de la dévalorisation ?

Il y a peut-être quelques raisons de voir les choses se modifier au niveau de la signification nouvelle qu'a prise le travail (le sens de contrainte) par opposition au sens que prend le temps de non-travail qui devient un temps valorisé, un temps de loisirs valorisé. Si l'on pense que notre société productiviste peut devenir une société qui valoriserait le temps libre et le temps de non-travail, si l'on pense qu'il peut se produire un tel renversement, à ce moment-là le troisième âge qui est l'âge par excellence, dans notre société, de la non-activité – ce troisième âge prendrait une certaine valeur. Il ne serait plus l'âge de la dévalorisation. Il deviendrait l'âge de la vraie vie, libérée des contraintes de l'activité professionnelle.

C'est peut-être une ligne d'évolution possible si l'accent productiviste de notre société régresse au profit d'une orientation consommatoire, si notre société valorise le non-travail et non plus le travail.

Il y a aussi une autre ligne d'évolution possible. Nous voyons se constituer un groupe de personnes âgées qui a de plus en plus de chances d'interaction entre ses membres du fait de sa croissance numérique, du fait d'une ségrégation écologique par la migration des jeunes hors du centre des villes, du fait qu'il y a une ségrégation au niveau des institutions, du placement en institutions, du fait qu'un système de prévoyance de plus en plus accru confère une relative autonomie économique à ce groupe.

Tous ces phénomènes peuvent jouer en faveur d'une prise de conscience par le groupe de personnes âgées lui-même de la nécessité d'une action collective. Cette émergence d'une conscience collective peut permettre la constitution d'une sous-culture propre aux personnes âgées. Cela pourrait retentir sur l'image sociale de la vieillesse et sur son rôle traditionnel de population à charge. C'est en effet ainsi qu'elle est perçue à l'heure actuelle par les actifs.

M. Philibert.– Je vous remercie madame Guillemard. J'aimerais beaucoup avoir le temps de contredire votre introduction, mais ce serait revenir en arrière, et ce serait peut-être compromettre l'examen des questions qui nous restent. En fait, vous nous avez conduits à passer de l'observation des phénomènes ou de la dévalorisation prévisible, aux problèmes de savoir quelle action délibérée l'on peut ou l'on pourrait tenter dans l'espoir d'améliorer les conséquences les plus défavorables des phénomènes que nous examinons. Et l'une des premières questions que nous rencontrons est celle-ci : « *Les vieux peuvent-ils bénéficier des progrès sociaux et techniques dans la même mesure que les jeunes ?* » Et nous demandons à Kathy Gribbin de bien vouloir nous dire quelques mots sur cette question.

Kathy Gribbin. – I am going to make what may seem a controversial statement because I believe that older people can benefit to the same extent as can younger people.

The problem we are getting into here is that people accept the stereotype of the older person as being more rigid, as having a decreased ability to learn, a decreased ability or capacity for intellectual functioning.

Research in this area does not support those assumptions. For instance, in the case of rigidity, it is really much more related to level of education than to age. There are quite a few studies that support this.

The same thing with regard to learning ability : older people don't have difficulty in learning if appropriate techniques are used, techniques which may not be the same used with younger people. With appropriate techniques, older people do not manifest difficulties in learning.

Intellectual functioning is an area in which much research has been carried out. The stereotype is that with age, older people lose a lot of their intellectual capacity. Yet, if you follow the same people over time and measure their intellectual capacity, you find they really don't change. In very old age and shortly before death, you may find decrement. But otherwise you find maintenance and even increase of certain abilities.

Why, then, do we observe age differences ? It seems to be because each *generation* had a more enriched environment, and therefore a higher intellectual ability. It is not a factor of a decrease with age ; it is a factor that each generation has had more possibilities to improve their intellectual functioning. This produces higher abilities in the young.

It is also a fact that within each age group – and this point has been made here over and over – there is great variability. Thus many people are now saying *"don't use chronological age as a criterion".*

.I think this can be seen very clearly when we look at intellectual changes or intellectual differences : you will find within age groups, for instance within older age groups, tremendous differences in socio-economic class, in educational background, in occupation. So there are many factors beside age that we should look at.

Consequently I feel that yes, older people can benefit as well as younger people from technological advances, from many different things that happen in society. But it is not a question of age, necessarily. Age is what we might call a variable that is highly correlated with many other factors which actually contribute to the differences between people.

M. Philibert. – Malgré le désir que nous aurions d'engager le débat sur cette question, je me sens un peu pressé par le temps. Pour arriver à traiter toutes les questions et avoir la chance de répondre à ceux qui ont bien voulu nous adresser des papiers, nous allons sans débat passer à la question « *Comment la société peut-elle répartir équitablement biens et services entre jeunes et vieux ?* »

Nous regardons maintenant non plus la capacité individuelle d'un sujet âgé pour apprendre mais la manière dont la société peut s'organiser. Et, sur cette question, je demande à monsieur Cain de nous donner quelques éléments de réflexion.

L. Cain.– Aristotle framed the issue for us, but did not give us any solutions and I am not sure that we have found solutions since ; that is, the question of equality versus the question of equity. Aristotle suggested that there is injustice if equals are treated unequally, but there is also injustice if unequals are treated equally.

As it relates to the age factor, we have the continuing question of, for example, whether the child and the adult are equal before the law and ought to have equal access to resources, or whether the adult has the responsibility of disciplining the child, of sharing with the child.

We have an expansive body of law which has dealt with this particular question. If we turn to Blackstone, for example, to the British common law, we find a sizeable number of efforts to identify when an infant becomes responsible for his acts. We have in Blackstone also clear statements regarding the responsibility of adults towards the protection, the nurture, and the education of children.

It would appear that it has been only recently, at least in our Western way of thinking, that we have turned attention to distinguishing between the old and the adult, at least in formal, legalistic terms.

In an earlier period apparently functional age provided us with criteria ; that is, an older adult worked until his bones became creaky or he became easily exhausted. And there were individuals close by to find the clues and to respond accordingly, to ease the older person out of the labour market, to show concern. But as we have industrialized and as we have severed some of the family ties, have destroyed the intimate monitoring system, we have turned to other devices, and there is a great paradox, it would appear, here : even as our laboratories, even as our biologists, psychologists, sociologists, and others have clearly indicated that chronological age is not a good predictor of abilities and potentials, societies, in ordering their activities, in providing a legal base, have turned to *chronological age*. We have had in recent decades an expanding battery of laws that state that a person is eligible for social security or medical care or protection in employment or exemption from some tax, or that a person can ride on a metro at half-fare, or get this or that service free, or can be forced to retire because of age.

Chronological age has been effective in an emergency, in the short run. But what we are now increasingly faced with, as we talk about the increasing diversity of people of all ages and especially the elderly, is an increasing inadequacy of the use of chronological age. Here is where we simply must turn to two sorts of experts. First ; to those in jurisprudence ; we must have more philosophers of the law dealing with this matter of relationship between equality and equity. Secondly, it is quite apparent that our society must turn increasingly to medical people, to psychiatrists, to biologists, to help in establishing bureaucratic rules, so that the increasing inadequacies of chronological age can be dealt with by substituting functional age criteria, so that justice can be achieved.

M. Philibert.– Y a-t-il un participant qui souhaite ajouter quelque chose ?

En fait, il y a eu un glissement du point 7 au point 8 que je vais lire.

« Y a-t-il conflit entre le droit de l'individu vieillissant et le bien de la société – de l'espèce ? »

M. Philibert.– J'aimerais sur ce même point ajouter un très rapide commentaire. Ce même Leo Simmons que citait Anne-Marie Guillemard tout à l'heure, qui a écrit un livre sur le rôle des gens âgés dans les sociétés primitives, disait en manière de boutade : *« L'homme est le seul animal que l'on puisse arriver à persuader de prendre soin de son grand-père. »*

Effectivement, c'est peut-être l'une des originalités de l'animal humain, peut-être une démarche de la dignité à laquelle il prétend parfois, que de pouvoir quelquefois agir à rebours de la loi du plus fort et de la sélection naturelle et de s'occuper des plus faibles et, en particulier, de ceux des gens âgés qui, du fait d'une situation historique, ou sociale ou toute autre, sont placés, comme plusieurs l'ont dit, dans une position de relative infériorité.

Il y a une seconde remarque que l'on peut ajouter, car, en effet, s'il y a quelque chose d'humain à ne pas chercher uniquement son intérêt propre, il faut noter que, peut-être, si nous étions davantage des gens de réflexion, capables de prévoir et de conduire notre vie à partir des prévisions, il semble que nous trouverions de notre intérêt de traiter avec un minimum d'égards ces personnes âgées, de leur apporter un minimum de respect et de dignité car, enfin, à moins que nous n'ayons la chance de mourir jeunes – mais est-ce une chance ? –, notre avenir le plus probable est de devenir vieux à notre tour. Et je crois que toute action sociale, toute politique qui traite les vieux comme un groupe dans la société, comme une minorité même importante, je crois que cela manque d'une considération essentielle : c'est que la vieillesse est aussi notre prochaine étape et qu'après tout il vaut mieux pour les hommes d'âge adulte – et pour leurs enfants – tâcher d'aménager la vie et la société de façon qu'ils aient la perspective, en avançant en âge (puisqu'ils ne sauraient s'en dispenser), de ne pas tomber dans la déchéance et le déclin mais d'avoir autant de chances qu'il est possible de continuer à apprendre, à s'épanouir.

Peut-être, puisqu'il y a inévitablement ce phénomène de déclin et la mort au bout du chemin, peut-être faudrait-il apprendre comment l'anticipation de la mort peut être pour nous le moyen d'exalter la plénitude de la vie et d'en jouir plus pleinement, au lieu de la gâcher d'avance par notre peur et une conduite de fuite.

Je ne voudrais pas prolonger mes commentaires personnels. J'invite monsieur Péquignot à répondre à la dernière question que nous nous étions fixée : *« Quelle est, dans les problèmes précités, notre responsabilité en tant que scientifiques ? »*

H. Péquignot.– Mon ami Philibert vous ayant attendris sur les grands-pères, passe la parole à un grand-père qui, pour le moment, s'occupe de ses petits-enfants – mais j'espère qu'un jour ils s'occuperont de moi.

Je serai très bref, parce que, finalement, la question a été largement traitée tout à l'heure par moi-même et je crois par madame Cribier. Je crois que l'essentiel a été dit. Il y a des responsabilités négatives, c'est-à-dire que nous ne devons pas tomber dans la science-fiction ou dans la facilité. C'est là, si j'ose dire, la civilité puérile et honnête du savant, même lorsqu'il estime par certaines méthodes défendre, disons les intérêts financiers de la science. Puis il y a une autre responsabilité positive, beaucoup plus difficile : c'est celle d'éclairer le souverain. Et le souverain, dans mon esprit, ce n'est pas seulement le gouvernement quel que soit le mode de gouvernement que l'on ait dans son pays. Car même si ce souverain n'est pas un souverain représentatif au sens où les juristes du droit constitutionnel emploient ce terme, le gouvernement est toujours, en un certain sens (celui des statisticiens), représentatif de l'opinion. Et notamment en ce qui concerne les différentes catégories d'âge, le souverain reflète les préjugés de tout un chacun.

C'est ce souverain que nous devrons essayer d'alerter, d'informer, et cela de façon inlassable parce que, en définitive, c'est de lui que dépendra l'avenir des vieillards que nous serons, si nous ne le sommes déjà.

C'est, je crois, tout ce que je voulais dire en soulignant combien il est grave, pour simplifier, de sacrifier aux modes, et notamment à cette mode bureaucratique – et la bureaucratie actuellement est une dictature universelle à travers tous les régimes - qui est d'accepter l'âge chronologique.

C'est tout ce que je voulais ajouter.

M. Philibert.– Je vous remercie. Nous allons sans autre conclusion, immédiatement essayer de hasarder quelques éléments de réponses aux différentes questions que nous avons reçues.

A. Girard.– La question posée concerne la croissance de la population dans le tiers monde et à laquelle monsieur Fourastié répondrait mieux que moi.

Voici la question : *« Est-ce qu'on ne risque pas de trouver de grands décalages de temps pour l'accommodation, l'adaptation dans les pays sous-développés du nouveau régime de fécondité à la baisse de mortalité ? Certains peuples, comme la Chine, vont-ils parvenir passivement à s'adapter ? Ne vont-ils pas le faire délibérément pour accroître encore la fraction déjà dominante qu'ils occupent dans le monde ? En d'autres termes, une politique volontaire ne risque-t-elle pas d'intervenir dans les démographies de l'avenir ? »*

Nous voici sur le terrain de la politique, et il ne m'appartient pas de répondre pour la Chine ! Politique et démographie interfèrent souvent.

Il y a moins d'un mois s'est tenue à Bucarest une conférence internationale, dans le cadre de l'Année mondiale de la Population. Les gouvernements – ces souverains dont on vient de parler – se sont affrontés à propos de la croissance de la population et donc de la limitation des naissances. Des regroupements se sont manifestés, et la Chine notamment, ainsi que l'Algérie et d'autre pays arabes, ont pris la tête des pays pour lesquels il s'agit d'adapter l'économie à la population, et non la population aux ressources ; le développement économique résoudra les problèmes de population. Aux pays riches de restreindre leur consommation et d'aider les pays pauvres.

Toutefois, autant que nous le sachions, un pays comme la Chine a adopté une politique résolue de limitation des naissances. Il s'agit pour elle, non d'arrêter la croissance, de tendre vers la croissance zéro, dont on a parlé beaucoup en Occident ces temps derniers, mais de la freiner afin que le développement puisse s'accentuer.

Certes, la révolution démographique ne s'accomplit pas au même moment dans les différents pays. Les poussées de population qui se produisent en divers points de l'espace mettent en question l'équilibre international. Le nombre apparaît comme un signe de puissance et les rapports de forces se modifient.

Il n'est pas douteux qu'il y a là, comme je l'indiquais tout à l'heure, un des drames de l'histoire humaine.
Le rôle des scientifiques n'en est que plus éclatant. Il leur appartient d'éclairer les routes de l'avenir et d'alerter les gouvernements sur les risques que peuvent comporter certaines d'entre elles.

H. Péquignot.– Je serai encore très bref en ce qui concerne la réponse à la question qui m'est posée.
On me demande quelles sont les causes biologiques et les conséquences sociales de la baisse de l'âge de la puberté biologique.

On discute des causes biologiques ; on pense que l'amélioration de l'état de nutrition a joué un rôle important ; il y a également probablement l'amélioration des stimulations psychologiques de nature variée ; il y a le fait d'une vie sportive plus active.

Mais je ne suis pas particulièrement spécialiste de cette question ; je répète ce que j'ai lu.

Quant aux conséquences sociales, il est remarquable – et c'est l'un des paradoxes de nos problèmes – de noter qu'elles ont été inverses de ce qu'elles auraient pu être imaginées par un observateur se plaçant du point de vue de Sirius. C'est au moment où la puberté physiologique tend vers un âge plus jeune que l'on a indéfiniment partout prolongé de façon très lointaine le statut de l'enfance. Autrefois, la puberté était l'entrée dans l'âge adulte ; maintenant, c'est le passage du premier au second cycle de l'enseignement secondaire. Il s'en est suivi, curieusement, un retard de l'âge du mariage ; et je pense que c'est un progrès social qui est à peu près reconnu par tout le monde.

Cet exemple est excellent pour marquer le décalage dans ce cas légitime (mais pas légitime dans tous les cas), le décalage possible, entre la biologie et la solution juridique.

M. Philibert.– Il y a une question de Peter Berner. « *Un problème important est le logement des vieillards et des personnes âgées ; le problème est bien résolu dans certains habitats agricoles prévoyant un logement distinct mais inclus dans la ferme familiale. Y a-t-il des idées, des urbanistes inspirés par ce genre de solution ?* »

Je vais dire quelques mots, mais il y a autour de cette table plusieurs personnes probablement aussi ou plus qualifiées que moi-même pour y répondre. Et si elles veulent ajouter quelque chose elles seront les bienvenues.

Il me semble que les recherches des architectes, des urbanistes et des planificateurs sociaux ne font guère dans ce domaine que tâtonner. En France, on a prévu un temps que dans les habitations à loyers modérés, les H.L.M., un petit pourcentage d'appartements devait être réservé à des gens âgés ; et on les situait au rez-de-chaussée parce que dans les habitations à loyers modérés (c'est en train de changer), par économie, on ne prévoyait pas d'ascenseur et on voulait leur éviter la fatigue de grimper les escaliers.

Mais comme les H.L.M. étaient construites de façon un peu légères, les appartements de rez-de-chaussée étaient aussi très bruyants. Et il semble que la satisfaction des personnes appelées à bénéficier de ces dispositions n'ait pas été totale. Au fur et à mesure que l'on généralise les ascenseurs, on peut réserver un quota d'appartements sans que cela soit forcément trop près de la rue.

Il y a avec les foyers-logements, les résidences, des formules assez ségrégatives ; et il y a en France peu d'expériences réussies ; peut-être y en a-t-il davantage en Hollande ou dans d'autres pays. Un certain nombre d'architectes et d'urbanistes m'ont dit qu'ils n'étaient pas dépourvus de solutions de bon sens. Si l'on faisait comme autrefois des logements que l'on pourrait utiliser à tous les âges et dans divers états d'autonomie, cela infligerait moins de traumatismes que lorsque l'on est obligé de déporter les gens au long des péripéties de la vie.

Mais c'est peut-être une considération très utopique. Je ne suis pas sûr d'ailleurs qu'elle le soit complétement et, à trop spécialiser des logements comme d'autres institutions pour les personnes âgées, peut-être avec la meilleure bonne volonté du monde contribue-t-on sournoisement à accroître la ségrégation ou la discrimination dont elles sont l'objet.

Sur ce sujet, avez-vous des éléments d'information ?

Françoise Cribier.– Dans un pays comme la France, je ne vois aucune solution à ce problème qui est un problème de masse. Dans un système libéral, avec la liberté du marché foncier, et ce que deviennent le prix des services, cela n'est pas possible. Des logements pour les gens les plus âgés, des logements autonomes, cela veut dire un logement et des services ; les deux sont très chers ; je le répète, il faut que la société s'apprête à le payer ; aujourd'hui, nous avons en France un système qui, dans son principe, est excellent : c'est celui du maintien à domicile. J'en parlais avec les dirigeants de la principale caisse de retraite de Paris, ce que l'on fait aujourd'hui c'est l'équivalent de donner une demi-dose de pénicilline à des malades... on leur donne le tiers ou le quart de ce dont ils auraient besoin. On les prolonge de quelques semaines, de quelques mois, mais le problème n'est pas résolu. Il sera très onéreux. Et le système libéral du marché foncier ne le permet absolument pas.

M. Philibert.– Merci ; question suivante.

Bernice Neugarten.– I have here a question from Sir Michael Woodruff who asks "If a technology exists or will exist which would permit the extension of life to an almost infinite extent, such as expressed, for instance, in a novel by Barjavel called *The Great Secret*, would it be necessary perhaps to suppress such a discovery ?"

This is of course a complicated question, and it relates to the responsability of scientists. But let me comment in various ways.

First, it would be entrancing to think that one had an anti-aging treatment or perhaps an elixir that one could drink. There are persons, of course, who are persuaded that this will be the next major discovery of mankind, and just as we have conquered other frontiers of science, so aging is the next one that will be conquered. At least in my own country, there is a certain kind of popular movement now, small as it is, towards immortality ; a few people are paying money to hasten the discovery of immortality, to freeze their bodies and to return to life in 50 years, and so on. It is one of these kinds of fads that we are all accustomed to, over the centuries.

In any case, you have put your finger on some very major social-political decision-making processes in any society. I know of no simple way to stop any biological or medical or social line of science, even if it were judged desirable to do so. One could, I presume, expect such a decision least of all in societies which pride themselves on some democratic form of government in which decisions do not rest on powerful small numbers of persons.

On the other hand however, this does not mean that, as scientists, we are totally powerless. There are multiple decision-making mechanisms in a complex society. Most of us act in various kinds of advisory capacities, on various kinds of decision-making bodies, with regard, for example, to how national funds will be spent in research. It is certainly possible that if enough scientists felt that the major place to invest large amounts of research money was not in – let us say – biological research aimed at the extension of the life span, but instead at improving the quality of life within the present life span, this might slow down certain kinds of discovery.

As you see, there are no simple answers. Certainly I have none. I repeat : the question is : what is the responsability of scientists ? And I do not believe that scientists can avoid those responsabilities, and say that somehow we can only go along wherever our scientific discoveries lead us, and leave to others the decisions about which lines of research to invest in. We cannot leave it to some undefined "society". We are part of that society.

M. Philibert.– Il reste deux questions qui sont voisines et c'est Anne-Marie Guillemard qui va tenter d'y répondre.

Anne-Marie Guillemard.– Il s'agit des questions de monsieur Silberberg et de madame Hélène Reboul. Le problème est d'occuper ce temps de non-travail qui devient une sorte de mort sociale ; il est aussi celui de l'animation de ce temps de non-travail, et de ceux posés par les loisirs des personnes âgées. Les deux personnes se posent le problème : est-ce qu'il ne serait pas plus réaliste de modifier les rapports institués dans notre société entre les temps de travail et les temps de non-travail ? En réalité, dans notre société, on consacre la vie adulte à la période productive, au travail productif ; et l'on consacre la vieillesse au repos, repos qui devient souvent mort sociale.

Effectivement, il serait bon de repenser cette question du rapport des temps de travail et de non-travail. Avec la généralisation de temps de formation permanente dans la vie adulte, peut-être verra-t-on là un embryon de changement dans les répartitions, dans les fonctions des différents âges de la vie. Et, à ce moment-là s'opérera une réactualisation des connaissances ; cela permettrait une prolongation de la valeur des personnes sur le marché du travail, donc l'apparition d'une seconde carrière qui se dessinerait avec l'avance en âge ; il n'y aurait donc plus de retrait du système productif.

M. Philibert.– Merci beaucoup. Je voudrais d'abord vous remercier de la patience que vous avez eue à notre égard et je voudrais reprendre très maladroitement l'essentiel de la conclusion de monsieur Péquignot.

Notre responsabilité est principalement de répandre une information, d'essayer d'éclairer les décisions que les peuples et les gouvernements doivent prendre si l'humanité doit être un peu plus responsable de sa propre évolution.

Et monsieur Péquignot l'a dit : une des responsabilités des savants, c'est de pourchasser l'erreur, de lutter contre les préjugés dans l'opinion et par l'autocritique dans la science elle-même ; c'est par l'autocritique qu'ils peuvent espérer rendre les services qui sont de leur compétence.

RESUME

Parmi les multiples problèmes que soulève la démographie, la table ronde « Classes d'âge, Equilibre démographique et devenir social » a concentré son attention sur celui du parcours de la vie *(life course)*.

Il s'agissait, dans une perspective pluridisciplinaire, d'étudier les interactions entre les modifications démographiques – et plus particulièrement l'accroissement de la proportion des gens âgés – et les processus et normes sociaux et culturels.

Le « vieillissement des populations » – phénomène dont Sauvy a souligné l'importance historique – se relie à la diminution de la proportion des enfants et des jeunes gens. Il s'étendra bientôt aux pays en voie de développement selon un rythme qu'on ne peut encore prévoir, celui de la baisse de leur fécondité. Des problèmes naissent du retard des mentalités, des institutions, face à ces changements dont nos sociétés et leurs gouvernants n'ont pas pris conscience.

L'évolution démographique spontanée jusqu'ici, peut-elle être influencée, dirigée, dans un avenir prochain, par des décisions politiques, par l'éducation, bref par une action délibérée des peuples et des gouvernements ? L'unanimité est loin d'être faite sur ce point.

L'allongement de la période de dépendance dans l'enfance, l'émergence d'une période d'irresponsabilité et de dépendance dans l'âge mûr et le grand âge, ont créé des difficultés sans précédent. La situation ne doit pas être présentée toutefois comme plus dramatique qu'elle n'est. Une littérature qui fait planer comme une menace la découverte proche d'une « eau de jouvence » ne répond pas à des données scientifiques solides, doit être classée dans la science-fiction et ne pas faire perdre du temps dans des discussions sans objet concret. Le rôle de la science et des confrontations entre sciences est en partie d'aider à la démystification des catégories bureaucratiques.

Peut-on dire que la civilisation industrielle a dévalorisé la vieillesse, plus nombreuse, et dont le savoir ne s'impose plus ? La réponse à cette question peut être affirmative. Toutefois, il faut considérer l'extrême différenciation avec laquelle opère ce procès de dévalorisation puisqu'il touche inégalement les différentes classes sociales. De même, le statut des personnes âgées dans les sociétés traditionnelles n'était enviable que dans la mesure où celles-ci disposaient de biens. Plusieurs participants soulignent la pulvérisation des classes d'âge, leur multiplicité actuelle, le caractère périmé de division en deux (parents - enfants) ou trois groupes (jeunes, adultes, vieillards). Le groupe des jeunes vieillards notamment jouera par sa disponibilité et la conservation de son prestige un rôle accru dans certains pays. Ils modifieront peut-être toute l'industrie du loisir.

Y a-t-il aggravation des conflits entre les classes d'âge à mesure que s'accroissent l'industrialisation et l'urbanisation ? Les avis divergent.

Si certaines catégories sociales subissent plus que d'autres l'expérience fâcheuse de la pauvreté, de la solitude, de l'infirmité, de l'ennui – dans le grand âge, on n'est pas d'accord non plus sur les chances et les moyens que l'action sociale, l'action éducative, l'action politique ont de porter remède à une situation dont souffre l'individu comme la société tout entière.

Des zones de convergence apparaissent pourtant : on ne peut considérer l'âge chronologique, non plus que le déterminisme biologique, comme des absolus.

Il a été même souligné que les stéréotypes sur les capacités physiologiques et psychologiques (notamment pour l'apprentissage et l'adaptation à des situations nouvelles) n'ont pas de bases sérieuses et ne s'appuient que sur des travaux qui ont cru comparer des catégories d'âge alors qu'ils s'appliquaient à des générations successives.

Les retraités, les vieux de demain, seront différents de ceux que l'on a observés au cours des trois dernières décennies. Et il n'est pas exclu que des conditions différentes de vie, d'éducation, l'évolution des valeurs du travail et du loisir, ne permettent aux personnes âgées de demain d'imposer elles-mêmes un statut plus favorable qu'à la première génération de retraités. La responsabilité propre des hommes de science est d'informer le souverain, c'est-à-dire les gouvernements et l'opinion, et d'éclairer les politiques. Elle a d'abord à lutter contre les préjugés non seulement de l'opinion mais des scientifiques eux-mêmes, du genre « La vieillesse est un destin biologique inéluctable. »

Il n'est pas assuré que l'humanité saura réaménager le parcours de la vie qu'a bouleversé une évolution historique spontanée. Mais dès l'instant où la conscience apparaît du caractère historique et social de phénomènes que l'opinion attribuait auparavant à la nature, la possibilité naît, l'occasion est offerte, d'infléchir, non sans peine et sans effort, le cours de l'histoire. Si le XIXᵉ, le XXᵉ siècle, ont vu allonger la durée moyenne de la vie sans savoir préserver la qualité de la vieillesse, on peut espérer – en tout cas on doit tenter – de l'améliorer. Non seulement pour le bénéfice d'une fraction, plus large qu'autrefois, de la population mais pour le bénéfice de tous dont les chances d'atteindre le grand âge s'accroissent Leo Simmons disait : « L'homme est le seul animal que l'on puisse persuader de prendre soin de son grand-père. » Encore faut-il s'y employer avec esprit de suite.

Michel Philibert.

SUMMARY

Amongst the numerous problems raised by demography, the panel on "Age groups, demographic balance and the future of mankind" focused on the question of the life course.

The purpose of the discussion was to study on a multidisciplinary basis the interactions between demographic changes on the one hand – and particularly the increasing proportion of the aged in the population – and social and cultural processes and norms on the other.

"The aging of populations" -a phenomenon whose importance has been emphasized by Sauvy- is linked with the decreasing proportion of children and youth in the population. This phenomenon will soon reach the developing countries, but its rhythm cannot be predicted since it depends on the decrease of the fertility rate. Problems arise from the lag existing in mentalities and in institutions, with regards to these changes, which our societies and governments have not become aware of.

Can demographic evolution, which so far has been spontaneous be influenced or directed in the near future by political decisions, education -i.e. deliberate action on the part of peoples and governments ? On this point, unanimity is far from being reached.

The lengthening of the period of dependency during childhood, the emergence of a period of irresponsibility and dependency during middle age and old age have created unprecedented problems. Nevertheless the situation should not be presented as more serious than it is. The literature which predicts as a threat a coming discovery of an "elixir of youth" is not founded on a sound scientific basis and must be classified as science fiction ; no one should waste time in discussions whose object is not concrete. The rôle of science and scientific debates is to help demystify bureaucratic categories.

Can it be said that industrial civilization has "devalued" the old because their knowledge does not apply anymore ? We can say yes. Nevertheless the extreme differentiation in the fractioning of this process must be studied, since it does not affect the various social classes equally. Furthermore, the status of the old in traditional societies was enviable only if they had property. Several speakers underlined the multiplicity of age classes, the obsolescence of the two fold division (parents children) or of the threefold differenciation (youth-adults-old). The "young old" group will have an increasingly important rôle in certain countries – having both time and prestige at their disposal. This group will perhaps change the whole leisure industry.

Do conflicts between the various age classes aggravate as industrialization and urbanisation increase ? Agreement has not been reached on this point.

If it is true that some social categories suffer more than others from the painful experience of poverty, solitude, invalidity and boredom, there is no agreement as to whether through social, educative and political action – a problem from which man and society suffer – can be alleviated. However there is some agreement on certain points : one cannot consider chronological age nor biological determinism as absolute notions.

It was emphasized that stereotypes concerning physiological and psychological abilities - especially as to learning and adapting to new situations – have no serious basis and are only founded on the work of researchers which compared age categories when they were really dealing with successive generations.

Tomorrow's retired and old people will be different from those we have seen in the last three decades. It may well be that different living and educational conditions, changes in the values ascribed to work and leisure will permit tomorrow's old people to achieve a more favourable status for themselves than for the first generation of retired people. The particular responsibility of scientists is to inform the sovereign -i.e. governments and public opinion – and to enlighten politicians.

Scientists must first fight against prejudice not only on the part of public opinion but also on their own part – prejudices like *"old age is an inescapable biological fate"*.

It is not certain that mankind can redesign a life course that spontaneous historical evolution has completely changed. But as soon as there is awareness of the historical and social nature of phenomena which public opinion used to attribute to nature, then there is an opportunity to change the course of history, although not without pain and trouble. Even if the 19th and 20th centuries witnessed the lenghtening of the average life span without being able to preserve the quality of old age, we may hope to improve it, and in any case we should try. And this should not only benefit a larger fraction of the population than before, but it should benefit all those who have increasing chances to reach a ripe old age. Leo Simmons said : *"Man is the only animal who can be persuaded to take care of his grand-father."* But still this must be done in a rational way.

qualité de la vie
dignité de la mort

---

quality of life
dignity of death

responsabilité et décision dans l'orientation et le contrôle génétique de la procréation humaine

responsibility and decision in the orientation and genetic control of human procreation

Président du débat :
Cyrus Levinthal

Vice-Président :
François Jacob

Rapporteur :
Robert Edwards

Secrétaires :
Françoise Levinthal et Charles Galpérine

Participants :
Theodosisus Dobzhansky
Robert Edwards
Albert Jacquard
Jérôme Lejeune
Paul Marks
Jacques Monod
Arno Motulsky
Leo Sachs
Shinryo Shinagawa
Gunther Stent
Raymond Vande Wiele

FERTILIZATION OF HUMAN EGGS IN VITRO : MORALS, ETHICS AND THE LAW (1)

The biological, social, and legal aspects of work on the fertilization of human ova in vitro and the reimplantation of embryos into the uterus of the mother are considered by a scientist engaged in these studies. The initial parts of the review provide descriptions of studies on the control of ovulation, and the methods developed for the culture of clea- ving animal and human embryos.

The main part of the review is devoted to the moral and ethical aspects of such studies. An outline description is given, first, of the development of clinical methods in various fields, together with a consideration of the methods of fetal screening necessary in work on the reimplantation of human embryos. The position of the infertile patients, in relation to the development of studies on fertilization in vitro, is then discussed, including the assessment of some opinions expressed on the therapeutic nature of treatments based on the reimplantation of embryos. A brief descrip- tion of genetic engineering, including its imminence, practicability, and dangers, is then given. Some theological, phi- losophical, and legal aspects of fertilization in vitro and the reimplantation of embryos are debated in the final sections of the review. These sections include a commentary on current discussions about the philosophical and theological aspects of the work. Descriptions are given of some examples in law relevant to clinical attempts to alleviate infertili- ty, together with a consideration of the legal relationship between patients, offspring, and those doctors and scientists engaged in these clinical studies.

The widespread debates arising from medical advances have become a familiar aspect of contemporary society, and the clinical application of man's increasing control over his physiological and biochemical systems is bound to sti- mulate further controversy. This review is concerned with the current debate on one of these novel advances–the fer- tilization of human oocytes in vitro, and their reimplantation as cleaving embryos in the uterus of the mother. The atti- tudes expressed here on social and ethical values will obviously reflect the viewpoint of the writer (Edwards, 1971; Edwards and Sharpe, 1971), a scientist engaged in initiating and continuing the research and its clinical application. Current knowledge of the culture and growth of animal and human embryos will be outlined first, followed by a consideration of the social, ethical, and legal issues.

Control of preimplantation development in mammals other than man

A considerable degree of control has been established over the preimplantation stages of growth of some mammalian species, and new and fascinating aspects of this work are repor- ted regularly in the literature. Progress was very slow over many years, even though the first embryo transfer was performed in rabbits almost 100 years ago (Heape, 1890), for work on early mammalian development was restricted by the few oocytes or embryos available until the role of gonadotrophins in controlling ovulation became clear earlier in this century (Smith and Engle, 1927 ; Cole, 1937 ; Evans and Simpson, 1940 ; Pincus, 1940 ; Parkes, 1942 ; Runner and Gates, 1954 ; Fowler and Edwards, 1957). Preparations of these hormones were then purified and used to induce ovulation and sometimes superovulation, the shedding of large numbers of oocytes (Smith and Engle, 1927 ; Cole, 1937 ; Evans and Simpson, 1940 ; Pincus, 1940 ; Parkes, 1942 ; Runner and Gates, 1954 ; Fowler and Edwards, 1957, 1972), although even today progress is uneven in different species. In mice and rabbits, sufficient embryos and oocytes–several hundred–are easily obtained for a wide variety of embryo- logical, genetic, immunological, and biochemical studies. Fewer are available in agricultural animals because ovulation cannot be induced easily, nevertheless a considerable amount of work has been accomplished. The methods of inducing ovulation in non-human primates are still so undeveloped that ovulatory oocytes remain at a premium and studies on fertilization

(1)Reproduced with the kind permission of the *Quartely Review of Biology*. Vol. 49, 1974, Stony Brook Foundation Inc. State Univ. of New York.

and cleavage are almost non-existent. As an alternative to inducing ovulation, oocytes will undergo their preovulatory changes when placed in a suitable culture medium, and thousands of such oocytes can be obtained in some species (Pincus and Enzmann, 1935 ; Chang, 1955 ; Edwards, 1965a,b ; Quirke and Gordon, 1971a,b ; Fowler and Edwards, 1972). Their usefulness for many studies is very limited, however, because embryonic development after fertilization is mostly abortive.

Many studies on preimplantation development are greatly assisted if fertilization is achieved in culture. The routine fertilization of mammalian eggs in vitro has been achieved only recently, despite an intensity of effort making this field almost a speciality of its own. The availability of larger numbers of oocytes has led to the publication of much relevant work, even though the underlying biochemical processes involved are still imperfectly understood. Earlier difficulties arose because the initial prefertilization changes in spermatozoa ("capacitation"– Austin, 1951 ; Chang, 1951) could not be induced in vitro, and progress was restricted until three or four years ago by the belief–now largely disproved in several species–that uterine spermatozoa were essential for fertilization in vitro. Increasing awareness of the correct conditions of culture led to greater success with fertilization in vitro in mouse, hamster, guinea-pig, rat, and perhaps rabbit, using epididymal spermatozoa (Yanagimachi and Chang, 1964 ; Toyoda, Yokoyama, and Hosi, 1971a,b ; Yanagimachi, 1972a ; Ogawa, Satoh, Hamada, and Hashimoto, 1972 ; Austin, Bavister, and Edwards, 1973), and human eggs have been fertilized in vitro using ejaculated spermatozoa. Rates of fertilization approximating 100 per cent are now common in these species, and will no doubt soon be attained in agricultural animals.

The increasing control over preimplantation development is also illustrated by the improved methods to support the cleavage of animal embryos in vitro (Brinster, 1963 ; Whitten and Biggers, 1968 ; Whitten, 1971), and in some species–e.g., mice and rabbits– almost all the 1- or 2-celled eggs placed in culture will cleave several times and so develop into morulae or blastocysts. The most rapid advances have been made with mice, where almost one-half of the oocytes develop into viable young after fertilization and culture in vitro, followed by transfer of the embryos into recipient females. This rate of successful development must be close to that which occurs naturally considering that factors such as the accidental loss of embryos on transfer or the low fertility of recipient females are bound to reduce the incidence of pregnancy. Media for the support of embryos of other species are not so highly defined, although many rabbit offspring have been obtained following the transfer of embryos fertilized and cultured in vitro (Chang, 1959 ; Mills, Jeitles, and Brackett, 1973). Currently, increasing success with embryo culture and transfer is being attained in farm animals : a few dozen viable offspring have been obtained with embryos cultured for up to 48 hours before transfer, and much larger numbers following the transfer of embryos from one female to another (Moore, 1968 ; Tervit and McDonald, 1969 ; Pope and Day, 1970 ; Rowson, Lawson, and Moore, 1971 ; Testart and Leglise, 1971 ; Tervit, Whittingham, and Rowson, 1972). In these species, surgical transfers into the uterus are more successful than non-surgical transfers via the cervical canal. The number of experiments reported on oocytes and embryos of various mammals continues to increase rapidly year by year, and the treatments are becoming increasingly sophisticated.

In contrast with these successes on laboratory and farm animals, attempts to control ovulation, fertilization, and cleavage in non-human primates have been unsuccessful. Preovulatory or newly ovulated oocytes remain at a premium, for the response to hormones is poor (Mastroianni, Suzuki, Manabe, and Watson, 1967 ; Marston, Kelly and Eckstein, 1969 ; Ovadia, McArthur, Smith, Bashir, and Farahman, 1971 ; Marston, Edwards, and Purdy, unpub.), and pregnancy rates are low when these females are mated naturally after treatment with gonadotrophins. The fertilization in vitro of oocytes matured in vitro has proved difficult and reports lack definite proof of the entry of spermatozoa into the eggs (Suzuki and Mastroianni, 1968). The required techniques do not exist to develop studies on preimplantation development in non-human primates despite a great deal of effort.

378

Many offspring arising after the transfer of preimplantation embryos cultured or manipulated in vitro have been examined, and there is hardly a case on record where an "embryopathic" effect can be ascribed to the treatment. The rare examples reported have been disproved later or were based on insufficient evidence, and there have been no consistent reports of any excess of malformed embryos above control levels, or of any typical forms of malformation. Preimplantation embryos can obviously adapt to the artificial conditions of culture and undergo normal development, a conclusion supported by other forms of evidence showing that early embryos have considerable powers of regulation even after their total disorganization in culture. Embryos of mice, rabbits, sheep, cows, and other species have been separated into individual blastomeres and then reaggregated, single cells or groups of cells in an embryo have been destroyed, pieces have been removed from blastocysts and large parts of the early embryonic disc destroyed, yet in all these studies there has been literally no increase in malformed fetuses (Wolstenholme and O'Connor, 1969 ; Perry, 1971 ; Raspé, 1971). The degree of embryonic regulation during these early stages is indeed remarkable.

Resistance to malformation has also been noted after the application of a wide variety of agents to preimplantation embryos (Kalter, 1968 ; Tuchmann-Duplessis, 1969 ; Brent, 1970 ; Degenhardt and Kleinebrecht, 1971 ; Brent and Gorson, 1973), the occasional examples of induced anomalies again being disproved later. Two such examples were the reports of malformations after mouse and hamster embryos were exposed in vivo to X-rays and to chilling respectively, for in later work, mouse embryos were shown to develop into normal offspring after storage at temperatures down to −269° C and to be resistant to the damaging effects of irradiation (Russell, 1965, Whittingham, 1971 ; Whittingham, Leibo, and Mazur, 1972). Damage induced in cleaving embryos can actually be repaired (Hooverman, Meyer, and Wolf, 1968), perhaps through their latent powers of regulation. The meager evidence available on the exposure of women to similar agents early in pregnancy indicates that human embryos are resistant to malformation during their earliest stages of development (Kalter, 1968 ; Tuchmann-Duplessis, 1969 ; Brent, 1970 ; Degenhardt and Kleinebrecht, 1971 ; Brent and Gorson, 1973). In sharp contrast, however, many preimplantation embryos are destroyed by certain treatments, and rates of implantation can be reduced to low levels. The ability of cleaving embryos to withstand malformation, their considerable powers of regulation, and their susceptibility to destruction might arise from the nature of early embryonic development. The fetus arises from only a few of the cells in the embryo (the remainder differentiate into the placenta and fetal membranes), and each organ system in the fetus arises in turn from a few stem cells. During these early stages of differentiation, unaffected cells could replace those damaged by an external agent, so that development would continue normally ; if many cells are damaged, the embryo would die. Regulation could also occur because the embryonic cells are in early differentiation, although why undifferentiated cells should be resistant to such agents is not clear. A considerable change in the susceptibility of mammalian embryos to the effects of teratogens occurs soon after implantation, when the fetal organs are growing rapidly. The embryos are then highly sensitive, making this one of the periods of maximum response to agents causing malformation. The contrast between preimplantation and postimplantation stages of development in this respect is astonishing.

Preimplantation embryos have been subjected to many experimental procedures. Their chromosomal complement can be altered, resulting in the production of embryos with a single extra chromosome, or of triploids or tetraploids (Beatty, 1957 ; Russell, 1961). Parthenogenesis can be induced in various ways–e.g., by electrical stimulation of oviducal eggs, and parthenogenetic mouse embryos grow through early stages of organ development, but die during later organogenesis (Tarkowski, Witowski, and Nowicka, 1970 ; Graham, 1970). Pieces can be dissected from rabbit or sheep blastocysts and used to sex the embryo, and this possibility has led to complete control over the sex ratio at full term in rabbits (Gardner and Edwards, 1968). Chimeric embryos can be formed by fusing cleaving embryos together or by placing cells in morulae or blastocysts, and will result in the development of the embryo as an admixture of two stemlines of cells or even an admixture of two species (Tarkowski, 1961 ; Mintz,

1964 ; Gardner, 1968, 1971 ; Zeilmaker, 1973). Chimeras formed by an admixture of two cell lines of the same species develop normally, and analyses of the genetic interplay between the two types of cell during embryonic development have proved invaluable in the study of organ formation (Tarkowski, 1961 ; Mintz, 1964 ; Gardner, 1968 ; McLaren and Bowman, 1969 ; Mintz, 1970 ; Gardner, 1971 ; Fowler and Edwards, 1972 ; Zeilmaker, 1973). Similar kinds of information are accumulating on the modification of disorders in children made chimeric by an injection of donor cells at full term (von Bekkum, 1972). No attempts to modify embryonic development by using nucleic acids have been reported, and although viruses have been found to infect mouse ova (Brackett, Baranska, Sawicki, and Koprowski, 1971 ; Sawicki, Baranska, and Koprowski, 1971 ; Tuffrey, Zisman, and Barnes, 1972) there have not been any reports of genetic effects in the embryos. Nuclear transfer has been attempted in mouse eggs, but the resulting development was abortive even though the host nucleus remained in the egg (Graham, 1969 ; Baranska and Koprowski, 1970 ; Lin, Florence, and Oh, 1973). Cross-fertilization between different species can be simplified by removing the outer membrane (the zona pellucida) from the egg before fertilization in vitro (Toyoda and Chang, 1968 ; Yanagimachi, 1972b).

Attempts to culture embryos through and after implantation are more recent, and are now proving more successful. A considerable degree of organ differentiation was observed when mouse and rat blastocysts were placed in culture (Hsu, 1971, 1972). Rodent fetuses removed from the uterus before any major organ has differentiated (i. e., in the egg cylinder stage) can be cultured for several days and considerable differentiation and growth occur in vitro (New, 1971). Development becomes abortive when the "true" placenta (the allantoic placenta) should begin its function. The degree of control over various stages of postimplantation growth is now sufficient for the application to rodent fetuses of many kinds of experimental work, and a great deal of information should also arise from cultured marsupial fetuses, for their brief period of uterine existence can be simulated much more easily in vitro (New and Mizell, 1972).

Culture and reimplantation of early human embryos

Much human infertility and other forms of clinical defect could be alleviated if oocytes or cleaving embryos replaced in the mother would implant and develop to full term. Methods of treating patients with the hormones necessary to induce the maturation of oocytes in vivo are needed, together with an acceptable surgical method for aspirating oocytes from their follicles. Oocytes can be taken from ovaries excised during various operations and matured in vitro for studies on meiosis and fertilization (Pincus and Enzmann, 1935 ; Fowler and Edwards, 1972), but embryonic development is then largely abortive, as described earlier for animal oocytes matured in vitro. In work designed to obtain cleaving human embryos, oocytes to be used for fertilization in vitro had therefore to be collected from the ovary just before ovulation. Knowledge of the treatment of patients with hormones was available from clinical studies using gonadotrophins or the compound clomiphene to stimulate the ovaries of women with sporadic menstrual cycles, i.e., in attempts to mitigate oligomenorrhoea or amenorrhoea (Lunenfeld, 1969 ; Crooke, 1970 ; Gemzell and Johansson, 1971), and the two most serious risks were known to be hyperstimulation of the ovary and multiple births. No anomalies other than a low birth weight in multipregnancies have occurred in children as a result of these treatments.

These treatments had to be modified slightly, for almost all of the patients needing the reimplantation of an embryo had normal menstrual cycles, and were therefore likely to be more sensitive to gonadotrophins or clomiphene. Another important procedure involved the exact timing of preovulatory events in the ovary so that the oocytes could be aspirated just before ovulation was expected. This timing was critical because the premature collection of oocytes would jeopardize the chances of successful embryonic development after fertilization, whereas delayed collection could result in the irrevocable loss of oocytes in the abdominal cavity or oviduct after ovulation. Previous experience with amenorrhoeic patients thus helped in the development of methods designed to stimulate oocytes through their preovulatory phases, and the necessary treatments proved to be simple and effective. The maturation of oocytes was timed, and they could be withdrawn from the ovary three or four hours before the expected time of ovulation (Steptoe and Edwards, 1970). Laparoscopy proved to be a suitable surgical method for the collection of oocytes, for it was simple and avoided the need for laparotomy, permitted sufficient manipulations to be carried out in the abdomen, and caused no permanent damage to tissues (Steptoe, 1967).

Human oocytes aspirated from follicles or matured in vitro were fertilized in vitro using methods similar to those described for animal oocytes, once the conditions required in the medium had been suitably defined. Spermatozoa were lightly washed free of most seminal plasma and mixed with the oocytes. The fertilizing spermatozoon penetrated through the egg membrane in approximately three hours and entered the egg soon afterwards, and pronuclei were formed some 12 hours after insemination. As judged by their microscopic appearance, none of the preovulatory oocytes has been triploid after fertilization, for all of them possessed two pronuclei, and no other abnormal form of fertilization has been observed (Edwards, Bavister, and Steptoe, 1969 ; Bavister, Edwards, and Steptoe, 1969 ; Edwards, Steptoe and Purdy, 1970).

Studies on the cleavage of human embryos were possible when a source of newly fertilized eggs became available. After tests had been carried out using several solutions, media were developed to support the cleavage of human embryos to blastocysts (Steptoe, Edwards, and Purdy, 1971 ; Edwards, 1973a). Cleavage was regular, and after two or three divisions the outlines of the embryonic cells became indistinct in the morula stage–as seen in some animal morulae–and three-quarters of the embryos differentiated into blastocysts containing trophoblast, inner cell mass (the precursor of the fetus), and a blastocoelic cavity. The timing of preimplantation development in vitro coincided closely with the few facts known about development in vivo (Hamilton, Boyd, and Mossman, 1962 ; Croxatto, Diaz, Fuentealba, Croxatto, Carrillo, and Fabres, 1972). All of the twelve embryos with scorable mitoses had approximately 46 chromosomes, the only one countable in any detail evidently being diploid, and none was triploid. Embryos need be grown only to the 16-celled stage, or even earlier, before reimplantation into the uterus, for 16-celled human embryos have been collected in uterine flushings some 2 1/2 days after the expected time of ovulation (Hamilton, Boyd, and Mossman, 1962 ; Croxatto et al., 1972). At present, there seems no immediate chance of any serious attempt to grow human embryos well beyond the blastocyst stage through implantation in vitro, and any claims to have done so can clearly be dismissed. Nevertheless, a considerable part of the intrauterine growth of fetuses can now take place outside the mother. The first six days of embryonic development to the blastocyst stage can occur in vitro as just described, midterm abortuses have been maintained in culture for a few hours or days (Diczfalusy, 1970, 1971), and premature human babies can be incubated from 24 weeks of gestation (Rawlings, Reynolds, Stewart, and Strang, 1971). Almost one-half of pregnancy is thus replaceable ex vivo.

As a result of the control of ovulation and fertilization, cleaving human embryos are now available for reimplantation into the mother and several groups of workers have reported attempted transfers. The physiological response of the patient to the hormonal treatments used for inducing ovulation will determine the endocrine conditions in the second half of the cycle and the chances of a successful pregnancy after the reimplantation of cleaving embryos (Edwards, 1973b ; de Kretzer et al., 1973). The uterus was secretory, i.e., suitable for implantation, in several women examined after the induction of ovulation with gonadotrophins, and the amounts of the hormone pregnanediol in the urine of most patients indicated that their ovaries could support implantation (Edwards and Steptoe, 1973). On the other hand, the interval between ovulation and succeeding menstruation in some women was shorter than during the natural cycle, an observation implying that hormonal defects arose in response to the treatment. Likewise, the high levels of urinary pregnanediol in a few patients might indicate a low rate of implantation, as found in amenorrhoeic women with this condition following treatment with gonadotrophins (Lunenfeld, 1969 ; Crooke, 1970 ; Gemzell and Johansson, 1971). To judge from results in animals, many embryos replaced surgically into the oviductal end of the uterus of women in their natural cycle, and fewer than one-half transferred nonsurgically via the cervix, should develop to full-term, although any hormonal imbalances after the treatments with gonadotrophins or clomiphene could reduce the chances of implantation. Recourse to the natural cycle may be necessary, using the oocyte maturing naturally in the ovary, in order to raise the chances of implantation (Edwards, 1973b).

Moral and ethical aspects

Doctors, and occasionally scientists, are faced with decisions about the nature and social value of their work. An immediate issue with new clinical methods concerns the ethics of human experimentation, for if patients are to benefit, new methods have to be perfected, often with the collaboration of people unlikely to gain from the research. The impact of human research can obviously be wider than merely affecting patients and doctors, and many of the themes running through debates on fertilization in vitro also arise in connection with abortion, contraception and artificial insemination from a donor (AID). The idea of initiating human life in vitro will probably be unacceptable in principle to some people, even for the cure of infertility. This response is partly emotional and might be modified as the notion becomes more familiar and the benefits clearer, just as previous debates have led to the acceptance of new attitudes towards various other aspects of human reproduction and sexuality (Himes, 1963 ; Masters and Johnson, 1966). Certain other well-known concepts stimulating a great deal of discussion concern the moment when human life begins and the "rights" of embryos, fetuses, and neonates, especially those growing in culture. Fears of genetic engineering also enter prominently into these debates. We will now consider these issues in turn.

The development of clinical methods

Like other new medical advances, studies on the cure of infertility by reimplanting cleaving embryos must pass through an initial phase where methods are being established and the prospects are assessed. Volunteers who have had a chance of ultimately benefiting from the work have been involved while the methods were being developed. Demands on these volunteers were not excessive, for treatments with gonadotrophins or clomiphene were in use by many doctors to alleviate amenorrhoea, and the operational risks of laparoscopy in the cure of infertility were well-known and minor. Aspirating oocytes from follicles is similar to the natural events of follicular rupture during ovulation, and the ovary recovers just as quickly. The reimplantation of embryos via the cervix would demand neither anesthetic nor operation and is simple, rapid, and free from dangers such as infection, while the risks of disorders such as perforation of the uterus seem very low. These procedures are now fully practiced and performed routinely.

The application of new methods in clinical medicine usually follows a certain amount of previous work done with animals. The data published on several animal species concerning fertilization in vitro, embryo culture and transfer, and the treatment of embryos with the various agents have shown the preimplantation embryo to be highly resistant to malformation. Attempts to repeat the work on the culture of embryos using non-human primates have been almost a total failure, and the clinical methods have outstripped experimental studies on these species. There is disagreement among teratologists and doctors about the necessity of including such primates among the three animal species to be used before clinical trials are carried out (Brent, 1971 ; Heinert, 1971 ; Wilson, 1971 ; European Teratology Society, 1971 ; Diczfalusy and Standley, 1972). Thus, primates were not tested before the clinical application of either kidney transplantation, relevant data being obtained from pigs and dogs, or vasectomy. Recent data on the carcinogenetic effects of contraceptive pills have come from rats and mice, the results of studies on dogs and monkeys being yet unavailable (Committee on Safety of Medicines, 1972). It is likely that all known human anomalies have been found in subprimates, including the effects of thalidomide, and in their response to some compounds the fetuses of non-human primates are less resistant than human fetuses. In view of the vast number of fetuses and offspring arising through embryo transfer in animals, without evidence of any increase in number or type of abnormality, there seems to be no point in delaying the clinical application of work on human infertility. This conclusion is supported by the evidence that the cleaving embryos of non-human primates are similar to those of subprimates in resisting the teratogenic effects of agents applied in vivo. Many infertile couples and others with different problems would forfeit their chances of a cure if medical progress depended on verification in non-human primates.

Some prenatal diagnoses, especially the analysis of their chromosome complement, should be carried out on any fetuses arising from the reimplantation of cleaving human embryos. The chances of trisomy, i.e., individuals with an extra chromosome, arising as the result of fertilization in vitro have not been estimated because there are few mitoses in cleaving embryos, and vast numbers would be needed to carry out this study. There is likely to be nothing novel in this respect about fertilization in vitro, because many trisomies for every human chromosome group have now been found after natural conception, and as many as 5 per cent or more of all fetuses are known to be inbalanced chromosomally at three months' gestation (Carr, 1971 ; Lazar, Guéguen, Boué, and Boué, 1971). The incidence at fertilization is likely to be much greater for the frequency of inbalanced embryos increases as embryos earlier in pregnancy are being examined. Almost all non-diploid human embryos fail to survive, and those that do develop can be identified at four months' gestation by using amniocentesis to collect fetal cells for chromosomal examination (Bergsma, Motulsky, Jackson, and Sitter, 1971 ; World Health Organization, 1972). Other types of prenatal diagnosis could also be applied to the fetuses. Measurements of heart beat and fetal scanning by ultrasonics can detect anomalies of the head, limbs, and other organs, and further advances are possible with three-dimensional ultrasonic images of the fetus (Donald, 1968 ; Stone, Weingold, and Lee, 1972). Amniotic fluid can be used to identify fetuses with anencephaly and other malformations (Brock and Sutcliffe, 1972), and the chances of disorders such as choriocarcinoma are determined largely by the relationship between the blood groups of the parents (Park, 1961). The risks of abnormal offspring following human embryo transfer should thus be very small.

The accumulation of knowledge regarding human conception should prove of considerable value to other types of clinical studies (Edwards and Steptoe, 1973). Some of the most important contraceptive methods in use today, e.g., the safe period and the "pill", involve an understanding of human ovulation, and studies on oocyte recovery have provided the first definite indication of the moment of human ovulation (Steptoe and Edwards, 1970). New contraceptive or sterilization methods for suppressing implantation could arise from studies on the early differentiation of the human embryo, together with a clearer understanding of the mode of action of intrauterine devices in expelling the blastocyst from the uterus. Analyses concerning the origin of various inherited or induced human malformations are even more restricted to clinical work, as shown, for example, by the rare animal counterparts of trisomy due to aging (Fowler and Edwards, 1972). Some inherited diseases might one day be avoided or averted by sexing blastocysts or by making chimeras in cleavage stages, for some evidence indicates that the expression of recessive genes carried on one of the cell lines is modified in mouse chimeras (McLaren and Bowman, 1969). On the other hand, chimeras might suffer from the combined defects of both stem lines (Mintz, 1970) or from interactions between them, and any embryo known to be defective would be better discarded than subjected to such methods of salvage. Human chimeras have been created at full term by injecting thymus and other hemopoietic stem cells into newborn children and their suffering from immunological deficiency diseases has thereby been alleviated (von Bekkum, 1972).

The infertile patients

The reimplantation of cleaving embryos into the uterus is the only method to help many patients who are infertile through tubal occlusion (Edwards and Steptoe, 1973). Estimates of the numbers of these patients vary widely, partly due to ethnic or other differences in the population under study. In the United Kingdom, approximately 2 per cent of all women suffer from tubal occlusion. The reconstruction of damaged oviducts might help one-fifth of them (Clyman, 1971). Other forms of infertility might also be treated, including endocrine disturbances or antibodies against spermatozoa in men and women, and oligospermia in men. Artificial insemination using pooled ejaculates can help some men with oligospermia, and male infertility can obviously be bypassed by using AID, i.e., using semen taken from a donor, a method now being widely used despite the ethical and legal problems it evokes. A woman without her own oocytes might be able to conceive through intercourse with her own husband if oocytes were placed in her oviduct, the similarities with AID being obvious. The recipient would carry the child through gestation, and hence both parents would help to establish their family. The legal and ethical issues involved in AID have been widely debated (Wolstenholme and Fitzsimons, 1973), and oocyte transfer should be as acceptable ethically and legally (Revillard, 1973 ; Stone, 1973) in the rare cases where it is needed. The number of women who lack oocytes and are still in their reproductive age is very small, and various difficulties might arise for some of them in establishing pregnancy. Congenital absence of the ovary can lead to maldevelopment of the oviduct and uterus, and some women with ovarian disorders arising in adult life have other contra-indications for pregnancy. The transfer of embryos from one woman to another could alleviate infertility arising where both parents lack gametes, a very rare occurrence. There are many women, potentially fertile, who are advised against pregnancy, and the transfer of their embryos to a surrogate mother who would carry the fetus to full term would enable them to have their own children. The transfer of embryos from one woman to another is perhaps the only ethical issue requiring caution, and this form of treatment will be considered separately below.

There are clear arguments in favor of proceeding with the reimplantation of embryos into the mother for the cure of infertility, for to give a couple their own wanted child obviously needs no justification. The right to have children is stated in various international declarations on human rights, to be described below. Infertility might lead to deprivation and the breakdown of a marriage (Brock and Trowell, 1963 ; Eisner, 1963 ; Marbach, 1967 ; Humphrey, 1969), although the statistical methods supporting this view have been challenged (Chester, 1972). Adoption can satisfy the desires of some infertile couples, but fewer children are available today for adoption because of contraception, abortion, and the widespread acceptance of the illegitimate child (Claman, Wakeford, Turner, and Hayden, 1971), and many infertile couples have been unsuccessful in their attempts to adopt. The cure of infertility by reimplanting cleaving embryos does not impose intolerable treatments or surgery, or cause irreversible physical damage, and violates no canon of medical treatment (Austin, 1972 ; Austin and Edwards, 1972). The cost is very small, if it should be thought an important point to judge the economics of the treatment. The cure of infertility would not raise the frequency of unsuitable genes, for only a few minor causes of infertility such as congenital occlusion or absence of the vas deferens in man and some endocrine disturbances in women, have a genetic basis, and these conditions are very rare. Even if they were successfully treated, the increase in gene frequency would be insignificant, as with the cure of other rare disorders (Penrose, 1971 ; Carter, 1972 ; Lappé, 1972).

The problems of population growth might ultimately erode some privileges of parenthood although most debates stress— correctly in our view—the voluntary nature of restricting family size. Yet objections to the reimplantation of embryos as a cure of infertility have been based on the mounting pressures of population. In numbers alone, such an attitude seems mistaken, for perhaps only a small proportion of the women who could benefit will accept the treatment. More serious objections can be raised to this attitude, which implies that all forms of infertility ought to remain uncured, leaving this unfortunate minority to their own devices. Doctors dealing with infertile patients should not, and almost certainly will not be subject to such pressures to modify their diagnoses and treatment according to events outside their consulting rooms. Strictures and regulations about procreation, if ever needed, should apply to the population as a whole and as impartially as possible.

384

Some other comments on the treatment of infertile patients appear to be equally mistaken. One remarkable opinion holds that the reimplantation of embryos to cure infertility is not therapeutic in the accepted sense, for the patient remains infertile even if transfer results in live children. What is supposedly being treated is the desire of people to have children (Kass, 1971a). A great many medical advances depend on the replacement of a deficient compound or an organ. Examples include insulin, false teeth, and spectacles : the clinical condition itself remains, but treatment modifies its expression. Patients taking advantage of these three treatments are surely receiving the correct therapeutic measures, the doctors treating the desire to be nondiabetic or to see and eat properly. In fact, most medical treatment, particularly of constitutional or genetic disorders, is similarly symptomatic in nature. Exactly the same argument applies to the cure of infertility : should patients have their desired children, the treatment would have achieved its purpose. To state the opposite is nonsense.

Another untenable proposition is the argument based on the "thin end of the wedge" or "camel's nose," suggesting that fertilization in vitro and reimplantation of embryos in the mother should be banned because they might lead to less desirable ends such as cloning (Kass, 1971a,b). The immediate appeal of this argument lies in its purported offer of a quick solution to difficult decisions, and in its instinctive appeal to those who are fearful or uncertain of the real issues. Its weaknesses include the pessimistic assumption that the worst will inevitably happen, and the uncritical rejection of good and bad alike. The whole edifice of the argument is fragile : thus, nuclear physics led inevitably to the atom bomb, electricity to the electric chair, air transport to bombers and hijackers, civil engineering to the gas chambers. The list is as long as the argument is fallacious for acceptance of the beginning does not imply embracing the undesirable ends.

Patients seeking treatments must be kept fully informed about the methods contemplated and the probability of success, just as in other forms of novel clinical methods (Pappworth, 1967 ; Titmuss, 1970 ; Barnes, 1972). Many infertile couples urgently desire the work on fertilization and reimplantation to proceed, wish to help with it, and are fully capable of understanding their condition and the attempts to cure it. A significant proportion are doctors or the wives of doctors, scientists, solicitors, clerics, and other members of the community who are articulate, discriminating, and fully capable of analyzing and judging social and medical situations, although it is very important to avoid an "elitist" attitude in selecting patients. They are evidently aware, too, that the methods might not work, their infertility remain uncured, and that other women may be the ultimate beneficiaries of the developing methods. It is obviously hard to assess how much some patients understand ; in follow-up studies after genetic counselling, one-half of the patients had fully grasped the nature of their problems, and their level of education was a significant factor in comprehension but not in their decision to limit their family (Leonard, Chase, and Childs, 1972). Perhaps a preferable alternative to the treatments designed to cure infertility is to persuade patients to accept their childlessness, but such advice assumes that a doctor or someone else is sufficiently authoritative to decide on the problems of the couple. Patients have the right to benefit from research, and there is no reason to believe that ethical advice from outsiders about their condition is sounder than their own judgment of it. The future child must be considered too, for there could be psychological or other problems in store for children conceived through fertilization in vitro. Most evidence would suggest an opposite conclusion : the children would give thanks to be alive, just as the rest of us do, for they would be the children of their own parents, born into a family where they are wanted for their own sake. If there is no undue risk of deformity additional to those in natural conception, and publicity is avoided, the children should grow and develop normally and be no more misfits than other children born today after some form of medical help.

The only issue needing care seems to be the case of surrogate mothers for those women unable to carry their own children. This form of treatment could lead to conflicting claims on the child by the embryo donor and the uterine mother, and to the divided loyalty of the child itself. The surrogate mother might request an abortion or refuse to hand over the child, the donor might reject the child at birth, and the child might suffer on learning of the circumstances of its birth. Surrogate mothers could be used purely for the convenience of fertile women who wish to avoid the problems of pregnancy. At present this approach, and the use of surrogate mothers to help the infertile should, perhaps, be avoided (British Medical Association, 1972) until more consideration is given to the psychological demands on donor, host, and child, even though some existing situations do not differ greatly from this practice. Illegitimate children are often surrendered at birth, and some couples have deliberately conceived and carried babies to full term for those unable to have their own. Despite these examples, embryo transfer between women should not be encouraged until more can be deduced about the psychological relationships between parents, recipients, and children.

Genetic engineering

Foreboding about genetic engineering has stimulated a great deal of adverse comment on the study of human genetics and fertilization in vitro. After a period of premature excitement about the breadth and imminence of genetic engineering, its application now appears to be more distant and its value to lie in supplying genes, perhaps by viral transfer, to people carrying mutants, or in the cure of cancer (Davis, 1970 ; Bergsma, 1972 ; Lederberg, 1972 ; Roblin, 1972). The value of these approaches is obvious, but the notion of genetic engineering is often expanded to include outlandish concepts such as man/animal hybrids or adding a few monkey chromosomes to a human being.

The availability of cleaving human embryos in culture enlarges the possibility of interfering with development because they are easy to manipulate and only a few cells—perhaps only one—need be treated for considerable effects to be exerted in the resulting fetuses. Various consequences arising from the control of preimplantation development have been prophesied, including sexing, making chimeras and cloning. As shown above, there is hardly any point in making chimeras until some clinical advantage can be shown to accrue from the method. Perhaps the only possibility arising in the near future is that of predetermining the sex of offspring by reimplanting sexed blastocysts (Gardner and Edwards, 1968). Many couples will doubtless be deterred by the effort involved in this procedure, and in any case the same end could be achieved now by selective abortion if this approach should be considered acceptable on ethical grounds. Disturbances in the sex ratio need not be excessive, for claim of an impending large excess of boys from the application of such procedures (Etzioni, 1968) were not confirmed in other studies (Peel, 1970). Care would be needed if a successful and simple method was invented, for the effect of the natural excess of boys (Parkes, 1963) would be exacerbated. Imbalance of the sexes could probably be prevented by recording the sex of newborn children and adjusting the choice open to parents.

The idea of human cloning has led to outspoken remarks against the development of fertilization in vitro without sufficient consideration of the advantages to be gained by infertile couples (Ramsey, 1970 ; Kass, 1971a ; Watson, 1971). How ironic that a scientist who has perhaps done more than anyone else to raise the chances of genetic engineering, by analyzing the structure of D.N.A., should now criticize other work of clinical value on these very grounds. A false prominence has been given to genetic engineering by scientists and commentators alike, for there is little that can be done at present should anyone wish to do it. Even if cloning does become possible, any statutory law or other control should not apply to methods which are clearly aimed at alleviating infertility or attaining other desirable ends. Cloning depends on embryo transfer, but the converse is not true.

The idea that all cloned children would be exactly alike has probably been accepted too gullibly. The experimental work has been carried out largely in amphibians, and there are limitations in the degree of success attained in various species. The most successful experiments were achieved with *Xenopus laevis,* yet many of the embryos die during growth, and only a few newly hatched offspring have so far been produced (Gurdon, 1961, 1963 ; Di Berardino and Hoffner, 1970 ; Muggleton-Harris and Pezzella, 1972). Preliminary experiments on cloning or fusing a somatic cell with an egg have been largely unsuccessful in mammals, even though the host nucleus remained in the egg (Graham, 1969 ; Baranska and Koprowski, 1970 ; Lin, Florence, and Oh, 1973). Should the method ultimately work in mammals, all offspring in one "clone" will not necessarily be identical, for somatic mutations could modify the donor nucleus, especially in man, where the donor would presumably be an adult ; moreover, the uterine environment influences the phenotype of mammalian offspring, even to determining the number of vertebrae in the spinal columns of newborn mice (McLaren and Michie, 1958).

There is understandably an intensity of feeling against cloning. Any method of potential value in raising human standards should be considered, and cloning might contribute towards this end by providing pools of talent, but some advantages claimed for the method seem to be unreal. Its use to prevent the genetic deterioration of the human population (Lederberg, 1966a,b, 1971) appears to be gratuitous (Carter, 1972), and replacing a dead child by a replica (Neifakh, 1969) quite needless. The disadvantages of the method could outweigh its advantages, for the desired traits might be largely determined by environmental factors, and there is insufficient knowledge about the inheritance of many worthwhile characters to decide. Choosing those individuals worth preserving could raise problems, the talents needed in society might change from generation to generation (Davis, 1970 ; Bergsma, 1972 ; Lederberg, 1972 ; Roblin, 1972), and the formation of an elitist class based on cloning could prove highly undesirable. Animal studies on genetic engineering should be encouraged, for they could be valuable in agriculture and in many other ways. Suggestions that such studies, leading to potential social problems, are conducted largely by persons seeking a short cut to scientific and medical prestige, as reported in some clinical situations (Barber, 1972 ; Barber, Lally, Makarushka, and Sullivan, 1972) do not seem to apply to scientific studies on cloning.

Philosophical debates

Contributions to debates on the more esoteric issues arising from fertilization in vitro have come from various quarters. Themes occurring repeatedly in these discussions include defining the moment when human life begins, the challenge of new methods of conception to established ideas on life and procreation, and the imminence of genetic engineering. The divergent viewpoints forming the basis of ethical judgements are perhaps best illustrated in attitudes expressed towards defining the moment when human life begins. Absolutists insist that full rights must be given from the instant of fertilization, partly on the grounds that the embryo is then a human being. This view is challenged on biological grounds. Fertilization is only incidental to the beginning of life (Austin, 1972), for the processes essential to development begin long before ovulation, and parthenogenetic fetuses can develop partially, and perhaps one day wholly through gestation. The potentiality for life must therefore reside in the unfertilized egg and all of its precursors. Nuclear transfer experiments are also held to weaken the absolutist case by showing that all nuclei can potentially sustain the development of an embryo (Piattelli-Palmarini, 1973). The assumption of full human rights at a single moment in a continuous developmental sequence obviously demands making arbitrary decisions that are unjustified biologically. Nevertheless, fertilization and implantation are two convenient points that are often suggested in debates on contraception and abortion, and legal guides have included quickening of the fetus and the earliest stage when neonates can survive independently (28 weeks). Granting full rights from fertilization onwards is sometimes combined with condoning the abortion of deformed fetuses, an outlook that is totally unrealistic for it would lead to the justification of infanticide of euthanasia for deformed adults.

Most of the contributions by theologians to debates on fertilization in vitro and embryo transfer can be accepted and answered by laymen, for appeals and allusions to earlier Church authorities or to a "revealed ethic" are largely absent. There is no parallel between current scientific and clinical work and earlier clerical situations (Gustafson, 1970, McCormick, 1972 ; Dunstan, 1973), and the attitudes of different theologians probably reflect their known stances on other issues, such as contraception and abortion. The Church, like other professions, represents a diverse body of opinion, even on religious issues, and will probably never give a unified decision on embryo transfer ; indeed, the differences in outlook among theologians are as wide as among scientists, doctors, and others, as judged by a perusal of their published opinions.

A strict denunciation was to be expected, and duly came, from the hierarchy of the Roman Catholic Church. Their initial ruling, based on papal pronouncements, was to declare fertilization in vitro "absolutely immoral." But absolutes are not easy to difine or uphold, especially in today's society, and this ruling was not accepted by an ethical committee of Catholic doctors, who wrote in one of their statements : (Guide of Catholic Doctors Ethical Committee, 1972, p. 242) : "In vitro fertilization, with a view to transfer at an early stage to the womb of the 'mother' is, in principle, acceptable. . ." Many of the views expressed in this document on other issues raised by embryo transfer coincide fairly closely with those of the present reviewer, but not the tendency to define absolutes such as giving full human rights to a fertilized egg. This belief is obviously rejected implicitly by many people, for IUD's almost certainly expel unimplanted embryos from the uterus, and abortion is legalized in many countries. The gradual acquisition of human rights during development is tacitly accepted in other situations, and is clearly illustrated by the prevalence of eugenic abortion, but not infanticide, in cases of inherited anomalies.

Some theologians still rely heavily on their own interpretations of biblical or theological concepts in judging new clinical methods, and have been described by their colleagues as "a priorists" (Fletcher, 1971a ; McCormick, 1972). Reimplanting embryos was judged as unacceptable because the nature of procreation must remain as it is, divine and unchangeable. This view is astonishingly held simultaneously with an acceptance of AID, provided the sterile couple hold acts of procreation by performing intercourse (Ramsey, 1970)! It is challenged by several commentators (Guild of Catholic Doctors Ethical Committee, 1972), as summed up by one of them who writes that "these moral positions assume that only God can make a tree or a man. They ignore the fact that God has shared with us His creative power so that we may contribute to the ongoing task of creating man and nature" (Francouer, 1972, p. 438). In a more practical vein, reimplanting embryos for curing infertility is also judged to be unacceptable because the future child cannot consent beforehand to procedures that might entail risks for itself (Ramsey, 1972a,b), an attitude that is unrealistic in practice because it leads to total negation– even to denying a mother a sleeping pill, a Caesarian section, or an amniocentesis for fear of disturbing the child. Every medical treatment, from eating aspirin to open-heart surgery, carries a risk for each patient, and fetuses are not asked beforehand about their own conception or even their abortion, hence this ethical stance is difficult to justify and seems to be one of the "cliches of an irrelevant ideology" (Fletcher, 1971b). Another review, in a similar vein (Kass, 1971b),dominated by a consideration of cloning and other improbable methods of genetic engineering, returns again to the supposed risks of reimplanting embryos and the immorality of discarding unimplanted embryos, and postulates that increasing control over conception would "dehumanize" mankind. The same attitude toward reimplanting embryos is surprising in a theologian (McCormick, 1972) who criticizes others for failing to discuss the proper ethical issues, but himself judges it as unethical because the marital relationship and essential links in family life are "debiologized" by removing procreation from the sphere of bodily love. Most bodily love is already removed from procreation by means of a battery of contraceptive methods, and how the notion of the family, which has survived abortion, divorce, sexual freedom, and rejection of the parents by children is to be preserved by withholding treatment from the infertile is not clear to the present writer. The raising of children will demand expression of high forms of love and duty. How surprising, then, to read of theologians withholding the procreative aspect of marriage from infertile couples because it "debiologizes" all the others ! Far more disturbing, but perhaps to be expected from an extremist, is the hope half-offered by one theologian that the first child born through these methods will be abnormal and will be publicly displayed (Ramsey, 1972a,b). The wrath of the pulpit is obviously to be heaped on the heads of sinners !

Other theologians adopt a different attitude, and relate the issues arising in new clinical situations to the respective social problems. Those who reason in this way have been dubbed "consequentialists" (Fletcher, 1971a ; McCormick, 1972) ; they choose the course giving the most desired consequences, an approach that is highly pragmatic. The strength of this attitude resides in its stress on change as a challenge to conservative concepts in the social and ethical fields (Fletcher, 1971a,b), a point proved time and again and recently illustrated by developments in organ transplantation and AID. Nevertheless, some of the consequences judged to be acceptable (with tongue-in-cheek ?) such as man/animal hybrids (Fletcher, 1971a), are questionable even on "consequentialist" grounds, for the human component would be condemned to a situation unworthy of it. An intermediary position is taken by other theologians (Curran, 1970 ; Gustafson, 1970 ; Dunstan, 1973, 1974), who believe that the needs of the situation must be balanced with changes in traditional concepts of life, and this attitude has been widely expressed with respect to other situations. These include comments by a working party on abortion established by the Church of England (Church Assembly Board for Social Responsibility, 1965), and by working parties on social problems established by the World Council of Churches (1971). Such attitudes are broadly in line with those of the present writer and of some other commentators (Francouer, 1972).

. Some revealing attitudes are struck in these debates. According to one commentator, the developments and the benefits of new scientific advances should not be judged by "man the technician" but rather by minds that "grasp and transform reality." This view is allied with a feeling that secret experiments detrimental to human values-especially genetic engineering–are constantly occurring so that external controls should be imposed on scientists (Crotty, 1972). Two notable aspects of this contribution are its inherent suspicion of other people's motives–reinforced by allusions to the Nazis and Hiroshima–and the belief that "a pattern of behaviour is more genuinely human . . . because (it) embodies greater human values than do alternative responses." How can anyone possibly disagree with such a fine quotation, but how far does it take us ? The exact problem with many clinical advances is deciding where the greater human values lie among a conflicting welter of attitudes and possibilities, and allusions to the Nazis, Hiroshima, and other cataclysms hardly helps to provide clarification. The subtleties involved in making decisions and judgments on scientific and clinical advances are well illustrated in recent symposia (Kunz and Fehr, 1972 ; Wolstenholme and Fitzsimons, 1973). Note, too, the attitude that "technology" (including science) is inferior to "humanity" (philosophy and theology) in helping to establish values. Some points derived from the word-centered concepts of the latter appear to be obvious and acceptable from simple reasoning ; for example, the conclusion that human sexuality is an ambiguous basis for creating children, since it may be used in lust, selfishness, accident, or hatred (McNeill, 1972). McNeill considers that the ambiguity is removed by baptism, but surely love and commitment between two people are preferable. Even those who attempt to bridge the supposed gap between science and philosophy sometimes fall into a verbosity that conceals rather than reveals the underlying concepts, as shown by an opening sentence to one introductory paragraph (Heelan, 1972) : "An object is given (that is, as a noema) when it is a response to a noetic orientation of the subject that grasps this noema immediately (without inference) as the appropriate object of its enquiry."

Legal Aspects

Fertilization in vitro, followed by reimplantation of the embryo into the mother, does not pose any moral problems, and the right of couples to have their own children should not be challenged provided there is no conflict with accepted restrictions on marriage, such as incest. "Rights" are sometimes difficult to define : some are codified in law, but others have not been formulated or even discussed widely (Fletcher, 1971b). Difficulties arise in codifying and practicing rights where there are conflicting opinions, or when new methods or situations arise. The United Kingdom Abortion Act defined the acceptable legal limits for abortion but placed the gynecologist under no duty to undertake the operation. The right of married couples to have a child has been established unequivocally in international declarations of human rights (United Nations, 1948), and couples have not been prevented from conceiving even though they carry deleterious genes—indeed, attempts to establish eugenic controls have been very unpopular (Wolstenholme, 1963).

The law became much more concerned during the past few years with the legal clarification of matters concerning conception, abortion and the rights of fetuses, and some intriguing decisions on the rights of fetuses and liveborn children, and on the responsibilities of parents and doctors, have arisen, perhaps through necessity, in various legal judgments and debates. The comments made by justices or academics illustrate some of the complexities that could arise from the cure of infertility by reimplanting embryos into the uterus. Lawyers themselves find many of the newer medical issues to be complex (Grad, 1967-8 ; Edwards, 1971 ; Edwards and Sharpe, 1971 ; Hershey, 1972 ; Wolstenholme and Fitzsimons, 1973), and several of them have judged that the law should not be used to decide the value or hinder the progress of work on curing infertility (Kilbrandon, 1973 ; Revillard, 1973 ; Stone, 1973), especially where it concerns a husband and wife, or even with oocyte and embryo donors.

Statute law reflects social attitudes and its meticulous drafting can clarify difficult issues, but statutes can be hard to alter as circumstances change, as shown by the ethical and legal battles before the passing of abortion acts. The early embryo has been largely unprotected by legislation, although older fetuses were specifically protected from induced abortion (especially after "quickening") in laws passed in the United Kingdom and some states of the United States of America more than a century ago (Williams, 1958 ; Sadler, 1970 ; House of Commons Bill, 1861, 1929) ; later legislation permitted abortion if the life of the mother was in danger and in other specific circumstances (Williams, 1958 ; Sadler, 1970 ; House of Commons Bill, 1972 ; Roe v. Wade, 1973 ; United Kingdom Law Commission, 1973). More detailed statutes are now being considered in several countries, with the laudable intention of giving recompense to children who are born deformed through injuries during pregnancy arising through the act of a third party, and in order to clarify laws on abortion. In the United Kingdom, the comprehensive recommendations of the Law Commission (House of Commons, 1972 ; United Kingdom Law Commission, 1973) lay the foundation for legislation covering damage to an unborn child throughout pregnancy and even before conception. The United States Supreme Court (Roe v. Wade, 1973) has ruled that the right to privacy under the Fourteenth Amendment grants to a woman the decision on whether or not to have an abortion during the first trimester of pregnancy, but added the judgment that her decision is not absolute with respect to abortions desired later in pregnancy. The mother's rights then are conditioned by the availability of suitable medical services to protect maternal health during the second trimester, whereas the interest of the State in the potential life of the fetus in the third trimester (from the time of viability, 24 to 28 weeks) will condone abortion only for the preservation of the mother's health. In Australia, the Supreme Court of Victoria has held that a living child could be awarded damages for a brain injury caused long before birth in a road accident (Watt v. Rama, 1972). This case was to be heard before the Judicial Committee of the Privy Council but was withdrawn. These examples reflect the increasing concern of the law in matters concerning the fetus, and legislation seems bound to follow in some or all of these countries. The situation is complex, for there appears to be widespread acceptance of the view that the fetus cannot be granted full human rights especially while dependent on its mother, hence legislation concerning the fetus must avoid jeopardizing the interests of the mother. Nevertheless, the increasing rights being given to fetuses are illustrated by several recent cases where fetuses were permitted to bring actions while still in utero for the death of the father, or where parents or agents acting for stillborn fetuses or fetuses receiving fatal injuries while in utero, were allowed to bring actions against those causing the injuries (Quinn and Griffin, 1971).

The absence of legislation has also resulted in common law suits by children born with defects against doctors and parents for tort compensation for negligence. Common law can adapt to new circumstances, but must provide an answer to complex issues at short notice often without the benefit of expert witnesses. Decisions can be parochial, individual and haphazard, and may be overturned by a higher court. Issues relevant to fertilization in vitro occurred in suits concerning conception, fetal anomalies, and abortions, as shown by the case of Gleitman versus Cosgrove (Gleitman v. Cosgrove, 1967). A woman in early pregnancy suffered from German measles and claimed that her doctor advised against an abortion ; after birth, defects appeared in the child, and both parents and child claimed for tort compensation from the doctor for the defects. The Court dismissed the child's claim, the majority ruling that his only alternative was abortion, i.e., non-existence, and they felt unable to evaluate the difference between non-existence, and a deformed existence. The discussions of the Justices concurring and dissenting in this decision illustrate the relationships between legislative and common law decisions, and include many revealing statements on the value of life : "Ultimately, the infant's complaint is that he would be better off not to have been born. Man, who knows nothing of death or nothingness, cannot possibly know whether that is so" (Weintraub, C. J.). Other legal authorities have agreed with the Court's findings and amplified them (Kilbrandon, 1971 ; Peter, 1971 ; Callahan, 1972).

Claims by a deformed child for tort compensation for negligence could presumably be made against doctors or scientists performing fertilization in vitro and the reimplantation of embryos, and this situation seems almost bound to arise one day if for no other reason than the presence of genetic defects in the child that were not expressed in the parents. Liability in common law does not result from damage alone, for the plaintiff must also show a direct causal connection between a particular act and resulting damage. There would be no liability if evidence given by expert witnesses showed the probability of damage to be small and that the risk assumed was therefore not unreasonable. This burden of proof on the plaintiff is rigorous in most countries ; in some countries, however (e.g., the United States of America), it can fall upon the defendant in cases of "ultra-hazardous activity," a legal definition that is continually expanding. The issues raised in the cases described above could be dismissed as irrelevant in other courts, for the argument might be offered that a proper reimplantation without negligence would have produced a normal child ; damages would then be awarded for the difference between a normal and deformed child. The opinion could also be held that the clinical studies were performed without sufficient prior experiments on animals, although the work already carried out in animals would appear to make this argument irrelevant. Neither of these arguments assumes that the work is wrongful in itself, but only in the way it was performed. Such points did not arise in Gleitman versus Cosgrove (Gleitman v. Cosgrove, 1967), since the doctors did not actively help in establishing life, although the opinions of the dissenting Justices offer similar arguments.

The position of doctors as third parties in establishing conception could lead them into complex legal problems. Cases could arise as a result of AID, the use of gonadotrophins to stimulate ovulation, and fertilization in vitro in attempts to cure infertility. AID has become acceptable ethically and legally in Germany (Schaad, 1972), but recently unexpected legal complexities were revealed since the child is not a party to any agreement between the infertile couple, the doctor, and semen donor ; the child could claim damages from the doctor for withholding the identity of its natural father (Hanack, 1972). If the doctor is to be safeguarded as fully as possible, the identity of the semen donor must be clear beyond doubt, his wife must consent, the infertile couple should be aware of the legal difficulties, and the donor must be aware that the offspring can demand to know his name and claim him as its natural father. Many doctors and donors will obviously be dissuaded from AID by these demands. A parallel situation is arising in the United Kingdom, where adoption agencies and sponsors of a current Parliamentary Bill are pressing for changes in the law to give adopted children the right of access to their original birth certificate, a practice already followed in Scotland.

Further complexities could arise for doctors as third parties in establishing conception, yet answering charges from a person whose life they helped to create. Issues concerning conception have arisen where the child brought an action against its parents, for example in

European cases where children were born with syphilis, and in American cases of illegitimacy (Tedeschi, 1966 ; Kilbrandon, 1971). In the European cases differences existed between the courts on the validity of the claim, the German court dismissing it, and claims were also dismissed in the American courts. Much legal opinion agrees with the German and American decisions. The same conclusion was reached in a detailed legal review of "Wrongful Life" (Tedeschi, 1966), because under present law, the act causing injury also led to the creation of the life in question ; in other words, the child could not exist, except it be deformed. This conclusion is reinforced by a biological principle, founded in genetics, that no two people are conceived alike : if the parents had waited to be cured from the infection, a different child would have been born, and not the original child without injuries.

Cases involving claims of children against parents or doctors raise deep feelings on the nature of parentage and the structure of society. Contemplation of these potential upheavals in family life prompted one court to decide reluctantly in favor of the parents (Zepeda v. Zepeda, 1963), a ruling criticized by at least one authority (Tedeschi, 1966). The social complexities arising from the right of liveborn children to bring actions against those who helped to give them life, or to confer rights on the fetus independently of its mother are now exercising legal and lay opinion in the United Kingdom as statute law on injuries to unborn children is being prepared. These issues exemplify to me and to others (Callahan, 1972) the difficult borderline between ethics and law. Doctors and scientists involved in genetic diagnosis, AID and fertilization in vitro make complex decisions against an obscure social and legal background, where values have to be established and value judgments constantly made. The principles underlying such decisions should be defined in legislation on the basis of public policy. No specific legal standards exist to cover many of the new medical advances, and they will probably not be formulated until long after the new situations have arisen, so that decisions must be based on the canons of professional ethics and on the interpretation of clinical demands by individual physicians. This situation results in common law suits, with the unfortunate possibility of ad hoc legal decisions unintentionally doing more harm than good to patients by raising doubts among doctors about their legal status and so leading them to abandon new techniques.

The legal situation with respect to deliberate manipulations performed on embryos is even more complex, and there are no clear parallels from other cases. The examples quoted above involve damage to the fetus, whereas genetic engineering would mean an altered constitution but not deformity. Provided the offspring is normal the court may withhold damages because they are too speculative, a situation not novel in law. Alternatively, manipulating embryos might be construed as an ongoing wrong (Tedeschi, 1966 ; Kilbrandon, 1973), imposing continual effects throughout life. Further complications could arise with treatments applied deliberately to germ cells or their precursors before fertilization, before the embryo was established. This situation is currently being examined in the United Kingdom (House of Commons Bill, 1972 ; United Kingdom Law Commission, 1973), and some cases elsewhere with slight relevance have been analyzed (Tedeschi, 1966). Fortunately, genetic engineering is so distant that there is no urgency in this debate.

Responsibility in biological and clinical research

Research is usually divided into basic and applied science, but the borderline between them is often blurred. The distinction between them becomes almost meaningless as new methods are put into practice, and responsibility changes from the demands imposed by scientific research to those involved in the conduct of clinical trials. The problems become oriented towards patients and hence more pressing as they move to the hospital. The responsibilities of scientists in "pure" research have been debated with respect to their role in developing chemical warfare and other issues, but the primary concern of the present review involves clinical medicine.

The responsibility for applying new research methods to patients has rested traditionally on the individual doctor, often working in collaboration with scientists who are regarded as auxiliaries. This may still be the best position to adopt today, although the increased participation of non-medical men in making decisions should be recognized. The ethical and legal complexities in clinical situations can sometimes be formidable, and some commentators have advocated making committee decisions—for example, with respect to the timing of the first transfer of a human embryo. This outlook seems to be unrealistic. There are the "rights" of the patient to consider. The selection of committees and their methods of making decisions also present difficulties. Would such decisions need to be unanimous, by a majority only, or subject to veto by any single member ? Can ethics be decided by a majority vote ? The questions at issue—euthanasia, existence, interference with inherited characteristics—are so much more complex than those usually dealt with by most councils (Katz, 1972 ; Marston, 1972), and relevant opinion can come from wide sources, artistic and philosophical (Katz, 1972), in addition to those outlined in this review. The chance of a united ethical and moral stance on such questions seems remote.

Individual responsibility must now cover problems additional to those defined earlier. The necessity of obtaining the informed consent of patients and the establishment of clinical ethical committees in hospitals have obviously become widely accepted (World Medical Association, 1964). Some responsibilities are novel. Doctors and scientists should understand the issues confronting each other, and both groups should familiarize themselves with the problems of the patients. Research of social significance should be published in widely read journals or articles, although the patient's privacy must be fully protected and publicity in the press avoided. British laws governing privacy appear to need reform : the Human Rights Bill (House of Commons Bill, 1970-1971) attracted little interest in Parliament, and the recommendations of a parliamentary committee on privacy were published recently (Younger Committee on Privacy, 1972). Various organizations and courses have been established to study the ever-increasing ethical questions in biology and medicine (e.g., Kennedy Institute for the Study of Human Reproduction and Bioethics, Washington ; Human Rights Trust, British Institute of Human Rights ; Working Party on Ethics, British Association for the Advancement of Sciences ; Institute of Society, Ethics and the Life Sciences ; The Hastings Center, the symposia of the Fogarty International Center), and should extend informed debate provided any bias in their constitution is recognized. The mass media have a responsibility to publicize work of public concern, but attempts at widespread discussion are often compromised by sensational press reporting, so that the standards of different professions come into conflict as control of the ensuing debate passes from doctor to journalist. Constant recourse to the Press Council is ineffective, since the damage is difficult to repair.

This review has stressed some issues raised by fertilization in vitro and the reimplantation of embryos. Many of the points raised in it are equally valid in connection with research in other areas of scientific medicine. The increasing tempo of scientific advances is occurring at a time when earlier and accepted standards of society, and the value of many scientific and technological advances are being widely questioned. There is an obvious need for continuing the debate on the value of scientific and clinical novelty, even though too much discussion can stimulate needless concern. Social priorities in clinical medicine should perhaps be listed and supported accordingly, but new avenues of scientific and clinical research will probably arise "as the acts of creation of individual geniuses, either working alone or possibly as members of teams of research workers" (Zuckerman, 1972). The widespread publicity, desired or otherwise, that now accompanies scientific and clinical advances will call for such individuals to participate in debate on social values, and equally will call for considered judgments from other professional men. There may be pitfalls and problems in the application of new methods in clinical research, yet, encouragingly, members of diverse professions can arrive at similar conclusions on complex issues (Wolstenholme and Fitzsimons, 1973).

Acknowledgments

I am grateful to many of my colleagues for their contributions towards the writing of this manuscript, including C.R. Austin, Jean Purdy, Howard Dickstein, Ruth Edwards, Barbara Rankin, Patrick Steptoe, Craig Howe, Lillian Howell, Martin Johnson, Carol Readhead, and the Ford Foundation.

This paper was prepared as a background information document for the International Cell Research Organization (I.C.R.O.).

Robert G. Edwards.

Cyrus Levinthal. – Ladies and Gentlemen. We will now start this round table which will deal with "Responsibility and decision in the orientation and genetic control of human procreation." You have a list of participants who are round the table.

The members of the round table have taken it upon themselves to modify the format of the session and change the emphasis in this morning's discussion. In particular, our feeling was that for this kind of group, we would like to have more genuine discussion and interchange of ideas than we have seen in some of the sessions of the past several days. Our feeling is that for the most part, although not exclusively, the technical problems of biology have, in large measure, already been exposed, and what we would like to do is to concentrate, although not exclusively, on the ethical and philosophical questions which these issues raise. Before each member of our panel starts to speak I would like to make an introduction which reflects my own point of view on the general areas of the problems we are discussing.

It seems to me there has been a great deal of confusion in the public press relative to the question of what is really possible, what is science fiction and what is barely conceivable in the general area that is referred to as genetic engineering or genetic manipulation. For this reason, I would like to enumerate four categories of possible developments which are in some measure simple to define.

The first has to do with those procedures and those techniques which are currently possible or will be possible in the very near future. The second covers those procedures and techniques which will predictably be possible in the future : we don't know exactly how to do them, but it is quite clear that we will know at least partially, in the near future. A third area includes those procedures and techniques which are conceivable, are not ruled out by any basic law that we know of, but are a very, very long way away and in the minds of many of us, I think, can be put in the category of science fiction. And, finally, there is a category of procedures and techniques some of which have been referred to in the public press, which I put in the "inconceivable" category on the basis of what we now know. I will try to enumerate each of these categories very briefly. With respect to those procedures which are now available and currently in use, or about to be in use, we should consider first the tests which can be made at birth or after birth, which define some aspects of the genotype of individuals. There are many already in use ; the number is growing rapidly and the question of how we use that information is, on the one hand, a rather conventional medical issue and, on the other hand, raises some deep social problems with respect to the effect that this information might have on the life of the individual tested and on the rest of society.

A second example of category one are those tests which are important for the individual and perhaps for society, which affect the probable outcome of a mating between one individual and another. It is that information which is of particular interest in the general area of genetic counselling in which the partners in a marriage might gain a variety of information which they may use or not use in determining their own behaviour.

A third example which is just on the edge of the presently available, is what I would call the long-acting pills containing D.N.A. One can, in principle, create a cell which contains some specific D.N.A. gotten from another individual or from the same individual, D.N.A. which can then direct the production of specific molecules (protein or hormone). This cell would in turn be like a long active pill which releases its product over a more or less long period of time, perhaps for the life of the individual. This is an issue which raises both great possibilities and some very real danger which have already been indicated in some other sections of this meeting.

A fourth example of currently available techniques corresponds to the techniques described by Doctor Edwards in his paper, namely the techniques which lead to in vitro fertilization of a human ovum. This procedure has a very important application in the case of infertile women, since they allow us to overcome this infertility in many cases.

And finally, there is the prenatal genetic diagnosis via amniocentesis which, if it is to have any outcome other than curiosity, is generally assumed to be associated with the possibility of selective abortion. This issue, obviously, raises very deep and serious moral and philosophical questions which we will be discussing this morning. Just to point out something which I think probably most people here are aware of with respect to amniocentesis and selective abortion, let me just say that, although nobody, to my knowledge, is proposing such a programme now, it is technically possible in developed countries to carry out an amniocentesis on all pregnant women and to selectively abort all fetures carrying Down's syndrome. If one looks simply at the financial cost of such a program, one concludes that it is quite small compared to the cost to the society for maintaining individuals with Down's syndromes with a current life expectancy of the order of 35 years (U.S. data). Now, I am not suggesting that the cost arguments are in any sense sufficient to justify such a procedure. Aside from the moral implication I personally can see many risks in such a test procedure. What I have just described are procedures which can be used now, and which in terms of the economy of the health profession, the health-care establishment, would be procedures which could be justified with current techniques.

Included in the second general category which I mentioned – those likely or predictable for the near future – is the detection of heterozygote conditions in individuals and in fetuses, with the same problems I have indicated previously with respect to the phenotype of the individual. The detection of heterozygozity is of importance for making predictions about the progeny of one individual depending on the mating partner.

Another general procedure, in this category-i.e., predictable if enough research is put in-is the general area of human cloning, that is the implantation of cell nuclei in an enucleated egg. If one really wants to do this, there is no a priori reason to believe that it will not be possible, although I think there is great reason to question why anybody would want to do it.

The third category - those procedures which are conceivable but in a very far future - should be put in the category of good science fiction. The usefulness of examining them is that they provide a rather helpful exercise for defining a class of Gedanken experiment, a sort of "thought" experiment that physicists have used with great success, because it allows one to think of the conceivable situations, even the ones which we have no interest in trying to produce. Such a theoretical visualization allows us to define more precisely some of the ethical and moral issues which can be raised in the process. In this category, I would put the possibility of introducing genes into the germ-line of a fetus or an ovum. I think this is extraordinarily unlikely, but it is certainly conceivable. A second example of problems which are raised by procedures belonging in this category are those connected with in vitro incubation, to term, of a fertilized human ovum. There are people who will put this in the impossible and inconceivable category. It is certainly very far in the future. In the completely inconceivable category, I would put the usage of new D.N.A. synthesized by man as new chemical compounds in order to create attributes considered useful or desirable by a part of society ; of those, I would simply say they are inconceivable to me, and I propose that we forget them. There are various theoretical reasons why that class of development will not take place.

Before starting the discussion let us briefly consider two more points.

First, we must keep in mind that many of the possibilities opened by our new knowledge of genetics represent rather conventional problems of medicine which have been witnessed for a long time. When we treat a genetic disease, there are no particular reasons for being concerned in ways different in kind from our concern where treating other diseases. The treatment, for example, of phenylketonuria, represent perfectly conventional medical procedures.

The second point of importance to keep in mind is that man has been able to carry out selective breeding for quite a long time. The selective breeding of race horses and dogs are not new processes and one does not need any particular genetic sophistication in order to carry out such procedures. In the history of mankind, there are very few examples in which deliberate attempts have been made to carry out selective breeding with humans. This may have been done by slave traders in various parts of the world ; more recently it was for a short time considered and to some extent implemented in Hitler Germany - But, in general, the prohibition which has prevented the use of selective breeding among men has not been technical. If one wants to get a very large number of tall blond-haired soldiers, one can only make sure that tall blond-haired men mate with tall blond-haired women, and the chances are that the progeny will have a higher frequency of tallness and blondness. These are not new considerations. Mankind has protected itself from this kind of operation by its sense of political, social, and philosophical morality, not by any technical limitation. We should not be confused by our new technical possibilities into thinking that the philosophical, political and moral issues are now different. They may come more to the fore if the techniques are extreme, but they are not new in kind.

In this morning's session we will try to focus the discussion on two or three general problems which are of great interest and importance from the point of view of ethics and morality. We will discuss the technical aspects only to the extent that they are necessary for understanding the deeper issues which are underlying. The two questions which the group has decided to concentrate on, at least, initially are :

First, what are the technical realities and capabilities with respect to the "big pill" of the kind that I have described before : a pill containing DNA which can be introduced in a cell and then direct protein or hormone synthesis over an extended time period. Whose responsibility is it to consider this problem and to be concerned about it ? This is a particularly relevant issue since there have been a number of public pronouncements made in the recent past which we will be discussing here.

The second general question which is more difficult and probably more controversial is the following : Is it possible to give a definition of the emergence of a human being and to distinguish the emergence of a human life from the creation or the destruction of a cell of a population or culture of cells originating from a human donor. Is it possible to make such a definition which would be generally accepted and what are the considerations in doing so ? It is clear, before we even start this discussion, that on this latter point the people around this table will not be in agreement. What we are interested in, at least in some measure, is to ensure that we are speaking as men who have some responsibility and some deep and passionate belief, and try to distinguish the issues on which we speak as passionate human beings and those on which we speak as informed biologists ; and we will try, as we go along, to point this out.

Let me just close this introduction by pointing out some trivial examples of definition of life which are obviously preposterous and which none of us would accept. In reference to experiments carried out with bacteria, we define an organism as alive or dead, depending on whether that bacterium can reproduce with sufficient consistency to give rise to a visible colony. I assume that none of us would propose that this definition of life is appropriate for the humans. We would not consider a human as dead because he is sterile. By the same token, we would not consider the throwing away of cells of human origin which have been grown in laboratory for many years, as anything relevant to the problem of the destruction of human life.

After these trivial negative statements, we will try to start wih a more serious discussion. We have a short schedule of people who are going to present some selected topics and hopefully there will be time at the end of each of the sections for some real interchange.

The first speaker will be Doctor Marks.

P. Marks. – Thank you, Professor Levinthal. I will attempt to very briefly summarize and place in some perspective, current work with human and other eukaryotic gene material. I think that we can agree that the primary near term objective of these studies is a better understanding of the structure and function of human genes.

There is developing a capability for the synthesis and for the isolation of certain specific genes, for example, the genes for globins of haemoglobins and for immunoglobulins. The techniques being used for the synthesis or isolation of these genes probably are not generally applicable to any gene because they require access to differentiated cells and ability to purify specific messenger RNA's which can be done with only a limited number of tissues.

When we succeed in synthesizing or isolating specific genes it may appear possible to consider therapy for diseases which are caused by an abnormality of the specific gene.

For the present, such expectations even for this limited number of diseases are far off, for reasons I will cite in a moment.

Another type of research with genetic material is inquiring into the general phenomenon of the nature of substances affecting the expression of genes. We know that certain substances, such as hormones and certain small molecules, can lead to the turning on or the increase of activity of transcription of certain genes. To my knowledge, however, none of these substances are sufficiently specific to promise near term therapeutic modalities of real interest.

What we are achieving is an increase in our understanding of the manner which genes work. Our understanding of the control of expression of specific genes in man, however, is extremely limited.

Research in the area of attempts to isolate or synthesize human genes with a view towards achieving therapeutic applications, requires a solution to a number of other important biological problems. For example, we have to learn how to safely integrate new specific genetic information into cells of affected recipients in a manner which will permit their expression under normal regulatory processes.

The approach to these problems will vary with the particular genetic disease. It is likely that, however difficult, the approach to "gene" therapy in sickle cell anaemia or thalassaemia, where the affected cells are relatively accessible, will be easier than for most geneticaly determined diseases which affect less accessible cells.

Among the technologies that are being investigated, for the introduction of gene material into eukaryotic cells is the formation of recombinants between eukaryotic and viral gene material. Professor Jacob will comment about the implication and the concerns which these studies raise with respect to safety and efficacy.

In closing, I would emphasize that we are talking about the possibility of affecting gene expression of somatic cells. The manipulation of the germ-line at the moment seems to be entirely in the realm of science fiction. The principal prospect for these studies is a better understanding of gene function in man.

F. Jacob. – Comme l'a dit notre Président tout à l'heure, les scientifiques ont indiscutablement la responsabilité d'expliquer ce qui devient possible et de le séparer clairement de la science-fiction. Quant à savoir ce qu'il s'agit de faire avec le possible, bien souvent la décision ne relève pas seulement des biologistes mais de groupes beaucoup plus étendus et diversifiés. La responsabilité du scientifique n'est là que partielle. Il doit certainement donner son avis comme citoyen, comme membre du groupe, mais ce n'est pas à lui seul de prendre la décision.

En revanche, il y a un certain nombre de situations où la responsabilité relève entièrement des scientifiques. Et je voudrais en donner deux ou trois exemples.

Le premier, c'est le cas de l'eugénique dont parlait tout à l'heure notre Président. Il est clair que le scientifique est encore beaucoup trop ignorant dans ce domaine. Il est clair que nous ne savons pas actuellement assez de génétique humaine pour que l'on puisse simplement penser à faire de l'eugénique sur une grande échelle, sur des populations humaines.

Deuxième cas où la responsabilité des scientifiques me paraît engagée, où ils doivent marquer la plus grande prudence : ce sont les situations où, de toute évidence, ils ne sont pas en mesure d'interpréter correctement les résultats de leurs expériences. Je pense par exemple aux expériences où l'on mesure la distribution statistique de quotients intellectuels dans des groupes raciaux différents et où, avec les critères employés, on trouve des différences. Il est clair qu'à l'heure actuelle, nous ne savons même pas ce que signifient exactement ces critères. Ce qui ne veut pas dire qu'il ne faut pas faire l'expérience mais simplement qu'il faut montrer une extrême prudence dans l'interprétation de ces expériences.

Troisième cas, enfin, où la responsabilité des scientifiques me paraît entière : c'est celui où il existe, dans l'expérience, un risque non mesurable actuellement. Je veux parler à ce propos des nouvelles techniques que propose la génétique.

On sait à l'heure actuelle qu'il existe des éléments génétiques comme les virus bactériens qui peuvent se reproduire à très grande vitesse dans une bactérie. Dans un temps très court et dans de très petits volumes, on peut obtenir des quantités considérables de ce type de molécule. Depuis quelques années, et grâce à une technologie enzymatique très fine et très précise, on sait insérer dans ces molécules de virus, leur accrocher pour ainsi dire, pratiquement n'importe quelle molécule de D.N.A. venant de n'importe quel organisme. On peut ainsi, à l'aide de ces techniques, produire en très grande quantité chez les bactéries, chez les colibacilles, n'importe quel D.N.A. On a déjà, par exemple, accroché à des virus bactériens des morceaux de D.N.A. extraits de drosophiles. Ce matériel nouveau permet de faire toute une série d'expériences qui, sans aucun doute, apporteront un grand nombre de renseignements. On peut faire ces opérations avec du D.N.A. extrait de n'importe quel organisme et de l'homme lui-même. Beaucoup de ces expériences, comme celles faites avec la drosophile, ne présentent aucun danger. Il y en a d'autres, en revanche, dont le danger ne peut pas actuellement être estimé. Cela s'applique en particulier à deux types d'expérience. La première consiste à manufacturer des molécules de D.N.A. capables de conférer à des bactéries une résistance à la plupart des antibiotiques utilisés en clinique. La seconde consiste à accrocher à des virus bactériens le matériel de virus pathogènes pour les animaux et l'homme.

Il est indiscutable que ce genre d'expérience devrait apporter des renseignements très précieux pour des aspects variés de la biologie. Cela conduira probablement à obtenir certains matériels qui devraient permettre, par exemple, de produire des vaccins difficiles à préparer autrement. Ces expériences devront donc être faites. Pour l'instant, elles peuvent présenter un certain risque que nous ne sommes pas capables d'évaluer.

Certes, ce n'est pas là une situation nouvelle. Il y a eu, dans le passé, des circonstances où le progrès thérapeutique exigeait de faire face à un danger certain. Pour préparer un vaccin contre la rage, Pasteur a dû produire du virus rabique. Puis il a fallu l'inactiver et enfin l'injecter à des êtres humains. Et, indiscutablement, il y avait un risque.

Dans le cas qui nous occupe, il y a un risque dont on ne peut pas actuellement préciser l'étendue. Il est peut-être très petit mais on ne peut pas le mesurer. On souhaiterait pouvoir prendre un gène donné, disons celui qui gouverne l'hémoglobine et l'accrocher à un virus pour avoir de grandes quantités de ce gène. Cela permettrait de faire de grands progrès dans la compréhension des mécanismes fonctionnant chez les organismes complexes. Mais, actuellement, on ne sait pas choisir un gène donné parmi les centaines de mille qui constituent le patrimoine génétique d'un mammifère. Ce qu'on sait faire actuellement, c'est couper l'ensemble du matériel génétique en petits fragments, accrocher au hasard ces fragments à des virus bactériens, les faire se multiplier et, après coup, espérer pouvoir isoler le gène particulier qui est intéressant. Or, on sait à l'heure actuelle que, dans tout matériel génétique de mammifère, il existe sous une forme cachée des virus qui peuvent être, d'une façon ou d'une autre, liés à la genèse du cancer. Donc, tout cela impose une extrême prudence.

Il y a quelques mois, des chercheurs qui travaillent sur ce problème se sont émus de cette situation. Ils ont appris que certaines maisons de produits pharmaceutiques essayaient de faire ce type d'expérience pour pouvoir produire à meilleur marché des produits que l'on peut difficilement obtenir par synthèse. Ils ont demandé à l'Académie américaine des Sciences d'instituer une commission pour étudier ces questions et proposer un certain nombre de mesures. Ce qui a été fait. La commission était composée des principaux spécialistes. Ce qu'ils souhaitent, c'est éviter que, dans ce domaine, n'importe quoi, soit fait par n'importe qui, n'importe où et n'importe comment. Ils demandent donc, non pas d'arrêter les expériences mais, dans un premier temps, de laisser à certains laboratoires spécialisés la tâche d'évaluer le risque. Ils ont donc proposé que soient suspendus, temporairement, les deux types d'expérience que j'ai mentionnés et qui comportent un risque certain.

Il me semble difficile, pour les scientifiques qui travaillent en ce domaine, de ne pas s'associer à ce moratoire proposé. Je répète qu'il s'agit d'expériences qui peuvent avoir des conséquences importantes pour notre savoir et pour notre pouvoir thérapeutique. Mais il existe actuellement un risque non mesurable qu'il faut d'abord pouvoir estimer.

C. Levinthal. – Before we start presenting another subject, let us have a discussion on this particular problem. Is there any one at the round table who would like to raise any other questions or debate the issues which have been discussed by Doctor Marks and Doctor Jacob ?

If not, we will then proceed to the discussion of another general area which is really going to be much more difficult. Although we have, perhaps, an agreement among the members of this panel on the first issue, it is quite clear that we will now be entering into areas in which we are very unlikely to have agreement. I would like to have several people to introduce the problem and then we will have a more general discussion.

Professor Vande Wiele will start the discussion of the general problem of the emergence of human life.

R. Vande Wiele. – It may seem strange to have the chief of an Obstetrical Service enter into this debate on genetic engineering. Yet I do not think this inappropriate. In fact, it is us who at least at this time are closer than any other professionals to realistic human genetic engineering. Consider what is now practical in this respect : artificial insemination, amniocentesis for intrapartum genetic diagnosis, both procedures that are the responsibility of the obstetrician who also is responsible for the abortion if a genetic abnormality is found. Again, in regard to the approaches that are now on the horizon : in vitro fertilization, transplantation of the fertilized ovum, fetoscopy, fetotherapy, etc. The obstetrician is in the center of the arena. I would like to address myself to two questions : one that of in vitro fertilization and embryo transplantation, the other that asked by Doctor Levinthal "when does life start".

In regard to in vitro fertilization and embryo transplantation, we should distinguish between three situations, depending on the origin of the oocyte, the origin of the sperm and that of the uterus.

In the first situation we deal with a married couple, donating oocyte and sperm ; the fertilized ovum is implanted into the uterus of the wife. The main indication would be cases of infertility due to tubal pathology. Here I visualize few, if any ethical problems, provided it can be demonstrated that the procedure is safe ; mainly that there is no increased incidence of fetal abnormalities. Even so, a good deal of scientific problems remain to be solved. Indeed, at this time there is no incontrovertible evidence that the procedure is even technically possible.

In the second situation we are dealing with a married couple donating the oocyte and sperm, but the wife is not able to carry through with pregnancy and therefore transplantation is into the uterus of a "foster woman". Conceivably this could become a frequent indication. A woman may have had her uterus removed because of various types of pathology, or may be unable to carry a pregnancy to term because of extreme scarring or congenital malformations of the uterus or because of functional uterine abnormalities which lead to repeated abortions. In this second situation, the ethical problems are already more complex and we also have unresolved legal problems. Scientifically also, the situation is more complicated because of increased immunological incompatibility.

In the third situation we are not dealing with a marital unit. The donor of oocyte and sperm are not related or the transplantation into the "foster uterus" is not required because of the physical incapability of the woman to carry a pregnancy, but e.g. because the patient does not want to be bothered by the inconvenience of a pregnancy. Here I feel ethical and legal problems are such that at this time this procedure should not be considered.

Under the conditions of the first situation, can we go ahead and should we go ahead ? My answer is a qualified yes, but before we move I feel, certain conditions should be fulfilled.

1. We are clearly dealing with an experimental procedure and all safeguards now protecting the individual undergoing an experimental procedure must be observed. In the United States there are precise rules for clearance of human experimentation and I would suggest that in addition to these rules and because of the special nature of the procedure a review by a national committee appears warranted.

Before any experimental procedure is carried out in humans the dangers to the individuals involved must be carefully considered and sufficient animal experimentation must have been done to insure that the procedure is safe. Specifically, in the case under consideration it must be established that the procedure is safe, for the fetus *whose informed consent cannot be obtained*. Many, if not all, of us feel that the safety of human embryo transplantation (mainly in terms of possible malformation) should be demonstrated first in non-human primates. Others, including I understand, Doctor Edwards feels that this is not necessary. There is room here for reasonable disagreement and as this is not the time, I am not ready to commit myself to either side. It must be noted that up to now, in vitro fertilization and embryo transplantation has not been successful in non-human primates. Additionally even if a succesful technique could be worked out it would take years of experimentation before we would have sufficient data about the frequency of malformations.

2. Regulations should be set up to limit human embryo transfers to those groups of investigators who are the most experienced in this field and have at their disposal all necessary clinical and laboratory facilities to monitor the procedure. It must be noted that here, in contrast to the procedures of genetic engineering Professor Jacob and others were previously discussing, any adventurous gynecologist has the means to attempt this procedure. Unless we set up limiting regulations there is the danger that unscrupulous individuals, because of their desire to be first, will take unacceptable risks.

3. I feel strongly there is no place for secrecy in this matter. Anybody who wants to do human embryo transplantation should be ready to communicate his results as rapidly as possible and I would like to urge that some kind of a registry be set up, so that anybody involved in this field would be aware within the shortest time possible of the problems encountered by his colleagues.

I would like to urge this group to address itself seriously to the task of drawing up such a list of safe-guards to protect the patient and more specifically, the fetus. Until agreement about such safe-guards can be obtained there should be a moratorium on transplantation of human embryos.

Finally I would like to address myself to the original question of Doctor Levinthal : "When does life start." It is interesting to reflect how poorly we, as physicians, are prepared to answer this question. At no time, at least during my training, has any of my teachers brought this matter up in a systematic, scientific fashion. Again the obstetrician has a major responsibility towards the solution of this question since we are the ones who almost daily have to make decisions that involve an answer to this question.

I do not think there is a rational answer to this question until we define human life and here we are against the wall. Scientifically I do not think that human life can be defined qualitatively, but that it can only be defined quantitatively. By this I mean that there is no one time, before which there is no human life and no one time after which there is per se human life. We can merely discern steps, gradations in the development of human life ; there is the maturation time of the oocyte, fertilization, implantation, organogenesis, development of electroencephlographic activity, etc., etc., and finally the capability of autonomous life, both physiological and psychological. At each stage the embryo becomes more human and acquires increasing rights which at some time (perhaps at the age of capability for autonomy) become as absolute as the rights of any other human being. I am presenting these ideas with due apologies to the philosophers, the ethicists, theologians in the audience who may consider them unsophisticated. At least they are practical and useful to those of us who in the course of our profession have to consider these matters not only in abstract or theoretical fashion, but daily have to make decisions and carry out procedures involving real patients.

C. Levinthal. – Doctor Edwards is the next presentation scheduled on our panel.

R. Edwards. – Thank you very much, Mister Chairman. I accept the points made by Doctor Vande Wiele.

I would like to comment on the problem he raised at the end of his contribution, i.e. on the beginning of life. There are various approaches to defining the beginning of human life, based on biological, legal, emotive and theological viewpoints. Some people, often called absolutists, believe that life begins at fertilization. Obviously, the embryo attains characteristics at this time which it did not have before. A second opinion is the formation of the blastocyst, or at least as it implants in the uterus. Many people working on the control of human fertility have recommended that this stage is accepted because, before this time, the embryo is free-living and unattached to its mother. Another point has been made, that the first stage of human life occurs when the mother first "recognizes" her pregnancy, either endocrinologically or physically.

A fourth definition related to the differentiation of neural tissue in the fetus, based on the argument that the embryo is now becoming reactive to external stimuli. A fifth possibility is to give the foetus full rights at an age when it would be capable of independent existence if removed from its mother. And finally, of course, there are legal values, old and new, including the quickening of the fetus, and the recent decisions of the U.S. Supreme Court on the relative rights of mother and fetus at various stages of pregnancy.

Each of these definitions has weaknesses in an ethical context. The later stages of fetal life are far too late in development to judge that life has just begun, and I could not accept any arbitrary decision on these stages. Presumably only a few people would do so, e.g. for purposes of infanticide when the child is severely deformed. But at late stages of gestation the fetus has merely reached an advanced stage of its development. A problem arising with another of these definitions, i.e. full rights are conferred at the earliest stage of development when the fetus is capable of independent existence, demonstrates the weakness of judgements based on current medical achievements, because this stage is becoming progressively earlier as improvements occur in the care of premature babies. A judgement on when life begins can hardly be changed year by year to parallel small advances in medicine. Proceeding earlier in development to the blastocyst as it implants, this is a very early stage, and also a time of considerable physiological importance. There must be doubts, however, that such physiology provides a basis of sufficient importance to judge the value of the beginning of life, because genetically the new embryo began at fertilization. Many people therefore fall back upon fertilization as the only stage that they can recognize, because it signals the formation of a new genotype, and because activation of the egg is clearly an important stage in the embryological process. Nevertheless, this judgement is almost an appeal to the last resort ; no other stages can be offered with such important facets for the formation of a new individual. Unfortunately, this attitude is based on genetic and embryological concepts, and some physiological parameters, e.g. implantation, are of equal importance to the fetus. If the physiological standards must be questioned, so must the embryological and genetic aspects of fertilization. At least three further points can be made about judgements based on fertilization.

First, parthenogenesis does not involve fertilization. We already know a great deal about this phenomenon and how it may occur in animals and men. Parthenogenetic fetuses can grow to post-implantation fetal stages in mice, and most of their organ systems will develop to advanced stages.

Secondly, the early embryo is very plastic in its developmental capacities, and it can be considerably modified during its growth. Such events may happen in utero, so that fertilization need not alone lead to the formation of a complete individual. Embryo fusion or cell transfer between neighbouring embryos is known to result in mosaics and chimaeras, and examples are well known in man.

The third point is also embryological, for a great deal of evidence shows that the embryo can split into two, even late in development after implantation, and form a twin. And if a blastocyst can still form twins or even quins, I find that arguments based on fertilization forming a new individual, and indeed many theological concepts, very difficult to sustain.

I suggest that a gradualistic approach to the development of life and characteristics by an embryo is needed. If possible, we must relate life and its beginnings, and the rights of fetuses to the system under examination. Damage to an embryo leading to malformations at birth may call for compensation in law from those causing damage, so that fetal rights are recognized when the fetus is born : this is the legal situation in many countries today. One weakness of this argument is that extreme damage, leading to death of the embryo, is not considered to be accountable. The need for abortion must take account of the mother's situation, and the rights of the fetus must be balanced against those of the mother. Intrauterine contraception, resulting in the expulsion of the blastocyst, must be set against the needs of the parents and of society, and the very early stage of abortion taken into consideration. This proposal does not grant absolutes, the fetus has increasing rights with age, and each situation is debated on its own merits ; it will probably be considered as too opportunistic by many people.

May I conclude by speaking briefly about responsibility, a point raised earlier. Of course scientists and doctors, must minimize the risk to mothers and fetuses and make sure that all our efforts are properly controlled. But I doubt that there is any action in human life that does not involve some risk, and any medical treatment is likely to cause a certain incidence of deformity in children if applied during pregnancy. The immense variability of the genotype and considerable differences in environment affect mother and fetus in myriads of ways so that the unexpected can always happen. In reference to the debate on the use of primates before clinical trials, to the best of my knowledge primates have not been used to test the long-term effect of oral contraceptives nor, if I understand correctly, the long-term use of I.U.D.'s, nor even the use of fertility drugs such as gonadotrophins and clomiphene. When we discuss the safeguards that must be used in human experimentation, let us remember that patients are also involved, that at some time a decision must be made as to when the advantages to the patient are greater than the risks. Heavy-handed interference on either side will distort judgement.

I believe that we are on the verge of successful embryo transfers now. I am sure that many gynaecologists could go ahead with these methods without the need of extensive facilities or staff. I hope that many of them will do so and help their patients as much as possible.

C. Levinthal. – It is clear that we have already reached the point at which there are substantial disagreements and I wish we could begin to have discussion among the panel. However, we have had a listing of four additional presentations of positions or points of view. I do not have any particular feeling about the order of them and I will ask Doctor Sachs to start.

L. Sachs. – I would just like to make a few comments about the definition of life. I suppose that there are two general ways of defining life, one in the sense of the theologian and the other because one wants to know under what conditions one may be permitted to interrupt life for medical reasons. It seems clear that there is not a single definition of life and that the definition depends on the reason for making it. This reason may vary with the medical geneticist, gynaecologist or organ transplanter. One can also define life at the level of the reproductive cell, organ or whole human being.

The possibility of a single definition is made even more unlikely, in that cells which can reconstitute organs and perhaps in the future, even whole human beings, can be maintained and cultured outside the body. Should the destruction of embryos from fertilized eggs cultured outside the body, or the throwing away of a piece of tissue removed during surgery that may contain cells capable of reproducing a whole individual, be considered like a fetal abortion ? Eggs and sperm can produce new individuals. Does this mean that eggs and sperm cannot be destroyed   ?

It is obviously not feasible to preserve all parts of the body that may reproduce a new individual, or in studies to determine the nature of embryonic development, to preserve every embryo produced outside the body from a fertilized egg. The various definitions of life are therefore, determined by the purpose for which they are made. What experiments should not be permitted ? Who may not be used as a source for an organ transplant ? For what diseases is abortion recommended ? Each of these questions has a specific answer depending on a different definition of life.

J. Lejeune. – Permettez-moi, monsieur le Président, de remarquer le ton particulier de nos discussions. Il est demandé de réserver à des spécialistes extrêmement prudents la manipulation génétique des bactéries. Il serait fort dangereux en effet que des expérimentateurs téméraires s'emparassent de ces techniques relativement faciles à maîtriser.

Ces résolutions sont excellentes et je voudrais seulement que l'on recommandât tout aussi fermement la plus extrême prudence à ceux qui envisagent de manipuler l'être humain, même très petit.

Je suis fort sensible à l'argumentation du docteur Edwards ; mais je voudrais le rassurer complètement sur ses angoisses théologiques.

Dire que la vie d'un individu commence au début, est une chose simple, et comme il l'a bien exprimé, la seule qui corresponde à ce que nous sachions de source sûre.... mais il n'y a pas lieu de s'inquiéter du fait qu'un blastocyste puisse encore se diviser en deux jumeaux. De tout temps, les théologiens ont discuté de l'infusion de l'âme et il n'y a aucun danger à les laisser faire. Mais pour le biologiste, l'incertitude sur l'individu n'est pas aussi grave qu'il y paraît. Devant un blastocyste de Tatou, le généticien qui connaît la race de cet armadillo sait qu'il a devant lui un composé contenant déjà en puissance quatre armadillos si c'est cette race, huit armadillos si c'est une autre, douze si c'est une troisième. Autrement dit, le nombre d'individus que nous décelons dès les premiers instants dépend exclusivement du degré de connaissance que nous avons des processus biologiques. Chez l'homme, notre degré de connaissance n'est pas parfait. Mais il est pour le moins plausible que, dans le cas des jumeaux monozygotes humains, il y ait un déterminisme génétique dès la fécondation. S'il n'en était pas ainsi, il n'y aurait pas d'associations dans certaines familles, et il n'y aurait pas d'associations avec d'autres conditions.

Je crois donc que nous pouvons écarter, en tant que scientifiques, toutes les considérations théologiques qui semblaient vous gêner tout à l'heure.

Reste une chose qui m'a surpris : c'est l'idée de juger de la vie par le droit que l'on aurait de la supprimer. C'est un peu la voie qu'a d'abord utilisée le professeur Sachs. Imaginer que c'est le droit de tuer qui va définir la vie, c'est commettre une tautologie. Car l'on ne peut tuer que ce qui vit ! Autant partir tout de suite de la vraie question.

Je dis cela, parce qu'au fur et à mesure que la laxité du langage s'introduit dans la science, l'on s'aperçoit que ce n'est pas fortuit. Quand nous étions nous tous, nous qui sommes réunis ici, étudiants sur les bancs soit de la Sorbonne, soit de la faculté de médecine, personne ne mettait en doute que tout être vivant débutait à sa fécondation. Si on le met en doute en ce moment, ce n'est pas pour des raisons scientifiques nouvelles. Ce sont pour des raisons opérationnelles ; on se dit : si je veux faire telle intervention, il faut, pour que mon intervention paraisse acceptable, que je déplace le début de l'existence de l'individu sur lequel j'opère, à tel ou tel jalon postérieur à l'intervention projetée.

C'est une question que je pose à tous les membres de notre table : est-il légitime, pour des scientifiques, de définir un phénomène exclusivement en fonction de ce que l'on veut faire et de la façon dont cette action sera jugée par d'autres personnes ?

Cela ne me semble pas scientifique.

G. Stent. – I would like to consider the problem of the beginning of life from a somewhat different point of view. Rather than seeking a biologically sound statement of when human life can be said to begin, I want to ask : what are the aspects that make us regard an organism a human being ? This is a metaphysical, and not a biological question, whose answer has been the object of philosophical discourse for more than two thousand years. I think the present discussion would be incomplete if we did not take into account what philosophers have said about this problem since antiquity.

The Western, or European, tradition regarding the essence of humanity derives mainly from Plato, in particular, from the Platonic concept of the soul. I think it is a fair statement of that Western tradition to say that an organism is human if, and only if, it is endowed with a soul.

Despite the denial of the soul by most modern scientists, it is, I believe, useful, if not unavoidable, to continue to use this time-honored term in discussions which deal with the intersection of biology and morals. Furthermore, very little is gained in this context by substituting such psychoanalytic equivalents of the soul as *"id"*, which have no more scientific basis than the Platonic concept they are intended to replace. For, as has often been remarked by philosophers, all Western societies, be they secular or religious, atheistic or theistic, still refer their ethical judgements to man's soul.

It is fitting to recall in this very place that the modern view of the soul was formulated by René Descartes. Descartes provided the philosophical foundations for physiology by formulating the notion that the human body is a machine and that the task of physiology is to discover the parts of this machine, what they are for and how they make the machine work. This Cartesian view eventually gave rise to the disciplines of biochemistry or molecular biology in which many of us here are active today.

Descartes realized, however, that when it comes to his humanity, man must be something more than a machine because the moral principles which obviously apply to him obvious-
ly do not apply to machines. Therefore, Descartes, true to the Platonic tradition, proposed that what makes men different from machines is that men have a soul. That soul is incorporeal, unique and the real seat of personality. It is the source of freedom and responsibility, without which there can be no morality. Despite the claims to the contrary by some biologists, this Cartesian body-soul dualism is with us still to this day ; no intellectually satisfactory resolution of it has yet been made. The discovery of natural selection or of the genetic code has not helped us to account for morality in biological terms.

I shall discuss just one essential aspect of the soul which I believe is most pertinent to the present discussions of genetic engineering and of human procreation : its uniqueness.

A few examples may suffice to show that uniqueness is the operational criterion by which we judge whether an organism has a soul, i.e. whether it is human. The first example concerns racism. The essential feature of racism is to deny the members of the inferior race full human status. The racist not only can do this, but even feel righteous in doing so because he manages to deprive the members of the inferior race of their uniqueness. There is a saying in the United States that *"All Chinese waiters look alike"*, which though it seems like a superficially harmless opinion, is, in fact, a deeply racist revelation. Not to recognize the individuality of the members of the foreign race makes it possible to exclude them from the family of real men.

The second example is provided by war. A theme which has been treated in many novels and films is that the normal dicta of morality are suspended by ordinary soldiers only as long as they are in front of a faceless enemy, one whose individuality is not perceived. For instance, I am thinking of a very moving scene in the film based on Remarque's *Nichts Neues Im Westen*. A French soldier is in a fox hole and a German soldier falls into the same hole. The French soldier pulls his bayonet and is about to kill the German. Suddenly a grenade lights up the scene and the *Poilu* sees the terrified face of the *Boche*. He cannot plunge the bayonet into the other man and instead offers him a cigarette. This is an artistic presentation of the notion that once the person, the individuality, the uniqueness of the other animal is recognized, it becomes human, but only then.

Third, I call attention to the fact that infra-human animals are sometimes endowed with honorary human status, for instance household pets. The master comes to think that his dog has a soul as soon as he recognizes the uniqueness of the animal and realizes that it has an idiosyncratic personality different from that of all other dogs. The master regards his dog as he does a human individual and extends to the animal the privileges and moral prerogatives of mankind, including a name.

Finally, we can examine the moral implications of genetic engineering. I think that the mere mention of genetic engineering evokes revulsion in most people because it is seen as a threat to the uniqueness of the person. To illuminate this point we may consider the most extreme case of genetic engineering, the Gedanken experiment of cloning humans mentioned by Doctor Levinthal.

We can ask : why is it that whereas many people would enjoy having Einstein, Beethoven, Marilyn Monroe and Clark Gable live in their *quartier,* the idea of living in a town with a hundred replicas of these individuals is obscene ? What is the source of this revulsion ? The answer is that these hundreds of replica Einsteins and Monroes would not *really* be Albert and Marilyn ; they would be merely Cartesian machines in human form, because they could not, each of them, be endowed with a unique soul. We would doubt the humanity of these *Doppelganger* because we could not tell them apart.

These considerations lead me to agree with many of the preceding speakers in the conclusion that it is not possible, indeed that it is meaningless, to give a biological definition of the moment in the development of the embryo when it can be said to be a human being.

Since the question of humanity is metaphysical, the manhood of the embryo must similarly be considered in metaphysical rather than biological terms. My belief is that it would be most reasonalble to apply the criterion of the perception of uniqueness also to the embryo. From that point of view the early stages – the human fertilized egg, blastula, or gastrula – are obviously not human beings. There can be no doubt that these early stages are *alive,* and that they contain human genetic material which eventually will give rise to a real man. But they are not yet humans because they are mere blobs of protoplasm devoid of any appearance of uniqueness.

Sometime later in development the fetus does assume human features that make it look like a person. But just at what stage the fetus begins to look that way is probably highly subjective. For most, though not all, people that will be the case no later than the time of birth.

To summarize my remarks I give it as my view that an organism has the moral status of a human being if and only if we can recognize it as a unique person. This statement is not meant to be normative, but intended merely to call attention to the intuitive operational criterion by which the judgement of humanity is actually made, even by those who may profess other criteria based on religious, biological or humanistic grounds.

J. Monod. – Après tout ce que je viens d'entendre, je suis foncièrement d'accord avec tout ce qui a été dit par monsieur Vande Wiele, avec ce qui a été dit par monsieur Marks comme avec ce qu'a dit Leo Sachs et Gunther Stent. Bien entendu, je suis complètement en désaccord avec mon respecté ami Lejeune ; j'estime qu'il fait une confusion systématique, volontaire, entre les problèmes qui sont des problèmes biologiques, et d'autres problèmes, moraux, éthiques.

Or, si je ne me trompe pas, moi je veux me plier à ce qu'à dit notre Président, nous sommes ici pour discuter d'éthique, de morale, et non pas de biologie. Il faut essayer de ne pas confondre l'un avec l'autre.

Pour prendre un premier exemple, il y a un risque de confusion si l'on pose la question sous la forme : Quand commence la vie humaine ? Je crois que la véritable question dont nous voulons discuter, et c'est ce que Stent a mis en évidence, la véritable question c'est : Qu'est-ce qu'un être humain ? Parce que par définition c'est l'être humain que nous respections, et que nous voulons respecter, que nous voulons voir la société respecter. Donc, il s'agit de savoir où commence l'être humain.

Je ne vais pas tâcher de définir l'être humain, il faut plutôt voir quel est le contenu pour chacun d'entre nous, de ce mot. Le contenu, c'est quelque peu ce qu'a dit Gunther. Si l'on voulait simplifier un peu, je dirais qu'un être humain est une personne ayant ce caractère d'unicité dont parlait Gunther, mais, en outre, c'est une personne capable de commencer à disposer non seulement de l'héritage purement biologique, de l'héritage chromosomique de ses deux parents, mais aussi de l'héritage culturel ; c'est-à-dire qu'une certaine relation a commencé de s'établir entre lui et le reste de la culture, c'est-à-dire les hommes présents, et par la suite les hommes plus anciens.

C'est cet être humain-là que, dans notre sensibilité, dans notre morale moderne, nous voulons voir respecter ; nous voulons lui donner un respect absolu. Et je pense que c'est un complet mensonge et une confusion volontaire que de prétendre que cet être humain-là existe et qu'il est présent au moment même de la fécondation de l'ovule par le spermatozoïde.

Notre ami Lejeune, pour qui j'ai le plus grand respect, a voulu une fois de plus noyer un débat ; il faut que nos visiteurs étrangers ici sachent qu'en ce moment nous ne parlons pas dans le vide, que si nous parlons d'éthique biologique et médicale, c'est dans un contexte très précis.

Le problème se pose en France depuis plusieurs années, et va se poser directement dans quelques semaines ou quelques mois, d'une réforme de la loi sur l'avortement, sous l'empire de laquelle on vit en France depuis 1920 (1). Un certain nombre d'entre vous savent que cette loi est une loi exclusivement répressive, je dirais férocement répressive. Certains sont pour amender profondément cette loi pour permettre l'interruption de la grossesse dans un certain nombre de maladies, et sous certaines conditions. D'autres sont contre toute espèce de modification de cette loi et le maintien et l'application de la loi répressive de 1920.

Notre ami Lejeune est le président et l'animateur d'une association qui fait une propagande fantastique, avec des moyens extraordinaires, contre toute espèce d'abrogation de la loi.

(1) Loi votée depuis en décembre 1974.

Nous sommes ici au cœur du débat. Nous n'avons pas le droit de discuter dans l'abstrait et dans la théorie ce problème du début de la vie humaine. A l'heure actuelle, c'est un problème sur lequel les Français en général, et leurs représentants au Parlement en particulier, auront à se prononcer bientôt.

Voilà le véritable contexte.

C. Levinthal. – I am beginning to understand why the organizers of the Meeting chose people attending the Conference from outside of France as Chairmen of these round tables !

Now, Professor Lejeune for a reply ?

J. Lejeune. – Je dois dire que je n'avais nullement l'intention de discuter législation ; mais je répondrai très simplement à monsieur Monod que je vais lui faire beaucoup de peine car je vais reparler de biologie ! Monsieur Monod nous explique que lorsque l'on pense qu'un être humain existe tôt, c'est, a-t-il dit, un mensonge destiné à noyer le débat. Je voudrais dire que ce n'est pas exact, et que cela ne peut pas être soutenu.

Je prendrai un exemple très simple. Les kangourous sont des mammifères inférieurs chez lesquels l'avortement est normal. Le grand kangourou, qui est à peu près de la même taille que l'homme, avorte à cinq semaines ; à cet âge, le petit kangourou a 3 cm, la même taille que le petit homme que j'ai décrit, et qu'on m'a tellement reproché d'avoir appelé « Tom Pouce » alors qu'il est effectivement moins grand que le pouce et qu'il correspond exactement à celui de la légende...

Eh bien, je dis que nous devons tenir compte d'un fait biologique que nous connaissons, à savoir qu'il est génétiquement imprimé dans le cerveau d'une mère kangourou que cette chose petite, qui ne ressemble en rien à un vrai kangourou, est son petit kangourou. C'est le seul animal qu'elle tolère en sa poche marsupiale où il s'accomplira en six ou sept mois.

On ne peut pas ne pas tenir compte d'une chose aussi simple. Ce n'est pas l'opinion qu'un théologien kangourou peut avoir de la kangourouité qui fait la kangourouité d'un petit kangourou ; c'est une information génétique inscrite dans les circuits neurologiques de la femelle kangourou.

Et j'ai la vanité de penser, et peut-être mon honoré collègue voudra-t-il me le passer, j'ai la vanité de penser que si la nature a imprimé cela dans le cerveau d'une mère kangourou, elle nous a dotés, nous scientifiques, de circuits assez puissants pour pouvoir nous aussi comprendre l'humanité des hommes très petits.

C. Levinthal. – I would like to ask now for other members of the round table who would like to participate in this particular discussion to say their piece now ?

A. Motulsky. – I think we have spoken about this topic in our previous round table and I would like to repeat some of the things that have been said there regarding the argument that has just taken place.

In the United States and in many other countries, the legislator and many people on referenda have decided that the act of intervention on an embryo is a matter between a doctor and a patient, and there are many people, like Doctor Lejeune, who feel that this is something that should not be done.

But the majority of the population feels that people who have this opinion, which we respect very highly, should not impose this opinion upon most of the population who feel otherwise, that the matter of interruption of pregnancy should be a matter between the doctor and his patient and that it should be left to these two people alone.

C. Levinthal. – There is one point which seems to me relevant to this discussion. We had a discussion several days ago in this Colloquium by the panel considering the problems raised by transplantation, one of these problems being how death can be defined. In that case, we were concerned with the problem of when does a human being cease to exist as a human being since it is at the time that a human being ceases to exist as a human being that we consider appropriate to use his organs for transplantation into another individual. You will remember that in that discussion there was a general consensus. One would define death as the time at which the brain ceases to function in an irreversible way.

It seems to me that in view of the absolutist position with respect to fertilization, as defining a human being, that we should at least keep in mind that in this context we are defining the death of a human being in terms of the time at which the brain of this individual ceases to function in an irreversible way.

Obviously, my own prejudice in this is reflected in that statement ; the issues we are talking about are not biological, they are not issues which we, as biologists, can define. If the society, the ecclesiastical members or the political members ask us to tell them at what stage of the development of the organism particular attributes are visible then it is clear that, as biologists, we can make an effort to answer their questions. It is also clear, however, that as biologists we are in no position to say when a human being is endowed with the properties of a human being.

F. Jacob. – Vous venez de dire, et cela me paraît clair, que ce n'est pas un problème de biologie. Les définitions que sont en mesure de donner les biologistes peuvent toujours être tournées d'une façon ou d'une autre.

Ce ne sont donc pas les considérations biologiques qui importent en ce domaine mais les considérations que l'on peut appeler soit morales, soit sociales. En conséquence, ce qui me paraît inacceptable, c'est de confondre les opinions personnelles et la loi, c'est de vouloir obliger les autres à suivre ses propres opinions personnelles.

G. Stent. – I would like to comment only on Doctor Lejeune's last remarks. I agree with him that the definition of life by death is a tautology and therefore not logically useful. But I believe that he too has committed a logical short-circuit by attributing the recognition of the kangarooness of the little embryo to its inscription in the genetic material of the mother kangaroo. If this argument applied to humans then the present discussion could not occur since thanks to our genome we would all instinctively recognize the humanity of the embryo, and thus be in *a priori* accord with Doctor Lejeune. But as we saw, Professor Monod denies that the embryo is already fully human and hence we can infer that Doctor Lejeune's view is not generally inscribed in the human genetic material. Pointing to the kangaroo genome is not useful in this connection because it begs the question at issue.

J. Lejeune. – Pourrais-je répondre à monsieur Stent qui a fort justement vu la différence très précise entre l'homme et le kangourou. C'est que chez le kangourou l'avortement est normal et la nature a prescrit la préservation du fœtus expulsé. Chez l'homme, l'avortement n'est pas normal. Effectivement, comme vous le disiez tout à l'heure, cette discussion n'aurait pas lieu d'être. Ce dont nous discutons, et là je suis d'accord avec monsieur Monod, ce n'est pas de biologie. Mettons-nous bien d'accord pour le dire tous, ou alors refusons ; mais que l'on sache de quoi l'on parle. Quand nous parlons d'une drosophile, sommes-nous d'accord pour dire que la drosophile dont il est question a commencé à la fécondation : oui ou non ? Si l'on est d'accord, nous pourrons discuter ; parce que quand il s'agira de l'homme nous ne discuterons pas pour savoir si c'est un être humain petit : cela c'est sûr ; mais nous discuterons pour savoir si un être humain de cette taille est respectable ou non. Et là, je suis d'accord, nous ne parlerons plus biologie.

Mais il ne faut pas utiliser la biologie là où elle ne porte pas.

C. Levinthal. – I think that the question of whether or not it is a "little human being" is not something which those present here would accept in the same sense that Professor Lejeune states it. I think that most of us would say that this is really the heart of the issue : is an early fetus a "little human being" or not ?

R.G. Edwards. – I do not wish to interfere in the debate on abortion, which must be a matter for the Frenchmen to decide. But I find Doctor Lejeune's comment about abortion and kangaroos to be quite astonishing. I hope that this is not the level to which we have to descend to defend a point of view, even in a discussion of human rights and life for the fetus. The argument is based on comparative reproductive physiology and embryology, yet it is completely non-physiological. It misses the essential point of kangarooness. The kangaroos have gone their own way because they have got their own little niche in the world. Kangaroos have abortion just the same as we do and if kangaroos had genetic defects, or population problems, or ethical debates, they would debate as we debate now ; so I think the point about kangaroos is misleading. Compare it with the hare or guinea pig, which are born ready to run - where does this leave his argument ? When we get new knowledge, when fresh ideas come, new interventions, new approaches, then difficulties of choice arise. When we realize that a mongol child is going to be born, it has an impact on many people. I accept that we have a difficulty in choosing the best course of action, but I do not think it helps at all in making that choice, or indeed in taking the consequences of looking after that mongol, by arguments about kangaroos.

Regarding the Drosophila, I have exactly the same viewpoint about the "fruit fly" as I have about human beings ; I do not know if a fertilized Drosophila egg is a fully recognized Drosophila in name or spirit. It has the potentiality to be one, as many of my colleagues have said, but I would not accept it in any way as a Drosophila with full and equal rights as the adult.

But I would ask another point to Professor Lejeune. He believes that by going back to fertilization we are returning to something essentially fundamental and accepted. Now this is simply not true either, because for many years quickening or some other stage was regarded as the moment that life begins and people had no knowledge of fertilization. The knowledge of fertilization is relatively recent ; at one time, drawings of human sperm included a little human being in the sperm head and in some way this little human being was believed to be magnified and produce another human being. His stress on fertilization is a convenience because it is important genetically, as we now know. But there are many other stages of development of equal importance.

J. Lejeune. – Je suis vraiment étonné que l'on n'ait pas le droit de citer certains animaux. Il n'y a pas de tabous en biologie, et nous pouvons établir des règles d'observations aussi bien sur les marsupiaux que sur les bactéries ou sur les mammifères supérieurs. Je ne crois pas que l'on puisse dire que cela soit interdit dans les discussions scientifiques.

La seconde chose que je voudrais signaler, et à laquelle a fait allusion le docteur Edwards, c'est que je n'ai pas dit du tout que le monsieur que vous voyez dans la rue existe déjà en tout petit dans l'œuf ; ce que j'ai dit n'est pas cela ; aucun de nous ne le croit ; j'ai dit simplement que dans la mesure où nous définissons un œuf de drosophile comme étant déjà un être vivant drosophilien, dans la même mesure nous savons que l'homme, au moment de la conception, est déjà un être vivant humain. Et toute la question est de savoir le respect qu'on lui apporte. Et cela n'est pas de la biologie : je suis entièrement d'accord avec vous.

Mais, ce que je trouve plus grave, et je voudrais insister là-dessus, c'est que vous avez dit que, quand on voit un certain sujet qui a un chromosome en trop et qui est un mongolien, on peut se demander si l'on ne ferait pas mieux de le supprimer....

Pour ceux qui ne sont pas généticiens, je voudrais dire qu'au moment où cela se voit, la « chose » (puisqu'on me reproche de l'appeler être humain) a déjà 35 cm de long, qu'elle est déjà capable de mouvements, de sensations, de réflexes conditionnés et même de respiration pendant un certain temps; vu que la « chose » a quatre mois et demi à cinq mois... Prétendre que c'est « noyer le débat » que de dire que cette chose est un être humain... non... C'est la réalité.

Et à la question : A-t-on le droit de le supprimer parce qu'il aurait une anomalie ? je répondrai formellement, et je me dirigerai vers monsieur Monod qui représente l'Institut Pasteur : nous savons avec certitude que, dans l'histoire, ceux qui ont libéré l'humanité de la peste et de la rage n'étaient pas ceux qui proposaient de brûler les pestiférés dans leur maison ou d'étouffer les enragés entre deux matelas. Nous le savons avec certitude. Avec la même certitude, je crois, que ceux qui aideront les hommes atteints d'anomalies chromosomiques ne sont pas ceux qui proposent de les éliminer ; on ne lutte pas contre une maladie en tuant les malades ; c'est la maladie qu'il faut vaincre ; le malade doit être respecté.

J. Monod. – Je ne représente absolument pas ici l'Institut Pasteur. Tout le monde, mon cher Lejeune, a droit à ses opinions et n'a pas à les imposer aux autres... ce que vous cherchez à faire constamment. Tout le monde a droit à ses opinions ; et, parmi mes collègues de l'Institut Pasteur, certains partagent mon point de vue ; d'autres partagent le vôtre ; mais aucun, à ma connaissance, ne cache ses véritables motivations.

La seule chose que je vous reproche, ce n'est pas votre attitude sur ce problème, c'est que vous ne donniez jamais les véritables raisons de cette attitude ; vous voulez toujours les présenter comme le fruit de votre exprérience biologique. Non, cela n'est pas vrai ; mon expérience de biologiste n'est pas la même que la vôtre ; en un sens elle la vaut peut-être, et je n'en tire pas du tout les mêmes conclusions que vous.

C. Levinthal. – I think, as Chairman, I will intervene on this particular issue and say that now we will stop that exchange unless there are others, in the panel once again, who wish to raise an issue relevant to this question.

R. Vande Wiele. – I am in agreement with Doctor Edwards and suprised by the tone of this debate. If I have the obligation to respect the rights of the fetus, the fetus cannot ignore my rights and even less those of his mother. There are no absolutes, and anybody's freedom ends where it impinges on the freedom of others.

C. Levinthal. – In closing, I would say that there were a number of issues which this panel was prepared and anxious to discuss. It is clear that in view of the time it is really not possible to resume this discussion. The need and importance of population variation as a thing in itself are of importance to the future developments of the race. This is an important issue in which there are a number of problems which unfortunately we had no time to raise.

I must apologize to those of you in the Conference who have submitted written questions. Many of them expressed a comparable level of passion to those expressed among the members of the panel. In view of the discussion we have had, it must be clear why we did not take the time to discuss and respond to all the questions raised.

I wish to thank all the members of the round table and the audience, and declare the session closed.

RÉSUMÉ

Cyrus Levinthal, en ouvrant la discussion, a tenté, tout d'abord, de définir et de classer les différents problèmes éthiques posés par les connaissances techniques.

Pour ces connaissances, on peut distinguer :

1. – Les tests réalisables et réalisés dès maintenant et pratiqués à la naissance qui permettent la détection de maladies génétiques dont certaines peuvent être soignées ;

2. – Des tests qui fourniront des informations plus complètes sur les génômes des individus. Ces informations constitueraient la base du conseil génétique quant à la procréation ;

3. – Des techniques d'un autre ordre, celles bien connues du diagnostic prénatal, par analyse du liquide amniotique. Ces dernières sont utilisées pour conseiller un avortement éventuel ;

4. – L'on peut s'aventurer vers des techniques plausibles dans un avenir plus ou moins proche :

a) La fertilisation *in vitro* (R.G. Edwards) ;

b) Le *cloning* par la transplantation du noyau d'une cellule dans un œuf énucléé ;

c) Le contrôle du mode d'action des gènes. Ce contrôle pourrait être envisagé comme un mode de traitement de certaines maladies : anémie falciforme et, peut-être, cancer.

Viennent maintenant des protocoles d'expériences concevables mais qui sont encore dans le domaine de la « science-fiction » :

Exemple : l'incubation *in vitro* d'un œuf fertilisé ; ou encore la synthèse d'A.D.N. pour constituer un nouvel ensemble chromosomique.

Cyrus Levinthal pose alors deux questions : Compte tenu des possibilités techniques actuelles, quels sont les risques courus ? Qui peut en prendre la responsabilité ?

Plus profondément à quel moment peut-on parler de vie humaine ?

Paul Marks a insisté sur les différentes possibilités de traitement de certaines maladies (anémie falciforme ou thalassémie), par manipulation des gènes responsables : isolement et synthèse de ces gènes, intervention dans leur fonctionnement, introduction de gènes humains dans certains virus.

Toutes ces expériences n'appartiennent pas encore à la réalité expérimentale, excepté l'introduction de gènes humains dans les virus.

Ce dernier point a été plus longuement développé par François Jacob qui a rappelé la décision récente prise par un groupe de biologistes moléculaires américains, appartenant à l'Académie américaine des Sciences, de proposer un moratoire pour ce type d'expérience, jusqu'au moment où l'on pourra en mesurer les risques, autrement dit : « *Le scientifique ne peut pas faire n'importe quoi, n'importe où.* »

Pour l'obstétricien qu'est le professeur Vande Wiele, la fertilisation *in vitro* et l'implantation de l'embryon requièrent des règles précises de conduite.

Pour ce qui est du début de la vie humaine, il faut tenir compte de tous les stades du développement.

Sur le même sujet, le docteur R.G. Edwards a proposé une série de définitions possibles du début de la vie. Elles se fondent sur différents événements biologiques qui ont trait au développement des fœtus : la fertilisation, l'implantation de l'œuf fertilisé, la différenciation des tissus nerveux, la reconnaissance par la mère de sa grossesse. Il n'y a pas, pour le docteur Edwards, de définition absolue, pas même pour la fertilisation.

La discussion s'est engagée, le professeur Sachs soulignant que toutes les cellules de l'organisme ont une combinaison génétique unique. On peut les cultiver *in vitro*, les utiliser pour traduire, en principe, un nouvel organisme.

En revanche, pour le professeur Lejeune, la fertilisation est le commencement incontesté de la vie humaine. Cette définition ne doit pas être dictée par des considérations opérationnelles.

Gunther Stent, après avoir parlé de l'âme des philosophes, a souligné le caractère unique, original, de l'individu et, d'autre part, affirmé qu'un embryon au stade de la blastula, par exemple, n'est que du matériel génétique humain et non pas un être humain.

Un débat animé sur l'avortement a été introduit par le professeur Jacques Monod. L'unicité de l'être humain provient à la fois de son héritage culturel et de son héritage génétique.

La table ronde tout entière s'est trouvée engagée dans cette discussion. Dans le désaccord sur le fond, tous ont estimé que des considérations d'ordre éthique, politique et social intervenaient bien plus que des données biologiques.

Mme F. Levinthal et Charles Galpérine.

SUMMARY

Cyrus Levinthal, when opening the discussion, attempted, first, to define and classify the various ethical problems posed by technical knowledge.

For this knowledge, we can distinguish :

1. – the tests, realizable and realized as of now, and conducted at birth, permitting the detection of genetic diseases, some of which can be cured.

2. – tests which will provide more complete information on the *genomes* of the individuals. This information would constitute the basis of genetic advice as to procreation.

3. – techniques of another nature, those, well known, of prenatal diagnosis by analysis of the *amniotic fluid*. The latter are used in order to raise the possibilities of an abortion.

4. – plausible techniques may be ventured into in a more or less near future :

    – in vitro fertilization (R.G. Edwards),

    – cloning, by the transplanting a cell nucleus into an enucleated egg,

    – controlling the mode of action of the genes. This control could be regarded as a means for the treatment of certain diseases : falciform anaemia and, perhaps, cancer.

Then we have protocols of conceivable experiments, but which still belong to the domain of "science-fiction" :

Example : the *in vitro* incubation of a fertilized egg ; or D.N.A. synthesis in order to constitute a new chromosomal entity.

Cyrus Levinthal then asks two questions : Considering the present technical possibilities, what are the risks taken ? Who can assume responsibility for them ?

Going more deeply into the matter, at what moment can one speak of human life ?

Paul Marks has insisted upon the various possibilities for the treatment of certain diseases – (*falciform anaemia* or *thalassaemia*), by manipulation of the responsible genes : isolation and synthesis of these genes, intervention in their functioning, introduction of human genes into certain viruses.

All these experiments do not belong yet to experimental reality, except for the introduction of human genes into viruses.

The latter point was developped at greater length by Professor Jacob who reminded us of the recent decision taken by a group of American molecular biologists, members of the National Academy of Sciences, to propose a moratorium on this type of experiment ; in other words : *"The scientist cannot do anything he pleases, anywhere he pleases."*

For an obstetrician, like Professor Vande Wiele, fertilization in vitro and implantation of the embryo require precise rules of handling.

Regarding the beginning of human life, all stages of development must be taken into account.

Concerning the same subject, Doctor R.G. Edwards proposed a series of possible definitions of the beginning of life. They are based on different biological events concerning the development of the fetus : fertilization, implantation of the fertilized egg, differentiation of the nervous tissues, the mother's recognition of her pregnancy. For Doctor Edwards there is no absolute definition, not even of fertilization.

A discussion opened up, where Professor Sachs underlined the fact that all cells in the organism have a unique genetic combination. One can cultivate them in vitro, utilize them to produce, in principle, a new organism.

On the other hand, for Professor Lejeune, fertilization is undoubtedly the beginning of human life. This definition must not be dictated by operational considerations.

Gunther Stent, after speaking of the philosopher's soul, stressed the unique, original character of the individual, and, on the other hand, asserted that an embryo at the blastula stage, for example, was nothing but human genetic material, and not a human being.

An animated debate on abortion was introduced by Pr. Jacques Monod. The uniqueness of a human being springs both from his cultural heritage and his genetic heritage.

The entire Round Table was pulled into this discussion. Amidst general disagreement on the substance of the question, all felt that ethical, political and social considerations mattered far more in this case than biological data.

les handicapés dans la société : droits des individus et devoirs de la collectivité

the handicapped in society : rights of individuals and duties of the collectivity

Président du débat :
Seymour Kety

Vice-Président :
Claude Veil

Rapporteur :
Jullian de Ajuriaguerra

Secrétaire :
Peter Berner

Participants :
Robert E. Cooke
François Dagognet
Pierre Debray-Ritzen
Harold Fruchtbaum
Reuven Kohen-Raz
Lucien Lévy
Alexandre Minkowski
Michel Philibert
André Ramoff
Michaël Woodruff

S. Kety. – Ladies and Gentlemen. It is my privilege to call to order the round table on "The handicapped in society : rights of individuals and duties of the collectivity".

We will begin with a presentation of the scope of the problem which will be made by Professor de Ajuriaguerra who has written an excellent paper defining the scope of this problem, which you have received. Professor de Ajuriaguerra will give us a resume, a very complete resume of the paper he has written.

J. de Ajuriaguerra. – Par son savoir, l'homme a maîtrisé les maladies et modifié les étapes de son développement. Les guerres anciennes relativement destructrices ainsi que les accidents inéluctables de la nature laissaient derrière eux beaucoup plus de cadavres que d'éclopés. La démographie se modifiait selon le besoin de puissance de certains ou en fonction de cataclysmes ou d'épidémies qui dépassaient l'entendement des hommes. Entre la vie et la mort, il y avait peu d'écart, les maladies étant davantage et plus rapidement mortelles. Actuellement la biologie, mise au service de l'homme, a modifié sa ligne de vie et a fait place à des certitudes plus précoces et à des espoirs plus certains. Entre la maladie et la mort vient se placer, avec une plus grande fréquence, le handicap.

La notion générale de handicap est difficile à délimiter. Elle englobe en fait divers des concepts utilisés antérieurement et dont les connotations sont différentes : concept de norme, de retard, d'incapacité, d'adaptation. Les termes employés étaient soit trop restrictifs, soit mal définis et, avec le temps, avaient pris des valeurs péjoratives. Le terme « handicap », devenu actuellement très courant, est plus général et – peut-être parce qu'il est l'un des plus récents – moins entaché de passion.

On a souvent défini le handicapé par rapport à son infériorité en ce qui concerne l'insertion professionnelle ou scolaire. Mais dès que le problème a été envisagé globalement dans certaines lois ou projets de lois, on a préféré ne pas définir la notion de handicapé ; une telle définition est apparue très difficile à formuler et risquait en outre de figer dans des classifications rapidement inadéquates ou dépassées des catégories dont les principales caractéristiques sont mouvantes et relatives.

Tout en tenant compte des difficultés qu'il y a à cerner cette notion nous pouvons, au départ, considérer comme handicapé tout sujet présentant un état déficitaire congénital ou acquis, persistant ou de longue durée, qui l'empêche de s'exprimer ou d'agir comme les autres dans une société donnée et à un moment donné de l'évolution des connaissances médicales.

On fera remarquer que l'anomalie ou la lésion ne suffisent pas à définir le handicap. Celui-ci se conçoit par rapport aux désordres de la réalisation fonctionnelle.

Du point de vue médico-social de l'assistance nous distinguons : – *des handicapés en état de maladie* (diabétiques, hémophiles, tuberculeux, *etc.*), – *et des handicapés* physiques ou mentaux *souffrant d'une « affection séquelle »*, c'est-à-dire d'états résiduels ou d'anomalies entraînant des déficiences théoriquement non « processuelles » (désordres du développement ou déformations physiques, handicaps moteurs poliomyélitiques ou *infirmes moteurs cérébraux, etc.).*

D'une part, en aucun cas le handicapé ne doit être conçu comme une « chose » essentiellement ou uniquement mesurable, d'autre part la gravité des troubles dont il souffre ne dépend pas uniquement de la massivité d'un déficit ou de l'addition de plusieurs handicaps (sensoriels ou moteurs, ou encore mentaux). En effet, le handicapé est une totalité en tant que personne et se manifeste dans un cadre d'activité qui souvent le définit ; on ne peut séparer le handicap du sujet qui le subit et de la société dans laquelle il aura sa place – c'est-à-dire d'une part, de son statut, d'autre part, du rôle qu'il s'accorde ou qu'on lui accorde.

Dans certaines sociétés, le handicapé est supporté et accepté par l'environnement ; il ne se sent donc pas exclu. Dans d'autres, l'Etat se juge concerné pour des raisons éthiques mais il se trouve face à des exigences et à des choix sur le plan de l'efficience et répond aux besoins des handicapés par des offres parfois contradictoires : l'inclusion dans la société se fait assez souvent selon des formes particulières de ségrégation, c'est-à-dire, en fait, des formes d'inclusion-exclusion. Il faut dire que, pendant longtemps, les cliniciens par leur besoin de guérir ont fait le partage entre les malades aigus et les malades chroniques. C'est-à-dire d'une part, ceux qu'on pouvait traiter et, d'autre part, les « laissés-pour-compte », créant ainsi un clivage entre ceux que l'on soignait pour les faire vivre et ceux que l'on considérait en état de survie. S'il est vrai que le registre de notre aide doit être différent pour les uns et pour les autres, il est également vrai que le handicap peut faire suite à la maladie et que les modes de traitement, aussi bien du point de vue médical que psychologique, jouent un rôle dans l'état résiduel qui constitue le handicap. Lorsque le médecin parle de chronicité non seulement il porte un pronostic en exprimant un constat dans lequel l'avenir est impliqué mais il définit aussi un état particulier avec des conséquences médico-sociales nouvelles. Par sa parole il définit à la fois un mode d'être et un mode de devenir.

Quant au handicapé lui-même, il vit son incomplétude, il se sent différent et est différent des autres, dans un système fait pour des êtres entiers et qui se dit organisé pour la réalisation entière de l'être. Son vécu, avec ses propres remaniements, ses réactions positives et négatives, se confronte à celui d'autrui, aux acceptations ou aux rejets de l'entourage.

Si le handicapé joue un rôle, le sien ou celui que lui attribue la société, il n'arrive pas toujours à trouver sa propre identité, gardant souvent la nostalgie de l'idéal d'un moi impossible à réaliser. Son état lui appartient en propre mais, dans certains cas, le handicapé risque de devenir objet transitionnel, pris en compte par un entourage parfois abusif qui s'exprime à travers lui, essayant par projection de résoudre ses propres contradictions.

Le handicap s'inscrit dans les méandres de l'organisation de l'individu, pouvant raviver chez lui comme dans sa famille la réalité d'une histoire cachée, découvrant une vie inconsciente voilée qui lui fera vivre son passé sous un mode nouveau, par distorsion d'une réalité qui, tout en étant ancienne, devient autre que celle qu'il vivait avant l'événement. Si parfois, de lui-même ou avec l'aide des autres, il trouve de nouvelles réorganisations ou compensations, d'autres fois il se sent autre parmi les autres avec un sentiment de rejet et de frustration. Ainsi peuvent se réveiller en lui des sentiments de culpabilité, de faute, d'abandon, de dépression.

D'un point de vue organismique, le handicapé peut réagir par l'indifférence ou par la négation. Ces types d'organisation tantôt servent l'individu, tantôt le desservent.

D'un point de vue psychologique, chaque sujet réagit différemment à son déficit. La réaction peut prendre soit la forme d'une régression, souvent normale, sorte de deuil nécessaire ; soit la forme d'une négation ou d'une acceptation passive, conduites élusives qui empêchent souvent l'utilisation du possible et entraînent une perte de l'énergie qui pourrait servir à l'activation du possible inutilisé. La réaction peut encore prendre la forme d'une revendication qui peut constituer un frein à l'activation ou bien une demande énergique, positive et constructive. En fait, un comportement ordonné dans le sens de Goldstein est celui qui est adéquat aux conditions spécifiques de l'organisme, qui donne un sens aux motivations et aux pulsions, évitant des réactions de catastrophe ainsi qu'une inadéquation aux conditions objectives du monde environnant.

La famille du handicapé réagit, elle aussi, par des mécanismes divers : – elle peut, sur un mode réaliste, envisager le handicap comme un accident de la nature qu'elle doit assumer avec l'aide de la société et considérer, en outre, qu'un laisser-aller sans intervention rééducative ou réadaptative n'est qu'un pis-aller aussi bien pour le handicapé que pour la société ; – elle peut aussi réagir sur un mode projectif dont l'ambiguïté est manifeste (rejet ou surprotection) ; – elle peut encore réagir sur un mode collectif, c'est ainsi que se sont formées des organisations de handicapés ou des associations de parents de handicapés qui sont devenues d'importants groupes de pression, organisations diversifiées suivant les types de handicap, chacune défendant « les siens » avec acharnement. Ces associations ont mis à nu devant la société la souffrance des handicapés et de leur entourage ; elles ont placé la société face aux responsabilités qu'elle doit assumer et lui demandent de passer d'une attitude charitable à une acceptation réaliste des droits de ces handicapés.

Du point de vue médico-social trois problèmes doivent retenir notre attention :

1.–L'évolution démographique des handicapés ;

2.–Les facteurs éthiques et financiers ;

3.–Les modes d'assistance actuels.

1.–L'évolution démographique des handicapés.

Les progrès récents et considérables de la biologie ont fait disparaître ou ont fait régresser certaines maladies qui entraînent des handicaps : poliomyélite, certaines cécités, certains types d'arriération dus à des incompatibilités Rh, complications encéphalitiques post-infectieuses, *etc.*

L'amélioration des thérapeutiques biologiques a assuré un plus grand équilibre de certains handicapés « en état de maladie » tels que, par exemple, les diabétiques ou bien les parkinsoniens depuis le traitement par la l–dopa.

L'approfondissement de nos connaissances sur les maladies du métabolisme ouvre la voie à des thérapeutiques qui permettront de diminuer le nombre des arriérations mentales graves ; le traitement de la phénylcétonurie laisse l'espoir de voir diminuer d'autres types de désordres enzymatiques.

Dans les populations sous-développées, ce ne sont pas seulement les traitements médicamenteux qui feront diminuer les handicaps physiques et psychiques. En effet, les problèmes de la malnutrition protidique viennent se surajouter au sous-développement économique et social.

Quant aux thérapeutiques biologiques, aux progrès de la science, il faut dire qu'ils n'entraînent pas que des bénéfices. Ils provoquent aussi ce qu'on pourrait appeler des « maléfices » : affections iatrogènes telles que la fibroplasie rétrolentale du nouveau-né par hyperoxygénation, la focomélie et autres accidents tératogènes par action médicamenteuse ; rappelons à ce sujet, qu'à une certaine époque, les médications qui sauvaient la vie pouvaient produire, en même temps, des handicaps – citons l'exemple des surdités consécutives au traitement par la streptomycine.

Nos thérapeutiques ont également modifié l'espoir de vie de sujets présentant certains états-séquelles. Il en va ainsi des arriérés profonds maintenus en vie très longtemps par les antibiotiques.

Une forme particulière de handicap, le vieillissement de la population, doit également retenir notre attention. Dans le canton de Genève, de 1950 à 1970, le nombre des personnes âgées de 65 ans et plus s'est multiplié par 1,63 (accroissement qui est du même ordre de grandeur que celui de la population totale du canton). Il faut noter, en outre, que l'augmentation de l'effectif des personnes âgées de quatre-vingts ans ou plus a été beaucoup plus rapide encore ; pendant la même période, cet effectif a plus que doublé. L'augmentation constante de la proportion des octogénaires, désignée sous le terme de « vieillissement démographique du second degré », posera de plus en plus de problèmes. En effet, la sénescence, phénomène physiologique dans la lignée de notre existence, pose déjà des problèmes psycho-sociaux.

Actuellement, étant donné les conditions de vie (désagrégation de l'unité familiale, urbanisation sauvage), les sénescents souffrent de plus en plus de désafférentation psycho-sociale. L'exiguïté des logements ne permet plus aux jeunes d'héberger leurs parents ; les transplantations forcées pour des raisons économiques ou à la suite de la démolition de leur habitat provoquent, chez ces sujets, des désordres émotionnels par perte des références spatiales et des habitudes sociales. Ces changements dans la société produisent un handicap chez des êtres qui pourraient être autonomes.

D'autre part, des problèmes institutionnels graves sont posés par une population particulière du troisième âge : celle qui est atteinte de démence sénile. Dans la Clinique universitaire de Bel-Air, à Genève, si en 1965 le nombre de lits occupés par des déments était de 101, en 1970 il était de 305, malgré une mobilisation intensive ; en outre, toujours en 1970, en plus des 305 malades hospitalisés, on comptait 300 malades reclassés dans des pensions. On note aussi, du fait de la longévité prolongée, une augmentation des déments profonds qu'on soigne comme les autres avec des méthodes appropriées. On constate donc une « sédimentation » d'un certain nombre de sujets qui survivent sur un mode végétatif avec perte de toute vie relationnelle.

Disons, pour préciser tout cela, que, dans des hôpitaux acceptant des malades mentaux « tout venant » – c'est le cas de la clinique universitaire de psychiatrie à Genève par exemple— le poids de l'assistance psychiatrique institutionnelle actuelle vient surtout des déments, des arriérés profonds (enfants ou adultes) et d'une frange de malades schizophrènes pour lesquels on peut aussi parler de « sédimentation ». Le reste des malades mentaux est hospitalisé pour de courtes durées et traité dans des services extra-hospitaliers.

En ce qui concerne les arriérés, il s'agit en réalité de populations hétérogènes du point de vue médico-social. L'arriération pose un problème spécial aux épidémiologistes ; en effet, c'est une charge sociale qui comporte au moins trois composantes : une composante organique (l'altération cérébrale), une composante psychologique (l'incapacité) et une composante sociale (le handicap).

Nous ne pouvons passer sous silence un autre problème important actuellement, celui des retards scolaires. Certains auteurs ont considéré qu'une grande partie de ces retards était constituée par des cas d'arriération plus ou moins profonde et surtout par des cas dits de « débilité mentale légère ». En fait, le problème est plus complexe.

En France, par exemple, d'après les statistiques récentes de l'Education nationale, il est apparu qu'environ 50 % des enfants ne parcouraient pas la scolarité primaire dans les cinq années normalement prévues. En 1960-1970, au Cours Moyen deuxième année (dernière section de l'école primaire), 46,02 % des enfants avaient un, deux ou trois ans de retard (ou plus encore). En prenant en compte tous les enfants de l'école primaire – y compris ceux qui étaient dans des classes de perfectionnement, de réadaptation, etc. –, on estimait, ces dernières années, que 60 % d'entre eux redoublaient une fois au moins une classe en cours de scolarité élémentaire et qu'un enfant sur quatre environ redoublait le cours préparatoire.

On arrive à des chiffres bruts assez considérables si l'on tient compte du fait que l'ensemble des enfants qui fréquentaient l'école primaire s'élevait, en 1972 par exemple, à 4 millions 700 000. Certes, tous les retardés scolaires ne seront pas des handicapés mais un certain nombre restera « inapte » à l'exercice de certaines fonctions en raison d'un manque de certaines qualifications qui constituera un « handicap » dans la société où ils sont appelés à vivre.

En outre, comme cela est bien connu tant aux Etats-Unis qu'en Europe par exemple, le problème des retards scolaires ne peut être traité en dehors de sa dimension socio-économique, ce qui n'est pas le cas des arriérations graves. En effet, si ces dernières sont également réparties dans toutes les couches de la population, les retards scolaires, eux, sont tout particulièrement fréquents dans les couches socialement et matériellement défavorisées.

Il va sans dire que même s'il existe certains cas pathologiques dans les retardés scolaires, il est très dangereux de médicaliser ou de psychiatriser toutes les déficiences scolaires ; il faut surtout reconsidérer les modèles pédagogiques et agir en conséquence. Si un grand nombre d'écoliers échouent, il faut repenser la notion de norme scolaire elle-même et établir un bilan des responsabilités. Comme le dit Cl. Veil, on a créé toutes sortes d'écoles pour inadaptés alors que l'école fabrique, à jets continus, de nouveaux inadaptés.

2.– Facteurs éthiques et financiers.

On ne peut traiter les problèmes que posent les handicapés sans tenir compte du problème financier et de l'accroissement du coût des soins. Le budget de la santé n'est qu'une partie du budget de l'Etat. En outre, un partage doit être fait à l'intérieur des dépenses sanitaires, entre celles qui correspondent à la « maladie » et celles qui iront à la prise en charge des handicapés. Le problème est d'autant plus complexe que c'est souvent à travers la maladie qu'arrive le handicap. Si l'on prend conscience de cet état de fait, le problème reste le choix de l'aide à apporter en priorité : les handicapés mentaux, les sourds, les aveugles, les infirmes moteurs cérébraux, les poliomyélitiques, *etc.*, sans oublier les accidentés de la circulation (enfants et adultes) qui posent des problèmes nouveaux et polymorphes et dont le nombre croissant prend, dans certains hôpitaux, les places laissées vides par la régression de la poliomyélite.

Un problème particulier est posé par certains auteurs : celui du droit à la mort pour des enfants arriérés profonds ou des vieillards grabataires. Il s'agit donc d'un problème d'euthanasie. Si on l'envisage, on peut se demander qu'elle est la différence entre une euthanasie passive (c'est-à-dire un arrêt délibéré de soins) et une euthanasie active qui consiste à tuer. Entre les deux, n'y a-t-il que l'écart d'un tabou ?

Il s'agit là d'un problème d'éthique médicale et sociale qui sera traité au cours d'une autre table ronde.

D'un point de vue général, il faut intensifier au maximum la prévention. Celle-ci peut se faire de diverses manières. Dans les pays scandinaves, notamment, on opère une prévention par stérilisation des sujets présentant un potentiel génétique pouvant produire des enfants malformés ou handicapés. Une autre forme de prévention, l'interruption de la grossesse, est légalement pratiquée dans certains pays, lorsqu'il y a une probabilité de fœtopathie (rubéole dans les trois premiers mois de la grossesse). La prévention est encore faite chez les femmes enceintes par des examens répétés au cours de la grossesse ; cela permet de déceler des désordres qui, pris à temps, évitent des naissances pathologiques. Disons que, d'une façon générale, l'accroissement des recherches en périnatalité est, sans aucun doute, essentielle. Mais la prévention des handicaps doit également se placer sur d'autres plans, par exemple sur le plan des conditions de travail et sur le plan écologique.

3.– Les modes d'assistance actuels.

Actuellement, dans le cas où un enfant naît avec un handicap et dans le cas où un adulte devient un handicapé, ils doivent être pris en charge le plus rapidement possible afin que des fixations ou des régressions ne deviennent pas irréversibles.

Etant donné le fait nouveau que constitue l'encombrement des hôpitaux, on propose et l'on a créé, sous un jargon médico-administratif, des organisations ou des hôpitaux dits « de dégagement ». Ce terme, qui risque d'être péjoratif, recouvre une réalité qui peut être soit la mise en activité de méthodes nouvelles de rééducation, soit une attitude de désengagement. Aussi ces organisations ou ces hôpitaux qui déculpabilisent les institutions responsables ne satisfont pas toujours les malades. L'inclusion-exclusion n'est qu'un acte ambigu. Si l'on veut faire quelque chose en faveur des handicapés, cela implique de nouveaux engagements administratifs et techniques.

Mais les problèmes ne doivent pas se placer uniquement sur le plan institutionnel. Le handicapé doit pouvoir disposer de soins soit en externat, soit à domicile et être mis le plus possible en contact avec la vie sociale qui l'attend ou que la société lui offre.

Nous n'insisterons pas sur le fait que les traitements des handicapés peuvent être d'ordre médical, chirurgical et le plus souvent d'ordre rééducatif – cela va de soi ; nous insisterons, en revanche, tout particulièrement ici, sur le problème posé par la formation du personnel para-médical. Dans l'ensemble la formation actuelle nous paraît trop éparpillée, pas suffisamment approfondie et contrôlée. Si des traitements spécialisés s'imposent, ils ne sont valables que s'ils sont appliqués dans le cadre d'une équipe qui traite l'individu handicapé dans sa totalité. Tous les membres de cette équipe doivent être très bien formés. Lorsqu'il en est ainsi, le médecin, une fois le bilan fait, ne doit alors être considéré que comme l'un des membres de cette équipe.

Si l'ensemble des handicapés présente des caractéristiques généralisables, chacun d'entre eux pose des problèmes particuliers d'assistance. On a donc intérêt à établir un office général des handicapés qui définira leur statut général et formera les équipes pluridisciplinaires nécessaires. Celles-ci seraient conçues non pas sur un modèle unique mais seraient modulées en fonction des divers handicaps. Cet office général orienterait les handicapés vers ces équipes et élaborerait même des modes d'assistance particuliers.

S. Kety. – Thank you very much, Professor de Ajuriaguerra.

The next comment will be by Professor Cooke who will outline for us some of the areas in which the handicapped have rights and in which society has responsibilities.

R. Cooke. – Professor de Ajuriaguerra has presented an excellent description of the handicapped themselves and it is original and useful.

Since man is above all a social animal, the significance of abnormality or handicap must be viewed in terms of social consequences. What the handicapped is depends on how the handicapped is regarded.

Indeed there is no handicap if the existing culture absorbs the handicapped completely into its existence. For example, in the studies of the mentally retarded in the United States, one population, the Hutterites, a communal organization, had essentially no retarded identified as such. It is my task, then, to outline the problems and to provide a brief framework for the informal discussions to follow.

Since this symposium is directed at the relationship of biology to the future of man, emphasis has been placed in our panel on how the handicapped may affect society in the future and the place that the handicapped may occupy in the future society.

The panel believes the most important theme, therefore, is tolerance of the handicapped by society and this is essentially the toleration of difference, it is essentially the acceptance of diversity.

With a progressive shortage of resources and energy in the world, as this symposium has indicated in earlier round tables, why use scarce resources on the relatively non-productive ? What is the value of the handicapped in a cost-benefit oriented society ?

Historically, we know that society has alternately revered or reviled the handicapped. How does society now regard them ? What is the present social attitude ?

In a word, our society is ambivalent. It sees the problem as a conflict of rights : the right to be born for the retarded or handicapped, the right to survive, the right to normal life, in conflict with the rights of the family, the rights of society, the rights of the tax-payer, the rights of the normal individual.

Because rights are so easy to claim : the right to health, the right to happiness, the right to eat ice-cream on Sunday, at times we assume far too many rights when we really are talking about benefits, so I would use the terms, to an extent, interchangeably. I prefer to outline to an extent the conflict of good or the conflict of benefits : benefit for the child to be born versus benefit for the mother to avoid tragedy of an abnormal birth ; that is the problem of selective abortion.

For this area considerable ambivalence has been brought out in earlier round tables. We have free abortion in many parts of the world for no disease problem at all. Yet at times, there are enormous efforts made for the continuing of life of a very immature infant who may have a poor prognosis.

Next, we have the right for the child once born – and I use that somewhat intentionally, the term *"right"* rather than *"benefit"* – right for the child once born since most members of society would agree that to continue life is a right, the right for the child once born to survive versus benefit for the parents if the handicapped does not survive.

This may seem to be a minor problem. On the other hand it is worth looking at in detail. A noted textbook of pediatric surgery says : "before operating on duodenal atresia, make sure that the patient is not a mongol".

The cases of Duff and Campbell are reported in the *New-England Journal of Medicine*-40 cases in one neo-natology centre over a period of less than 2 years. Thus over 1 000 infants nationally were allowed to die because the parents did not want the tragedy of rearing a handicapped child.

Walter Sackett, in the State of Florida, the home of Ponce de Leon and "the Fountain of Youth" has introduced legislation directed towards *"death with dignity"*. *"Death with dignity"* according to Sackett, refers to the death of non–productive individuals in state institutions.

By contrast to this approach, enormous efforts are made to condition some retarded for limited non–useful speech or years of behaviour modification for autism with poor prognosis.

Next, we have conflicts in regard to benefit for the child for normal life experiences versus possible harm to parents, siblings, school, etc. In the family, for example, there is conflicting evidence of benefits or harm. Some families are undoubtedly injured seriously by the presence of the handicapped. In other families this may be a unifying force.

We see the ambivalence in care by professionals, professionals who frequently have been trained to cure rather than to care for patients. In education, there is a conflict between the provision of special services that are needed and the stigmatizing of the handicapped by a label. We see the conflict between the so-called mainstream versus special classes where the handicapped may be segregated or may receive special services. We see conflict between normalisation and institutionalization, between deinstitutionalization and dispersion, so that the problems are scattered in society. We see the conflicts of identification versus labeling and there is a fine line between specialization and discrimination.

In sexuality, we see considerable differences in society. The desire for social freedom of the handicapped versus fear of parents or of society of pregnancy. We see sterilization without due process. We see at times procedures carried out such as sterilization, as a substitute for supervision. Sterilization becomes a kind of approval for neglect.

In the law we see operation with serious discrimination. The mentally retarded, for example, in the United States rarely receive reduced sentences, reduced pleas, they have none of the advantages of the law in actual operation. Even though constitutionally there is no discrimination.

Special opportunities in occupation conflict with the problem of identification, labelling and segregation.

In each of these areas it seems to me that some answer must come from the concept of social balance. The responsibility of the competent for the rights of the less competent must be very great with sacrifice of the rights of the competent to an extent.

How society responds, then, to the handicapped will to a large extent depend upon the acceptance and the toleration of difference. Does society regard this individual as a special person or as a person with special needs. This has importance for more than simply the handicapped. Man's adjustment to other cultures, to acceptance of world-wide unity depends upon tolerance for diversity. Acceptance of a handicapped person even though counter to our progressively discomfort-free society can help the future of mankind, and serve as a model for social behaviour at all levels.

The ambivalence of society is quite natural. The pursuit of freedom from discomfort is a characteristic of each one of us. It is the very basis of the energy crisis which has been discussed here. Yet, this is in conflict with the belief well expressed by Soljenitzyn recently. "A people needs defeat just as an individual needs suffering and misfortune. They compel the deepening of the inner life and generate a spiritual upsurge."

Just as anomalies of nature have provided opportunity for medical science to understand normal biochemistry from the study of HGPRT deficiency, for example, in the Lesch-Nyhan syndrome, so opportunity for society to understand and tolerate the unity and yet the diversity of man can come from the acceptance and study of the handicapped. Thank you.

S. Kety. – Thank you, Professor Cooke. The members of the panel will now make their own comment to these issues. Perhaps Professor Fruchtbaum would like to respond to some of the points which were made by Professor de Ajuriaguerra or by Professor Cooke, or make some of his own points.

H. Fruchtbaum. – Thank you, Mister Chairman. How a society treats the ill, deals with the deviant, cares for the very young and the very old reveals much about that society's fundamental assumptions and attitudes. A recent example of this is the destruction of the democratically elected government of Doctor Salvador Allende in Chile by fascists with the aid of the government of the United States. One of the first actions of the military junta was the dismantling of the public health system that had been designed to bring health care to the people and the arrest, torture, and murder of physicians and health-care professionals-among others-and the denial of the right to practise medicine to many physicians who supported Doctor Allende's program. All of these actions are confirmed by numerous authorities as well as the Human Rights Commission of the United Nations.

The history of health care, therefore, can be a sensitive instrument for revealing the nature of societies, past and present. This may be an unnecessary observation to make in France where much of the pioneering methodological work on the history of the family, the history of childhood, the history of the care of the insane, and historical demography has been and is being done. Yet the treatment of the handicapped and attitudes toward them are so sensitive an indicator for measuring social reality, for understanding what societies actually do rather than what they claim to do, that this theme is worthy of note. For example, the care of the handicapped in my own country, the United States of America, reveals a basic contradiction. While we claim a deep concern for the rights of man, we are a consumer society, a society in which consumption of goods, designed obsolescence and throw-away products are an important part of the economic and social system. Property comes before people, at least in some circles where spending for armaments and for nuclear weapons is given priority over spending for health, welfare, and education. In an atmosphere of consumerism, of the new over the old, of the discard of the damaged and of fear of over-population and insufficient food production, we are forced to face this question as horrible and unthinkable as it may be : why tolerate the handicapped ? Why allow them to live ?

One answer comes quickly to mind : we must tolerate them and help them to realize their right to as normal a life as they can achieve with society's support, because we are all potentially handicapped, because even if we do not sustain physical or mental injury we face old age with its infirmities. This answer, however, should not obscure the fact that in the not too distant past people did consider ridding society of the handicapped. I refer not only to the policy makers of the Third Reich but to those in the United States and in other countries who advocated early in this century public programs of eugenics to propagate the *"fit"* – however fitness was to be defined – and to prevent the reproduction of the *"unfit"* – the mentally and physically deficient – by the sterilization of the *"unfit"* capable of having children. Sterilization laws of this kind still exist in a number of states in my own country. Further, some minority groups in the United States of America have claimed with justification that they are victims of sterilization programs that have racial and socio-economic biases.

In any discussion of biology and the future of man, the handicapped will be one of the critical foci of consideration because the issues are not biological, medical or scientific alone, but profoundly economic, political, social, and ethical.

The questions, which have so far received too little consideration, are awesome in their implications. Do the handicapped have a right to life ? What is the nature of that right ?

What does social justice for the handicapped require ? Do they have a right to treatment that will enable them to live as full a life as possible ?

Do people have the right not to have handicapped children ? And if they do have them, what does society owe these children and their parents ?

Do future generations have rights that the propagation of the handicapped violate, and if so, what are the implications of this ?

What rights and responsibilities do societies have to limit the use of human and material resources for the care of the handicapped ?

How shall we educate people to know these individual and collective rights and responsibilities ?

What can be done to help people prepare for possible handicaps and for old age and dying ?

How shall we educate physicians and health care workers to treat the handicapped and their families ? Should the curricula of medical and nursing schools include ethical, socio-economic, and socio-psychological studies ?

Finally, does the situation of the handicapped raise fundamental questions about the nature of industrial society that are critical points from which to work toward changing that society ?

When we begin to ask who will make decisions about the handicapped, about the congenitally impaired or the infirma aged, or how should the physician, the handicapped patient, the family, and the community interact, or how can social solitude – the position of many handicapped today be replaced by social solidarity where each person is truly valued, then we are beginning a social revolution in which liberty and equality without fraternity, without brotherhood and sisterhood will no longer be sufficient.

C. Veil. – Je voudrais faire remarquer que tout handicap a une base biologique, certes, et c'est bien de cela que nous parlons. Mais je voudrais insister sur le fait, non moins incontestable, que le devenir du handicapé dépend très étroitement de la façon dont le handicap est reçu et perçu par autrui.

Bien sûr, à Sparte, tout handicap physique congénital était létal. Actuellement, c'est un peu plus subtil. Mais quand même le professeur Cooke nous a bien montré que cela n'avait changé que jusqu'à un certain point.

Je puis fournir des illustrations qui sont moins dramatiques mais n'en sont pas moins très démonstratives. Par exemple, dans le domaine du travail, il y a environ un an est paru, dans un journal français, le témoignage d'une femme amputée d'une main, qui expliquait qu'elle avait commencé à travailler, que son travail se passait très bien. Au bout de quelque temps, on lui a dit : *« Mais vous êtes inapte physiquement ; on vous renvoie... »* On l'a renvoyée, non pas parce qu'elle ne faisait pas bien son travail mais parce qu'il y avait un règlement qui disait que l'on ne pouvait pas embaucher pour ce travail des personnes auxquelles il manquait une main....

De même je puis citer l'histoire d'un homme que j'ai connu. Il travaillait à rouler des toiles ; c'était un travail très inoffensif pour lui et pour les autres. Il a travaillé comme cela pendant un certain temps. Un jour, il vit le médecin du travail de l'entreprise, qui lui demanda ce qu'il avait eu comme maladie. Il a dit qu'il était épileptique, ce qui était exact. A partir de ce moment-là, son statut a changé. Cet homme, qui donnait satisfaction dans son travail, qui n'avait blessé personne, qui ne s'était pas blessé, cet homme a été chassé de son travail.

Un troisième exemple porte sur les relations sociales telles que j'ai pu les observer, dans une "colonie familiale" où j'étais encore récemment en poste. Cette colonie familiale accueille depuis trois quarts de siècle des grands handicapés mentaux qui vivent dans des familles des environs. Tous les visiteurs qui ont écrit sur cette colonie familiale n'ont jamais manqué de remarquer qu'on voyait enfin là un exemple de ce que pouvait être l'intégration des handicapés mentaux.dans la société. Mais voici que le moment est venu de sectoriser l'hôpital psychiatrique, c'est-à-dire qu'on a proposé aux habitants du pays de les soigner eux aussi lorsqu'ils en auraient besoin. Ils ont été extrêmement choqués que ces personnes qui, prétendait-on, faisaient partie de leur famille, puissent avoir les mêmes médecins qu'eux. Comme s'il devait y avoir des médecins pour les vrais fous, et des médecins différents pour les personnes malades, mais pas folles.

Je pense que cela peut être généralisé. Je vous ai donné trois exemples bien différents. Il y a dans tout handicap, même bien net quant à ses caractéristiques biologiques, une grande part de non-dit, de non-explicité. Peut-être est-ce parce que c'est, dans une certaine mesure, indicible ?

Je vous demanderai de me pardonner si je n'arrive pas à bien le dire. J'essaierai au moins d'évoquer cet indicible. Peut-être tient-il à l'ambiguïté dont a parlé le professeur Cooke, à l'ambiguïté profonde essentielle de tout handicap.

Un handicap, c'est un fardeau, c'est une charge qui contrarie la vie de celui qui en est porteur, et qui contrarie la vie de ceux qui l'entourent. Mais c'est aussi une façon de vivre. Et, il ne faut jamais l'oublier, c'est une chose élémentaire qu'il est nécessaire de dire, le handicap concerne une personne.

Or, de façon très générale, lorsqu'on prend le handicap en compte, par là même on occulte la personne. Un handicapé est quelqu'un de vivant mais qui donne une image de la mort. C'est, de toute façon, quelqu'un qui est dévalorisé ; il est porteur de quelque chose qui n'est pas seulement le handicap. Par exemple, il est de notoriété publique qu'être sourd est plus mal vu (si j'ose dire) qu'être aveugle. Quand on est aveugle, on est plaint, quand on est sourd, on est moqué.

Prenons deux maladies comparables. On est plus dévalorisé quand on est lépreux que lorsque l'on est tuberculeux. Un invalide de guerre, à l'inverse, est, dans la plupart des sociétés et pour la même blessure, pour la même infirmité, moins dévalorisé qu'un infirme civil... et cela ne s'arrête pas là.

Chez les personnes qui s'occupent de handicapés, parmi les associations, parmi les hommes de science ou les praticiens, il est tout à fait courant d'entendre dire, au moins suggérer, que « *mes handicapés sont plus intéressants que les autres ; ceux que je connais, ceux à qui je m'intéresse... ceux là sont différents, ce sont de vrais handicapés...* » Il faut dire encore que toute action sociale, toute mesure d'assistance, toute action éducative, toute action médicale est à la fois nécessaire mais également mortifère. Ces actions constituent déjà une mise à distance ; je reprends un mot qui a déjà été employé pour constater que : c'est une « stigmatisation ».

Prenons l'éducation spéciale. Quel est le problème fondamental de cette éducation spéciale ? C'est la contradiction fondamentale qu'il y a entre organiser une éducation à part pour ceux qui en ont besoin et conduire cette éducation de telle sorte qu'elle appelle les enfants handicapés à prendre parmi les autres enfants une place qui ne soit pas la place fixée, une fois pour toutes, pour le handicapé.

L'éducation spéciale est nécessaire, n'entendez point que je le conteste. Mais elle fixe le handicapé dans son statut de handicapé. Et là est le problème d'avenir.

Le dépistage, le diagnostic sont des opérations non seulement nécessaires mais au sujet desquelles tout le monde sera d'accord pour dire qu'elles doivent être précoces. La thérapeutique et la prévention secondaires ne peuvent avoir d'effet que si elles sont entreprises dans de bonnes conditions ; généralement, cela signifie qu'il faut qu'elles soient précoces. Mais nous ne pouvons pas oublier que, dès qu'elles interviennent, elles font basculer le sujet dans un autre monde (ou, peut-être, dans une autre partie du monde, pour parler en termes moins dramatiques).

Cependant, il ne faut pas refuser le diagnostic précoce ; mais il faut que, faisant un diagnostic précoce, mettant en œuvre tous les moyens nécessaires au diagnostic précoce, l'on soit très averti de ce que j'oserai appeler la phase cachée du diagnostic.

Nous-mêmes, quand nous parlons des droits des handicapés, et du droit à l'égalité, cela nous paraît tout naturel. Pourtant je n'en suis pas encore tellement satisfait. Parce que dire que le handicapé a droit à l'égalité, ce n'est pas pour autant affirmer qu'il a droit à la différence. En fait, comme handicapé, il a bien le droit d'être différent.

Après avoir dit qu'il avait droit à la différence, nous ne sommes pas encore au bout de nos peines, car il ne faut pas non plus enfermer le handicapé dans cette différence et l'empêcher d'être pleinement des nôtres.

Je ne voudrais pas m'étendre trop longuement sur ces considérations ; je voudrais juste aborder encore un point. La réaction affective et émotionnelle à l'égard du handicapé est très complexe et ambiguë. On en parle, je le crains, souvent un peu trop légèrement.

Prenons par exemple la situation d'une famille où vient de naître un enfant gravement handicapé. L'observation montre que les parents ne sont ni des anges ni des démons, mais qu'ils sont humains. Ils sont concernés, ils sont déchirés entre deux désirs profondément contradictoires et profondément enracinés : le désir que l'enfant vive, le désir que l'enfant meure. Souvent les parents ne sont capables d'exprimer que l'un de ces deux désirs. Je crois que ces deux désirs sont toujours présents tous les deux et qu'ils sont tous les deux compréhensibles et dignes de respect.

Si nous en sommes témoin, nous devons leur donner la possibilité d'exprimer pleinement l'un et l'autre sans leur substituer notre propre désir.

Les hommes de science ont un peu trop tendance à se croire exempts d'attitudes passionnelles. Je sais bien que cela peut arriver : certains hommes de science n'ont pour ainsi dire pas d'attitudes passionnelles mais d'autres n'ont pas de ligne de démarcation si nette. Il n'y a pas de ligne de conduite dont on puisse dire qu'elle est purement et parfaitement scientifique. Tout ce que nous disons sur le handicap témoigne de notre niveau de connaissances, mais témoigne également de nos options personnelles les plus profondes.

S. Kety.–Thank you very much, Professor Veil. I would like to remind the other participants and the audience that this panel will be receptive to questions and receptive to having a questioner join the round table and present his question. So, as questions arise in your mind, please submit them to the front of the table here and they will be recognized.

Professor Minkowski, perhaps you would like to join the discussion ?

A. Minkowski.–Le titre de notre table ronde étant "Droits des individus et Devoirs de la collectivité", je voudrais dire que, à propos des handicaps cérébraux, le droit d'une femme à avoir un enfant dans les meilleures conditions de sécurité possible n'est pas assuré, en particulier dans des grands pays à pouvoir économique temporairement bon.

Je voudrais de toute façon citer trois grands pays – le nôtre, les Etats-Unis et l'Allemagne fédérale – qui ont une statistique de mortalité périnatale relativement élevée, double entre autres de celle de pays comme la Suède, le Danemark et les Pays-Bas.

Je vais vous donner d'autres chiffres. Dans une documentation française de 1971 pour une politique de santé, on a établi tout à fait approximativement le coût probable, sur quinze ans, du financement pour éviter un certain nombre de handicapés. Ces chiffres sont approximatifs mais ils donnent un ordre de grandeur. On a calculé, pour les handicapés graves (avec un quotient intellectuel ne permettant pas l'autonomie), que pour éviter par exemple 60 000 handicapés en quinze ans, c'était la bonne surveillance prénatale qui était le plus efficace. Mais cela coûtait cinq fois plus de construire et d'équiper des centres de soins intensifs de médecine de pointe comme celui que je dirige.

Je crois donc que, dans l'état actuel de notre snobisme médical – j'insiste là-dessus –, on trouve toujours de l'argent pour faire progresser les connaissances scientifiques et pour faire du bâtiment, mais on n'en trouve que très difficilement pour faire appliquer cette connaissance par des personnes compétentes, qualifiées et suffisamment nombreuses.

Il me semble que dans le domaine de la prévention des handicaps nous sommes au premier plan de l'actualité.

Je répète que, pour une femme enceinte, ne pas accoucher dans la sécurité, ne pas avoir le maximum de chances d'avoir un enfant normal constitue un véritable handicap... qui est loin d'être comblé.

La médecine préventive n'est pas à la mode. Si on en parle beaucoup on ne l'applique pas. Si on ne l'applique pas, c'est, entre autres, parce qu'elle se réfère à des données plus simples de la médecine au fur et à mesure que la médecine de pointe progresse, que la connaissance scientifique fait des progrès. Et l'on peut dire qu'il y a un certain désintérêt pour tous les gestes courants de la médecine.

Quel est ce geste courant ? Il consiste, comme l'enquête du Perinatal British Mortality Survey l'a montré, à examiner systématiquement toute femme enceinte, qu'elle soit considérée comme grossesse à risque ou non, car le risque n'est pas toujours prévisible.

Il faut faire cet examen tous les mois ; il dure de 20 à 30 mn ; il doit comporter une compétence obstétricale ; il peut éventuellement être fait par une sage-femme. En France, pour ce faire, il n'existe que six cents obstétriciens qualifiés et cinq cents personnes compétentes en obstétrique.

Voilà un chiffre brut qui ne permet pas d'assurer cette sécurité à la naissance.

Je voudrais indiquer que les trois grandes causes de handicaps, ainsi que le montre cette enquête britannique, qui est pratiquement une des meilleures au monde, sont :

– La brièveté de la durée de la grossesse, c'est-à-dire 28 à 32 semaines – la vraie naissance préterme est une des grandes causes de handicaps que l'on peut éviter par des visites pré-natales ;

– Les conditions socio-économiques qui apparaissent dans cette enquête en différenciant la profession du père en manuel et non manuel : le pourcentage de handicaps importants est le double dans les cas où la profession du père est manuelle.

– Enfin, le rang de naissance. Cela n'est pas suffisamment connu et pourtant fondamental. Il semble que le risque de difficultés psychomotrices importantes est doublé à partir du quatrième enfant, et triplé à partir du cinquième.

Cela implique une discussion sur la limitation des naissances.

En l'état actuel des choses, il est bon de rappeler qu'il y a un certain dédain, une certaine déconsidération du geste courant important, difficile à faire sur quelqu'un qui est sain en apparence. Or le geste bien fait prévient la tragédie, puisque c'est le mot qu'emploie Robert Cooke à propos de l'enfant handicapé.

Si nous adoptions un peu partout dans le monde des systèmes comme le système suédois de dix visites obligatoires par une sage-femme et quatre par un obstétricien, pratique faite sur toute l'étendue du territoire, même dans les régions les plus reculées, nous aurions une diminution de nos handicaps de l'ordre de 35, 40, et même peut-être 50 %. Mais nous sommes loin du compte.

Je ne peux m'empêcher, en pensant aux graves problèmes que nous évoquons mais que nous ne mettons pas en application, de citer ce que disait Pascal : « que les professeurs en Sorbonne étaient atteints de verbalisme, s'accordant sur les mots sans être capables de s'entendre sur ce que ces mots signifiaient. Ces professeurs admettent que tous les hommes ont le pouvoir prochain de faire le bien mais sont fort empêchés de définir ce pouvoir. »

Je terminerai en disant que nous sommes tous des handicapés potentiels. Il ne s'agit donc pas ici des forts qui protègent les faibles. La solidarité vous concerne vous-même.

J'espère que nous essaierons de nous défendre contre ce verbalisme mais, croyez-moi, c'est difficile !

S. Kety.—Thank you, Professor Minkowski. I wonder whether Professor Kohen-Raz would like to take the floor now ?

R. Kohen-Raz.—Thank you, Mister President. I would like to make some brief comments on the issues presented by Professor Cooke and concentrate on two problems : one is the problem of labeling the handicapped and the other is the problem of segregation.

There is an old Latin proverb which says : "Nomina sunt omina", "Names are fates" ; and this is really the problem which we are facing with the handicapped. Once I participated in a conference of school teachers and I was told that a certain girl was married because she was in a normal school although she was retarded. If she would have been in a school for the retarded, she would not havè been married. This is what labeling means. Therefore, many people are advocating that we should do away with labeling, and mix the retarded and the handicapped with the normal.

However, I think this is a superficial proposal and the real problem is that we do not differentiate between various ways of diagnosis. There are three ways of diagnosis.

One is the classical "categorial" diagnosis, the second one the functional diagnosis, the third one the prescriptive diagnosis.

If we keep a child under the categorial diagnosis, he will remain labeled. But, if we provide him with a functional diagnosis which specifies what the child is able to do and what he is unable to do, we shall arrive at a practical solution, because we can state how to educate the child and rehabilitate his handicap.

Therefore, I think, the problem of labeling will be solved because any diagnosis which is functional and prescriptive gradually ceases to be a label.

The second problem is the problem of segregation. I think we should abandon the practice of early fictitious de-segregation which means that parents very often are told : "Your child has nothing, he will grow out of his handicap." Instead we should have an effective early diagnosis with early temporary segregation which will enable us to give the child all the chances to be treated and which will result in eventual de-segregation at later years.

What we have today is an early fictitious de-segregation which results in late segregation out of necessity, instead of having an early diagnosis, an early segregation with adequate treatment which may enable the child later on to reach an optimal integration and optimal rehabilitation. Thank you.

S. Kety.—Thank you very much, Professor Kohen-Raz.

I wonder whether our Secretary, Professor Peter Berner would like to speak now ?

P. Berner. – Le rapport présenté par le professeur Ajuriaguerra nous permettra de réfléchir aux problèmes des handicapés de façon plus précise.

Le handicap est une déficience d'une ou plusieurs fonctions par rapport à une norme ; et il me semble nécessaire de préciser à quelles normes on se réfère.

Comme nous l'avons entendu, la société en général, la famille en particulier et le handicapé lui-même se réfèrent, influencés par l'opinion de la famille et de la société, à la norme dite « norme statistique ».

On désire que le handicapé soit ou devienne comme les autres, qu'il s'exprime ou qu'il agisse comme les autres, à savoir comme la moyenne. Cette norme statistique était essentielle dans la première définition du professeur Ajuriaguerra.

Or, dans le domaine précis où se situe la déficience, pour le handicapé cela n'est guère possible : il ne peut pas arriver à être comme les autres.

Lorsqu'il s'agit de la thérapie ou de la réadaptation on se réfère à la norme fonctionnelle de l'individu. Celle-ci vise l'épanouissement physique et psychique complet d'un individu. Le degré d'approche possible de la norme fonctionnelle est évidemment limité par la nécessité de ne pas entraver, par son propre épanouissement, celle des autres membres de la collectivité. Mais les limites réelles de cet épanouissement sont déterminées par les capacités de l'individu qui peut se trouver diminué dans un ou plusieurs secteurs par rapport à la moyenne, même s'il atteint sa propre norme fonctionnelle. La norme fonctionnelle du handicapé sera donc dans certains domaines sensiblement différente de celle des non-handicapés.

Nous devons aider le handicapé à atteindre sa norme fonctionnelle mais non pas la norme statistique, à savoir devenir comme les autres. Le rôle du médecin est d'abord d'effacer ou de diminuer le handicap. Il envisage donc de changer la norme fonctionnelle du handicapé, de l'améliorer, de viser plus haut. Cela implique, comme nous l'avons déjà dit, un diagnostic précis.

Mais le médecin doit aussi veiller à ce que le handicapé puisse vraiment arriver à son épanouissement complet, pas seulement dans le domaine où se situe le handicap précis mais également dans la totalité de sa personne. Comme tout individu, le handicapé a le droit d'atteindre sa norme fonctionnelle.

Mais puisque dans un ou plusieurs domaines, il dévie de la norme statistique, la société l'empêchera souvent par ségrégation, de s'épanouir dans d'autres secteurs, et d'y atteindre la norme fonctionnelle.

Il me semble que le devoir de la collectivité est de développer une plus grande tolérance pour ceux qui dévient de la norme moyenne ; de devenir plus sensible aux droits des handicapés quant à leur norme fonctionnelle.

Cela pose des problèmes très délicats qui ont été déjà évoqués. Mais je rappellerai entre autres la nécessité de la vie sexuelle des handicapés, leur droit à la procréation ainsi que l'acceptation des enfants handicapés dans des écoles publiques normales.

C'est ainsi que, dans le désir d'améliorer tant que possible le handicap précis, les médecins contribuent souvent à une ségrégation des handicapés en les envoyant dans des établissements hautement spécialisés où leur aliénation risque de s'accentuer puisqu'ils sont ainsi coupés de toute relation avec les normaux.

Cette admission dans des institutions de type approprié sert souvent aux familles , qui ont honte de tel enfant ou de tel membre de famille handicapé, de prétexte pour l'en éloigner, tout en se déculpabilisant par une justification médicale.

Ainsi il semble nécessaire de repenser la question suivante : comment peut-on réadapter un handicapé en lui permettant de profiter de toutes les techniques médicales sans pour autant le désintégrer de la collectivité, afin de lui assurer sa propre norme fonctionnelle ?

S. Kety.—Thank you, Professor Berner. The next comment will be by Professor Lévy.

L. Lévy.—Je voudrais seulement intervenir sur une forme particulière de handicap, la maladie mentale, et, à cet égard, elle est exemplaire. Elle pourrait nous guider pour évaluer l'attitude de la société face à tous les handicapés.

Le malade mental a été le premier handicapé, il a été isolé, ségrégé, aliéné. Et sans ouvrir le débat sur le rôle de la société dans la genèse éventuelle de la folie, notons que cette même société a évolué et, à l'heure actuelle, tente de réintégrer le malade mental en son sein.

Elle a naturellement été aidée, cela s'est fait évidemment par périodes progressives et par les progrès de la thérapeutique ; cette thérapeutique évoluant dans ses buts et ses moyens à chaque étape.

Alors qu'auparavant le malade était isolé de la société, que les grands malades mentaux restaient dans les hôpitaux, les asiles, toute leur vie, comme les schizophrènes, menant une vie végétative, les thérapeutiques aussi bien médicamenteuses que biologiques ou psychothérapiques lui ont permis d'évoluer vers une plus grande autonomie. Les symptômes mêmes de la maladie se sont modifiés et toute cette évolution a permis celle des asiles, des hôpitaux psychiatriques.

A l'heure actuelle, le traitement comporte également une suite extra-hospitalière, le malade est aidé et peut trouver lui-même une place dans un milieu de tolérance qui lui convient.

L'aide à la sortie n'est pas actuellement très organisée et une certaine marge de liberté doit être laissée, marge qui va en s'augmentant à la demande même du malade au fil de son évolution, étant bien entendu que des structures d'accueil restent prêtes à le recevoir s'il en était besoin.

Ainsi les grands malades qui séjournaient très longtemps à l'hôpital en sortent à l'heure actuelle et sont réintégrés dans une société qui par là même est devenue plus tolérante à leur égard.

A l'heure actuelle, les hôpitaux psychiatriques sont aux deux tiers occupés par les malades âgés, alors qu'ils l'étaient uniquement par des grands malades mentaux ; ceux-ci n'y sont plus car ils sont « sortis ».

Il s'agit là d'un deuxième exemple de forme particulière de handicap, la vieillesse.

Le professeur Ajuriaguerra a souligné l'importance de ce problème que notre société devra résoudre, et cela de façon de plus en plus urgente.

Les conditions matérielles s'améliorant, nos thérapeutiques évoluant, l'espérance de vie dans les sociétés industrielles a considérablement augmenté. Pour des raisons diverses et complexes notre société a réagi en abaissant l'âge de la retraite à soixante-soixante-cinq ans, c'est-à-dire en retirant du circuit économique les vieillards. Cette attitude pouvait se justifier quand le temps de vie après l'âge de la retraite était court, mais se justifie-t-elle à l'heure actuelle alors qu'il reste vingt à vingt-cinq ans de vie possible ?

N'y a-t-il pas là un problème d'organisation sociale nécessaire pour permettre à ces personnes de continuer à mener une vie active adaptée à leurs possibilités et à leurs besoins ?

En effet, ce qui amène les vieillards à être hospitalisés et, le plus souvent, dans les hôpitaux psychiatriques, c'est la plupart du temps leur exclusion de la société, de la famille ; hospitalisés, ils vont mener une vie végétative en attendant leur mort.

Certains pensent qu'il n'est pas nécessaire de maintenir en vie ces personnes qui auraient une vie végétative et qui coûteraient trop cher à notre société de consommation, pour peu de résultats. L'exemple des schizophrènes jugés irrécupérables il y a vingt ans à peine devrait nous faire réfléchir.

Je pense que notre table ronde devrait prendre très fermement position contre cette forme d'euthanasie passive conseillée.

Monsieur le président, dans les troupeaux d'animaux sauvages en liberté il n'y a pas de handicapés, la sélection naturelle—la loi de la jungle—élimine les plus faibles. Notre société humaine a faussé ces lois et toute notre morale, notre humanisme ont conduit au respect et au maintien de la vie humaine, de la vie tout court.

La médecine a pour vocation le maintien de la vie sous toutes ses formes, et l'amélioration de la qualité de la vie.

Souhaitons que la surpopulation, les nécessités économiques, l'évolution de la société ne viennent pas bouleverser complètement cette éthique.

S. Kety.—Thank you. Professor Debray-Ritzen, perhaps you would like to join the discussion ?

P. Debray-Ritzen.—Je voudrais faire quelques remarques concernant l'enfant, et spécialement l'enfant atteint de désordres psychologiques. Je voudrais revenir sur le concept de ségrégation pour dire que je crains que le souci éthique de ne pas introduire trop de ségrégation dans la nécessaire réinsertion sociale ou insertion sociale des handicapés, ne fasse perdre de vue des actions essentielles.

L'étiquetage très spécialisé du handicapé est la meilleure façon de lui rendre service afin d'adapter à sa catégorie précise de troubles les meilleurs remèdes et la rééducation la mieux choisie.

Prenons un exemple. Certains enfants présentent des difficultés durables de langage, tout en ayant une intelligence normale. Il n'est pas prévu dans le système scolaire de notre pays de classes particulières pour eux ; ils ont donc toutes les chances de se retrouver avec des débiles mentaux dans la classe dite de perfectionnement.

Autre exemple : l'inaptitude pour l'apprentissage du langage écrit constitue un problème social majeur de l'enfance ; peut-être 8 à 10 % des enfants sont-ils dyslexiques ; ils sont d'ailleurs répartis de la même façon dans tous les milieux. Ils sont sourdement dyslexiques, car il est probable que seulement 1 à 2 % d'entre eux sont dépistés et convenablement rééduqués.

Ces enfants appellent un dépistage technique très précis que notre Éducation nationale n'envisage guère. Voilà pourquoi je me méfie des généralités globalisantes proférant que l'école crée des handicapés scolaires. Je crois plutôt que l'école les révèle ; et plutôt que d'opérer sans cesse des modifications pédagogiques assez illusoires, il semble préférable de repenser, préciser et traiter les difficultés de chacun.

J'ai à livrer un dernier propos d'une tout autre nature. Il s'est dramatiquement répandu dans les milieux psychologiques, psychiatriques, dans les milieux cliniques, la notion suivante : c'est que la plupart des désordres présentés par l'enfant, débilité mentale, troubles du langage, psychoses, sont le résultat d'une mauvaise relation précoce avec la mère. Il serait vraiment salubre que ce produit de la scolastique freudienne soit dénoncé comme l'une des plus sottes et malfaisantes superstitions contemporaines. S'il est déjà douloureux d'avoir un enfant handicapé, il est vraiment horrible de s'en trouver abusivement culpabilisé. Monsieur Robert Cooke a parlé du droit à manger de la glace le dimanche. Je voudrais y joindre, pour les parents des handicapés, le droit de n'être pas culpabilisés par les spéculations aventurées de la psychologie de notre époque.

S. Kety.—Thank you, Professor Debray-Ritzen. I wonder whether Professor Ramoff would like to take the floor now ?

A. Ramoff.—Volontiers, monsieur le Président, à ceci près que je ne suis pas professeur ; je suis peut-être l'un des rares autour de cette table à être dans ce cas ? J'essaierai de parler moins en médecin ou technicien de l'action sanitaire et sociale, qu'en fonctionnaire que je suis.

Et je dirais que ce qui a été dit appelle de ma part trois remarques : l'une sur la notion de handicapé ; l'autre sur le problème de l'intégration et de la ségrégation, le troisième sur ce qu'Ajuriaguerra a appelé le droit à la mort, et qui a été repris par un intervenant suivant.

Sur la notion de handicapé—le sujet de cette table ronde est : « Le handicapé dans la société ». Et je constate que l'on n'a guère parlé que de handicap dont les causes sont essentiellement biologiques. Ce n'est pas que les causes biologiques soient à dédaigner ; mais je crois, et malheureusement les statistiques l'établissent, que notre société est beaucoup plus menacée aujourd'hui par des handicaps ou des inadaptations dont les causes se trouvent dans le fonctionnement même de la société plutôt que dans une sorte de fatalité biologique.

Et l'un des défis que nous avons à relever, et auquel nous avons à réfléchir dès maintenant, c'est d'organiser un peu, dans l'esprit de ce que disait monsieur Fruchtbaum, une société qui cesse de fabriquer des handicapés au nom non pas d'une fatalité biologique mais d'une organisation sociale sans doute insuffisante.

Ma deuxième remarque concerne l'intégration et la ségrégation. Nous devons viser à distinguer suivant le degré et la nature du handicap. Je ne pense pas que l'on puisse faire de la déontologie à ce propos et affirmer que telle solution est meilleure que telle autre pour un ensemble aussi différencié que celui que constituent les handicapés. Il me semble que la réponse à cette question : ségrégation-intégration, n'existe pas de façon absolue. Il faut regarder cas par cas, il faut voir de quel handicap il s'agit, et quel est le meilleur remède pour aboutir à une insertion aussi bonne que possible de l'intéressé dans la société.

Cette intégration peut être complète dans certains cas mais, dans d'autres cas, il faut que l'insertion soit quelque peu ségrégative.

Ma troisième remarque concerne le droit à la mort. On a dit : c'est un problème d'euthanasie ; je rejoindrai assez monsieur Minkowski quand il dit qu'à côté de ces problèmes, il y a d'autres problèmes. Je n'aurais pas l'irrévérence de parler de snobisme du corps médical, mais il faut bien que l'on sache que lorsque l'on parle de droit à la vie, c'est un choix que l'on exerce entre ceux que l'on laissera vivre et ceux que l'on laissera mourir. Tout Etat développé, tout pays si puissante soit son économie ne peut consacrer à son budget de santé que des ressources malheureusement limitées ; au sein de ces ressources, il faut choisir entre consacrer le maximum de ressources à la recherche de pointe qui permet, au prix de réussites techniques tout à fait remarquables, de porter remède à quelques cas désespérés que l'on n'aurait pas su traiter il y a quelques années ; et une action beaucoup plus modeste sur le plan technique, moins brillante intellectuellement pour ceux qui la mènent, mais dont le résultat social peut être infiniment plus riche.

C'est en ces termes qu'il faut poser le problème du droit à la mort, et il faut s'interroger sur l'opportunité pour une société d'engager un effort, financier notamment, tout à fait considérable pour sauvegarder la vie humaine dans toutes les circonstances, alors que dans le même temps elle refuse de consentir des efforts parfois plus faibles pour éviter que ne se produisent des handicaps ou que ne se généralisent des maux, beaucoup moins dramatiques quand ils sont pris isolément mais qui, sur le plan collectif, sont parfois plus redoutables.

S. Kety.—Thank you, Mister Ramoff. The last participant of the discussion will be the Professor Dagognet.

F. Dagognet.—Je n'ai pas le temps d'analyser ici les raisons pour lesquelles le nombre des handicapés ne cesse d'augmenter. Je me contenterai pour être bref de jeter devant la table ronde trois propositions... naturellement éminemment discutables et partielles.

1.—Le handicapé, le déficitaire en général, visualise moins un état d'infirmité psychophysique qu'il n'atteste peu ou prou une faute fonctionnelle sociale totale ou partielle. La société actuelle se définit selon nous par l'impératif de la sécurité qui est d'autant plus catégorique que le risque est le fléau du monde contemporain de moins en moins naturel. Rares sont justement les inaptitudes congénitales indélébiles, et plus fréquentes les séquelles d'un état de fait, les suites d'un accident, les retombées d'un sous-équipement médico-hospitalier. C'est pourquoi les I.M.C. eux-mêmes renvoient à des accidents anoxémiques de moins en moins tolérables.

2. — Les institutions sanitaires ont de plus en plus recours à un mécanisme salvateur, efficace afin de réagir contre l'extension des infirmités et tenter de les mettre brutalement à la charge de certains segments de la collectivité, voire de l'employeur, afin de les rendre insupportables. Plus les soins et réparations s'élèveront, plus ils disparaîtront : tel est l'immense espoir des médecines modernes... et non pas l'inverse.

Elevons-nous contre la prétendue menace d'une médecine tellement onéreuse qu'elle finirait par ne plus pouvoir s'exercer. C'est le vieux refrain d'une politique ou d'une déontologie individualiste.

En réalité, le nombre d'accidents et d'incapacités qu'ils entraînent favorisera indirectement la suppression ou la réduction des anomalies elles-mêmes. Les organismes sociaux ne sont pas incités à investir dans les équipements d'hygiène qui, en quelque sorte, ne sont pas à l'origine d'un profit mais au contraire coûtent sans rapporter.

Mais si les charges de plus en plus écrasantes de la périculosité leur sont imputées, elles devront bien se prémunir contre ce risque, d'où cette insolite réalisation qu'est l'Inspection du Travail et la médecine d'entreprise.

Le médecin du travail — étrange figure — ne soigne pas les malades ; il ne les connaît même pas ; il se borne à empêcher, par des contrôles lors d'embauches, par le dépistage, les maladies ou les accidents, cela afin d'éviter à l'entreprise les charges d'une indemnisation. Bref, la médecine moderne tend à se placer en amont et non plus en aval. Le renouveau de la médecine du XXe siècle est d'avoir admis l'importance reconnue de la prévention, le rôle illimité du législateur, la fin du passéisme, la responsabilité des hommes dans les malheurs que l'on cherchait à imputer à la naissance, à la dégénérescence, aux humeurs ou aux circonstances.

3. — J'en viens à ma troisième proposition. Non seulement le handicapé reflète l'état social dans la mesure où son état de retardataire accuse les lacunes préventives mais, de plus, l'importance même du déficit exprime l'inadéquation des services de réadaptation, ou du moins de correction, d'ailleurs en pleine voie de développement. La biologie de la récupération, la médecine restauratrice, peuvent de mieux en mieux atténuer un déficit tant sur le plan physique (chirurgie plastique, appareillage) que psychologique. Ici nous ne sommes plus en amont, mais en aval d'une insuffisance qu'il est encore possible de diminuer.

Je conclus. Il importe moins de soigner les hommes malades que de les empêcher de le devenir. Ce fut déjà au XIXe siècle le bouleversement que le pasteurisme a introduit ; le XXe siècle va plus loin ; il ne se borne pas aux moyens biologiques mais joue sur des mécanismes sociaux et juridiques. Un de ceux-ci consiste à déplacer l'axe des responsabilités, à charger de la réparation non pas ceux qui ont commis des maladresses mais ceux qui peuvent ou doivent les empêcher. La médecine est un savoir qui appelle le pouvoir.

Un malade est toujours appelé ou à guérir ou à mourir. Dans les deux cas, il disparaît en tant que tel mais les infirmes, les déficitaires, les anormaux, eux demeurent et se multiplient ; le savoir médical les reconnaît de mieux en mieux et les protège ; c'est donc leur nombre qui oblige le pouvoir où qu'il se trouve, à se modérer, à se réformer, en tout cas c'est lui qui a la clef de la solution.

Trois problèmes sont en train de démolir la scolastique, ou tout au moins une pseudo-théologie qui régentait et la naissance, et la mort, et la maladie.

Le problème du handicapé nous a paru le plus décisif des trois, parce qu'avec lui on voit les mécanismes économiques ou sociaux pénétrer la médecine et y déloger une morale en voie d'extinction. La rationalité sociale prend la relève.

En ce qui concerne la naissance et pour ce qui est de la mort, nous le verrons ce soir, les transformations en cours, éthiques et médicales, sont davantage ralenties. C'est pourquoi j'ai voulu montrer et essayer de montrer que le problème de l'infirmité est une question médicale plus importante que les autres. Elle est élargie par les paramètres sociaux ; surtout elle est en voie de déblocage par le biais très novateur des techniques juridiques et organisationnelles, des structures moins morales qu'économico-étatiques qui obligent et obligeront la médecine à bouger.

S. Kety.—Thank you very much, Professor Dagognet ; some interesting questions have been asked ; and the members of the round table would like to invite the people who have asked these questions to join them for presenting their questions by themselves.

M. Philibert.—La composition de la table étant uniquement masculine, l'observateur doit-il en déduire :

1.– Qu'il n'y a pas de femme ou de fille handicapées ou de mère... ou de fille de parents handicapés ;

2.– Qu'il n'y a pas de problèmes spécifiques rencontrés ou posés par les sujets handicapés de sexe féminin ;

Mais comment peut-on concilier cette hypothèse avec l'accent justement mis par le professeur Ajuriaguerra sur l'aspect social du handicap...

3.– Doit-on déduire que les femmes souffrent dans le monde scientifique d'un handicap social les privant de la parole ?

– Ou y a-t-il une quatrième hypothèse que les honorables participants me donneront ?...

A. Minkowski.—Question très importante, à laquelle il n'est pas facile de répondre complètement mais elle me plaît parce que, il y a quelque deux ans, je me trouvais à l'université de Stanford à un colloque qui était lui encore aussi snob et était intitulé « Perspectives et horizons dans la recherche périnatale ». Et l'un des Américains présents a dit : *« Je vois qu'il n'y a aucune femme à notre table ronde, et, dans ces conditions, je ne peux pas participer à ce colloque. »*

Je voudrais d'abord dire que la raison pour laquelle il n'y a pas de femme à notre table, c'est que les femmes sont handicapées effectivement du fait de leur condition de femme... et je le disais d'ailleurs à Cochin, au conseil de professeurs, et quelqu'un le faisait remarquer tout à l'heure : pour avoir le droit de siéger à cette table, il faut être professeur ou presque... et comme les femmes n'arrivent pas au rang de professeur... Je crois que c'est une réponse directe à ce que vous avez dit. Elles n'arrivent que très péniblement à ce poste, elles sont donc handicapées.

Sur un second plan, sur le plan du pédiatre qui vous parle, de même que mon collègue Cooke, que Debray et d'autres, le pédiatre, jusqu'à il n'y a pas très longtemps, dans le problème des handicaps avait exclusivement affaire à la mère. La mère supportait effectivement tout le poids du handicap. Ce n'est que récemment que les hommes sont également partie prenante dans ce domaine.

Et du fait que la mère supportait tout le poids, le médecin avait à son égard et face à la femme en question une sorte de pouvoir, il faut bien l'appeler ainsi.

Chaque fois que nous avons affaire à un handicapé, il est souhaitable que nous ayons affaire au couple. Je pense qu'il est très important de mettre tout de suite le père dans le coup, ce qui n'est ni facile ni évident, surtout quand l'enfant est petit. Et plutôt que de me livrer à toutes sortes de considérations sur l'inégalité très regrettable entre hommes et femmes – je suis le premier à le déplorer –, je dirai que dans l'avenir la présence constante du couple, et du père dès le début, est une chose qui me paraît fondamentale pour l'avenir des handicapés.

S. Kety. – Thank you.

R. Kohen-Raz. – Thank you. You say there are no handicapped women, however I perceive a scientific position in your question : it is the point of different diagnoses concerning male or female handicapped. I'll tell you something a bit contradictory : in certain sorts of handicaps, we can find a greater number of men than women who are handicapped : all the language troubles are far more frequent among boys than girls. And I must tell you frankly we do not know the scientific reason of this phenomenon.

S. Kety. – There is a question from Maria Horst.

[Madame Horst fait état de sa longue expérience auprès des handicapés mentaux et demande que des efforts plus grands soient fournis pour venir en aide à ceux-ci. Même dans les pays développés comme les Etats-Unis il y a beaucoup à faire ; *a fortiori* ailleurs.]

S. Kety. – Thank you very much, Miss Horst. That comment obviously does not require any answer because it contains its own answers.

There is a question here from Michael Woodruff. Would Michael Woodruff like to present his question ?

M. Woodruff. – Thank you, mister Chairman. I agree with the sentiment that the attitude of society towards the handicapped is a sensitive indication of the level of civilization of the society. But I am a bit disturbed by what seems to me to be the implicit assumption of the panel that members of the society are divided into two classes : the handicapped and what we might call the normal and there is such a wide spectrum of abilities of all kinds in society, that I ask myself and I would like to ask the members of the panel whether there is perhaps a danger that in our concern for the handicapped, we may forget the importance not only of identifying the handicapped in society and providing specially for their needs, but there is also a need, it seems to me, to identify and provide appropriate opportunities for people who happen to possess special ability of one kind or another and, perhaps, from the point of view of the future of man this may be even more important. Thank you, Sir.

S. Kety. – Thank you very much, Doctor Woodruff. Would any one on the panel like to respond to that question ?

A. Minkowski. – Le problème posé par Michael Woodruff est essentiel et a trait de nouveau à cette nécessité fausse où nous sommes de faire une ségrégation excessive, une classification. D'une part, il est exact, comme l'a dit monsieur Debray-Ritzen, qu'il faudrait même faire des sous-classes à l'intérieur des handicapés, comme nous en faisons tous partout pour des raisons de soins adaptés. Mais il faut tenir en même temps compte de la famille. Je reviendrai tout à l'heure, dans l'autre table ronde, sur le fait qu'il est exact qu'il y a l'enfant ; mais pour moi *les parents du handicapé* ont autant d'importance que l'enfant ; c'est capital.

Je crois qu'une fois que les gens sont adultes, il est souvent trop tard pour souhaiter arriver à ce que Woodruff désire, c'est-à-dire la non-différentiation. Cette non-différentiation ne peut se faire que très tôt à l'école. Une tentative intéressante à mon avis – et la seule possible – est la suivante, à condition de préparer les familles et l'enfant, à condition de ne pas traumatiser ces familles ni l'enfant lui-même, parce qu'il y a quand même un choc. On peut très bien envisager des programmes : et il en existe déjà à l'École des Hospitaliers de Saint-Gervais à Paris – on peut très bien envisager des programmes qui consistent à familiariser très tôt les enfants, dès l'école maternelle, à la coexistence, à la cohabitation avec les handicapés même graves. Car actuellement nous en sommes encore au racisme, à la ségrégation, à l'atmosphère de ghetto.

Les préjugés sont difficilement modifiables lorsque les adolescents atteignent l'âge de dix-huit ans. Ce dont je viens de parler doit être fait avec des précautions d'usage afin de ne pas rendre l'affaire littéralement commune et courante ; c'est une pratique difficile ; mais, d'après les premiers essais, cela pourrait être généralisé.

R. Kohen-Raz. – In response to your question, I think that one thing which is often over-looked is that a difference should be made between handicap and impairment. Impairment is something which is objectively measurable, but must not necessarily become a handicap. Handicap is what is induced by society and what is induced by the subject himself

Sometimes, I tell my students that Marilyn Monroe sensed her beauty as a handicap ; it was her beauty which led her to suicide. So, beauty may become a handicap. And Beethoven was deaf : it was an impairment ; but it did not handicap his great talent.

S. Kety. – Thank you. There is one last question by Mister Hervé. Would Mister Hervé like to raise his own question ?

M. Hervé. – Je me demande s'il ne faut pas inverser le problème, c'est-à-dire de voir le rapport entre les handicapés et la structure sociale, dans la manière dont la société envisage ses rapports avec les handicapés. Il y a en tous les cas deux axes extrêmes qui ont un commun dénominateur, une tentation d'isolation.

Le premier axe tend à homogénéiser la situation en intervenant au maximum en mettant tous les handicapés ensemble selon des catégories dont on ne sortira jamais.

Le second axe consiste au contraire à les disperser en n'intervenant pas du tout, en laissant la responsabilité totale à la famille.

L'ennui c'est que, dans les deux cas, cela ne marche pas. Dans le cas où le handicapé reste à la charge de sa famille, cela ne marche pas parce que c'est une charge telle que cela n'est pas supportable pour la famille ni du point de vue économique, ni du point de vue psychologique, ni du point de vue social, relationnel, *etc.*

Dans l'autre cas, cela ne marche pas non plus. Si c'était appliqué, ce qui n'est pas le cas, la charge serait beaucoup trop forte pour la société qui ne veut pas faire les investissements nécessaires pour que tous les handicapés puissent être traités avec le maximum de soins qui permettraient d'améliorer leur existence.

La seule possibilité d'amélioration est dans la relation que cet handicapé peut avoir avec un environnement social ; et cet environnement social aura d'autant plus de chances d'être efficace qu'il sera plus divers et plus riche.

Je me demande s'il n'y a pas dans les courants de changements sociaux actuels – et je pense au grand mouvement communautaire qui est en train de se propager parmi les jeunes –, certaines perspectives très intéressantes pour l'intégration sociale du handicapé.

S. Kety. – Thank you. The hour has come when this symposium must come to an end. I think the timing was excellent. We have run out of questions just about the same time that we ran out of answers and at the same time that we ran out of time. I want to thank all the members of the round table for their cooperation and for their important contribution to this significant topic.

RÉSUMÉ

Le rapport introductif de cette table ronde a été présenté par le professeur J. de Ajuria-guerra. Les thèmes principaux de son exposé et ceux de la discussion étaient les suivants :

1. – La notion de handicap est impossible à définir hors d'une certaine conception de l'organisme et du cadre social dans lequel le handicap se développe. On ne peut traiter le problème des handicapés sans tenir compte de la tolérance de la société dans laquelle le handicapé doit vivre ou d'un projet de société dans laquelle le handicapé aura sa place.

2. – On peut envisager deux types de définition de handicap :

a) On considère comme handicapé tout sujet présentant un état déficitaire congénital ou acquis, persistant ou de longue durée qui l'empêche de s'exprimer ou d'agir comme les autres dans une société donnée et à un moment donné de l'évolution des connaissances médicales. L'anomalie ou la lésion ne suffit pas à définir le handicap. Celui-ci se conçoit par rapport aux désordres de la réalisation fonctionnelle ;

b) Le handicap est une insuffisance ou un déficit de fonctionnement entraînant un désavantage à compenser si le sujet (ou ses représentants) désire obtenir une certaine autonomie dans un cadre donné et des satisfactions personnelles dans une réalité qu'il pourra assumer seul ou avec une aide extérieure.

3. – A la différence de la maladie, qualifiée comme un « processus », le handicap est un « état ». Dans certaines sociétés, l'« état » du handicap représente un « statut » accepté ; le handicapé est supporté. Dans d'autres sociétés, la communauté s'estime responsable et se trouve face à des exigences complexes qui la conduisent à prendre des mesures contradictoires. Il en résulte des formes particulières de ségrégation qui empêchent souvent le handicapé de trouver sa propre identité.

4. – Les progrès récents de la biologie ont fait disparaître ou régresser certaines maladies entraînant des handicaps, d'autre part ils ont assuré un plus grand équilibre de certains malades (par exemple, les diabétiques). Mais nous nous trouvons aussi en face de certains handicaps nouveaux qui peuvent être jugés comme « iatrogènes » (par exemple, accidents tératogènes par action médicamenteuse). En modifiant l'espoir de vie de sujets présentant des « états-séquelles », on a finalement augmenté le nombre de certains handicapés tels que les arriérés profonds et les déments-seuils. Les accidentés de la circulation constituent également un nouveau groupe important de handicapés. La collectivité est tenue de faire face à ces problèmes nouveaux.

5. – Les modes d'assistance actuels se fondent d'abord sur un diagnostic et la recherche de l'étiologie, afin de préconiser un traitement ou des mesures de réadaptation appropriés. Celui-ci ne doit pas s'appuyer sur la constatation d'un taux d'incapacité statique mais faire une évaluation de l'incapacité du sujet dans des situations variées. Dans cette approche nuancée, l'âge où le handicap se produit est d'une très grande importance.

6. – Les problèmes financiers importants qui sont posés par les exigences de soins appropriés pour les handicapés ont, çà et là, soulevé des questions quant au droit ou au devoir de maintenir en vie des sujets gravement handicapés, réduits à une existence « purement végétative ». Il faut souligner qu'il s'agit là de problèmes d'éthique médicale et sociale de très grande portée. Il en va de même pour certaines mesures préventives telles que la stérilisation des sujets présentant un potentiel génétique pouvant produire des enfants handicapés ou l'interruption de la grossesse lorsqu'il y a une probabilité de fœtopathie.

Au cours de la table ronde, on a surtout discuté de la place que le handicapé aura dans la société future. Elle sera la résultante de deux types de considération, les unes ayant trait au *droit* du handicapé, les autres à ses *intérêts*.

Les droits du handicapé sont de trois ordres :

– Le droit de venir au monde ;
– Le droit d'être maintenu en vie ;
– Le droit à une vie normale.

Respecter ces droits fait un devoir à la société d'investir de l'argent et de l'énergie pour maintenir en vie un sujet gravement handicapé et pour le réadapter. Il s'agit d'établir un équilibre social caractérisé par une juste relation entre les sacrifices de la société et les droits du handicapé. Cet équilibre dépend beaucoup de la façon dont on envisage le problème : le handicapé est-il une personne « spéciale » ou une personne ayant des besoins spéciaux ? En acceptant cette dernière perspective, les chances de trouver une juste solution aux problèmes du handicapé augmentent. Pour y arriver, il faut créer dans la communauté un esprit de tolérance qui respecte la diversité des êtres humains, laquelle inclut l'acceptation de l'existence du handicapé.

Beaucoup de législations empêchent encore bon nombre de handicapés de s'insérer d'une façon satisfaisante dans la société. Mais plus importantes que les mesures législatives, qui ne tiennent pas encore compte qu'un handicap est une façon de vivre, sont encore les attitudes non officielles de la communauté envers les différentes catégories de handicaps. Un aveugle est beaucoup plus respecté qu'un sourd ; un invalide de guerre est moins dévalorisé qu'un invalide civil.

Un problème particulier se pose quant à l'étiquetage du handicapé. Là aussi la société se trouve dans une situation précaire, un diagnostic précis s'impose afin de déterminer la thérapie et la réadaptation appropriées. Mais si on se borne à une simple classification qui ne reste que l'étiquetage, on aboutit à une stigmatisation qui fait basculer le handicapé dans un autre monde. Il faut plutôt arriver à un diagnostic fonctionnel qui envisage les conséquences pratiques, tout en évitant une ségrégation, cela en admettant qu'une éducation spéciale est nécessaire pour beaucoup de handicaps ; il faut éviter de fixer par cette éducation le handicapé à une certaine place dans la société. C'est pour cela qu'il faut tendre à mélanger autant que possible les handicapés avec les individus normaux, et cela dès le bas âge, pour créer chez les enfants normaux ainsi que chez leurs parents le logos enseignant et plus tard chez les employeurs et les collègues de travail, une réelle tolérance pour « l'autre », quel qu'il soit.

Quant au problème de la ségrégation, il conviendra de confronter deux pratiques, une ancienne encore bien ancrée, et une nouvelle, qu'on espère voir devenir la dominante. La première est caractérisée par une tendance à la déségrégation fictive à l'âge préscolaire ou souvent le handicapé minimisé et les parents sont tenus dans le vain espoir que tout va s'arranger. Mais au fur et à mesure que l'enfant s'approche de l'âge scolaire, son déficit devient de plus en plus évident et une ségrégation pénible s'ensuivra. La seconde pratique gagnant maintenant davantage de terrain consiste dans le dépistage précoce et dans le diagnostic différentiel du handicap les premières années de la vie, ce qui peut permettre une réhabilitation optimale dès la période préscolaire. Cette approche fera disparaître le phénomène qui s'observe aujourd'hui encore, à savoir que l'école *révèle* des handicapés.

En ce qui concerne la prévention, il faut souligner les droits de la femme d'avoir un enfant dans les meilleures conditions sanitaires et économiques. Cela entraîne évidemment des frais assez élevés puisque l'on doit exiger des examens systématiques tous les mois de toutes les femmes enceintes. Ce procédé s'est révélé apte à diminuer considérablement le nombre de naissances d'enfants handicapés. Des recherches ont montré que les causes principales de la naissance d'enfants handicapés sont les naissances avant terme, un niveau économique modeste des parents et un trop grand nombre d'accouchements (à partir du quatrième enfant le risque augmente considérablement, ce qui apporte un argument en faveur du contrôle des naissances).

Pour éviter des conséquences graves d'un handicap en soi relativement peu important, la prise en considération de la famille est tout aussi importante que l'attention prêtée au handicapé même. Dans ce secteur, il faut spécialement souligner la nécessité de lutter contre une attitude qui consiste à rendre les parents responsables en se basant sur des idées psychodynamiques erronées.

Une attention spéciale doit être prêtée au fait que les hôpitaux psychiatriques se remplissent de vieillards qui ne souffrent pas d'une maladie spéciale mais nécessitent des soins particuliers. La collectivité doit tenter de trouver d'autres solutions pour ce groupe de personnes. Ce problème n'étant pas limité aux personnes âgées mais finalement applicable à tous les handicapés, la question a été envisagée de savoir si nos structures sociales actuelles sont appropriées pour résoudre l'ensemble de ce problème. La famille nucléaire étant énergétiquement trop faible et la collectivité en général dépassée par les exigences financières, on peut se demander si un groupement communautaire intermédiaire ne serait pas plus adapté pour le résoudre.

Peter Berner.

SUMMARY

The introductory report of this Round Table has been presented by Professor J. de Ajuriaguerra. The main themes of his expose and those of the discussion were the following :

1. – The notion of handicap is impossible to define outside a certain conception of the organism and of the social framework within which the handicap develops. One cannot treat the problem of the handicapped without taking into account the tolerance of the society in which the handicapped must live or of a projected society in which the handicapped will have his place.

2. – Two types of a definition for the handicap can be considered :

– any subject presenting a congenital or acquired deficient state, persisting or of a long duration, which prevents him from expressing himself or acting like the others in a given society and at a given time in the evolution of medical knowledge, is considered handicapped. The anomaly or the lesion is not sufficient for defining the handicap. The latter is conceived in relation to the *functional realization* disorders;

– the handicap is an insufficiency or a deficit in the functioning, bringing about a disadvantage to be made up for if the subject (or his representatives) wishes to obtain a certain autonomy in a given framework and personal satisfactions in a reality he will be able to assume alone or with outside help.

3. – Contrary to the illness, qualified as a "process", the handicap is a state. In certain societies, the handicap "state" represents an accepted "status" ; the handicapped is supported. In other societies, the community feels responsible and is faced with complex demands which lead it to take contradictory measures. From this, particular forms of segregation result, which often prevent the handicapped from finding his own identity.

4. – The recent progress in biology has caused certain diseases which bring about handicaps, to vanish or regress ; on the other hand it has ensured a greater balance in certain patients (for example, the diabetic subjects). But we are also faced with certain new handicaps which can be jud-

ged as *"iatrogenic" (for instance, teratogenic accidents by medicinal action)*. By modifying the life expectancy of subjects presenting "sequel-states", we have finally increased the number of certain handicapped such as the deeply retarded and or the marginally insane. The traffic casualties also constitute an important new group of handicapped. The collectivity must face these new problems.

5. – The present modes of aid are founded first upon a diagnosis and the search for *etiology*, in order to recommend a treatment or appropriate readaptation steps. The latter must not rely on the acknowledgment of a static incapacity rate in the subject but on the evaluation of the subject's incapacity in varied situations. In this approach, the age at which the handicap occurs is of a very great importance.

6. – The important financial problems posed by the demands for appropriate care for the handicapped have, here and there, raised questions as to the right or the duty to maintain alive seriously handicapped subjects reduced to a "purely vegetative" existence. It must be emphasized that these are very significant problems of medical and social ethics. The same is true for certain preventive steps such as the sterilization of subjects presenting a genetic potential which could produce handicapped children or pregnancy interruption when there is a probability for *fetopathy*.

During the Round Table, above all the place that the handicapped will hold in future society was discussed. It will be the resultant of two types of consideration, some having to do with the handicapped subject's *right*, the others with his *interests*.

The rights of the handicapped are of a triple nature :

– the right to be born;
– the right to be kept alive;
– the right to lead a normal life.

Respecting these rights means the duty on society's part to invest money and energy to maintain alive a seriously handicapped subject and to readapt him. The thing to be achieved is a social balance characterized by a just relationship between society's sacrifices and the handicapped subject's rights. This balance largely depends upon the way the problem is viewed : is the handicapped a "special" person or a person who has special needs ? If the latter perspective is accepted, the chances of finding a correct solution to the handicapped subject's problems increase. In order for this to be achieved, a spirit of tolerance which respects the diversity of human beings, including the acceptance of the handicapped subject's existence, must be created in the community.

Many sets of laws still prevent a large number of handicapped people from inserting themselves in a satisfactory way into society. But more important than the legislative measures which do not yet take into account the fact that a handicap is a way of living, are the non-official attitudes of the community towards the different categories of handicaps. A blind man is much more respected than a deaf one ; a disabled soldier is less underrated than a civilian invalid.

A particular problem presents itself as to the labelling of the handicapped. Here again, society finds itself in a precarious situation, an accurate diagnosis is necessary in order to determine the therapy and the appropriate readaptation. But if we limit ourselves to a mere classification which remains but a labelling, we are led to a stigmatization which topples the handicapped person into another world. One must rather reach a functional diagnosis which faces the practical consequences, while avoiding a segregation, admitting the fact that a special education is necessary for many a handicap ; one must avoid fixing the handicapped in a certain place in society through this education. This is why there must be a tendency to mix as much as possible the handicapped with the normal individuals and this from the lowest age in order to create in the normal children and also in their parents, the teaching logos and later in the employers and the work-mates, a genuine tolerance for *"the others"*, no matter who he is.

As to the segregation problem, it will be proper to confront two practices, an old one still deeply rooted and a new one which we hope to see becoming the dominant one. The first one is characterized by a tendency to fictitious desegregation at the pre-school age when the minimally handicapped person and the parents are often kept in the vain hope that everything is going to be all right. But the closer the child gets to school age, the more obvious his deficit becomes and a painful segregation will follow from this. The second practise, now gaining more terrain, consists in the early tracking and in the differential diagnosis during the first years of life, and this may enable an optimal rehabilitation as early as the pre-school period. This approach will eliminate the phenomenon still observable today of school *revealing* the handicapped.

As far as prevention is concerned, the woman's rights to have a child in the best care and economic conditions, must be emphasized. This, of course, implies fairly high expenses since systematic examinations of all pregnant women every month must be demanded. This procedure has shown itself apt to decrease considerably the number of born handicapped children. Research has shown that the main causes for the birth of handicapped children are premature births, a low economic level of the parents and too high a number of deliveries (from the fourth child on, the risk increases considerably, and this brings an argument in favour of birth control).

In order to avoid serious consequences of a handicap in itself relatively minor in importance, the taking into consideration of the family is as important as the attention brought to the handicapped himself. In this field, the necessity of fighting an attitude which consists in holding the parents responsible, an attitude based upon erroneous psychodynamic ideas, must be stressed.

Special attention must be given to the fact that psychiatric hospitals get filled with elderly people who do not suffer from any special disease but need special care. The community must endeavour to find other solutions for this group of people. This problem not being limited to the elderly people but finally applicable to all the handicapped, the question of knowing whether our present social structures are appropriate to solve this whole problem, has been faced. The nuclear family being energetically too weak and the community in general being overwhelmed by the financial demands, one may wonder whether an intermediary community group would not be better equipped to cope with it.

le droit à la mort peut-il être reconnu par la médecine ?

can the right to die be recognized by medicine ?

Présidents du débat :
Elizabeth Kubler-Ross
André de Vries

Vice-Président :
Jacques Monod

Rapporteur :
Louis Cotte

Secrétaires :
Henri Atlan
Georges Canguilhem

Participants :
Jean Bernard
Daniel Bovet
Lars Erik Gelin
Jean Guyotat
Herbert Hörz
Maurice Klat
René Lenoir
Paul Matussek
Alexandre Minkowski
Joseph Naffah
Alassane N'Daw
Raymond Nedey
Bernard Schoenberg

Elizabeth Kubler-Ross. – I think it is time, Ladies and Gentlemen, to start this round table on "Can the right to die be recognized by medicine ?"

May I ask Professor Cotte to introduce our debate, please ?

L. Cotte.

I. – Position du problème.

1. – Personne ne met en doute que le devoir fondamental du médecin à l'égard du mourant soit un devoir d'assistance. Ce que doit être cette assistance, quel en est le contenu technique, psychologique, déontologique, humain, c'est un problème fort complexe. Le lieu n'est pas ici d'en développer tous les aspects.

La question à laquelle nous nous limitons est la suivante : le devoir d'assistance du médecin à l'égard du mourant comporte-t-il l'obligation de lutter pour prolonger la vie au maximum, quelles que soient les circonstances, quelle que soit la volonté du mourant et de sa famille, ses désirs exprimés ou non ?

2. – Les progrès de la technique médicale mettent en effet entre les mains du médecin des moyens thérapeutiques puissants qui lui permettent souvent de reculer les limites de la mort, au point qu'on peut se demander parfois s'il s'agit de prolonger la vie ou de prolonger la mort.

La doctrine déontologique traditionnelle ne met guère en doute la légitimité du combat médical contre la mort : le médecin doit toujours faire tout ce qu'il peut, dit-on communément. « *L'acharnement est le contraire du renoncement ; les médecins, eux, demeurent malgré tout les défenseurs de la vie ... leur renoncement n'est pas encore en vue.* » (J.R. Debray.)

3. – Est-ce réellement cela qu'attend le malade du médecin qui l'assiste à l'heure de la mort ?

Le médecin doit-il respecter une règle morale, intangible, immuable, d'ordre public en quelque sorte, qui s'impose à lui et au malade, sans laisser à personne de possibilité de choix ?

4. – De plus en plus véhémentes s'élèvent les protestations contre les conséquences parfois aberrantes d'une doctrine déontologique rigide, et surtout contre la souveraineté du médecin, seul maître des décisions thérapeutiques face à la mort de l'autre.

C'est ainsi que Simone de Beauvoir a pu écrire : « *Sous prétexte de respecter la vie, les médecins s'arrogent le droit d'infliger à des êtres humains n'importe quelle torture et toutes les déchéances. C'est ce qu'ils appellent faire leur devoir.* » Et encore : « *Sur quoi donc se fonde cette féroce déontologie qui exige la réanimation à tout prix ?* » Et Rainer Maria Rilke : « *Je veux mourir de ma propre mort, pas de celle des médecins.* »

De plus en plus fermes s'élèvent aussi les revendications d'un droit à la mort, droit du malade à faire entendre sa voix, corollaire de sa dignité de personne humaine, droit dont la médecine devrait reconnaître la légitimité.

5. – Le problème ainsi évoqué revêt en clinique plusieurs aspects qu'il importe de bien préciser ; on peut ainsi schématiquement distinguer plusieurs éventualités :

– C'est d'abord le cas du mourant qui ne peut plus être que prolongé, parfois de façon dérisoire, de quelques heures ou de quelques jours, sans qu'il y ait d'espoir véritable d'aller au-delà de ce bref sursis. Faut-il s'acharner jusqu'au bout ? Ou a-t-on le droit de s'abstenir ?

– Ce sont ensuite les malades pour lesquels la mise en œuvre de moyens thérapeutiques considérables ne permet d'obtenir que des survies de qualité médiocre, grevées de lourdes séquelles (certains comas prolongés, la réanimation de certains grands prématurés, amputations majeures pour cancers, etc.). Là encore faut-il s'acharner envers et contre tout ?

– Il faut évoquer aussi le cas de certains vieillards déshumanisés par leur détérioration intellectuelle ou au contraire restés parfaitement lucides mais ne désirant plus voir leur vie se prolonger. Que faut-il faire lors d'épisodes aigus intercurrents qui seraient souvent curables si l'on décidait de leur opposer le traitement adéquat ? A-t-on le droit de s'abstenir de le faire ?

Ces trois premiers aspects posent le problème de ce qu'on peut appeler l'euthanasie passive, c'est-à-dire par abstention. S'y oppose l'euthanasie active par laquelle le médecin hâte sciemment la survenue du décès :

– Soit par l'administration d'antalgiques en vue de soulager la souffrance, en sachant que ces médicaments prescrits à doses croissantes auront souvent pour conséquence une accélération de l'évolution vers la mort. Le médecin hâte bien par ses prescriptions la survenue du décès ; mais c'est là un effet secondaire d'une prescription dont le but premier est ailleurs : soulager la souffrance ;

– Soit par l'administration délibérée de drogues destinées à procurer la mort à celui qui la réclame pour fuir la phase ultime de la maladie.

Lorsqu'on aborde l'étude de tels problèmes, il est essentiel de se situer dans le climat particulier qui est celui de la mort.

II. – Le climat de la mort.

1. – Il ne faut pas méconnaître que le médecin est personnellement impliqué dans la mort de son malade.

C'est pour lui un échec, la limite de sa puissance, la faillite de son pouvoir ; c'est une blessure narcissique.

C'est aussi une situation angoissante : la mort de son malade éveille chez lui un sentiment de culpabilité né de son impuissance. (« Ai-je bien fait tout ce qui devait être fait ? »), réveille aussi l'angoisse de sa propre mort.

D'où une tendance compensatrice à un activisme thérapeutique parfois choquant par la disproportion entre l'importance des moyens mis en œuvre et le caractère dérisoire du résultat escompté, mécanisme de défense contre l'angoisse, aisément rationalisé, et donc non perçu par lui avec lucidité.

« Il est plus facile de donner des soins physiques, même accablants, que de participer à la souffrance du malade. La technique médicale apparaît alors comme un refuge. » (Sournia.)

Accessoirement, il faut citer la crainte, présente à l'esprit de nombreux médecins, des conséquences judiciaires d'une abstention thérapeutique, que la famille du mourant peut critiquer.

2. – Le malade qui va mourir a, face à la mort, une attitude souvent ambiguë, qui n'est pas toujours celle qu'il aurait pu avoir lorsqu'il était bien portant. Lui aussi est livré à l'angoisse : angoisse de la mort, peur de la souffrance, panique devant l'au-delà, refus de l'anéantissement de la personne.

Beaucoup, à l'heure de la mort, s'accrochent à la vie avec acharnement.

La mort est parfois acceptée avec sérénité. Mais il faut reconnaître que l'attitude du mourant n'est pas toujours celle de la dignité.

3. – « *A l'approche de la mort, tout le monde se ment.* » (Porot.) Le médecin se ment à lui-même par manque de lucidité. Il ment parfois au malade (problème de la vérité).

Le malade se ment à lui-même et trompe le médecin par son ambivalence : il refuse d'aborder la question de sa mort ou en parle avec excès, mais souvent, dans le but d'être démenti ou rassuré ; il réclame au médecin et lui reproche son objectivité, sa neutralité, son activité ; il se livre aveuglément au médecin, tout en réclamant pour chacun le droit à disposer de soi-même et tout particulièrement de sa propre vie.

Rien dans un tel contexte ne peut être tenu *a priori* pour sincère, tout doit être interprété, compris, à la recherche difficile, humble et patiente, de ce qui est la vérité de chacun.

Le médecin doit savoir entendre ce qu'exprime réellement son malade, et ne pas se contenter de ce qu'il dit, encore moins mettre inconsciemment à la place ce qu'il désirerait qu'on lui dise.

Il est bien évident que cela n'est possible que si une authentique relation de personnes a existé entre eux avant la phase ultime.

4. – Ambiguïté de la notion de compassion.

Compassion pour le mourant, mais aussi compassion non avouée pour soi-même : la famille, le médecin supportent malaisément la souffrance de l'autre, la prolongation de cette situation... La mort est parfois un soulagement pour celui qui vient de mourir, mais aussi pour ceux qui restent.

III. – Recherche de solutions.

1. – Le problème n'est pas purement éthique. Il comporte obligatoirement, comme l'a fort bien montré le professeur Hamburger, une dimension technique, médicale : le médecin doit d'abord, dans chaque cas, apprécier par sa science, ce que sont les chances de survie et la qualité de la vie qu'il envisage de prolonger (par la réanimation, par telle intervention chirurgicale majeure) : de quel prix, de quelles séquelles sera payée la survie ? Cela une fois bien défini, le malade doit en être informé, aussi clairement que possible.

2. – Ce que l'on doit respecter, chacun s'accorde à le reconnaître, ce n'est pas la vie en soi, la vie biologique, mais la personne humaine vivante. Le médecin doit considérer l'homme tout entier, dans l'unité de sa personne, c'est-à-dire non seulement son état physique mais aussi sa psychologie, son idéal moral et spirituel et la place qu'il occupe dans son milieu social (Pie XII).

3. – Le respect de la vie, obligation fondamentale pour le médecin et pour l'homme en général, c'est aussi le respect de la mort qui en est indissociable. Il faut accepter la mort, tout homme a le droit de mourir en paix. Tout homme a le droit de pouvoir mourir si son heure est venue (Spoken).

L'activisme thérapeutique qui technicise la mort, la localise tout entière au plan biologique, représente une négation, un refus de la mort. L'acharnement du médecin, parfois poussé par la famille, mais imposé au mourant, n'est pas une exigence éthique en soi. Il se réfère aux sentiments profonds du médecin et de l'entourage du malade, au mépris parfois de ce que souhaiterait réellement celui-ci.

4. – Nul ne peut imposer au malade d'être héroïque. Il a le droit de refuser telle intervention chirurgicale qui lui apporterait un sursis, tels traitements médicaux complexes et pénibles dont le bénéfice ne lui paraît pas essentiel.

Inversement, nul ne peut refuser au malade qui s'acharne à ne pas mourir les traitements qui peuvent le prolonger, même de façon dérisoire. Il n'appartient pas aux bien portants d'imposer à un mourant leur propre conception de la dignité de la personne humaine en face de la mort, ni leur jugement sur la qualité de la survie souhaitée par lui. Il ne peut être question non plus d'opposer à un mourant une conception de la dignité et une attitude devant la mort que lui-même avait explicitées auparavant et auxquelles il n'adhère plus pleinement à l'heure de la mort.

5. – Si le médecin estime en conscience qu'il y a une chance de guérison, ou du moins de retour durable à une vie réellement humaine, il doit s'acharner, ne négliger aucun des moyens dont il dispose ; il ne doit pas se laisser arrêter par un découragement momentané du malade qui parfois lui demande de le laisser mourir. S'il est sûr de son pronostic, il doit savoir convaincre, il doit être capable au besoin d'imposer sa volonté.

Si, au contraire, il ne peut espérer qu'une récupération limitée en durée et en qualité, l'enjeu mérite d'être discuté. Ce n'est pas alors au médecin seul qu'il appartient d'apprécier et donc de décider ; il n'a pas le droit de décider en fonction de ses critères personnels si une vie de qualité médiocre vaut ou non d'être vécue, s'il doit donc ou non la prolonger. C'est au malade lui-même, éventuellement à son entourage, d'orienter l'action du médecin. Selon qu'il trouvera chez lui un désir forcené de vivre encore, si mal que ce soit, ou au contraire un désir de paix et de tranquillité pour affronter la mort, le médecin devra savoir mettre en œuvre toutes les ressources de sa technique ou se contenter d'adoucir les souffrances du malade, de l'aider à mourir.

6. – Cette euthanasie passive (par abstention), ou même semi-active (par administration d'antalgiques qui hâtent le décès), nous paraît devoir être acceptée par le médecin, lorsqu'elle lui est demandée explicitement. Respecter le désir de mort personnelle du malade en s'abstenant de thérapeutiques illusoires et pénibles, administrer des médicaments sédatifs pour soulager la douleur au risque de hâter la survenue du décès, font partie intégrante de l'assistance que doit le médecin à un mourant. Le médecin est en définitive au service de la liberté du malade (Hamburger).

Mais l'euthanasie active, qui donne le moyen de mourir à celui qui se sait atteint d'une maladie incurable et n'accepte pas d'attendre l'échéance, n'est pas admissible par le médecin dont la mission ne peut pas être de prêter son aide technique au suicidant.

7. – Faut-il définir par la législation le droit à la mort, ses limites, l'attitude du médecin devant le mourant ? Je ne le pense pas. Aucun texte ne peut rendre compte de la complexité des cas particuliers, aucun ne peut constituer une protection efficace pour le mourant, ni pour le médecin.

Il faut se contenter d'assouplir les principes rigides d'une éthique médicale que l'intolérance rend parfois inhumaine, laisser à chacun la liberté d'agir selon sa conscience et savoir reconnaître que, malgré les progrès de leur technique, la médecine et les médecins restent petits devant le drame quotidien de la mort de l'homme.

Elizabeth Kubler-Ross. – Thank you, Professor Cotte, for this excellent introduction. I shall now ask Doctor Nedey to speak to us of the major obstacles against recognizing and upholding the right to die.

R. Nedey. – Chacun de nous pense, et cela avec raison, qu'il a le droit d'être entendu lors de toutes les décisions susceptibles de changer le moment et les modalités de sa mort naturelle. Ce droit à la mort, ainsi défini, était naguère reconnu et généralement respecté. Il semble nous être progressivement retiré au moment même et dans la mesure où les progrès de la médecine lui donnent plus d'importance en augmentant le nombre et la crédibilité des choix.

En effet, l'heure de la mort peut aujourd'hui être retardée de jours, de semaines, et même de mois ; et surtout, ne l'oublions pas, la conscience du mourant peut non seulement être obscurcie par des drogues mais elle peut aussi être aiguisée par la correction des troubles humoraux qui naturellement l'obscurcissent.

Ce droit nous échappe au profit d'une technostructure médicale qui paraît décider seule et exécuter ses propres sentences et ne vouloir rendre compte qu'à elle-même.

Personne ne songe à faire un procès d'intentions en ce domaine à la médecine ; et il faut admettre cependant qu'il existe des obstacles majeurs qui empêchent que le droit à la mort ne soit reconnu effectivement et satisfait.

Dans les conditions où se pose le problème actuellement, il semble que deux obstacles majeurs jouent ce rôle, à savoir la difficulté de la communication et la non-crédibilité des interlocuteurs.

La communication entre le mourant et son entourage se fait traditionnellement à l'aide d'un code subtil et symbolique auquel prennent part des attitudes, des tons de voix, des incidences faussement fortuites qui permettent de prévenir que l'heure est arrivée et qui permettent quelquefois au mourant de communiquer avec son entourage.

Les impératifs techniques de la médecine moderne sont incompatibles avec les éléments de ce code et imposent qu'on lui substitue le discours dans toute sa clarté, dans toute sa cruauté.

Or, ni les médecins ni les malades ne sont aujourd'hui préparés à un dialogue sur un sujet que les mœurs et l'image de marque que se donne la médecine écartent a priori de tout entretien sérieux.

D'autre part, il est exceptionnel que, en l'absence de ce dialogue, le médecin puisse obtenir l'information indispensable auprès d'un proche, dépositaire des volontés explicites du malade. De même, c'est seulement exceptionnellement que l'on est en présence d'un testament rédigé dans ce but.

Communiquer est nécessaire mais non suffisant. Il faut aussi que chaque interlocuteur soit crédible pour l'autre. Le médecin pourra-t-il facilement convaincre son malade de sa sincérité au moment où celui-ci découvre que la vérité sur sa maladie lui a été systématiquement dissimulée ?

Il est donc peu probable que la reconnaissance effective du droit à la mort soit compatible avec l'attitude traditionnelle, du moins en France, des médecins face à la maladie incurable.

Un choix sera inévitable.

A l'inverse, et comme l'a bien dit le rapporteur, le médecin sait que son malade se ment à lui-même et le trompe. Que penser aussi de l'objectivité de la famille ? Est-elle à l'abri de toute altération inconsciente ou non ? Enfin, le testament lui-même, expression de la conviction d'un moment, est-il encore le reflet exact de la conviction du grand malade que son auteur est actuellement devenu ?

Tant que le problème du droit à la mort ne sera abordé que sous la pression des événements, c'est-à-dire de la mort toute proche, il est probable que la reconnaissance et sa satisfaction se heurteront à ces deux obstacles majeurs... que sont une communication difficile et une crédibilité discutable.

Ces obstacles ne pourront être surmontés que lorsque les points de vue respectifs du malade et du médecin seront explicités bien avant le jour de l'échéance, en particulier à l'occasion de chaque maladie. Aucun aspect ne devrait alors être laissé dans l'ombre, y compris celui de la question de l'euthanasie. Une information exacte concernant le pronostic de la maladie, les chances et les risques des traitements proposés serait un complément indispensable.

Une telle attitude suppose, pour nous du moins, des changements profonds dans la façon d'agir, dans la façon de penser pour chacun de nous. Ces changements sont-ils possibles ? Sont-ils souhaitables ? Je pense que ce sont des questions que nous devrions aborder aujourd'hui.

Elizabeth Kubler-Ross. – Thank you, Professor Nedey. You will be happy to know that in the United States we are beginning to have a bill of rights of patients which includes the right of open and honest communication early, as soon as the diagnosis is made.

I will ask now Professor N'Daw to continue with the presentation and he will on *"to what extent death, its acceptance or its refusal are cultural acts"*.

A. N'Daw. – Pour celui qui n'est pas au fait de l'évolution technologique de la médecine, l'expression « droit à la mort » peut paraître quelque peu énigmatique.

En effet, il faut connaître le contexte particulier du niveau extraordinairement élevé du développement technologique dans les pays industrialisés pour découvrir le sens d'une exigence, d'un droit dont très peu de gens seraient portés, semble-t-il, à réclamer l'exercice.

Mais lorsque l'on possède tant soit peu d'informations sur ce que l'on a appelé l'acharnement thérapeutique, l'effort démesuré, disproportionné qu'entreprennent certains médecins pour maintenir en vie, une vie qui n'a plus rien d'humain, de pitoyables épaves, alors on comprend que des moralistes et aussi des praticiens se posent la question de savoir s'il ne faut pas introduire dans la déontologie médicale le droit à la mort, c'est-à-dire essentiellement le droit à une fin qui sauvegarde la dignité et l'intégrité morale de la personne.

Dans mon pays, on entend souvent souhaiter à quelqu'un que l'on aime bien d'avoir une belle fin. Et l'expression ici inclut dans ses connotations, non seulement les conditions qui permettent de donner à cet événement une certaine solennité mais comprend également ses aspects esthétiques.

L'on peut comprendre alors l'espèce de réserve, voire le sentiment d'horreur, que peut éprouver un homme élevé dans un contexte culturel différent de la civilisation technicienne, c'est-à-dire d'un mode de pensée qui a évacué le sacré de la nature, devant des efforts qui relèvent presque de la sorcellerie pour faire battre un cœur en le stimulant électriquement alors que le cerveau est entré dans une phase de détérioration irréversible.

La limitation du temps de parole ne me permet pas de développer des propositions sur la conception africaine de la mort. Je me contenterai de faire appel au témoignage des médecins et des ethnologues qui ont été frappés par la sérénité et la résignation avec lesquelles les malades acceptent leur destin.

En revanche, j'ai le sentiment que l'Europe, à mesure que sa spiritualité s'effrite, refuse la mort et cherche dans la science et la médecine le moyen de l'abolir.

Cela me conduit à poser un relativisme culturel à deux niveaux.

1. – Si l'on se place dans la perspective de l'inégalité du développement technique et industriel, certains pays ont des soucis plus urgents que celui de se lancer dans des prouesses et des techniques thérapeutiques sans commune mesure avec l'utilité tant pour l'individu que pour la société ;

2. – Un relativisme proprement culturel, lié celui-là à des croyances, à une conception du monde qui déterminent, pour la plupart des hommes, leur attitude devant la mort.

Le désir de lutter contre la mort hante l'esprit de tous les hommes ; mais la réponse africaine, à la différence du défi technique que l'homme d'Europe oppose à la nature, réside en des croyances qui ne sont pas une simple construction de l'imaginaire. Elles sont liées aux phénomènes démographiques, l'équilibre des naissances et des décès, au genre de vie, à la conception du temps et à tout ce qui touche au problème du destin de l'homme.

Je pense que ces croyances, cette foi même, dans la mesure où elles aident l'homme à mourir convenablement – si je puis dire – dans une sorte d'acceptation sereine de la mort, ne doivent pas être tenues pour négligeables par les hommes de science appartenant à d'autres cultures.

H. Hörz. – Madame le Président, le problème du droit à la mort est en fait une question qui porte sur le sens de la vie à laquelle on doit mettre fin ou non.

En fait, la question posée montre que nous n'avons pas encore de pôle, ou d'indication essentielle à laquelle nous tenir. Je voudrais si vous le voulez bien relever l'exemple de Nicolas Ostrovski qui était aveugle, qui était presque paralysé et qui continuait pourtant à dicter le livre qu'il écrivait.

La médecine a permis de prolonger la vie mais elle n'a pas permis de rendre les hommes immortels. Il faut avant tout que les malades eux-mêmes apprennent à maîtriser, à surmonter ce cap qui est la mort.

En fait, il ne s'agit pas ici du moment de la mort, moment qui a son intérêt pour les transplantations d'organes, et pas aussi de l'avortement (légalisé dans notre pays), problème non de la mort mais, en réalité, de la libre détermination de la mère à l'égard de sa vie et de son corps.

En ce qui concerne le droit pour un malade de déterminer le moment de sa mort, je voudrais parler de discussions qui ont eu lieu au sein de groupes de scientifiques. Là, je souscris à la position de notre ministre de la Santé qui a dit : « *Au fil des temps et s'inspirant du souci humaniste propre à cette profession, l'activité médicale a constitué des règles qui comprennent, en premier lieu, le devoir de maintenir la vie humaine, de la promouvoir et de prendre sa défense contre les maux, d'aider un malade jusqu'à la dernière heure de sa vie, d'adoucir les souffrances par tous les moyens et, s'il ne reste pas d'alternative, d'alléger la mort* (das Sterben), *mais en s'abstenant de n'importe quelle intervention qui viserait à abréger la durée de la vie.* »

Cela montre qu'il ne s'agit pas en fait du problème de la mort mais qu'il s'agit en fait de la phase de la vie qui précède directement la mort. On appelle cette phase « phase terminale » *(das Sterben)*. L'attitude que présentent médecin et malade face à cette phase est déterminée socialement, et cela non seulement par les rapports sociaux, c'est-à-dire les moyens d'aider et les possibilités économiques dont dispose le malade, mais aussi par la politique et la philosophie ou, plus exactement, par l'attitude éthique et morale du médecin et du malade. L'orateur qui m'a précédé a souligné ce fait de l'importance des normes culturelles.

Et à mon sens cela pose un certain nombre de problèmes que je vais essayer de caractériser brièvement. Tout d'abord, est-il possible de développer l'éthique comme science ? Jusqu'à présent, nombreux étaient ceux qui attribuaient le problème du moment de la mort et de la mort elle-même, en tant qu'il paraît résoluble, à la médecine — et à l'éthique dans ce qu'il paraît avoir d'insaisissable.

Dans de nombreuses discussions on a l'impression de voir deux extrêmes apparaître. D'une part, un point de vue positiviste, technique, qui n'analyse que le côté biologique, médical. D'autre part, il y a un point de vue éthique et spéculatif qui peut très vite dévier dans le subjectivisme, si l'éthique n'est pas développée comme une science.

Je pose la thèse fondée qu'en tenant compte de toutes les connaissances scientifiques sur l'homme, en faisant attention aux lois objectives de la société, en étudiant le rapport qui relie les valeurs, les normes, les décisions aux conditions sociales, l'éthique peut donner des réponses scientifiques à la question du sens de la vie. Il s'agit là d'une première proposition que je voudrais faire.

Il y a un second problème ; il faut considérer l'orientation philosophique de chaque homme face à la vie ; chacun doit essayer de se rendre compte du sens de sa vie ; il ne s'agit pas seulement de l'orientation de l'homme face à la mort, de son attitude face à la mort mais de son attitude à l'égard de la vie.

Et je prendrai deux exemples. Un de mes collègues s'était vu prédire sa mort deux ou trois ans auparavant. Et il a profité de ces deux ou trois ans pour travailler très intensément... et il a vécu pendant douze ans.

Pour un autre collègue la question se posait dans ces termes : ou bien vivre plus longtemps, mais avec de nombreuses restrictions et sans travail scientifique, ou bien mourir plus tôt. En fait il se décidait pour un travail mesuré.

Ici, il s'agit de décisions personnelles où la médecine joue un rôle de conseilleur. L'une comme l'autre, les attitudes que présentaient ces collègues à l'égard de leur propre mort furent dictées par la volonté de vivre. Cela n'exclut pas la peur devant la mort, mais dans ces conditions, le fait de mourir ne devient pas une torture psychique.

Il y a un troisième problème. Au cours de la phase de la mort, les médecins se trouvent devant des décisions très difficiles à prendre. Tant que le malade existe comme une personnalité qui pense et qui peut faire quelque chose de rationnel, de créatif, il faut essayer de développer toutes les possibilités, et cela aussi longtemps qu'il reste une chance de survie, fût-elle minime, aussi longtemps donc que l'homme n'est pas mort, le médecin devrait continuer d'agir non en aide de la mort mais en éducateur avec toutes les conséquences que cela implique.

Je voudrais poser une question qui m'intéresse. Qu'est-ce que c'est que l'information exacte du malade, la conception qu'a soulevée monsieur le docteur Nedey ? Ne faut-il pas tenir compte de la répercussion de cette information sur le malade ? De son influence sur la volonté de vivre chez le malade, et le médecin ne doit pas négliger cela. A mon avis, le médecin n'est pas un technicien de la vie ou de la mort ; d'ailleurs tout le monde est d'accord là-dessus. Il doit simplement aider l'individu placé en face de lui ; et cela vaut en particulier quand le malade a le désir de mourir. On doit faciliter la mort dans les meilleures conditions possibles. Mais il ne faut pas induire la mort volontairement. Dans le cadre de ces exigences, ce que le médecin fait dans une telle situation — cela relève de sa conscience.

Elizabeth Kubler-Ross. – Thank you Professor Hörz. Perhaps Doctor Nedey will answer you later. If you do not mind, we shall now proceed with the answer to other questions. I shall ask you to be brief, and not go beyond two or three minutes.

J. Naffah. – Je voudrais simplement faire une remarque. Les discussions de notre table ronde concernent la mort de l'individu : survie prolongée, soulagement des douleurs et l'angoisse de la mort.

Mais il ne faut pas perdre de vue que nos discussions doivent concerner également la mort vue sur un plan plus large. Je veux parler de celui de la prise de décision quant à la répartition des ressources – toujours insuffisantes – dans la politique de la santé des nations.

Généralement, cette politique sectorielle de distribution des ressources, d'allocations spécifiques, est considérée comme un problème purement économique devant être discuté en termes de coût. Mais pour le médecin responsable du choix des priorités, le problème est en réalité un problème moral de par les dilemmes éthiques qu'il pose. Quand on compare d'une part la nécessité de programmes fondamentaux de santé publique tels que l'immunisation, l'éducation, l'information, les enquêtes, la lutte contre les épidémies et les endémies, avec celle des survies prolongées par l'acharnement thérapeutique, le problème devient très complexe et le choix très difficile...

Dans les pays en voie de développement, cette complexité est surmultipliée par les conditions mêmes de ces pays, qu'il s'agisse des besoins qui sont immenses ou des ressources qui sont au contraire très limitées.

Au cours d'une réunion d'une agence des Nations unies, le représentant d'un pays africain déclarait : quand on nous fait cadeau d'un grand hôpital moderne, on nous fait un cadeau redoutable car une bonne partie de notre budget national ne suffirait pas aux frais de fonctionnement qu'exigeraient les traitements sophistiqués dans un tel hôpital.

Les progrès de la médecine et les espoirs de survie se sont traduits dans le public et chez les médecins eux-mêmes comme s'ils impliquaient une promesse de venir à bout de la mort. Il s'en est suivi dans tous les pays, et notamment dans les pays les plus démunis, des sentiments de frustration chez le malade et des sentiments d'impuissance ainsi qu'une crise de conscience chez les responsables de la politique médicale.

Je voudrais dire, ainsi que cela a été souligné par de nombreux participants, qu'il ne faut pas dissocier la question du nombre de prolongations de survies et celle de l'amélioration de la qualité de vie de nos contemporains et celle des vivants à venir. Ce problème peut être dramatique dans de nombreux pays.

Elizabeth Kubler-Ross. – Thank you Professor Naffah. We shall now have a brief discussion on this topic between the participants and the members of the round table.

R. Lenoir. – Le docteur Nedey demandait il y a quelques instants si les changements profonds qu'implique cette prise de conscience de la dimension de la mort sont possibles, et s'ils sont souhaitables.

Je pense qu'il faut inverser les termes et dire que parce qu'ils sont indispensables, il faut les rendre possibles. Je les crois indispensables pour deux raisons.

– L'une, déjà longuement décrite, c'est la question de la dignité humaine. On a cité Rainer Maria Rilke ; je voudrais le citer plus complètement, citer cette belle prière, quand il dit : *« Seigneur donne à chacun sa propre mort, une mort qui soit née de sa propre vie, où il connut l'amour et la détresse, car ce qui rend la mort étrange et difficile c'est qu'elle n'est pas la fin qui nous est due, mais l'autre, celle qui nous prend avant que notre propre mort en nous ne soit mûre... »*

Il est évident qu'avec les prouesses techniques, on en arrive à voler la mort des autres. D'autre part, il est très malsain que le progrès technique, dont on pense qu'il est infini, puisse donner l'illusion à l'homme moderne que la mort peut être indéfiniment reculée. On lui enlève par là le sens de la grandeur de son destin ; et on l'enracine dans une croyance puérile à ces miracles indéfiniment renouvelés.

– Il y a une autre raison qui rejoint celle-ci et relève de la morale collective. Jean Bernard écrivait il y a quelques jours que, compte tenu de la croissance exponentielle des dépenses de santé dans les pays industriels, celles-ci deviendraient insupportables à ces économies d'ici à la fin du siècle. Je puis l'assurer que le seuil de tolérance est déjà atteint.

Et lorsque l'on parle de choix en matière de santé, les gens de ce secteur disent : mais faites des économies dans d'autres domaines... C'est une illusion à dissiper. Car, si la protection sanitaire est quelque chose de capital, les besoins d'éducation, de culture, de logements, de transports sont considérés comme aussi prioritaires par la population.

Dès lors, il faut bien faire les choix à l'intérieur du secteur de santé. Ce n'est pas seulement en Afrique que se pose le problème du choix entre une médecine de pointe et une médecine de masse s'adressant au plus grand nombre. C'est à juste titre que certains font aux économistes et aux industriels le reproche d'avoir une éthique faustienne, d'avoir une attitude déraisonnable, d'en arriver à éroder la planète, à l'user jusqu'à l'os. On invoque la sagesse, le sens de la mesure antique ou africaine. Je crois que ce sens de la mesure et de cette sagesse, il faut aussi que les médecins, les biologistes l'aient. Mais je suis intimement persuadé que ces choix en matière de santé doivent avant tout relever, pour longtemps encore, de consciences dûment éclairées, c'est-à-dire non pas d'organismes bureaucratiques qui peuvent être soumis un jour à un pouvoir non éclairé.

Le libéral que je suis vous crie, alors qu'il en est encore temps : ces choix, faites-les vous-mêmes avant que d'autres gens, qui seront moins libéraux que moi et plus tyranniques que vous, ne les imposent en raison de l'intérêt général.

Elizabeth Kubler-Ross. – Thank you, Mister Lenoir. Are there other members of the round table, who wish to speak ?

P. Matussek. – Je voudrais faire quelques observations brèves, en ce qui concerne notamment la question du droit à la mort et du droit pour le médecin à décider ou non du moment de la mort.

Je voudrais parler en particulier du facteur démographique ; ce problème est accentué par le problème de l'explosion démographique.

La médecine a fait des progrès. Si l'on ne considère pas que ces progrès ont été faits, et qu'ils ont permis d'améliorer et de prolonger la vie, cela nous conduit à ne pas voir, par exemple, les aspects intéressants tels que l'artériosclérose. Pour l'artériosclérose, le problème se pose de la façon suivante pour les médecins : il s'agit en fait de personnes âgées, qui sont rejetées par leur famille. C'est une situation tout à fait nouvelle par rapport aux décennies précédentes.

La société doit donc prendre en charge ces personnes âgées, pour lesquelles on a certes des moyens techniques médicaux, mais pour lesquelles on n'a pas suffisamment de moyens économiques pour les placer dans des institutions et leur permettre de mener une vie digne.

En ce qui concerne le droit à la mort, et les devoirs du médecin, je suis psychiatre, et je me pose la question de savoir quand la vie de la personne âgée est une vie qui vaut la peine d'être vécue et si cette vie doit être précisément prise en charge par la famille de la personne âgée en question.

Elizabeth Kubler-Ross. – Thank you. I now call on Doctor Hörz to speak.

H. Hörz. – Ce problème soulevé permet de poursuivre la question de la discussion de la table ronde précédente. En effet, la société a un certain nombre de devoirs à l'égard des personnes qui, soit se sont montrées utiles pour la société jusqu'à maintenant, soit à la suite de certaines erreurs de la société, ont été mises au monde. Je pense à certains handicapés qui, du fait d'un manque de conseils génétiques ou des entraves rencontrées par la contraception ont néanmoins vu le jour. Mais ce dont il s'agit c'est tout simplement qu'il ne faut pas, en tout cas, anéantir de façon consciente aucune vie humaine qui existe.

Elizabeth Kubler-Ross. – Thank you. I shall now call on Professor Monod.

J. Monod. – Merci madame le Président. Je voudrais simplement revenir brièvement sur ce qu'a dit monsieur N'Daw qui m'a beaucoup impressionné et qui rejoint d'ailleurs des idées qui me préoccupent depuis longtemps.

Il est certain que, dans les sociétés industrialisées, avancées comme l'on dit, il y a une tendance qui ne fait que s'accentuer, une tendance à une sorte de négation de la mort. C'est pire qu'une fuite devant la mort ; il y a une tentative non seulement d'escamoter le mort mais d'escamoter le mourant ; le tout signifiant une espèce de refus d'ensemble d'accepter la mort en tant qu'inévitable et respectable.

Je pense que beaucoup d'entre vous avez lu le célèbre roman d'Evelyn Waugh intitulé *The Loved One* qui est une description humoristique mais terrifiante de cette espèce d'habillage dramatique que l'on pratique dans ces cliniques de la mort, ou plutôt dans ces cliniques de cadavres inventées aux Etats-Unis. Les Etats-Unis en ce domaine, bien sûr, ont une avance considérable mais c'est une avance temporaire comme dans tous les autres domaines, nous le savons !

Dans toutes les cultures archaïques et classiques, en Europe par exemple, sûrement jusque vers le milieu ou la fin du XIXe siècle, et même plus longtemps, la mort faisait partie de la culture ; les vivants non seulement acceptaient la mort mais vivaient avec les morts, avec le souvenir des morts. Et je pourrais conseiller à monsieur N'Daw de lire un livre admirable et oublié qui s'appelle *La légende de la mort en basse Bretagne* d'Anatole Lebraz ; plus personne ne l'a lu, mais il montre bien quelle était l'importance, le respect, accordés à la mort et aux morts dans une province française à une époque tout à fait récente.

Le professeur N'Daw pense que c'est la déspiritualisation des cultures modernes qui conduit à ce résultat. Je crois que c'est vrai en partie, mais en partie seulement ; en réalité, c'est une sécrétion presque automatique de la sociologie moderne. La dislocation du noyau familial, de l'« *expanded family* » dont parle Margaret Mead, le fait purement technique que l'on ne peut plus mourir chez soi, de la belle mort de l'ancêtre, dans son lit, entouré de ses descendants. C'est une chose qui ne peut plus avoir lieu, puisque l'on meurt à la clinique, à l'hôpital, et, pis encore, on meurt à l'hôpital par exemple dans un service de réanimation et l'on ne voit pas la famille s'assembler autour d'un mourant rattaché à une douzaine de tubes et de circuits électriques, pour écouter ses dernières paroles...

Aux Etats-Unis – mais bientôt en Europe –, la négation de la mort conduit à la négation du mourant, et également au rejet, à la négation de la vieillesse. Les gens qui sont à la retraite forment des communautés à part qui ont de moins en moins de relations avec le reste de la communauté et de la culture.

Et cela ne peut que s'accentuer puisque les progrès de la biologie et de la médecine font que l'espérance de vie augmente constamment ; elle est aujourd'hui de soixante-quinze ou soixante-seize ans dans les pays avancés ; mais le culte de la jeunesse et de l'activité est tel qu'un homme de soixante-cinq ans par exemple, ou même de soixante ans, n'est générale-ment plus considéré comme capable des performances que l'on attend par exemple d'un cadre industriel ou commercial.

Il y a là un immense problème. Je crois que non pas ce colloque mais peut-être d'autres, ou des livres, pourraient agir dans ce sens et permettre aux cultures modernes non pas de revenir sur elles-mêmes mais de retrouver peut-être sous une forme nouvelle le respect accor-dé à la mort et aux morts ; ce serait un très grand progrès.

A. de Vries. – Thank you, Professor Monod. We shall now proceed with the second phase of our discussions. I now call on Professor Canguilhem.

G. Canguilhem. – L'exposé de monsieur Hörz contenait une question qui s'adressait à monsieur Nedey, relative au changement radical dans l'information que le docteur Nedey croit indispensable à la modification du rapport qu'il a avec le mourant. Puis-je insister, à mon tour, pour que le docteur Nedey, puisque nous en avons encore le temps pendant quelques minu-tes, veuille bien développer son point de vue ?

R. Nedey. – Merci. Vous avez dit en concluant votre exposé que le problème de la mort d'autrui était pour le médecin le résultat d'un dialogue avec sa conscience. Eh bien, cette information est nécessaire et indispensable pour que ce dialogue ne soit pas avec votre conscience mais, dans la mesure du possible, avec le malade. Si, malheureusement, ce dialo-gue n'est pas possible, il faut chercher tous les moyens d'acquérir sa conviction et beaucoup plus que sa conviction : sa confiance. Et il est indiscutable que, le plus souvent, même à l'état sain, nous avons du mal à formuler nos desiderata en ce domaine. Mais si les personnes qui vous entourent peuvent vous communiquer la certitude que le médecin prend en compte votre intérêt et votre intérêt profond, cela remplace votre propre volonté. C'est une expérience personnelle aussi auprès des autres. Cela ne peut s'établir que par ce dialogue dont le contenu – l'information – est quelquefois médiocre ; mais sans ce dialogue, il y a ce que j'ai décrit : le médecin qui décide, qui exécute et qui juge lui-même. Je voudrais ajouter un mot pour m'élever contre la notion qui revient souvent : les mesures conservatoires de la vie sont propres à diminuer la dignité de la mort. Je pense exactement le contraire. Elles empêchent la sensation de soif, et d'asphyxie, ce qui n'est pas négligeable ; elles permettent d'augmenter la conscience des malades, condition *sine qua non* pour que cette mort soit digne.

Ainsi donc, je crois que c'est une erreur de faire référence à la réanimation comme étant une source qui aggrave cette notion d'indignité de la mort ; certes les conditions dans lesquel-les elle s'exerce ne sont pas faites pour rendre cette mort telle qu'on la souhaitait ; mais il ne faut pas dire qu'en soi c'est une cause, une cause d'indignité de la mort.

A. de Vries. – Thank you, Mister Nedey. I am sorry that we have to end this phase of the discussion. We go now to the second chapter and I will ask Professor Schoenberg to talk about a new education concerning death.

B. Schoenberg. – Thank you, Mister Chairman. I shall concern myself with one of the com-plex tasks confronting educators in the health professions, that is the training of students in the care of the terminally ill. One of the most difficult tasks confronting educators in the health professions is that of training students in the care of the terminally ill. This includes, in addition to the physician, the various individuals involved with the patient and his family. In a modern hospital, dying patients are cared for by physicians, nurses, social workers, practical nurses, nutritionists and a host of technical workers. During periods when they return home, still others are involved : community agencies, nursing homes, departments of welfare, visiting nurses, the priest or minister, and the general physician.

When family equilibrium is threatened by anticipated death, children may show emotional disturbances which are manifest at school, and these require the understanding of still others – teachers, school counselors, psychologists and family service agencies. More severe reactions require the intervention of a pediatrician or psychiatrist.

Does the care of the patient end with his death, or do we extend the concept of care to the bereaved family ? We know that the inability to resolve grief in childhood or adulthood may result in severe emotional disturbance. Research during the last decade in Great Britain, Australia and the United States indicate clearly that increased mortality and morbidity is associated with bereavement. In certain age groups, for example, increased mortality among the bereaved was ten times greater than the control group. It becomes clear that our educational responsibility must be extended beyond the patient and the large number of supportive personnel to the patient's family.

Until recently, teaching related to the psychosocial care of the dying patient and his family has been largely avoided in the health professions. This neglect is reflected in the common failure to provide optimal emotional support for the terminal patient and his family and in the difficulty health personnel have in coping with their own emotional response to a patient's death. For the physician, especially, avoiding issues associated with death is related to dominant and prized institutional values of his profession, which are concerned with the cure of disease and the prolongation of life, rather than providing supportive care to help the dying patient to maintain his dignity and approach death with as much truth as he and his family can tolerate. The heroic goal of prolonging life and gaining power over death, has, in recent years, been reinforced by brilliant advances in biomedical science and technology. In addition, a population enlightened through the mass media has made increasing demands for the application of our new technology.

Basic to our failures in education for the care of the terminally ill is the fact that our society, more than ever, is ççreoccupied with perpetual youth, beauty, sexuality and strength. We recognize that death has been disguised, avoided, denied and embellished. With increasing use of hospitals for dying patients, greater numbers of people can avoid seeing death.

In a recent survey of freshmen medical students at an American University, students were asked to rank 15 specific situations according to the anxiety they anticipated in the situation. At the end of the year, they were asked to repeat the procedure. The two most anxiety-provoking situations dealt with death :

a. – discussing a fatal illness with a patient and

b. – telling a relative that a patient had died.

When the faculty was asked to predict the situations which the students would find most anxiety-provoking they estimated accurately the students' fear of discussing fatal illness and death. Our own observations of how medical students cope with the problem of the dying patient, is that they frequently become inaccessible both to the terminal patient and to their own emotions. Emotional withdrawal, avoidance and isolation with emphasis on tasks and ward rituals become the means of alleviating the students anxiety. The hospital system offers many opportunities for both physical and emotional withdrawal.

With the modern trend in medical care toward a division of labour in caring for the patient, withdrawal, by delegating responsibilities to others, becomes an easy matter. In addition, recent scientific advances such as new surgical techniques, chemotherapy, radiotherapy, antiemetic drugs, psychopharmacological agents, new analgesics and narcotics, and others-allow health personnel to maintain the attitude that they *can* combat death. This orientation to activities and procedures allows the physician and nurse to withdraw further from the patient, adding to the patient's feelings of loneliness and isolation. The disengagement of hospital personnel from the patient may also serve to protect them against feelings of loss and the consequent feelings of grief. On another level, the withdrawal is also related to the individual's inability to face the inevitability of his own death. Other reactions can be as detrimental as avoidance and withdrawal. For example, the physician or nurse responding with outrage at death, as an enemy to be fought and conquered. Others may express inappropriate optimism, thus preventing the patient and his family from anticipating death and experiencing preparatory grief.

Unfortunately, a student's early experience becomes the prototype for later relationships with patients. The major challenge for the clinical educator is to maintain the students *openness* and to prevent emotional withdrawal. By openness, I mean a way of reacting which permits maximum contact with feelings and allowing a high degree of involvement with the environment. Only under conditions in which an atmosphere is provided in which the student feels free to express his anxiety and is supported in dealing with his feelings of grief and depression – can the student be expected to learn to provide the optimal care for his dying patient. Some educators have demonstrated that it is possible to maintain student and staff accessibility in working with terminal patients, illustrating that no untoward effects result from dealing with death candidly.

Death and dying traditionally have been taboo topics, sorely neglected by modern society and health educators. The social, psychological and humanistic aspects of terminal care should be included in the curriculum of all health professional students. In addition, related topics, such as euthanasia, organ transplantation, the prolongation of life through artificial means, the diagnosis and definition of death, and so forth – should be discussed openly with students and hospital staff. The dialogue, once established, must be institutionalized and remain an integral part of clinical practice in the care of the newborn, the chronically ill, the elderly as well as the terminal patient.

During the past decade, both the general population and the health professional are showing a new interest in the problems of death and dying. This trend coincides with a number of significant social changes including the erosion of the belief in personal immortality. While the significance of these social changes is difficult to evaluate, it appears that the present questioning of old assumptions, offers opportunities for introducing new ideas and approaches to the education of health personnel as well as the population at large. How can we begin to look toward a new education, which will assist man to face directly his cardinal anxiety, his concern over his own existence ?

1. – First, the education of children. We know that children *can* be taught about death – but only when the parent and teacher understand that an honest recognition of human mortality can provide a satisfactory basis for a fruitful existence. It can start with the death of a plant or an animal, the viewing of a funeral procession, a discussion of war, the death of an elderly neighbour or a family member. Each discussion should be balanced by the stage of development of the child and treated according to the gradual increasing awareness and curiosity.

2 .– We must carefully scrutinize our established criteria for accepting students into the health professions. Our goal should be to balance scientific ability with humanistic concern. Scientific competence without a basic concern for the quality of life of our patients perpetuates a dehumanized system.

3 . – More emphasis must be placed on the development of values and attitudes. Understanding the conditions under which attitudes form, endure and change is basic to a theory of professional education. One important aspect of attitudinal change in students is the affiliation

with reference persons who set relevant standards. A professional school must assume as much responsibility for ethical training as we do for the technical training of our students. This requires a cadre of clinical teachers who can serve as rôle models in both spheres of education.

4. – In many countries, professional education in the health sciences has progressively become separated from other parts of the universities and the humanistic disciplines. In the United States for more than a decade, there have been attempts to integrate the concepts and perspectives of history, philosophy, literature and the social sciences into education for the health professional. Questions related to death and dying present numerous opportunities for broadening the interface between the humanities and the health sciences. I would emphasize that the focus should be on clinical problems so that the perspectives of the humanists can be integrated into the clinical approach.

5. – Last, and of equal significance, considering the goals of this conference, is that the health scientist assume his social responsibility to influence legislation, health care planning, education on all levels, and the allocation of our limited resources to improve the human condition.

Elizabeth Kubler-Ross. – Thank you, Professor Schoenberg. I think that what you are trying to say is that you not only teach the science of medicine, but also emphasize a bit the art of medicine.

Professor de Vries, may I ask you to respond ?

A. de Vries. – Today, in the developed countries, except for accidents, natural catastrophies and wars, death takes place mainly in the hospital and it is, therefore, important to ask ourselves whether hospitals in general provide the right setting for this decisive event in human life : its termination.

My deep involvement in the problem of the dignity of death has two sources ; my being a practising internist having witnessed thousands of deaths in hospital and recently having become director of a large medical centre responsible for its policy :

Is, in general, death in hospital dignified ? The answer, I think, is negative.

It is only a few hundred years ago that in various hospitals there were more than one patient in one bed and many of them dying in that cruel situation.

Now, we build beautifully styled, lavishly equipped hospitals with the most advanced technical services. Still death is not dignified, but beset with great anxiety and suffering on the part of the patient, on the part of the family, not uncommonly with a waning of interest or even a rejection by the medical or paramedical staff who manifest uncertain behaviour and do not know, or have not agreed upon the wisdom of withholding or providing true information to the patient or the family.

I include in the criteria of the patient's dignity three basic rights :

The right of the patient to know.

The right of the patient to decide or at least to have a voice in the decision as to time and modality of death, using Professor Nedey's expression.

The right to die without anxiety.

According to these criteria, death is rarely dignified in many hospitals. How, then, should we correct this ?

I. – By changing the attitude of the student and of the medical and paramedical staff towards death and the dying patient in particular, that is by education. In my experience, what is most needed and most fruitful – if at all – is the education of the teacher.

II. – By changing policy. To reconsider where we should put the stress :

1) On special devotion of effort and time to the patient and his family when the patient is going to die, this as a matter of medical and paramedical team work.

2) To stress policy of staff appointments, to carefully weigh the candidate's history as to his devotion to patient care, not only to research.

3) To put the stress on rethinking our medical policy towards the patients and their family, when the patient wishes to die because of undue suffering known to him to be irreversible, or when patients have lost the capacity of judgment or their consciousness and are being kept alive more as a biological than a human entity. That is euthanasia considered as a justifiable procedure, but subject to those limitations which society and the law should determine.

III. – It becomes immediately clear that such a change in attitude will reflect itself in the planning of medical care and of hospitals in particular – to be down to earth – room size, space to lodge family, personnel and other budget priorities and so on.

Thus, the dignity of death has important practical implications, not only for the patient, for the physician and his team, but also for hospital policy and hospital planning.

As a final question, is the hospital the only place, indeed is it the right place for the irreversibly ill patient to terminate his life ? Would not, with the development of home care, the home be a better place in many occasions to die ? If so, this should reflect itself in education of society and urban planning.

Elizabeth Kubler-Ross. – Thank you, Professor de Vries. I think we are going now to open this up for another 10 minutes' discussion.

Professor Guyotat ?

J. Guyotat. – Je voudrais intervenir dans le sens des deux orateurs qui m'ont précédé, pour dire qu'il se pose effectivement le problème d'une certaine éducation du personnel soignant, et peut être surtout des étudiants en médecine, ce qui a été montré par monsieur Schoenberg, et par monsieur de Vries.

Cette éducation s'impose ; je pense qu'elle est possible ; vous avez montré qu'il y avait eu des expériences aux Etats-Unis, en Grande-Bretagne. Nous commençons effectivement à avoir des expériences d'éducation de ce type en France, notamment à Lyon (thèse de Berger – 1973).

Les étudiants en médecine, lorsqu'ils arrivent à l'hôpital, sont de plus en plus frappés par la situation faite à certains grands malades, et notamment à ces malades qui risquent de mourir.

Monsieur Monod tout à l'heure a fait allusion à ces morts ou à ces malades agonisants qui meurent dans des situations où, quelle que soit la bonne volonté du personnel, ils sont abandonnés, parce que la mort est de plus en plus anonyme ; elle se fait de plus en plus dans une situation d'abandon à l'hôpital.

Les étudiants en médecine, les infirmières supportent de moins en moins ce genre de situation ; peut être même dans certains cas (je parle surtout pour les infirmières) est-ce à l'origine d'une certaine désaffection à l'égard du métier.

Il me paraît donc indispensable d'envisager une éducation et un travail de formation dans ce sens. Différentes méthodes sont possibles :

a) Des groupes de discussion, où des étudiants peuvent parler d'un malade qu'ils ont suivi : c'est déjà quelque chose qui peut être extrêmement efficace non seulement pour la formation de l'étudiant mais aussi pour le malade auquel cette aide psychologique pourra s'adresser.

b) Certes de grandes précautions doivent être prises ; il faut un accord entre le personnel responsable du service, les médecins qui peuvent diriger ces groupes de discussion, et les étudiants ou infirmières qui veulent s'engager dans un travail d'aide psychologique.

c) Au début des études de médecine, au cours des premiers contacts avec l'hôpital il y a encore une certaine « fraîcheur » chez l'étudiant, possibilité d'étonnement extrêmement précieuse ; en revanche, au bout d'un certain temps, les étudiants ne s'aperçoivent plus de ce qui se passe autour d'eux, et nous-mêmes qui travaillons, nous finissons par ne plus voir ces situations. Je pense aussi à ce que disait monsieur Nedey à propos de l'incommunicabilité parce que l'on ne peut pas parler de la mort, de toutes ces situations où l'on biaise continuellement dans les relations.

Ces situations peuvent être analysées dans une certaine mesure et sur le plan psychologique. Il est certain que la tension agressive qui peut exister entre le malade, son médecin et la famille, doit être comprise ; le médecin doit pouvoir dans une certaine mesure supporter cette agressivité.

De même la dépression entraîne parfois chez le malade comme chez le médecin des attitudes qui peuvent augmenter la souffrance et même parfois les douleurs physiques.

L'angoisse de certaines méconnaissances systématiques peut enfin créer dans un service un climat très pénible.

Des attitudes mieux adaptées peuvent permettre d'alléger ces souffrances.

H. Atlan. – Il est bien évident que le problème de l'éducation des étudiants en médecine est tout à fait central dans cette question du droit à la mort, qui implique, au premier chef, l'attitude du médecin.

Il est un point sur lequel cette éducation des étudiants en médecine devrait porter plus particulièrement : c'est celui qui concerne les aspects culturels dont nous avons précisément parlé : l'attitude devant la mort.

Ces aspects culturels sont un cas particulier parce que, d'une façon tout à fait générale, nous ne pouvons pas par définition avoir l'expérience de notre propre mort ; nous n'avons l'expérience que de la mort des autres. Par conséquent, un malade quel qu'il soit peut ne penser à sa mort qu'à travers la représentation qu'il s'en est faite ; et cette représentation est nécessairement le résultat de ses croyances, de sa conception du monde et de sa culture en général, de son mode de vie.

L'idéal, concernant l'éducation des médecins, devrait aboutir à ce qu'un médecin devant son malade soit capable d'intérioriser toute cette conception du monde de son malade afin de pouvoir être par rapport à la mort de ce dernier dans la même situation que le malade lui-même ; et, en fait, par rapport à sa propre mort.

A. de Vries. – You are perfectly right but there is a remarkable paradox. We, as teachers of medical students have noticed it for a long time, but we have not been successful, and that is the question. I think the first thing to do is to educate ourselves, I mean the teachers, and that's where the difficulty lies.

H. Atlan. – Une difficulté qui semble exister en ce domaine réside, je crois, dans la valorisation que nous sommes conduits à faire de la philosophie implicite qui se trouve toujours dans l'enseignement technique que nous donnons.

Nous sommes amenés à enseigner des étudiants en médecine à partir d'un savoir scientifique ; nous transmettons en même temps que ce savoir une certaine philosophie implicite, qui très souvent est une philosophie primaire, scientiste qui, malgré nous, en quelque sorte transpire dans cet enseignement, et qui détermine très souvent les étudiants et les futurs médecins à avoir cette attitude fausse dont on parlait jusqu'à présent, par rapport à la mort.

Elizabeth Kubler-Ross. – I would like to respond to this. I have been teaching medical students for the last ten years and I emphasize that this should not only be taught to medical students, because I think we all dramatize the rôle of the decision. There are many people who spend much more time with dying patients and they have to be included.

We have had interdisciplinary seminars on dying patients where we asked our patients to be our teachers explicitly and we admit we know very little. Behind a screen-window set up we can see and hear things and if medical students listen week after week to these patients they learn to identify with them, to share their fears, their anxieties and their problems, they can get a pretty good feeling of what these patients go through. We found out that we had a very high percentage of success in teaching the art of medicine in listening to the dying patients.

If we can teach this more at the level of medical school, if we get to the medical students as externs, it is easier than interns, interns easier than residents and in residency it is almost hopeless. And that means that you really have to teach this very early.

We also include nurses, hospital chaplains and other members of the health care profession. This has been a very successful experience and I highly recommend it.

A. de Vries. – Professor Bovet is the last speaker of this phase of the presentations.

D. Bovet. – Je suis très heureux d'avoir l'opinion des membres de ce colloque, de les voir insister sur le fait que la conception que nous nous faisons de la mort a varié non seulement en fonction des points de vue subjectifs, c'est-à-dire des croyances du médecin et du malade, mais également en fonction des éléments objectifs. En effet, j'ai l'impression que la nouvelle génération se fait de la mort une idée différente de celle qu'ont les hommes de ma génération et que nous trouvons en général dans la littérature classique.

Les courants actuels n'ont plus les mêmes syndromes de douleur physique et d'angoisse morale qu'il y a cinquante ou cent ans.

Et même dans ce cas, je pense que nous pouvons nous féliciter du progrès technique, les progrès réalisés en thérapeutique, le fait que les étudiants actuellement ne voient plus les méningites tuberculeuses qui étaient l'exemple même de la mort angoissante, qui laissait non seulement au sujet lui-même mais à son entourage une idée, une vision profondément heurtante de ces rapports entre la vie et la mort. Je pense que tout cela n'existe plus. C'est très important pour l'entourage.

A. de Vries. – Thank you, Professor Bovet. We shall go on to the third phase of our round table. I shall call on Professor Monod who will speak on the physician's position on problems of euthanasia.

J. Monod. – Nous avons eu jusqu'à présent une discussion très large, ouverte, très sincère, et où aucune espèce d'expression d'intégrisme ne s'est manifestée... ce qui est fort bien.

Il y a un problème qui n'a pas été abordé jusqu'à présent, et qui me paraît pourtant d'une extrême importance. Nous savons tous que dans les faits, les médecins sont confrontés constamment au problème de l'euthanasie et que tous ceux qui le peuvent essaient en conscience de permettre à leurs malades, ou mourants, d'accéder sinon à la bonne mort, à l'euthanasie au sens étymologique du terme, du moins à s'en rapprocher le plus possible.

Mais il reste tout de même le problème de savoir s'il y a lieu ou non de parvenir à une sorte de réglementation, de déontologie écrite, enseignée, en ce qui concerne l'attitude que les médecins doivent avoir devant leur malade mourant et souffrant. Et, là-dessus, j'estime qu'il est très difficile à un non-médecin, à un non-clinicien, comme moi par exemple, d'avoir une attitude définitive.

C'est aux médecins, aux cliniciens de répondre. Je suis assez convaincu de l'importance de ce problème parce qu'il se trouve qu'il y a quelques mois on m'a demandé si j'accepterais de mettre ma signature sur une déclaration préparée par le groupe d' « Humanist », aux Etats-Unis, déclaration bien faite, très équilibrée, à laquelle je crois qu'après cette discussion la plupart d'entre vous souscriraient. Je souhaiterais d'ailleurs qu'elle soit plus connue *in extenso* qu'elle ne l'est à l'heure actuelle.

A la suite de cette publication, j'ai reçu un très grand nombre de lettres, des centaines, dont beaucoup venaient de grands vieillards, et la plupart de membres de la famille de personnes qui avaient récemment dû mourir dans des conditions pénibles et tragiques.

J'ai une certaine habitude d'être insulté par la voie de la poste, avec ou sans signature. En l'occurrence, toutes ces lettres étaient des lettres d'approbation sauf deux, qui étaient des lettres de médecins dont je comprends parfaitement l'attitude. L'un d'entre eux me disait (et je ne cite pas exactement sa lettre) : « J'ai lu votre article avec inquiétude ; je pense que l'on va vouloir réglementer l'euthanasie et, au bout de compte, créer des abattoirs et des camps de mort de récente mémoire. Ne peut-on laisser en paix la conscience des médecins et les laisser décider en leur âme et conscience, et leur laisser aussi les risques moraux et mêmes pénaux de leur geste. »

C'est une attitude parfaitement compréhensible et d'ailleurs très courageuse.

Ce même médecin me disait aussi dans sa lettre : « D'ailleurs, pour prendre ma décision quant à savoir s'il y a lieu ou pas d'aider le patient à mourir ou d'accélérer sa mort, je ne m'en réfère qu'à ma conscience personnelle et non pas à ce que l'on peut savoir ou supposer de l'attitude du malade lui-même, ni d'ailleurs de l'attitude de sa famille. »

Cela me paraît aller un peu loin. Mais je puis parfaitement comprendre son attitude que je considère, encore une fois, comme profondément responsable.

Et je me tourne vers les collègues médecins cliniciens qui sont ici. Je crois qu'il est nécessaire qu'ils nous disent si, au-delà d'une discussion comme celle-ci, d'une discussion ouverte mais sans conclusion, il y a lieu d'aller plus loin et de chercher une conclusion qui pourrait être sinon de caractère juridique tout au moins une réglementation ou une déontologie plus précise, écrite et au besoin enseignée plus ou moins officiellement aux étudiants.

Mais, encore une fois, ce n'est pas aux non-médecins à répondre ; c'est à nos collègues médecins et cliniciens qu'il appartient de répondre.

A. de Vries. – Thank you, Professor Monod. I think it is now up to the clinicians to answer. But first I shall ask Professor Jean Bernard to speak on the question : to let men die and to help men die.

J. Bernard. – Merci, monsieur le Président. Il me semble que cette table ronde est progressivement devenue très manichéenne.

On nous dresse deux tableaux :

– D'un côté le malade qui a le grand malheur d'arriver dans un service hospitalier et qui va avoir une mort terrible :

– De l'autre le malade qui a le bonheur de mourir chez lui, entouré de quelques philosophes, et dans une situation très bonne pour lui.

Je ne suis pas absolument sûr que cette description soit conforme à la réalité. Et je voudrais d'abord essayer de nuancer certaines des données qui ont été apportées.

Ce n'est pas le médecin qui a inventé le sentiment que l'homme se considérait comme immortel ; c'est l'homme qui se considère comme immortel et qui presque jusqu'au dernier moment n'accepte pas l'idée de sa mort ; et cette notion capitale ne doit pas être oubliée.

Une deuxième remarque : il ne faudrait pas croire que la mort soit toujours aussi terrible qu'on nous la décrit. Je suis de ceux qui connaissent bien et qui admirent Rilke et ses beaux poèmes, mais on me permettra de lui opposer un seul vers, celui qui termine le *Tombeau de Verlaine*, de Mallarmé : « *Ce peu profond ruisseau calomnié : la mort.* »

466

Et la troisième remarque est la suivante : je considère que c'est portés par tous les hommes que les médecins ont fait l'effort que l'on sait pour essayer d'obtenir la guérison d'un certain nombre de maladies. Je suis assez âgé pour avoir connu le drame dont parlait le professeur Bovet, de la mort de l'enfant atteint de méningite tuberculeuse ; et je puis vous dire qu'il n'y a pas de plus grand bonheur pour un médecin que d'être capable maintenant de guérir les méningites tuberculeuses.

Il me semble qu'au cours de ces très brillants exposés que nous avons entendus, ces quelques données ont peut-être été un peu sous-estimées.

Je voudrais maintenant essayer de voir si l'on peut se fonder sur les critères que l'on nous a proposés. Car c'est bien cela que l'on a dit.

Certes, nous cherchons tous à tenir un compte essentiel de la volonté du malade ; mais comme on l'a dit : de nombreux facteurs rendent très difficile l'expression de cette volonté.

Je ne citerai qu'un seul exemple qui tient à ma spécialité. Je pense à une très grave leucémie, la plus grave de toutes qui s'appelle leucémie à promyélocytes et qui, jusqu'à il y a sept ans, était mortelle en vingt-neuf jours. Actuellement, elle guérit en un certain nombre de cas ; en tout cas la vie peut souvent être prolongée de plusieurs années. Vous imaginez comment ont pu se faire, comment se font, comment se feront les échanges entre le médecin et ses malades au fur et à mesure que venaient ou viendront les changements thérapeutiques qui étaient tels que, quand nous commencions le traitement, nous ne savions pas du tout à quoi nous allions arriver.

Le critère de la volonté de la famille, comme on l'a bien dit, me paraît tout à fait incertain. Je pense à un vieillard atteint lui aussi d'une leucémie chronique avec en plus un trouble cardiaque ; ses enfants sont venus me voir et m'ont dit : il a quatre-vingt-deux ans, nous aimerions que vous le laissiez mourir en paix, qu'il sorte de l'hôpital, qu'il rentre chez lui. Fort heureusement, une enquête a appris qu'il y avait une affaire de captation de testament menée par les enfants au détriment d'une charmante petite-fille de dix-huit ans ; nous avons fait vivre trois ans ce vieillard ; la jeune fille a atteint sa majorité et n'a pas été spoliée.

Le troisième critère – on nous propose un critère légal. Je m'associe pleinement aux remarques de l'excellent rapport du professeur Cotte. Voit-on une loi disant dans tel cas vous laissez mourir, dans tel autre vous ne laisserez pas mourir... de même qu'il y a des lois, d'ailleurs contestées, fixant la liste des maladies de longue durée. Si bien que, finalement, et en l'état actuel, le seule personne qui puisse prendre la décision, c'est le médecin.

Naturellement, on peut beaucoup le regretter ; on peut très bien concevoir d'autres systèmes.

Par exemple, il y a des conceptions selon lesquelles l'on estime qu'il n'est pas bien de lutter contre la maladie ; cette opinion peut parfaitement être étendue.

Il y a un très beau roman hongrois de Tibor Déry dans lequel la société a décidé qu'à certaines dates, certains hommes, certaines femmes, certaints enfans de tous âges étaient désignés pour s'en aller sur la route, c'est-à-dire pour mourir, pour disparaître. Cela se fait normalement dans la conception de cette société.

L'on peut concevoir aussi une société où les princes qui nous gouvernent tireraient des ordinateurs, des décisions que l'on communiquerait aux malades et que l'on exécuterait.

Tout cela est concevable ; mais dans la société où nous sommes, c'est sur le médecin que repose cette décision ; et tant qu'il est là, il faut bien qu'il l'assume et, pour l'assumer, il me semble que trois données fondamentales doivent être respectées.

La première, c'est qu'il faut qu'il soit extrêmement instruit pour ne pas risquer de laisser passer une chance d'agir, d'appliquer une thérapeutique utile.

La deuxième, c'est qu'il faut qu'il ait un profond respect de la vie, ce respect de la vie sans lequel il n'est pas de médecine.

La troisième, on oublie trop souvent cette troisième vertu du médecin, c'est qu'il faut l'amour du prochain. Je ne sais si quelques-uns d'entre vous ont vu à Salzbourg la tombe de Paracelse sur laquelle il est inscrit : « *Toute la médecine est amour.* » Et je pense que la prise en considération des sentiments des malades nous vient de cet amour qui fait, comme quelqu'un l'a très bien dit, que le médecin se met à la place de son malade pour tâcher de se représenter ce qui est le mieux pour lui. Ce n'est pas très différent de tous les actes habituels de la médecine.

Si bien que, pour le futur, il y a deux solutions :

– Ou bien passer à l'un de ces autres systèmes que j'ai évoqués ;

– Ou laisser le médecin agir, et alors l'éduquer comme il faut. Là je suis pleinement d'accord avec les remarques faites. On ne s'occupe pas assez de cela. Mais il ne s'agit pas de théorie, il s'agit d'exemples. C'est par l'exemple des médecins avec lesquels ils travailleront que nos étudiants seront mieux instruits.

A. Minkowski. – Madame le Président, je suis très heureux de prendre la parole après Jean Bernard et de souscrire pratiquement à tout ce qu'il a dit, d'autant plus que je suis son ancien élève de conférence d'internat. Et je le dis d'autant plus volontiers qu'à vous entendre les uns et les autres parler de l'enseignement de la médecine, je crois que le moment n'est pas loin où il y aura une question d'internat ayant pour titre : signes, diagnostic et traitement de la mort ! Je voulais simplement vous faire part de ce qu'il a fait remarquer, à savoir qu'il n'est pas question de légiférer ou de réglementer en ce domaine. Et je voulais vous dire que pour avoir vécu ce qui se passait dans un service de soins intensifs de nouveau-nés, avec des enfants qui, selon les cas, vont mourir, vont guérir complètement sans séquelles cérébrales ou mentales, ou malheureusement, pour un grand nombre, resteront handicapés, je voudrais vous dire que cela fait intervenir dans le débat une nouvelle dimension.

Monsieur Jean Bernard a dit : dans la décision, la famille ne devrait pas intervenir. Nous ne la faisons pas intervenir, nous la prenons beaucoup en considération ; il y a une dimension nouvelle : avec un enfant handicapé, il est bien connu que la société ne fait pas ce qu'il faut – et nous avons eu l'occasion d'en parler tout à l'heure –, c'est alors à la famille de prendre en charge cette tragédie qui, dans l'ensemble, est plus que mal supportée ; on peut dire souvent que, pour la famille, cette épreuve est beaucoup plus difficile que la mort de leur enfant.

Cela nous a amenés, au cours de notre vie médicale, à modifier notre éthique partie du respect de la vie à outrance dans un service de soins intensifs du nouveau-né. On peut dire que maintenant, avec les thérapeutiques modernes, l'on a à sa disposition, entre les mains, la vie ou la mort de l'enfant et je suis content que l'on ait fait allusion au manichéisme ; je ne crois pas, après vingt-sept ans d'expérience dans une maternité, pouvoir dire quelle est la meilleure solution à adopter.

Je pense une fois de plus que c'est à la conscience du médecin que l'on doit faire confiance. Si je parle des parents, c'est parce que j'ai vécu une expérience à laquelle je ne m'attendais pas. Les parents, dans cette situation, sont très culpabilisés ; ils souhaitent presque tous la mort de leur enfant s'ils pensent qu'il va garder un handicap. Doit-on prendre en considération ce souhait ? Je défie quiconque de dire si c'est oui ou non. C'est difficile.

Mais l'on arrive à une situation de ce genre dans laquelle la responsabilité médicale se trouve subitement modifiée ; ce n'est pas une question de vie ou de mort mais de responsabilité.

Supposez, comme je le vois très souvent, qu'un enfant ait été porté à terme, après une grossesse normale, qu'il survienne un accident médical pendant l'accouchement. Dans cet accident médical peut intervenir une cause à laquelle on ne peut rien, mais aussi une faute technique ou une négligence à la suite de laquelle on va rendre à la mère un enfant qui, autrement, aurait été normal. On a pratiquement fabriqué un handicapé de ses propres mains. C'est à cet enfant que l'on voudrait appliquer le maximum de soins intensifs. Il me semble qu'il y a là une incohérence ; une aberration ; il me semble que le médecin doit assumer sa responsabilité qui consiste à ne pas forcément faire endosser à la famille, toute sa vie, la conséquence d'une erreur. Je ne dis pas que cela soit quotidien ; je dis que cela arrive ; et cela m'a amené à modifier mon sens de l'éthique médicale.

Je pourrais citer des cas analogues ; peu fréquents sont les cas où nous avons des critères absolument certains chez le nouveau-né, de ce que l'on a appelé ici la mort cérébrale. Et c'est pour cela que, dans l'état d'insuffisance où nous sommes de notre savoir, la décision n'est pas facile à prendre.

Bref, nous essayons de faire pour le mieux ; et dans cette affaire, comme dans l'affaire de l'avortement, il n'y a qu'une attitude possible, c'est que ceux qui croient au respect absolu de la vie, je crois qu'ils sont sincères ceux-là, c'est leur affaire ; mais ceux qui pensent que le drame qui se pose à la famille fait que, comme l'a dit Jean Bernard, l'amour que nous portons à cette famille, le fait que nous voulons lui porter assistance, tout cela conformément à quelque désir obscur, tout cela fait que, peut-être, la mort de cet enfant est préférable à un handicap qu'il aurait toute sa vie.

C'est parfaitement discutable et il faut le laisser à la conscience de chacun. Loin de prendre une décision formelle, je voulais faire part de mon expérience ; elle ne vaut qu'à titre personnel ; elle n'est pas celle du voisin. Dans ces problèmes du respect de la vie et de la mort, certains font passer le respect de la personne avant le respect de la vie elle-même. J'en suis. Mais je ne suis pas sûr d'avoir raison.

Dans ces problèmes, il n'y a, me semble-t-il, qu'une attitude : celle de la tolérance.

A. de Vries. – Thank you. Professor Kubler-Ross will now speak to us on the symbolism of death.

Elizabeth Kubler-Ross. – We have talked about a variety of subjects during the past few days and touched upon many problems our societies are faced with at the present time, from genetic counselling to the exploitation of our natural resources, the problems of pollution of our land, air and seas, the problems of old age and finally, this evening and chronologically correct, the problems of dying.

What do all these topics have in common ? It is very important to understand why death and dying have become such a big difficult issue at the present time, and such an overwhelming problem in the last decade. We have to understand what the fear of death is and I think we have not discussed this at this table.

There are many secondary fears of death. If I were to ask you what you are afraid of, if anything, about your own death, you would say that you are afraid of the unknown, of suffering, maybe of a prolonged kind of an agony. These are all secondary fears. These fears change, these fears are in part culturally determined. The real fear of death, the primary and repressed and universal fear of death is the one that we have to understand if we want to have a meaningful discussion about the future and also about the care of the dying patient.

The universal primary fear of death is the fear of our own destructiveness and I think this is one of the main topics that have been discussed by many different people during the last few days.

Joseph Rheingold, in his fabulous book *The mother anxiety and death*, has studied and described for us the origin of the fear of death ; he has described and defined it as the fear of a catastrophic destructive force bearing upon us and we cannot do a thing about it.

In studying children, offspring of mothers who tried to abort their children – unsuccessfully, needless to say – those children grow up into youngsters with an increased fear of separation, and later on a tremendous fear of death, many of them have a pathological fear of death and thanatophobia.

If we do not want to look at it from an individual point of view, if we want to look at it in terms of our societies, we can see the same phenomena in countries like the United States who have acted out their own destructiveness, in Vietnam, for example, or perhaps more drastically so with the dropping of the atomic bomb over Nagasaki and Hiroshima where we killed close to a quarter of a million people in a small instant ; these are the countries which belong now to the most death denying societies in the world and needless to say that it is in these societies that we have problems not only with the denial of death which is evident in their very strange funeral practices, but it is also where dying patients are dreadfully lonely and desolated, where we actually have to develop almost a sub-specialty of somatologists which I do not like, but where we also exclude children even from visiting hospitals or from visiting their sick or dying parents and grand-parents. Such children really grow up not understanding any more that death can be a very normal part of life and does not have to be a nightmare.

We have followed about nine hundred dying patients until they died, and in the last three years almost exclusively dying children. We are very impressed that these patients do communicate, that we can talk with them very openly and very frankly before they die. These patients not only know that they are dying, but when they are dying, they are quite willing and sometimes desperate, to share this with you. Dying patients use basically free languages which, I think, should be taught. In the United States, dying patients use the plain English which is very simple and that everybody will understand. There are the patients who have made peace with their own finalness, those are not the patients who need our help. People who need our help are people who are afraid to die : young children who have grown up in a death denying society, but also patients who cannot speak any more. Those patients use a symbolic non-verbal, or a symbolic-verbal language. As time does not allow us to give many examples, I have a few pictures with me that I will simply describe :

An 8 year-old boy who was hospitalized with an inoperable brain tumor tried to convey to us his awareness of his own impending death. Needless to say that this was a child who was never told that he was going to die. He was asked one day to draw a picture and he drew a picture of a big ugly tank with a cute little house hidden behind it. In front of the tank was a tiny little human figure with a bird in his hand. This child who drew this picture tried to tell in a symbolic non-verbal language that he knew of his own impending death. This is what we call the symbolic non-verbal language.

It is a very universal language : I brought a picture of a Canadian child who drew almost the same picture. You can verify this with children all over the world. When this child was helped not to avoid the issue, when we talked with him again in a symbolic non-verbal language, the same child was able to draw another picture two weeks later in the form of a black and white bird with yellow wings. When he was asked what this was, he simply said naturally : "This is the peace bird flying up into the sky with a little bit of sunshine on my wing." This was the last picture that this child was able to draw.

Helping the dying patient, basically, is nothing but helping him to be able to conceive of death not as a catastrophic destructive force, but as symbolized in a peace bird by this little child.

I think our time is running out and I will stop here. But I highly encourage all of you who work with dying patients to start early with communications and to especially teach the symbolic language, because if you understand that, the dying patient tells you not only from whom he needs help, he tells you when he needs help and he even tells you what this help should consist of. And last but not least, I think it is the dying patient himself who can give us a great gift in helping us to come to grips with our fear of our own finalness ; and it is only when your own concept of this is not one of a catastrophic nightmare that you can truly become a physician in the whole sense of the word, and help your patients in this last and very important part of life. Thank you.

A. de Vries. – Thank you, Professor Kubler-Ross.

I think that we may summarize the unanimous opinion that it would be well to familiarize society, including patients, families and doctors, society in general, with the concept and the acceptability of death. I do not think that there would be any discussion about that.

There is a question by Mister Monod : *"Shall we come to a more precise decision in a line of action in this matter ?"* Now, he threw the ball to the physicians. I, if I may start the discussion, do not accept that. The physicians today are not isolated figures. We are members of the society and rightly so, and moreover today we are very much in the limelight of society. Therefore, whenever a general decision will have to be taken, that is a decision with general social implications, it should not be taken by the physicians alone and that is actually the true concept of this symposium.

Now, would Mister Klat like to express an opinion on this point ?

M. Klat. – Nous venons de voir que la mort est un jeu qui se passe très souvent entre le malade, son médecin et son entourage. C'est un jeu où le mensonge est de règle ; c'est un jeu où les conditions ne peuvent pas au préalable être posées. Un homme ne peut pas savoir quelle attitude il aura devant la mort ; un homme ne peut pas à l'avance connaître le genre de mort qu'il devra avoir. Monsieur Monod, quand il parle d'euthanasie, ne parle pas de pratique courante à codifier ; il ne parle pas de règles qui devraient être suivies ; il parle de certains cas spéciaux où le problème peut être soulevé.

Je prends le cas d'un malade condamné d'une façon irréversible à la mort, ayant un cancer de l'estomac avec des métastases nombreuses, où il n'y a aucun espoir de thérapeutique. Et cette maladie progresse chez ce malade. Et il y a en même temps une dégradation de sa personnalité.

Nous avons tous dit que l'on a le droit de mourir avec un respect, avec sa dignité ; et le devoir du médecin est d'aider le malade à mourir ; et le problème se pose dans le cas où le malade est dans un état de souffrance intolérable et réclame la fin, la cessation de cet état afin de mourir en paix.

J'aimerais savoir si le professeur Bernard, dans toute sa carrière médicale, a affronté une situation pareille et s'il s'est demandé si lui, en tant que médecin, en tant que seul juge de la situation, pourrait s'arroger le droit de mettre un terme à ces souffrances et de permettre au malade de sortir dignement.

J. Bernard. – La question est très bien posée, mais sous une forme un peu schématique, plus schématique que ne comporte la réalité. Je crois que les réponses ont été données dans l'excellent rapport de monsieur Cotte.

Je pense que lorsque les douleurs sont celles que vous décrivez, et qu'elles rendent la vie intolérable, le médecin a le devoir de faire ce qu'il pourra pour calmer les douleurs quelles que soient les conséquences du traitement apaisant. C'est la première réponse.

Ma seconde réponse c'est que, dans les cas moins schématiques que celui que vous décrivez – car celui-là est relativement simple –, dans toute la série de cas intermédiaires, on revient au problème des mœurs, et nous ne sommes que les exécutants des sentiments d'une société. Il faut bien distinguer deux cas extrêmes où la réponse est celle de monsieur Cotte à laquelle je souscris entièrement, et les autres cas.

A. de Vries. – There is a question from Mister Gerard Budowski and I shall translate it into English because I would like to ask Professor Schoenberg to answer it :

"We spoke of the education of doctors, of nurses, of students, of parents and even education of the children who are soon going to die, but have we not forgotten the element of education of adult persons who are in good health and who will eventually have to prepare their own state of mind to be able to die with dignity when their time will come ?"

B. Schoenberg. – Generally, educating adults to deal with death is limited by the fact that their character traits are already developed. Using educational approaches, it is difficult to modify these character traits so as to allow more effective preparation for the end of life.

Recently, however, something has been happening in our society which appears very positive in relation to the preparation of young adults. In the United States there is increasing interest in thanatology, and a number of new courses on the subject of death have been developed within the past few years. These courses are given on the college and adult continuing education levels. Recently, the dean of one of the Columbia University undergraduate colleges asked if we could offer a course dealing with perspectives on death. This college has some 2400 students, and when I inquired as to the number of students who would subscribe to this course, he told me, "Be prepared for at least 400". At the Columbia University medical school, first year medical students recently started their own elective program on "death and dying". They persuaded members of the clinical faculty to take them on rounds to see dying patients.

These new developments represent, I believe, a *"break-through"*. I cannot take time to consider why this break-through is taking place now ; I believe it is related to the problem of education in our society. It is noteworthy that this break-through involves not only physicians, but also medical students, graduate students, and college students. Even nursery school teachers are expressing interest in the problem. With increasing attention in the United States to the topic of death in television programs and in newspaper and magazine articles, the mass media are now replete with discussions of death and dying. I would suspect that all these developments will have some impact on the adult population.

L. E. Gelin. – Professor Monod raised the question of whether we need new rules or even a legislation in these questions. I would like to emphasize the very old classical rules for the responsibility of the physician. His duty is *to cure* when he can, is *to relieve suffering* which of course is of special importance when cure is no longer possible and, thirdly, *to support him with mental strength.*

To fulfill these responsibilities, the physician has to identify the indications for treatment and also to identify the counter-indications for treatment. The evaluation of indications and counter-indications lead to an advice so that the patient, in fact, is the one who decides on the basis of the physician's scientific knowledge and clinical experience.

When a patient is unconscious, the doctor has to take the full responsibility to decide in the best interest of the patient. In so doing, the physician has to keep the dignity of life and to respect the fact that every individual born also has an obligation to live. No doctor, no other person except, eventually, a court and the patient himself has the right to interfere with this obligation to live.

In the case of the incurable patient's suffering of pain, the doctor has to fully relieve pain according to his ability. This might mean that he has to use doses of analgesics or drugs which are above those which are normally used.

Here, I would like to stress very hard that this has nothing to do with passive euthanasia, but it is a continued treatment of a progressive disease ; these doses are given in accordance with the progression of the basic disease. Every treatment should be given on special indications and with a purpose. When there is no indication any longer, or the treatment fails to fulfill its purpose, it should be discontinued, because there is no longer an indication.

The rules I have stated here are classical and belong to the art of medecine and surgery, and I think they still hold, without new regulations by law.

A. de Vries. – Thank you. Professor Nedey ?

R. Nedey. – J'ai deux réponses à apporter. Je voudrais d'abord apporter une réponse explicite à la question sur l'euthanasie, en mon nom et au nom des cinq collaborateurs qui travaillent avec moi tous les jours, et se trouvent confrontés avec ce problème.

La réponse est la suivante. La position du médecin à l'égard de l'euthanasie ne peut être rendue publique sans altérer profondément les rapports du médecin avec le malade. Nous ne concevons pas qu'il puisse exister de notoriété publique des médecins ou groupes de médecins euthanaseurs et non euthanaseurs. Cela créerait des conditions très difficiles d'exercice de la médecine.

J'ai une opinion supplémentaire, personnelle. L'opinion d'un médecin sur l'euthanasie peut, doit être communiquée le cas échéant à son malade pour un avenir possible. L'explicitation intégrale de ses positions me paraît la condition *sine qua non* de cette conversation finale ; sinon elle n'aura jamais lieu.

Il y a une autre question, beaucoup plus simple : est-ce que l'homicide en cas de coma dépassé tombe sous le coup de la loi ?

La réponse est simple : le coma dépassé est sans contestation possible la mort en soi. Il est beaucoup plus facile d'affirmer la mort d'un sujet dont la respiration et la circulation sont maintenues que dans le cas contraire ; les critères qui caractérisent le coma dépassé – c'est-à-dire la destruction totale de l'encéphale y inclus le système d'intégration du fonctionnement des divers oganes séparés – est un critère de mort sans conteste. On ne peut pas commettre un homicide sur un cadavre. La réponse est négative définitivement.

A. de Vries. – Thank you. Here, I wish to read, not so much a question as a statement, by Sir Michael Woodruff who is in the audience : *"What about a patient's right to privacy ? The notion of a multiplicity of well-meaning nurses, technicians, medical students, etc., wishing to discuss my impending demise, with me or with my family, fills me with dismay. This is a matter for the doctor of my choice, my family and adults with whom I choose to discuss this matter."*

H. Atlan. – Dans la possibilité d'altérer les relations entre le médecin et le malade, existent non seulement le fait de rendre publique la position éventuelle du médecin sur l'euthanasie mais la position elle-même du problème de l'euthanasie.

Il est capital d'éviter non seulement que des médecins soient connus comme euthanaseurs ou non euthanaseurs mais il est capital d'éviter que le problème lui-même ne soit posé... dans ces termes abstraits d'euthanasie ou non euthanasie.

En effet, à l'intérieur de ces problèmes, il y a des subdivisions entre euthanasie active et passive ; ce sont des faux problèmes dans la mesure où ils sont posés en termes de principes abstraits et non pas à partir de l'examen des différentes catégories de cas concrets susceptibles de se présenter. Lorsque l'on analyse de près ces différentes catégories, on s'aperçoit que ces cas n'ont rien à voir – très souvent – avec les définitions abstraites que l'on voudrait donner de ce qu'est l'euthanasie en soi, l'euthanasie active ou passive, *etc.*

Je ne veux pas dire qu'il ne faut pas poser le problème, mais le fait de poser le problème en termes de définition abstraite de l'euthanasie active ou passive, d'euthanasie ou non, me semble très dangereux du point de vue de la relation médecin-malade.

Parce que, même si l'on ne rend pas publique cette position, le fait de poser ce problème laisse entendre au malade que le médecin a peut-être une position de principe sur l'euthanasie ; et ce qui intéresse le malade ce n'est pas la position de principe du médecin mais la façon dont le médecin saura se conduire dans le cas particulier que ce malade, lui, représente.

A. de Vries. – Thank you.

I have to summarize now with the consent of Doctor Kubler-Ross because our time is up.

First of all, I wish to thank all the participants at the round table and those in the audience who entered the discussion.

I think I can summarize - and if you do not agree we have to continue - in two sentences :

One is that it is agreed upon unanimously that society should be more familiarized with the concept of death by all means of education.

The second is that, at this moment, it is premature to determine a precise line of formulation and action on the matter of euthanasia, but we can state that it is a matter of concern to physicians and philosophers and that it should be a matter of concern to society.

Would you agree to that ? Thank you.*

(*) Pour le résumé des débats de cette table ronde, voir le rapport de synthèse du professeur Georges Canguilhem, page 527.

rapports
de synthèse
final report

interventions et équilibres

---

interventions and balance

TRANSPLANTATIONS D'ORGANES : NOUVEAUX PROBLÈMES ÉTHIQUES

Au début, vers les années 1940, les recherches expérimentales sur les greffes n'étaient pas motivées par le désir d'une application à l'homme. Il s'agissait seulement de comprendre comment chaque individu est capable de reconnaître pour étranger un greffon provenant d'un autre individu de la même espèce et de le rejeter. Déjà, cependant, une conclusion de portée considérable fut acquise : chacun des trois ou quatre milliards d'hommes vivant sur cette terre a des caractères moléculaires qui lui sont propres et définissent sa personnalité chimique qu'il ne partage avec aucun autre homme, à l'exception rarissime des jumeaux vrais.

Puis le jour vint, en 1959, où l'on s'aperçut que des malades menacés par la destruction de leurs reins pouvaient être sauvés par la greffe d'un rein, à la condition d'affaiblir les phénomènes de reconnaissance et de rejet du transplant. Aussitôt cet événement fit naître, comme jamais peut-être dans l'histoire de la médecine, un grand nombre de problèmes éthiques tout à fait nouveaux.

Parmi ces problèmes, la table ronde sur la transplantation d'organes a, sur la suggestion de son rapporteur, Sir Michael Woodruff, choisi quatre questions principales.

D'abord, le problème de la *définition de la mort*. Le prélèvement *post-mortem* d'un organe ou d'un tissu pour greffe exige à l'évidence – les médecins du monde entier sont très pointilleux là-dessus – qu'on vérifie d'abord, avec une rigueur extrême et sans erreur possible, la réalité de la mort. Or, il est advenu qu'en même temps que la découverte des possibilités de greffe, d'autres découvertes de la médecine remettaient en question la définition des critères de la mort. Auparavant, l'arrêt du cœur était un critère suffisant ; aujourd'hui, on sait faire repartir un cœur en maintes circonstances, lorsque son arrêt n'est qu'accidentel. On sait même guérir beaucoup de malades qui, pendant une phase critique, n'ont vécu que grâce à une stimulation électrique du cœur, à des respirateurs empêchant l'arrêt de la respiration, à des reins artificiels se substituant au fonctionnement rénal momentanément suspendu : grâce à quoi, la maladie guérit et toutes les fonctions naturelles reprennent bientôt un cours normal. Mais, dans les quelques cas où ces efforts échouent, la mort n'a plus son visage coutumier. L'homme peut être mort alors qu'on maintient artificiellement les battements de son cœur et les mouvements de sa respiration. Ainsi fut-on amené à comprendre que le vrai critère de la mort d'un homme, c'est la mort totale de son cerveau. Toute une série de moyens durent être mis au point pour reconnaître cette mort-là avec certitude.

Au reste, dire qu'un homme est mort quand son cerveau est mort ne relève pas de la seule technique : les aspects moraux de cette affirmation sont évidents, à savoir que se battre pour la vie d'un homme n'est pas se battre pour la vie isolée de ses cellules ou d'un de ses organes mais bien pour un ensemble intégré de fonctions qui perd son sens au moment où s'arrête définitivement toute vie neurologique. La défense de la vie d'un homme est donc apparue, en définitive, comme la défense de son existence spirituelle.

Un second problème moral précis, et tout à fait inattendu, a été soulevé par les greffes de rein : pour la première fois dans l'histoire de la médecine, le problème s'est posé de savoir si l'on pouvait *accepter d'un homme sain le don volontaire d'un organe* comme le rein. Le risque encouru par un donneur vivant est très faible, mais n'est pas nul (risque opératoire d'environ 0,05 %). D'un autre côté, divers membres de la table ronde ont rappelé qu'en maintes autres circonstances, on acceptait et même on admirait qu'un homme prenne quelques risques pour sauver son prochain. Dans la pratique, ce problème si difficile est heureusement en passe de s'atténuer du fait que, dans tous les pays du monde, la réussite des greffes de rein de cadavre augmente tandis que diminue le besoin de recourir à des donneurs vivants. De nombreux groupes réservent la greffe de rein de donneur vivant volontaire à certains cas particuliers où donneur et receveur sont si proches immunologiquement que la réussite de l'intervention est quasi certaine.

Pour ces donneurs vivants, il est nécessaire de contrôler avec soin que le volontariat est réel, profond, motivé, spontané, indépendant de toute pression extérieure : au cours du tête-à-tête entre le donneur volontaire et le médecin, ce dernier fait habituellement connaître à son interlocuteur que, s'il revient sur sa décision d'offrir un rein à l'un de ses parents malade, nul n'en saura rien, le médecin déclarera que des raisons techniques interdisent le projet, si bien que le donneur peut se sentir entièrement libre de sa décision.

Le troisième problème qui fut discuté concernait les *aspects financiers et économiques* d'interventions complexes comme la greffe d'organe. Faut-il consacrer des sommes importantes à ces interventions coûteuses, destinées à sauver quelques hommes, ou réserver le même budget à des actions de médecine préventive portant sur de vastes populations ? C'est le problème très général des priorités et du coût de la médecine dite « de pointe ».

Les membres de la table ronde ont montré que les économistes posaient souvent ce problème en termes inexacts. Certes, sur les quelque 400 000 hommes qui meurent d'insuffisance rénale chaque année, il n'y en a guère que 15 à 20 000 qui ont pu être traités par une greffe de rein. Cela crée même une inégalité apparemment choquante entre pays riches et pays en voie de développement. Mais de l'observation de ce petit nombre de cas sont nés des progrès considérables qui bouleversent la connaissance de l'homme et de ses maladies. Ainsi, la principale des causes de destruction rénale, la glomérulonéphrite chronique, a vu son mécanisme éclairé par l'étude du rein greffé chez de tels malades : les travaux sur la greffe de rein aident donc à découvrir les moyens qui permettront, demain, de guérir et même de prévenir la maladie qui motive, aujourd'hui, le recours à la greffe ; et ces découvertes seront, elles, applicables au monde entier.

Se priver de la médecine de pointe, ce serait donc se priver de la locomotive de nos connaissances biologiques et médicales, alors que ces progrès de la connaissance sont nécessaires pour le succès de la lutte mondiale contre la souffrance et la maladie. Tout calcul économique qui ignore ce fait et qui se base sur le seul « prix » de la vie des hommes traités par ces techniques est entaché d'erreur.

On ne peut cependant négliger les difficultés que, tôt ou tard, soulèveront les choix financiers entre les diverses actions médicales possibles. Seuls, des compromis, établis pour chaque pays, entre les exigences à portée immédiate et les recherches utiles pour l'avenir, apparaissent une solution raisonnable dans ce problème difficile.

Enfin, la table ronde a discuté de la question de la *qualité de la vie* que permettent d'obtenir les traitements médicaux, par exemple une transplantation d'organe. Plusieurs membres de la table ronde ont déclaré clairement que le but de la médecine n'était pas la prolongation artificielle de la vie, quand celle-ci a atteint son terme normal. La mission de la médecine est de prévenir la mort prématurée ou accidentelle due à la maladie et, si on parvient à éviter la mort, d'obtenir une qualité de survie acceptable.

Si ce principe général est unanimement accepté, il n'en demeure pas moins vrai que quelques cas peuvent être fort difficiles à résoudre. Certains hommes ont un désir ardent de vivre malgré les plus graves handicaps, alors que d'autres demandent le droit à la mort plutôt qu'à une survie artificielle et entachée d'insupportables souffrances. Le médecin n'a pas à imposer sa décision. Sa mission est d'informer le malade et sa famille des possibilités qu'offre l'état actuel de la médecine. Tâche malaisée, au reste, dans bien des cas, pour peu que le malade ne soit pas en état de recevoir une pleine information et de prendre une décision libre et éclairée. La règle est de ne jamais refuser un traitement salvateur lorsqu'il est réclamé par le malade. Dans les autres cas, il s'agit pour le médecin de respecter de son mieux la volonté de l'homme qui s'est confié à lui. Cependant il est arrivé que certains malades refusent un traitement donné puis, l'ayant finalement accepté, déclarent après leur guérison qu'ils s'en voulaient d'avoir d'abord hésité : « *Comme vous avez bien fait de ne pas tenir compte de mon refus,* disait à un médecin de Washington un malade que sa famille avait quasiment forcé à accepter une greffe de rein ; *ce n'était pas moi qui parlais, c'était mon urémie* ».

La table ronde sur les transplantations d'organes a fait ressortir les deux idées générales que voici. D'une part, les scientifiques et les médecins peuvent analyser les problèmes moraux soulevés par les nouvelles découvertes, ils peuvent en préciser avec soin les conséquences, mais ils ne peuvent décider à eux seuls des solutions éthiques : un échange de vue avec d'autres disciplines et d'autres hommes est nécessaire et justifie pleinement l'esprit de ce Colloque. Le fait scientifique apporte les éléments de la décision morale, mais les règles finales ne peuvent sortir du seul fait scientifique. D'autre part, cette table ronde a donné un remarquable exemple de coopération et d'entente entre des hommes venant d'horizons géographiques et politiques fort différents. Les mécanismes qui permettent que des savants parviennent ainsi à se comprendre et à discuter efficacement mériteraient sans doute d'être étudiés pour servir de modèles en d'autres domaines, où pareille qualité de coopération internationale n'est pas encore atteinte.

Jean Hamburger.

ORGAN TRANSPLANTATION : NEW ETHICAL PROBLEMS

In the beginning, around the 1940's, experimental research on transplants did not have as an aim any application to man. It was conducted only to understand how each individual was able to recognize a graft from another individual as foreign and to reject it. However, already then, a conclusion of considerable extent was acquired : each of the three or four billion men living on this earth has his own molecular characteristics, which define his chemical personality not shared by any other man, except for the extremely rare case of real twins.

Then in 1959 the day came when it was realized that patients threatened by the destruction of their kidneys could be saved by the transplant of a kidney, provided the phenomena of recognition and rejection of the transplanted organ were lessened. This event immediately created, as perhaps never before in the history of medicine, a great number of quite new ethical problems.

Among these problems, the round table on organ transplantation has, to the suggestion of its rapporteur, Sir Michael Woodruff, chosen four main issues.

First, the problem of *definition of death.* The post-mortem taking of an organ or a tissue for grafting obviously requires – and all the doctors in the world are very strict about this – that the reality of death be verified with extreme rigor and no possible error. Now, it has occured that simultaneously with the discovery of the transplant possibilities, other medical discoveries were made which provoked the questioning of the definition of death criteria. Previously, heart stoppage was a sufficient criterion ; today, we can start a heart over again in many circumstances when its stoppage is only accidental. We can even cure many patients who, during a critical phase, have lived only thanks to electric stimulation of the heart, respirators preventing the stoppage of respiration, artificial kidneys substituting the momentarily suspended renal function : thanks to all this, the disorder is cured and all the natural functions soon resume a normal course. But in the few cases where these efforts fail, death does not have its customary aspect. The man may be dead while his heartbeat and his respiratory movements are artificially maintained. We were thus led to understand that the real criterion of a man's death is the complete death of his brain. A whole series of means had to be developed in order to recognize this death with certainty.

Besides, to say that a man is dead when his brain is dead is not dependent on technique alone : the moral aspects of this statement are obvious, namely that to struggle for a man's life is not to struggle for the isolated life of his cells or one of his organs, but really for an integrated set of functions which loses its meaning when all neurological life definitively stops. Finally, the defence of a man's life has revealed itself as concomitant with the defence of his spiritual existence.

A second precise moral problem, and a quite unexpected one, was raised by the kidney transplants : for the first time in the history of medicine, the problem of knowing whether we could *accept from a healthy man the voluntary donation of an organ* like the kidney, was put before us. The risk run by a living donor is very low, but not inexistent (operative risk of about 0.05 %). On the other hand, various members of the round table have recalled that, in many other circumstances, the idea of a man taking a few risks to save his fellow-man was accepted and even admired. In practice, this quite arduous problem is fortunately in the process of lessening because, in every country in the world, the success of kidney transplants from cadavers is increasing, while the need to have recourse to live donors is diminishing. Many groups reserve the kidney transplants from a voluntary live donor to certain particular cases, where donor and receiver are so close immunologically that success of the operation is almost certain.

For these living donors, it is necessary to check with care and see if their volunteering is genuine, complete, motivated, spontaneous and independent of any outside pressure : during a private conversation between the voluntary donor and the doctor, the latter usually lets his interlocutor know that, if he changes his mind about giving one of his sick relatives a kidney, nobody will know about it ; the doctor will state that the project cannot be carried out for technical reasons and thus the donor may feel entirely free as to this decision.

The third problem discussed concerned the financial and economic aspects of complex operations, like the organ transplant. Should great sums be devoted to these expensive operations, aimed at saving a few men, or should the same budget be reserved for preventive medicine concerning vast populations ? This is the very general problem of priorities and the cost of so-called "advanced" medicine.

The members of the round table have shown that economists often put this problem in inaccurate terms. It is certainly true that, out of some 400,000 people who die each year from kidney deficiency, only 15 to 20 thousand have been able "to profit" from kidney grafting. This even creates an apparently shocking inequality between rich and developing countries. But from the observation of this small number of cases, considerable progress, completely changing the knowledge of man and his diseases, was born. Thus the mechanism of the main cause of renal destruction, chronic glomerulo-nephritis, was made clearer by the study of the kidneys transplanted on patients suffering from that disease : the work on kidney transplant therefore helps to discover the means that will allow, tomorrow, the curing and even the preventing of the disease which today requires the recourse to the transplant, and these discoveries will be applicable to the whole world.

To do without advanced medicine would therefore mean to do without the spearhead of our biological and medical knowledge, when this progress of knowledge is necessary for the success of the world struggle against suffering and disease. Any economic calculation which ignores this fact and is based upon the "price" of the lives of men treated by this technique is wrong.

However, the difficulties which will arise sooner or later from the financial choices between the various possible medical actions, cannot be overlooked. Only compromises established for each country between short run demands and research useful for the future, appear to be a reasonable solution to this difficult problem.

Finally, the round table discussed the issue of the *quality of life* that medical treatment such as an organ transplant makes possible. Several members of the round table stated clearly that the aim of medicine is not to artificially lengthen life, when it has reached its normal term. The mission of medicine is to prevent premature or accidental death due to sickness, and if death can be avoided, to reach an acceptable quality of survival.

If this general principle is unanimously accepted, it is nevertheless true that some cases may be quite difficult to solve. Some people have an ardent desire to live despite the most serious handicaps, while others demand the right to die rather than an artificial survival accompanied by unbearable suffering. The doctor must not impose his own decision. His mission consists in informing the patient and his family of the possibilities offered by the present state of medicine ; but in many cases, the doctor's task is a difficult one, whenever the patient is not in a condition to receive full information and to take a free and enlightened decision. The rule consists in never refusing a treatment when the patient demands it. In the other cases, the doctor must, to the best of his ability, respect the will of the man who has put himself in his hands. However, the case has occured of some patients refusing a given treatment, then, having finally accepted it, declaring after they were cured, that they regretted having hesitated at first : *"You were so right not to take my refusal into account"* said to a Washington doctor a patient that his family had practically forced to accept a kidney transplant, *"I was not speaking, my uremia was"*.

The round table on organ transplants has brought up the following two general ideas. On the one hand, scientists and doctors may analyse the moral problems raised by new discoveries, they may clarify their consequences carefully, but they cannot, alone, decide on the ethical solutions : an exchange of views with other disciplines and other men is necessary and fully justifies the spirit of this Conference. The scientific reality brings the elements of the moral decision, but the final rules cannot arise from the scientific reality alone. On the other hand, this round table has given a remarkable example of cooperation and understanding between men coming from very different geographic and political horizons. The mechanisms which permit scientists to understand one another and carry out an efficient discussion deserve to be studied and to serve as models in other fields, where such a quality of international cooperation has not yet been reached.

ESSAIS THÉRAPEUTIQUES ET RESPECT DE L'HOMME

La commission d'étude des problèmes moraux posés par les essais thérapeutiques était composée d'hommes compétents, qui se connaissaient tous entre eux, ce qui a simplifié leur travail.

Le rapport introductif du professeur Chagas, que je ne saurais trop vous conseiller de lire, a permis de placer, d'emblée, la question à un haut niveau. Nous nous sommes aperçus alors que nous discutions ensemble de nos problèmes techniques depuis de longues années, que nous avions, sans l'avoir jamais exprimé, les mêmes préoccupations éthiques ; car nous n'avions jamais formulé, entre nous, ce souci si grave de la liberté et du respect de l'homme à propos de nos expériences quotidiennes.

Lors des débats de notre commission, il a été précisé, en préambule, par l'un d'entre nous, que les excès thérapeutiques étaient bien plus redoutables que les essais thérapeutiques. Mais cela n'entrait pas dans notre programme.

Il a été ensuite indiqué que, trop souvent, les médications étaient associées de façon dangereuse.

Il a été reconnu que des essais thérapeutiques étaient pratiqués en fait chaque jour par les praticiens. Chaque fois qu'ils ordonnent un médicament, ils font de l'expérimentation humaine.

Passant à l'étude scientifique des essais thérapeutiques, il a été réaffirmé que jamais un produit ne devait être essayé sur l'homme avant d'avoir été étudié sur l'animal. Mais il a été aussi rappelé que la passage de l'animal à l'homme est indispensable et toujours périlleux. Il est bien certain que l'action d'un produit sur l'animal n'a pas forcément les mêmes effets sur l'homme. Nous avons vu des drogues qui entraînaient chez l'homme des bienfaits ou des méfaits que rien ne permettait de prévoir au cours de l'expérimentation sur l'animal.

Puis ont été abordées les modalités des essais thérapeutiques chez l'homme. Comme l'a rappelé M. Chagas, il n'est pas vrai que le médecin soit sans motivation : il n'est pas exact que le patient soit libre et totalement éclairé. Assez souvent même, les malades les plus conscients ont avoué, après l'expérimentation thérapeutique, qu'ils n'avaient pas eu la notion claire de ce qu'on allait leur faire et des conséquences que cela pouvait entraîner.

Le médecin, en effet, a, d'une part, des motivations qui ne sont pas toujours nettes et conscientes. Ces motivations peuvent être scientifiques, elles sont, hélas ! parfois d'autre nature.

Et le patient ? Le patient, lui, n'a qu'un désir : guérir ; il a souvent subi l'emprise de son médecin et l'on ne peut pas dire que nous lui laissions donc une totale liberté de décision. Nous pesons sur les âmes même lorsque nous voulons rester plein de respect pour elles.

Certes, le problème apparaît, *a priori,* moins difficile quand il s'agit de volontaires, et surtout de volontaires sains. Mais il y a quelque chose de suspect dans ce volontariat des sujets sains et dont nous connaissons bien la nature lorsqu'il s'agit de sujets de races dites inférieures, d'étudiants ou de prisonniers. Il y a même toujours quelque chose de suspect chez le médecin volontaire qui accepte de tenter sur lui-même une expérimentation. Mais, cela dit, il faut bien parfois l'accepter et travailler.

Lors de nos expérimentations sur l'homme sain ou sur l'homme malade, aucun d'entre nous n'est malheureusement capable, d'emblée, de définir quelles seront les conséquences à long terme de la médication car l'on ne s'aperçoit qu'avec retard des effets secondaires et tertiaires de certaines thérapeutiques.

Il est trois catégories de patients chez lesquels notre expérimentation doit être particulièrement prudente : chez l'enfant, dont le consentement éclairé n'existe pas, dont l'espérance de vie est très longue ; or, nous connaissons des médications qui ont stérilisé définitivement de jeunes garçons alors que rien ne pouvait laisser prévoir une telle action lointaine. Quelle responsabilité pour les médecins qui entreprennent, en pédiatrie, des thérapeutiques nouvelles dont le jeune malade ne saurait être conscient et pour lesquelles la famille ne fournit pas toujours un consentement total et éclairé.

Il en est de même pour le vieillard. Nous sommes souvent en présence de sujets dont la conscience n'est pas toujours intacte et que certains utilisent un peu plus facilement que des sujets adultes capables encore d'agressivité et de lucidité.

Il en est de même, enfin, pour les psychopathes. M. de Ajuriaguerra a bien insisté sur le fait que, fréquemment, certes, les sujets présentant des troubles psychiques jouissent de leur pleine conscience et assument leurs responsabilités. Il n'en reste pas moins qu'il s'agit chez ces patients de décisions difficiles et graves et je suis à peu près sûr que l'on a fait des expérimentations humaines chez des aliénés dans des conditions qui ne sont pas moralement acceptables.

Notre commission a surtout, pendant ses séances à huis clos, essayé de préciser tous ces points. Elle a été mue par un sens élevé du respect des personnes mais elle a été tiraillée par l'intérêt de la collectivité. Il est certain que les intérêts individuels et collectifs sont quelquefois contradictoires.

Très timidement, certains de nos collègues, délégués du tiers monde, ont rappelé que les problèmes se posaient pour eux de façon différente. Notre collègue algérien l'a bien montré, avec science et foi. Il y a des questions économiques et morales différentes et diverses dans les pays en voie d'émergence. Notre collègue camerounais a fait une intervention remarquable sur le fait que les médecins africains n'étaient pas eux-mêmes toujours conscients de la situation et que les populations ne l'étaient pas du tout.

L'un des intérêts de cette réunion tient aussi à ce que l'on n'a pas toujours entendu les représentants des mêmes grandes puissances. Ce n'est qu'une ébauche, comme l'a rappelé, dans sa sagesse, notre collègue syrien.

Il faut se souvenir que les peuples du tiers monde ne sont pas du bétail humain. Quand on démontre, sur la population de Porto-Rico, l'efficacité des contraceptifs oraux, on ne se penche pas sur leurs effets néfastes possibles. Ceux-ci ne sont étudiés que lorsque ces médications sont utilisées pour les populations blanches des Etats-Unis et d'Europe.

Notre réunion s'est terminée par un rappel du professeur Janot de la nécessité de la pharmacovigilance, de la pharmacocinétique demandant dans chaque centre de recherche la création d'unités de pharmacologie clinique. Il a été dit aussi la nécessité de commissions transnationales d'éthique. La nôtre est créée sous la présidence du professeur Chagas. Le but de notre groupe sera de veiller à la création de commissions d'éthique médicale, dans chaque nation, à l'échelon des Universités, mais aussi pour que ne se fassent plus d'expérimentations humaines dangereuses pour l'homme, dangereuses pour la collectivité et dangereuses à lointaine échéance pour toute l'humanité. Il faudra naturellement élargir la composition des commissions. La nôtre ne comportait, hélas ! ni économistes, ni philosophes, ni sociologues, ni médecins praticiens, ni patients. Il faut parvenir à une vue plus générale des problèmes en ne pensant qu'à une chose : le respect dû à l'homme si nous ne voulons pas voir, dans l'avenir, notre monde se transformer en une société anonyme, qui ne respectera plus l'essentiel de notre être, c'est-à-dire notre âme.

Paul Milliez.

THERAPEUTIC EXPERIMENTATION AND RESPECT TOWARDS MAN

The committee created for the study of problems linked to therapeutic experiments was made up of distinguished people, who all knew one another, which made their job easier.

The introductory report by Professor Chagas, which I strongly advise you to read, made it possible to place, from the very start, the presentation at its real level. We all realized that, while we were discussing technical problems through the years, we shared in the end the same ethical preoccupations, and that, while we had never, among ourselves, formulated this very serious concern of Man's freedom and respect to Man in the process of experimentation, we were all faced with this problem.

During this committee meeting, in the first place, one of us made clear the fact that therapeutic excesses were far more dangerous than therapeutic experiments. But this was not included in our day's program.

In the second place, it was also made clear that, too often, the associated medications were prescribed in a dangerous manner and that, in the end, therapeutic experiments were performed every day and the practitioner, each time he prescribed some medicine, conducted human experimentation.

Going into the scientific study of the problem, the fact that a product should never be tried on Man before having been studied on an animal, was insisted upon. But it has also been shown – and this for a long time – that the transition from the animal to Man cannot be done away with and is always perilous, for it is certain that the action of a medicine or any product on an animal does not carry the same effects on Man. We have witnessed drugs which brought about in Man beneficial or evil results which nothing enabled us to forecast during the experimentation.

The problem of knowing how to conduct therapeutic trials on Man was then studied. As reminded by Mister Chagas, it is not true that the doctor lacks motivation ; it is not exact that the patient is free and well-informed. Fairly often, even the most conscious of patients have confessed, after the therapeutic experimentation, that they had not had a clear notion of what was going to be done to them and of the consequences that could result.

As a matter of fact, the doctor, on the one hand, has motivations which are not always sharp and which he himself has not always consciously realized. These motivations can be scientific ; they are unfortunately sometimes of a different nature.

How about the patient ? The patient, as for him, has but one desire : to get cured. He has often been under the hold of his doctor and it cannot be said that we grant him totally his freedom. We weigh upon the souls even when we wish to remain full of respect for them.

487

Most certainly, the problem appears, at the beginning, less difficult when volunteers, and moreover healthy volunteers, are involved. But there is already something suspicious in this volunteering of healthy subjects, the nature of which we know well when so-called inferior races, or students, or prisoners are concerned. There is always something suspicious even about a voluntary doctor who accepts to conduct experimentation upon himself. But this being admitted, one must accept it and work further.

The tragedy is that in our experimentations on healthy or sick people, none of us is able, from the outset, to define what will be the long term consequences of the medical treatment, and it is with delay that one notices the secondary and tertiary effects of certain therapies.

And finally, there are cases where our experimentation must be particularly cautious : it is with respect to the child whose well-informed consent does not exist, whose future is still very far off ; and we know of medications which have permanently sterilized children when nothing enabled us to anticipate such a thing. What a serious responsibility for the doctors who undertake, with the child, new therapies of which, moreover, the child could not be conscious and for which the family does not always produce a complete and well informed assent.

The same is true of the old person, and here we are very frequently confronted with subjects whose consciousness cannot always be plainly seen and who are utilized a bit more easily than adult subjects still capable of aggressiveness.

And finally, the same is true of psychopaths. Mister de Ajuriaguerra has insisted upon this problem, showing that, rather frequently, subjects presenting psychic disorders were capable of having responsibilities and an awareness of what we did to them. It is nevertheless true that here lies a difficult and serious problem and I am just about sure that human experimentations have been conducted on mental patients under unreasonable and morally unacceptable conditions.

Our committee has, above all, during its private sessions, tried to give precisions on all these points. It was really motivated by a very strong desire to conserve the respect due to people, but it was pulled about by the interests of the community on one side and of Man as an individual on the other. It is certainly true that these are sometimes conflicting interests.

Very timidly, some of our colleagues, delegates from the Third World, have reminded us that the problems they were confronted with were not the same as those facing the Western nations. They have pointed out that there were financial problems, that there were conscience problems, and that the doctors themselves–and, in particular, our Cameronian colleague has given a remarkable presentation–were not always aware of the situation and the populations were not at all conscious of it.

Our Algerian colleague has adequately shown the gravity of these problems.

And I think that one of the positive aspects of this meeting is that, at last, we have not heard always the same voices and that, among us, some spoke, as our Syrian colleague, Professor Moureden did, to refer, with gravity, if also with shyness, to the importance of the economic problems. Therapeutic experiments of less expensive drugs must be carried out ; but we must keep in mind that we have no right to regard the Third World peoples as human cattle. When experiments are conducted, let us say in Puerto-Rico, the evil consequences of the medications used are not studied on the populations ; they are studied afterwards, when these treatments have proved their favourable action ; the ill effects are studied on the so-called civilized populations.

This meeting has ended on a reminder by Professor Janot of the necessity for pharmaco-vigilance, for pharmaco-kinetic studies, for the creation of clinical pharmacology units and, above all, of the necessity for transnational committees, whose goal it will be to supervise the setting-up of committees at the level of the universities, but also at the national level in order to prevent the carrying out of human experimentations which would be dangerous to Man, dangerous to the community and dangerous in the long run. This will perhaps make it possible, by broadening these committees which unfortunately did not comprise either economists, or philosophers, or sociologists, or practitioners, or patients, to get a more general view of the problems by widening the membership and by working with self-sacrifice, keeping only one thing in mind : the respect we owe to Man if we do not wish to see, in the future, our society turning into an anonymous society which will no longer respect the essential part of our being, that is to say our soul.

FACTEURS BIOLOGIQUES ET PSYCHOSOCIAUX DES COMPORTEMENTS

Du point de vue biologique, matière et esprit sont indissolublement liés : toute conduite comportementale a sa contrepartie matérielle dans la mise en jeu d'ensembles et de sous-ensembles de neurones, et plus fondamentalement encore dans les modifications physicochimiques du cerveau. Toutes les conceptions dualistes se situent en dehors des faits scientifiques. Depuis peu de temps, la psychobiologie, au carrefour de multiples disciplines, a pris un développement impressionnant.

Les points suivants doivent en être soulignés.

1. – De l'animal à l'homme.

Le cerveau de l'homme ne constitue pas un organe d'un genre nouveau : il s'inscrit dans l'évolution phylogénique qui par appositions de nouvelles populations de neurones a abouti à la forme actuellement la plus achevée, le cerveau de l'homme. Parce que celui-ci possède des structures qui lui sont propres, les pièces qui constituent les cerveaux des animaux – et cela jusqu'aux primates – ne sont plus que des maillons intégrés à des systèmes infiniment plus complexes.

Il en résulte que plus on s'approche des processus fondamentaux, au niveau moléculaire, au niveau des constituants de la cellule et au niveau de la transmission synaptique, plus il est possible de trouver des analogies ou des similitudes entre l'activité nerveuse des différentes espèces animales, et cela jusqu'à l'homme. A l'inverse, plus on étudie des comportements complexes, spécialement ceux de la personnalité, de l'intelligence et de la vie affective, plus il est difficile de transposer à l'homme les connaissances acquises sur l'animal. Il n'en reste pas moins vrai que les comportements des animaux nous offrent une image simplifiée de nos propres comportements.

2. – De l'inné à l'acquis.

Dans l'évolution des êtres vivants, la force des comportements innés diminue au profit des apprentissages et, plus tard, des conduites raisonnées. En d'autres termes, les facteurs de l'environnement ont une action directe sur les composantes physicochimiques de l'activité cérébrale ; ils modèlent les comportements d'origine génétique ; ils conditionnent et déterminent les comportements acquis en créant des systèmes fonctionnels à partir de ce qui n'était qu'une puissance potentielle. Un exemple vaut d'être cité, celui des conduites agressives : le cerveau du rat, *a fortiori* celui de l'homme, ne renferme pas des pulsions agressives proprement dites mais une machinerie qui, en fonction d'un environnement expérimental, élaborera ou non des conduites agressives ; et, dans ce cas, selon deux motivations, obtenir une récompense ou échapper à un stress.

Chez l'homme, nier l'existence de facteurs génétiques serait absurde ; mais l'environnement y prend une place hautement prépondérante. A sa naissance, le cerveau humain est peu déterminé. Sa destinée est de s'autoconstruire en fonction des milieux où il est placé et de la suite de ses expériences. L'homme est un créateur, mais il est surtout une créature de sa culture (Th. Dobzhansky). C'est assez souligner l'attention que l'on doit porter à la complexité des facteurs de l'environnement (organisation sociale, éducation, pédagogie, *etc.*) qui conjuguent leurs effets dans la genèse de chaque individu ; et, par voie de conséquence, le rôle créateur ou destructeur de ces facteurs, sur lesquels nous pouvons agir (du moins dans une certaine mesure). Il est clair que la violence qui déferle sur notre civilisation ne tient pas à une mutation dans la biologie du cerveau mais aux changements des motivations d'existence dans notre société. Il est illusoire de penser que la biologie apportera une quelconque solution.

3. – Les médiateurs chimiques.

La transmission des informations d'un neurone à un autre, d'un ensemble à un autre ensemble de neurones, s'effectue par l'intermédiaire de médiateurs chimiques. On en connaît déjà suffisamment pour dresser une cartographie d'au moins 30 % du cerveau. De plus, on possède un nombre de plus en plus élevé de drogues capables, par des mécanismes divers, de faciliter ou de s'opposer à cette transmission synaptique : d'où l'élaboration de modèles biochimiques expérimentaux permettant, à partir de l'analyse comportementale, de s'approcher des fondements chimiques, notamment de la vie affective, mais aussi des états pathologiques tels que la schizophrénie, la manie et la mélancolie. Sans nul doute, cette direction de recherche nous livrera dès les prochaines années des données sur la vie normale et pathologique qu'on ne peut prévoir aujourd'hui. Qui aurait pu penser, il y a dix ans, que les troubles parkinsonniens résultaient d'un déficit en dopamine et se trouveraient compensés par l'administration de ce médiateur chimique ? Découvrira-t-on les contreparties biochimiques de la structure phobique ou obsessionnelle, du délire ? Ce n'est pas inconcevable.

4. – Bases physiologiques de la mémoire et des acquisitions.

Soumettre un animal à un apprentissage provoque des modifications biochimiques du cerveau ; le soumettre à une vie de groupe, lui permettre une multitude d'actions entraîne une étonnante multiplication des prolongements des neurones, ce qui correspond à l'établissement d'innombrables connexions ; autant de systèmes qui s'élaborent grâce à ce qu'on appelle un « milieu enrichi ». Peut-on aller plus loin dans la connaissance de la nature biologique des traces mnésiques ? Assurément. Déjà, de nombreux faits s'accumulent pour indiquer le rôle de « chargés de mission » dévolu aux médiateurs synaptiques. Déjà, on commence à apercevoir le rôle des macro et des micromolécules, qu'elles soient ou non synthétisées par l'intermédiaire du code génétique ou d'un système qui lui soit proche.

Pour l'avenir, l'identification des mécanismes de la mémorisation permettra-t-elle d'accroître les capacités mnésiques du sujet normal ? Personnellement, je ne le crois pas. En revanche, il est probable qu'on sera en mesure de compenser les déficits mnésiques. Je pense spécialement à ceux qui tiennent à l'âge.

5. – Problèmes propres à la psychiatrie.

Sans la biologie, la psychiatrie n'a pas d'avenir (A. Freedman) ; mais vouloir faire la distinction entre les facteurs biologiques, d'une part, et les facteurs psychosociaux, d'autre part, c'est établir une fausse dichotomie. A cet égard, les écoles de pensée qui sont antiscientifiques et antipsychiatriques sont irrationnelles, car elles distinguent implicitement ou explicitement l'esprit d'avec le cerveau.

En pathologie mentale, il faut établir une synthèse des variables biologiques, d'un côté, et des variables tenant aux expériences passées et à l'environnement social, d'un autre côté. Il faut repousser tout modèle qui tendrait à séparer ces deux variables, car toute expérience, ou même l'absence d'expérience, a une représentation biologique dans le système nerveux central.

En outre, il convient aussi de distinguer les états de pathologie mentale selon qu'ils sont la conséquence des facteurs de l'environnement sur un cerveau biologiquement normal ou selon qu'ils sont directement liés à une anomalie biochimique de certains systèmes du cerveau comme c'est, pour une part, le cas des psychoses telles que la maniaco-dépressive et la schizophrénie.

Dans l'avenir, il faut que les recherches portent sur le rôle respectif de tous les facteurs biologiques et psychosociaux dont l'interaction aboutit à un état mental pathologique. A cet égard, le facteur génétique n'est que l'une de ces composantes étiologiques. Et c'est l'étude de l'interaction de toutes ces composantes qui constituera l'un des axes cruciaux de recherches pour demain.

6. – Considérations d'ordre éthique.

Le progrès de nos connaissances constitue d'abord un bienfait, en ce sens qu'il nous donne des moyens d'action permettant au médecin de soulager et même de guérir ; en ce sens aussi qu'il nous permet de comprendre comment il faudrait modifier les conditions de l'environnement pour conduire l'humanité vers sa plénitude, idéal sans doute inaccessible du fait même de la nature des hommes.

Cependant, ce progrès n'est pas sans danger, en ce qui touche l'individu et, pour les pessimistes, la société, voire l'espèce humaine.

L'inquiétude résulte de la manipulation des comportements humains. Et cela à l'aide de trois moyens d'action.

D'abord, les drogues psychotropes. A la manière d'un analgésique contre la douleur physique, elles portent leur action sur les mécanismes cérébraux de l'émotion, de la peur, de l'angoisse, de la violence, etc., mais elles ne touchent en rien à leurs causes premières (assertion qui mérite une sérieuse réserve quant aux psychoses dépendant d'un facteur génétique). L'extension des tranquillisants à l'échelle du monde ne diminuera-t-elle pas l'originalité, l'imagination, le sens de la responsabilité ? Est-il préférable, selon le mot de Spinoza, d'être un homme malheureux plutôt qu'un pourceau satisfait ? S'il existe un dilemme, il se situe au plan de la société. Le médecin, lui, n'a pas d'alternative. Car son devoir lui dicte de soigner des malades selon sa conscience.

Ensuite, la psychochirurgie. Depuis quelques années, elle jouit d'un renouveau d'actualité qui tient pour une part aux progrès de la connaissance sur l'organisation du cerveau et pour une autre part aux progrès techniques qui permettent d'implanter des micro-électrodes là ou l'on veut ; d'où la possibilité de détruire ou de stimuler électivement telle ou telle formation. Ici, l'hésitation n'est pas de mise : la psychochirurgie est acceptable dans son principe même si elle consiste en une modification irréversible du cerveau, mais son application doit répondre à des règles rigoureuses : d'une part, l'acceptation par un patient informé, ou par sa famille, d'autre part, une technique fondée sur des connaissances irréfutables et non sur des connaissances par trop fragmentaires ou sur des hypothèses. On doit le reconnaître, ce n'est pas toujours le cas ; d'où une émotion légitime qui doit faire réfléchir à une éthique adaptée aux moyens d'action actuels.

Enfin, compte tenu du rôle de l'environnement, les programmes établis pour façonner la personnalité au moyen de punitions et de récompenses, dans le but de « remodeler notre société de telle sorte que nous soyons entraînés, dès notre naissance, à vouloir agir comme la société désire que nous agissions » (Mc Connel). Mélange de naïveté et d'inquiétante idéologie.

Je ne sais si l'homme de demain sera plus libre ou plus enchaîné que celui d'aujourd'hui, mais je suis assuré que la connaissance des mécanismes par lesquels le « cerveau pense pour nous » ne doit plus effrayer. Elle est nécessaire pour une nouvelle conception de l'homme dont la philosophie ne saurait méconnaître la vérité biologique. Tout compte fait, elle est rassurante.

François Lhermitte.

BIOLOGICAL AND PSYCHO-SOCIAL FACTORS OF BEHAVIOUR

From the biological point of view, matter and spirit are inextricably bound : any behavioural action has its material counterpart in the coming into play of groups and sub-groups of neurons and even more in the physico-chemical changes of the brain. All dualistic conceptions belong to a domain other than scientific reality. For a short time now, psychobiology, at the crossroad of many disciplines, has developed impressively.

Its following points must be underlined :

1. – From animal to man

Man's brain does not represent an organ of a new type : it is in the line of the phylogenic evolution which, through appositions of new populations of neurons has come to today's most final form : man's brain. Because the latter has structures which are specific to it, the parts which make up the animals' brains, even including the primates, are no more than links integrated in infinitely more complex systems.

Consequently, the closer we get to the fundamental processes at the molecular, cell constituent and synaptic transmission levels, the easier it is to find analogies or similarities between the nervous activity of the various animal species, including man. Inversely, the more one studies complex examples of behaviour, up to personality, intelligence and emotional life, the more difficult it is to transpose to man the knowledge acquired on animals. However, it still remains true that the animals' behaviour provides us with a simplified picture of our own behaviour.

2. – From the innate to the acquired

In the evolution of living beings, the force of innate behaviour decreases to the benefit of learning processes and later, of reasoned behaviour. In other words, environmental factors have a direct effect upon the physico-chemical components of brain activity ; they give shape to the behaviour of genetic origin ; they condition and determine the acquired behaviour by creating functional systems from what was only a potential power. An example deserves to be mentioned, that of aggressive behaviour : the rat's brain, and consequently that of man, does not contain aggressive impulses per se, but mechanisms which, depending upon an experimental environment, may or may not build up aggressive behaviour ; and in this case, this will be on the basis of two motivations : either obtain a reward or avoid a stress.

In man, to deny the existence of genetic factors would be absurd ; but the environment takes a highly prevaiting place. At birth, the human brain is little determined. Its destiny is to build itself according to the environments where it is placed and the experience that will follow. Man is a creator, but he is above all a creature of his culture (Th. Dobzhansky). This is sufficient to stress the attention we must pay to the complexity of the environmental factors (social organization, education, pedagogy, *etc.*) which combine their effects in the genesis of each individual ;

and, consequently, the creative or destructive rôle of these factors on which we cannot act (at least, to a certain extent). Clearly, the violence which is unfurling over our civilization is not due to a mutation in the biology of the brain but to changes in the motivations of existence in our society. It is illusory to think that biology will bring any solution.

3. – Chemical mediators

The transmission of information from one neuron to another, or from one group of neurons to another is performed through chemical mediators. We already know enough of them to map up at least 30 % of the brain. Moreover, we have more and more drugs which, through varied mechanisms, can facilitate or oppose this synaptic transmission ; hence, the elaboration of experimental biochemical models which, from behaviour analysis, enable us to get closer to the chemical foundations, especially of affective life, but also of pathological states such as schizophrenia, mental derangement and melancholia. Without any doubt, this avenue of research will supply us in the next few years with data on normal and pathological life that we cannot foresee today. Who could have thought, 10 years ago, that Parkinsonian disturbances were the result of a dopamine deficiency and could be offset by the administration of this chemical mediator ? Will one day the biochemical counterparts of the structure of phobia or obsession, or of delirium be discovered ? This is not inconceivable.

4. – Physiological bases of memory and acquired knowledge

Putting an animal through a learning process brings about biochemical modifications in its brain ; putting it through group living, permitting it to carry out a multitude of actions, all this triggers a surprising multiplication of neuron prolongations, corresponding to the setting up of numerous connexions ; as many systems as that will be built up thanks to what is called an "enriched medium". Can we go any further in the knowledge of the biological nature of mnesic traces ? Certainly. Already, many facts are piling up to indicate the rôle of "charges de mission" devolved upon the synaptic mediators. Already we are beginning to perceive the rôle of macro and micro molecules, whether or not they are synthesized through the genetic code or some system close to it.

In the future, will the identification of memorizing mechanisms enable us to increase the mnesic power of a normal subject ? Personally I do not think so. In return, we will be in a position to compensate mnesic deficiencies. I am thinking mainly of those due to age.

5. – Problems specific to psychiatry

Without biology, psychiatry has no future ; but to attempt to distinguish between biological factors on the one hand and psycho-social factors on the other, is to establish a false dichotomy. In this connection anti-scientific and anti-psychiatric schools of thought are irrational because they, implicitly or explicitly, make the distinction between mind and brain.

In mental pathology, a synthesis of the biological variables on the one hand and of the variables derived from past experience and social environment on the other hand, must be established. Any model which would tend to separate these two variables must be rejected for any experience or even the absence of experience has a biological representation in the central nervous system.

Besides, one should also distinguish the states of mental pathology according to whether they are a consequence of environmental factors on a biologically normal brain or whether they are directly linked to a biochemical anomaly of certain systems of the brain as it is, to some extent, the case of psychoses such as maniac-depressive psychosis and schizophrenia.

In the future, research must relate to the respective parts played by all the biological and psychosocial factors whose interaction leads to a pathological mental state. In this connection, the genetic factor is only one of these etiological components. And it is the study of the interaction of all these components which will constitute one of tomorrow's crucial axes of research.

6. – Considerations of an ethical nature

Progress of our knowledge constitutes first of all a benefit because it provides us with the means of action permitting the doctor to relieve pain and even to cure, also because it allows us to understand how we should modify environmental conditions in order to lead humanity to its plenitude, an ideal which is undoubtedly inaccessible considering the very nature of man.

However, this progress is not devoid of danger as regards the individual and, for the pessimists, society and even the human species. This worry comes from the manipulation of human behaviour thanks to three means of action.

First, the psychotropic drugs. In the same manner as an analgesic used against physical pain, they act upon the cerebral mechanisms involved in emotion, fear, anguish, violence, etc. but they do not at all affect their primary causes (an assertion which deserves serious reservations as regards psychoses depending on a genetic factor). Won't the use of tranquillizers on a world scale diminish originality, imagination and the sense of responsibility ? Is it preferable, as Spinoza said, to be an unhappy man rather than a satisfied swine ? If a dilemma exists, it is at the level of society. As to the doctor, he has no alternative because his duty tells him to treat his patients according to his conscience.

Then, let us consider psychosurgery. For a few years now it has been enjoying a renewed focus of topicality thanks, on the one hand, to the progress in the knowledge about brain organization, and on the other hand, to the technical progress which makes it possible to implant microelectrodes wherever these are wanted, hence the possibility of destroying or stimulating electively such or such a formation. Here, there is no room for hesitation : psychosurgery is acceptable in its principle even if it means an irreversible modification of the brain, but its application must be governed by strict rules : on the one hand, the acceptance by a well-informed patient or his family, on the other hand, a technique based on irrefutable knowledge and not on highly fragmentary knowledge or hypotheses We must admit it, this is not always the case ; hence a legitimate alarm which must make us think about the sort of ethics adapted to today's means of action.

Finally, the rôle of environment taken into account, the programmes set up to shape personality with the help of punishments and rewards, whose aim it is "to refashion our society in such a fashion that we are led from our very birth to act as society would have us act" (Mc Connel). This is a blend of naiveness and disturbing ideology.

I do not know whether tomorrow's man will be freer or more chained than today's, but I am sure that knowledge of the mechanisms through which the "brain thinks for us" should no longer frighten him. It is necessary for a new conception of Man whose philosophy cannot ignore the biological truth. All considered, it is reassuring.

DONNÉES ET MISES EN GARDE DE L'ÉCOLOGIE

La Terre, dans sa course à travers l'espace, ne capte que d'infimes masses de matières mais, en revanche, elle reçoit en permanence une quantité d'énergie formidable. Cette énergie, qui nous vient du Soleil, certaines plantes sont capables de la fixer, de l'emmagasiner. Mais l'homme ne sait pas encore l'utiliser d'une manière efficace. Il faudra pourtant bien qu'il y songe lorsqu'il aura épuisé, par son gaspillage, les réserves énergétiques que certains organismes ont accumulées pendant des millions d'années et qui se trouvent à présent sous forme fossile.

La solution toute provisoire du problème énergétique a apporté à l'homme le bien-être, le confort, le plaisir et rien de plus. Mais il ne peut jouir de ces bienfaits que s'il a satisfait au préalable à d'impératives exigences zoologiques. Il lui faut avant tout manger, boire et respirer ; pour y parvenir, c'est vers la nature qu'il doit se tourner.

Sans doute, certains chimistes proposent-ils de subvenir aux besoins matériels de l'homme au moyen de produits de synthèse. Cela peut être envisagé pour de petits groupes d'astronautes mais non pour l'ensemble des hommes. Et, d'ailleurs, dans ces conditions, que deviendrait la qualité de la vie ? Huxley n'avait pas osé aller jusque-là. Vouloir séparer l'homme de la nature constitue une fiction.

La vie, vous le savez, est apparue sur Terre il y a un peu plus de deux milliards d'années. Depuis lors, les êtres vivants ont évolué d'une manière ordonnée en se perfectionnant morphologiquement et physiologiquement et, en ce qui concerne les animaux, en se perfectionnant psychiquement. Ce perfectionnement, qui s'est étalé sur plus de 20 millions de siècles, a conduit jusqu'à l'homme ; celui-ci existe depuis 20 000 siècles environ, mais il n'y a guère qu'une centaine de siècles qu'il a acquis ses caractères actuels. L'histoire de la vie, telle qu'elle est inscrite dans les roches sédimentaires, autorise à penser que l'homme ne devrait pas représenter le terme ultime du perfectionnement biologique, si l'évolution n'était artificiellement perturbée.

A ses débuts, l'homme ne songeait certes pas à maîtriser la nature ; les grands carnassiers l'obligeaient à se réfugier dans des cavernes dont il devait cependant sortir pour chasser, pêcher et récolter les plantes comestibles. La répétition de ces récoltes par des tribus nomades enlevait définitivement au sol des matières nutritives et, à la longue, celui-ci devenait stérile. Des déserts ont ainsi été créés. Au néolithique, l'homme ayant inventé l'agriculture, mena une vie sédentaire, ce qui lui permit de rendre à la terre, sous forme de déchets, les aliments qu'il avait prélevés et ces déchets retournaient à la vie. Un cycle biologique était établi et le sol demeurait fertile.

Des pratiques agricoles maladroites contribuèrent cependant dans le lointain passé à stériliser le sol. En Mésopotamie, par exemple, l'irrigation d'une terre riche procura d'abondantes récoltes. Mais le sol fut décapé et la merveilleuse Babylone devint alors un désert. Lors de leur marche vers l'ouest, les Américains substituèrent des prairies aux forêts mais les plantes fourragères ne fixèrent pas le sol et celui-ci devint aride. Plus tard, entre 1925 et 1935, une pratique consistant à laisser la terre en jachère une année sur deux a permis à l'érosion éolienne de sévir. Cela a provoqué la stérilisation de 40 millions d'hectares. Tout récemment encore, au Sahel, on a pu mesurer les conséquences d'un pâturage excessif ayant permis au sol de s'éroder et des conditions climatiques exceptionnelles parachevèrent le désastre ; quant à la destruction des forêts équatoriales, on ne tardera pas en connaître les effets.

La forêt ne nourrit pas l'homme mais elle rend au sol tout ce qu'elle lui emprunte et elle conserve donc intact son potentiel biologique. Il existe, certes, des régions privilégiées comme l'Europe occidentale où le Gulf Stream et l'anticyclone des Açores assurent un climat doux et humide, grâce auquel on peut accomplir impunément maintes erreurs écologiques ; mais, hélas, cela est rare.

Allons à présent au cœur du problème. La nécessité de nourrir une population de plus en plus nombreuse à partir de terres fertiles, dont la surface s'est rétrécie, a obligé à augmenter le rendement de l'agriculture. On y est parvenu en agissant sur plusieurs facteurs. On s'est efforcé d'accroître la productivité des plantes cultivées en recourant à la pratique de l'amélioration génétique. Le rendement spécifique du blé, par exemple, a été triplé en moins de vingt ans. Pour tirer parti des qualités des espèces améliorées, on a dû leur assurer une nourriture optimale et, par conséquent, recourir aux engrais dits chimiques. Périodiquement des campagnes sont faites en faveur de cultures prétendument « naturelles » ne comportant pas l'utilisation d'engrais. Si ceux qui préconisent ce renoncement pouvaient imposer leurs vues, il s'ensuivrait une réduction de la production d'aliments végétaux de l'ordre de 80 % et la famine s'installerait immédiatement. Les engrais chimiques ne devraient d'ailleurs que compléter l'apport des déchets organiques. Ne pas rendre à la terre les déjections trouble le cycle biologique. Les cités sont encombrées de détritus que la terre rendrait à la vie.

Ce n'est pas tout : les plantes à haute productivité sont fort sensibles aux parasites, insectes, cryptogames, mauvaises herbes. Si elles n'étaient pas traitées par des pesticides, les plantes alimentaires ne produiraient presque plus rien. L'emploi des pesticides a, d'autre part, provoqué des sélections nuancées, et donc des ruptures d'équilibre. Si l'on cessait de les employer, les plantes cultivées seraient bien plus endommagées par les parasites que lorsque les pesticides étaient inconnus. Le spectacle de champs de betteraves attaquées par certains parasites et n'ayant pas pu être traitées pour des raisons climatiques est véritablement impressionnant.

Les pratiques très affinées qui ont permis d'augmenter les rendements ont été mises au point dans les pays industrialisés. Leur principe était aussi valable pour les pays en voie de développement mais il a fallu les adapter à chaque cas particulier. Des résultats ont déjà été obtenus ; je mentionnerai simplement qu'au Pendjab la culture d'une variété de blé à haut rendement adaptée aux conditions de ce pays a permis de tripler en cinq ans la production. Il n'en est pas moins vrai que l'accroissement de la production agricole exige partout le développement d'une industrie adéquate ou, à défaut, le recours à une main-d'œuvre très nombreuse. Les rendements pourraient être encore augmentés d'une manière appréciable dans les pays en voie de développement mais, dans les régions industrialisées, on ne tardera pas à plafonner.

L'augmentation de la production animale s'est inspirée des mêmes principes que ceux qui avaient guidé l'accroissement de la production végétale ; on a créé des races présentant un rapport élevé poids de muscles/poids total et tirant le meilleur parti possible de la nourriture absorbée. Il y a vingt ans, 4,500 kg de nourriture étaient nécessaires pour obtenir 1 kg de poulet : à présent il en suffit de deux.

Depuis quelques années, on parle beaucoup des protéines végétales ; celles-ci présentent évidemment un intérêt quantitatif. Un terrain ensemencé en légumineuses peut, en effet, fournir cinq à dix fois plus de protéines que des bovins installés sur une pâture de même surface. Mais la qualité des protéines est différente Quant à ce qu'on appelle communément les « protéines du pétrole », je n'en parlerai que pour me demander si l'on n'envisagera pas à un moment donné de rechercher, au contraire, le moyen de transformer les protéines en pétrole.

Pour redevenir sérieux, je considérerai à présent le problème des produits alimentaires tirés de la mer. L'exploitation des océans ne semble pas les épuiser pour le moment. Certes, la richesse en poissons d'un secteur marin donné subit d'importantes variations. Mais si certains appauvrissements peuvent être attribués à des pêches excessives, d'autres résultent de variations climatiques et ne présentent pas forcément un caractère durable. En fait, ce sont surtout les mammifères marins qui ont été décimés par l'homme.

Quant à l'élevage en milieu marin, il donne de bons résultats et se pratique dans des lagunes ou dans certaines îles surpeuplées présentant des côtes très découpées, comme le Japon par exemple.

Je considérerai à présent le problème de la pollution auquel l'opinion publique est particulièrement sensible. L'une des causes de pollution réside dans les déchets de l'activité normale des organismes ; pour la plupart, ces déchets sont biodégradables et leur dégradation conduit à des produits qui, rendus à la terre ou à l'eau ne tardent pas à retourner à la vie dont ils proviennent. Les soustraire au cycle biologique, comme cela se pratique dans les régions très urbanisées, constitue un gaspillage. Pour cette même raison, la simple exportation des produits de la terre constitue un appauvrissement.

La véritable pollution est celle que provoque le rejet, dans la nature, de matières toxiques d'origine industrielle.

L'industrie agricole et alimentaire qui contribue à assurer l'existence des populations des pays développés est responsable de 20 % de la pollution générale, tandis que l'industrie qui concourt à leur bien-être est responsable de près de 50 % de cette pollution.

Les produits toxiques répandus dans la nature agissent d'une manière extrêmement nuancée : certains provoquent des effets immédiats, d'autres des effets différés pouvant même sauter une génération. Ils peuvent s'attaquer à un organisme particulier ; un produit non toxique peut le devenir après s'être transformé par passage dans un organisme. On connaît des exemples de spécificité plus ou moins stricte. Des produits particulièrement redoutables sont ceux qui, ni dégradés ni éliminés, s'accumulent peu à peu dans l'organisme pour atteindre, à la longue, un niveau toxique. Tel fut le cas du D.D.T. qui a contribué à sauver des millions de vies humaines mais qu'il faut interdire à présent, puisque d'innombrables individus en ont accumulé une quantité proche du seuil toxique. Parfois aussi c'est après avoir parcouru plusieurs maillons d'une chaîne alimentaire qu'un produit toxique est susceptible d'agir. Le cas le plus célèbre est celui de poissons ayant fixé du mercure rejeté dans des rivières par des usines et ayant pollué des eaux littorales. La consommation de ces poissons a provoqué des intoxications d'une extrême gravité.

La pollution n'exerce pas seulement des effets sur l'homme mais aussi sur l'ensemble des organismes. L'étude de ces effets généraux fait l'objet d'une science nouvelle, encore balbutiante, l'écotoxicologie, dont il importe absolument de promouvoir l'expansion. Les épreuves de toxicité sont réalisées, pour la plupart, sur des animaux de laboratoire qu'on ne rencontre pas dans la nature et les résultats obtenus sont transposés à l'homme d'une manière plus ou moins heureuse d'ailleurs. Les pesticides, cela est évident, sont éprouvés sur les animaux d'élevage ou sur les plantes cultivées, ainsi que sur leurs ennemis. Mais c'est seulement depuis peu qu'on se préoccupe de l'action des substances toxiques sur tous les types d'organismes. Cette étude a révélé que la pollution, jointe à des manipulations culturales imprudentes, a provoqué de véritables dérives écologiques. Des associations biologiques qui semblaient stables se sont modifiées d'une manière apparemment irréversible et l'on se demande si l'évolution ainsi déclenchée pourra cesser. Ces dérapages écologiques se sont manifestés en maintes parties des continents. Pour le moment ils épargnent la masse des océans mais non les régions côtières et celles-ci sont si fortement perturbées dans les pays industrialisés que l'opinion publique est alarmée.

Les écologistes qui commencent à analyser ces phénomènes sont effrayés par leur ampleur et leurs caractères parfois inattendus. Ils voudraient bien en apercevoir les bornes et se demandent si ces phénomènes ne vont pas se précipiter. Pour concrétiser ma pensée, je ferai appel à une comparaison avec le processus des glissements de terrains si bien décrit par le regretté géologue Marcel Roubaud. Il arrive qu'en montagne, une couche de terrain en pente soit entièrement imprégnée d'eau de pluie et cesse d'adhérer au sol sous-jacent plus compact. Un glissement s'amorce, imperceptible d'abord, puis s'accélérant peu à peu. Cette étape peut demeurer occulte pendant plusieurs semaines ; à un moment donné, on constate que les arbres se penchent vers la vallée, la base de leurs troncs étant entraînée tandis que leurs racines demeurent enfoncées dans le sol ferme. L'événement se précipite alors et il faut fuir en toute hâte car, l'instant d'après, l'ensemble du terrain superficiel s'écroule dans la vallée en une énorme avalanche. La méconnaissance de ce signe a provoqué des morts innombrables.

Les signes précurseurs des catastrophes écologiques n'ont pas été reconnus avec la même netteté et, d'autre part, ils sont fort variés. Certains de ces signes sont actuellement perceptibles. Nous en avons parlé au cours de ce Colloque et mes collègues se sont alarmés. Ils m'ont chargé de dire ceci : l'écologie est trop complexe pour que les hommes d'Etat puissent en avoir une connaissance vraiment objective. Le recours à des conseillers isolés, si brillants soient-ils, ne peut leur donner de garanties suffisantes ; les décisions qu'ils sont amenés à prendre lorsqu'elles sont susceptibles de mettre en question les équilibres biologiques devraient s'appuyer sur les avis d'assemblées nationales et internationales constituées des meilleurs spécialistes de l'écologie. La protection de la nature, qui est indispensable à la survivance de l'humanité, exige enfin une intensification des recherches, particulièrement dans le domaine de l'écotoxicologie, recherches que les gouvernements ont le devoir de favoriser. Si nous ne sommes pas capables de préserver la nature, nous nous acheminerons vers un sort misérable et les historiens porteront alors sur la science des jugements aussi sévères que ceux qu'ils ont formulés sur les hommes qui, par le passé, ont essayé d'asservir leurs semblables.

Roger Gautheret.

DATA AND WARNINGS IN ECOLOGY

The earth, in its course through space collects only infinitesimal masses of matter but, on the other hand it receives permanently a formidable quantity of energy. This energy, which comes to us from the sun, certain plants are capable of fixing it, of storing it. But man is still unable to use it in an efficient manner. And yet, he will have to think about it when he has, through his wasting habits, exhausted the energetic reserves that certain organims have accumulated for millions of years and which are now under fossilized form.

This very temporary solution to the energetic problem brings man well-being, comfort, pleasure and nothing more. But he can enjoy these benefits only if he has, as a preliminary step, fulfilled imperative zoological demands. He must first of all eat, drink and breathe ; in order to achieve this, it is Nature he must turn to.

Surely, certain chemists offer to provide for man's material needs with synthetic products. This can be considered for small groups of astronauts, but not of the whole of mankind : and besides, in these conditions what would become of quality of life ? Huxley had not dared go that far. Wanting to separate man from nature is a fiction.

Life, as you know, appeared on earth a little over 2 billion years ago. Since then, live beings have evolved in an orderly manner, becoming morphologically and physiologically more perfect, and, as regards the animal, perfecting themselves psychically. This perfecting which has spread over more than 20 million centuries, has led to man ; the latter has been in existence for about 20 thousand centuries but it is no more than about a hundred centuries ago that he acquired his present characteristics. The history of life, as it is inscribed in the sedimentary rocks allows us to think that man should not represent the ultimate term in biological perfection if evolution is not artificially upset.

In his beginnings, man certainly did not think of mastering nature ; the grat carnivores forced him to take refuge in caves that he had to leave in order to hunt, fish and gather the edible plants. The repetition of these harvests by nomadic tribes definitively took the nutritive matters away from the soil and in the long run the latter became barren. Deserts were thus created. In the neolithic age, man, having invented agriculture, led a sedentary life which made it possible for him to return to earth, under the form of waste, the food he had taken away from it and this waste went back to life. A biological cycle was thus established and the soil remained fertile. Unfortunate farm practices in the distant past, however, led the soil to be sterilized. For instance, in Mesopotamia, irrigation of a rich soil led to plentiful harvests. But the soil was impoverished and Babylon became a desert. In their march to the West, the first American colonists substituted prairies to forests but fodder plants did not fix the soil and it became arid. Later, between 1925 and 1935 a practice consisting in laying land fallow every other year led to the sterilization of 40 million hectares. Quite recently, in the Sahel, we were able to measure the consequences of excessive pasturing which had permitted the soil to erode and exceptional climatic conditions completed the disaster ; and as to the destruction of the equatorial forests, we will know the result before long. The forest does not feed man but it returns to the soil everything it has taken from it and therefore keeps its biological potential intact. Of course, there exist privileged regions, such as western Europe where the Gulf Stream and the anticyclone from the Azores ensure a mild and humid climate thanks to which many an ecological error can be made without serious consequences ; but, alas, this is rare.

Let us now go to the core of the problem. The need to feed a larger and larger population from fertile lands the surface of which has shrunk, has obliged us to increase agricultural yields. We have been able to achieve this by acting upon several factors. We have endeavoured to increase the productivity of cultivated plants by practising genetic improvement. The specific yield of wheat has been tripled in less than 20 years, for example. In order to benefit from the qualities of the improved species, we had to make sure they had the best food and therefore to have request to so-called chemical fertilizers. From time to time campaigns are launched in favour of allegedly "natural" cultivation for which fertilizers are not used. If those who recommend this renouncing were to impose their views, a reduction of the order of 80 % of the vegetable food production would follow and famine would settle immediately. Anyway, chemical fertilizers should only constitute a complement to the organic waste. Not to return waste to the earth upsets the biological cycle. The cities are littered with refuse that the earth would bring back to life. This is not all : high productivity plants are sensitive to parasites, insects, cryptogams and weeds. If they were not treated with pesticides, the food plants would yield almost nothing any longer. On the other hand, the use of pesticides has provoked subtle selections and therefore breaks in the balance. If we stopped using them, the cultivated plants would be far more damaged by parasites than when pesticides were unknown. The sight of beet fields attacked by certain parasites and which could not be treated because of climatic reasons is really impressive. The very refined processes which have permitted to increase yields have been developed in the industrialized countries. Their principle was valid for developing countries us well but they had to be adapted to each particular case. Remarkable results have already been obtained ; I shall simply mention that in Punjab, the cultivation of a high yield variety of wheat made it possible to triple production in five years. It is nevertheless true that the increase in farm production requires everywhere the development of an adequate industry or the recourse to a very large quantity of labour. Yields could be increased even more in an appreciable way in developing countries. But in the industrialized regions, the ceiling will soon be reached.

The increase in animal production is inspired by the same principles as those which had guided the increase in vegetable production : breeds have been created which present a high muscle weight/total weight ratio and deriving the best possible use from the absorbed provenders. 20 years ago, 4.5 kg of food were necessary to obtain 1 kg of chicken ; now, two are sufficient.

For a few years now, much has been said about vegetable proteins ; these, obviously are interesting from a quantitative point of view. It is true, a field sown in leguminous plants can yield 5 to 10 times more proteins than bovines installed on a pasture of the same surface but the quality of the proteins is different. As to what is commonly called "oil proteins", I shall mention them only to wonder whether we will not, at a given time in future, consider looking for a way of transforming proteins into oil.

To be serious again, I shall now consider the problem of food products extracted from the sea. Exploitation of the oceans does not seem to be exhausting them yet. Of course the riches in fish in a given marine sector are dependent on important variations. But if some cases of impoverishment may be ascribed to overfishing, others are the result of climatic variations and are not necessarily of a durable nature. In fact, it is especially the marine mammals that have been decimated by man.

As to breeding in a marine environment, it yields good results and is practised in lagoons or in certain overpopulated islands offering very jagged coasts, like Japan, for instance.

I shall now consider the pollution problem to which public opinion is particularly sensitive. One of the causes of pollution lies with the waste from the normal activity of the organisms ; most of this waste is biodegradable and its degradation leads to products which, returned to earth or sea, soon go back to the life they came from. To withdraw them from the biological cycles, as it is done in highly urbanized regions, is to waste them. For this very same reason, the mere exportation of agricultural produce constitutes an impoverishment.

The real pollution is that caused by the throwing into nature of toxic materials from industry.

The agricultural and food industry which ensures the existence of the populations in developed countries is responsible for 20 % of the over-all pollution, whereas industry which contributes to their well being is responsible for nearly 50 % of this pollution.

The toxic products discharged into nature act in extremely varied ways ; some bring about immediate effects, others longer term effects, sometimes even skipping one generation. They may attack some particular organ, a non-toxic product may become toxic after its passage through some organism has transformed it More or less specific examples are known of. Particularly dangerous products are those which, neither degraded nor eliminated, accumulate slowly in the organism and, in the long run, reach a toxic level. Such was the case of D.D.T. which contributed to save millions of human lives but whose use must be prohibited now that a great many people have accumulated enough of it to be near the toxic threshold. Sometimes also, a toxic product is liable to act after having gone through several links in the food chain. The most celebrated case is that of fish that had fixed mercury which, thrown out into rivers by factories, had polluted the sea shores. The consumption of canned foods prepared with this fish has brought about extremely severe cases of intoxication.

Pollution affects not only man but also every living organism. The study of these general effects is the subject of a new, still infant science, named ecotoxicology, whose expansion must absolutely be promoted. Toxicity tests are for the most part conducted on laboratory animals not met in nature and the obtained results are transposed to man in a more or less successful manner, as a matter of fact. It is obvious that pesticides are tried on bred animals or cultivated plants and on their enemies. But it is only recently that the action of toxic substances on all types of organisms has been given attention. This study has revealed that pollution added to imprudent cultural manipulations has provoked real ecological drifts. Biological associations which looked stable have been modified in an apparently irreversible way and we wonder if the evolution thus triggered will stop. These ecological drifts have appeared in many parts of the continents. For the moment, they have spared the mass of the oceans but not the coastal regions and these are so seriously perturbed in the industrialized countries that public opinion is alarmed.

The ecologists who are beginning to analyse these phenomena are frightened by their extent and their sometimes unexpected characteristics. They would like to see their limits and are wondering if they are not going to be precipitated. In order to illustrate my idea I shall have recourse to a comparison with the landslide process so well described by the regretted geologist Marcel Roubaud. Sometimes, in the mountain, a layer of sloping terrain is soaked up with rain water and ceases to adhere to the more compact underlying soil. A slide starts, imperceptibly at first, then slowly accelerating. This stage may remain occult for several weeks ; at a certain point in time one notices that the trees are leaning towards the valley ; the base of their trunks has been dragged whereas their roots are still deep in firm soil. The event is then precipitated and one has to flee very quickly because in the next moment the whole superficial terrain collapses into the valley as an enormous avalanche. The misreading of this sign has caused innumerable deaths.

The fore-running signs of ecological disasters have not been recognized with the same sharpness and, on the other hand they are quite varied. Some of these signs are at present perceptible. We have talked about this during this conference and my colleagues were alarmed. They have asked me to say this : ecology is too complex for statesmen to have a really objective knowledge of it. Having recourse to isolated advisers, no matter how brilliant they may be, cannot give them sufficient guaranties and the decisions liable to put into question the biological balances should rest upon the opinions of national and international assemblies comprising the best ecology specialists. The protection of nature which is indispensable to the survival of mankind demands an intensification of research particularly in the field of ecotoxicology. The duty of governments is to favour it.

la variation
et le nombre

---

variation
and number

VARIABILITÉ GÉNÉTIQUE

Que l'on se contente de la simple observation, que l'on se réfère à la quantité d'informations que recèle le génôme et au champ immense qu'il offre aux mutations, que l'on étudie des caractères particuliers, tout démontre l'extraordinaire diversité de l'espèce humaine.

Les antigènes, les protéines enzymatiques ou non, en offrent une illustration saisissante. Ils montrent qu'un caractère peut revêtir des formes différentes, chacune d'elles commandée par un allèle particulier. Parfois, les variants sont rares. Ils ne sont décelés qu'à l'étude de vastes échantillons, quelquefois dans une seule population, voire dans une seule famille.

Ailleurs au contraire, le variant le plus rare est porté par une fraction significative d'une population qui est, de ce fait, dite polymorphe. Au demeurant, tel caractère polymorphique dans une population constitue un variant rare dans une autre ou manque dans une troisième.

Le nombre des allèles identifiés dans une population diffère d'un locus à l'autre, de même qu'il diffère pour un même locus d'une population à l'autre. Pour certains, deux allèles sont seulement connus. D'autres sont particulièrement riches en variants et le système HLA qui est constitué d'un complexe de plusieurs loci étroitement liés entre eux offre sans doute l'exemple de la plus grande variation.

Au total, il ressort de ces études que le taux moyen d'hétérozygotie par locus polymorphe se situe aux environs de 0,20 ou, en d'autres termes, que chaque individu est hétérozygote à 20 p. 100 de ses loci. Qu'au surplus la fréquence des gènes qui gouvernent ces variants varie entre de larges limites d'une population à l'autre. Enfin que le nombre des combinaisons résultant de la variation à une centaine de loci étudiés, ceux des antigènes et des enzymes, dépasse le nombre des êtres vivants.

Ainsi, la variabilité génétique apparaît dans toute son étendue. Elle est une caractéristique fondamentale de l'espèce et des populations qui la composent. Elle fait de chaque individu un être unique et irremplaçable puisque, à l'exception des vrais jumeaux, il n'est pas deux hommes sur la Terre à posséder la même combinaison d'allèles et que cette combinaison a une probabilité nulle de se retrouver chez un autre individu ou d'être reproduite.

Nous n'avons envisagé que le cas le plus simple, celui de caractères qui dépendent d'un seul gène. D'autres dépendent de plusieurs gènes et sont dits polygéniques. Il s'agit par exemple de caractères quantitatifs tels que la taille ou l'intelligence ou bien encore, selon certaines interprétations, de désordres métaboliques, comme l'hypercholestérolémie ou le diabète, ou de maladies comme l'hypertension artérielle. En ce domaine aussi, la diversité est grande mais ces caractères se prêtent mal à l'analyse d'une part parce que leur mécanisme génétique est mal compris, d'autre part parce qu'ils dépendent également des conditions de milieu et que la part respective de l'inné et de l'acquis, qui peut être variable pour un même caractère, est, en tous les cas, difficile à fixer.

Quoi qu'il en soit, ces exemples montrent que la variation ne se limite pas à des différences qui peuvent paraître de peu de conséquence, du moins en première approximation. Elle s'étend aux caractères pathologiques à l'origine desquels on reconnaîtra le plus souvent des variants rares, parfois aussi des variants qui constituent des systèmes polymorphiques. C'est-à-dire qu'en dépit d'un désavantage patent, du moins quand un sujet les possède à l'état double homozygote, ces gènes se maintiennent à une fréquence élevée dans certaines populations. Tel est le cas de la mutation responsable de la synthèse de l'hémoglobine S à l'origine de l'anémie à hématies falciformes. Celui encore de la maladie de Tay-Sachs chez des juifs ashkenazis ou de l'hémophilie B dans un isolat suisse, *etc.*

Il en résultera, à n'en pas douter, un certain alourdissement du fardeau génétique qui devrait rester supportable pour des sociétés évoluées, fardeau qu'au demeurant les progrès de la médecine et un contrôle plus conscient de la procréation pourront alléger.

De fait, les effets dysgéniques de la médecine paraissent avoir été exagérés. Ces effets ne sont, du reste, pas obligatoires. Ainsi, l'éradication du paludisme, en supprimant l'avantage des hétérozygotes par le gène de la drépanocytose, tendra à faire diminuer la fréquence du gène responsable et en corollaire celle des homozygotes souffrants.

De plus, dans l'hypothèse des gènes quasi neutres, les modifications de la reproduction ou les traitements n'auront que peu de prise sur l'évolution de leur fréquence.

Les migrations, les modifications de la dimension des populations au sein desquelles s'exerce le choix du conjoint, ce choix lui-même, l'âge à la reproduction, le contrôle de la procréation, tout cela ne peut manquer de modifier les fréquences géniques. Mais en ces domaines encore, les changements ne s'exercent pas nécessairement dans une seule direction. Leurs effets sont au contraire contrastés.

Ainsi un abaissement de l'âge de la reproduction diminue la fréquence des malformations, de la trisomie 21, mais elle peut avoir une influence défavorable sur la fréquence de la schizophrénie.

Si les familles humaines avaient toutes la même dimension, un facteur important de la sélection se trouverait modifié. La sélection s'en trouverait-elle annulée pour autant ? L'affirmer serait méconnaître la très importante perte prénatale de zygotes qui fait que seulement 15 d'entre eux sur 100 viennent à terme. Ne faut-il pas tenir compte aussi de la mortalité périnatale et infantile dans laquelle, avec les progrès de l'hygiène, les causes génétiques prennent une part prépondérante.

Dans l'hypothèse d'une planification stricte de la dimension des familles, ce qui compte c'est bien en effet le nombre des enfants et non pas le nombre des grossesses, qui restera variable, pour l'atteindre. C'est dire que le phénomène dit de la compensation de reproduction (« *reproductive compensation* ») prendra une importance croissante.

Il reste vrai que cette planification peut, entre les mains d'hommes sans scrupules, favoriser l'expansion de certains groupes ou, au contraire, menacer l'existence de certains autres...

En définitive, sans méconnaître en aucune façon l'importance des problèmes, il ne semble pas que ces changements risquent, comme on l'affirme parfois, de précipiter la dégradation du patrimoine héréditaire, notion peu chargée de sens et qui relève quelque peu de la conception manichéenne de l'hérédité déjà dénoncée.

Il est plus probable que ces changements aboutiront à une situation nouvelle, inédite, à de nouveaux équilibres, dans l'ensemble à une situation peu différente de celle que l'on observe actuellement si, dans le détail, les transformations sont profondes.

Les maladies génétiques se répartissent en plusieurs chapitres, anomalies chromosomiques, maladies mendéliennes, caractères polygéniques, incompatibilités foeto-maternelles enfin. L'ensemble constitue une part importante de la mortalité et de la morbidité périnatale et infantile et tend même à en devenir le facteur prédominant, du moins dans les pays développés.

Contrairement à une opinion trop largement répandue, les maladies héréditaires sont accessibles à la thérapeutique. Cependant, la prévention qui peut être envisagée à plusieurs niveaux offre ici un intérêt particulier.

Le premier niveau est celui du dépistage, qu'il s'agisse du dépistage des malformations à la naissance ou de celui de certaines anomalies du métabolisme, qu'il s'agisse de prédispositions génétiques à des affections ou à des désordres physiques ou psychiques à début tardif. Pour un nombre croissant de ces affections, on dispose de procédés relativement simples et efficaces. Cependant, la mise en œuvre du dépistage soulève des problèmes souvent mal perçus.

On pourrait rapprocher de ces faits les malformations congénitales dont certaines, quoique très sévères, voire létales, ont une fréquence égale ou supérieure à 1/1000. Par exemple, en Irlande du Nord, l'anencéphalie frappe un nouveau-né sur 500, plus que la trisomie 21 (mongolisme).

Intuitivement, la variabilité apparaît favorable à l'espèce puisqu'elle répond aux besoins de la spécialisation inhérents à toute société, parce qu'elle lui confère une surprenante capacité d'adaptation écologique, qu'elle est enfin la source de l'évolution et constitue une sauvegarde contre les changements capricieux du milieu.

Ces avantages ne vont pas sans contrepartie. Sans insister ici sur les tensions qui peuvent en résulter et que les passions humaines amplifient, on doit remarquer que la variabilité comporte un aspect négatif, peut-être même une rançon, ce qui constitue le fardeau génétique dont les maladies héréditaires, les malformations offrent l'exemple le plus clair, et réside dans le fait que l'aptitude biologique à la reproduction, ce que les Anglo-Saxons appelent « *darwinian fitness* », n'est pas égale chez tous.

La structure génétique des populations a été le plus souvent décrite ou presque exclusivement interprétée en fonction de la sélection naturelle, traitée selon des modèles déterministes et dans l'hypothèse de populations infinies.

Cette sélection conduit à des équilibres qui dépendent du coefficient de sélection, ainsi que des taux de mutation. Dans cette perspective et selon le schéma classique, un gène défavorable sera soumis à la pression de sélection qui tendra à restaurer l'homozygotie pour l'allèle le plus favorable, homozygotie constamment remise en question par la survenue de nouvelles mutations. Dans ce modèle, qui s'applique vraisemblablement à nombre de maladies héréditaires, où, à part un seul, tous les allèles sont en quelque mesure défavorables quel que soit le milieu, un équilibre stable s'établit à une fréquence faible du caractère entre sélection et mutation.

En d'autres circonstances, la valeur sélective d'un gène varie avec le milieu, elle varie aussi selon la combinaison dans laquelle il entre, hétérozygote ou homozygote. Cette valeur sélective d'un gène n'est donc pas une donnée en soi et cette considération nous incite à nous départir de la conception manichéenne opposant les bons et les mauvais gènes.

L'avantage de l'hétérozygotie pour un gène pourtant désavantageux à l'état homozygote est à l'origine du polymorphisme équilibré dont l'anémie à hématies falciformes offre un exemple. Un tel modèle a été souvent invoqué pour rendre compte de la prévalence de certains mutants défavorables. Il a été également appliqué à la distribution de caractères polygéniques.

Une forte tendance se marque pour mettre l'accent sur le rôle du hasard – le problème de la fréquence des gènes étant traité comme un processus stochastique pour rendre compte des polymorphismes et expliquer le succès de gènes délétères ou la diffusion de gènes, après mutation ou migration, dans des populations d'effectif limité, ainsi que les différences notables dans les fréquences géniques relevées entre des groupes issus d'une même population.

Sur l'importance relative de ces mécanismes, la controverse reste vive et le débat ne peut être tranché. Cependant, certaines prévisions demeurent possibles.

Il n'est pas douteux que l'augmentation du taux de mutations qui peut résulter d'une exposition accrue aux agents mutagènes physiques ou chimiques augmentera la fréquence de certaines anomalies. Il n'est pas moins sûr que le traitement efficace des maladies héréditaires accroîtra leur fréquence. Cependant, il faudrait des dizaines, voire des centaines de générations pour doubler la fréquence des maladies récessives rares. Tandis que l'augmentation serait beaucoup plus rapide pour les maladies dominantes, les caractères liés au sexe, peut-être aussi pour les caractères polygéniques.

D'une façon générale, le dépistage doit se situer dans la perspective d'une politique globale de la santé et tenir compte de l'état sanitaire des pays et des priorités qui en découlent. Il convient encore que l'on dispose d'un traitement efficace à opposer aux affections dépistées, ce qui n'est pas le cas général.

La question prend tout son relief si l'on considère certaines affections à début tardif, telles que les hyperlipoprotéinémies qui prédisposent à l'athérosclérose. Il n'est pas impossible que certains traitements médicamenteux ou diététiques puissent en prévenir les complications. Mais aucune preuve certaine ne permet de l'affirmer. Convient-il, dans ces conditions, de susciter l'angoisse des familles, de leur imposer des régimes, des traitements, des conditions de vie astreignantes et dont nul ne peut dire s'ils seront utiles ?

La question se pose encore pour des anomalies chromosomiques qui prédisposent ou prédisposeraient à des comportements anormaux.

On ne peut méconnaître l'importance du choc psychologique que provoque chez les patients ou leurs parents, la révélation d'une singularité biochimique qui peut être banale, la confusion qui s'opère dans les esprits entre un trait sans danger – par exemple l'hétérozygotie pour le gène de la drépanocytose – et la maladie elle-même – ici l'anémie à hématies falciformes. On ne peut ignorer les conséquences psychologiques et sociales qui peuvent en résulter.

Cela n'est pas à dire que ces méthodes soient à proscrire, c'est simplement souligner qu'elles doivent s'entourer de précautions multiples, d'études attentives avant d'être mises en pratique sur une vaste échelle.

Le second niveau de la prévention se situe à un stade plus précoce. S'ils peuvent être reconnus, le mariage entre deux hétérozygotes pour un même gène délétère pourrait être déconseillé. Mais cela nous replace dans la situation précédemment évoquée.

L'insémination artificielle peut être envisagée dans le cas où les parents hétérozygotes ne veulent pas courir le risque de donner naissance à un enfant atteint. Mais ce procédé est sans utilité pour la prévention des caractères dominants ou des caractères liés au sexe dont la mère est conductrice.

L'amniocentèse permet de déceler les anomalies chromosomiques et un certain nombre de maladies métaboliques qui sont toutes individuellement exceptionnelles. Elle ne dévoile donc qu'une fraction limitée de la pathologie génétique. En particulier, l'ensemble des malformations, la plus grande part des arriérations mentales lui échappent. Cependant, les procédés de diagnostic prénatal se perfectionnent.

Cette méthode pose aussi de formidables problèmes, les uns purement techniques quand il s'agit d'en préciser les indications et de mettre en œuvre les moyens d'application. Les autres d'ordre éthique font l'objet des controverses que l'on sait. Cependant l'opinion semblait prévaloir dans le débat qu'en ces matières aussi, la liberté individuelle devait être respectée et la décision de poursuivre ou d'interrompre la grossesse prise par les intéressés eux-mêmes, après que leur ont été fournies toutes informations utiles.

En définitive, il est clair que la prévention et le traitement des maladies génétiques soulèvent des questions qui ne sont pas du domaine de la génétique elle-même. Pour autant le généticien ne saurait les ignorer.

En vérité, il lui appartient dans ses recherches d'accroître nos connaissances encore si imparfaites. Mais dans sa pratique, il doit s'abstenir de toute considération eugénique et ne considérer que le seul intérêt des patients qui se confient à lui, ou celui de leur famille.

Et nombreux parmi eux sont ceux qui pensent que c'est l'action exercée sur le milieu, la lutte contre la malnutrition, contre les parasitoses, les nuisances de toute sorte, bien plus qu'une quelconque manipulation directe ou indirecte du patrimoine génétique qui assureront le devenir de l'homme et lui permettront d'affronter ses nouveaux devoirs avec une conscience plus claire des problèmes et de ses responsabilités.

Jean Frézal.

GENETIC VARIABILITY

Whether we rely on straightforward observation, whether we refer to the quantity of information contained in the genome and to the immense opportunity it offers for mutation, or whether we study specific characters, everything demonstrates the prodigious diversity of the human species.

Antigens and proteins, whether or not of enzymatic nature, provide a striking illustration of this phenomenon. They show that a character may take on many forms, each of which is determined by a particular allele. In some cases, variants are rare. Huge samples are then necessary to detect them and they may appear only in a single population or even a single family.

In contrast to this situation, in other cases the rarest variant occurs in a significant proportion of the population (at least 1 per cent) and, as a consequence, such a population is said to be polymorphic. A variant which is polymorphic in one population can be rare in a second and not be found at all in a third.

The number of alleles identified in any population differs between loci in the same way as it may differ at the same locus between populations. At certain loci only two alleles are known. Others are particularly rich in variants and the HLA system which is made up of a complex of several closely linked loci provides an example of the greatest possible variation.

All in all, the results of these studies show that the average level of heterozygosity per polymorphic locus is about 0.20 or, in other words, that each individual is heterozygous at 20 per cent of his loci. Moreover, the frequencies of the genes which determine these variants vary between wide limits from one population to another. Finally, the number of possible combinations resulting from such variation at about a hundred loci which have been studied, those determining antigens or enzymes, exceeds the number of living human beings.

Thus, genetic variability is exposed in all its vast extent. It is one of the basic characteristics of the species and of its constituent populations. It makes of each individual an unique and irreplaceable human being because, with the exception of monozygotic twins, there are no two men on earth with the same combination of alleles and the probability of a combination found in one individual being reproduced in another is zero.

We have considered only the simplest case, that of characters determined by a single gene. Others depend on several genes and are called polygenic. For example, these involve quantitative traits such as size, intelligence, or even, according to some interpretations, metabolic disorders such as hypercholesterolaemia or diabetes, or diseases such as arterial hypertension. In this area also, diversity is very great but these characters lend themselves poorly to analysis, on the one hand because their genetical determination is not well understood and, on the other hand, because they are very dependent on environmental conditions and the respective contributions of what is inborn and what is acquired may vary from one trait to another and are in general very difficult to establish.

However, these examples show that variation is not limited to differences which seem at first sight to have little importance It extends to pathological traits determined mostly by rare variants but sometimes also by variants which constitute polymorphic systems. That is to say that, despite an obvious disadvantage for the individual who possesses them in the double homozygous state, these latter types of variants are maintained at high frequencies in certain populations. Such is the case for the mutation responsible for the synthesis of haemoglobin S which can lead to sickle-cell anaemia, for that which causes Tay-Sachs disease among Ashkenazi Jews, for that which causes haemophilia B in a Swiss isolate etc.

These facts are of relevance to the situation with respect to congenital malformations some of which, although very severe or even lethal, have an incidence of 1/1000 or more. For example, in Northern Ireland, anencephaly occurs in one newborn infant out of 500, a greater incidence than that of trisomy 21 (mongolism)

Intuitively, variability seems favourable for the species because it meets the needs for specialization inherent in every society and because it endows the species with a surprising capacity for ecological adaptation and also, finally, because it is the basis for evolution and constitutes a safeguard against the caprices of random changes in the environment.

There are, however, corresponding disadvantages. Without stressing here the tensions to which it can give rise and which human emotions are inclined to amplify, we should realise that variability involves a negative aspect, perhaps to be considered even as a ransom, constituting the genetic burden, of which hereditary diseases and congenital malformations are the best example, and which resides in the fact that the biological capacity for reproduction, called Darwinian fitness by the Anglo-Saxons, is not equal in all individuals.

The genetic structure of populations has most often been described and almost exclusively interpreted in terms of natural selection on the basis of deterministic models and on the assumption of populations of infinite size

This selection leads to equilibria which will depend on selective coefficients as well as on mutation rates. In the light of this and according to the classical theory, an unfavourable gene will be subjected to selective pressures which will tend to restore homozygosity for the most favoured allele, a process which is constantly perturbed by the occurrence of new mutations. In this model which probably applies to many hereditary diseases, where, apart from a single allele, all others at that locus are to some extent unfavourable, whatever the environment, a stable equilibrium between mutation and selection is established at a very low frequency of the pathological trait.

In other situations, the selective value of a gene will vary with the environment and also according to whether it is in the heterozygous or homozygous state. Thus, this selective value is not an intrinsic feature of a gene and this consideration should influence us to set aside the Manichean concept of an antithesis between good and bad genes.

The advantage in the heterozygous state of a gene which is at a disadvantage in the homozygous state is the basis of balanced polymorphism of which sickle-cell anaemia provides an example. Such a model has often been involved to explain the prevalence of certain unfavourable mutants. It has also been applied to the distribution of polygenic characters.

A strong tendency is apparent to stress the rôle of chance, the problem of gene frequencies being treated as a stochastic process in order to explain the existence of polymorphisms and the success of deleterious genes or the diffusion of genes, after mutation or migration, in populations of limited size, as well as to explain the remarkable differences in gene frequencies found between groups originating from the same population.

The relative importance of these mechanisms is the subject of active controversy and the debate cannot be settled at present. Nevertheless, we can make some predictions. There can be no doubt that the increase in mutation rates which can result from a greater exposure to physical or chemical mutagenic agents will augment the frequency of certain anomalies. It is equally certain that effective treatment of hereditary illnesses will increase their frequency. Nevertheless, it would take tens or even hundreds of generations to double the frequency of rare recessive diseases. However, the increase would be much more rapid for dominant diseases and sex-linked traits, perhaps also for polygenic traits.

Some increase in the size of the genetic burden will inevitably result from these tendencies but this increase should remain tolerable in economically developed societies. Furthermore, medical progress and better family planning may alleviate this burden.

In fact, the dysgenic effects of medicine may well have been exaggerated especially since these effects are not necessarily dysgenic in all cases. For instance, the eradication of malaria by eliminating the advantage of heterozygotes will probably diminish the frequency of the gene responsible for sickling and, as a corollary, that of affected homozygotes.

Furthermore, in the case of the virtually neutral genes which have been postulated, modifications in reproductive patterns or in treatment will have little effect on their frequency.

Migrations, modifications in the size of population groups within which the choice of a mate can take place and in the choice itself, and changes with respect to reproductive age and family planning will, of course, alter gene frequencies. However, in these areas also, these alterations will not necessarily all be in the same direction. On the contrary, their effects will often be opposed.

Thus, lowering of the reproductive age will reduce the frequency of certain malformations, of mongolism, but it could have an unfavourable effect on the frequency of diseases which appear in adult life such as schizophrenia.

If all human families were of the same size, one of the important factors of selection would be modified. But would selection be totally eliminated ? To affirm this would be to ignore the very substantial loss of zygotes prenatally which leads to the fact that only 15 out of 100 are actually born. Should we not also take into account the fact that, with progress in medicine and hygiene, genetic causes are acquiring a predominant rôle in perinatal and infantile mortality ?

When we consider rigorous planning of family size, it is the number of children born which is important and not the number of pregnancies which are needed to achieve this result ; this latter number can continue to vary. That is to say that the phenomenon of reproductive compensation will assume a greater significance.

It is true, however, that such planning could, in the hands of unscrupulous persons, favour the expansion of certain groups or, conversely, threaten the existence of others.

Finally, without wanting to belittle the importance of these problems, it would not seem that these changes, as is sometimes asserted, will precipitate the degeneration of our hereditary make-up, a concept which is in any case not very meaningful and is derived to some extent from a Manichean conception of heredity which has already been rejected.

It is more probable that these changes will bring about a new situation without precedents based on new equilibria. On the whole, however, the results of this situation will differ little from what can be observed now, even if profound transformations occur as far as details are concerned.

Genetic diseases can be subdivided into various categories : chromosomal anomalies, Mendelian diseases, polygenic traits, and feto-maternal incompatibilities. The entire range constitutes an important component of perinatal and infantile mortality and morbidity, and even tends to become the principal component, at least in developed countries.

Contrary to a very widely asserted opinion, hereditary diseases are amenable to therapy. However, prevention, which may be considered at various levels, is of particular interest in this context.

The first level is that of detection, whether it be that of malformations at birth or that of certain metabolic disorders, or whether we are thinking of genetic predisposition to ailments or diseases of physical or psychological nature of late onset. For a growing number of these ailments we have relatively simple and efficient procedures at our disposal. However, the implementation of early detection raises problems which are often not thoroughly appreciated.

In general terms, early detection must be part of a global health policy and take into account the sanitary conditions of countries and the priorities which depend on these. It would also be desirable to have available effective treatments for the illnesses detected which is not generally the case.

When we consider certain disorders of late onset such as the hyperlipoproteinaemias which predispose to atherosclerosis, it may well be that certain drug or dietary treatments could prevent such complications. At present, however, we have no certain proof of this. Is it desirable in these circumstances to arouse the anxiety of families, and to impose on them diets, treatments, and a restricted mode of life without even being sure of the usefulness of such measures ?

Such questions are of relevance also to the problem of those chromosomal anomalies which predispose or might predispose to abnormal behaviour.

We should also be very much aware of the importance of the psychological shock which the revelation of a biochemical anomaly, which could well be without significance, entails for patients or their relatives. There may be confusion in their minds between a harmless trait such as heterozygosity for the sickling gene and the disease itself – in this case sickle-cell anaemia. We must be aware of the psychological and social consequences which could result from such an attitude. That is not to say that these methods should be rejected, but simply to stress that they should be accompanied by numerous precautions and preceded by careful studies before they are applied on a large scale.

The second level of prevention is at an earlier stage. If heterozygotes were recognizable as such, we could advise against marriages between carriers of the same deleterious gene. But this puts us back into the situation mentioned earlier.

Artificial insemination could be envisaged where heterozygous parents do not want to give birth to an affected child. This procedure, however, is useless for the prevention of traits which are either dominant or sex-linked and of which the mother is the carrier.

Amniocentesis allows us to detect chromosomal anomalies and a certain number of metabolic disorders which are all individually rare. This procedure, therefore, reveals only a limited proportion of genetic pathology. In particular, the majority of cases of mental retardation are not amenable to this method ; nor are malformations with the exception of some involving the central nervous system. Nevertheless, techniques of prenatal diagnosis are being improved.

This method poses formidable problems some of which are purely technical and involve definition of the indications and implementation of the necessary means. Others which are of an ethical nature lead to controversies with which we are all familiar. However, the opinion which seems to be emerging from this debate is that we should respect personal freedom ; and that the decision to accept abortion or to carry on with the pregnancy should be taken by the individuals concerned themselves, after they have been provided with all the necessary information.

Finally, it is clear that the prevention and the treatment of genetic diseases have raised questions which fall outside the province of genetics per se although the geneticist cannot afford to ignore them. Therefore, he must endeavour through his researches to improve our very incomplete knowledge in this field.

In practice, he should not consider the long-term genetic consequences of any decision, but should simply be concerned with the interest of the patients he is treating and of their families.

There are many among them who believe that it is more by actions exerted on the environment, by the fight against malnutrition, parasitoses and all sorts of other deleterious factors, than by any direct or indirect manipulation of the genetic pool that the future of Man will be assured and that he will be able to face up to his new duties with a clearer awareness of his problems and of his responsibilities.

VIEILLISSEMENT DES POPULATIONS, CLASSES D'AGE, PARCOURS DE LA VIE

Notre commission était modeste mais elle s'enorgueillit de deux particularités : la plus forte proportion féminine – si l'on veut, ce qui est légitime, compter pour double la voix de notre Présidente, l'égalité des sexes y était réalisée – et, d'autre part, son caractère totalement interdisciplinaire ; nous étions peu nombreux mais il n'y en avait pas deux qui faisaient le même métier. Le modeste clinicien que je suis se trouve ainsi être le porte-parole de démographes, d'économistes, de philosophes, de sociologues, de psychologues, de gérontologues, d'universitaires, d'hommes et de femmes engagés dans l'action pratique, dans l'action sociale, bref de praticiens et, si vous le voulez bien, c'est parmi eux que je me rangerai.

Cette commission avait à affronter un sujet – la révolution démographique – dont, partant d'une formule de Sauvy, nous pensions tous qu'elle avait été, sans doute, le phénomène historique le plus important de ces deux derniers siècles.

Cela dit, nous avons maintenant à plaider coupable.

Ce sujet, nous l'avons vu mais nous ne l'avons pas traité ; l'un de nos membres nous a même reproché légitimement d'avoir négligé ce qui lui paraissait le plus important, le problème brut du nombre. Il soulignait que ce problème dominait tous les autres car il ne voyait pas d'où sortirait cette volonté de l'humanité tout entière que l'on présuppose pour que cette évolution soit infléchie. Oui, nous n'avons pas traité ce sujet : nous pourrions, évidemment, nous excuser en disant qu'il y avait aussi la conférence des Nations unies à Bucarest, nous pourrions nous justifier rétrospectivement en disant que, peut-être pas plus que cette conférence de Bucarest, nous n'aurions échappé aux heurts des idéologies politiques, nous n'aurions réussi à court-circuiter cette difficulté et à faire avancer la question en elle-même.

Mais il vaut mieux être honnête et dire que, dans l'immensité des sujets possibles, nous avons laissé dériver notre centre d'intérêt vers le problème des classes d'âge, du vieillissement des populations et du parcours de la vie, qui, sans doute, nous attirait de façon irréversible. Et, avouons-le, nous avons négligé aussi d'autres problèmes démographiques passionnants, ne serait-ce que celui du nombre qui a augmenté considérablement la variété des contacts entre les hommes, ne serait-ce que le problème de ces migrations temporaires ou définitives d'un rythme et d'une importance numérique jamais égalés

Ne pourrait-on aussi, après ce que j'ai dit de notre composition, nous reprocher légitimement d'avoir négligé le problème du changement total, dans nos sociétés, du dimorphisme sexuel, je veux dire du rôle des différents sexes dans la société ?

En fait, peut-être avons nous pensé que nous étions capables de mieux traiter le problème que nous avons choisi. Peut-être aussi avons-nous pensé que nous traiterions ce problème de façon plus solide. Peut-être aussi avons-nous pensé que, les autres, nous les aurions traités de façon un peu trop impressionniste

Mais, en tout cas, il y a un reproche qu'il serait injuste, je crois, de nous faire : c'est de penser que, traitant du vieillissement des populations, nous avons négligé le problème de la jeunesse ou le problème de la « crise des générations ». C'est qu'en effet nous étions convaincus tous que le meilleur parti était de partir du vieillissement de la population pour comprendre ces problèmes. C'est à partir de la vieillesse que se pose le problème ou que l'on peut le plus facilement poser le problème du parcours de la vie à travers les âges car, en définitive, c'est sans doute une illusion d'optique qui fait dire à des hommes, qui se considèrent comme des adultes et comme des références implicites, qu'il y a un problème de la vieillesse et un problème de la jeunesse. En prenant une catégorie d'âge comme catégorie de référence, on ne voit pas que, finalement, le problème le plus méconnu est celui de la catégorie qui se prend comme référence. La véritable solution que nos sociétés doivent trouver c'est de redécrire, tenant compte de la longévité et de la situation démographique actuelles, une progression du parcours de la vie qui apportera à chaque âge sa place, sa valeur et ses normes.

Or, ce problème du parcours de la vie nous a paru un problème central pour notre réunion interdisciplinaire parce que c'est celui où il est le plus difficile de dénouer l'intrication des phénomènes biologiques et sociologiques, l'intrication aussi des faits et des normes sociales.

Pourrais-je permettre à la frustration des membres de cette commission de s'exprimer librement ? L'heure aidant, nous n'avons pas fait beaucoup recette et nous avons été un peu traumatisés de voir que tant d'hommes parmi nous, ayant envie de parler de vieillesse, avaient choisi pour en parler la table ronde sur le handicap ou la table ronde sur la mort. Or, si je me permets cette petite méchanceté, c'est que, justement, il s'agit là de l'erreur fondamentale contre laquelle nous aimerions nous élever.

Dans la situation actuelle, l'homme qu'on met à la retraite dans beaucoup de sociétés a devant lui l'espérance de vie qui était celle de l'adolescent il y a cent cinquante ans dans ces mêmes sociétés. Considérer cette période de la vie uniquement sous l'angle du handicap et de la mort, c'est tomber dans le piège qui non seulement ne permet pas de résoudre les problèmes mais permet encore moins de résoudre le problème des catégories d'âge qui précèdent cette période que je voudrais éviter d'appeler terminale.

Un reproche pouvait nous être fait, et nous nous le sommes fait à nous-mêmes : n'étudions-nous pas un problème propre aux sociétés occidentales ?

Les démographes nous ont rassurés sur ce point. Bien sûr, le vieillissement des populations est un phénomène des sociétés occidentales d'abord, mais ce phénomène gagne maintenant le tiers monde car, d'ores et déjà, le mécanisme fondamental qui l'a créé est en marche. Ce mécanisme, c'est le recul de la mort. Le vieillissement des populations – il faut quand même le rappeler, bien que ce soit connu de tous – n'est pas dû à l'allongement de la vie humaine, il est dû à la disparition de la mortalité infantile et juvénile, il est dû au recul de la mort aux âges jeunes. Par conséquent, dans les pays du tiers monde, nous avons déjà un développement des classes âgées qui va peser certainement sur ces pays, d'autant que, souvent, ce sont les catégories les plus favorisées de la population qui vieillissent le plus au début, c'est-à-dire celles qui sont au pouvoir et cela va ajouter une nouvelle dimension aux problèmes propres de ces pays.

Dans nos sociétés occidentales, ce recul de la mort a augmenté considérablement le nombre des gens âgés mais le pourcentage des populations âgées n'a augmenté que par un recul extrêmement brutal de la natalité. Ce recul se produira-t-il dans le tiers monde ? Personne, actuellement, ne peut le dire.

Mais ce que l'on peut dire c'est, d'une part, que ce recul est possible et, d'autre part, qu'il est probable qu'il se fera d'un pays à l'autre avec des différences de rapidité suffisamment considérables pour être, sans doute, l'un des problèmes majeurs de la vie politique des années à venir.

C'est peut-être le moment de s'arrêter un instant et de se dire : « *Est-ce que, vraiment, cela ne va pas être aggravé par une découverte scientifique inattendue ?* » Et nous avons été frappés du fait que beaucoup trop d'hommes responsables, victimes peut-être de souhaits personnels inconscients, s'imaginent que, du jour au lendemain, l'espérance de vie humaine va augmenter de façon dramatique. Certains hommes de science, peut-être à la recherche de crédits pour augmenter leurs possibilités de travail, ont répandu, à travers des *mass media* de goût douteux parfois, des promesses qui nous paraissent imprudentes. En fait, rien de ce que l'on peut dire, aujourd'hui et maintenant, de l'état actuel de la science, ne permet de penser que c'est sur ces hypothèses que doivent travailler les politiques. La vérité est que l'espérance de vie aux âges avancés croît lentement et que même, dans certains pays, elle décroît. La vérité est que l'on connaît les mécanismes de morbidité et de mortalité qui augmentent de fréquence avec l'âge et que la découverte biologique sensationnelle qui serait à la fois la prévention absolue, disons en matière de mortalité, de l'artériosclérose et des cancers (qui représentent les trois quarts de la mortalité), et, pour la morbidité, ajoutons de la démence sénile et des arthroses, ne paraît pas proche ni probable.

Par conséquent, cessons, si nous voulons être sérieux, de nous égarer vers des discussions d'hypothèses d'école et de science-fiction alors que les problèmes que nous avons à traiter, les problèmes auxquels les hommes politiques et les institutions ont à s'affronter sont déjà par eux-mêmes suffisamment sérieux. Il s'agit là peut-être, dans ce rappel, d'un des rôles que les scientifiques doivent assumer face à l'opinion. Et c'est précisément parce que le mécanisme du vieillissement des populations a été la réduction de la mortalité et de la morbidité juvéniles et de l'âge mûr maintenant et, bien entendu, infantile, que non seulement nous n'avons jamais eu tant de gens âgés mais que nous n'avons jamais eu tant de gens âgés en bonne condition.

Et, ici, un deuxième problème se pose aux savants.

Il est certain que les descriptions de la vieillesse nous paraissent hautement critiquables. Notamment les études transversales, tant sur le plan biologique que psychologique semblent avoir confondu l'observation de générations successives et l'observation de tranches d'âge et en a décrit comme spécifique de certaines tranches d'âge ce qui n'était qu'un effet de génération.

Un exemple frappant nous a été donné par le psychologue qui siégeait parmi nous, qui nous a bien montré comment la description classique du vieillard, avec sa rigidité, son inadaptation au changement, son impossibilité d'apprentissage, couvrait non pas les sujets âgés tels qu'ils existaient en soi mais, d'une part – et cela est fréquent –, l'échec pédagogique de méthodes inadaptées aux personnes âgées (il est habituel que le pédagoque décrive son échec comme une incapacité de son élève, on doit le dire dans cette maison), et, en même temps, confondait des générations qui n'avaient pas eu un certain nombre de chances et ne prévoyait pas la flexibilité des vieillards de demain, ceux que nous sommes tous, ici, en train de devenir.

Somme toute, un certain nombre de descriptions pseudo-scientifiques apparaissaient comme de véritables procédés pour justifier l'emploi social de l'âge chronologique qui n'a été qu'une commodité bureaucratique, commodité bureaucratique dont le poids maintenant pèse de plus en plus non seulement sur les générations anciennes mais aussi sur les générations nouvelles. Je rappelle ici la seule disposition qui n'ait pas été prise au sérieux du rapport Laroque : c'était la suppression de toutes les limites d'âge, et il ne s'agissait pas seulement des personnes âgées.

Nous n'avons pas le droit, en tant que savants, de nous contenter de rationaliser les préjugés populaires, surtout lorsque nous aboutissons à des jugements qui ont un potentiel de réalisation automatique, faire croire à un vieillard qu'il est incapable d'apprendre et ne lui en fournir aucun moyen, permet certainement de justifier automatiquement la prophétie selon laquelle, en effet, il ne se modifiera pas.

Cette dévalorisation actuelle de la vieillesse est-elle le propre de nos civilisations occidentales, industrielles ?

Sur ce point, nous étions partagés et j'ai bien senti, chez beaucoup de nos collègues, la volonté de ne pas colorer le passé en rose et de ne pas trop faire la leçon au présent à partir d'une idée idéalisée du passé. Certes, le vieillard a parfois été honoré, mais seulement dans certaines catégories sociales et seulement dans certaines sociétés relativement riches. Par conséquent, s'il y a quelque chose de neuf entre ces sociétés et nous, c'est peut-être un phénomène très différent : celui de la pulvérisation des groupes d'âges. Il n'y a plus deux catégories : parents et enfants ; il n'y a plus trois catégories : jeunes, âge mûr, disons adultes, et vieillards : il y a une poussière de générations entre lesquelles les conflits sont peut-être plus vifs mais peuvent peut-être devenir plus constructifs qu'ils ne l'ont jamais été.

Ainsi on a insisté sur les ressemblances entre la catégorie des adolescents et la catégorie de ceux qu'on a appelé les jeunes vieux mis prématurément à la retraite avec toute leurs relations, toute leur intelligence, toute leur fortune et qui, dans certains pays – aux Etats-Unis, nous a dit notre Présidente –, sont en train de dominer dans les *lobbies* politiques. Le danger des mises à la retraite prématurées est peut-être aussi là.

Certains d'entre nous auraient aimé poser une question que nous n'avons pas osé aborder. Cette nouvelle répartition des populations qu'on a appelée le vieillissement des populations, est-elle un bien ou un mal ? Nous n'avons pas voulu répondre parce que notre seule réponse provisoire serait la suivante : quoi qu'il en soit, elle est et doit être assumée. Elle doit être assumée par les hommes eux-mêmes et peut-être peut-on espérer que les vieux de demain seront plus capables que ceux qui nous ont précédés de prendre en main leur propre destin et de faire prendre conscience aux sociétés qui n'ont pas voulu le faire de cette modification profonde du parcours de la vie.

La définition ou, du moins, le programme « *courte et bonne* » était valable quand l'espérance de vie était de trente-cinq ans.

Il est absurde qu'une société où l'espérance de vie est de soixante-dix ans puisse avoir comme slogan l'idée de rester jeune : cette idée non seulement dévalorise l'âge mûr et la vieillesse mais, surtout, elle condamne la jeunesse à une compétitivité sans espoir puisqu'on ne lui propose qu'un avenir dévalué, un programme absurde, et qu'on ne trouve de bon dans la jeunesse que ce qui ne dépend pas d'elle, son âge chronologique, et qu'elle est sûre de perdre.

Je voudrais maintenant conclure au nom de mes collègues, je l'espère, sur les responsabilités des scientifiques telles qu'elles nous sont apparues.

En premier lieu, démystifier, retrouver la fonction critique de la science, des sciences et de la philosophie à l'égard du jugement de l'homme de la rue dont nous sommes issus et que nous avons le devoir d'éclairer.

Cette fonction critique doit s'accompagner d'une information positive de tous les instants de ce que j'ai appelé le souverain, c'est-à-dire non seulement le gouvernement mais l'opinion qui finit, à long terme, par être représentée par le gouvernement.

Et je voudrais terminer par deux citations.

Une citation rappelée par notre Présidente, de Leo Simmons : « *L'homme est le seul animal que l'on puisse persuader de prendre soin de son grand-père.*» Nous sommes nombreux comme grands-pères ici ; sans doute, ne sommes nous pas encore à la charge de nos petits-enfants. Et pourquoi ? Parce que, même dans cette citation, le grand-père est dévalué comme un incapable et comme un handicapé, comme une charge sociale, selon le langage du bureaucrate.

Et c'est là que je voudrais en arriver à ma seconde citation. Je voudrais appliquer à l'âge chronologique cette formule de Paul Valéry : « *L'homme a le droit de donner des noms aux choses mais il n'a pas le droit de mettre une chose sous un nom.*»

Mes chers collègues, je serais injuste à l'égard de mes collègues de la table ronde si je ne leur disais pas que le groupe que nous avons formé, dans lequel nous étions, au départ, presque des inconnus les uns pour les autres, s'est très rapidement métamorphosé en une unité qui, je l'espère, n'a pas été trop trahie par son rapporteur.

Henri Péquignot.

AGING OF POPULATIONS, AGE GROUPS AND THE COURSE OF LIFE

We had a very small committe but we had two very interesting aspects in our committee : we had nearly as many women as men. And the other thing which was interesting about our group was that it was thoroughly interdisciplinary. There were few of us, but not two people in the room were doing the same thing.

So being just a clinician, I am speaking on behalf of demographs, economists, a philosopher, a psychologist, gerontologists, academic people and practitioners (as I am myself), involved in social action.

Our committee was dealing with demographic changes in contemporary society. Basing ourselves on Sauvy's saying, we felt that the aging of population was the most important fact of history over the past two hundred years. We looked at the subject but we did not go into it in any depth. One of our members, in fact, said that we left aside the most important aspect of the question, which was that of sheer numbers ; and he could not figure how mankind as a whole could ever achieve a common will to master its own demographic evolution.

Of course, we could say that there was the Bucarest Conference dealing with the same topic and we could also say that just as in Bucarest we also, had we gone into this sort of thing, would have had ideological disputes. However this is just an excuse and I would like to be honest and say that in the number of subjects that we might have considered we decided to emphasize age classes, the aging of population as such, and the life course, because probably it was what we were really most attracted to.

We must admit that we left aside other population problems just as important, for example the fact that a number of people in the world have increased contacts between different sorts of people. We also did not discuss migration problems which become far more important than they have ever been. And after what I told you about the women in our group, one could resent that we did not discuss the sexual rôles in our society.

I think that we felt that we were better able to deal with the topic we did choose. And we felt we would be dealing with our topic in a more thorough way if we limited ourselves to one small domain.

There is one objection, however, which, in my opinion, we do not deserve and that is that when we talked about aging of the populations we neglected "youth" or the "generation gap".(We did not.)

We were all convinced that the best thing to do would be to start off from the aging of the population. It is based on a study of aging that one can best understand the various stages of human existence and the life course. Whenever adults think that there is a problem of youth and a problem of old age, they suffer the delusion that as adults they do not have a problem too !

If we take one age group as a reference, we must not be blind to the fact that the most ignored factor is that very category which is the one taken as reference.

What we must do with a longer life expectancy in the present population situation, is to describe a situation where living will be growth and promotion for each through every age.

Living through the various stages of life seemed to us, as an interdisciplinary team, to be the most important problem, because it seemed to us an important task to assess the biological and the psychological aspects of the problem and to analyse the inter-relationship between such aspects and social and culturel norms and conditions.

I would if you permit, like the members of the committee who express themselves freely, say that I feel somewhat traumatized by the fact that so many members of this conference, wanting to talk about old age, rather than to come to our committee, went to the group talking about death and about the handicapped. This, in our opinion, is a basic error.

In the present state of affairs, a person who is sent off to retirement in many of our countries has a life expectancy as great as that of the adolescent a hundred and fifty years ago. And if you consider this part of life only from the point of view of handicaps and death you fall in a veritable trap. Not only does it not enable us to solve the problems involved, but it does not help us in any way to understand the former stages of life !

One could also criticize the following aspects of our work, and that is that we were studying something perhaps proper to Western civilization. But the population experts reassured us on this. Aging of population began as a Western phenomenon, but it is spreading to the rest of the world, because the basic mechanism which created it is starting to work there too, for the aging of the population is not due to an extension of human potential longevity, it is due on the other end of the scale to the elimination of infant mortality and to the decrease of death rates in childhood and youth.

Therefore, in Third World countries, we already have a development of the proportion of old people and this will certainly be added to a number of other pressures in those countries. Often you have the most favoured part of the populations aging the most, that is to say the people in power and this phenomenon will be added to the other problems there.

In Western society, the fact that death has been put off has increased the number of old people, but the percentage was increased only because the birth rate has gone down, and we do not know whether the birth rate will also go down in the Third World. What we do know, however, is that it is possible and even probable that in one country or another there will, of course, be differences in rates, but nonetheless this will become one of the major political problems in years to come.

The time may have come to stop and ask whether some unexpected scientific discovery will not add more problems than solve them. We were struck by the fact that too many people in situation of responsibility, led perhaps by their own unconscious wishes, fancy that in the near future, from one day to the other, life expectancy is going to go up dramatically. Some scientists who are looking around for funds to subsidize their experimentation have written articles in doubtful media publications stating such expectations and promises. And yet, nothing that we can say at this present state of scientific development enables us to assert that this is for the policy-makers a correct hypothesis. The truth is that life expectancy in old age has grown slowly and in fact, in some countries, is going down. The truth is that we are familiar with the mechanisms of morbidity and mortality which go up with age and that the sensational biological discovery which would be absolute prevention of arteriosclerosis and cancer (presenting 3/4 of cases of mortality today), and of senile dementia, and arthrosis, this type of discovery is not on the order of the day.

Therefore, we should not speak in terms of science fiction. We should rather limit ourselves to the very formidable problems that really do exist. This, in fact is one of the rôles that scientists must assume in terms of public opinion. And it is precisely because the aging of the population is due to the elimination of infant mortality that we have never had so many old people and at the same time so many old people in good health. And, the scientists, here, have to face a second problem.

Descriptions which have been made in certain scientific journals concerning old age are descriptions which, to us, are not valid, especially transversal studies of biological and psychological nature. These studies seem to confuse the observation of successive generations and the observation of certain age groups, and certain things have been attributed to age groups which really should have been attributed to generations.

Miss Gribbin, the psychologist in our group, said that the conventional description of the old man, his rigidity, his hostility to change, etc., covered not old people as such but, and this is in fact extremely frequent, meant not the old persons as such, but a failure of teaching and training methods used with adult and middleage subjects ; educators attributed their failure to the old, just as the teacher who cannot teach students often says that it is the students's fault. In other words, the gerontologists generalized unduly, as to characteristics of old age as such (rigidity, for instance), traits observed in one aging generation,and resulting from environmental and historical conditions of their former life ; they did not foresee that tomorrow's aged (ourselves) may be more fluent. Certain pseudo-scientific descriptions seemed to support bureaucratic use of chronological age as a criterion for ascription of status and this bureaucratic commodity is bearing upon us more and more-not only on the old generations but, in fact, on the new generations. And I must say that the only measure in the Laroque report which was not taken seriously, was the suppression of all age limits. (it did not mean only *old age* limits).

We, as scientists cannot just make rationalizations of popular biases. To make an old person believe that he cannot learn and therefore not to give him any means to do that would of course be a dangerous self-fulfilling prophecy.

Is the devaluation of old age proper to Western industrialized situation ? There was no consensus of opinion on this in our group.

Many of the participants did not want to look at the past with rosy glasses and they did not want to lecture the present from the standpoint of an idealized version of the past. It is true that old people were sometimes honoured but only in some social categories and in some relatively rich societies. And the only difference, perhaps, between those societies and our society is the fact of an increased age stratification and age segregation ; they are not simple categories : parents – children or young adult – old people. The generations are far more dispersed and the conflicts are greater but have the potentiality of becoming more positive than they ever were in the past.

We therefore stressed the relationship that we could make between adolescents and what our Chairman, Doctor Bernice Neugarten calls the "young old", that is to say people obliged to retire with full control over their intelligence and financial resources and who, in certain countries, in fact like the United-states, are beginning to play a rôle in the political lobbies.

Some of us would have wanted to raise a question which we could not solve : is this new distribution of age groups which have been called "aging of population" a good thing in itself or not ? We did not want to answer that because our only possible answer was that whether good or bad it has to be coped with. It has to be coped with by human beings and we may hope that the aged of the future will be more capable than those of the former generation of assuming their own destiny and also to make society aware of the profound changes which have occured in the process of living.

To live a short and merry life was valid when life expectancy was 35 years. But in a society where life expectancy is 70 years, it is absolutely absurd that "staying young" should be the aim ; this is not only demoting the old, but also sentences the young to compete in a hopeless race : sooner or later they will become old and such future is considered and anticipated as a decline, whereas the only positive value seen in youth is their chronological age on which they have no control and which they will be deprived of : a very sad prospect indeed for the young.

I would like to conclude on behalf of my colleagues, I hope about responsibilities of scientists as they appeared to us. First of all, we must demystify science, philosophy and the sciences. We must restore their critical role regarding the common man's judgment which gave rise to ours and which we are duty-bound to enlighten. This form of criticism must go hand in hand with positive information of the powers that are in existence : the sovereign – i.e. – public opinion and the government which in the long run reflects public opinion.

I would like to finish with two quotations :

A quotation cited by our Chairman, from Leo Simmons : *"Man is the only animal who can be persuaded to take care of his grandfather"*. Many of us are grandfathers here and yet many of us, thank goodness, are not being taken care of by our grandchildren. In this quotation the grandfather is implicitly a handicapped person, a burden, if you want to use bureaucratie language.

This leads me to my next quotation : I would like to apply to chronological age what Paul Valéry said : *"Human beings have the right to give names to things, but they do not have the right to fit a thing under a name."*

In our group, where we did not really know each other at the start, we were able at the end of our work to form as a united team and I hope that in making this account of our common work I did not distort my colleagues's contribution.

qualité de la vie
dignité de la mort

---

quality of life
dignity of death

QUALITE DE LA VIE, DIGNITE DE LA MORT

Dès le premier jour de ce Colloque, la première question abordée à la table ronde sur *La transplantation d'organes* était celle de la *mort cérébrale.* Dans les exposés et discussions relatifs à la variabilité génétique nous avons vu pointer, sous la notion de *bons et mauvais gènes,* l'erreur biologique possible, à la rencontre du vivant et du milieu, ce milieu à la préservation duquel nos collègues écologistes ont accordé tant d'attention. Est-ce trop dire que de relever comment tous ces examens, tous ces échanges de vues, convergeaient vers ce qui a été l'objet des travaux de la 3e commission : *La qualité de la vie et la dignité de la mort ?* De toute façon, ce n'a pas été un fait de hasard. Les organisateurs du Colloque avaient eu le souci, dès le début, de rechercher ce qui paraît maintenant obtenu, un ordre – sinon une somme – des questions sur la vie qui fût, à sa façon, aussi cohérent dans sa diversité que l'est elle-même la vie, au prix et au moyen de la mort.

Comme les deux premières tables rondes qui concernaient les transplantations d'organes et les essais thérapeutiques chez l'homme, les trois dernières avaient à examiner des situations dans lesquelles les questions de responsabilité et de décision se posent aux individus, biologistes ou médecins, de façon plus directe et plus immédiate que dans le cas de la démographie et dans le cas de l'écologie, où la décision relève nécessairement du pouvoir politique. C'est pourquoi, du fait même de la personnalisation croissante de la responsabilité à engager, on a vu, par moments, le dialogue se tendre, la réaction à l'argumentation adverse devenir plus vive, non sans bénéfice pour l'intérêt de l'examen commun.

I

La recherche critique du sujet de la responsabilité et du lieu de la décision dans *L'orientation et le contrôle génétique de la procréation humaine* a d'abord permis la rectification indispensable d'une confusion trop souvent faite entre plusieurs techniques de modification volontaire des données de la fécondation et de l'hérédité : techniques déjà appliquées ou sur le point de l'être ; techniques possibles dans le futur ; techniques concevables comme jeu théorique ; techniques inconcevables ou impensables.

Bien qu'on n'ait peut-être pas assez fait remarquer que les techniques sont de l'ordre du *savoir-faire* autant que du savoir, la relation inévitable entre technique et éthique, entre le moyen et la fin, s'est imposée à l'attention. Qu'il s'agisse du pouvoir déjà réel de pratiquer la fertilisation *in vitro,* ou de l'ambition fabuleuse de production artificielle de gènes capables de supporter des caractères humains sans précédents, la question s'est posée de la finalité de telles opérations, de leurs incidences éventuelles, de leur valeur au regard de leur prix.

Il a été dit, avec autant de fermeté que de netteté, que si le biologiste n'est que partiellement responsable de la conversion du *possible* expérimental en pratique effective, sa responsabilité se trouve presque entière dans certaines situations de recherche, par incapacité d'en interpréter les résultats. Il s'agit d'expériences pouvant fournir des indications théoriques, à la rigueur applicables, mais comportant des risques non mesurables, comme dans le cas où on sait pouvoir accrocher à une molécule de virus bactérien n'importe quelle molécule d'A.D.N. C'est le vif sentiment de cette sorte de risques qui rend le biologiste hésitant entre, d'une part, consentir à une limitation de la liberté de recherche (n'importe quoi ne peut être fait n'importe où) et, d'autre part, ne se soumettre à aucune sorte d'interdit en matière d'heuristique.

Mais c'est en un lieu de température philosophique plus élevée en degrés que s'est institué le débat sur la relation que la science entretient, au cœur même de la responsabilité du biologiste, avec ce qu'il ne faut pas craindre de nommer la politique. Telle pratique de diagnostic prénatal, qui tient de la génétique la possibilité de prévoir parfois la naissance d'un enfant porteur d'un lourd handicap, ne peut pas ne pas faire que soit posée, par l'intermédiaire de l'obstétricien informé, la douloureuse question de l'acceptation ou du refus. C'est donc sans surprise, sinon sans quelque anxiété, que l'on a vu figurer, parmi les problèmes à examiner, la définition du moment et de la forme d'émergence de la vie humaine. Entre ceux qui la situent sans réserves au moment de la fécondation, ceux qui la voient apparaître à des stades ultérieurs du développement (soit l'implantation dans l'utérus ; soit différenciation ; soit réaction aux stimuli), et ceux qui n'aperçoivent l'humanité du vivant que dans son accès à la culture, il faut bien convenir que l'accord est difficile sinon impossible. Faut-il interpréter le fait comme indice du statut non scientifique de la question ? Il a pu alors paraître normal qu'il soit fait référence à des thèses philosophiques. Et la proposition de tenir l'*originalité* comme critère du commencement de l'humain dans le vivant aurait peut-être pu entraîner, par le moyen de la philosophie, un retour à la génétique. Dans l'un des rapports présentés à la commission *Génétique et Démographie*, n'avait-on pas montré comment la génétique a permis, pour la première fois, de dissocier les deux concepts de procréation et de reproduction, et de fonder l'individuation, la singularité du vivant humain, sur l'unicité de la combinaison de ses composants héréditaires ? Sans doute, le président de la table ronde avait-il le sentiment de la possibilité de ramener la discussion vers son centre lorsque, contraint de la clore par les exigences de l'horaire, il a brièvement évoqué le besoin et l'importance de la variabilité.

II

Les handicapés dans la société posent, dans la réalité quotidienne, le problème inverse de celui auquel se heurtent, après l'expertise du généticien, l'obstétricien et les parents d'un enfant malformé. Le handicapé est là, présent, vivant mais marqué ; j'entends le handicapé d'origine, témoin innocent, impuissant, pitoyable, des « erreurs » dont la vie n'est pas exempte.

Le rapport introductif a clairement montré que le handicap est toujours défini, souvent mesuré, par référence à quelque performance valorisée par la société, par référence à un comportement d'autonomie que la société apprécie alors même que, souvent, elle le défavorise. Du fait de cette référence d'ordre socio-culturel, le handicapé se trouve écarté du milieu social dont il ne saurait s'extraire ni s'abstraire. Sa définition l'exclut, et son exclusion le définit. On a très bien dit que le handicapé ne peut parvenir à réaliser son identité. Cette situation d'ambiguïté rend évidemment ambiguë elle-même toute conduite médicale ou pédagogique. Comment soigner sans paraître stigmatiser ? Comment donner une éducation spéciale, sans susciter un sentiment de frustration ? Comment reconnaître le droit à la différence, sans paraître refuser au différent la qualité d'être l'un des nôtres ?

On a donc pu s'accorder sur la nécessité pour la société d'être tolérante à la diversité et à la différence, d'être attentive à ne pas vouer le handicapé à la solitude. Mais, si vers la fin de la discussion, on a pu proposer comme modèle de société apte à atténuer les différences par handicap, des sociétés dont les structures font l'objet de l'ethnographie, on n'a pas envisagé de méthodes pour une régression structurelle, si toutefois cela est possible.

Il semble donc que le plus positif dans la détermination des devoirs envers le handicapé soit apporté par la médecine.

Et d'abord, dans l'ordre de la *prévention* : on a pu faire état de la diminution de certains handicaps sous l'effet de médications systématiques (cas de la poliomyélite) ; inversement, on a signalé, dans les pays en voie de développement, l'insuffisance de l'alimentation protidique comme cause prédisposante. Mais on a retrouvé le grave problème de la table ronde précédente, concernant l'interdiction de naissances initialement grevées de handicap. La nécessité de la surveillance prénatale de la femme enceinte a été vigoureusement rappelée. On a déploré que l'application modeste mais tenace du savoir médical soit financièrement moins favorisée que l'avancement parfois quelque peu théâtral de ce même savoir.

Dans l'ordre du *diagnostic,* on a plaidé pour la substitution d'un diagnostic fonctionnel à un diagnostic classificateur. Une étiquette c'est un peu l'imposition d'un destin. Le diagnostic fonctionnel n'hypothèque pas l'avenir. Ce point de vue a été discuté. La classification oriente la thérapeutique, favorise la précision du dépistage.

Enfin, il était impossible de traiter du handicap sans s'interroger sur son rapport négatif à la norme. La référence à la norme statistique bloque le travail de réadaptation. On revient par là au devoir de tolérance du différent dont il a été traité plus haut. Il avait été dit que le handicapé a droit à une vie normale. On avait sans doute voulu dire que le handicapé a droit à normaliser lui-même sa vie en rapport avec ses potentialités.

III

S'il est vrai, comme on l'a dit au cours de la précédente table ronde, que le handicap soit une image de la mort, qu'en conséquence la prévision qu'on en peut avoir puisse conduire à poser la question d'une interdiction de naissance, on ne s'étonnera pas de retrouver quelques échos de la seconde discussion dans le compte rendu de la troisième table ronde : *Le droit à la mort peut-il être reconnu par la médecine ?*

Le devoir d'assistance du médecin au mourant est-il inconditionnel, absolu ? Faire son devoir, pour le médecin, est-ce prolonger la mort de l'humain dans la vie végétative ? Dans ce qui est donné pour un devoir ne peut-on soupçonner l'expression d'un refus d'assumer l'échec ? La mort du malade culpabilise le médecin.

Mais accepter, de la part du médecin, le droit du malade à décider de sa mort, à son heure qu'il juge venue, ne va pas sans ambiguïté. Comment décider de la sincérité ou de l'insincérité du malade ? Comment se dispenser d'interpréter des signes, bien souvent moins que des mots ? Comment, en l'absence de tout signe, faire droit à la demande de ceux, proches, mais pas nécessairement crédibles, qui se disent dépositaires d'une dernière volonté ?

Certes, aussi longtemps qu'un espoir est fondé sur le savoir et l'expérience, il convient de donner sa chance à la vie. Autrement, l'activisme thérapeutique fait de la mort le terme d'un rapport purement technique.

Dans la reconnaissance d'un droit du malade non pas à la mort mais à sa mort, le médecin n'anticipe pas sur une législation souhaitable et souhaitée. Aucun texte ne saurait protéger efficacement le médecin et le malade.

Un approfondissement de ces premières propositions a été cherché dans le recensement des obstacles à la reconquête par l'homme d'un droit (choix du moment et choix des modalités) dont la technostructure médicale l'a dépossédé. Ces obstacles sont 1. la difficulté de la communication avec le malade, consécutive à la perte d'un code, à la disparition d'un rituel traditionnel ; 2. la non-crédibilité du malade et de l'entourage. Les médecins ne sont pas préparés à informer le malade, à lui faire part de leur pronostic, à l'éclairer sur son propre cas.

Dans la mesure où les sociétés en voie de développement ne sont pas conditionnées par la technostructure médicale à refuser la mort, et ont d'ailleurs des devoirs plus urgents, elles offrent à l'observateur européen la possibilité de retrouver le sens de la mort, du temps, du destin. C'est le cas des sociétés africaines. Dans d'autres sociétés en voie de développement, le problème de la mort est lié à celui du choix des priorités dans la politique de la santé. Par contraste, on a montré que l'attitude devant l'agonie et la mort, dans les sociétés industrielles, repose sur une idéologie dont on peut à peine dire qu'elle est d'ordre éthique. On a évoqué alors la négation de la mort, la fuite devant la mort et le mort dans la société américaine d'aujourd'hui, et rappelé la nécessité de restituer à la mort la dignité qu'elle a eue longtemps dans les sociétés traditionnelles.

Il semble que des tentatives en ce sens soient en cours et notamment aux Etats-Unis, où les étudiants en médecine sont, en quelques universités, éduqués à ne plus éviter le contact du malade et du mourant, à se sentir touchés par sa situation, à s'entretenir avec sa famille, en somme à humaniser leur relation avec l'homme qui va cesser de vivre.

Sous ce rapport, et quel que soit leur confort, parfois même leur luxe, on doît dire des hôpitaux qu'ils sont des lieux où la mort est rarement digne, si l'on entend par dignité de la mort le droit du mourant à connaître son état, à participer à la décision qui le concerne, à mourir sans crainte. D'où la nécessité d'une éducation non seulement des étudiants mais des enseignants. Education nécessaire pour surmonter la tension agressive qui caractérise souvent la relation du médecin et du malade, ce qui serait moins fréquent si le médecin s'efforçait d'intérioriser la situation de son malade.

Jusqu'ici, la discussion a fait apparaître, assez curieusement, une aspiration diffuse, dans les sociétés dites avancées, à un retour vers des pratiques, des rites et un code de la mort par quoi se trouve revalorisée la famille, au moment même où son éclatement semble consommé. Cette reconquête de la dignité de la mort, cette revendication d'un droit à la mort limitant le pouvoir quasi exclusif du médecin quant à la décision de poursuite ou d'arrêt de la thérapeutique, ressemblent étrangement à la nostalgie d'une époque où la médecine était moins efficace qu'elle ne l'est de nos jours. Il était donc nécessaire, et cela a été fait avec pertinence et sobriété, de rappeler que c'est portés par tous les hommes, accordés à leur espérance, que les médecins ont lutté contre la mort. Si le médecin d'aujourd'hui a perdu le sens de la mort, c'est parce qu'il n'en a plus le spectacle, comme l'ont eu autrefois ceux qui firent leurs études avant la victoire remportée sur certaines maladies terrifiantes. Le droit du malade à sa mort, à un moment donné, ne peut pas être reconnu ailleurs que dans la décision du médecin. Cette décision doit inclure l'instruction médicale la plus poussée, le respect de la vie, l'amour du prochain. L'éducation à cette responsabilité se fonde d'abord sur l'exemple.

En fait et en droit, la question de l'euthanasie ne pouvait pas ne pas être posée. Elle l'a été avec la discrétion qui convient à un sujet qui divise les consciences et, sans doute, chaque conscience. Car la discrétion est, en la matière, une des données de la question. Tout médecin est, à un moment ou à un autre, amené à s'interroger sur un cas tragique. Il le résout selon sa personnalité. Une codification de la déontologie est inconvenable, en ce sens qu'elle irait à l'encontre de ce qu'attendent des partisans intempestifs. La conduite à tenir ne s'énonce pas en propositions abstraites mais en termes de cas concrets. Pour la solution décente et humaine de semblables cas, il paraît essentiel que le refus de la publicité donnée à sa position par tel ou tel médecin laisse intacte la qualité de sa relation avec les malades.

Le droit du mourant à la qualité de ses derniers moments se fonde sur le devoir du médecin de comprendre la mort, de savoir communiquer avec le mourant, d'en interpréter l'expression parfois symbolique, de se rendre présente et familière l'idée de sa propre mort.

Accepter de présenter une synthèse n'est pas nécessairement renoncer à proposer un éclairage. Seul le Dieu de Leibniz est capable d'une synthèse sans point de vue.

Au cours de la table ronde sur *Les essais thérapeutiques chez l'homme*, on s'est demandé dans quelle mesure il était bon ou non que l'expérimentateur fasse lui-même partie du groupe soumis à l'expérimentation.

On peut se demander pareillement si, dans toutes les questions concernant les responsabilités et les décisions à prendre à l'égard des vies humaines possibles, des vies humaines manquées, des vies humaines qui s'épuisent, le premier devoir des biologistes et des médecins ne serait pas de se demander de quel côté ils se trouvent ou, pour parler comme certains aujourd'hui, de quel lieu ils décident pour d'autres qu'eux-mêmes.

Nous remarquerons, en renversant l'ordre de l'examen, que dans les cas du mourant, du handicapé, les problèmes de pratique et de déontologie médicales, ou de politique d'assistance et de rééducation, sont posés par la présence d'êtres humains *déjà nés, déjà là*. Mais il en va tout autrement pour l'objet de la première question. Si le médecin, le psychiatre, le chirurgien ont à prendre des décisions d'accommodation relatives à des situations vécues, ils peuvent et doivent associer à leurs délibérations ceux qu'elles intéressent directement ou, à défaut, leurs représentants responsables présumés. Tous les partenaires sont ici du même côté par rapport à la vie. Il n'en va pas de même pour le généticien, l'analyste des composants du génôme, l'expert en transmission héréditaire. Ils ne sont pas du même côté que les vivants virtuels sur lesquels ils portent des jugements auxquels certains d'entre eux voudraient conférer valeur de passeport avec ou sans visa. C'est pourquoi, d'ailleurs, il faut le reconnaître, leur situation de responsabilité est bien plus lourde, car leur délibération ne peut inclure de rapport à un interlocuteur. Leurs décisions ne peuvent être que de conseil et pas d'exécution.

La biologie permet, aujourd'hui, de dissocier les concepts de reproduction et de naissance. Dans les discussions relatives au droit de fœtus à la vie, à l'identité entre l'interruption volontaire de grossesse et l'assassinat, beaucoup de ceux qui estiment devoir définir la vie sans ingrédient métaphysique ne paraissent pas assez attentifs au fait que, d'un point de vue simplement biologique, on peut trouver un sens positif aux réserves et aux refus de leurs adversaires. Dans l'embryon ou le fœtus, ils voient le « pas encore né », et dans « pas encore né » *« né » l'emporte sur « pas encore »*. L'anticipation grammaticale du participe passé du verbe naître est l'expression d'une anticipation confiante de la forme humaine, adulte et libre, dans le parasite momentané d'un corps de femme. Le « pas encore né » c'est plus que du vivant. Dans la formation du vivant, la biologie a identifié plusieurs étages successifs d'organisation ordinale, renonçant à l'idée d'une succession d'étapes dans l'apparition, progressivement plus distincte, d'une même figure. Une macromolécule codée, un gène, un chromosome, un ovocyte : tout cela est de l'ordre du vivant. Mais rien de cela n'est apte à naître. Si l'on obtenait un jour le développement complet d'un ovocyte ou d'un spermatozoïde humain, il serait impossible de parler de naissance. Le « pas encore né » ne commence qu'avec l'œuf fécondé que la méiose et l'amphimixie ont fait singulier, c'est-à-dire imprévisible quoique déterminé. Naître comme individu c'est être produit différent de tout autre, et non pas re-produit. Dans le respect pour le « pas encore né », il faut savoir déceler la valeur attachée à l'unique, chance d'autre que le déjà vu. Paradoxalement, la génétique qui tend à dissoudre le concept d'individu en lui substituant celui d'une composition de caractères indépendants, est en même temps la théorie qui fournit l'explication, longtemps vainement recherchée, du fondement de l'individuation. Le droit du fœtus, le droit de l'enfant pas encore né, ce serait donc la désignation impropre, par transposition du centre de l'exigence, du devoir des *déjà nés*, de préserver les chances d'apparition de possibles originaux. Ce devoir n'est pas catégorique. Et la génétique peut légitimement fonder une casuistique à l'intention de la déontologie médicale, sans toutefois être en mesure de lui imposer une technique systématique d'assurance contre tous les risques liés au fait de naître. Le devoir dont il s'agit est un devoir d'humilité car il implique la renonciation à la tentation d'éliminer partout ce que l'individualité humaine peut comporter de gratuit, bien que non contingent, la renonciation au droit de censurer toutes les copies d'un code où l'on croit déceler une erreur de transcription.

A bien regarder, les trois questions posées concernent le savoir du biologiste et du médecin – savoir plus expérimental pour l'un, plus empirique pour l'autre –, dans la mesure où ce savoir, conseiller du pouvoir, exerce en fait une fonction de pouvoir. Car, enfin, il ne s'est agi que de décisions à prendre ou de responsabilités à refuser quant à des pratiques de censure, d'exclusion ou d'élimination : 1. décision d'interdire l'existence à des possibles jugés dangereux ou pitoyables, et dans les deux cas inutilement coûteux ; 2. décision de mettre un terme à l'exclusion économique, culturelle, affective, de ceux dont l'essence semble avoir été altérée par l'accident ; 3. décision de ne pas retarder chez celui dont les potentialités organiques sont épuisées le franchissement inévitable d'un seuil, celui qui sépare la vie de la mort. Le seuil et le passage du seuil, voilà ce qui est commun à toutes les situations où le biologiste et le médecin ont pouvoir d'élimination. Eliminer c'est repousser loin du seuil. Mais qui pose et fixe le seuil ? Seuil de la naissance, seuil de l'efficience, seuil de la mort ? « *Toute constitution qui n'est pas bonne est éliminatoire »,* énonce le règlement des concours des Postes et Télécommunications en France. Il est plus facile de décréter le *bon* que de le définir. Il ne suffit pas d'étendre jusqu'au niveau des gènes la juridiction des valeurs et de dis-,tinguer les bons des mauvais, sur une population donnée, dans un milieu donné, pour justifier des pratiques d'élimination d'individus potentiels. On objectera que des potentialités ne font pas une fatalité et que, selon la structure institutionnelle du milieu, et dans des conditions déterminées d'hygiène préventive, des potentialités négatives peuvent être maintenues latentes. Encore faut-il vouloir travailler effectivement à l'institution de structures sociales propres à cet effet.

Finalement, l'objet le plus général de ce Colloque : Nouveaux pouvoirs de la Science, nouveaux devoirs de l'Homme, se transforme en celui-ci : nouveaux devoirs des hommes de science quant à l'exercice de leur pouvoir. Biologistes et médecins estiment-ils être, à leur manière, des hommes de pouvoir ? Reconnaissant leurs pouvoirs, veulent-ils les exercer ? Avec quels autres pouvoirs veulent-ils coopérer ? Le moment n'est-il pas venu, pour les scientifiques, de convenir que le discours scientifique est insuffisant pour résoudre les problèmes dont leur science leur donne la conscience lucide, mais qui les concernent eux-mêmes, en tant qu'ils sont des hommes, comme tous les hommes, nés et encore à naître. Nés sans certificat de parfaite correction génétique, sans garantie d'intégrité fonctionnelle permanente, et déjà promis à la mort.

Georges Canguilhem.

QUALITY OF LIFE, DIGNITY OF DEATH

From the very beginning of this Conference, the first question raised at the round table on "Organ transplantation" was that of *cerebral death.* In the papers and discussions concerning genetic variability we saw the emergence, under the idea of *good and bad genes,* of the possible biological error, at the meeting–point of the living and the environment – this same environment on which our ecologist colleagues lavished so much attention – Is it overstating the mark to stress how all these inquiries, these exchanges, converged on the subject of the third committee, namely : *The quality.of life and the dignity of death ?* In any case, this was no chance occurrence. The organizers of the Conference had endeavoured, from the start, to seek – and it seems they achieved it – an order, if not a sum, of certain questions on life, which was to be, in its way, as coherent in its diversity as life itself – death being the price and the means of it all.

Like the first two round tables which concerned themselves with organ transplantations and therapeutic experiments in man, the last three examined situations in which questions of responsibility and decision face individuals, biologists or physicians, in a more direct and immediate manner than is the case for demographers and ecologists, where the decision necessarily rests with the politicians in power. That is why the increasing personal weight of responsibility created, at times, a certain tension in the dialogue, a more intent reaction to the opponent's arguments, much to the advantage and interest of the common inquiry.

I – The critical search for the object of responsibility and for the proper place of decision in *the genetic orientation and control of human procreation* enable us to clear up an all too frequent confusion between several techniques of deliberate alteration of the data of fecundation and heredity : techniques already in use or on the point of being so ; possible techniques in the future ; conceivable techniques as a theoretical game ; inconceivable or unthinkable techniques.

Although the point may not have been made clear enough that techniques are as much a matter of *know–how* as of knowledge, the unavoidable relation between technique and ethics, between the means and the end, commanded attention. Whether we are faced with the real possibility of fertilization *in vitro* or the fabulous ambition to produce artificially genes capable of carrying unprecedented human characteristics, the question was raised of the finality of such undertakings, their eventual incidence, their value versus their cost.

532

It was stated firmly and clearly that if the biologist is only partially responsible for the conversion of an experimental *possibility* into an actual practice, his responsibility his obvious in certain research situations, because of his inability to interpret the results. We are dealing here with experiments which can supply theoretical leads, perhaps in some case applicable, but carrying immeasurable risks, as is the case in the possibility of attaching a molecule of bacterial virus to any molecule of D.N.A. It is the strong awareness of this kind of risk which makes the biologist hesitate between, on the one hand, agreeing to a limitation of the freedom of research (anything may not be done anywhere) and, on the other hand, refusing to submit to any sort of restriction in matters of heuristics.

But it is a far more heated philosophic atmosphere which presided over the debate on the relations between science – at the very heart of the biologist's responsibility - and what we must without hesitation call politics. When a prenatal diagnostic method exists, which, thanks to advances in genetics, enables us sometimes to foresee the birth of a child carrying a heavy handicap, the painful question of acceptation or refusal cannot be eluded, through the mediation of the informed obstetrician. Therefore one could greet without surprise, though not without anxiety, the appearance of one particular problem, among many : how to define the moment and the form of emergence of human life. Between those who place it unreservedly at the time of fecundation, those who see it appearing at later stages of development (either implantation in the uterus ; or differentiation ; or reaction to stimuli), and those who only perceive the humanity of the living on his entering the realm of culture, one must concede that agreement is difficult, if not impossible. Must we interpret this fact as a sign of the non-scientific status of the question ? It then seemed normal to invoke philosophical theories. And the proposal to take *originality* as the criterion of the beginning of the human in the living might have drawn us back to genetics, by means of philosophy. In one of the papers presented at the committee, "Genetics and Demography", was it not shown how genetics enabled us for the first time to dissociate the concepts of procreation and reproduction, and to found the individuation, the singularity of the living human being on the uniqueness of the combination of his hereditary components ? Doubtless, the President of the round table thought he would be able to return the discussion to its core when, finding the time short and feeling the need to conclude, he evoked briefly the need and importance of variability.

II – *The handicapped in society* pose, in daily reality, the reverse problem. After the geneticist's considered opinion, the obstetrician and the parents are faced with the possibility of an abnormal child, the handicapped person since birth, innocent, powerless, pitiful witness of the all too frequent "errors" of life.

The introductory paper clearly showed that the handicap is always defined and often measured in reference to some performance highly valued by society, in reference to some autonomous behaviour which society appreciates, while, at the same time, it may not provide the necessary favourable conditions. Because of the socio-cultural reference, the handicapped person is often removed from a social environment, from which he can neither pull nor cut himself away. His definition excludes him, and his exclusion defines him. It has been well stated that the handicapped person cannot realize his identity. This ambiguous situation obviously makes any medical or pedagogical attitude ambiguous. How can we treat such a patient without ostensibly stigmatizing him ? How can we give him a special education without arousing in him a feeling of frustration ? How can we recognize his right to be different without ostensibly denying this "different" person his quality of being one of us ?

There was therefore a consensus on the need for society to be tolerant of diversity and difference, to be careful not to condemn the handicapped person to solitude.

But if, towards the end of the discussion, a model of society was proposed as being capable of lessening the differences created by handicaps, namely societies whose structures are being studied by ethnographs, no one suggested methods for a structural regression, assuming this were possible.

Thus it seems that the most positive contribution to the defining of duties towards the handicapped person is that of medicine.

First of all in the area of *prevention* : the lessening of certain handicaps was noted under systematic medication (in the case of poliomyelitis) ; inversely, in the developing countries, a diet poor in proteins was noted as a contributing cause. But we encountered again the grave problem of the previous Round Table concerning the forbidding of births loaded with handicaps from the start. The need for prenatal care was emphatically stressed. Regret was expressed of the financial limitations hampering the modest, but tenacious application of medical knowledge, sometimes for the benefit of a somewhat showy progress of that very same knowledge.

In the area of *diagnosis,* a plea was made for replacing a classifying diagnosis by a functional diagnosis. A label tends to impose a certain destiny on a person. The functional diagnosis does not mortgage the future. This viewpoint was discussed. Classification influences therapy, it eases the precise spotting of the handicap. Finally it was impossible to speak of the handicap without raising the point of its negative relation to the norm. The reference to a statistical norm hinders the work of readaptation. And so one returns to the duty to tolerate differences, as has been stated above. It had been said that the handicapped person is entitled to a normal life. It was probably meant that the handicapped person has a right to normalize his own life in relation to his potential.

III – If indeed, as it was stated during the previous round table, the handicap is an image of death, and if consequently the foresight we may have leads to the question of birth prevention, one should not be surprised to find a few echoes of the second discussion in the records of the third round table : *Can the right to die be recognized by medicine ?*

Is the physician's duty to assist the dying person unconditional, absolute ? Does the physician's duty consist in prolonging a dying human being into a vegetative life ? Could that which is given as a duty really conceal the refusal to face a failure ? The physician feels guilty about the patient's death.

But it is an ambiguous path for the physician to accept the patient's right to decide upon the manner and the hour of his own death. How can he decide whether the patient is sincere or insincere ? How can he avoid interpreting signs, which are often less than words ? How, in the absence of any sign, will he accede to the request of relatives, not necessarily reliable, who claim they convey the patient's last will ?

Surely, as long as hope is founded upon knowledge and experience, one must give life its chance. Otherwise therapeutic activism places death in a purely technical context.

In recognizing a patient's right to his death, and not just a right to die, the physician does not anticipate upon a desirable or desired legislation. There is no juridical text which could adequately protect the physician and the patient.

In an effort towards a deeper understanding of these initial statements, an attempt was made at listing the obstacles preventing man from regaining a right (choice of the time and manner of death) of which medical technical structure has deprived him. These obstacles are :

1) the difficulty in communicating with the patient, because of the loss of a code, the disappearance of a traditional ritual,

2) the unreliability of the patient and of his relatives. Physicians are not prepared to inform the patient, to let him know the prognosis, to enlighten him on his own case.

To the extent that developing societies are not conditioned by medical technical structures to refuse death, and have otherwise more urgent duties, they offer the European observer a possibility to recapture the sense of death, of time, of destiny. It is the case of African societies. In other developing societies, the problem of death is bound up with the problem of choosing priorities in health policies. In contrast, the attitude before agony and death in industrial societies was shown to rest upon an ideology which could hardly be called ethical. Negation of death, flight before death and the dying person in modern American society were evoked. And we were reminded of the need to restore the dignity which death has long had in traditional societies.

It seems that efforts in that direction are being made, especially in the U.S.A. where medical students, in some universities, are being trained not to avoid the contact with a sick or dying person, to feel concerned with his situation, to converse with his family, all told,to humanize their relations with the man who will soon cease to live. In that connection, and no matter what their comfort, or sometimes their luxury, one must say that hospitals are seldom places where the dignity of death is respected, if the dignity of death means the patient's right to know his own condition, to participate in the decisions that concern him and to die without fear. Hence the need to educate not only the students, but the professors. There is a need to educate in order to overcome the aggressive tension which often characterizes the relationship between doctor and patient and which would be less frequent if the physician tried to internalize his patient's situation.

Until now, oddly enough, what transpired from the discussion was a diffuse aspiration, in the so-called advanced societies, towards a return to practices, rights and a code of death which restore a greater value to the family, at the very moment its collapse seems imminent. Reconquering the dignity of death, claiming a right to die, which limits the near exclusive right of the physician to decide to pursue or stop therapy, all this strangely resembles a nostalgia for a time when medicine was far less effective than it is today. It was therefore necessary,and this was done in an appropriate and sober manner, to recall that physicians set out to fight death, supported by all men and in accordance with their hopes. If the modern physician no longer has a sense of death, it is because he no longer sees death, as did those who studied before victory was won against some terrifying diseases.

The patient's right to his death, at a given time, cannot be recognized anywhere but in the physician's decision. This decision must include the most advanced medical education, respect for life, love of one's fellowman. Education for this responsibility is founded first of all on example.

In fact and in law the question of euthanasia could not be evaded. It was posed with the restraint suitable for a subject which divides individuals, and, probably, every individual conscience. Restraint is, in this case, an element of the question itself. Every physician must, at one time or another, question himself about a tragic case. He solves it in accordance with his personality. A code of deontology is inconceivable, because it would go counter to what passionate partisans would expect. The conduct in such cases cannot be stated in abstract proposals, but ascertained in terms of concrete situations. In order to reach a decent and human solution in such cases, it seems essential that the physician oppose any publicity concerning his position, so that he may preserve the quality of his relations with his patients.

The right of a dying person to a certain quality of his last moments of life is founded on the physician's duty to understand death, to know how to communicate with the dying person, to interpret what is often symbolic signs, to reach a kind of intimate familiarity with the idea of his own death.

Drawing up the synthesis of a conference does not necessarily rule out the possibility of a particular outlook. Only the God of Leibniz is capable of a synthesis without a viewpoint.

During the round table on *Therapeutic experiments on man*, the question was raised whether it was desirable that the experimenter be himself part of the group subjected to the experiment.

Likewise one might ask whether, in all questions concerning responsibilities and decisions to be taken towards possible human lives, human lives that failed, human lives drawing to a close, the first duty of biologists and physicians would not be to ask which side they are on or, to use a phrase coined in some circles, from which vantage point they make decisions concerning others.

Let us note, if we may invert the order of the inquiry, that in the case of the dying person, of the handicapped person, problems of medical practice and deontology, or of political assistance and reeducation, are posed by the presence of human beings who are *already born, already there.* But the problem is quite different for the first set of questions. If the physician, the psychiatrist, the surgeon must make decisions relating to real situations of life's experience, they can and must associate those directly concerned to their deliberations, or, if that is impossible, include those who are presumed to be their responsible representatives. All the partners in this case are on the same side regarding life. The situation is not the same for the geneticist, the analyst of the components of the genome, the expert in hereditary transmission. They are not on the same side as the virtual human beings on whom they pass judgment which some would like to regard as a passport with or without a visa. That is why – and it should be recognized – their burden of responsibility is far greater, because they cannot include in their deliberations the relationship with an interlocutor. Their decisions are in the realm of advice and not in that of execution.

Biology enables us today to dissociate the concepts of reproduction and of birth. In the discussions relating to the right of the fetus to live, to the identity between interruption of pregnancy and murder, many who favour a definition of life without introducing a metaphysical ingredient do not seem sufficiently aware of the fact that, from a purely biological standpoint, one can find a positive meaning in the restrictions and refusals of their opponents. In the embryo or the fetus, they see the "not yet born", and in "not yet born" *born" outweighs the "not yet"*. The grammatical anticipation of the past participle of the verb "to be born" is the expression of a trusting anticipation of the human form, adult and free, foreseen in the temporary parasite housed in a woman's body. The "not yet born" is more than the living. In the shaping of the living, biology has identified several successive stages of an ordinal oganization, thus giving up the idea of a succession of steps in the progressively more distinct emergence of one form. A coded macro-molecule, a gene, a chromosome, an oocyte : all this belongs to the realm of the living. But nothing of all this is capable of being born. If one could trace some day the complete development of a human oocyte or a spermatozoon, it would be impossible to speak of a birth in that case. The "not yet born" only begins with the fecundated egg which miosis and amphimixia made unique, that is unpredictable, although determined. To be born as an individual is to be *produced* as different from any other and not at all as *re-produced.* In the respect we pay to the "not yet born", one must know how to detect the value of uniqueness, i.e. a chance of something other than that which has been seen already. Paradoxically, genetics, which tends to dissolve the concept of the individual and replace it by that of the composing of independent characters, provides at the same time a theory which supplies the long sought after and never found explanation of the basis of individuation.

The right of the fetus, the right of the yet unborn child, that would indeed be, by way of an improper designation and by transposing the center of the emphasis, the duty of the *already born* to protect the chances of possible originals which may appear. This duty is not imperative. And genetics may legitimately found a casuistry intended for medical deontology, without however being able to impose a systematic technique of insurance against all the risks contained in the fact of being born. The duty we speak of here is a duty of humility, because it implies the renunciation of the temptation to eliminate everywhere that gratuitous, though not contingent element which human individuality carries ; it implies the renunciation of the right to censure all the copies of a code where an error of transcription is believed to have occured.

If we look over carefully the three themes in question, we find that they concern the knowledge of the biologist and the physician – more experimental for the one, more empirical for the other - to the extent that this knowledge, which counsels the powers that be, functions in fact as an exercice of power. For, in the end, the decisions to be made the responsabilities to be refused related to the practice of censorship, of exclusion and of elimination :

1) decision to deny existence to possibilities considered dangerous or pitiful, and in both cases needlessly costly ;

2) decision to put a stop to economic, cultural, emotional exclusion of those whose nature seems to have been accidentally altered ;

3) decision not to delay, for those whose organic potential is exhausted, the unavoidable passing of the threshold which separates life from death.

The threshold or the passing thereof, this is the common element in all the situations where the biologist and the physician hold the power to eliminate. To eliminate is to push far away from the threshold. But who sets the threshold ? threshold of birth, threshold of efficiency, threshold of death ? "Any unsound constitution is eliminated" states the rule of the entrance examination of the French Postal and Telecommunications Office. It is easier to state the *good* by decree than to define it. It is not enough to enunciate a set of legal norms, stretched as far as the genetic level, and to distinguish between good and bad specimens, in a given population, in a given setting, in order to justify certain practices of elimination of potential individuals. One may object that potentialities are not a fatality, and that, in accordance with the institutional structure of the environment, and in predetermined conditions of preventive hygiene, negative potentialities can be maintained at a latent level. But of course there must be an earnest desire to set up effective social structures which will adequately achieve this purpose.

Finally, the more general theme of this Conference : *New powers of Science, new duties of Man,* then becomes : New duties of scientists as to the power they exercise. Do biologists and physicians think that, in their own way they are men of power ? If they recognize their power, are they prepared to exercise it ? Are they ready to cooperate with other power bodies, and which ones ? Has the moment not arrived, for the scientists, to recognize that the scientific discourse is not enough to solve the problems of which, thanks to their scientific knowledge, they have a lucid awareness, but which concern them as men, like all men, already born and yet to be born -born without a certificate of genetic perfection, without guarantee of permanent functional integrity, and already destined to die.

création
du mouvement universel
de la responsabilité
scientifique

---

creation
of the universal movement
for scientific
responsibility

PRESENTATION

Le Colloque est un but en soi. Mais il ne peut prétendre qu'à favoriser la mise en évidence la plus actuelle des connaissances et des recherches tantôt concordantes, tantôt affrontées, dans les domaines particuliers qu'il aborde. Nous avons voulu profiter de la possibilité qu'offre une telle réunion internationale et interdisciplinaire pour proposer à l'attention des participants un projet d'action scientifique qui s'inspire du sous-titre du Colloque : « Nouveaux pouvoirs de la science, nouveaux devoirs de l'homme ».

L'Humanité, en évolution sans cesse accélérée, doit rechercher les solutions communes dont dépend le destin de l'espèce. L'urgence de l'entreprise est indiscutable pour quiconque porte un regard lucide et altruiste sur l'avenir. Déjà des associations, clubs, organismes soit nationaux, soit internationaux, ont engagé l'action. Déjà, ils ont provoqué l'opinion et certains pouvoirs publics à une prise en considération des problèmes. L'U.N.E.S.C.O., en raison même de sa vocation et de son caractère d'institution mondiale reconnue par tous les Etats, a œuvré afin de forger cette solidarité des esprits, gage de paix et de progrès. Nous lui devons une profonde reconnaissance pour les résultats qu'elle a obtenus et pour l'ampleur de ses réalisations venues et à venir.

Il s'agira, dans le respect de la mission de l'U.N.E.S.C.O. à laquelle chaque peuple adhère, et en accord avec elle, de susciter un rassemblement, non plus des pays eux-mêmes, mais des hommes de sciences de toutes nations, soit représentatifs d'une association déjà existante, soit en tant qu'individualités.

Le « Mouvement » sera un organe, et non une institution. Il prendra la forme de confrontations, enquêtes, expertises, publications sur les sujets qu'imposent les dangers du moment et les craintes du lendemain. Il se voudra sans cesse lié par le plus actuel des faits à leur avenir, et s'efforcera de déduire d'un présent mieux visible les réalités de la prévision.

Ses rencontres et travaux pourront se situer, selon la nature des thèmes, dans tel ou tel pays. L'unité de lieu essentielle sera celle des pensées. La mobilité des « associés », leur diversité d'origine, le déplacement des points de résonance seront l'expression concrète d'une démarche planétaire, ce qui n'empêchera pas – pour l'efficacité de l'administration – de localiser les initiatives et directives collégiales dans un endroit déterminé.

Le « Mouvement » présentera un caractère de grande ouverture. Sollicitant et accueillant toutes les volontés solidaires, il aura le constant souci de laisser son originalité à chaque organisation qui voudra bien y participer. Ainsi suscitera-t-il la convergence, non par l'uniformisation ou par un fédéralisme centralisateur, mais par la richesse des différences, avec pour idéal de mettre le nombre et la variété des connaissances au service des propositions communes.

La conscience d'une responsabilité individuelle et collective rapprochera les participants du « Mouvement ». La concertation accompagnée d'un effort de synthèse, devra, faisant état des derniers progrès scientifiques, statuer sur leurs conséquences. On ne mettra pas en doute que la science procède d'expériences et de constats sans référence à la morale. Mais on étudiera ses implications qui conditionnent inévitablement la vie spirituelle et sociale de l'homme.

Avant d'aborder les questions qui pourraient révéler des intérêts divergents entre divers pays, on étudiera les problèmes qui, dès maintenant, doivent trouver d'urgence des solutions intéressantes pour chacun. Seront donc explorées en priorité les zones de la pensée scientifique où tous les hommes peuvent se rejoindre pour essayer de définir ensemble un destin global.

Un organe de réflexion permanent se constituera dont l'objectivité, à l'écart de toutes pressions, exprimera une intelligence du bien commun et pourra être accepté, puis consulté, par les responsables politiques. En somme, seront élaborés les statuts d'un « Mouvement universel de la Responsabilité scientifique » susceptible de contribuer à la création de l'écosystème mondial.

Robert Mallet.

PRESENTATION

The Conference on « Biology and the future of man » has a particular aim. However it can only claim to pin point the topical level of knowledge and research that either agrees or clashes in its special fields of research. We have taken advantage of the opportunity offered by such an international and interdisciplinary meeting to submit to the attention of the participants a project of scientific action prompted by the Conference subtitle « New powers of science, new duties of man ».

Humanity, in an ever accelerated evolution, has to seek common solutions upon which hangs the destiny of mankind. Whoever looks upon the future with lucidity and altruism has to agree on the unquestionable urgency of this undertaking. Associations, clubs, organisms either national or international have already started to work. They have already challenged public opinion as well as some of the public authorities in order to take problems into account. U.N.E.S.C.O., by its own nature, its character as a world wide institution recognized by all states, has worked in order to forge this solidarity of minds, a pledge of peace and progress. We must be deeply grateful for the results it has obtained and for the wide range of its realizations in the past and of those to come.

In a spirit of respect for the U.N.E.S.C.O. mission to which every nation adheres and in full agreement with it, we will have to create an assembly, no longer of the countries themselves, but of scientists of every nation, either as representatives of an already existing association or as individuals.

The « Movement » will be an organism, and not an institution. It will express itself in meetings, inquiries, appraisals, publications on subjects raised by the dangers of the moment and the fears of the morrow. It will endeavour to link contemporary facts to the future, and it will attempt to extract from a more visible present the realities of prevision.

Its meetings and sessions will take place, according to the nature of the themes, in different countries. The essential unity of place, will be that of tought. The mobility of the « partners », their diversity of origin, the shitting of the points of resonance will be the concrete expression of a planetary proceeding, which will not prevent, for administrative efficiency, locating the initiatives and collegial rules of conduct in a fixed place.

The « Movement » will encompass everything. Seeking and welcoming all interdependent wills it will always endeavour to let each participating association keep its originality. Thus it will encourage convergence, not by uniformity or some centralizing federalism, but by the wealth of differences, its ideal being to place the quantity and the diversity of such knowledge at the service of common suggestions.

The consciousness of individual and collective responsibility will draw together the participants of the « Movement ». The concertation, with an effort of synthesis, ought to decide on the consequences of the most recent scientific progress. There is no doubt that science comes from experiment and observation without reference to morals. But its implications, conditionning inevitably the spiritual and social life of Man, will be studied.

Before examining the items which might reveal the divergent interests of various countries, we shall study the problems which should be solved immediately in the interest of all. The initial emphasis will be on zones of scientific thought where all men can meet in order to try to define together their common fate.

A permanent body of reflexion will be set up and its objectivity, free from all pressure, will express a comprehension of the general weal. This body will be eventually accepted, and then consulted by political authorities. Thus, the statutes of an "Universal Movement of Scientific Responsibility" likely to contribute to the creation of the world eco-system, would be drawn up.

R.M.

542

Un groupe de travail, animé par Robert Mallet, a siégé parallèlement au Colloque, en tenant compte des débats et conclusions des Tables Rondes afin d'essayer de définir les raisons et les conditions d'une action qui prolongerait celle du Colloque et serait basée sur la notion de responsabilité scientifique. Le groupe a proposé de doter la communauté scientifique mondiale d'un organe permanent adapté à ces fins.

RESOLUTION

Considérant

– que l'Humanité doit rechercher les solutions communes aux problèmes qui commandent le destin de l'espèce,

– que ces problèmes ne trouvent de solution que dans un équilibre entre la connaissance que l'Homme a de l'univers et la compréhension qu'il a de lui-même,

– que la science procède d'observations, d'hypothèses, d'expériences et de résultats qui interviennent dans les transformations de la nature, influent sur la vie sociale et la vie intérieure de l'Homme et conditionnent son devenir,

– que les hommes de science de toutes disciplines – des sciences de la nature aux sciences humaines – conscients de leur responsabilité et de leur mission universelle, ne peuvent se désintéresser des conséquences de leurs travaux.

– qu'ils ont le devoir d'apporter leur concours, en développant des moyens appropriés, à l'expression et à la satisfaction des besoins et des intérêts de la société, à l'information de l'opinion et à l'élaboration de décisions qui concernent la communauté mondiale.

Article premier.– Il est créé un Mouvement universel de la Responsabilité scientifique.

Le Mouvement universel de la Responsabilité scientifique est une organisation indépendante qui n'a aucun caractère gouvernemental, ethnique, politique ou confessionnel.

Article 2.– Le Mouvement universel de la Responsabilité scientifique a pour objet :

– d'établir un forum permanent où les hommes de science et de culture se réuniront et se concerteront avec d'autres personnes intéressées pour mettre en évidence et discuter les problèmes qui peuvent résulter pour l'Humanité du développement de la science et de ses applications,

– d'inciter à une prise de conscience générale des questions qui se posent à la société et à ses membres en confrontant les évaluations des bienfaits et des risques de ce développement,

– de servir de tribune pour porter à la connaissance du public les résultats de ces débats et pour formuler les options destinées à ceux qui ont la responsabilité des décisions,

– de stimuler une réflexion prospective rigoureuse sur l'homme et la planète et sur les mesures à prendre dès aujourd'hui pour garantir leur avenir.

Article 3.– A ces fins, le Mouvement devra notamment :

– réunir des colloques, conférences et séminaires dont les résultats pourront faire l'objet de résolutions,

– mener toute enquête nécessaire à l'étude des problèmes énoncés dans le préambule et à l'article 2 des présents statuts, ou y contribuer,

– publier les résultats de ces rencontres et de ces enquêtes.

Il pourra accepter de formuler des avis à la demande des organisations internationales, des gouvernements et des institutions non gouvernementales.

Article 4.– Le Mouvement universel de la Responsabilité scientifique accueille comme membre toute personne physique, institution ou organisme qui, en accord avec ses idéaux et principes, s'engage à contribuer à la réalisation de ses objectifs.

Article 5.– Ces personnes, institutions et organismes peuvent présenter directement leur demande d'adhésion au Mouvement.

Les personnes, institutions et organismes ressortissants d'un ou plusieurs pays peuvent, à l'initiative du Mouvement ou avec son accord, constituer des branches dotées des structures les plus appropriées à la réalisation des objectifs du Mouvement.

Article 6.– Des accords de coopération peuvent en outre être établis avec des organismes poursuivant des objectifs comparables à ceux du Mouvement.

Article 7.– Un conseil exerce tous les pouvoirs que comportent la poursuite de l'objet, l'accomplissement de la mission et l'application des statuts du Mouvement.

Le conseil arrête le programme des actions du Mouvement. Il veille à ce qu'elles permettent l'expression de la totalité des disciplines et des aspirations majeures de l'ensemble des pays du monde, de chaque génération et de toutes les classes de l'Humanité.

Il se prononce sur les demandes d'adhésion directe au Mouvement.

Il suscite, en tant que de besoin, et agrée la constitution de branches du Mouvement.

Il établit les accords de coopération prévus à l'article 6 des présents statuts.

Il arrête son règlement et constitue son bureau.

Article 8.– Le bureau se compose de cinq membres élus par le conseil parmi ses membres.

Il élit son président et deux vice-présidents.

Le bureau est chargé de l'exécution des décisions du conseil et de toutes missions qui lui sont confiées par celui-ci conformément à son règlement intérieur.

Article 9 – Un secrétariat général permanent est organisé par un règlement du conseil.

Le secrétaire général participe avec voix consultative aux délibérations du conseil et du bureau.

Article 10.– Pour organiser le Mouvement, un comité de fondation est constitué des personnes qui ont élaboré le présent document et l'ont signé.

Il nommera un président qui désignera un comité de nomination ; celui-ci choisira, dans l'esprit de l'article 7 des présents statuts, les premiers membres du conseil, lequel aura pouvoir de s'élargir ultérieurement (1).

Fait en Sorbonne, le 24 septembre 1974.

(1) Le recteur Robert Mallet a été nommé président le 24 septembre 1974.

544

A working group, animated by Robert Mallet, has sat concomitantly with the Conference, taking into account the debates and conclusions of the Round Tables in order to try and define the reasons and the conditions of an action which would extend that of the Conference and would be based upon scientific responsibility. The group has proposed to endow the world scientific community with a permanent body adapted to these aims.

RESOLUTION

Whereas

– Mankind must seek common solutions to the problems determining the future of the Human Species,

– these problems can be resolved only by finding balance between Man's knowledge of the Universe and his proper comprehension of himself,

– scientific advances proceed by observation, hypothesis, experiments and results, which affect fundamental changes in nature, have an impact on the social and inner life of Man, and determine the future of Man,

– scientists representing the entire spectrum of all disciplines – including natural, social and human –, conscious of their responsibility and of the universal nature of their mission, should not be indifferent to the consequences of their work,

– it is their duty to contribute by developing appropriate means to express and to satisfy the needs and interests of society, to promote informed public opinion, and to elaborate decisions which affect the world community,

Article 1. – The Universal Movement for Scientific Responsibility is hereby founded.

The Universal Movement for Scientific Responsibility is an independent body with no governmental, ethnic, political or religious affiliations.

Article 2. – The aims of the Universal Movement for Scientific Responsibility are :

– to establish a permanent forum where scientists and men of learning can meet and work in concert with other interested persons in order to focus attention on and discuss the problems which may arise for mankind from scientific development and its applications,

– to promote a general awareness of questions facing society and each of its individual members in confronting and comparing potential benefits and risks resulting from such development,

– to serve as a platform for public information concerning the results of these debates, and for formulating options to be considered by decision-makers,

– to stimulate a deep thought on Man's and the Planet's future and on the measures to be taken immediately in order to safeguard that future.

Article 3. – In view of these objectives, the Movement should, in particular :

– hold colloquia, conferences and seminars, the conclusions of which could be expressed as resolutions.

– conduct or participate in all investigations necessary for the study of the problems cited in the preamble and in Article 2.

– publish the proceedings of the meetings and the result of the investigations.

The Movement, if so requested, may agree to advise international organizations governments, or non-governmental bodies.

Article 4. – Membership of the Movement shall be open to all individuals, institutions and bodies, who subscribe to the ideals and principles of the Movement, and who undertake the realization of its aims.

Article 5. – These individuals, institutions and bodies may apply directly to the Movement for membership. Individuals, institutions and bodies belonging to one or more countries may, on the suggestion or with the approval of the Movement, constitute branches structured in a manner most appropriate for the realization of the aims of the Movement.

Article 6. – In addition, agreements of cooperation may be entered into with bodies whose aims are similar with those of the Movement.

Article 7. – The Council shall have full authority to pursue the aims of the Movement, to carry out its mission and to apply its statutes.

The Council shall determine the Movement's program of action. It will ensure that this program will give voice to all disciplines, and provide an opportunity for the expression of the aspirations of every country, each generation and all classes of humanity.

It shall decide on applications for membership made directly to the Movement.

It shall promote when necessary, and approve, the creation of branches of the Movement.

It shall draw up the agreements of cooperation provided for in the above Article 6.

It shall define its rules of procedure and constitute its executive committee.

Article 8. – The executive committee shall be made up of five members elected by the Council from amongst its members.

It shall elect a chairman and two vice-chairmen.

The executive committee has the task of carrying out the decisions of the Council and also any missions entrusted to it by the Council in accordance with its rules of procedure.

Article 9. – A permanent general secretariat shall be established in accordance with the Council's rules of procedure. The General Secretary shall participate, in a consultative capacity, in the deliberations of the Council and of the Executive-Committee.

Article 10. – In order to organize the Movement, a Founding Committee shall be set up, consisting of those persons who have drawn up and signed the present document.

This Founding Committee shall nominate a chairman who shall appoint a Nominating Committee ; the Nominating Committee shall choose, in accordance with Article 7 of these statutes, the initial members of the Council, which shall be empowered to enlarge itself (1).

At the Sorbonne, September 24, 1974.

---

(1) The Rector Robert Mallet was appointed President the 24 september 1974.

Ont élaboré le présent document et l'ont signé à titre personnel :
(The present document has been elaborated and personally signed by :)

Jonas SALK, directeur fondateur de l'Institut Salk pour les Etudes biologiques ;

Shivaji LAL, neurophysiologiste, Chelsea College, Université de Londres, membre fondateur et membre de la Société britannique pour la Responsabilité sociale dans la Science ;

Barend Gabriel GROBBELAAR, vice-président de la Fédération mondiale d'Hémophilie, membre du conseil exécutif de la Société internationale de Transfusion sanguine ;

Samuel S. EPSTEIN, professeur (Santé et Environnement, Ecologie humaine) à l'Ecole de Médecine de Case Western Reserve, Cleveland, Ohio (Etats-Unis), président du Fonds Rachel Carson, Washington (Etats-Unis), président de la Commission pour les Organisations d'Intérêt général, Washington (Etats-Unis), président désigné de la Society of Occupational and Environmental Health, Washington (Etats-Unis) ;

Hélène AHRWEILER, professeur à l'Université Panthéon-Sorbonne ;

Michel ALLIOT, président de l'Université Paris-VII ;

André COURNAND, membre de l'Académie nationale des Sciences (Etats-Unis), membre de l'Institut de France, professeur honoraire de Médecine à l'Université Columbia, Prix Nobel

Georg PICHT, professeur à l'Université de Heidelberg ;

René CASSIN, président de l'Institut international des Droits de l'Homme, Prix Nobel :

N. C. LOUROS, professeur, membre de l'Académie d'Athènes, ministre d'Etat (Grèce), président mondial du Collège international des Chirurgiens ;

William Royall TYLER, directeur général, Dumbarton Oaks, Université Harvard, Washington (Etats-Unis) ;

Hans SELYE, membre de la Société royale du Canada, directeur de l'Institut de Médecine et de Chirurgie expérimentales, Université de Montréal ;

Hugues de JOUVENEL, délégué général de l'Association internationale des Futuribles, codirecteur de la Société d'Etudes et de Documentation économiques, industrielles et sociales (S.E.D.E.I.S.), consultant spécial de l'Institut des Nations unies pour la Formation et la Recherche (U.N.I.T.A.R.) ;

Abdelwahab BOUHDIBA, directeur du Centre d'Etudes et de Recherches économiques et sociales (C.E.R.E.S.) de l'Université de Tunis, membre de l'Association des Universités partiellement ou entièrement de Langue française (A.U.P.E.L.F.) ;

Jacques DEHAUSSY, recteur d'Académie, adjoint au recteur de l'Académie de Paris ;

François FURET, professeur à l'Ecole pratique des Hautes-Etudes (6e section), Paris ; directeur du Centre de Recherches historiques, Maison des Sciences de l'Homme, Paris ;

Robert MALLET, recteur de l'Académie, chancelier des Universités de Paris, président de l'Association des Universités partiellement ou entièrement de Langue française (A.U.P.E.L.F.), président d'honneur du Comité universitaire de la Fédération mondiale des Villes jumelées, Cités unies (F.M.V.J.) ;

Robert LATTES, mathématicien, membre du Club de Rome ;

François LUCHAIRE, président de l'Université Panthéon-Sorbonne ;

Observateur (Observer) : Marie-Pierre HERZOG, U.N.E.S.C.O., directeur de la Division des Droits de l'Homme.

STATUTS DE LA FONDATION POUR
LE MOUVEMENT UNIVERSEL DE LA RESPONSABILITE SCIENTIFIQUE

L'an mil neuf cent septante-quatre et le trois décembre.

Par devant Me René Gency, notaire à Genève, soussigné,

Ont comparu :

I.- Monsieur Robert Mallet, Recteur de l'Académie-Chancelier des Universités de Paris, demeurant à Paris Ve (France), 5, rue de la Sorbonne, de nationalité française,

II.- Monsieur André Cournand, professeur-émérite de médecine de Colombia University, prix Nobel de médecine, demeurant à New-York (U.S.A.) 10028, 1361 Madison Avenue, originaire des Etats-Unis d'Amérique du Nord,

III.- Monsieur Abdelwahab Bouhdiba, Directeur du Centre d'Etudes et de recherches économiques et sociales, demeurant à Tunis, 30, rue du Docteur Burnet, Mutuelleville, de nationalité tunisienne,

IV.- Monsieur Jean-Pierre Soulier, professeur à l'Université René Descartes, demeurant à Paris XVIe (France), 38 Quai Louis-Blériot, de nationalité française,

V.- Monsieur Alfred Tissières, professeur à l'Université de Genève, demeurant à Vandoeuvres (Genève), chemin de l' Ecorcherie, originaire d'Orsière (Valais/Suisse),

lesquels requièrent par les présentes le notaire soussigné de dresser l'acte authentique de création de la fondation qu'ils déclarent constituer comme suit :

Article 1

Dénomination

Premier rôle.

549

Sous la dénomination "Fondation pour le Mouvement
universel de la Responsabilité scientifique", ci-après
désignée "la Fondation" il est créé une fondation de droit
privé au sens des articles 80 et suivants du Code civil
suisse, régie par les présents statuts.

Article 2

But

La Fondation a pour but de promouvoir, d'encourager, et
de soutenir financièrement les activités du Mouvement
universel de la Responsabilité scientifique, Mouvement
constitué en Sorbonne le vingt-quatre septembre mil neuf
cent septante-quatre, et de toutes autres institutions,
associations ou organismes nationaux ou internationaux liés
à ce Mouvement, existants actuellement ou devant encore être
créés, ces activités consistant notamment à :

a) établir un forum permanent où les
   hommes de science et de culture de
   tous pays se réuniront et se concerteront avec d'autres personnes
   intéressées pour mettre en évidence
   et discuter les problèmes qui peuvent résulter pour l'humanité du développement de la science et de ses
   applications;

b) inciter à une prise de conscience géné-

rale des questions qui se posent à la
société et à ses membres en confrontant
les évaluations des bienfaits et des
risques de ce développement;

c) servir de tribune pour porter à la connaissance du public les résultats de
ces débats et pour formuler les options
destinées à ceux qui ont la responsabilité des décisions;

d) stimuler une réflexion prospective
rigoureuse sur l'homme et la planète
et sur les mesures à prendre dès aujourd'hui pour garantir leur avenir en
favorisant l'intelligence communautaire et l'esprit de solidarité qui peuvent susciter l'éco-système mondial.

La Fondation pourra procéder à toutes opérations
financières en rapport avec son but, solliciter ou recueillir
tous les fonds nécessaires à l'accomplissement de sa mission.

Article 3

Siège

Le siège de la Fondation est à Genève, où elle sera
inscrite au Registre du Commerce.

Article 4

Durée

Deuxième rôle.

La durée de la Fondation est indéterminée.

Article 5

Fonds capital

La Fondation est dotée d'un fonds capital initial de vingt mille francs suisses (Fr. s. 20.000.--).

Ce fonds peut s'augmenter de tout don, aide, subvention ou contribution, qu'ils proviennent de personnes physiques ou de personnes morales, de droit privé ou de droit public.

La Fondation ne peut utiliser ses fonds que dans le cadre de son but, tel qu'il est défini à l'article 2.

Article 6

Conseil de fondation

a/ Membres

Le Conseil de Fondation comprendra cinq à quinze membres dont les cinq membres-fondateurs, qui en feront partie de droit.

Les membres du Conseil de Fondation seront désignés par cooptation à la majorité des deux-tiers.

b/ Compétences

Le conseil pourra prendre toutes les dispositions nécessaires au bon fonctionnement de la Fondation et à la réalisation de son but.

Il désignera son bureau et établira le règlement de la Fondation.

Il fixera le mode des signatures.

Article 7

Comptabilité

Organe de contrôle

L'exercice comptable de la Fondation commence le premier janvier et prend fin le trente-et-un décembre de chaque année.

Le premier exercice commence le jour de la constitution de la Fondation et se termine le trente-et-un décembre de l'année suivante.

Le Conseil de Fondation veille à ce que la comptabilité soit correctement tenue; il désigne un organe de contrôle de la Fondation et fixe la durée de son mandat.

L'organe de contrôle vérifie le bilan et les comptes de la Fondation. Il soumet un rapport écrit au Conseil de Fondation lequel en délibérera à sa prochaine séance.

Article 8

Surveillance

La Fondation est placée sous la surveillance de l'autorité de surveillance compétente.

Article 9

Dissolution

La dissolution de la Fondation aura lieu conformément aux articles 88 et 89 du Code civil suisse.

Le conseil de Fondation décidera du sort des actifs nets de la Fondation, qui ne pourront en aucun cas être utilisés au profit des fondateurs.

Dont acte.

Fait et passé à Genève.

Et après lecture, les comparants et Me René Gency ont
signé le présent acte.

554

séance
de clôture

---

closing session

M. Jean-Pierre Soisson, Secrétaire d'Etat aux Universités,

Je déclare ouverte la séance solennelle du Colloque mondial « Biologie et Devenir de l'Homme ».

La science et la politique devraient engager un dialogue permanent. Que ce dialogue ait pu s'engager entre des hommes de sciences dont les regards se portent au-delà de leurs disciplines, sur les conséquences de leurs travaux, de leurs recherches et de leurs découvertes afin d'essayer de définir une politique de l'espèce face à son destin. Que ce dialogue nouveau soit né dans cette vieille Sorbonne, voilà qui donne raison d'espérer à la raison des hommes.

Monsieur le Recteur Robert Mallet, Chancelier des Universités de Paris, qui a été l'initiateur de ce Colloque, va définir pour vous les grandes lignes du Mouvement universel de la Responsabilité scientifique qui vient d'être créé et dont le Comité fondateur l'a élu président.

Monsieur le Président de la République,
Monsieur le Directeur général,
Monsieur le Président de l'Assemblée nationale,
Mesdames, Messieurs les Ministres,
Messieurs les Ambassadeurs,
Mesdames, Mesdemoiselles, Messieurs,

Le Colloque mondial « Biologie et Devenir de l'Homme » prend fin après une session qui a permis à la devise qu'il avait adoptée de se transformer en véritable action de la pensée : *« Nouveaux pouvoirs de la science, nouveaux devoirs de l'homme »*.

Certes, nous n'avions pas la prétention d'innover en rapprochant la notion de pouvoir de celle de devoir. Nous avons tous appris à l'école qu'il faut s'efforcer, entre bons concitoyens, de faire en sorte – selon le mot de Pascal inversé – que la force codifiée cesse d'être prise pour la justice et que la justice donne sa force essentielle aux lois. Plus l'homme a de pouvoir, plus il a le devoir d'en bien user. C'est une évidence que la vie politique nous rappelle chaque jour dans tous les pays du monde, avec des exemples qui illustrent le pire et le meilleur de l'usage qu'on fait de ce qu'on pourrait et devrait faire.

Nous sommes donc tous persuadés que le pouvoir politique séparé des devoirs sombre dans l'anarchie du tyran. Mais cette vue, étayée par tant d'expériences malheureuses, n'a pas encore atteint les horizons scientifiques. Dans ce domaine réservé – la politique étant par essence le domaine public –, beaucoup trop nombreux encore sont ceux qui croient que la science initiante peut rayonner par l'objectivité de ses recherches et de ses découvertes, dans une sorte de neutralité et d'indépendance qui la met à l'abri des appétits de pouvoir et la protège de ses propres tentations de puissance, lui conférant une véritable et abusive immunité constitutionnelle. Et lors même qu'elle se retire dans le secret de ses laboratoires, dans le silence de ses prospections avec le goût du gratuit et le mépris du rentable, en s'isolant de la société, elle prête encore le flanc à des critiques, car elle ne doit pas confondre le désintéressement et le manque d'intérêt. Je sais bien : on peut parler de la science pour la science comme on le fait de l'art pour l'art. Alors, disons-le tout net : cette science-

557

là ne concerne pas notre Colloque. Celle que nous avons vue s'exprimer ici, à travers cent soixante-dix savants issus de trente-sept nations, c'est la science qui ne se veut ni utilitariste, ni esthétique, ni asservie, ni asservissante, simplement au service de l'homme. Ce *simplement* ne signifie pas que les choses aillent ainsi de soi ; les vraies simplicités en effet correspondent au plus naturel de l'homme protégé ou reconquis.

Notre Colloque a eu l'intention de considérer les réalités des rapports entre la science et ses applications dans la perspective du *Bien commun*, expression à laquelle on ne se réfère jamais trop car elle implique une éthique et une pratique, une solidarité dans l'accomplissement.

Les participants ont voulu mettre en lumière les conséquences du progrès scientifique, celles qui se sont déjà manifestées – bonnes ou mauvaises –, celles qui seront le résultat des premières et les incidences prévisibles de cet enchaînement de conséquences. Ils ont scruté l'homme depuis les origines les plus souterraines des sources de la vie jusqu'au point où le flux vainqueur de tant d'obstacles, de tant de reliefs contradictoires se perd dans les mers innomées. Sur les prémices du gène révélé dans le corps des possibles géniteurs aussi bien que sur les ultimes frémissements du souffle des impossibles survivants, ils ont porté un regard où la plus haute des compétences dans la discipline, la spécialité, la technique est allée de pair avec la mission de civilisation.

En se posant les questions, ils nous les ont posées – les fameuses questions dont on dit qu'elles sont brûlantes parce qu'on ne sait pas les saisir par le bon bout. Et ils l'ont fait sans plus de ménagement que de provocations. Finis les maquillages qui ne parviennent pas à cacher les rides et l'affaissement des chairs d'une morale éreintée. Il ne s'agit pas de détruire les valeurs fraternelles qui continuent de faire l'honneur des hommes, il s'agit au contraire de les rénover, et de découvrir sous le masque du visage épuisé qui se farde encore les traits d'un avenir où le code génétique pourra un jour contribuer à informer les codes civils. Et cette découverte n'est pas à faire une fois pour toutes. Sinon, dans quelques années (je ne parle même pas de décennies), il faudra de nouveau constater les mêmes erreurs, les mêmes inadaptations, la même carapace de fards poussiéreux sur un visage en désaccord avec son temps. Il importe donc que continûment se fasse, se défasse et se refasse le modelage des traits de l'homme en marche qui, sinon, ne saurait plus sainement prendre de décisions pour ses successeurs puisqu'il est en retard lui-même sur son propre itinéraire par rapport à une technique dont on doit admettre qu'elle va plus vite que celui qui l'invente.

Dans ce désir de donner sans cesse au présent les chances de sécréter le futur, notre Colloque a eu un dessein très précis : profiter de la concertation des médecins biologistes, généticiens, ou physiologistes avec les écologues, les démographes, les sociologues, les philosophes, les psychiatres pour essayer d'éclairer les champs communs des recherches, et les voies convergentes qui débouchent sur les plus graves décisions à prendre tant pour assurer la survie de l'espèce tout entière que pour discerner, dans la vie, jusqu'où va le droit de l'homme à disposer des autres au nom de la santé de l'humanité ou à disposer de sa propre existence au nom de son essentielle liberté intime.

La présence à nos côtés des cinq masses d'argent de nos facultés traditionnelles – le droit, la médecine, les sciences, les lettres, la pharmacie – symbolise, au-delà d'une filiation, la nécessité de conjoindre toutes les disciplines pour nous sauver du « spécialisme » qui conduit toujours plus loin, toujours plus profond, mais vers quel but ? Nous avons voulu, au cours de ce Colloque, que les compétences et les connaissances souvent trop distantes se rencontrent, se confrontent et se mesurent.

Cette conduite à la fois interdisciplinaire et internationale part de la biologie et aboutit à une éthique. Elle respecte le principe sans lequel n'existe pas de recherche digne de ce nom, c'est-à-dire d'une science-constat, sans référence à quelque dogme que ce soit, qui est ce qu'elle est mais qui ne peut faire autrement, dès qu'on passe à son application, d'avoir une incidence sur la morale sociale et individuelle, et finalement sur la spiritualité de chacun.

Face aux périls que court l'humanité par l'absence d'une prise de conscience collective, par la persistance des égoïsmes nationaux cloisonnés, par l'obscurantisme fait tantôt d'inertie, tantôt de refus, il est plus nécessaire que jamais de voir se solidariser les hommes de science dans la

conscience de leurs responsabilités. C'est pourquoi le Colloque, au-delà de ses travaux sur la génétique et la démographie, sur la médecine et l'écologie, a servi de lieu de rencontre à certains esprits
que préoccupe la nécessité de rassembler au plus vite toutes les volontés d'unification de la science
dans sa mission d'universalisme.

Nous avons, ce matin, fait la synthèse des comptes rendus des diverses commissions et par
là même la synthèse des éléments positifs de la session. Je ne saurais, et ne voudrais répéter devant
vous l'exposé de ce que nous pouvons considérer comme les résultats constructifs d'une réflexion·
commune. Ils seront d'ailleurs révélés par la voix de la presse qui, chaque jour, a pu suivre les
débats, puis par le recueil des Actes du Colloque. Mais je me sens autorisé à vous dire que les douze
tables rondes, avec des sonorités diverses et de plus ou moins grande amplitude, ont permis, sur
chacune des questions évoquées puis débattues, d'enregistrer des clarifications, ne serait-ce parfois
que dans la différence des convictions et des propositions.

J'insiste sur le caractère fécond de l'expression des différences qui, comme en toute bonne
démocratie, constitue la richesse d'une société, pourvu que la loyauté d'une opinion s'accompagne
du respect des autres loyautés. Je peux affirmer que nous n'avons assisté qu'à des débats de différences profitables et que jamais n'ont fait apparition les divergences qui seules provoquent l'appauvrissement des hommes dans la violence des déchirures. Ce qui s'est révélé de la manière la
plus éclatante, la plus constante, c'est une convergence, à travers le libre jeu des diversités,
une convergence vers la certitude que la science ne saurait plus se dispenser de ses devoirs de
responsabilité.

Et comme un complément tout naturel des travaux scientifiques, a été constitué un groupe de
travail dont la mission était de proposer les statuts d'un « Mouvement universel de la Responsabilité scientifique ».

Là encore, nous n'avons pas la prétention d'être les novateurs d'une pensée. Mais nous sommes en droit de dire que notre proposition correspond à une tentative de rassemblement des forces
scientifiques qui, jusqu'à présent a fait l'objet de nombreux souhaits sans parvenir à se réaliser.

Déjà, des associations, clubs, organismes soit nationaux, soit internationaux, ont engagé
l'action. Déjà, ils ont provoqué l'opinion et certains pouvoirs publics à une prise en considération
des problèmes. L'U.N.E.S.C.O, en raison même de sa vocation et de son caractère d'institution
mondiale reconnue par tous les Etats, a œuvré afin de forger cette solidarité des esprits, gage de
paix et de progrès. Nous lui devons une profonde reconnaissance pour les résultats qu'elle a obtenus et pour l'ampleur de ses réalisations venues et à venir. Que M. René Maheu, Directeur général
de l'U.N.E.S.C.O, sache la part qui lui revient de cette gratitude pour la compréhension qu'il mani-
festa, dès l'origine, à l'égard de la pensée même du projet.

On s'efforcera, dans le respect de la mission de l'U.N.E.S.C.O. à laquelle chaque peuple
adhère, et en accord avec elle, de susciter un ralliement, non plus des pays eux-mêmes mais des
hommes de sciences de toutes nations, soit représentatifs d'une association déjà existante, soit en
tant qu'individualités.

Le « Mouvement » sous la forme d'association internationale qui vient de lui être donnée,
sera un organe, et non une institution. Il prendra la forme de confrontations, enquêtes, expertises,
publications sur les sujets qu'imposent les dangers du moment et les craintes du lendemain. Il se
voudra sans cesse lié par le plus actuel des faits à leur avenir, et s'efforcera de déduire d'un présent
mieux visible les réalités de la prévision.

Ses rencontres et travaux pourront se situer, selon la nature des thèmes, dans tel ou tel pays.
L'unité de lieu essentielle sera celle des pensées. La mobilité des « associés », leur diversité d'origine,
le déplacement des points de résonance seront l'expression concrète d'une démarche planétaire, ce
qui n'empêchera pas – pour l'efficacité de l'administration – de localiser les initiatives et directives
collégiales dans un endroit déterminé.

Le « Mouvement » présentera un caractère de grande ouverture. Sollicitant et accueillant toutes les volontés solidaires, il aura le constant souci de laisser à chaque organisation qui voudra bien y participer son originalité. Il suscitera la convergence, non par l'uniformisation ou par un fédéralisme centralisateur, mais une fois encore par le nombre et la diversité des compétences et des tendances mises au service des décisions unifiées.

La conscience d'une responsabilité individuelle et collective rapprochera les participants du « Mouvement ». La concertation, accompagnée d'un effort de synthèse, devra, faisant état des derniers progrès scientifiques, statuer sur leurs conséquences. On passera des constats les plus impartiaux aux options volontaristes dictées par la sauvegarde physique et morale de l'humanité.

Avant d'aborder les questions qui pourraient révéler des intérêts divergents entre divers pays, on étudiera les problèmes qui, dès maintenant, doivent trouver d'urgence des solutions intéressantes pour chacun. Seront donc explorées en priorité les zones de la pensée scientifique où tous les hommes peuvent se rejoindre pour essayer de définir ensemble un destin global.

Ainsi se constituera un organe de réflexion permanent dont l'objectivité, à l'écart de toutes pressions, exprimera une intelligence du Bien commun et qui pourra être accepté, puis consulté, par les responsables politiques.

Je rappellerai que le groupe de travail qui a proposé les modalités du « Mouvement international de la Responsabilité scientifique » comportait des représentants de l'U.N.E.S.C.O., de l'Institut international des Droits de l'Homme, du Mouvement Pugwash, du Club de Rome, de la British Royal Society for Scientific Responsibility, de l'International and Cultural Foundation, de l'Association internationale des Futuribles, du Comité d'Etudes pour un Nouveau Contrat social, auxquels s'étaient joints plusieurs juristes présidents des Universités de Paris. C'est dire que les plus valeureux champions de la clairvoyance scientifique face à l'avenir, forts de l'exprérience qu'ils ont acquise dans une action déjà éprouvée, ont accordé à l'entreprise leur intérêt et leur appui. L'instrument aujourd'hui est façonné. Il appartiendra à quelques-uns de s'en saisir – ils se sont déjà proposés – et de lui procurer les moyens et les méthodes de la procédure, en espérant que les chefs d'Etat voudront bien lui prêter attention et assistance.

Ce « Mouvement universel de la Responsabilité scientifique » sera né dans le cadre des Universités de Paris et avec leur soutien. Il aura mis l'accent sur le rôle des Universités dans l'évolution du monde : un rôle de catalyseur qui doit favoriser la bonne précipitation des événements dans le laboratoire des recherches fondamentales et appliquées puis dans l'enseignement de leurs implications.

Les Universités qui subissent, ici et là, les effets des politiques pratiquées par chacune des nations auxquelles elles appartiennent, représentent – quelle que soit leur appartenance – le potentiel majeur de la lucidité mondiale non pas grâce aux qualités propres à l'institution mais par le nombre et les qualités de ceux qui s'y rattachent et qui, dès l'origine, ont donné forme au moule et l'ont situé au niveau des enseignements dits supérieurs (nous savons bien que ce ce ne sont pas les grandes écoles qui font les grands esprits, mais l'inverse). C'est donc soit au sein des Universités, soit à travers leur formation que peuvent se recruter les contingents d'esprits les mieux préparés à l'action universaliste dans la période de transition que nous atteignons. Cette transition pourrait être figurée par un espace où chaque nation se verrait obligée de rejoindre les autres, en gardant son originalité, mais·en acceptant le dénominateur des destinées communes. Un jour, il ne s'agira plus de l'accepter. Ce dénominateur s'imposera, et nous devons redouter alors les circonstances et les conditions dans lesquelles l'événement unificateur se produira. Aujourd'hui, nous pouvons encore prévenir la violence chirurgicale qui ne manquera pas d'être imposée par l'accident organique et prescrire le traitement médical préventif. En somme, nous devons faire en sorte que l'intelligence évite les désastres plutôt que de nous abandonner aux désastres qui, forcément, provoqueront à l'intelligence – mais trop tard.

La mission de l'Université est de travailler à l'éclosion et au rayonnement de cette intelligence non pas divinatrice, mais tout simplement lucide. On a souvent parlé de l'Europe des patries qui devait être un cheminement vers la patrie Europe. Bien sûr, l'Europe doit se faire, elle doit correspondre à une phase de l'unification du monde. Mais nous sommes obligés de constater qu'elle est en train de se faire difficilement et que les ferments de son union – comme de sa désunion, d'ailleurs – sont essentiellement économiques. Or, l'agent de la mutation, s'il est lié aux crises apparemment les plus matérielles – surpopulation, paupérisme, restrictions des sources d'énergie, inflation, dégradation des sols, pollution, *etc.* – , n'en est pas moins d'ordre essentiellement moral. Et ce n'est pas être un rêveur que de prédire que seule la morale massivement reconnue comme une des formes de l'action est susceptible de hâter l'avènement d'une entente planétaire. Ce n'est pas non plus être un moralisateur, au sens condescendant qu'on donne à ce terme, ce n'est pas être une sorte d'esthète de l'éthique, c'est être pénétré du sens des réalités. La première tâche, en effet, est de persuader tous les hauts responsables que la morale entre dans la structure des assises de l'humanité comme une matière aussi concrète que les pierres angulaires de l'économie. Il appartiendra précisément aux hommes de science et aux universitaires de ne pas disjoindre de leurs recherches et de leurs cours les préoccupations de ce qu'on pourrait appeler la raison de la morale.

Et qu'on ne nous dise pas que cette morale planétaire provoquera la contestation de tous les pouvoirs politiques et la dégradation des concepts de patrie, je parierais plutôt le contraire. La morale de la planète contribuera sûrement à faire évoluer les esprits et les principes. Mais comme elle sera, par essence, fraternelle, elle ne cherchera pas à éliminer, à effacer, à détruire tout ce qui représente la diversité des êtres, car l'universalisme est le contraire de l'uniformisation, il est, comme je l'ai déjà exprimé, le respect des différences. La vie des patries ne sera pas mise en cause, mais la patrie de la vie sera officiellement proclamée, à laquelle on demandera à chaque nation de se référer pour s'y retrouver avec les autres dans le sentiment de la protection et de l'aide mutuelles.

Cette patrie de la vie ne requerra pas moins de dévouement que l'autre. Bien au contraire, elle exigera un dépassement continuel de celui qui s'en voudra le défenseur pour éviter tous les pièges de l'égocentrisme individuel ou national. Loin de saper la notion de civisme, elle contribuera à l'élargir, à donner à l'esprit de sacrifice d'autres limites que des pointillés de frontières, à le faire coïncider avec les courbes d'une Terre dont nous admettons qu'elle n'est qu'une poussière de terroir dans l'infinitude des univers, avec des courbes dont les reliefs contradictoires disparaissent dès que nous nous élevons un peu au-dessus de la planète, dans une immensité où chacun de nous éprouve ses infimes dimensions et des terreurs qui nous font tous de la même race.

En somme, il importe, plus que jamais, d'être civique pour être plus émancipé, plus audacieux. Et la révolte des jeunes, leur inquiétude perturbante, contestante, n'est souvent que l'expression d'un refus de se soumettre à des moules trop étroits, à des territoires historiques respectables mais dépassés. Il sont à la recherche d'une autre citoyenneté dans un autre espace. Nul doute que la patrie de la vie ne le leur propose. Nul doute qu'en définitive la vie des patries, la vie de chaque patrie ne doive trouver son compte, ne doive tirer profit, ne doive être protégée par cette patrie de la vie qui ne peut être que la sauvegarde de toutes les variétés de fidélité à une terre de naissance ou d'adoption, pour peu que les fidélités, liées à la notion de souveraineté nationale, acceptent de reconnaître la vie souveraine.

Ces quarante écoliers porteurs chacun de l'emblème d'un pays représenté au Colloque signifient la démarche d'un avenir aux multiples visages qui devra savoir, dans le respect de toutes les nationalités, contribuer à former de par leur nombre et leur diversité, la gerbe ou le faisceau où chacune d'elles se sentira solidaire des autres et mieux assurée de sa pérennité. La grandeur des drapeaux n'aura plus d'importance. L'important sera que dans leur modestie égale ils constitueront l'étoffe universelle.

Monsieur le Président de la République, est-il besoin de vous dire combien les participants de ce Colloque et les Universités de Paris sont honorés de vous accueillir en ces lieux où les remparts des traditions se sont toujours si bien adaptés aux assauts de la nouveauté ? Est-il besoin de vous assurer que nous nous réjouissons d'une présence qui exprime votre attention à la mission universaliste de la science et à cet avenir global que nous voudrions façonner pour le défendre ? Je dis bien : « que *nous* voudrions » car vous vous êtes toujours déclaré publiquement préoccupé du destin de l'humanité dans son unité sans frontières, et à l'issue d'une rencontre internationale que vous aviez provoquée sur le thème « Economie et Société humaine », vous avez exprimé vos craintes de voir les politiques de croissance non contrôlée *« aboutir* – je vous cite – *à une sorte de dislocation de l'espèce humaine ».*

En une autre circonstance – et celle-ci nous tient particulièrement à cœur parce qu'elle concerne les événements de mai 1968 et les remèdes qu'aussitôt la France essaya d'apporter à la maladie si soudainement déclarée et contagieuse – vous avez pris la parole au Parlement, un certain 24 juillet 1968, afin d'assurer la défense des propositions de celui qu'on avait appelé au chevet du malade pour le traiter d'urgence, je veux parler du Président Edgar Faure, alors tout fraîchement promu ministre de l'Education nationale, et dont, avec déférence, je salue ici la présence, signe de son attachement à des Universités et à une Education où le souvenir de son action difficile et courageuse est toujours vivace. Vous avez dit ce jour-là, Monsieur le Président de la République : « *Il faut aimer pour comprendre, aimer la jeunesse comme on aime la vie et l'avenir.* »

La vie et l'avenir, par quoi sont-ils mieux traduits que par la sève ? Cette marée dont nous savons bien que les châteaux de sable ne l'arrêtent pas et que ses hibernations ne sont que les repos où se refont ses forces ? Si vous me permettez d'évoquer une autre période – plus proche – où l'agitation des jeunes nous portait à des réflexions inquiètes, je rappellerai cette phrase que vous m'avez donné l'occasion de vous adresser : « *La loi a-t-elle encore assez de sève pour s'accorder ou s'opposer à la loi de la sève ?* » Et vous m'avez dit : « *Oui, voilà sans doute la question essentielle.* » A une telle question on ne peut répondre que par une vigilance sans cesse aiguisée, à l'affût des changements qu'il faut légaliser pour ne pas subir la violation des lois, à l'affût aussi de ceux qu'il faut provoquer pour ne pas être révoqué par l'avenir. Et nous retrouvons ici les lois de la biologie, et les raisons d'être de notre Colloque.

S'il est vrai – et cela est vrai –, et c'est encore vous qui l'avez dit, Monsieur le Président de la République, que *« dans le monde moderne il n'y a que la création qui soit jeune »*, alors créons ce « Mouvement universel de la Responsabilité scientifique », pour demeurer dans la jeunesse de l'esprit, seule capable de discerner avec générosité l'avenir qu'auront à affronter nos successeurs. Pensons cet avenir comme des responsables conscients de leurs inexorables devoirs. Faisons de l'altruisme le levain de la prospective, car l'avenir, c'est l'autre. Prévoir, c'est être fraternel.

*

* *

Mr. Jean-Pierre Soisson, Secretary of State for the Universities,

I declare open the official session of the world conference "Biology and the Future of Man".

Science and politics should engage into a permanent dialogue. That this dialogue should have started between scientists whose eyes are turned, beyond their specialized fields, towards the consequences of their work, their research and their discoveries in order to try and define a policy of the species confronted with its destiny. That is this new dialogue should have been born in this old Sorbonne, reaffirms our hope in the reason of men.

Mr. Rector Robert Mallet, Chancellor of the Paris Universities, who was the initiator of this Conference, will define for you the broad outline of the World Movement for Scientific Responsibility, which has just been created and whose founding Committee has named him President.

562

Mr. President of the Republic,
Mr. Secretary of State,
Mr. Director General,
Mr. President of the National Assembly,
Mmes. et Messrs. Ministers,
Messrs. Ambassadors,
Ladies and Gentlemen,

The World Conference on "Biology and the Future of Man" is drawing to a close after a session that has translated its chosen motto *"New powers to science, new duties to man"* into truly active thought.

We cannot of course lay claim to great originality in confronting the idea of power with the notion of duty. We were all taught at school that, to use an inverted dictum of Pascal's, good citizens should strive so that force, even if codified, will cease to be synonymous with justice, and that it is justice from which the law derives all its force. The greater the power man possesses, the greater his duty to make the best use of it. This is a truism we are reminded of day by day, by political life in every country in the world, exemplifying the best and the worst in the use made of what could and should be done.

Thus we are all convinced that political power divorced from moral duty is bound to land in tyrannical anarchy. Yet this realization, backed as it is by so many disastrous experiences, has still not penetrated into the realms of science. In this special field (as politics are by definition the public "stamping-ground"), there are far too many who still delude themselves into believing that "revelatory" science can spread abroad its influence simply by virtue of its objective research and discoveries in a kind of neutrality and independance that shelter it from the greed of power and protect it from its own power temptations, thus conferring on it a true built-in immunity. But even as it withdraws into the seclusion of this laboratories, the secretive silence of its self-communing, with its zest for what is gratuitous and its contempt of what is profitable, as it sequesters itself from society, it lays itself open to criticism, for it should not mistake disinterestedness for lack of interest. I know one can talk of science for its own sake in the same way as of art for art's sake. Well, let us speak out honestly : this kind of science has nothing to do with our Conference. What we have heard propounded here through the medium of a hundred and seventy scientists coming from thirty-seven nations is a science that aspires to be neither utilitarian nor refinedly abstractn neither enslaved nor enslaving, just aims to place itself as the service of man. This "just" does not of course mean that things can run as it were on wheels ; true simplicity lies in the nature of man protected or reclaimed.

Our Conference was intented to weigh up the realities of the relationship between science and its application to the *general weal,* a notion that cannot be overemphasized, as it implies both an ethic and a practice, a solidarity in achievement.

The participants in the Conference endeavoured to throw light on the implications of scientific advance, the consequences whether good or bad, that already materialized, the prospective results flowing from them, and the impact this chain of effects can be expected to unleash. They probed into man from his deepest subterranean sources of life to where the tide of his evolution has triumphantly rushed over all the impediments and contrasts to lose itself in nameless seas. From the very first genes discovered in the bodies of sires to the last breath quivering in the throat of the survivor, they have cast their glance over the entire field where the special discipline went hand in hand with the sense of mission.

By asking themselves questions, they put them to us – all these famous questions that are described as "burning" because we just don't know how to tackle them. In doing so, they spoke bluntly, did not tread warily. No more camouflage and make-up that do not, anyway, manage to conceal the wrinkles and flabby tissues of a jaded morality. There is no question of destroying the brotherhood of man that still does honour to him ; on the contrary what is involved is to rejuvenate these values, to discover, under the mask of this heavily painted but tired face, the lineaments of a future, in which the genetic code might one day benignly influence civil law.

This discovery is not made once and for all, or else, within a matter of years (I am not even speaking of decades) the same errors will rear their ugly heads, the same maladjustments, the same dusty disguise on a face out of tune with its time will make their appearance. The features of advancing man has therefore to be modelled, unmade and recast continually, as otherwise he could not make valid decisions to be handed down to his successors, himself being held up on his way by a technique that, we must admit, progressess more quickly than its inventor.

In an endeavour to give the present the non-stop chance of breeding a future, our Conference has a well-defined aim ; it is to benefit by a union of physicians, biologists, genetists and/or physiologists with ecologists, demographers, sociologists, philosophers and psychologists to try and find a common field of research, to trace out the converging paths that lead to the most important decisions to make so, as to ensure the survival of the species as a whole, and also to find out how far man's right goes in ordering his own existence in the name of his personal freedom and in ordering the lives of others in the name of health.

The five silver symbols of our traditional faculties – law, medicine, science, letters, pharmacology – stand for the need to unite all disciplines in order to save us from overspecialization, which tends to go ever farther and deeper, but to what end ? Our Conference has expressed the will that the various fields and provinces of knowledge should meet, confront each other and measure their forces.

This interdisciplinary and international attitude starts from biology and results in the formulation of an ethic. It adheres to a principle without which there is no research worthy of its name, a science free from any dogma whatever, which is what it is, but whose application must have an impact on social and individual morals, and ultimately even on the spirituality of each and all.

In view of the risks and perils run by humanity through an absence of collective awareness, the continuance of separate nationalist egotisms, the obscurantism arising partly out of inertia, partly from deliberate refusal, it is more necessary than ever to unite the men of science in a sense of their responsibilities. Thus the Conference beyond its work on genetics and demography, on medicine and ecology, has served as a meeting-place for minds preoccupied with the need to unite, and that as soon as possible, all those who wish to rally science to a universal mission.

This morning we have joined and compared the minutes of the various commissions and, through them, all the positive elements of this session. I could not and would not repeat to you what we might regard as the constructive results of a community of thinking. Anyhow, they will be set forth in detail in the press, whose representatives had the opportunity of following the discussions day after day, and also in the published Proceedings of the Conference. But I feel I have the right to point out to you that the twelve round-tables have, at different levels and with varying scopes, enabled the issues to be clarified on all the questions raised and debated, if at times only by bringing out differences in opinion or approach to a solution.

I underline the stimulating effect of differences that, as in every working democracy, represent the many-splendoured variety of a society, so long as adherence to a view means respect of the views of others. I may safely state that the debates we attended reflected really useful differences of opinion, and that there has been none of the kind of conflicts that tend to impoverish the human mind by the violence of strife. What has steadily and strikingly emerged here is a convergence, through the free play of diversities, towards the certainty that science can no longer ignore the burden of its responsibility.

As a natural complement to scientific work, a working team has been formed with the task of laying down the basic rules for a "Universel Movement of Scientific Responsibility".

Even in this, we cannot lay a claim to being innovators. Yet we may safely say that our proposal represents an attempt to rally the forces of science, a muster many have devoutly wished for without its ever materializing.

Even as I speak, various national and international associations, clubs and organizations have already moved into action. They have already challenged public opinion and even the powers-that-be to take a stand on the problems involved. U.N.E.S.C.O., by its very terms of reference, its task as a worldwide institution recognized by all states, has been active in bringing about this communion of minds, which is the only security of peace and progress. We owe it deep gratitude for the results it has obtained and for the scale of its achievements, both past and future. Much of this acknowledgement must go to Mr. René Maheu, U.N.E.S.C.O.'s Director General, for his thorough understanding, from the outset, of the very idea of our scheme.

We will endeavour, in faithful adherence to the mission of U.N.E.S.C.O., and in agreement with it, to bring about a rally not only of peoples, but of all men of science, whatever their nationality, whether as representatives of an existing association, or as individuals.

The "Movement", in its form of international organization, will be an agency, not an institution. It will set on foot meetings and inquiries, produce surveys, expertises and publications on present dangers and futures fears. It wants to stay in constant communication with present facts and their potential implications, and will strive to derive the realities of a forecast from a present become more clearly discernible.

Its meetings and operations can take place in any country, as riquired by the subject-matter covered. The essential unity of place must be that of thought. The mobility of the "associates", their various origins, the shift from one point of gravity to another will stand for a distinctly worldwide action, which will not alter the fact that, for administrative efficiency, these collegiate initiatives and directives can be localized in one particular site.

The "Movement" will be founded on a broad base. While welcoming and even inducing the adhesion of all who concur in its aims, it will jealously guard the individuality of all voluntary participants. It will tend to bring about a consensus, not by standardization or by a centralist federalism, but here again by accepting the entire range of trends of thought working towards a unity of decision-making.

The awareness of their responsibility, both individual and collective, will bring adherents to the "Movement" together. With the latest advances of science in mind, this unification must govern their action, passing from the most impartial statements to the most personal choices so long as they are dictated by a common concern to safeguard the physical and moral welfare of humanity.

Prior to tackling the questions that may reveal divergent interests in the different countries, what is going to be studied are the problems to be urgently resolved and of interest to all parties involved. Priority is therefore given to those fields of scientific thought where all men can meet to define their worldwide destiny.

Thus we will have a permanent instrument of rethinking free from all pressures and vested interests ; it will act as an expression of the common weal and can be accepted and consulted by politicians.

May I remind you that the work team which proposed the "International Movement for Scientific Responsibility" included representatives of U.N.E.S.C.O., of the International Institute of the Rights of Man, the Pugwash Movement, the Club of Rome, the British Royal Society for Scientific Responsibility, the International and Cultural Foundation, the International Association of Futuribles, the Committee of Studies for a New Social Contract, which have been joined by several jurist Presidents of Paris Universities. Thus the foremost champions of scientific foresight for the future, armed with the experience they acquired in well-tried past battles, have shown their interest and given their adhesion to this enterprise. Our instrument has been created. Now it is for us to make use of it, to hammer out the relevant facilities and methods of procedure, while hoping that heads of States will give it their attention and lend their assistance.

The "Universal Movement for Scientific Responsibility" comes about in the framework of the Universities of Paris, and with their support. It lays the stress on the role of the universities in world development ; the role of a catalyst that is to promote the advent of favourable happenings in the laboratories of fundamental and applied research, as well as in the teaching of their practical applications.

The universities are undergoing the effects of pratical politics as pursued in the particular country they belong to ; still, wherever they may be, they are potentially the centres of clear vision, not by their inherent qualities, but by the number and standards of those who centre round them and who have from the outset determined the shape of what is called higher education (we all know that is not school which produces great minds, but the other way round). It is accordingly within the universities or those with university training that the best minds can be recruited for the world-wide action so necessary in the period of transition we are living through. This transition could be represented by a space where every nation would feel obliged to join the others, while preserving its individual character, but bowing to the common denominator of a shared fate. The day will come when there will be no talk of "bowing to". The common denominator will be forced on the world, and we are justified in dreading the circumstances and conditions under which this unifying event will come to pass. Today we can still prevent the surgical violence that cannot fail to be enforced by an organic accident, and can still prescribe prophylactic treatment. On the whole, we must act in such a way as to avoid disaster by the force of intellect rather than submit to disaster, which will mobilize the force of intellect – but much too late.

The task of the university is to work away at helping this force to blossom out and to send out its radiation, an intelligence that is not to be prophetic, just simply lucid. There has been much talk of a Europe of "fatherlands", which should be the road to one European fatherland. Of course, this Europe has still to come into being within the movement towards one world. But we must realize that it is a difficult gestation, and that the agents of its unity, as much as those of its disunity, are primarily of an economic nature. But the agencies of change, while apparently linked to thoroughly material crises, such as overpopulation, pauperism, restrictions on the sources of energy, inflation, soil impoverishment, pollution, etc., are no less of a moral order. And it is no pipe-dream to predict that only morals generally recognized as a form of action can accelerate the advent of worldwide understanding. To say this is not to be a moralist, in the condescending sense of the word, it is not even to be a refined esthete of ethics, – these words are pervaded by a sense of reality. The first task is to convince all those responsible that morality is as much a cornerstone of humanity as economy. It is exactly for scientists and academics never to divorce their research and teaching from the issue of morality.

And nobody should tell us that this worldwide morality is going to challenge all powers-that-be and provoke a debasement of the notion of one's country, of patriotism – I am ready to bet that the opposite will happen. Worldwide morality is sure to end by developing minds and elevating principles. But as it involves brotherhood by definition, it will not seek to destroy, obliterate, remove anything that represents the diversity of human beings, for universality is the opposite of standardization, – it is, as I have already said, a respect for differences. The life of particular countries will not be challenged, but the country of life will be officially proclaimed and each nation will be asked to share it with the others in a sense of protection and mutual aid.

This "country of life" will require no less allegiance than the other. On the contrary, its advocate will continually have to avoid the pitfalls of egocentricity, whether individual or national. So far from undermining the notion of civic duty, it will do much to enhance the spirit of sacrifice beyond the line of frontiers, so that borders should ultimately coincide with the curvatures of the earth, which we now see as more than a speck of dust in an infinity of universes, curves that vanish from our view as soon as we rise above our planet, an immensity where everyone feels his own infinitesimal size.

To sum up, we must be, more than ever, civic to be more emancipated and more daring. And the revolt of the young, their disturbing, challenging disquiet often simply expresses a refusal to submit to moulds too narrow, to accept areas of living that may be historic but are antiquated. They are in quest of some other citizenship in a different space. There is no doubt that the fatherland as so far conceived denies it to them. There is no doubt, either, that the fidelity they owe to their birthplace must cede before life sovereign.

The forty schoolboys here, each carrying the emblem of a country represented at the Conference foreshadow a future of many aspects that must contribute, by its numbers and diversity, to forming the community that will share with the others and ensure its own perennity. The size of national banners will no longer be of any importance. What will really matter is that, modestly enough, they will be the stuff the world is made of.

Mr. President, do I need to tell you how greatly we, participants in this Conference and of the Universities of Paris, feel honoured to welcome you here, where the ramparts of tradition have invariably stood up to the onslaughts of the new ? Do I need to assure you how glad we are of your attendance which conveys the attention you devote to the universal mission of science and the worldwide future we would like to hammer out to defend it ? I am saying advisedly "we would like", because you have all the time been known to be concerned about the fate of mankind in its unity, transcending frontiers, and at the end of an international meeting you had induced on the subject of "Economy and Human Society", you gave expression to your fears that the policies of uncontrolled growth would (and I am quoting you) *"end in a sort of dislocation of the human race"*.

In another case which lies very near our hearts as it concerns the events of May 1968 and the remedies that France immediately tried to apply to the disease so abruptly manifested and so contagious, you took the floor in Parliament, on that 24th July 1968, to defend the suggestions of the doctor called to the bedside of the patient for emergency treatment ; I am referring to President Edgar Faure, then newly appointed Minister of National Education, and whom I deferently welcome to this meeting his presence here is a sign of his close relation with the universities, and with the cause of education, a field in which his difficult and courageous contribution will be vividly remembered. That day you said, Mr. President, that : *"To understand, one must love – love youth as one loves life and the future"*.

What can symbolise life and the future better than the sap of trees ? This tide which we know is not held up by sand castles and does not only withdraw for a rest to rally its forces again. If you allow me to recall a – more recent – period, in which the unrest of the young gave us sleepless nights, I should like to remind you of a phrase I had occasion to address to you : *"Has the law still enough sap to adjust or be opposed to the law of vital juices ?"* And you answered : *"Yes, this is no doubt the primary question"*. To such a question, the only possible answer is ever sharpening vigilance a look-out for changes that must be legalised so that there is no infringement of the laws. And here we come up once more against the laws of biology, the *raison d'être* of our Conference.

If it is true, and it is, – may I quote you again Mr. President – namely that *"in our modern world only creation is young"*, then let us create this "Universal Movement for Scientific Responsibility", so as to keep our minds young, the mind being alone capable of offering a large view of the future that our successors will have to face. Let us think out this future in the spirit of responsibility and full awareness of our exacting duties. Let altruism be the leavening agent, of what is to come. To foresee is to join in brotherhood.

M. Jean-Pierre Soisson : Je donne la parole à Monsieur le professeur Jean Bernard, qui va vous dire quel enseignement on peut tirer de ce Colloque.

Monsieur le Président de la République,

On sait depuis longtemps que quelques centigrammes d'extrait thyroïdien transforment une dame paisible en une horrible mégère. On a plus récemment reconnu la diversité, la complexité des effets qu'exercent sur le comportement de nombreuses substances chimiques. On a pu ainsi entreprendre par des méthodes neuves l'étude du système nerveux. La richesse des informations ainsi recueillies est un des grands enseignements du Colloque qui se termine. L'importance, l'originalité du système nerveux sont soulignées, exaltées. Ce n'est certes pas là une découverte. Déjà Paul Valéry parlait de « *maître cerveau sur son homme perché* ». Ce qui est nouveau, c'est l'abord scientifique, rationnel, l'analyse du fonctionnement de l'organe par quoi l'homme se distingue de l'animal et où se trouve cette liberté ou ce fragment de liberté qui est le propre de l'homme.

Cet homme est défini par son individualité génétique. A-t-on assez dit que la médecine, la biologie modernes allaient être grégaires. C'est tout le contraire qui se produit. L'immunologie, l'hématologie, comme on l'a vu ces derniers jours, apportent, par les hémoglobines, les enzymes, les groupes de globules rouges, les groupes de globules blancs et le système HLA (découvert à Paris par Jean Dausset), une définition élective de chaque personne humaine ; chaque homme est différent des autres hommes, unique, irremplaçable.

Cet homme irremplaçable, unique, le voici doué d'un pouvoir formidable.

Seul entre toutes les espèces animales, il possède le pouvoir de modifier son environnement. Seul il possède le pouvoir de maîtriser sa procréation. Les spermatozoïdes ne sont plus tout à fait ces « *animalcules presque essentiels à l'amour qui frétillent sous l'œil dans le microscope* » que décrivait un grand écrivain. L'homme met son sperme à la banque et aura ses enfants au jour qu'il choisira. La femme peut voir son ovule fécondé *in vitro*, dans le verre du laboratoire et s'y développer plusieurs semaines avant d'être réimplanté dans son propre utérus ou dans un autre utérus. Les expériences de l'école anglaise relatées hier sont admirables et troublantes. En tout cas, l'amour et la reproduction vont très bientôt cesser d'être liés. Dans vingt ans les querelles passionnées, passionnelles que suscite l'avortement paraîtront aussi dérisoires, aussi surannées que le système de Ptolémée.

L'homme ne maîtrise pas seulement le nombre mais aussi la variation, pas seulement la quantité mais aussi la qualité. Nous avons appris qu'il est possible d'amender le code génétique comme un projet de loi, que l'on peut inclure, dans le matériel génétique d'un colibacille, des gènes étrangers provenant d'espèces animales variées, voire de virus cancérogènes. La manipulation génétique, qui longtemps avait paru pure fiction, se développe et progresse très rapidement. Elle fait naître de grandes espérances et des craintes sérieuses aussi. Elle est le modèle de ces nouveaux pouvoirs qui appellent de nouveaux devoirs. Elle pourra probablement limiter la fréquence et la gravité de certaines tares héréditaires. Elle devra respecter cette transmission des gènes à nos enfants, à nos petits-enfants, qui est notre provisoire immortalité. Il est permis en guise d'avertissement et de conclusion de rappeler le vers du XIIe sonnet de Shakespeare, heureusement cité par un de nos plus brillants rapporteurs : « *Contre la faux du temps, rien ne peut te défendre que ta lignée... * ».

Mr. Jean-Pierre Soisson : I shall give the floor to Mr. Professor Jean Bernard, who will discuss the lessons which can be drawn from this Conference.

Mr. President of the Republic,

It has for long been common knowledge that a couple of centigrammes of thyroid extract transforms a placid lady into a dreadful termagant. More recently, it has been realized that many a chemical substance exerts varied and complex effects on behaviour. This has led to the devising of new approaches and methods of research into the nervous system. The wealth of information so assembled is one of the great lessons drawn from this Conference now ending. The importance,the unique features of the nervous system have been emphasized and thrown into relief. To be sure, this is no new discovery. Paul Valéry already spoke of *"Master Brain perched upon its host"*. What is new is the scientific and rational approach, an analysis of how the organ works which sets man apart from animal and where resides that freedom or scrap of freedom so special to the human being.

This human being is now described in terms of his genetic *persona*. Time and again it has been said that medicine and biology are going to be gregarious. Well, the very opposite is happening. Immunology, haematology have led, through the haemoglobins, enzymes, red blood-cell groups, white corpuscles, and the HLA system (discovered in Paris by Jean Dausset), to an elective definition of each human individual ; every man is different from all others, unique, irreplaceable.

And now this irreplaceable and unique man is seen to be endowed with a formidable power.

Alone among all animal species, he is possessed of the power to change his environment. He alone is vested with the capability of controlling his procreation. No longer are the spermatozoa quite those *"animalcules well-nigh essential to love, which are wriggling under your eye in the microscope"*, as a great writer had it. Man puts his sperm in a bank, and will have children on the day he chooses to have them. Woman can get her ovum impregnated *in vitro,* in the laboratory test-tube, where it can develop for weeks before being reimplanted into her own or some other uterus. The experiments of the English school, as reported yesterday, are both admirable and disturbing. Anyhow, love and reproduction will soon cease to be linked together. Within the next twenty years, the impassioned, emotional argument still stirred up by abortion will seem as derisory, as antiquated as the Ptolemaic system.

Man is acquiring mastery not merely over numbers, but over variations, the command of quality as well as quantity. We have learned that we can amend the genetic code like a bill before Parliament, incorporate in the genetic material of a coli bacillus foreign genes originating from a variety of animal species, even carcinogenic viruses. Genetic manipulation, which had for long seemed to belong to the realm of pure science fiction, is developing and progressing very rapidly. It gives rise to great hopes – and to serious fears as well. It is a representative example of the new powers that call for new duties. It will probably be capable of limiting the frequency and mitigating the severity of some hereditary taints. It must not interfere with the handing on of our genes to our children, which is our sole pledge of transient immortality. In conclusion, and by way of warning, it might be as well to recall Shakespeare's 12th Sonnet so aptly quoted by one of our brilliant rapporteurs : *"Against the scythe of time nothing but your issue can defend you."*

Mr. Jean-Pierre Soisson : Je donne la parole à Monsieur René Maheu, Directeur général de l'U.N.E.S.C.O., sans l'action duquel ce Colloque n'aurait pas été ce qu'il est.

Monsieur le Président de la République,
Monsieur le Secrétaire d'Etat,
Monsieur le Recteur,
Cher Maître,
Mesdames, Messieurs les Ministres,
Excellences,
Mesdames, Messieurs,

Dans la série des siècles, aucun n'a vu s'accomplir comme le nôtre tant de progrès de la science, si grands et si décisifs. On a découvert les principes fondamentaux qui gouvernent le comportement de la matière, de l'atome à la galaxie. La formation des continents s'explique, le code génétique a été défini et des lumières essentielles se précisent sur le traitement biologique de l'information et, en particulier, le fonctionnement du cerveau. Les conquêtes de la technologie dérivée de la science sont plus spectaculaires encore. Pour la première fois, l'homme a quitté physiquement la planète et a marché sur la Lune. La médecine, qui a jugulé des maladies qui ravageaient l'espèce, prolonge constamment la durée de l'existence de l'individu jusqu'à ces ultimes pénombres crépusculaires où le passage de la vie à la mort semble désormais relever du seul jugement du médecin. Et la technique, qui a modifié de fond en comble les rapports humains en exploitant de nouvelles sources de puissance et de richesse, en abolissant les distances et en transformant la condition de vie urbaine, crée à travers le monde une civilisation dite précisément technicienne dont l'action unifiante, déjà sensible sur le plan économique, ne pourra manquer d'affecter l'organisation politique elle-même.

Et pourtant, voici qu'en cette époque de triomphes auxquels rien ne saurait se comparer dans le passé, la science se trouve soudain faire l'objet d'une sorte de désenchantement diffus, voire d'une contestation déclarée – et cela surtout de la part de ceux qui ont le plus profité de ses bienfaits intellectuels et matériels. De toute évidence, la science a perdu, là même où elle peut s'enorgueillir de ses plus remarquables conquêtes, une partie de son prestige de naguère et davantage encore de la confiance que l'on mettait en elle pour assurer le progrès et le bonheur de l'humanité.

Cette situation a de quoi surprendre. Mais, à y bien réfléchir, elle n'est paradoxale qu'en apparence. Car ce n'est pas l'esprit scientifique, dans sa quête de vérité et dans ses méthodes, qui est proprement mis en question. Ce qui égare, ce qui choque, ce qui effraie, ce sont les nouveaux pouvoirs que la science confère à l'homme sur le monde et sur lui-même. Or, disons-le tout net, il est très compréhensible, sinon normal, qu'il en soit ainsi, et cela sans que la science doive pour autant être incriminée.

L'utilisation, en effet, de certains des pouvoirs dont je parle à ceux dont dépend l'exploitation des ressources naturelles, est trop intimement associée aux modèles sociopolitiques et socioculturels de la civilisation industrielle, dont elle est le moteur, pour que les tares et les dangers, réels ou supposés, de ces modèles et de cette civilisation ne soient pas plus ou moins directement imputés à la science. Les réactions passionnées que suscitent actuellement les menaces qui pèsent sur la préservation des ressources et de l'équilibre de la biosphère ainsi que sur la qualité de l'environnement fournissent maints exemples de cette attitude qui confond, sous une même réprobation, science, technologie et société. C'est pourtant la science – sciences de la nature et sciences sociales et humaines – qui a permis d'identifier et de mesurer ces menaces avant que le politique et l'homme de la rue s'en inquiètent.

Quant aux autres pouvoirs issus de la science – je pense ici aux pouvoirs sur l'homme lui-même –, ils heurtent trop d'instincts élémentaires, d'interdits ataviques et de conceptions traditionnelles du bien et du mal pour ne pas provoquer en nous un malaise fait d'incertitude profonde et d'indécision anxieuse. C'est le cas de tout ce qui met en jeu la vie et la mort, la reproduction et l'amour, la permanence et les variations de la personne et de l'espèce. Comment en serait-il autrement ? Quelles que soient la liberté théorique de notre jugement critique et notre capacité effective d'ouverture et d'adaptation aux idées et aux situations nouvelles, notre vie spirituelle est essentiellement le produit d'une archéologie immémoriale.

Ce que d'aucuns appellent déjà la crise de la science, je crois donc que c'est en réalité une crise totale de nos mentalités, qui provient d'une inadéquation grandissante de notre pensée morale et de notre pensée politique aux graves problèmes de conscience et d'organisation que posent les pouvoirs que nous donne la science. Nous n'avons pas l'éthique et la politique de notre science et de notre technologie, voilà le vrai problème. Voilà le retard qu'il nous faut d'urgence combler par la définition et la prise en charge de responsabilités nouvelles. Comme l'a si bien dit l'inspirateur et l'animateur de ce Colloque, M. le Recteur Mallet : « A pouvoirs nouveaux, nouveaux devoirs. »

Il est très important que les savants prennent la tête de la réflexion morale qui s'impose.

D'abord il y va de leur honneur. Car s'il est vrai, comme j'ai essayé de le montrer, que dans la crise que nous traversons la science proprement dite n'est pas en question, les savants, eux, le sont. Ils ne sont pas, en effet, de purs esprits mais des hommes et des citoyens engagés comme tous les autres dans les drames de notre temps, où par la force des choses ils doivent prendre parti. Et en prenant parti, comment pourraient-ils méconnaître l'impact intellectuel et pratique de leurs travaux sur les données mêmes des problèmes du monde. Il leur serait d'autant plus difficile de mettre entre parenthèses leurs responsabilités de savants à cet égard que, dans bien des cas et de bien des manières, encore qu'à des degrés variables, leur activité scientifique s'est délibérément ou objectivement associée aux desseins et aux intérêts du pouvoir politique ou du pouvoir économique dont l'appui leur est nécessaire.

Au surplus, c'est une remarque de bon sens que d'observer que la crise en question étant issue du progrès de la science, ce sont les savants qui sont le mieux placés pour en définir la nature et y trouver des solutions et des remèdes. Ce ne sont pas des rebouteux ni des charlatans qu'il nous faut sous le couvert de moralistes prétendus inspirés mais des esprits entraînés à scruter patiemment l'expérience et dont l'interrogation sur les fins va de pair avec la recherche des causes.

Enfin, par leur contribution à la solution du problème, les savants empêcheront le désarroi des consciences de se détourner de ce qui est devenu l'essence de notre civilisation, à savoir la rationalité. Déjà, en 1947, le philosophe allemand Horkheimer parlait de « l'éclipse de la raison ». Il visait proprement la « raison instrumentale » qui a construit nos sociétés industrielles et que la révolte culturelle présente récuse de plus en plus. Mais là aussi le danger existe que le refus s'étende de cette raison instrumentale à la pure rationalité qui s'identifie avec la vérité de l'homme et qui, bien loin de conduire comme la première à un fonctionnalisme social anti-égalitaire et oppressif, aboutit à l'épanouissement de l'universel en chaque personne. Il importe d'éviter ce désastre. Et ce devoir incombe en premier lieu aux savants qui sont mieux que tous autres à même de faire la démonstration de la véritable signification humaine de la raison.

Dans cet immense effort tous les savants, de quelque discipline qu'ils relèvent – sciences de la nature, sciences sociales, sciences humaines –,ont, est-il besoin de le dire ? leur rôle à jouer ; en fait, l'entreprise n'a de chances de réussir que si tous y participent. Pourtant on comprendra que je dise combien je me réjouis de ce qu'en la circonstance ce soient les biologistes qui aient pris l'initiative. De tous les secrets et les pouvoirs nouveaux que la science nous a livrés, ceux que les progrès de la biologie et de la médecine ont donnés à l'homme sur sa propre nature sont, en effet, les plus déconcertants et les plus redoutables.

« *L'homme*, a-t-on dit, *peut maintenant changer l'homme lui-même.* » Et cela non seulement dans son individualité somatique mais encore dans sa formule génétique et par conséquent dans sa descendance à travers le temps. A la limite, c'est le devenir de l'espèce qui peut être mis en question par des modifications délibérées du programme génétique. Comme l'a écrit l'un d'entre vous, « *l'homme est devenu le premier produit de l'évolution capable de maîtriser l'évolution* ». Convenons qu'il y a là de quoi donner le vertige.

Les biologistes sont ainsi aujourd'hui dans une situation comparable à celle où se sont trouvés, à la fin de la Seconde Guerre mondiale, les physiciens atomistes lorsque la bombe d'Hiroshima a frappé le monde de terreur. Je ne serais pas surpris que certains connaissent à leur tour les tourments de conscience d'un Oppenheimer. Je ne le serais pas non plus si cette interrogation intérieure débouchait sur une interpellation publique adressée aux responsables de l'organisation politique et sociale des nations et du monde, comme ce fut le cas pour Niels Bohr en 1950 avec sa fameuse *Lettre ouverte aux Nations unies*.

Si je la comprends bien, votre rencontre est un signe hautement démonstratif de ce sursaut moral de la communauté scientifique que tous ceux qui se penchent sur les problèmes de l'avenir de l'humanité appellent de leurs vœux. Sursaut d'autant plus nécessaire que les périls nouveaux ne se sont en aucune manière substitués aux périls de naguère : ils s'y sont ajoutés. Le danger atomique n'a nullement disparu, en effet ; avec la prolifération et la miniaturisation des armements il s'est même aggravé.

Mesdames, Messieurs,

Ce que j'ai dit montre assez avec quel intérêt l'U.N.E.S.C.O., que vous avez bien voulu associer dès le début à votre initiative, suit l'heureux développement de votre dessein.

Aussi bien les problèmes dont vous avez débattu la préoccupent-elle depuis plusieurs années. C'est ainsi qu'en collaboration avec l'Organisation mondiale de la Santé elle a chargé le Conseil des Organisations internationales des Sciences médicales d'organiser des colloques sur des sujets parmi les plus brûlants qui appellent une confrontation de la biologie et de la morale. Elle-même a réuni, en mars dernier, un groupe de travail sur les interrelations de la biologie, des sciences sociales et de la société, dont la documentation et les discussions seront publiées dans le prochain numéro de notre *Revue internationale des Sciences sociales*.

L'U.N.E.S.C.O., vous le savez, est l'institution spécialisée des Nations unies pour la science. C'est une organisation intergouvernementale qui comprend aujourd'hui cent trente-deux Etats. Comme telle, elle a vocation de saisir les gouvernements des problèmes de l'humanité et de promouvoir leur collaboration pour donner à ces problèmes des solutions effectives aussi favorables que possible. Dans ce rôle important, elle a suffisamment montré son efficacité, notamment grâce à ses grands programmes de coopération scientifique internationale relatifs à l'homme et la biosphère, à l'hydrologie, l'océanographie, les corrélations géologiques, la documentation scientifique et technologique, pour mériter, je pense, votre confiance et votre appui. Il ne tient qu'à vous d'en faire un puissant instrument intellectuel, une grande force politique et morale.

Mais l'U.N.E.S.C.O. n'ignore pas pour autant les limites que son caractère inter-gouvernemental lui impose lorsqu'il s'agit de conduire, comme dans le cas qui nous occupe, une action sur les consciences individuelles. Sur ce plan, la liberté des initiatives extragouvernementales est essentielle pour inspirer la confiance et faciliter la persuasion.

Aussi est-ce avec une satisfaction particulière que j'ai appris la décision que les participants au Colloque viennent de prendre de créer un Mouvement universel de la Responsabilité scientifique n'ayant « *aucun caractère gouvernemental, ethnique, politique ou confessionnel* ». Un tel Mouve-ment, dont l'article 2 des statuts définit en termes précis les buts excellents, me paraît correspondre tout à fait aux besoins de la situation et à l'attente du public. Permettez-moi de vous en féliciter cha-leureusement tout en vous assurant d'avance de l'appui de l'Organisation au nom de laquelle j'ai l'honneur de parler.

Mouvement *universel* : vous avez eu raison de pousser l'audace à vous désigner dès mainte-nant ainsi. Car, lorsqu'il s'agit de l'homme, l'universel ne doit pas être conçu comme l'aboutisse-ment plus ou moins lointain d'une progression éventuelle mais comme le principe et la catégorie de toute entreprise de salut authentique.

✢

✢   ✢

Mr. Jean-Pierre Soisson : I shall now give the floor to Mr. René Maheu, Director General of U.N.E.S.C.O., without whose action this Conference would not have been what it turned out to be.

Mr. President of the Republic,
Mr. Secretary of State,
Mr. Rector,
Mr. Counsellor,
Mmes. and Messrs. Ministers,
Excellencies,
Ladies and Gentlemen,

Down the centuries there has been none like ours to witness such a great, wide-ranging and crucial progress of science. We have seen the discovery of the basic principles that govern the beha-viour of matter from the atom to the galaxies. We have had an explanation of how continents came about, a definition of the genetic code, and new light has been cast on biological data processing, with especial reference to the workings of the brain. The triumphs of technology as derived from science are even more spectacular. For the first time in human history, man has physically departed from his planet and walked on the moon. Medicine, which has brought diseases ravaging the human race under control, is steadily extending the span of life to a point where those final shadows of twilight separating life from death now seem to be conditional upon the physician's judgment. Technology, which has wrought a root-and-branch change in human relations by opening up new sources of power and wealth, doing away with distances and recasting the conditions of city life, is bringing about what is relevantly called a "technocratic" civilization throughout the world, whose unifying influence, by now in evidence in the economic field, cannot ultimately fail to affect the political fabric and pattern.

And yet, in this very era of triumphs to which nothing in the past can compare, we witness the spectacle of science being challenged, partly by a rather undefined disenchantment, partly by declared opposition - an onslaught mainly on the part of exactly those who have derived the grea-test benefit from its intellectual and material achievements. There is every indication that science has lost, in the very field where it can pride itself on the outstanding conquests it has accomplished, some of its one-time prestige, and even more of the trust once reposed in its ability to ensure the progress and happiness of the human race.

While this seems to be a rather baffling development, on reflection the paradox involved is only apparent. For it is not really the scientific approach, not its quest of the truth or its methods, that are called in question. What appears disturbing, shocking and frightening is the new power over the world and himself that science confers on man. Well, let us be quite frank about it, it is perfectly understandable, in fact normal, that this reaction should have arisen, although science itself cannot be blamed for it.

As a matter of fact, the use of this new power by those who decide on the harnessing of natural resources is much too closely associated with the sociopolitical and cultural patterns of our industrial civilization, of which they are the prime movers, for the real or supposed evils of these patterns and this civilization not to be more or less directly put down to science itself. The passionate responses nowadays elicited by the existing threats to the preservation of resources, the balance of the biosphere, and the quality of the environment are relevant examples of this attitude which, by a sort of blanket condemnation, indiscriminately mixes science, technology and society. And yet it is science, both the natural sciences and the social and human sciences, which have made it possible to identify and size up these dangers, well before politics and the man-in-the-street ever started to worry their heads about them.

As to the other powers put forth by science (I am alluding to the power over man himself), these come up against primary instincts, atavistic taboos, and received ideas on good and evil, with the net effect of inspiring a malaise in us, an uneasy feeling of deep uncertainty and apprehensive indecision. This is invariably the case wherever life and death, reproduction and love, the variations of personality and the species are at stake. How could it be otherwise ? Whatever our theoretical freedom of critical judgment, our active capability of receiving, and adjusting to, new ideas and new situations, the fact remains that our spiritual life stems mainly from a prehistory of immemorial roots.

What, then, some tend to brand as a crisis of science is, I believe, an all-pervading crisis of our mental attitudes, which springs from a growing inconsistency between our ethical and political thinking, and the serious problems of conscience and organization posed by the new power offered us by science. The core of the problem is that we simply do not possess an ethic and a policy equal to coping with our science and technology. It is a lag that we must urgently make up by marking out and assuming new responsibilities. As the inspirer and moving spirit behind this Conference, Rector Mallet, so aptly put it : "New powers mean new duties"

It is essential that scientists should lead the van of this unavoidable rethinking.

More than anything, it is their honour that is at stake. For while it is true, as I have tried to point out, that science proper cannot be held answerable for the crisis we are going through, the scientists can. After all, they are not minds incorporeal, but human beings and citizens involved, like anybody else, in the dramas of our age in which, by the nature of things, they are forced to take sides. And in this practical part they are expected to play, how ever could they fail to realize the intellectual and operative impact of their work on the conditions and problems of the world ? It would be all the more difficult for them to dissociate their responsibilities from the general context as their scientific activity is, in many ways though to different degrees, deliberately hitched to the political bandwagon of the powers-that-be, whose support is essential to them.

Moreover, it stands to reason that, since the crisis arose out of the advances made by science, the scientists are in the most propitious position to define its nature and find the requisite answers and remedies. What we need are not quacks and charlatans parading in the guise of "inspired" moralists, but minds trained to a patient, careful reappraisal of experience, and an inquiry into ends and causes.

Lastly, by their contribution to the solution of the problem, scientists can prevent the confusion of awareness now prevailing from de-routing science off the track that has become the essence of our civilization : rational thinking. As far back as 1947, the German philosopher Horkheimer remarked upon the "eclipse of reason". He was talking of what he termed "instrumental reason", which built up our industrial societies, and which this latter-day revolt in our culture increasingly repudiates. But, here again, there is the danger that this rejection of "instrumental" reason may well spread to pure rationality, which embodies the humanist truth, and which, so far from leading, as the former may, to an anti-egalitarian and repressive social functionalism, results in a universal expansion of personality. The disaster that this danger spells must be avoided. And this duty is above all incumbent on the scientists who are in a better position than anyone else to demonstrate the importance of reason to humanity.

In this enormous effort, all scientists, in whatever discipline, whether that of the natural, the social or the human sciences, have, needless to say, a rôle to play ; in fact, the movement stands no chance of success unless all of them pool their efforts. You will, however, understand if I say how glad I am to see that it is the biologists who have taken the initiative. Of all the secrets and new powers derived from science, those given to man by the progress of biology and medicine regarding the mastery of his own nature are the most unsettling and the most formidable.

Man, it has been said, *is now enabled to change man.* And not merely as regards his somatic being, but also in his genetic formula and his descent throughout the time to come. Pushed to its extreme limit, we can say that the development of the human species can be affected by planned alterations in the genetic schedule. As one of you wrote, "man has become the first product of evolution capable of controlling evolution". You will agree that this is a heady thought.

Thus biologists are now in the same position as were nuclear physicists at the end of the Second World War after the bomb dropped on Hiroshima struck terror in the hearts of men the world over. It would not surprise me to find that some of you have experienced the torments of conscience Oppenheimer had suffered. Nor would I be surprised if this inside inquiry resulted in a calling to account of the heads of the political and social organization of the world and of each nation, as Niels Bohr's did in 1950 in his famous *"Open Letter to the United Nations".*

If I am not wrong, your meeting represents a demonstration of the moral awakening of the community of scientists that no one concerned about the future of mankind can elude. This is all the more essential as the new threats do not in any way replace the old ones : they are added to them. The nuclear peril has not disappeared ; if anything, it has been aggravated by the proliferation and miniaturisation of armamants.

Ladies and Gentlemen,

All I have said shows how interested U.N.E.S.C.O. is, in which you have anchored your movement from the first, in backing up your scheme.

The problems discussed here have been in the foreground of U.N.E.S.C.O. thinking for many years. Thus, in co-operation with the World Health Organization, it entrusted the Council of International Organizations of the Medical Sciences to organize colloquia of the most burning questions that call for a confrontation between biology and ethics. It formed last March a working team devoted to the study of interrelations between biology, the social sciences and society, and the relevant discussion will be published in the next issue of our *International Review of Social Sciences.*

U.N.E.S.C.O., as you know, is the United Nations institution specialising in science. It is an inter-governmental organization that now comprises one hundred and thirty-two states. As such, it has the task of interesting Governments in the problems of humanity and enlisting their co-operation in finding the best possible answers to these problems. It has proved its efficiency in the important part assigned to it,. mainly by launching large-scale programmes of scientific co-operation, at an international level, on man and the biosphere, hydrology and oceanography, geological correlations, scientific and technological documentation ; an adequate achievement, I do think, to deserve your confidence and support. It is up to you to convert it into a powerful intellectual instrument, a great political and moral force.

At the same time, U.N.E.S.C.O. is fully aware of the limitations set on it by its inter-governmental nature, especially when the action involved, as the one we are here concerned with, is to be exercised on personal consciences. In this field, the freedom of extra-governmental enterprise is essential in order to inspire confidence and facilitate persuasion.

I therefore feel especial satisfaction at the decision made by participants in this Conference to launch a Universal Movement of Scientific Responsibility, without "any governmental, ethnic, political or denominational restriction". A Movement like that, whose Statutes, Art. 2, sets out its highly desirable aims in precise terms, seems to me to meet all the requirements of the situation as well as the expectations of the public. Please allow me to congratulate you heartily and assure you in advance of the support of the organization on whose behalf I am speaking.

Universal movement : you are justified in daring to set your sights that high. For where humanity is involved, universality must never be a remote end result of a contingent gradual advance, but the underlying principle of any practical initiative and formula for happiness and salvation.

M. Jean-Pierre Soisson : Monsieur le Président de la République nous a fait le grand honneur de clôturer cette séance.

Mesdames, Messieurs,

Lorsque, il y a trente ans, un président des Etats-Unis transforma une équation d'Einstein en une bombe à Hiroshima, le monde comprit, entre autres, que le problème des rapports entre la science et la politique était désormais ouvertement posé.

Le besoin d'une « morale de l'espèce ».

Si, en ce domaine, l'on a vu se développer certains courants de réflexion, vous ne me contredirez pas, je pense, lorsque j'indique que ce problème est loin d'avoir reçu une solution ; votre présence ici en témoigne puisque tel en a été notamment l'objet, si j'ai bien compris les très intéressantes conclusions que vient de nous donner en un raccourci clair et saisissant, le professeur Bernard, le diagnostic que vient de formuler Monsieur René Maheu, dont chacun connaît le dévouement à l'action de compréhension internationale, et les propositions que vient de formuler le recteur Mallet, que je félicite de son initiative d'organiser une telle confrontation d'idées.

Le choix du thème me paraît d'ailleurs significatif, car en centrant le débat sur la biologie et le devenir de l'homme, je crois que vous avez mis l'accent sur ce qui sera, dans les années qui viennent, au cœur du débat entre la science et la politique.

Certes, les mathématiques, la physique et autres sciences, dites bien imprudemment exactes – sans doute par opposition à l'économie –, n'ont-elles pas fini de nous préparer de surprenantes découvertes mais j'ai le sentiment que la révolution scientifique de demain nous viendra de la biologie, et cela pour plusieurs raisons :

Tout d'abord, grâce aux travaux récents, dont certains auteurs illustres sont d'ailleurs parmi vous, nous avons l'impression d'avoir trouvé le bout du fil qui nous conduira à la connaissance, et donc, peut-être, à la maîtrise, des phénomènes génétiques et biologiques. Nous sommes loin, bien sûr, d'en avoir démêlé l'écheveau mais nous commençons à comprendre que la vie est peut être compréhensible. Ce faisant, la biologie nous enseigne plusieurs principes qui donnent matière à réflexion.

Le premier principe concerne ce que nous appelions jusqu'ici *la relation de cause à effet*. Il était commode, en biologie comme ailleurs, de chercher une cause unique à un phénomène, d'en observer les effets et, le cas échéant, d'y remédier en agissant sur la cause : pour mettre fin à une maladie, il suffisait d'en découvrir le microbe. Il me semble, en m'efforçant de suivre les travaux récents, que cette simplicité relative est en train de disparaître. Déjà, le principe d'incertitude de Heisenberg nous avait suggéré que l'information peut modifier l'état, et que la connaissance n'est pas neutre. Maintenant, il apparaît en outre que le raisonnement linéaire, de la cause à l'effet, devient plutôt circulaire en empruntant le circuit des systèmes et de leur régulation. Il n'y a plus alors une cause et un effet mais un dérèglement d'un système au voisinage de son point stable normal. En montrant par leurs travaux que l'organisme humain est un système dont toute une série de composantes chimiques doivent constamment se maintenir à leur teneur d'équilibre, les biologistes ont ouvert la voie non seulement à de fructueuses méthodes pratiques, dites de réanimation, mais aussi à une réflexion plus générale.

Il me semble, en effet, que le système social doit être à son tour analysé avec un regard nouveau. Pour prendre un problème d'actualité – qui concerne, Messieurs, chacun de vos pays –, il semble clair que *l'inflation n'est pas le seul effet d'une seule cause mais résulte du dérèglement global* d'un système économique et social. D'une manière générale, nous avons souvent intérêt à nous référer à l'équilibre biologique pour comprendre ce que peut être notre réaction aux événements, à la fois en tant que corps humain et en tant que corps social.

Un deuxième principe de la biologie moderne auquel, pour des raisons que vous comprendrez facilement, un homme d'Etat ne peut être indifférent, est celui du *rejet*. Que la cellule élémentaire de notre corps soit capable de distinguer, parmi les cellules qu'elle rencontre, celles qui font partie de son propre milieu et celles qui lui sont étrangères, voilà déjà une découverte surprenante et riche de conséquences. Mais, plus encore, la capacité d'autodéfense des cellules contre toute intrusion extérieure nous donne la mesure de l'énergie que la nature sait déployer lorsqu'elle veut préserver ses caractéristiques originelles.

A cet égard, le devenir des hommes n'est pas distinct du devenir de l'homme : le patrimoine spirituel d'une civilisation vécue collectivement répond au patrimoine génétique d'une descendance biologique. Et le rejet naturel de toute atteinte à l'un ou l'autre de ces patrimoines est une donnée dont nous devons tenir compte lorsque nous sommes amenés à analyser des choix gouvernant votre avenir. Là encore, les sciences humaines et la science de l'homme se révèlent étonnamment proches.

Enfin, il faut noter que, indépendamment de tout progrès scientifique, le progrès économique nous permet de parcourir le globe en quelques heures, et nous donne ce sentiment nouveau de vivre sur « une seule terre », pour reprendre le titre de la conférence de Stockholm sur l'environnement. Ce sentiment intuitif est renforcé par la prise de conscience de la limitation physique des ressources naturelles de notre planète, limitation que le Club de Rome a su mettre en évidence aux yeux de l'opinion mondiale.

Dès lors, nous assistons à un changement progressif dans les mentalités : alors que le siècle dernier avait été caractérisé par le passage du problème de l'*individu* au problème des *classes* sociales, notre siècle sera sans doute marqué par le passage du problème des classes sociales à celui des classes mondiales, c'est-à-dire de l'*espèce* humaine. A nous de préparer la morale nouvelle qui en gouvernera la conduite, *à nous d'inventer la morale de l'espèce* au seul niveau où ce soit possible : celui du monde. Vous savez peut-être que, *pour moi, cette prise de conscience globale des problèmes de l'espèce* est une des données qui doit éclairer les grandes évolutions politiques et sociales.

Une mondialisation de la violence qui précède celle de la pensée.

Or, nous assistons actuellement à une évolution surprenante : le phénomène de la mondialisation qui résulte normalement de l'évolution de nos sociétés se manifeste effectivement, parce que tout événement qui concerne un homme se répercute à notre époque sur les autres hommes, mais il se manifeste de manière inacceptable : *la mondialisation de la violence précède celle de la pensée.*

Mondialisation de la violence physique, d'abord.

Lorsque le conflit entre deux nations du Proche-Orient amène des Japonais à massacrer, à l'aéroport de Lod, des pèlerins portoricains, lorsqu'un ambassadeur français est séquestré comme aux Pays-Bas par des Japonais qui vont chercher refuge en Syrie, lorsque les jeux Olympiques deviennent le théâtre de règlements de compte politiques sanglants, lorsque chaque être humain se sent menacé dans sa vie quotidienne par les péripéties de luttes qu'il ignore complètement ou qui, croit-il, ne le concernent pas, c'est que non seulement la mondialisation est devenue une des réalités quotidiennes mais c'est encore qu'elle est devenue la plus haïssable de ces réalités quotidiennes : la violence. J'affirme que la France n'est pas disposée à se résigner à cet état de fait, et que j'entends, pour ma part, rechercher avec les chefs de gouvernement des autres pays une riposte commune et efficace à cette forme détestable d'unification du monde.

Mondialisation de la violence économique ensuite : nous avons tous vécu une époque économique que les historiens considéreront un jour comme exceptionnelle, à la fois par l'ampleur de la croissance et par l'ouverture aux échanges internationaux, entre pays industrialisés, entre pays de l'Est et pays occidentaux, entre pays riches et pays pauvres. Or nous assistons actuellement à une transformation inquiétante des rapports de concurrence économique en rapports de forces économiques. La violence y remplace la négociation et la puissance y remplace la concertation. J'ai eu l'occasion, alors que j'avais la responsabilité des affaires économiques et financières, d'exposer à maintes reprises, notamment bien avant la crise pétrolière, à la conférence de la C.N.U.C.E.D. de Santiago-du-Chili, à quel point il me paraissait dangereux que les problèmes économiques internationaux fussent réglés par la volonté du ou des plus forts et non en fonction des données objectives. Nombre de ceux qui, à cette époque, se montraient sceptiques, ont révisé leur jugement depuis les événements liés au pétrole ! Je maintiens que les problèmes économiques actuels qui, comme il fallait s'y attendre, se posent au niveau mondial, ne se résoudront pas durablement par la violence économique.

Face à cela, où en est la mondialisation de la pensée ?

Elle est à un stade quasi primitif : les idéologies abstraites s'épuisent en des luttes quasi byzantines. « L'histoire court tandis que l'esprit médite », disait Albert Camus. Comment les scientifiques, comment les groupes dirigeants, comment les responsables politiques des divers pays peuvent-ils ne pas voir que l'heure est à l'unité et non à la désagrégation, que l'heure est à la conception et non à la contemplation.

D'où la nécessité d'une réflexion scientifique au niveau mondial.

Très souvent, ce problème est posé dans les termes de « responsabilité scientifique des savants ». Je ne crois pas, pour ma part, que ce soit la bonne manière de l'aborder.

Ce n'est pas un hasard, en effet, si la devise de Saint-Exupéry : « Etre homme, c'est être responsable », qui avait exalté notre jeunesse, a moins d'impact sur les nouvelles générations : c'est que la mondialisation implique un tel réseau d'interdépendances que la responsabilité se diffuse et perd de sa simplicité originelle : le pilote de « Concorde » partage avec beaucoup plus d'autres hommes sa responsabilité que Charles Lindbergh pilotant le « Spirit of Saint-Louis ».

Au langage de la responsabilité du savant je préfère donc de beaucoup le langage de la responsabilité collective devant la science qui montre bien en quoi la science n'est plus l'apanage des seuls scientifiques mais engage aussi la responsabilité des autres.

Tel est, Monsieur le Recteur, l'état d'esprit dans lequel j'ai écouté, avec attention, vos propositions. S'adressaient-elles à vos collègues plutôt qu'à moi ? Je ne sais. Permettez-moi, cependant, d'y répondre pour ce qui est de mon domaine de responsabilité.

Vous souhaitez, Monsieur le Recteur, fonder un « Mouvement universel de la Responsabilité scientifique » qui soit, avez-vous dit, un « rassemblement des forces scientifiques ».

Vous voulez donner à ce Mouvement un caractère de grande ouverture et de solidarité qui en exclue les risques de malthusianisme. C'est, à mes yeux, la condition première de réussite d'une initiative de ce genre, celle qui doit lui permettre d'œuvrer en parfaite harmonie avec l'U.N.E.S.C.O., le Club de Rome, l'Université mondiale de Tokyo et l'ensemble des mouvements qui, chacun dans leur domaine, se préoccupent des interdépendances mondiales grandissantes.

Sur le fond, mon attitude personnelle, je vous l'ai dit, penche pour une approche par la responsabilité collective devant la science. Je crois, en conséquence, que le progrès viendra plutôt d'une concertation des hommes de science *avec les autres hommes,* et notamment avec les hommes politiques, que d'une réflexion en chambre des savants *entre eux.*

Si tel est bien l'esprit dans lequel vous cherchez à regrouper les bonnes volontés à travers le monde, soyez sûrs, Monsieur le Recteur, Messieurs les Délégués, que la France appuiera votre initiative dans toute la mesure de ses moyens.

Elle le fera d'abord parce que c'est sa tradition : pays marqué par la conquête de la liberté, par l'ouverture aux idées nouvelles, par le rayonnement de l'esprit plutôt que de la force, elle puise aux richesses de son histoire une vocation d'exemple de ce que peut réaliser, dans un pays moyen par la taille, la conjonction d'un consensus populaire et d'une volonté politique.

Elle le fera ensuite parce que c'est son intérêt : placée au milieu de l'Europe future, soucieuse d'un juste équilibre entre les pays occidentaux et les pays de l'Est, préoccupée du rôle qu'elle peut jouer dans un bassin méditerranéen qui retrouve à nouveau son importance historique, quel pays mieux que la France peut aujourd'hui comprendre l'enjeu et la portée du mouvement de mondialisation que nous sommes en train de vivre ?

Il y a entre chaque homme et son interlocuteur, et aussi entre chaque homme et lui-même, une constante dualité d'attitudes possibles. Elles ont été décrites, en des termes divers et le plus souvent d'une haute élévation de pensée, par certains d'entre vous :

Le hasard et la nécessité, dont le professeur Monod a su opposer puis rapprocher le rôle ;

La puissance et la fragilité, dont le professeur Hamburger a disséqué avec patience l'étonnant mélange.

Permettez-moi d'ajouter à ces deux manières différentes de contempler la nature humaine un troisième diptyque qui me semble aussi caractériser notre espèce : *« La résignation et la volonté ».*

La résignation, c'est l'étonnante capacité d'adaptation passive à des situations évolutives, c'est l'assimilation progressive de données nouvelles et c'est aussi l'acceptation temporaire d'événements qui donnent naissance à *l'espoir.*

La volonté, c'est ce par quoi l'esprit domine la matière, l'homme domine la primitivité et le progrès finit presque toujours par maîtriser les obstacles naturels.

L'homme politique, c'est précisément *celui qui sait traduire un espoir en une volonté,* celui qui sait canaliser les capacités d'adaptation et les aspirations de ses concitoyens dans une direction qui transforme le « subi » en « voulu ».

Dans un monde soumis au hasard, apporter un peu plus du nécessaire, dans un monde soumis à la fragilité, apporter un peu plus de la puissance humaine, dans un monde trop souvent enclin à la résignation, faire prévaloir un peu plus de volonté, dans un monde devenu plus âpre et plus violent, apporter un peu plus de compréhension, de douceur et de solidarité.

Mr. Jean-Pierre Soisson : Mr. President of the Republic has done us the great honour of closing this session

Ladies and Gentlemen,

When, thirty years ago, a president of the United States translated an Einstein equation into a bomb dropped on Hiroshima, the world understood, among other things, that the crucial issue of the relationship between science and politics was now definitely out in the open.

Necessity of an "ethic of the species".

While there have been some trends of thought evolving in this direction, I think you will agree that the problem is far from being resolved ; witness your attendance here, which is mainly concerned with this particular objective, if I have correctly understood the most interesting conclusions given in a clear and arresting summary by Professor Bernard, the diagnosis formulated by Mister René Maheu, whose devotion to the cause of international understanding is well known to everybody, and the proposals put forward by Rector Mallet, whom I congratulate on taking the initiative to organize such a challenging confrontation.

The choice of subject seems to me significant in itself for by centring the debate on biology and the future of man you have, I think, laid the stress on what, in the coming years, will surely form the core of the controversy between science and politics.

There is no doubt that mathematics, physics, and other sciences rather ill-advisedly referred to as "exact" – very likely by contrast with economics – will continue to afford surprising discoveries – yet, I cannot help feeling that the real scientific revolution of the future must come from biology, for several reasons.

First of all, thanks to recent research undertaken by scientists – some of whom are here with us today – we may now hold the end of the thread that will lead us to knowledge and, from there, perhaps to mastery and control of genetic and biological phenomena. Obviously, we are still a long way from untangling the full skein, but a tentative sort of comprehension of life may be slowly dawning on us. The very process of scientific inquiry teaches us principles which give us food for thought.

The first principle is concerned with what we have so far known as *the relationship between cause and effect.* In biology, just like in other fields, it has been a convenient device to look for a single cause to explain each phenomenon, observe its consequences and, if possible, determine the remedy by acting on the cause : to grapple with a disease, it seemed sufficient to detect the microbe responsible for it. In trying to keep track of recent work, I am under the impression that this relative simplicity is disappearing. By now, Heisenberg's uncertainty principle suggests that information may affect the state, and that there is no neutral knowledge. Now it appears, moreover, that linear reasoning from cause to effect is becoming more or less circular ; using the circuit of systems and their regulation. There is, no longer a cause and effect sequence, but the derangement of a system near its stable standard point. By showing in their experiments that the human organism is a system in which a whole range of chemical components must be constantly kept in their state of equilibrium, biologists have opened the way not merely to some fruitful practical methods, such as intensive care techniques, but also to a system of thought of a more general nature.

In fact, it seems to me that the social system must now be looked upon from a new point of view. To take a current example – one that affects all your particular countries, gentlemen – it seems clear that inflation *is not simply due to one cause, but results from the total derangement* of an economic and social system. Generally speaking, we would be well advised to refer ourselves to biological balance in order to understand our reaction to events, both as a human and as a social body.

583

Another principle of contemporary biology to which, quite understandably, no statesman can remain indifferent, is that of *rejection*. The fact that the elementary cell of our bodies is capable of distinguishing between those it can accept as part and parcel of its own environment and those it rejects as a foreign body, is a discovery of surprising and far-reaching consequence. More than that, the cell's capacity for self-defence against all outside intrusion offers a measure of the power Nature can mobilise for preserving its original characteristics.

Viewed from this angle, the development of human beings is no different from the development of man in general : the spiritual heritage of a collective civilization corresponds to the genetic heritage of a biological lineage. And the natural rejection of any inroad on either of these heritages is a fact that we have to take into account when weighing the choices that govern your future. Here again, the humanities and the science of man turn out to be extremely close to each other.

Finally, it should also be borne in mind that, regardless of all scientific progress, economic advance has enabled us to "cover" the globe in a matter of a few hours, and leaves us with a sense of living in "one world", to quote the name of the Stockholm conference on environment. This intuitive feeling is reinforced by the awareness of the limited natural resources of our planet, which the Club of Rome revealed plainly to world opinion.

As of now, we witness a gradual change in mentality : while the last century was marked by a transition from the problem of the *individual* to that of social *classes,* ours will undoubtedly be marked by the transition from the problem of social classes to that of worldwide classes, i.e. of the human *species*. It is up to us to *hammer out the new ethic of the species* on the only possible scale : that of the whole world. You may know that, *to me, this new, all-comprehensive realization of the problems of the species* represents the basis for guiding all future social and economic developments.

The worldwide spread of violence before that of thought.

We are now witnessing a surprising development : extension on a worldwide scale, a normal corollary of the evolution of our society (as any event affecting a human being has its repercussions on all other people) makes itself felt in an unacceptable way : *the worldwide spread of violence precedes that of thinking.*

The spread of physical violence in the first place.

When the conflict between two Near Eastern nations leads some Japanese to murder Portorican pilgrims at the Lod airport, when a French ambassador is kidnapped in Holland by Japanese seeking refuge in Syria, when the Olympic games become the scene of political reckoning in the form of a bloodbath, when everyone feels threatened in his day-to-day existence by vicissitudes of struggles he knows nothing about or which he thinks in no way concern him – then we must face the fact that the "one-world" concept has materialized as a workaday reality, but under its most odious aspect : violence. I can firmly assure you that France is not prepared to submit to this state of affairs, and that, speaking for myself, I am bent on finding, in common with other heads of government, an effective means of countering this detestable form of unifying the world.

There is also the worldwide spread of economic violence. We have been living through an economic period that historians will one day account exceptional, both for its rate of increase and the openings it has offered for international exchange between industrialized countries, between East and West, between rich countries and poor. Now we are witnessing a rather alarming change from competitive economic relations into economic power relations. In this new pattern, violence replaces negotiation, and might replaces counsel. When responsible for economic and financial affairs. I had repeated occasion, and that well before the oil crisis, at the U.N.C.E.D.C. Conference in Santiago de Chile, to point out how dangerous I found that international economic problems should be governed and swayed by the will of the stronger party and not by factual conditions. Many of those who at the time received these warning with scepticism have changed their minds since the oil emergency first arose. I am still convinced that present-day economic problems which, as is only to be expected, emerge on a worldwide scale, cannot be solved in a permanent way by economic violence.

In view of all this, where do we stand in the matter of worldwide thinking ?

It is still at a primitive stage ; abstract ideologies spend themselves in virtually Byzantine struggles. "History runs its course while the mind contemplates", as Albert Camus said. How can it be that scientists, leading groups, responsible politicians of various countries fail to see that this is a time for unity, not for strife – a time for imaginative action, not for standing by and looking on ?

Hence the need for worldwide scientific thinking.

The problem involved is often stated in terms of "the scientific responsibility of scientists". I, for one, believe that this is the wrong approach.

It is really no coincidence that Saint-Exupéry's motto : *"To be human is to be responsible",* which fired our own youth, should have less impact on the new generation : for the present-day extension into One World involves so intricate a network of interdependence that responsibility becomes diffuse, losing much of its one-time simplicity ; a "Concorde" pilot shares responsibility with many more other people than did Charles Lindbergh piloting his "Spirit of St Louis".

Rather than talking about the scientist's responsibility, I therefore prefer to speak *of collective responsibility for science,* a formula that underlines the fact that science is no longer the preserve of scientists, but retails the responsibility of all.

Such is the state of mind in which I listened, with close attention, to your proposals, Mister Rector. Were they made for the benefit of your confreres rather than mine ? I do not know. Still, allow me to respond to such part of them as falls within my own ambit of responsibility.

You wish, Mister Rector, to launch a "Universal Movement of Scientific Responsibility" which, as you said, should be a "rallying of the forces of science".

You would like to found your Movement on a very broad base of solidarity, while obviating the risks of Malthusianism. To my mind, that is the primary condition for the success of an initiative of the kind so that it may operate in full harmony with U.N.E.S.C.O.,the Club of Rome,the Tokyo World University, and with all movements devoting themselves, each in its own field, to the growing interdependence of our world.

Basically, my own attitude, as I have said, inclines towards an approach of collective responsibility to and for science Accordingly, I think that progress will result from a joining of forces between scientists and *the rest of mankind,* with special reference to politicians, rather than from an *in camera* brains trust of a *closed shop* of scientists.

If it is in this spirit that you seek to muster the worldwide forces of good will, then rest assured, Mister Rector, Gentlemen of the present Delegations, that France will back your initiative to the limit of its resources.

She will do so, first of all, because it is her tradition : we are a nation noted for its conquest of freedom, its open mind to new ideas, the emanations of thought rather than of force it spreads abroad ; and by drawing on the treasurehouse of its history it can take on the mission to set an example of what a country of medium size can achieve by combining a nationwide consensus of opinion with political volition.

She will do so, furthermore, because it is in her interest : situated as she is in the very heart of future Europe, deeply concerned about keeping up the right balance between Western countries and those of the East, about the role she could play in the Mediterranean basin that is recovering its historic importance, what country is better placed than France to grasp what is at stake, to have an insight into the sweep and range of the worldwide movement we are witnessing ?

585

Between every man and his neighbour, between every man and himself, there is a constant dichotomy of potential attitudes. In varying terms, but mostly at a high level of thought, these have been set forth by some of you :

Chance and necessity, whose respective functions were first opposed, then reconciled by Professor Monod ;

Strength and frailty, whose amazing intermingling was so patiently analysed by Professor Hamburger.

Let me add to these two different ways of looking at human nature a third dichotomy that seems to me to be another characteristic of the human species : "resignation and will'power".

Resignation is the wonderful capacity for passive adjustment to evolving situations a progressive "intake" of new facts and circumstances, and also the transient acceptance of events that bear the seeds of hope.

Will-power is the force by which the mind masters matter, by which man acquires command of the primitive and crude, with progress finally overcoming in most cases the obstacles of nature.

A political leader is a man *who knows how to convert hope into will,* who is able to channel the capabilities of adjustment and the aspirations of his fellow-citizens in a direction that leads from what is "endured" to what is "wanted".

The task is to bring more of what is necessary into a world exposed to chance, to infuse more human strength into a world prone to frailty, to inject a little more will-power into a world only too inclined to resignation, to inform a world become harsher and more violent with a little more understanding, kindness and solidarity.

annexes

---

annex

AGID,
Yves
France

Dr. en médecine, service de neurologie ; hôpital de la Salpêtrière (Paris).

AHRWEILER,
Hélène
France

Pr. d'histoire à la Sorbonne (Université Panthéon-Sorbonne) ; directeur du centre de recherches sur l'histoire et la civilisation de l'Orient chrétien médiéval.

AJURIAGUERRA,
Julian de
France

Pr. de psychiatrie à la faculté de médecine de l'Université de Genève ; Pr. au Collège de France (Paris).

AL-AFFAR,
Saïd
Syrie

Pr. de physiologie à l'Université de Damas ; rapporteur du Comité national pour la Protection de l'Environnement et la Lutte contre la Pollution.

AL BITAR,
Mourni
Syrie

Pr. à l'Université de Damas.

ALLIOT,
Michel
France

Pr. d'anthropologie juridique et directeur du laboratoire d'anthropologie juridique à l'Université Panthéon-Sorbonne ; président de l'Université Paris-VII.

ARIES,
Philippe
France

Historien (Paris).

ARON,
Raymond
France

Pr. de sociologie au Collège de France ; membre de l'Académie des Sciences morales et politiques (Paris).

ATCHLEY,
Robert
Etats-Unis

Pr. of Sociology ; Scripps Foundation for Research in Population Problems, Miami University.

ATLAN,
Henri
Israël

Pr. of Biophysics ; Polymer Department, Weizmann Institute (Rehovot).

AUBERT,
Maurice
France

Directeur de recherches à l'Institut national de la Santé et de la Recherche médicale (I.N.S.E.R.M.) ; directeur du Centre d'Etudes et de Recherches de Biologie et d'Océanographie médicale (C.E.R.B.O.M.) (Nice).

BALACHOWSKY,
Alfred
France

Pr. au Muséum national d'Histoire naturelle ; membre de l'Académie des Sciences ; membre de l'Académie d'Agriculture de France.

BARRAI,
Italo
Italie

Chef du service de génétique humaine à l'Université de Ferrare ; représentant de l'Organisation mondiale de la Santé.

BARTORELLI,
Cesare
Italie

Pr. de clinique médicale à l'Université de Milan.

BAUER, Etienne *France*	Adjoint au directeur de l'Institut national des Sciences et Techniques nucléaires ; secrétaire général du Mouvement français Pugwash.
BENMILOUD, Moulai *Algérie*	Pr. d'endocrinologie à l'institut des sciences médicales de l'Université d'Alger.
BERBICH, Abdellatif *Maroc*	Doyen de la faculté de médecine de l'Université Mohamed-V (Rabat).
BERNARD, Jean *France*	Pr à l'Université Paris-VII ; directeur de l'institut de recherche sur la leucémie et les maladies du sang ; membre de l'Académie française ; membre de l'Académie des Sciences ; membre de l'Académie nationale de Médecine.
BERNER, Peter *Autriche*	Pr. à l'Université de Vienne ; directeur de la clinique psychiatrique de Vienne.
BOESIGER, Ernest *France*	Directeur de recherches au C.N.R.S. ; laboratoire de génétique expérimentale des populations ; pr. à l'Université des sciences et des techniques du Languedoc (Montpellier).
BONNEFOUS, Edouard *France*	Pr. à l'Institut des hautes-études internationales ; membre de l'Académie des Sciences morales et politiques ; président de la commission des Finances du Sénat ; ancien ministre.
BORDET, Paul *Belgique*	Pr. à la faculté de médecine et de pharmacie de l'Université libre de Bruxelles ; membre associé étranger de l'Académie nationale de médecine (France) ; ancien président de l'Académie royale de Médecine de Belgique.
BOUHDIBA, Abdelwahab *Tunisie*	Maître de conférence de sociologie à la faculté de lettres de Tunis ; directeur du Centre d'Etudes et de Recherches économiques et sociales (C.E.R.E.S.) de l'Université de Tunis ; membre de l'Association des Universités partiellement ou entièrement de Langue française (A.U.P.E.L.F.).
BOVET, Daniel *Italie*	Pr. à la faculté des sciences de l'Université de Rome ; Pr. au Conseil national de la Recherche (laboratoire de psychobiologie et de psychopharmacologie). Membre associé étranger de l'Académie des Sciences (Paris) ; prix Nobel de Médecine (1957).
BRUGERE, Daniel *France*	Ingénieur documentaliste ; Institut national de la Recherche agronomique ; service d'expérimentation et d'information.
BUDOWSKI, Gerardo *Suisse*	Directeur général de l'Union internationale pour la Conservation de la Nature et de ses Ressources.
BUZZATI-TRAVERSO, Adriano *Italie*	Pr. of Genetics at the University of Milan ; assistant director general for Science (U.N.E.S.C.O.).
CAIN, Leonard D *Etats-Unis*	Pr. of Sociology and Urban Studies ; Sociology Department, Portland State University.
CALOT, Gérard *France*	Directeur de l'Institut national d'Etudes démographiques (I.N.E.D.).
CANGUILHEM, Georges *France*	Pr. honoraire à la Sorbonne ; directeur honoraire de l'Institut d'Histoire des Sciences et des Techniques (Paris).
CASSIN, René *France*	Président de l'Institut international des Droits de l'Homme ; prix Nobel de la Paix (1968).

590

CEPEDE, Michel *France*	Pr. d'agronomie à l'Institut national agronomique (Paris-Grignon) ; co-directeur du laboratoire de recherche de la chaire d'économie, planification et sociologie rurales (Paris).
CHAGAS, Carlos *Brésil*	Pr. de médecine ; directeur de l'Institut de Biophysique ; Centre des Sciences médicales, Université fédérale de Rio-de-Janeiro.
CHALBI, Nouredine *Tunisie*	Pr. à la faculté des sciences ; laboratoire de génétique et de biométrie ; Université de Tunis.
CHERNUKH, Alexis *U.R.S.S.*	Directeur de l'Institut de Physiologie normale et pathologique de Moscou ; Vice-Président de l'Académie des Sciences médicales de l'Union des Républiques socialistes et soviétiques (Moscou).
COOKE, Robert E. *Etats-Unis*	Vice-Chancellor for Health Sciences, University of Wisconsin (Madison).
CORVOL, Pierre *France*	Chef de clinique, assistant des Hôpitaux de Paris (Broussais).
COTTE, Louis *France*	Pr. de médecine légale ; doyen de la faculté de médecine et de pharmacie de l'Université de Besançon.
COURNAND, André *Etats-Unis*	Pr. honoraire de médecine à l'Université Colombia ; membre de l'Académie nationale des Sciences des Etats-Unis d'Amérique ; membre associé étranger de l'Académie des Sciences (Paris) ; prix Nobel de Médecine (1956).
CRIBIER, Françoise *France*	Maître de recherches au Centre national de la Recherche scientifique (C.N.R.S.) ; laboratoire de géographie humaine (Paris).
CRUZ-COKE, Ricardo *Chili*	Pr. de médecine et de génétique à l'Université du Chili ; chef du département de génétique ; hôpital J.J.-Aguirre (Santiago-du-Chili).
CURRY-LINDAHL, Kay *Kenya*	Conseiller principal au Programme des Nations unies pour l'environnement (Nairobi).
DAGOGNET, François *France*	Pr. de philosophie à l'Université Jean-Moulin (Lyon-III).
DAUSSET, Jean *France*	Pr. d'immunologie à l'Université Paris-VII.
DEBRAY-RITZEN, Pierre *France*	Pr. de neuropsychiatrie infantile ; médecin à l'hôpital des Enfants-Malades (Paris) ; écrivain.
DEGOS, Laurent *France*	Dr en médecine ; laboratoire d'immunohématologie. Institut de recherches sur les maladies du sang ; Université Paris-VII.
DEHAUSSY, Jacques *France*	Pr. de droit public ; recteur d'Académie, adjoint au recteur de l'Académie de Paris.
DESCAMPS, Béatrice *France*	Dr. en médecine ; clinique néphrologique de l'hôpital Necker ; chargée de recherches à l'Institut national de la Santé et de la Recherche médicale (I.N.S.E.R.M.).

DOBZHANSKY, Theodosius *Etats-Unis*	Pr. of Genetics, College of Agricultural and Environmental Sciences, Agricultural Experiment station, Department of Genetics, University of California ; member of National Academy of Sciences (Etats-Unis).
DOLS, M.J.L. *Pays-Bas*	Pr. honoraire à la faculté des sciences d'Amsterdam ; ancien conseiller au ministère de l'Agriculture et de la Pêche (La Haye).
DORST, Jean *France*	Pr. de zoologie au Muséum national d'Histoire naturelle ; membre de l'Académie des Sciences (Paris).
DRACH, Pierre *France*	Pr. de biologie marine et d'océanographie biologique à l'Université Pierre-et-Marie-Curie ; directeur du laboratoire Arago, président du Conseil de Service des Stations marines de l'Université Pierre-et-Marie-Curie.
DUMONT, René *France*	Pr. d'agronomie à l'Institut national agronomique (Paris-Grignon) ; co-directeur du laboratoire de recherches de la chaire d'économie, planification et sociologie rurales.
DUPRONT, Alphonse *France*	Pr. d'histoire moderne et contemporaine à l'Université Paris-Sorbonne ; directeur du centre d'anthropologie religieuse européenne à l'Ecole pratique des hautes-études ; président de l'Université Paris-Sorbonne.
EBEN-MOUSSI, Emmanuel *Cameroun*	Pr. au Centre universitaire des sciences de la santé de l'Université de Yaoundé ; directeur-adjoint et coordinateur des unités techniques du Centre universitaire des sciences de la santé.
EDWARDS, John Hilton *Grande-Bretagne*	Pr. at the University of Birmingham, Department of Human Genetics, Birmingham Maternity Hospital.
EDWARDS, Robert G. *Grande-Bretagne*	Dr. at the Physiological Laboratory, Cambridge University.
EICHHORN, Gunther L. *Etats-Unis*	Dr., National Institute of Child Health and Human Development ; Gerontology Research Center, Baltimore City Hospitals.
EPSTEIN, Samuel S. *Etats-Unis*	Pr. (Santé et Environnement, Ecologie humaine) à l'Ecole de Médecine de Case Western Reserve, Cleveland ; président du fonds Rachel-Carson, Washington ; président de la commission pour les Organisations d'Intérêt général, Washington ; président désigné de la Society of Occupational and Environmental Health (Washington).
ESCOFFIER-LAMBIOTTE, Claudine *France*	Dr. en médecine ; chef de la rubrique médicale du journal « le Monde » ; secrétaire générale de la Fondation pour la Recherche médicale française ; membre de l'Institut Kennedy de bioéthique à l'Université de Georgetown (Washington).
FEINGOLD, Josué *France*	Maître de recherche à l'Institut national de la Santé et de la Recherche médicale (I.N.S.E.R.M.) ; unité de recherches de génétique médicale ; hôpital Necker - Enfants-Malades.
FONSELIUS, Stig H. *Suède*	Chemical Oceanographer ; Fishery Board of Sweden ; Institute of Marine Research Hydrographic Department (Gothenburg).
FONTAINE, René G. *Italie*	Ingénieur général du Génie rural des Eaux et des Forêts ; conseiller pour les problèmes de l'environnement du département des Forêts de l'Organisation des Nations unies pour l'Alimentation et l'Agriculture (Rome).
FOURASTIE, Jean *France*	Pr. au Conservatoire national des Arts et Métiers ; directeur d'études à l'Ecole pratique des hautes-études ; membre de l'Académie des Sciences morales et politiques (Paris).

FRASER,
George Robert
Canada

Pr. of Human Genetics ; Faculty of Medicine, Memorial University of New-foundland.

FREEDMAN,
Alfred M.
Etats-Unis

Pr and Chairman, Department of Psychiatry, New York Medical College.

FREZAL,
Jean
France

Pr. de clinique et de génétique médicale à la faculté de médecine « Necker-Enfants-Malades », Université René-Descartes ; directeur de l'unité de recherches de génétique médicale (I.N.S.E.R.M.) ; président de l'Université René-Descartes ; vice-président du comité scientifique de l'Institut national de la Recherche agronomique.

FRUCHTBAUM,
Harold
Etats-Unis

Pr. of the History and Philosophy of Public Health ; School of Public Health, Faculty of Medicine, Columbia University (New York).

FUMOUX,
André
France

Inspecteur de l'administration de l'Education nationale (Paris).

FURET,
François
France

Pr. à l'Ecole pratique des hautes-études ; directeur du Centre de Recherches historiques ; Maison des Sciences de l'Homme (Paris).

GALPERINE,
Charles
France

Secrétaire général du Colloque ; histoire et philosophie des sciences (Université Lille-III).

GAUTHERET,
Roger
France

Pr. à l'Université Pierre-et-Marie-Curie ; laboratoire d'histophysiologie végétale ; membre de l'Académie des Sciences ; membre de l'Académie d'Agriculture de France.

GAUTHIER,
Michel
France

Chargé de recherches à l'Institut national de la Santé et de la Recherche médicale (I.N.S.E.R.M.) ; sous-directeur du Centre d'Etudes et de Recherches de Biologie et d'Océanographie médicale (C.E.R.B.O.M.) (Nice).

GELIN,
Lars Erik
Suède

Pr. of Surgery ; University of Göteborg, Surgical department I (Sahlgrenska).

GENEST,
Jacques
Canada

Pr. de médecine à l'Université de Montréal ; directeur scientifique de l'Institut de Recherches cliniques de Montréal.

GHILAROV,
M.S.
U.R.S.S.

Pr. d'entomologie ; membre de l'Académie des Sciences de l'Union des Républiques socialistes et soviétiques (Moscou).

GIRARD,
Alain
France

Pr. à l'Université René-Descartes (sciences humaines) ; conseiller technique à l'Institut national d'Etudes démographiques (I.N.E.D.).

GLOWINSKI,
Jean
France

Pr. au Collège de France, laboratoire de biologie moléculaire, groupe de neuro-pharmacologie biochimique.

GOLDMAN,
Berthold
France

Pr. de droit privé ; président de l'Université de droit, d'économie et de sciences sociales de Paris.

GRIBBIN,
Kathy
Etats-Unis

Pr , Gerontology Center : University of Southern California.

GRISON,
Pierre
France

Directeur de la Station de Zoologie et de Biocoenotique forestières, Institut national de la Recherche agronomique (Paris).

GROBBELAAR, Barend Gabriel *République sud-africaine*	Pr. de médecine à l'Université de Durban ; directeur de l'Institut d'Immunologie (Durban) ; vice-président de la Fédération mondiale d'Hémophilie ; membre du Conseil exécutif de la Société internationale de Transfusion sanguine.
GROSS, Franz *République fédérale d'Allemagne*	Pr. à l'Université d'Heidelberg, département de pharmacologie.
GROUCHY, Jean de *France*	Directeur de recherche au C.N.R.S. ; directeur du laboratoire de cytogénétique, clinique de génétique médicale et unité de recherche (I.N.S.E.R.M.) ; hôpital Necker (Paris).
GUILLEMARD, Anne-Marie *France*	Dr. en sociologie ; maître-assistante, Maison des Sciences humaines, Université Paris-VII.
GUYOTAT, Jean *France*	Pr. de psychiatrie et de psychologie médicale à l'Université Lyon-I, laboratoire de psychologie médicale, hôpital neurologique de Lyon.
HAMBURGER, Jean *France*	Pr. à la faculté de médecine « Necker-Enfants-Malades » de l'Université René-Descartes ; clinique néphrologique ; médecin de l'hôpital Necker ; membre de l'Académie des Sciences ; membre de l'Académie nationale de Médecine (Paris).
HERPIN, André *France*	Pr. de magnétisme ; chef du département de physique ; président de l'Université Pierre-et-Marie-Curie (Paris).
HERZOG, Marie-Pierre *France*	Directeur de la division des Droits de l'Homme à l'Organisation des Nations unies pour l'Education, la Science et la Culture (U.N.E.S.C.O.).
HIATT, Howard H. *Etats-Unis*	Pr. ; Harvard University ; Dean ; Harvard School of Public Health (Boston).
HOFMANN, Frederik G. *Etats-Unis*	Associate Dean and Pr. of Pharmacology, Columbia University, College of Physicians and Surgeons (New York).
HOLLAN, Suzan R. *Hongrie*	Pr. of Haematology, National Institute of Haematology and Blood Transfusion (Budapest).
HORZ, Herbert *République démocratique allemande*	Universität Professor ; Akademie der Wissenschaftender Zentralinstitut für Philosophie (Berlin).
JACOB, François *France*	Pr. au Collège de France ; chef du département de biologie moléculaire de l'Institut Pasteur (Paris) ; prix Nobel de Médecine (1965).
JACQUARD, Albert *France*	Pr. à l'institut d'anthropologie de l'Université de Genève ; chef du département de génétique de population de l'Institut national d'Etudes démographiques (I.N.E.D.) ; sous-directeur à l'Ecole pratique des hautes-études (3e section) (Paris).
JANOT, Maurice-Marie *France*	Pr. de pharmacie à l'Université René-Descartes; membre de l'Académie des Sciences ; membre de l'Académie nationale de Médecine (Paris).
JOUANY, Jean Michel *France*	Pr. à la faculté des sciences de Metz : chef du département à l'Institut européen d'Ecologie.

JOUVENEL, Hugues de *France*	Délégué général de l'Association internationale des Futuribles ; co-directeur de la Société d'Etudes et de Documentation économiques, industrielles et sociales (S.E.D.E.I.S.) ; consultant spécial de l'Institut des Nations unies pour la Formation et la Recherche (U.N.I.T.A.R.).
JUNG, Friedrich *République démocratique allemande*	Director, Zentralinstitut für Molekularbiologie, Akademie der Wissenschaften der D.D.R. (Berlin).
KARLI, Pierre *France*	Pr. de neurophysiologie à la faculté de médecine de l'Université Louis-Pasteur (Strasbourg).
KASTLER, Alfred *France*	Pr. honoraire à la faculté des sciences de Paris ; membre de l'Académie des Sciences (Paris) ; prix Nobel de Physique (1966).
KETY, Seymour S. *Etats-Unis*	Pr. of Psychiatry ; Director Psychiatric Research Laboratories, Havard Medical School (Boston).
KINCAID-SMITH, Priscilla *Australie*	Physician in charge ; Reader in Medicine, Department of Nephrology, Melbourne University ; President of International Society of Nephrology.
KLERMAN, Gerald *Etats-Unis*	Pr. of Psychiatry, Department of Psychiatry, Massachusetts General Hospital, Harvard Medical School (Boston).
KOHEN-RAZ, Reuven *Israël*	Pr., School of Education Hebrew, University (Jerusalem).
KORRINGA, Pieter *Pays-Bas*	Director of Netherlands Institute for Fishery Investigations ; Extra-ordinary professor of the University of Amsterdam.
KUBLER-ROSS, Elizabeth *Etats-Unis*	Dr. (physician), Chicago University , Flossmoor, Illinois.
LAL, Shivaji *Grande-Bretagne*	Neurophysiologiste, Chelsea College (Université de Londres) ; membre fondateur et membre de la Société britannique pour la Responsabilité sociale dans la Science.
LALONDE, Brice *Etats-Unis*	Représentant de l'association « Les Amis de la Terre » (San Francisco).
LAMBO, Thomas Adeoye *Suisse*	Directeur général-adjoint de l'Organisation mondiale de la Santé (O.M.S.) (Genève).
LANGANEY, André *France*	Maître-assistant au Muséum national d'Histoire naturelle (Paris).
LASAGNA, Louis *Etats-Unis*	Pr. of Pharmacology and Toxicology, University of Rochester, School of Medicine and Dentistry, Rochester (New York).
LATTES, Robert *France*	Mathématicien ; membre du Club de Rome ; conseiller de sociétés.
LEJEUNE, Jérôme *France*	Pr. de génétique fondamentale à la faculté de médecine de l'Université René-Descartes ; directeur de l'institut de progenèse (U.E.R. des Cordeliers) ; biologiste des Hôpitaux de Paris.

LENOIR, René *France*	Secrétaire d'Etat auprès du ministre de la Santé, chargé de l'Action sociale (Paris).
LESSA, Almerindo *Portugal*	Pr. d'anthropologie tropicale ; Pr. de médecine sociale et de la santé publique à l'Université technique de Lisbonne ; directeur du service d'hématologie des Hôpitaux civils de Lisbonne.
LEVINTHAL, Cyrus *Etats-Unis*	Pr. of biology, Department of Biological Sciences, Columbia University (New York).
LEVINTHAL, Françoise *Etats-Unis*	Dr. in biology, Department of Biological Sciences, Columbia University (New York).
LEVY, Lucien *France*	Dr. en médecine ; ancien médecin des hôpitaux psychiatriques de Tunisie ; ancien interne des hôpitaux psychiatriques de la Seine (Paris).
LHERMITTE, François *France*	Pr. de clinique de neurologie et de neuropsychologie à la faculté de médecine « Pitié-Salpêtrière » ; Université Pierre-et-Marie-Curie ; médecin de l'hôpital de la Salpêtrière (Paris); membre de l'Académie des Sciences morales et politiques.
LICHNEROWICZ, André *France*	Pr. au Collège de France ; membre de l'Académie des Sciences (Paris).
LONGHURST, Alan *Grande-Bretagne*	Deputy Director, Natural Environment Research Council, Plymouth.
LOTHER, Rolf *République démocratique allemande*	Pr. Sektion Philosophie und Wissenschaftstheorie in der Medizin, Akademie für Arztliche Forbildung der D.D.R. (Berlin).
LOUROS, Nicholas C. *Grèce*	Pr., membre de l'Académie d'Athènes ; ministre d'Etat ; président mondial du Collège international des Chirurgiens.
LUCHAIRE, François *France*	Pr. de droit constitutionnel et de droit international du développement ; président de l'Université Panthéon-Sorbonne (Paris).
MALLET, Robert *France*	Pr. de littérature moderne ; recteur de l'Académie et chancelier des Universités de Paris.
MANDEL, Paul *France*	Pr., Centre national de la Recherche scientifique (C.N.R.S.) (Strasbourg).
MARKS, Paul A. *Etats-Unis*	Pr. of Medicine and of Human Genetics and Development ; Vice-President for Health-Sciences, College of Physicians and Surgeons of Columbia University (New York).
MAROIS, Maurice *France*	Pr. d'histologie à la faculté de médecine « Saint-Antoine » de l'Université Pierre-et-Marie-Curie ; président du conseil d'administration de l'Institut de la Vie (Paris).
MATUSSEK, Paul *République fédérale d'Allemagne*	Pr. für Psychiatrie ; Director, Forschungsstelle für Psychopathologie und Psychotherapie in der Max-Planck Gesellschaft (München).
MENARD, Joël *France*	Dr. en médecine, hôpital Saint-Joseph (Paris).

MERRILL,
John P.
Etats-Unis

Pr. of Medicine, Harvard Medical School ; Director, Cardiorenal Section Peter-Bent, Brigham-Hospital (Boston).

MEZEY,
Kalman C.
Etats-Unis

Pr. of Medicine, New Jersey College of Medicine ; Vice-President, Medical Sciences Merck-Sharp-and-Dohme-International (New Jersey).

MILLIEZ,
Paul
France

Pr. de clinique médicale propédeutique à la faculté de médecine de Paris ; doyen honoraire de la faculté « Broussais-Hôtel-Dieu » (Université Pierre- et-Marie-Curie) ; médecin de l'hôpital Broussais.

MINKOWSKI,
Alexandre
France

Pr. de néonatologie à la faculté de médecine « Cochin-Port-Royal » de l'Université René-Descartes ; directeur du centre de recherches biologiques néonatales, Institut national de la Santé et de la Recherche médicale (I.N.S.E.R.M.) (Paris).

MONKMAN,
J. Lloyd
Canada

Chief, Environmental Health Centre, Chemistry Division, Air-Pollution Control Directorate (Ottawa).

MONOD,
Jacques
France

Pr. honoraire au Collège de France ; directeur de l'Institut Pasteur (Paris). prix Nobel de Médecine (1965).

MOTULSKY,
Arno G.
Etats-Unis

Pr. of Medicine and Genetics, School of Medicine, Department of Medicine, University of Washington.

MOUREDEN,
Izzat
Syrie

Pr. de médecine ; doyen honoraire de la faculté de médecine, Université de Damas ; président de la Société arabe de Médecine.

MUYEMBE,
Tamfum
Zaïre

Pr. de microbiologie et d'immunologie à l'Université nationale du Zaïre (Kinshasa).

NAFFAH,
Joseph
Liban

Pr. de médecine ; secrétaire général du Conseil national de la Recherche scientifique du Liban (Beyrouth).

NAKAMURA,
Keiko
Japon

Dr., Chief of Laboratory of Social Life Sciences, Mitsubishi-Kasei Institute of Life Sciences (Tokyo).

N'DAW,
Alassane
Sénégal

Pr. à la faculté des lettres et sciences humaines de Dakar ; directeur du département de philosophie.

NEDEY,
Raymond
France

Médecin chef de service au centre médico-chirurgical Foch (Paris).

NEUGARTEN,
Bernice
Etats-Unis

Pr. of Human Development, Department of Behavioural Sciences, Chicago University.

PAVLOVSKY
Alfredo
Argentine

Director, Instituto de Investigaciones Hematologicas, Academia Nacional de Medicina (Buenos Aires).

PEQUIGNOT,
Henri
France

Pr. de clinique médicale à la faculté de médecine « Cochin-Port-Royal » de l'Université René-Descartes ; médecin de l'hôpital Cochin (Paris).

PERES,
Jean-Marie
France

Pr. d'océanographie à la faculté des sciences de l'Université Aix-Marseille ; directeur de la station marine d'Endoume et du centre d'océanographie ; membre de l'Académie des Sciences.

PETERS,
Georges
Suisse

Pr. de pharmacologie ; directeur de l'institut de pharmacologie de l'Université de Lausanne.

PHILIBERT,
Michel
France

Pr. de philosophie à l'Université des sciences sociales de Grenoble-II.

PICHOT,
Pierre
France

Pr. à la faculté de médecine « Cochin-Port-Royal » de l'Université René-Descartes, clinique des maladies mentales et de l'encéphale (Paris).

PICHT,
Georg
République fédérale d'Allemagne

Pr. à l'Université d'Heidelberg.

RAMADE,
François
France

Pr. à l'Université Paris-Sud, laboratoire de zoologie, centre d'Orsay.

RAMOFF,
André
France

Conseiller référendaire à la Cour des Comptes ; directeur de l'Action sociale au ministère de la Santé (Paris).

REBISCHUNG,
Jean
France

Inspecteur général de la recherche agronomique ; Institut national de la Recherche agronomique ; directeur du département de recherches « Expérimentation et Information » (Paris).

REINBERG,
Alain
France

Visiting Professor, University of Minnesota ; Equipe de recherches du Centre national de la Recherche scientifique, n° 105 (chronobiologie humaine).

REXED,
Bror
Suède

Pr., Director General, National Board of Health and Welfare (Socialstyrelsen) (Stockholm).

ROBERTS,
Derek F.
Grande-Bretagne

Reader in human genetics ; Department of Human Genetics, University of Newcastle upon Tyne.

ROYER,
Pierre
France

Pr. à la faculté de médecine « Necker-Enfants-Malades » de l'Université René-Descartes, clinique des maladies du rein et du métabolisme chez l'enfant (Paris).

SACHS,
Leo
Israël

Pr. of Biology, Head-Department of genetics, Weizmann Institute of Sciences, (Rehovot).

SALK,
Jonas
Etats-Unis

Directeur-fondateur de l'Institut Salk pour les Etudes biologiques (San Diego, Californie).

SALOMON,
Jean-Jacques
France

Pr. au Conservatoire national des Arts et Métiers (sociopolitique de la science) ; chef de la division de la politique de l'Organisation de Coopération et de Développement (Paris).

SCHULL,
William
Etats-Unis

Pr. of Population Genetics, Director of the Center for Demographic and Population Genetics, Health Sciences Center, University of Texas (Houston).

SELYE,
Hans
Canada

Membre de la Société royale du Canada ; directeur de l'institut de médecine et de chirurgie expérimentales, Université de Montréal.

SEWELL,
Granville
Etats-Unis

Pr. Faculty of Medicine School of Public Health, Columbia University, Head Division of Environmental Health Sciences Chairman ; University Seminar on Technicology and Social Change.

SHINAGAWA, Shinryo *Japon*	Pr., Director of Department of Gynaecology and Obstetrics, School of Medicine, Hirosaki University.
SHOENBERG, Bernard *Etats-Unis*	Associate Dean for Allied Health Affairs, College of Physicians and Surgeons, of Columbia University (New York).
SILBERBERG, Alexander *Israël*	Biophysicist, Polymer Department, Weizmann Institut of Sciences (Rehovot).
SINGH, Sukhdev *Inde*	Deputy Director General (Crop-Sciences), Indian Council of Agricultural Research (New Dehli).
SOULIER, Jean-Pierre *France*	Pr. d'hématologie à l'Université René-Descartes ; directeur général du Centre national de Transfusion sanguine (C.N.T.S.) (Paris).
STENT, Gunther *Etats-Unis*	Pr of Molecular Biology, Department of Molecular Biology, California University (Berkeley).
THORSBY, Erik *Norvège*	Pr. of Medicine, University Hospital, Director of Tissue Typing Laboratory Rikshospitalet (Oslo).
TIILIKAINEN, Anja *Finlande*	Assistant Pr. in Immunology, Department of Serology and Bacteriology, Helsinski University.
TRUHAUT, René *France*	Pr. à la faculté des sciences pharmaceutiques et biologiques de l'Université René-Descartes ; airecteur du laboratoire de toxicologie et d'hygiène industrielle ; membre de l'Académie des Sciences ; membre de l'Académie nationale de Médecine (Paris).
TYLER, William Royall *Etats-Unis*	Director of Dumbarton Oaks Research, Harvard University.
UNGAR, Georges *Etats-Unis*	Pr., Baylor College of Medicine, Texas Medical Center (Houston).
URBANEK, Adam *Pologne*	Pr. à l'institut de géologie, Université de Varsovie.
VANDE WIELE, Raymond *Etats-Unis*	Director of Obstetrical and Gynecological Service of the Presbyterian Hospital, Columbia Presbyterian Medical Center (New York).
VEIL, Claude *France*	Dr. en médecine ; sous-directeur d'études à l'Ecole des hautes-études en sciences sociales ; directeur de l'Institut Georges-Heuyer (Paris).
VILLARREAL, Herman *Mexique*	Dr., Institut national de Cardiologie de Mexico ; secrétaire général de la Société internationale de Néphrologie.
VRIES, André de *Israël*	Doyen de la faculté de médecine de Tel-Aviv.
WESTPHAL, Heinrich *République fédérale d'Allemagne*	Directeur de la Fordergemeinschaft Okologie E.V. (München).

WILLIAMS,
Richard Tecwyn
Grande-Bretagne

Pr. of Biochemistry, Department of Biochemistry, St Mary's Hospital Medical School, London University.

WOODRUFF,
Sir Michael
Grande-Bretagne

Pr. of Surgery, Department of Surgery, Medical School, Edinburgh University.

YARON,
Bruno
Israël

Soil Scientist, Head of the Institute of Soils and Water (A.R.O.), Volcani Center, Agricultural Research Organization, Ministry of Agriculture.

ZABAN,
Haïm
Israël

Agronomist, Head Office of Agricultural Research Organization, Volcani Center, Ministry of Agriculture.

ZAIMOV,
Kosta
Bulgarie

Pr. de psychiatrie à la faculté de médecine de Sofia.

INDEX DES NOMS CITES
(à l'exclusion de ceux des congressistes)
AUTHOR INDEX
(excluding the names of participants)

MAC ERLEAN, 174.
MAHEU (René), 559, 565, 571, 574, 579, 583.
MAKARUSHKA, 387.
MALIN (K.M.), 160, 161, 166.
MALLARMÉ (Stéphane), 466.
MANABE, 378.
MARBACH, 384.
MARFAN, 314.
MARIVAUX (Pierre de), 314.
MARSTON, 378, 393.
MARTELL, 229.
MARX (Karl), 346, 359.
MASTERS, 382.
MASTROIANNI, 378.
MATONI, 174.
MATSUNAGA (E.), 283, 287, 300, 303, 336, 338
MAURY, 252.
MAZUR, 379.
McARTHUR, 378.
McCOLLISTER (S.B.), 128.
McCONNEL, 85, 493, 496.
McCORMICK, 387, 388, 389.
McDONALD, 378.
McKUSICK, 309.
McLAREN, 380, 383, 387.
McLEARN, 68, 69.
McNAMARA (R.S.), 239.
McNEILL, 389.
MEAD (Margaret), 458.
MEDAWAR, 68.
MENDEL (Johann Gregor), 277, 310, 311, 329.
MENDELEYEFF (Dmitri), 167.
MEYER, 379.
MICHIE, 387.
MIHURSKY, 174.
MILLER, 327.
MILLS, 378.
MINTZ, 379, 380, 383.
MITFORD (Jessica), 38.
MIZELL, 380.
MONROE (Marilyn), 406, 439.
MONTAIGNE (Michel Eyquem de), 33, 347.
MONTARD (F. de), 258.
MONTESQUIEU (Charles de Secondat de), 33.
MOORE, 378.
MOREL (G.), 248.
MOREL (R.), 258.
MORGAN (B.), 125.
MOSSMAN, 381.
MUGGLETON (A.L.), 386.
MULLER, 306.

NAEGELE (J.), 128.
NEIFAKH, 387.

NELSON (Michael), 259.
NEUMANN (von), 29, 35.
NEW, 380.
NITTI, 69.
NOWICKA, 379.

OBERTH (Friedrich), 161.
O'CONNOR, 379.
ODUM, 177.
OGAWA, 378.
OH, 380, 387.
OLIVERIO, 69.
OPPENHEIMER (Robert) 573, 576.
ORCHITA, 30.
ORR, 169.
OSTROVSKI (Nicolas), 454.
OVADIA, 378.

PAILLAT (Paul), 343.
PALMORK, 224.
PAPPWORTH, 385.
PARACELSE, 117, 468.
PARK, 383.
PARKES, 377, 386.
PASCAL (Blaise), 431, 557, 563.
PASTEUR (Louis), 399.
PEEL, 386.
PÉGUY (Charles), 165.
PENROSE, 384.
PERISTIANY (J.G.), 344.
PERRY, 379.
PETER, 391.
PEZZELLA (K.), 386.
PIAGET (J.), 89.
PIATTELLI-PALMARINI (M.), 387
PICASSO (Pablo), 355.
PIE XII, 451.
PIETARD, 248.
PINCUS, 377, 378, 380.
PLATON, 314, 346, 405.
POPE, 378.
POROT, 451.
POWELL, 312, 313.
PRAT (H.), 166.
PRESSAT (R.), 343.
PRINS (A.H.), 344.
PTOLÉMÉE, 569, 570.
PURDY (Jean), 378, 381, 394.

QUINN (A.J.), 390.
QUIRKE, 378.

INDEX THEMATIQUE (*)

(*) Les termes relevés dans les textes français sont inventoriés dans l'index en français et les termes anglais dans l'index en anglais.

SUBJECT INDEX (*)

(*) The terms which are to be found in the French part of the text are included in the French index and similarly for the English.

Achevé d'imprimer
en Janvier 1976
par l'Imprimerie Française d'Editions
7, impasse Charles Petit - Paris 11e

Dépôt légal 1er trimestre 1976. No 7.1808.